U0259889

Cosmetic Medicine & Surgery

皮肤美容学

主编

Pierre André

Eckart Haneke

Leonardo Marini

Christopher Rowland Payne

主译

周建大 | 程　飚 | 陈　静 | 黄媛媛

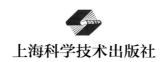

上海科学技术出版社

图书在版编目（CIP）数据

皮肤美容学 / （法）皮埃雷·安德烈等主编 ; 周建
大等主译. -- 上海 ： 上海科学技术出版社，2023.1
书名原文 : Cosmetic Medicine & Surgery
ISBN 978-7-5478-5768-7

Ⅰ. ①皮… Ⅱ. ①皮… ②周… Ⅲ. ①皮肤—美容术
Ⅳ. ①R622②R751

中国版本图书馆CIP数据核字（2022）第135638号

Original title: Cosmetic Medicine & Surgery by Pierre André, Eckart Haneke, Leonardo Marini, Christopher Rowland Payne
© 2016 by Taylor & Francis Group, LLC
Authorized translation from English language edition published by CRC
Press, a member of the Taylor & Francis Group, LLC. All rights reserved.
Shanghai Scientific & Technical Publishers is authorized to publish and distribute exclusively the Chinese (Simplified Characters) language edition. No part of the publication may be reproduced or distributed by any means, or stored in a database or retrieval system, without the prior written permission of the publisher. *Copies of this book sold without a Taylor & Francis sticker on the cover are unauthorized and illegal.*
本书原版由 Taylor & Francis 出版集团旗下 CRC 出版公司出版，并经其授权翻译出版。版权所有，侵权必究。本书中文简体翻译版授权由上海科学技术出版社有限公司独家出版并仅限在中国大陆地区销售，未经出版者书面许可，不得以任何方式复制或发行本书的任何部分。本书封面贴有 Taylor & Francis 公司防伪标签，无标签者不得销售。

上海市版权局著作权合同登记号　图字 : 09-2017-923 号

封面图片由译者提供

皮肤美容学

主编　Pierre André　Eckart Haneke　Leonardo Marini　Christopher Rowland Payne
主译　周建大　程　飚　陈　静　黄媛媛

上海世纪出版（集团）有限公司
上 海 科 学 技 术 出 版 社　出版、发行
（上海市闵行区号景路 159 弄 A 座 9F–10F）
邮政编码 201101　www.sstp.cn
上海中华商务联合印刷有限公司印刷
开本 889×1194　1/16　印张 48.5
字数 : 1500 千字
2023 年 1 月第 1 版　2023 年 1 月第 1 次印刷
ISBN 978-7-5478-5768-7/R · 2535
定价 : 398.00 元

本书如有缺页、错装或坏损等严重质量问题，
请向承印厂联系调换

内容提要

　　本书包括 77 章、1 200 幅图片、80 多个表格、20 多个视频，涵盖了美学基础知识、皮肤美容理论及先进的皮肤美容技术，从医学美容的防护、治疗、管理、培训、审美等方面，总结了皮肤美容的最新进展。同时，除详细介绍皮肤美容的理论和观点外，书中还附有大量的操作图、对比图、演示视频，形象生动地介绍了皮肤美容相关的最新技术，如光电技术、除皱技术与面部提升技术等。

　　本书内容全面、系统，实用性强，适合皮肤科及美容外科医师阅读与借鉴。

译者名单

主 译

周建大　程　飚　陈　静　黄媛媛

副主译

黄丽雯　廖俊琳　杨　域　郑志芳　曾庆海　张湘彦

译 者

（以姓氏笔画为序）

丁　澎	王　丹	王少华	王玉芝	王先成	王学艺	石伦刚	田　举	史　可
吕　辉	朱　絮	朱伟东	朱美抒	向艳莲	刘　钰	刘可心	汤君翊	许鹏程
李　丹	李　萍	李文波	李宁静	李佩雯	李泽楠	李哲琳	李海博	李琳琳
李晶晶	杨娟兰	吴　松	吴先睿	吴港龙	吴燕虹	何伟杰	汪　阳	张　熙
张万聪	陈　政	陈　勇	陈志钊	陈孜孜	陈继业	陈舒悦	陈翔宇	陈嘉胜
周宇明	庞梦如	钟晓平	施舒鹏	宣　敏	祝子雯	聂雄英	贾柯瑶	钱　利
徐　丹	郭爱元	唐世杰	唐封杰	黄丽雯	黄澄宇	曹　科	章　为	梁鹏飞
董云青	蒋　玲	蒋碧梅	韩　璐	韩景涛	粟　娟	程柳行行	傅晓焜	童小斐
曾寒凌	谢慧清	雷　厉	雷少榕	雷肖璇	蔡金辉	裴志杨	熊　武	颜　宇
薛亚楠	魏晓丹							

编者名单

--------- 主编 ---------

Pierre André, MD
Paris Université Laser Skin Clinic, Paris, France

Eckart Haneke, MD
Department of Dermatology, University of Bern, Switzerland
Dermatology Practice Dermaticum, Freiburg, Germany
Department of Dermatology, University of Ghent, Belgium
Centro de Dermatologia Epidermis, Porto, Portugal

Leonardo Marini, MD
Skin Doctors' Centre, Trieste, Italy

Christopher Rowland Payne, MBBS, MRCP
The London Clinic, London, UK

--------- 编者 ---------

Josette André   Department of Dermatology, St. Pierre–Brugmann and Children's University Hospitals, Université Libre de Bruxelles, Brussels, Belgium

Raphael André   Geneva University, Geneva, Switzerland

Nicolas Bachot   Private Practice, Paris, France

Ashraf Badawi   Laser Institute, Cairo University, Giza, Egypt; Szeged University, Szeged, Hungary; Laser Consultant, Toronto, Ontario, Canada; and European Society for Laser Dermatology, Strasbourg, France

Anthony V. Benedetto   Department of Dermatology, Perelman School of Medicine, University of Pennsylvania; and Dermatologic SurgiCenter, Philadelphia, Pennsylvania

Thierry Besins   Department of Plastic Surgery, Clinique St. George, Nice, France

Claire Beylot   Department of Dermatology, Bordeaux University, Bordeaux, France

Philippe Blanchemaison   Department of Vascular Medicine, University of Paris V, Paris, France

Pierre Bouhanna   Hair Transplant Clinic, Paris, France

Geneviève Bourg-Heckly   Laboratoire Jean Perrin, Université Pierre et Marie Curie–Paris, Paris, France

Lasse R. Braathen   University degli Studi Guglielmo Marconi, Rome, Italy; and Dermatology Bern, Bern, Switzerland

Heike Buntrock   Division of Cosmetic Science, Department of Chemistry, University of Hamburg, Hamburg, Germany

Valéria Campos   Department of Dermatology, University of Mogi das Cruzes, Mogi das Cruzes, Brazil; and Department of Dermatology and Laser, University of Jundiai, Jundiai, Brazil

Hugues Cartier   Centre Médical Saint-Jean, Saint-Jean, France

Tiago Castro   Laser Division, Instituto Médico Vilafortuny, Cambrils, Spain

Isabelle Catoni   Cabinet de Dermatologie Esthétique et Laser, Neuilly sur Seine, France

Olivier Claude   Clinique Nescens Spontini, Paris, France

Julian Conejo-Mir   Medical-Surgical Dermatology Department, Virgen del Rocio University Hospital,

Sevilla, Spain

Maurice J. Dahdah　Dermatology Department, American University of Beirut, Beirut, Lebanon

Karin de Vries　Department of Dermatology, Erasmus University Medical Center, Rotterdam, The Netherlands

Henry Delmar　Private Practice, Antibes, France

Philippe Deprez　Clinica Hera, Empuriabrava, Spain

Christine Dierickx　Laser and Skin Clinic, Boom, Belgium

Brian L. Diffey　Dermatological Sciences, University of Newcastle, Newcastle, United Kingdom

Javier Dominguez Cruz　Medical-Surgical Dermatology Department, Virgen del Rocio University Hospital, Sevilla, Spain

Zoe Diana Draelos　Dermatology Consulting Services, PLLC, High Point, North Carolina

Philippe Evenou　Private Practice, Paris, France

Jade Frucot　Biotechnology Engineer

Claude Garde　Centre de Sante de la Femme et du Sein, Paris, France

Alice Garzitto　Division of Clinical, Preventive, and Oncologic Dermatology, Department of Surgery and Translational Medicine, Florence University, Florence, Italy

Ilaria Ghersetich　Division of Clinical, Preventive, and Oncologic Dermatology, Department of Surgery and Translational Medicine, Florence University, Florence, Italy

David J. Goldberg　Department of Dermatology, Icahn School of Medicine at Mt. Sinai Fordham Law School, New York, New York

An E. Goossens　Department of Dermatology, Katholieke Universiteit Leuven, Leuven, Belgium

Uliana Gout　Private Practice, London, United Kingdom

Tamara Griffiths　Manchester Academic Health Science Centre, Dermatology Centre, The University of Manchester, Manchester, United Kingdom

Ewa Guigne　Clinique Turin, Paris, France

Shlomit Halachmi　Herzelia Dermatology and Laser Center, Herzelia Pituach, Israel

Philippe Hamida-Pisal　Society of Mesotherapy of the United Kingdom; and Society of Mesotherapy of South-Africa, London, United Kingdom

Trinh Hermanns-Lê　Department of Dermatopathology, Liège University Hospital, Liège, Belgium

Philippe Humbert　Department of Dermatology, Research and Studies Center on the Integument (CERT), Clinical Investigation Center (CIC BT506), Besançon University Hospital, Besançon, France; University of Franche-Comté, Besançon, France

Argyri Kapellari　First Dermatology Department, University of Athens, Athens, Greece

Andreas Katsambas　First Dermatology Department, University of Athens, Athens, Greece

Roland Kaufmann　Department of Dermatology, Venereology and Allergology, Goethe-University Hospital, Frankfurt, Germany

Gürkan Kaya　Department of Dermatology, University Hospital of Geneva, Geneva, Switzerland

Martina Kerscher　Division of Cosmetic Science, Department of Chemistry, University of Hamburg, Hamburg, Germany

Philippe Kestemont　Clinique Esthetique St. George, Nice, France

Nicolas Kluger　Department of Dermatology and Allergology, University of Helsinki; and Helsinki University Hospital, Helsinki, Finland

Oliver Kreyden　Dermatology and Venereology FMH, Kreyden Dermatology, Kreyden Hyperhidrosis, Kreyden Aesthetics, Praxis Methininserhof, Muttenz, Switzerland

Max Lafontan　Max Lafontan Institute of Metabolic and Cardiovascular Diseases, National Institute of Health and Medical Research (Inserm), France; and Paul Sabatier University, Toulouse, France

Moshe Lapidoth　Department of Dermatology, Rabin Medical Center, Petach Tikva, Israel; and Herzelia Dermatology and Laser Center, Herzelia Pituach, Israel

Franck Marie P. Leclère　Department of Plastic Surgery, Gustave Roussy, Villejuif, France; and Department of Plastic Surgery and Hand Surgery, Inselspital, Bern University, Bern, Switzerland; and Lille University, Lille, France

Wendy Lewis　Wendy Lewis & Co Ltd., New York, New York

Sophie Mac-Mary　Skinexigence, Besançon, France

Alessandra Marini　Institut für Umweltmedizinische Forschung, Leibniz Research Centre for Environmental Medicine at the Heinrich-Heine-University Düsseldorf, Düsseldorf, Germany

Jean-Michel Mazer　Centre Laser International de la

Peau-Paris, Paris, France

Markus Meissner Department of Dermatology, Venereology and Allergology, Goethe-University Hospital, Frankfurt, Germany

Laurent Meunier Department of Dermatology, Hôpital Carémeau, CHU Nîmes, France; and Institute of Biomolecules Max Mousseron, University of Montpellier I, Montpellier, France

Marie-France Mihout Dermatologist and Psychiatrist, Dermatology Clinic, Hôpital Charles Nicolle, Rouen, France (retired)

Serge Morax Department of Ophthalmic Plastic Reconstructive Surgery, Rothschild Ophthalmic Foundation, Paris, France

Serge Mordon University of Lille, Inserm, CHU Lille, U1189-ONCO-THAI-Image Assisted Laser Therapy for Oncology, Lille, France

Colin A. Morton Department of Dermatology, Stirling Community Hospital, Stirling, United Kingdom

Martino H.A. Neumann Department of Dermatology, Erasmus University Medical Center, Rotterdam, The Netherlands

Saib Norlazizi PulsarLab Ltd., Brynsiriol Pantlasau, Morriston Swansea, United Kingdom

Alexandre Ostojic Department of Dermatology, CHU Henri Mondor, University of Paris-Est, Creteil, France

Thierry Passeron Department of Dermatology & INSERM U1065, C3M, University Hospital of Nice, Nice, France

Michele Pelletier-Aouizérate European Led Academy; Aesthetic and Dermatology Laser Center, Toulon, France

José J. Pereyra-Rodriguez Medical-Surgical Dermatology Department, Virgen del Rocio University Hospital, Sevilla, Spain

Philippe Petit World Anti-Aging Mesotherapy Society, French and International Society of Mesotherapy, Bordeaux, France

Wolfgang G. Philipp-Dormston Hautzentrum Köln, Cologne, Germany

Gérald E. Piérard Department of Clinical Sciences, Liège University Hospital, Liège, Belgium; and Department of Dermatology, University of Franche-Comté, Besançon, France.

Claudine Piérard-Franchimont Department of Clinical Sciences, Liège University Liège, Belgium; and Department of Dermatopathology, Liège University

Hospital, Liège, Belgium

A. Le Pillouer-Prost Dermatology Center, Le Grand Prado, Marseille, France

Hernán Pinto Aesthetic Specialties & Aging Research Institute (i2e3), Barcelona, Spain

Luiza Pitassi Department of Dermatology, University of Campinas São Paulo, São Paulo, Brazil

Daniela Pulcini Clinique Nescens Spontini, Paris, France

Albert-Adrien Ramelet Department of Dermatology, Inselspital, University of Bern, Bern, Switzerland

Evgeniya Ranneva Clinica Hera, Empuriabrava, Spain

Bertrand Richert Department of Dermatology, Brugmann–St. Pierre and Children's University Hospitals, Université Libre de Bruxelles, Brussels, Belgium

Panagiota Riga First Dermatology Department, University of Athens, Athens, Greece

Nazanin Saedi Department of Dermatology and Cutaneous Biology, Thomas Jefferson University, Philadelphia, Pennsylvania

Jean-Marie Sainthillier Skinexigence, Besançon, France

Jose Santini Head and Neck Institute of Nice, Nice, France

Christel Scheers Department of Dermatology, Université Libre de Bruxelles, Brussels, Belgium

Klaus Sellheyer Department of Dermatology, Cleveland Clinic Foundation, Cleveland, Ohio

Konstantin Sulamanidze Private Practice, Tbilisi, Georgia

George Sulamanidze Private Practice, Tbilisi, Georgia

Marlen Sulamanidze Private Practice, Tbilisi, Georgia

Rolf-Markus Szeimies Department of Dermatology and Allergology, Klinikum Vest GmbH, Recklinghausen, Germany

Mario A. Trelles Department Plastic Surgery, Instituto Médico Vilafortuny, Cambrils, Spain

Lara Tripo Division of Clinical, Preventive, and Oncologic Dermatology, Department of Surgery and Translational Medicine, Florence University, Florence, Italy

Agneta Troilius Rubin Department of Dermatology, Centre for Laser & Vascular Anomalies, Skåne University Hospital, Jan Waldenströmsgatan, Sweden

Eva Maria Valesky Department of Dermatology, Venereology and Allergology, Goethe-University Hospital, Frankfurt, Germany

Renate R. van den Bos Department of Dermatology, Erasmus University Medical Center, Rotterdam, The Netherlands

Boris Vaynberg Venus Concept Ltd., Yokneam, Israel

Ines Verner Verner Clinic - Aesthetics, Lasers & Dermatology, Kiriat Ono, Israel

Martine Vigan University Hospital Jean Minjoz Besançon, Besançon, France

Krystle Wang The Menkes Clinic & Surgery Center, Mountain View, California

Uwe Wollina Department of Dermatology and Allergology, Hospital Dresden-Friedrichstadt, Academic Teaching Hospital of the Technical University of Dresden, Dresden, Germany

Sabine Zenker Dermatology Surgery Clinic Munich, Munich, Germany

中文版前言

皮肤美容是医术与艺术的极致融合。

美容学的概念最早来源于希腊语"κοσμειν"，意思是"整理安排"（arrange）或者"装饰"（adorn），广义上讲，是通过修改和装饰使外表容貌改观的技术。今天，人类对美容的关注从颜面、乳房等面颈胸部，发展至腹部、臀部及四肢，同时还包括毛发、指（趾）甲汗腺和皮脂腺等。既重视视觉上的黄金分割、比例协调，也在乎触觉的光滑细腻、饱满弹嫩，以及嗅觉的体味改变，更进一步是追求感觉上的高质量生活。美容学伴随着人们对美需求的日益增长，需要全方位探索新的技术方法。

顾名思义，整形学正试图让各种畸形或瑕疵恢复正常，而美容学则谋求超越正常的理想外貌，锦上添花。爱美是人与生俱来的本性，从社会发展角度更能清晰地认识美容专业诞生、发展和演变的轨迹，第一次工业革命后兴起的女权运动更加速了美容的学科发展。

正因美容只为锦上添花，更多患者畏忌有创修复，从而促进了医学专家开发出越来越多的微创甚至无创的美容治疗手段和技术方式。随着光、电、磁和超声等物理科学的发展，以及材料和细胞等生物工程技术的突破，非手术治疗（注射）和微创（埋线）治疗得以迅速发展，特别是近年来的生物治疗（包含细胞治疗）展现出了无限的美好前景。

科学是把双刃剑，也正因为美容操作看似简单易行，群众基础好，导致行业内粗暴、功利、虚假及欺骗行为泥沙俱下，美容从业人员良莠不齐，严重冲击着美容专业的良性发展，这不得不引起行业内的高度重视。为进一步鞭策我们刻苦钻研、虚心学习，吸取全球优秀的整形美容医学成果和相关科学进展，我们有责任科学有序地发展美容医学事业，真正实现美容学的健康发展和长盛不衰。基于以上形势，我们将此书翻译并推荐给大家。

本书首先从皮肤美学基础知识入手，讲述了皮肤美学的主观和客观感知、体象障碍、皮肤衰老、脂肪生长发育，以及干细胞医学和美学评估技术方法；系统地阐述了皮肤美容理论，包括化妆、光电、激素、饮食和色沉等对皮肤的影响；还重点介绍了全球最为先进的皮肤美容技术，包括保守和微创手术方法，全面地从医学美容的防护、治疗、管理、培训、审美等多方面总结了皮肤美容学的最新进展。相信这本书中文版的引进和出版，将有助于在未来的日子里，帮助我国广大美容从业人员避免挫败、减少失误，以更精进的专业技术迎接挑战。当然，因译者水平有限，错谬之处在所难免，也恳请广大读者批评指正。

愿从事皮肤美容医学的全国医师们学贯中西、洋为中用！

祝中国的皮肤美容事业闯出自己的特色！

周建大　程　飚

二〇二二年七一前夕

目　录

第 I 部分　基础知识　　1

1　什么是美？持续演变的主观和客观感知 / 3

2　体象畸形障碍综合征 / 6

3　皮肤衰老的病理生理学 / 9

4　衰老的临床征兆 / 15

5　干细胞和生长因子 / 26

6　脂肪组织：发育、生理学和病理生理学 / 40

7　如何评估衰老的皮肤：工具与技术 / 58

8　美容咨询 / 65

第 II 部分　皮肤美容与化妆品　　75

9　化妆品与药妆 / 77

10　防晒 / 89

11　敏感肌皮肤和化妆品的过敏风险 / 99

12　激素与皮肤 / 107

13　饮食和皮肤 / 112

14　面部发红 / 119

15　面部色素沉着 / 124

16　皮肤科的化妆技术 / 129

17　美甲护理与技术及遮瑕策略 / 136

18　局灶性多汗症的诊断、治疗及随访 / 150

19　美容文身 / 168

20　人体穿孔 / 174

第 III 部分　微创皮肤美容技术　　183

21　皮肤科门诊手术 / 185

22　美容缝合技术 / 201

23　美容皮肤科的敷料 / 212

24　皮肤科手术的局部麻醉 / 218

25　异常瘢痕的处理 / 225

26　毛发移植术 / 239

27　慢性静脉功能不全的血管内治疗 / 256

28　静脉摘除术 / 266

29　指甲外科 / 275

30　浅中层化学换肤 / 291

31　深层换肤 / 302

32　化学换肤组合 / 309

33　皮肤磨削术 / 317

34　激光皮肤病学 / 329

35　手术激光：剥脱和点阵装置 / 344

36　非剥脱性激光 / 359

37　强脉冲光 / 365

38　光生物调节作用和发光二极管 / 383

39　射频消融术 / 404

40　超声基本原理 / 411

41　用于去除文身的激光 / 419

42　激光和色素性（黑色素性）疾病 / 456

43　激光、强脉冲光和皮肤发红 / 464

44　激光与静脉病变 / 476

45　激光和强脉冲光脱毛 / 484

46　光动力疗法在美容适应证中的应用 / 495

47　非手术方法收紧皮肤 / 500

48　脂肪组织和非手术脂肪破坏 / 506

49　冷冻溶脂 / 519

50　肉毒毒素在皮肤医学中的应用 / 530

51　肉毒毒素美容治疗 / 540

52　肉毒毒素美容治疗的并发症与误区 / 563

53　软组织填充剂的历史 / 571

54　美塑疗法 / 579

55　透明质酸：科学理论、适应证和结果 / 596

56　填充物的并发症 / 605

57　富血小板血浆：从科学研究到临床结果 / 622

58　脂肪移植 / 632

59 吸脂术 / 640

60 激光溶脂 / 650

61 软组织悬吊术 / 654

62 眼睑整形术 / 667

第Ⅳ部分 面部提升术   679

63 整容：个性和吸引力的重建 / 681

64 制订治疗方案：一些规则 / 683

65 面部提升术的实用解剖 / 685

66 外科年轻化：采用浅肌腱膜平面技术的颈面提升术 / 692

67 外科年轻化：颞部提升术 / 698

68 外科年轻化：内镜下的眉毛提升术 / 704

69 外科年轻化：面中部提升术 / 705

70 外科年轻化：自体脂肪移植 / 721

71 面部和眼部整形手术的正反两面 / 726

72 整容的当前和未来选择 / 728

第Ⅴ部分 其他方面   731

73 美容和美容皮肤病学培训 / 733

74 美容技师 / 737

75 互联网和皮肤美容学的远程医疗 / 741

76 皮肤科诊所管理和美容营销的基础知识 / 749

77 美容及美容皮肤医学的法律考量 / 758

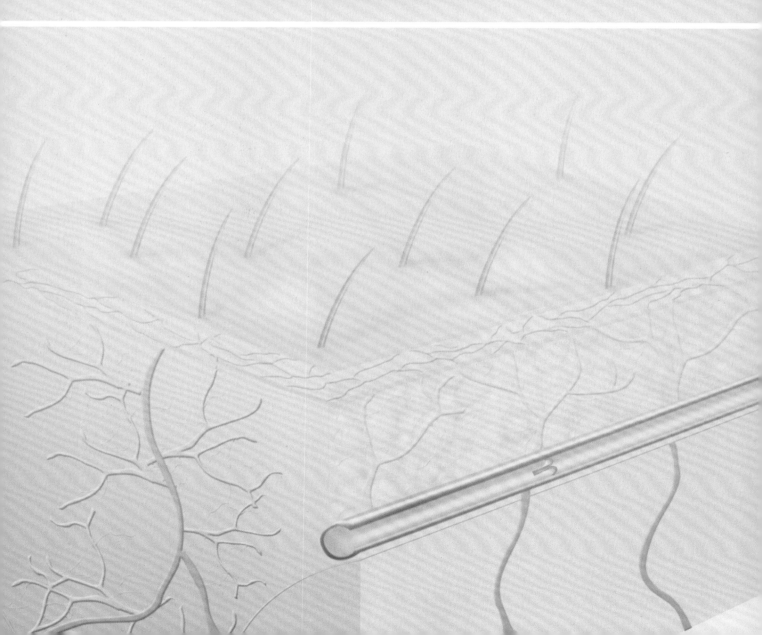

第 I 部分

基础知识

皮肤美容学
Cosmetic Medicine & Surgery

1

什么是美？持续演变的主观和客观感知

Eckart Haneke

美学的兴起与人类的起源一样悠久。很多年前，美意味着过上健康的生活并生下后代。尽管人们解读美学定义的角度随着时间流逝在不断变化，但美仍是全世界范围内的重要主题。然而，"什么才是美？美可以被定义吗？主观还是客观？有标准可以衡量吗？"这一系列问题仍有待解答。

有一句古老的俗语："美是个人的主观感受。"虽然这句话源于公元前 3 世纪的希腊，但其流行应用在 19 世纪。从字面上看这句话意味着人们对美的感知是主观的。David Hume 在 1742 年的《道德、政治和文学》中写道："事物的美是存在于思考事物的人思想中[1]。"随着时光变迁、文明发展、宗教改变和文明进步，美学的含义和定义也千变万化。

个人品味是否真能决定美？美仅是这类关乎个人品味的问题（例如：您喜欢的是什么，亦或是什么使您满意），还是说，美具有更多客观的含义？Thomas Dubay[2]科学地将美定义为："一种具有统一性、比例相称、整体和谐和有光彩的事物。"柏拉图则将美的反面形容为因视觉上一条腿太长导致主观上不愉悦的感受，即比例不相称、不对称的人缺乏的和谐美感。

美具有道德层面的涵义吗？伟人倍受赞美不仅源于形式上的美丽，更多依靠的是其本质上的精神。个人的美远远超出了那些身体对称性的美。Dubay 认为美具有道德性，是善意与和谐的表现。"可以通过真理的美丽与朴素来认识真理"，诺贝尔物理学奖获得者 Richard Feynman 说道。完美的人通常具有诚实、正直的品质。即使是不诚实的人也会对诚实感激，然而，对美德的欣赏并不需要培养美德。仅仅因为我们可以识别美的道德层面，并不意味着我们实际上就是美的[2]。古希腊语中 "kalokagathia" 意为理想与物质、道德价值观念的完美统一，这一理念在中世纪的文明中得以发展和流行[3]。

据说 Socrates 曾问过哲学家 Hippias Elis："什么才是美？"Hippias 答道："美是漂亮的女孩，美是发光的金子，美就是变得富裕，能受人尊敬。"Socrates 很失望地对他说："你所说的这些事物很美丽，但你还是不知道美是什么！"Hippias 答道："这并不是什么是美、什么不是美的问题，而是怎么定义美、了解什么使事物变美才是问题的关键。"他的三个回答解释了美的定义，即适时性、实用性、认同性。他还补充了美的第四种定义：美是从视觉、听觉中获得的愉悦感。Hippias 错在哪了呢？他混淆了美的事物和美本身这两者的区别。

美只来源于个人的主观感受吗？这句话反映了一个人认为美的东西，但这也不是美的定义。

一代代的专业人士，从时尚达人到美容师，再到整形外科医生，甚至是消费者，都反复印证了这一假设。拉丁语 "de gustibus non est disputandum" 意为你不能质疑一个人的品味。人们认为美的定义与个人品味息息相关。当然，个人口味是主观的且因人而异。

美到底应该如何定义？是从主观上、客观上、还是道德上？为什么？一本流行的百科全书这样说道："每个人对美的看法不同，对美的标准也不同"[4]。

Hippias 的问题是并非什么是美丽的，而是什么才是美。到底是什么使得他们（那些被我们称作美丽的事物）美？究其背后的原因就是美。

德国化妆品生产商妮维雅（Nivea）在全世界进行了一项调查："对于女性来说，什么才是美？"答案模棱两可。首先，调查者们发现了女性所认为的美丽事物。尽管存在文化、种族和宗教等各种差异，但女性们认为的美丽女人形象还是普遍的：个子不很高、一张对称的脸且光滑的皮肤、光泽秀丽的长发、大大的眼睛和洁白的牙齿。一项针对青年容貌的大型队列研究结果已证实了这一点[5, 6]。光滑的皮肤也是具有吸引力的相关因素[7]。2010 年，美容行业的整体销售额约为 3 300 亿美元，也印证了美容学在商业中的巨大价值[8]。

来自文学、行为学和认知学的研究人员的一项研究证实了一种大众美学模式[9]。神经科学的研究人员发现了与审美相关的大脑皮层区域[10]。当人们看到那些对称的和有序的事物时，大脑皮层的相应区域可被激活[11]。相应的神经元会对这些有序的事物做出反应。刚出生几天的婴儿看到漂亮的面孔会注视很久，而成年人的大脑仅需 1/7 秒（约 150 毫秒）就能辨别美丑。有吸引力的面部识别是一个快速的过程[12, 13]。通常，英俊的男人和美丽的女人在职业生涯中获得的机会更大。美丽的面孔往往被认为更值得信赖[14]，这可能是由于审美和道德判断的是由共同皮层区域激活[15]引起。通常在特定脑部皮质区域受到损伤的人会失去相应的识别能力，但却仍具有通过声音或步态来识别一个人面部长相的能力，并且他们还可以评估一张脸是否有吸引力。

研究表明，我们会通过玫瑰色的眼镜来看待我们所爱的人，而忽视了歪鼻子、大肚腩或其他可能让别人反感的特征。Aristotle 曾说："美是比任何介绍信都要有用的推荐函。""每个人都有的 3 个愿望，健康、诚信和美貌"，Plato 说。

另一方面，美丽的容貌会阻碍注意力的转移[16, 17]。

我们可以再次发问：究竟什么才是美？美真的是主观定义的吗？几乎每个人都认为自己知道什么是美，但几乎没有人能给出美的明确定义。

研究人员发现了美学的一般生物学功能可能受到文化和历史发展的影响[18, 19]。20 世纪 30 年代，美国数学家 George David Birkhoff 提出了一个可衡量美的公式[20]（式 1.1）：

$$M = \frac{O}{C} \qquad (式 1.1)$$

式中：

M：美学度量。

O：阶数。

C：复杂度。

在视觉艺术中，O 取决于被评估对象的可识别部分（例如：曲线或平面）之间的几何关系。对称和平衡等属性被认为与美感具有较强的相关性。C 是"我们的视线会自然而然地停留在某个位置的数量"。复杂度则与整体审美形成负相关的关系，因为复杂的物体往往会转移旁观者的注意力。在对中国古代花瓶的研究中[21]，更详细地描述了阶数的定义（式 1.2）：

$$M = \frac{H + V + P + T}{C} \qquad (式 1.2)$$

式中：

H：水平阶，由水平距离 h_i 对中 1:1 和 2:1 的独立

关系个数定义；h_j 表示对称特征点之间距离，$H \leqslant 4$。

V：垂直顺序，由相邻垂直距离 v_i 对中 1:1 和 2:1 的独立关系个数定义；v_j 表示特征点之间距离，$V \leqslant 4$。

P：水平和相邻垂直距离，h_i 对中 1:1 和 2:1 的独立关系个数所定义的比例顺序，V_j 表示特征点之间的距离，$P \leqslant 2$。

T：代表切线顺序和被定义为以下数量的独立关系。$T \leqslant 4$：特征切线的垂直度，非垂直特征切线的平行度，特征切线在端点或拐点处的垂直性以及特征切线或其法线与花瓶中心的交点是切线顺序的组成部分。

这个公式是为了在美学上测量非生命体，它很好地解释古典小提琴的特征。也可以解释中世纪建筑的奇迹，例如泰姬陵或中世纪的大教堂，罗马和哥特式完全符合大众的审美尺度。但它真的仅限于非生命体吗？一项世界范围的调查显示，对称性和比例也受到人们的重视。古典雕塑因其比例而引人注目，一个部分的变形立即被认为是败笔。欣赏具有对称性的雕塑可激活岛叶皮层，相反欣赏变形扭曲的雕塑则不会。

如果对有生命个人的美不能明确的定义，它至少能和其他积极的感觉区分开。美学、吸引力和美丽经常可以互换使用。问题是这是否正确。而美，在很大程度上，对于某些对象，可以用数学公式来衡量，它是一个客观的范畴，不依赖于时间和时尚。吸引力则是一种个人的感觉，它是社会亲和力的一部分，是个体交流的基础。在两性关系中，性吸引力是这种吸引力的一部分[22]。没有人会否认有些人对某个人有吸引力，而对另一个人没有吸引力。

大自然有具有美感的事物吗？在中世纪，有一个黄金矩形，它的特殊性是当一个正方形被移除，另一个黄金矩形仍然存在。它的边长是 1:[(1+$\sqrt{5}$)/2] 即 1+φ，φ 约为 1.618。

在自然界中，黄金角确实存在。在数学上，它被定义为（式 1.3）：

$$\frac{a+b}{a} = \frac{a}{b} \qquad (式 1.3)$$

那么，黄金角就是长度为 b 的较小弧线所对的角，大约为 137.508°[23]。黄金角在叶序理论中发挥了重要作用。更值得注意的是，黄金角是分隔向日葵上小花的角度[24]。

向日葵的种子呈螺旋状排列，这是自然规律。种子的排列每隔 137.5° 重复一次，即"金角"。完整圆的 360° 就是根据这个"黄金分割"来划分的。

在动物王国里，雄性通常更漂亮，因为他们为了

交配和生育后代而必须追求雌性。在人类社会中，女性被称为"美丽的性别"，而一个男人的外表美往往被他厚实的钱包所取代。这是一个生物学上的事实：有钱人能更好地保证后代有一个美好的未来。在男方富裕的夫妇中，第一个孩子通常是男方的，而第二个孩子则可能来自长相更有吸引力的男性。

针对男性面相和手相的一系列测试都显示，男性和女性都有相同的理想型。然而在古希腊，男孩被认为是美丽的人，现在这种观念已经改变了，因为我们认为女性更美丽。美丽女人的普遍标准在前文已有描述。但男人和女人的想法都远不止这些。当我们看到一个长得好看的女人时，我们会认为她是一个温暖动人的美人，几乎每个人都会为之动容；"热辣"美女更容易被视为性感尤物，而"冷艳"美女可能像古典雕像一样完美，却少了一些个人魅力。

色彩也是感知美丽的重要部分。红色显然具有特殊的吸引力。在许多种族中，红色是温暖、生动和刺激的象征。在东斯拉夫语（slawic）、印度语（Yamomi）及某些阿拉伯方言中，红色和美丽或美好是相同意义的词汇，或者可以说它们的词源相同。在某些语言中，"美丽"一词也是平衡和对称的同义词。

但是，美丽不仅是视觉上的。研究人员发现，触摸光滑的皮肤也能唤起与看到美丽物体相同的感觉。毫无疑问，声学之美也是存在的。在巴赫的风琴音乐中，人们可以找到宁静与安详。

一些经典的香水或某种水果的香气可以实现嗅觉之美。这与味觉息息相关。美味佳肴之中也有美感，例如，即便我们不说食物或饮料具有"美丽的味道"，其也可在美食之中能体验到。

总结

"美仅仅是一种主观的感受"这种观点是不够准确的，因为美不仅存在眼中更存在于脑海之中。美是普遍存在的，但是，对于区分美、美学和吸引力之间的定义有时并不需要那么精确。

参考文献

[1] Hume D. In: Miller EF, ed. *Essays, Moral, Political, and Literary*. Indianapolis, IN: Library of Economics and Liberty, 1987. http://www.econlib.org/library/LFBooks/Hume/hmMPL.html. Accessed June 1, 2013.

[2] Dubay T. *The Evidential Power of Beauty—Science and Theology Meet*. San Francisco, CA: Ignatius Press, 1999.

[3] Dürrigl MA. Kalokagathia—Beauty is more than just external appearance. *J Cosmet Dermatol* 2002; 1:208–210.

[4] http://en.wiktionary.org/wiki/beauty_is_in_the_eye_of_the_beholder.

[5] Stepanova EV, Strube MJ. What's in a face? The role of skin tone, facial physiognomy, and color presentation mode of facial primes in affective priming effects. *J Soc Psychol* 2012; 152:212–227.

[6] Jones BC, Little AC, Burt DM, Perrett DI. When facial attractiveness is only skin deep. *Perception* 2004; 33:569–576.

[7] Kościński K. Determinants of hand attractiveness—A study involving digitally manipulated stimuli. *Perception* 2011; 40:682–694.

[8] Jones G. Globalization and beauty: A historical and firm perspective. *Euramerica* 2011; 41:885–916.

[9] Makin AD, Pecchinenda A, Bertamini M. Implicit affective evaluation of visual symmetry. *Emotion* 2012; 12:1021–1230.

[10] Jacobsen T. Beauty and the brain: Culture, history and individual differences in aesthetic appreciation. *J Anat* 2010; 216:184–191.

[11] Zhang Y, Kong F, Chen H, Jackson T, Han L, Meng J, Yang Z, Gao J, Najam ul Hasan A. Identifying cognitive preferences for attractive female faces: An event-related potential experiment using a study-test paradigm. *J Neurosci* Res 2011; 89:1887–1893.

[12] Rellecke J, Bakirtas AM, Sommer W, Schacht A. Automaticity in attractive face processing: Brain potentials from a dual task. *Neuroreport* 2011; 22:706–710.

[13] Marzi T, Viggiano MP. When memory meets beauty: Insights from event-related potentials. *Biol Psychol* 2010; 84:192–205.

[14] Bzdok D, Langner R, Caspers S, Kurth F, Habel U, Zilles K, Laird A, Eickhoff SB. ALE meta-analysis on facial judgments of trustworthiness and attractiveness. *Brain Struct Funct* 2011; 215:209–223.

[15] Tsukiura T, Cabeza R. Shared brain activity for aesthetic and moral judgments: Implications for the Beauty-is-Good stereotype. *Soc Cogn Affect Neurosc* 2011; 6:138–148.

[16] Liu CH, Chen W. Beauty is better pursued: Effects of attractiveness in multiple-face tracking. *Q J Exp Psychol* 2012; 65:553–564.

[17] Chen W, Liu CH, Nakabayashi K. Beauty hinders attention switch in change detection: The role of facial attractiveness and distinctiveness. *PLOS ONE* 2012; 7(2):e32897.

[18] Perrett DI, Burt DM, Penton-Voak IS. Symmetry and human facial attractiveness. *Evol Hum Behav* 1999; 20:295–230.

[19] Tomasello M. *The Cultural Origins of Human Cognition*. Boston, MA: Harvard University Press, 2000.

[20] Birkhoff GD. *Aesthetic Measure*. Cambridge, MA: Harvard University Press, 1933.

[21] Staudek T. On Birkhoff's aesthetic measure of vases. FI-MU-RS 99-06, Faculty of Informatics, Masaryk University, Brno, Czech Republic, 1999.

[22] Sattler G. *Auf der anderen Seite des Spiegels: Aus dem Alltag eines Schönheitschirurgen*. München, Germany: Droemer, 2008.

[23] http://en.wikipedia.org/wiki/Golden_angle.

[24] Prusinkiewicz P, Lindenmayer A. *The Algorithmic Beauty of Plants*. Heidelberg, Germany: Springer-Verlag, 1990, pp. 101–107.

2
体象畸形障碍综合征

Marie-France Mihout

体象畸形障碍综合征（body dysmorphic disorder, BDD）是一种精神障碍综合征，是指受影响的人过分关注或沉迷于其外表身材的感知缺陷症。他们深信自己有明显的缺陷，尽管在大多数情况下这些缺陷是不存在的或只是次要的。患者可能会抱怨其外观的几个特定特征或单个特征。他们常常在镜子前耗费很多时间并会怀疑地凝视自己，病理阈值似乎每天超过 1 小时，以致产生职业和 / 或社会功能的心理困扰，甚至导致严重抑郁、严重焦虑、其他焦虑障碍的发展、社交退缩或完全的社会隔离等。

这类患者通常会反复去看整形外科医生或皮肤科医生以企图纠正其缺陷，但大多数情况，这些缺陷都被严重夸大了。

据估计，世界人口的 1%~2% 符合 BDD 的所有诊断标准。"体象畸形障碍综合征"是一种真正的恐惧症：一种病态的恐惧，就像其他人对蛇或蜘蛛的恐惧症一样。这些人深信自己有明显的缺陷，害怕他们的外表和其他人的眼光。总而言之，这是一种虚构的丑陋。

BDD 由 DSM-IV-TR 定义，并被归类于躯体精神障碍（1994 年，附录 4）的大类中 [1]，这些疾病的特征是身体疼痛，似乎源于医学，但无法用躯体疾病、滥用药物或其他精神障碍（通常没有错觉，但可能会发生）来解释。

这种疾病可以在较早的文献中看到 [2]，但是医学文献中最早的 BDD 病例是由意大利医生 Enrique Morselli 于 1891 年报道的。直到 1987 年引入 DSM-Ⅲ-R，该疾病才被定义为正式的诊断类别。1992 年，世界卫生组织才将 BDD 加入国际疾病分类。"变形"一词来自两个希腊词，分别表示"坏的"或"丑陋"和"形状"或"形式"。BDD 以前被称为畸形癖 [3]。

流行病学

通常的发病年龄是儿童晚期或成年早期。在 75%

的病例中，这种心理困扰将持续存在。被诊断为该疾病的患者平均年龄为 17 岁，但该疾病可能长期未得以确诊。此外，患者常常因日常梳妆打扮和其他相关行为而感到羞耻，以至于他们可能在就诊时规避此类问题。他们常常求诊于美容外科医生或皮肤科医生 [4]。约有 50% 的 BDD 患者接受了整容手术。

性别比例似乎与强迫症（OCD）相关，BDD 常常被误解为主要影响女性，但研究表明，它对男女的影响相同，而不像焦虑症那样，女人 : 男人 =2:1。DSM-IV-TR 的分类 DSM-IV 对 BDD 的描述增加了对健美和举重过度的关注，以涵盖主要影响男性的所谓"肌肉发育不良"。

BDD 的病因（可分为下述类别）
神经心理方面

从基于肢体感觉的感官，到更加抽象的躯体模式来全面地考虑躯体形象的问题。此外，患者将躯体模式转换为感知到的躯体意向的实体体验，这些将构成自我意识的组成部分。

需要着重指出的是，任何人的躯体模式都大致相同，但是躯体意向对于每个人来说都是特定的，因为它与患者自己的个人背景紧密相关 [5]，代表了整体概念，即人将他或她的身体作为独立的空间物体，并和其他人区分开来的，有意识和无意识的感情、思想、观念。在婴儿期和儿童期，躯体意向的发展来自于对他或她身体表面和对"孔隙"（吮吸、咬、触摸）的探索，来自于身体生长的能力，来自于玩耍和自我与他人的比较。躯体意向受到父母态度的强烈影响，父母的态度会让孩子认为身体的某些部分是好的、干净的、有吸引力的或不好的、肮脏的和令人厌恶的。

精神分析方法

"外貌标签"是弗洛伊德自我学说的继承人 Anzieu

的一种精神分析概念（严格来说，这是一种幻想，根据作者的说法，也是一个"巨大的隐喻"[6]）。对于 Anzieu 来说，外貌为内心提供了对自我构成的感知[8]。他认为外貌具有如下精神职责：

- 影响情绪起伏。
- 形成心灵保护盾。
- 形成个人感知能力、维持性冲动。
- 恢复性本能和情感（自我－非自我）。

躯体意向的概念更多地取决于本能的"精神专注"质量，而不是现实的质量。一方面，存在真实而客观的剖析，另一方面，是具有期望值的剖析。母亲的角色是塑造所有经历过的、感受到的事物。在某些情况下，在孕早期与母亲交流中"感官快乐识别"失败时，婴儿的"影响"，即生活中持续存在的影响，就会成为一种精神上痛苦的经历。

神经生物学原因

在神经和胚胎发育中，大脑和皮肤在外胚层胚胎发育的早期就形成了。

研究表明，诊断为 BDD 的患者血清素水平要低于正常水平。血清素是一种神经递质（一种由大脑产生的化学物质，可促进神经细胞连接处的神经冲动传递）。血清素水平低与抑郁症和其他情绪障碍有关。

社会心理原因

BDD 发展的另一个重要因素是发达国家的大众媒体的影响，尤其是广告在传播身体上"完美男女"形象方面的作用。易受影响的儿童和青少年从其中接收的讯息是，任何不完美的身体状况都是不可接受的。然后，他们可能会对自己的容貌和躯体产生扭曲的感知[7]。

BDD 的合并症

在精神病学中，BDD 的患病率估算约为 13%，但是有些医生认为，它常与其他精神疾病共存[8]而被低估了，这意味着患有该病的人很有可能被诊断为另一种精神障碍[9, 10]。大多数与之相关的其他精神疾病有：

- 重度抑郁症（约 29% 的 BDD 患者最终尝试自杀）。
- 强迫症和拔毛发癖。
- 社交恐惧症。
- 毒瘾症。
- 精神病（患病率为 13%）。
- 神经性厌食症。
- 嗅觉参照综合征。

并且许多都与美容外科相关：

- 手术操作不当（患者失望时，情况会变得更糟）。
- 到处寻找愿意满足他们需求的医生。
- 因对术后效果不满，经常要求重复或不必要的诊疗。

因此，必须在治疗前对 BDD 的严重程度进行评估[7, 11]。

诊断

量表诊断

《耶鲁布朗强迫症量表的 BDD 修正版》是一个由 12 个项目组成的半结构化临床分级量表，用于评定 BDD[9] 的严重程度。其目的是对疾病的严重程度做出快速和可靠的临床评估，并评估患者对疾病的意识阈值，以便给予适当的治疗。对于每一个项目，临床医生会圈出一个数字，以确定前一周患者的最佳反应特征。

量表是诊断的工具，以评估病情的严重程度，并为病情演变提供预后评估。它也可以在治疗过程中重复使用，以重新评估病情的严重性及预后。

临床诊断

据报道，80% 的患者都有强迫性和重复照镜子的行为。这是一种管理焦虑习惯的行为，会占用患者过多的时间。如果有人或某事干扰或打断了他们的行为，患者常会感到不安。

用化妆、帽子或衣服来掩盖"缺陷"的身体部位似乎是 BDD 患者最常见的单一症状（这在 94% 的患者中有报道[12]）。

治疗

BDD 中有 40% 的患者具有较高的自我认知，而 20% 具有较低的自我认知，另外 40% 的自我认知较差或没有自我认知。

临床医生该如何帮助他们呢？这些患者有着不正确的"认知"。他们很脆弱，因为他们相信别人总是对的。当他们认为自己不美的时候，该如何引导他们来接近美呢？

美应该被完全理解，所有的事情都应该被考虑，作为一种情感反应。美往往很容易从与他人和世界的普通关系中表现出来。

这些患者需要再次学习如何平静地与自己的身体相处，同时必须让他们意识到，被质疑的是他们的自我表象，而不是现实。他们需要学会循序渐进地接受且对自己的躯体形象寄予希望。

咨询问诊时的注意事项：

- 识别患者的痛苦。
- 不要讨论患者躯体缺陷的实际情况。
- 认识到患者焦虑的来源。
- 与患者接触，要与他或她共同确定治疗方案来改善。
- 理解患者有随时修缮外观的需求。
- 注意患者对改善外观的需求是否仍然存在。

BDD 的标准疗程是药物治疗和心理治疗的结合。

在一些个体中，临床医生必须确保这种对躯体的专注不属于另一种精神疾病，如神经性厌食症或性别认同障碍。

当心理困扰很严重并且有"不可动摇的信念"（妄想）时，医生的主要工作将是使患者转诊给精神科医生，有时这会非常困难。坚定不移的信念可能会触发患者的边缘性人格或精神病性格。

在伴有抑郁症的情况下，医生必须特别小心，不要低估不良情绪、睡眠、食欲、疲倦等的影响。

BDD 患者最常用的药物是选择性 5-羟色胺再摄取抑制剂（SSRIS）[11]：

- 氟西汀和舍曲林，可减少睡眠。
- 帕罗西汀，可减轻焦虑症。

实际上，正是 BDD 中对 SSRI 的相对较高的阳性反应率，从而推导出了精神障碍与体内血清素水平有关。与此相关的一项研究发现，与正在接受抗抑郁治疗的抑郁症患者相比，BDD 患者需要更高剂量的 SSRI 药物治疗，这也可以解释 BDD 为什么与 OCD 相关。

在边缘性精神病患者中使用抗精神病药的药效往往差强人意。

用 BDD 进行心理治疗的最有效方法是重构患者的认知行为。

用认知导向疗法改变不准确的自我认知比单纯的支持性疗法更有效。当 BDD 患者结合认知重建时，停止思考和鼓励放松的技巧也很有效[12]。

一些医生建议采用夫妻疗法或家庭支持疗法，以便让患者的父母、配偶或伴侣参与治疗。尤其是在家庭成员对患者的外貌有意见，或者正在强化患者不真实的"缺陷"的身体形象的情况下，这种疗法可能特别有用。

在补充疗法中，瑜伽可以帮助一些 BDD 患者获得对自己身体的更真实的感知，并以重新认知身体内部结构和功能来取代他们对外表的困扰。

预后

对于接受适当治疗的患者，BDD 的预后通常是良好的。然而，研究人员对 BDD 患者的终身治疗过程了解不足，无法提供详细的统计信息。

预防

家长、教师、初级卫生保健专业人员和其他与年轻人一起工作的成年人，可以指出并与孩子讨论试图看起来"完美"的陷阱。此外，父母或其他成年人可以对 BDD 及其症状进行疾病知识教育，并关注他们孩子的穿着或行为中是否存在任何征兆。

参考文献

[1] American Psychiatric Association. *Diagnostic and Statistical Manual of Mental Disorders*, 4th ed., text revision, Washington, DC: American Psychiatric Association, 2000.

[2] Shakespeare W. In RICHARD Ⅲ oeuvres completes Traduction francaise de Hugo F.V/Paris éd de la Pléiade Gallimard 1959 ACTE I, scène 1.

[3] Thoret Y. La dysmorphophobie: comment s'approcher de la beauté. In *XVII juin journée de psychiatrie du val de Loire-Abbaye de Fontevraud*, juin 2003.

[4] Manguel A. Chez Borges. Acte Sud, 2003.

[5] Phillips KA. The broken mirror. In *Understanding and Treating Body Dysmorphobic Disorders*. New York: Oxford University Press, 1996.

[6] Jeannerod M. De l'image du corps à l'image de soi. Rev *Neuropsychol* 2010; 2(3):185–194.

[7] Corraze J. "The Skin-Ego" or the psychoanalytic marvelous. *Evol Psychmot* 1998; 10(40).

[8] Bohbot M. Body dymorphophobic disorder. Diplome d'université MMAA, October 22, 2009.

[9] Phillips KA. Questionnaire for aid in diagnosis of BDD. *Am J Psychiatry* 2008; 135:1111–1118.

[10] Phillips KA. A severity rating scale for BDD. *Psychopharmacol Bull* 1997; 33(1):17–22.

[11] Anzieu D. *The Skin Ego*. New Haven, CT: Yale University Press, 1989 (The International Journal of Psychoanalysis), p. 232. *Le Moi Peau*. Paris: Bordas, 1985.

[12] Aouizerate B, Pujol H, Grabot D, Faytout M, Suire K, Braud C, Auriacombe M, Martin D, Baudet J, Tignol J. Body dysmorphic disorder in a sample of cosmetic surgery applicants. *Eur Psychiatry* 2003; 18(7):365–368.

3

皮肤衰老的病理生理学

Laurent Meunier

引言

皮肤老化是一个复杂的过程，由遗传因素（内在老化）和累积暴露于外部因素如紫外线辐射（UVR）、吸烟、微粒污染（外在老化）等决定[1-4]。皮肤出现细微皱纹和皮肤弹性降低，其本质上就是皮肤老化的特征。但是在照片中，皮肤老化的现象却被夸大了，暴露在紫外线辐射下会导致深层皱纹和明显的弹性丧失。光老化和因时间老化一样，是一个累积的过程，主要取决于日晒程度和肤色深浅。常进行户外生活、生活在阳光充足的气候、肤色较浅的人经受的光老化会更加明显[5]。

老化皮肤的结构、功能改变

老化后皮肤的细胞外基质（ECM）的结构和功能都发生了重大变化，其中胶原纤维蛋白、弹性纤维和蛋白多糖分别被用来提供抗拉强度、弹性和水合作用。随时间的推移，与细胞内蛋白相比，这些胞外生物分子的超长寿命促使皮肤的进一步损伤，进而影响了它们调节组织细胞内稳态[1]的能力。皮肤功能主要由表皮和真皮层的结构调节。这两层由真皮-表皮交界处（DEJ）连接，在真皮-表皮交界处，基底表皮角质形成细胞通过半囊体固定在Ⅳ型富胶原基底膜（BM）上，真皮层由Ⅶ型胶原原纤维和富纤原纤维微纤维束固定。暴露在阳光下的皮肤中，基底膜在真皮-表皮交界处的破坏可能是由破坏基底膜的酶（如：纤溶酶和金属基质蛋白酶）水平升高引起的。基底膜结构的损伤可能与表皮细胞和真皮细胞的功能改变有关，进而通过破坏真皮细胞外基质和诱导角化细胞异常反应[6]来促进衰老过程。胶原蛋白Ⅰ和Ⅲ是真皮层中含量最丰富的蛋白，并优先分布于乳头状和深层网状真皮。Ⅶ型胶原定位于垂直定向的锚定纤维，在真皮与

真皮-表皮交界处的固定中起到关键作用。弹性纤维由多种成分组成，包括交联弹性蛋白、富含纤维蛋白的微纤维、微纤维相关糖蛋白、纤维蛋白和潜在转化生长因子（TGF）结合蛋白。许多细胞外基质蛋白都是糖蛋白，它们在翻译后可被低聚糖修饰。相反，蛋白多糖是糖蛋白，其中至少有一个低聚糖侧链是糖胺聚糖（GAG）。糖蛋白、蛋白多糖分布于整个真皮层，在维持皮肤水分[1]中起关键作用。

在老化的皮肤中，不仅有弹性蛋白、前弹性纤维和胶原蛋白Ⅰ、Ⅲ、Ⅳ等细胞外基质成分降解的证据，还有低聚糖部分丢失的证据，这些低聚糖的流失反过来会影响皮肤的保水能力。Ⅰ型前胶原蛋白的减少是人类皮肤逐渐老化的一个显著特征。最近的研究结果显示：TGF-β/Smad/结缔组织生长因子轴的信号下调可能介导了老化皮肤中Ⅰ型前胶原纤维蛋白表达量的减少[7]。

在严重光化的皮肤中，不仅整个真皮层的胶原纤维丢失（包括Ⅰ型和Ⅲ型），而且DEJ处的胶原纤维（Ⅶ型）也丢失。相反，皮肤GAG含量，特别是透明质酸（HA）和含GAG的硫酸软骨素增加并重新分布组成弹性纤维网络[1]。透明质酸是皮肤ECM基质的丰富成分，在其中起着多种作用，如水合和支撑作用。HA在光老化过程中的下调可能是由于UVB暴露[8]导致的透明质酸酶活性改变。在光老化的早期阶段，纤维蛋白1和纤维蛋白5都从DEJ的微纤颤器（前弹性纤维）中丢失。然而，在严重光老化的皮肤中，网状真皮的特征是分布着大量的、明显无组织的弹性纤维蛋白，包括弹性蛋白原、纤维蛋白1、纤维蛋白2和纤维蛋白5及潜伏的TGF-β结合蛋白1（LTBP-1）[1]。

相比起细胞内蛋白质以小时或天为单位的半衰期，许多ECM蛋白的半衰期多以年为单位。这种超长的寿命使它们更容易出现分子老化的危险。此外，弹性蛋白的合成和沉积主要局限于胎儿和产后早期皮肤。因

此，弹性纤维蛋白需要很多年才能发挥作用，可能会有损伤累积的风险。

虽然皮肤老化的发病的基本机制仍不清楚，但越来越多的证据指出其中涉及多种途径。

激酶的生物学过程

最近的数据表明，参与皮肤衰老的最重要的生物学过程是 DNA 修复和稳定性的改变、线粒体功能、细胞周期和凋亡、ECM、脂质合成、泛素诱导的蛋白水解和细胞代谢。其中，一个与皮肤老化始发有关的主要因素是激素在生理水平上的下降[9]。

基质金属蛋白酶（MMP）

大多数关于光老化的研究都集中在降解 ECM 的 MMP 的上调和激活上[10]。光损伤真皮中的 MMP 升高可分为以下几类：胶原酶（MMP-1）、明胶酶（MMP-2）、溶菌素（MMP-3）、MMP-9 和 MMP-11，以及与胞膜相关的 MMP-17 和最近发现的 MMP-27[1]。

在人类皮肤中表达的 18 种基质金属蛋白酶中，有 7 种在光损伤中显著升高，与受阳光保护的腋下皮肤相比，除 MMP-3 外，所有在光损伤的皮肤中升高的基质金属蛋白酶主要都在真皮中表达[11]。

MMP-1、MMP-3 和 MMP-9 是主要的 UV 诱导的胶原降解酶，而 MMP-1 是能够在体内启动人皮肤原纤化胶原降解的主要蛋白酶[10, 12]。表皮角质形成细胞是 UV 诱导 MMP 的主要细胞来源。然而，真皮细胞也可能通过释放生长因子或细胞因子参与 MMP 的表皮生成，这些生长因子或细胞因子反过来调节表皮角质形成细胞产生 MMP[10]。间质 MMP-1 启动 I 型和 III 型胶原纤维蛋白的降解，随后进一步降解的是 MMP-3 和 MMP-9（明胶酶 -B）。

老年皮肤的显著特征是皮肤成纤维细胞 MMP-1 的表达增加和 I 型胶原纤维减少。MMP-1 介导的胶原纤维分裂改变了真皮成纤维细胞的功能，这可能是导致皮肤功能随年龄下降的关键因素[13-16]。随着年龄的增长，胶原分裂减少、细胞外基质中的成纤维细胞的相互结合、牵拉，导致成纤维细胞收缩和胶原蛋白减少。70 岁以上的人进行皮肤内注射交联透明质酸真皮填充剂，可刺激成纤维细胞产生 I 型胶原，增加机械力，也可刺激成纤维细胞增殖，扩张血管，增加表皮厚度[17]。在体外，胶原蛋白的断裂会重现体内损伤中的许多异常现象[11]。这些数据表明，细胞外基质中的胶原蛋白在光损伤真皮中的断裂，进而影响

真皮成纤维细胞的功能而改变胶原的稳态，并表明老年人皮肤的成纤维细胞保留了其功能激活的能力，而这是通过增强 ECM 的结构支持来恢复的。ECM 微环境在光损伤人体皮肤中控制成纤维细胞功能的机制尚不清楚。光损伤皮肤中破碎的胶原蛋白可能损害整合素信号传导事件，诱导激活蛋白 -1（AP-1）等转录因子的产生，从而导致 MMP 升高，I 型胶原蛋白表达丢失[11]。事实上，活化的 AP-1 与前胶原蛋白基因的启动子区结合，抑制其转录，并激活降解胶原蛋白的 MMP 基因酶。母细胞蛋白半胱氨酸丰富蛋白 -61（CCN1）是 CCN 家族的成员之一，在复制衰老的皮肤成纤维细胞和暴露于紫外线下的皮肤成纤维细胞中均有升高。该蛋白可能介导 MMP-1 诱导的胶原原纤维的改变，并可能通过诱导 IL-1β、抑制 I 型胶原的生成和上调 MMP-1 的表达来促进皮肤衰老和胶原蛋白的丢失[18, 19]。

弹性纤维系统的异常重构可能具有重要的细胞和生化反应的意义。特别是弹力蛋白片段可能对免疫系统产生影响，通过上调弹性蛋白酶的表达，促进细胞凋亡。弹性蛋白和纤维蛋白肽可以诱导几种 MMP 的表达，这些 MMP 有降解大部分皮肤 ECM 的潜力。原纤维蛋白的微纤维在直接紫外线照射下会降解，这些损害结果不仅会影响组织的机械应力，还会通过激活免疫淋巴细胞来影响其生化功能、诱导蛋白酶的表达，进一步影响 TGF-β 信号通路[1]。在人类真皮中表达的四种已知的组织金属蛋白酶抑制剂基因（TIMP）（TIMP-1、TIMP-2、TIMP-3 和 TIMP-4）中，没有一种在暴露于阳光下的皮肤中优先表达。然而，TIMP-1 在人皮肤异种移植的光损伤模型中过表达，可显著抑制 ECM 降解，抑制皮肤弹性和粗糙度降低[20]。

活性氧、线粒体 DNA 和端粒缩短

导致皮肤光老化的机制主要是由于 UVR 的反复照射，通过 AP-1 信号上调 ECM 蛋白酶的表达。此外，紫外线照射可直接损伤皮肤生物分子，这些生物分子含有丰富的色素团，可诱导产生活性氧，而活性氧又可作用于相应的细胞和基质成分。活性氧和紫外线慢性刺激对皮肤造成的自由基损伤是光老化的主要原因。在紫外线照射后，ROS 会触发促炎细胞因子和生长因子（AP-1 和 NF-κB）的释放，从而上调 MMP-1、MMP-3、MMP-8 和 MMP-9 等关键基质金属蛋白酶。这些蛋白酶降解 ECM 的胶原和弹性蛋白纤维。MMP-1 的表达与线粒体 DNA（mtDNA）普遍缺失、UV 诱导的 ROS、TGF-β 表达减少有关，从而导

致胶原蛋白、弹性蛋白的减少。因此，ROS 通过改变 ECM 的胶原蛋白和弹性蛋白成分来破坏皮肤的结构完整性。

mtDNA 的突变，如 4977 碱基对大规模缺失，也称为普遍缺失，在光老化皮肤中增加，这些突变似乎可作为在人皮肤经受长期光损伤的体内生物标志物 [21]。人皮肤成纤维细胞中 mtDNA 的逐渐缺失会导致基因表达谱的改变，这让人联想起在皮肤摄片中观察到的情况 [22]。

线粒体－自由基衰老理论认为，衰老是由线粒体 ROS 对大分子的损伤引起的，线粒体 ROS 损伤可能引起 mtDNA 的突变，从而导致进一步生成 ROS 的恶性循环。ROS 水平升高会对各种细胞分子（如蛋白质、脂质和核酸）造成累积性损害，进一步导致生理功能随年龄增长而下降。另外，活性氧可能与衰老有关，因为它们在调节对年龄依赖性损伤 [23] 的应激反应中发挥了一定作用。无论如何，年龄相关的线粒体功能障碍程度在不同组织和线粒体氧化应激老化理论之间可能存在差异，其对人类衰老的作用仍有待进一步的探究。

胞内蛋白质的积累是衰老最常见的症状之一，其原因可能是氧化蛋白的清除减少。泛素酶原途径参与了氧化降解蛋白质 [24-26]，这在与应激和衰老相关的信号转导中起重要作用 [27-29]。有研究显示，在大多数情况下，蛋白酶活性可随着年龄的增长而下降，且在皮肤衰老过程中，线粒体和蛋白酶活性之间有一定的功能相互作用 [30]。

端粒是染色体末端的一种特殊 DNA 结构，除非被一种叫做端粒酶的核糖核蛋白拉长，否则端粒会逐渐缩短。在缺乏端粒酶的体细胞中，端粒的逐渐丧失和最终衰老是不可避免的，并且与该模型一致，细胞的永生化和端粒酶的持续表达之间有很强的相关性。在细胞衰老过程中，p53 激活和早衰素产生可能与端粒的逐渐丢失有关 [31]。此外，端粒酶激活可逆转具有端粒酶缺陷衰老小鼠的组织年轻化 [32]。

最近的数据表明，光老化可能在一定程度上加速损伤内在老化的过程 [33]。事实上，不仅在 Hutchinson-Gilford 早衰综合征中，且在正常的内在衰老过程中，也被描述过的早衰素积累可能被 UVA 诱导的 ROS 加速 [34]。

虽然内在衰老伴随着碱基切除修复和核苷酸切除修复 [35] 引起的 DNA 修复活性下降，但长期日晒也会引起 DNA 修复活性的变化 [36]。这些缺陷可能与衰老细胞的细胞核和线粒体基因组缺陷有关。

中性粒细胞和肥大细胞

中性粒细胞浸润于晒伤的皮肤，能够降解弹性纤维和胶原纤维，中性粒细胞来源的蛋白水解酶可能是光老化病理生理机制中的重要分子 [37, 38]。暴露在阳光下的皮肤中肥大细胞的数量多于未暴露的皮肤，而紫外线照射导致人皮肤中肥大细胞数量和类蛋白酶表达的增加 [39]。在紫外线照射下，肥大细胞的活化可能参与了皱纹的形成、ECM 蛋白修饰和紫外线照射下皮肤的炎症反应。可以确定的是，肥大细胞稳定剂酮替芬可防止长期暴露在紫外线照射下的小鼠产生皱纹 [40]。

衰老及基因组分析

在基因表达水平上，涉及衰老或光老化的分子机制仍知之甚少。对暴露于阳光下的皮肤进行转录组分析表明，皮肤内稳态的破坏和皮肤代谢的下调可能在光老化的过程中发挥重要作用 [41]。最近一项针对中年白种人女性的全基因组关联研究指出，*STXBP5L* 和 *FBX040* 基因可能在面部光老化中发挥作用 [42]。黑素皮质素－1 受体（MC1R）的遗传变异似乎是严重光老化的重要决定因素 [43]，而角质形成细胞中野生型 MC1R 的活性可能降低 UVA 诱导的氧化应激反应 [44]。

红外线和可见光

太阳辐射到人类皮肤的总能量中，至少有 50% 在红外线范围内。此外，在 IR 范围内，占太阳能总能量 1/3 的 IRA 射线（770~1 400 nm）也有能力穿透人体皮肤，直接影响位于表皮、真皮和皮下的细胞。超过 65% 的 IRA 到达真皮，现在有越来越多的证据表明，IRA 与 UVB 或 UVA 类似，对人体皮肤的光老化有显著影响 [45, 46]。最近的研究表明，IR 和热暴露可分别诱导皮肤血管生成和炎性细胞浸润，通过诱导基质金属蛋白酶（MMP）破坏皮肤外基质细胞（ECM），改变皮肤结构蛋白 [47]。最近对人皮肤成纤维细胞中 IRA 诱导转录组的分析表明，IRA 是一种与皮肤内环境平衡和光老化相关的环境因子 [48]。反复辐照可使无毛小鼠产生明显的皱纹 [49]。体外人皮肤成纤维细胞 [50] 和在体人皮肤 [51] 暴露于 IRA 生理相关剂量下可导致 MMP-1 升高，但不会同时上调 TIMP-1 的表达。IRA 暴露还可能通过降低人类皮肤中促胶原蛋白－1 刺激的 TGF-β1、TGF-β2 和 TGF-β3 的表达，从而降低 I 型胶原蛋白的表达 [52]。

导致 UVB、UVA 和 IRA 诱导的 MMP-1 表达的潜

在机制明显不同。UVB 的主要发色团似乎是核 DNA 和无细胞质的色氨酸，而 UVA 应激反应是由专门的膜微区（筏）的脂质组成控制的[53]。IRA 辐射被线粒体吸收最强，人类皮肤成纤维细胞经 IRA 辐射后，出现最早的生物事件是线粒体中活性氧的增加[54]。这类活性氧激活丝裂原活化蛋白激酶（MAPK），导致胞核中 MMP-1 的转录表达增加。IRA 的暴露对紫外线辐射有类似的生物学效应，但其潜在的机制存在根本上的不同，因为细胞对 IRA 辐射的反应主要涉及线粒体电子传递链。线粒体 ROS 的产生，可能由于 UVA 和 IRA 触发逆行信号通路改变成纤维细胞的基因表达的方式，进而影响胶原蛋白代谢和促进新血管形成，也可能是光老化皮肤的其他表现特征的作用机制，例如皮肤角化症中的炎性浸润[55, 56]。因此，通过特定的靶向治疗进行有效防晒可防止 IRA 诱导的皮肤损伤，靶向线粒体的抗氧化剂可用于保护人类皮肤免受 IRA 辐射诱导的损伤[57]。

除了紫外线，太阳光谱的其他部分，尤其是可见光，也可能导致皮肤过早的光老化。事实上，人类皮肤在可见光照射下会产生 ROS、促炎细胞因子和 MMP-1 表达[58, 59]。

皮肤年轻化策略

逆转与年龄相关的皮肤老化仍然是一个重大挑战，需要不同的策略。维生素 A 治疗可降低 MMP 的表达，并可在做好了有效防晒措施、自然老化的皮肤中刺激胶原蛋白的合成[60]。类维生素 A 可能通过抑制紫外线诱导的 c-Jun 蛋白的合成，阻止 MMP 的表达增加，从而可修复内在老化的皮肤和光老化的皮肤[61, 62]。维生素 A 对真皮基质中的胶原蛋白和弹性蛋白均有影响。这些维生素 A 衍生物可诱导新合成的胶原蛋白（Ⅰ 和 Ⅲ）和富含纤维蛋白的微纤维沉积于表皮乳头状真皮。

阻断 MMP 可能是防止紫外线引发的光损伤的一种策略。过氧化物酶体的扩散经激活受体 δ（PPARδ）是配体诱导的转录因子调节多种生物功能与皮肤内稳态。PPARδ 介导抑制金属蛋白酶 -1 分泌，可防止一些光老化的影响。配体诱导的 PPARδ 可抵抗 UVB 诱导

的移植细胞衰老的磷酸酶和张力蛋白同族体（PTEN），从而调节 Rac1/PI3/Akt 通路来降低角质细胞 ROS 生成[63]。它们还通过抑制 ROS 生成，来减弱 UVB 诱导的 MMP-1 分泌，这一过程是通过 JNK/MKP-7 信号通路介导的[64]。PPAR α/γ 激活剂：5, 7 - 二甲氧基黄酮（5, 7-DMF）强有力地降低 MMP 的表达、产生和活性。此外，5, 7-DMF 显著增加了 PPAR α/γ 活化和过氧化氢酶的表达，从而下调了 UVB 诱导的 ROS 生成、ROS 诱导的 MAPK 信号通路和下游转录因子的表达[65]。

雌激素在皮肤老化中起着关键作用。雌激素 / 黄体酮替代疗法在绝经后早期应用可有效预防皮肤衰老，仅对皮肤的内在衰老有影响[66]。选择性雌激素受体 b（ERb）激动剂可能在阻止衰老过程中发挥作用，雌二醇治疗通过诱导表皮生长因子的释放增加真皮透明质酸和 versican V2 的量[67]。

热暴露可能对人体皮肤产生生物学效应，但热在光老化中的可能作用目前还存在争议[45]。HSP70 诱导剂可有效防止紫外线诱导的皱纹形成。事实上，最近的数据表明，紫外线诱导的皮肤弹性和 ECM 的退化以及皱纹的形成可以在无毛小鼠中被抑制，这些小鼠同时受到温和的热处理[68]。

660 nm 发光二极管（LED）可能是一种安全有效的胶原增强策略。事实上，LED 治疗有逆转胶原蛋白下调和 MMP-1 上调的潜力[69]。这可以解释在接受 LED 治疗的个体中所观察到的皮肤外观改善。宽带光（PBL），也被称为强脉冲光，是一种常见的治疗方法，可使皮肤恢复活力。最近的数据表明 PBL 治疗促进了年轻皮肤的基因表达模式[70]。PBL 改变基因表达的确切机制目前尚不清楚。血脑屏障可能影响 NF-κB 控制的通路，NF-κB 阻断衰老小鼠皮肤可恢复年轻皮肤的基因表达程序和表型[71]，其积累与人皮肤成纤维细胞 Ⅰ 型胶原表达减少有关[72]。

光保护对于防止紫外线导致的皮肤过早老化至关重要，有研究表明，经常使用防晒霜可以减少紫外线导致的表皮和皮肤变化[73]。最近的数据表明，经常使用防晒霜可以延缓健康中年男性和女性的皮肤衰老[74]。

参考文献

[1] Naylor EC, Watson RE, Sherratt MJ. Molecular aspects of skin ageing. *Maturitas* 2011 July; 69(3):249–256.

[2] Vierkotter A, Schikowski T, Ranft U et al. Airborne particle exposure and extrinsic skin aging. *J Invest Dermatol* 2010 December; 130(12):2719–2726.

[3] Beylot C. Skin aging: Clinicopathological features and mechanisms. *Ann Dermatol Venereol* 2008 February; 135 (Suppl 3):S157–S161.

[4] Stoebner PE, Meunier L. Photoaging of face. *Ann Dermatol Venereol* 2008 January; 135(1 Pt 2):1S21–1S26.

[5] Fisher GJ, Kang S, Varani J et al. Mechanisms of photoaging and chronological skin aging. *Arch Dermatol* 2002 November; 138(11):1462–1470.

[6] Amano S. Possible involvement of basement membrane damage in skin photoaging. *J Investig Dermatol Symp Proc* 2009 August; 14(1):2–7.

[7] Quan T, Shao Y, He T, Voorhees JJ, Fisher GJ. Reduced expression of connective tissue growth factor (CTGF/CCN2) mediates collagen loss in chronologically aged human skin. *J Invest Dermatol* 2010 February; 130(2):415–424.

[8] Kurdykowski S, Mine S, Bardey V et al. Ultraviolet-B irradiation induces differential regulations of hyaluronidase expression and activity in normal human keratinocytes. *Photochem Photobiol* 2011 Septmber–October; 87(5):1105–1112.

[9] Zouboulis CC, Makrantonaki E. Clinical aspects and molecular diagnostics of skin aging. *Clin Dermatol* 2011 January–February; 29(1):3–14.

[10] Quan T, Qin Z, Xia W, Shao Y, Voorhees JJ, Fisher GJ. Matrix-degrading metalloproteinases in photoaging. *J Investig Dermatol Symp Proc* 2009 August; 14(1):20–24.

[11] Quan T, Little E, Quan H, Qin Z, Voorhees JJ, Fisher GJ. Elevated matrix metalloproteinases and collagen fragmentation in photodamaged human skin: Impact of altered extracellular matrix microenvironment on dermal fibroblast function. *J Invest Dermatol* 2013 May; 133(5):1362–1366.

[12] Fisher GJ, Choi HC, Bata-Csorgo Z et al. Ultraviolet irradiation increases matrix metalloproteinase-8 protein in human skin in vivo. *J Invest Dermatol* 2001 August; 117(2):219–226.

[13] Xia W, Hammerberg C, Li Y et al. Expression of catalytically active matrix metalloproteinase-1 in dermal fibroblasts induces collagen fragmentation and functional alterations that resemble aged human skin. *Aging Cell* 2013 August; 12(4):661–671.

[14] Varani J, Schuger L, Dame MK et al. Reduced fibroblast interaction with intact collagen as a mechanism for depressed collagen synthesis in photodamaged skin. *J Invest Dermatol* 2004 June; 122(6):1471–1479.

[15] Fligiel SE, Varani J, Datta SC, Kang S, Fisher GJ, Voorhees JJ. Collagen degradation in aged/photodamaged skin in vivo and after exposure to matrix metalloproteinase-1 in vitro. *J Invest Dermatol* 2003 May; 120(5):842–848.

[16] Varani J, Perone P, Fligiel SE, Fisher GJ, Voorhees JJ. Inhibition of type I procollagen production in photodamage: Correlation between presence of high molecular weight collagen fragments and reduced procollagen synthesis. *J Invest Dermatol* 2002 July; 119(1):122–129.

[17] Quan T, Wang F, Shao Y et al. Enhancing structural support of the dermal microenvironment activates fibroblasts, endothelial cells, and keratinocytes in aged human skin in vivo. *J Invest Dermatol* 2013 March; 133(3):658–667.

[18] Qin Z, Okubo T, Voorhees JJ, Fisher GJ, Quan T. Elevated cysteine-rich protein 61 (CCN1) promotes skin aging via upregulation of IL-1beta in chronically sun-exposed human skin. *Age* 2013 July 24;

36:353–364.

[19] Quan T, Qin Z, Voorhees JJ, Fisher GJ. Cysteine-rich protein 61 (CCN1) mediates replicative senescence-associated aberrant collagen homeostasis in human skin fibroblasts. *J Cell Biochem* 2012 September; 113(9):3011–3018.

[20] Yokose U, Hachiya A, Sriwiriyanont P et al. The endogenous protease inhibitor TIMP-1 mediates protection and recovery from cutaneous photodamage. *J Invest Dermatol* 2012 December; 132(12):2800–2809.

[21] Berneburg M, Plettenberg H, Medve-Konig K et al. Induction of the photoaging-associated mitochondrial common deletion in vivo in normal human skin. *J Invest Dermatol* 2004 May; 122(5):1277–1283.

[22] Schroeder P, Gremmel T, Berneburg M, Krutmann J. Partial depletion of mitochondrial DNA from human skin fibroblasts induces a gene expression profile reminiscent of photoaged skin. *J Invest Dermatol* 2008 September; 128(9):2297–2303.

[23] Hekimi S, Lapointe J, Wen Y. Taking a "good" look at free radicals in the aging process. *Trends Cell Biol* 2011 October; 21(10):569–576.

[24] Coux O, Tanaka K, Goldberg AL. Structure and functions of the 20S and 26S proteasomes. *Annu Rev Biochem* 1996; 65:801–847.

[25] Meunier L, Stoebner PE, Marque M, Henry L, Bureau JP, Lavabre-Bertrand T. Proteasome and proteasome inhibitors. *Ann Dermatol Venereol* 2005 November; 132(11 Pt 1):895–898.

[26] Aiken CT, Kaake RM, Wang X, Huang L. Oxidative stress-mediated regulation of proteasome complexes. *Mol Cell Proteomics* 2011 January; 10:1–47.

[27] Baraibar MA, Friguet B. Changes of the proteasomal system during the aging process. *Prog Mol Biol Transl Sci* 2012; 109:249–275.

[28] Shang F, Taylor A. Ubiquitin-proteasome pathway and cellular responses to oxidative stress. *Free Radic Biol Med* 2011 July 1; 51(1):5–16.

[29] Low P. The role of ubiquitin-proteasome system in ageing. *Gen Comp Endocrinol* 2011 May 15; 172(1):39–43.

[30] Koziel R, Greussing R, Maier AB, Declercq L, Jansen-Durr P. Functional interplay between mitochondrial and proteasome activity in skin aging. *J Invest Dermatol* 2011 March; 131(3):594–603.

[31] Cao K, Blair CD, Faddah DA et al. Progerin and telomere dysfunction collaborate to trigger cellular senescence in normal human fibroblasts. *J Clin Invest* 2011 July; 121(7):2833–2844.

[32] Jaskelioff M, Muller FL, Paik JH et al. Telomerase reactivation reverses tissue degeneration in aged telomerase-deficient mice. *Nature* 2011 January 6; 469(7328):102–106.

[33] Gilchrest BA, Eller MS, Yaar M. Telomere-mediated effects on melanogenesis and skin aging. *J Investig Dermatol Symp Proc* 2009 August; 14(1):25–31.

[34] Takeuchi H, Runger TM. Longwave UV light induces the aging-associated progerin. *J Invest Dermatol* 2013 July; 133(7):1857–1862.

[35] Sauvaigo S, Caillat S, Odin F, Nkengne A, Bertin C, Oddos T. Effect of aging on DNA excision/synthesis repair capacities of human skin fibroblasts. *J Invest Dermatol* 2010 June; 130(6):1739–1741.

[36] Prunier C, Masson-Genteuil G, Ugolin N, Sarrazy F, Sauvaigo S. Aging and photo-aging DNA repair phenotype of skin cells-evidence toward an effect of chronic sun-exposure. *Mutat Res* 2012 August 1; 736(1–2):48–55.

[37] Rijken F, Bruijnzeel-Koomen CA. Photoaged skin: The role of neutrophils, preventive measures, and potential pharmacological targets. *Clin Pharmacol Ther* 2011 January; 89(1):120–124.

[38] Rijken F, Bruijnzeel PL. The pathogenesis of photoaging: The role

of neutrophils and neutrophil-derived enzymes. *J Investig Dermatol Symp Proc* 2009 August; 14(1):67–72.

[39] Kim MS, Kim YK, Lee DH et al. Acute exposure of human skin to ultraviolet or infrared radiation or heat stimuli increases mast cell numbers and tryptase expression in human skin in vivo. *Br J Dermatol* 2009 February; 160(2):393–402.

[40] Kim MS, Lee DH, Lee CW et al. Mast cell stabilizer, ketotifen, prevents UV-induced wrinkle formation. *J Invest Dermatol* 2013 April; 133(4):1104–1107.

[41] Yan W, Zhang LL, Yan L et al. Transcriptome analysis of skin photoaging in chinese females reveals the involvement of skin homeostasis and metabolic changes. *PLOS ONE* 2013; 8(4):e61946.

[42] Le Clerc S, Taing L, Ezzedine K et al. A genome-wide association study in Caucasian women points out a putative role of the STXBP5L gene in facial photoaging. *J Invest Dermatol* 2013 April; 133(4):929–935.

[43] Elfakir A, Ezzedine K, Latreille J et al. Functional MC1R-gene variants are associated with increased risk for severe photoaging of facial skin. *J Invest Dermatol* 2010 April; 130(4):1107–1115.

[44] Henri P, Beaumel S, Guezennec A et al. MC1R expression in HaCaT keratinocytes inhibits UVA-induced ROS production via NADPH oxidase- and cAMP-dependent mechanisms. *J Cell Physiol* 2012 June; 227(6):2578–2585.

[45] Krutmann J, Morita A, Chung JH. Sun exposure: What molecular photodermatology tells us about its good and bad sides. *J Invest Dermatol* 2012 March; 132(3 Pt 2):976–984.

[46] Kligman LH. Intensification of ultraviolet-induced dermal damage by infrared radiation. *Arch Dermatol Res* 1982; 272(3–4):229–238.

[47] Cho S, Shin MH, Kim YK et al. Effects of infrared radiation and heat on human skin aging in vivo. *J Investig Dermatol Symp Proc* 2009 August; 14(1):15–19.

[48] Calles C, Schneider M, Macaluso F, Benesova T, Krutmann J, Schroeder P. Infrared A radiation influences the skin fibroblast transcriptome: Mechanisms and consequences. *J Invest Dermatol* 2010 June; 130(6):1524–1536.

[49] Kim HH, Lee MJ, Lee SR et al. Augmentation of UV-induced skin wrinkling by infrared irradiation in hairless mice. *Mech Ageing Dev* 2005 November; 126(11):1170–1177.

[50] Schieke S, Stege H, Kurten V, Grether-Beck S, Sies H, Krutmann J. Infrared-A radiation-induced matrix metalloproteinase 1 expression is mediated through extracellular signal-regulated kinase 1/2 activation in human dermal fibroblasts. *J Invest Dermatol* 2002 December; 119(6):1323–1329.

[51] Schroeder P, Lademann J, Darvin ME et al. Infrared radiation-induced matrix metalloproteinase in human skin: Implications for protection. *J Invest Dermatol* 2008 October; 128(10):2491–2497.

[52] Kim MS, Kim YK, Cho KH, Chung JH. Regulation of type I procollagen and MMP-1 expression after single or repeated exposure to infrared radiation in human skin. *Mech Ageing Dev* 2006 December; 127(12):875–882.

[53] Grether-Beck S, Salahshour-Fard M, Timmer A et al. Ceramide and raft signaling are linked with each other in UVA radiation-induced gene expression. *Oncogene* 2008 August 14; 27(35):4768–4778.

[54] Schroeder P, Pohl C, Calles C, Marks C, Wild S, Krutmann J. Cellular response to infrared radiation involves retrograde mitochondrial signaling. *Free Radic Biol Med* 2007 July 1; 43(1):128–135.

[55] Krutmann J, Schroeder P. Role of mitochondria in photoaging of human skin: The defective powerhouse model. *J Investig Dermatol Symp Proc* 2009 August; 14(1):44–49.

[56] Karu TI. Mitochondrial signaling in mammalian cells activated by red and near-IR radiation. *Photochem Photobiol* 2008 September–October; 84(5):1091–1099.

[57] Schroeder P, Calles C, Benesova T, Macaluso F, Krutmann J.

Photoprotection beyond ultraviolet radiation—Effective sun protection has to include protection against infrared A radiation-induced skin damage. *Skin Pharmacol Physiol* 2010; 23(1):15–17.

[58] Liebel F, Kaur S, Ruvolo E, Kollias N, Southall MD. Irradiation of skin with visible light induces reactive oxygen species and matrix-degrading enzymes. *J Invest Dermatol* 2012 February 9; 132(7):1901–1907.

[59] Mahmoud BH, Hexsel CL, Hamzavi IH, Lim HW. Effects of visible light on the skin. *Photochem Photobiol* 2008 March–April; 84(2):450–462.

[60] Varani J, Warner RL, Gharaee-Kermani M et al. Vitamin A antagonizes decreased cell growth and elevated collagen-degrading matrix metalloproteinases and stimulates collagen accumulation in naturally aged human skin. *J Invest Dermatol* 2000 March; 114(3):480–486.

[61] Varani J, Fisher GJ, Kang S, Voorhees JJ. Molecular mechanisms of intrinsic skin aging and retinoid-induced repair and reversal. *J Investig Dermatol Symp Proc* 1998 August; 3(1):57–60.

[62] Fisher GJ, Voorhees JJ. Molecular mechanisms of photoaging and its prevention by retinoic acid: Ultraviolet irradiation induces MAP kinase signal transduction cascades that induce Ap-1-regulated matrix metalloproteinases that degrade human skin in vivo. *J Investig Dermatol Symp Proc* 1998 August; 3(1):61–68.

[63] Ham SA, Hwang JS, Yoo T et al. Ligand-activated PPARdelta inhibits UVB-induced senescence of human keratinocytes via PTEN-mediated inhibition of superoxide production. *Biochem J* 2012 May 15; 444(1):27–38.

[64] Ham SA, Kang ES, Lee H et al. PPARdelta inhibits UVB-induced secretion of MMP-1 through MKP-7-mediated suppression of JNK signaling. *J Invest Dermatol* 2013 May 2.

[65] Kim JK, Mun S, Kim MS, Kim MB, Sa BK, Hwang JK. 5,7-Dimethoxyflavone, an activator of PPARalpha/gamma, inhibits UVB-induced MMP expression in human skin fibroblast cells. *Exp Dermatol* 2012 March; 21(3):211–216.

[66] Zouboulis CC, Makrantonaki E. Hormonal therapy of intrinsic aging. *Rejuvenation Res* 2012 June; 15(3):302–312.

[67] Rock K, Meusch M, Fuchs N et al. Estradiol protects dermal hyaluronan/versican matrix during photoaging by release of epidermal growth factor from keratinocytes. *J Biol Chem* 2012 June 8; 287(24):20056–20069.

[68] Matsuda M, Hoshino T, Yamakawa N et al. Suppression of UV-induced wrinkle formation by induction of HSP70 expression in mice. *J Invest Dermatol* 2013 April; 133(4):919–928.

[69] Barolet D, Roberge CJ, Auger FA, Boucher A, Germain L. Regulation of skin collagen metabolism in vitro using a pulsed 660 nm LED light source: Clinical correlation with a single-blinded study. *J Invest Dermatol* 2009 December; 129(12):2751–2759.

[70] Chang AL, Bitter PH, Jr., Qu K, Lin M, Rapicavoli NA, Chang HY. Rejuvenation of gene expression pattern of aged human skin by broadband light treatment: A pilot study. *J Invest Dermatol* 2013 February; 133(2):394–402.

[71] Adler AS, Sinha S, Kawahara TL, Zhang JY, Segal E, Chang HY. Motif module map reveals enforcement of aging by continual NF-kappaB activity. *Genes Dev* 2007 December 15; 21(24):3244–3257.

[72] Bigot N, Beauchef G, Hervieu M et al. NF-kappaB accumulation associated with COL1A1 transactivators defects during chronological aging represses type I collagen expression through a -112/-61-bp region of the COL1A1 promoter in human skin fibroblasts. *J Invest Dermatol* 2012 October; 132(10):2360–2367.

[73] Sambandan DR, Ratner D. Sunscreens: An overview and update. *J Am Acad Dermatol* 2011 April; 64(4):748–758.

[74] Hughes MC, Williams GM, Baker P, Green AC. Sunscreen and prevention of skin aging: A randomized trial. *Ann Intern Med* 2013 June 4; 158(11):781–790.

4

衰老的临床征兆

Claire Beylot

引言

随着工业化国家的平均寿命水平显著提高，保持年轻的容貌变得越来越受人追捧。对大多数人而言，皮肤和面部的衰老是显而易见的，这可能会对个人生活和社会关系造成特别大的身心创伤。为了自己的健康，为获取家人和朋友的尊重，也为了生意上的需要，每个人都想保持年轻。因此，这就是人们反复在皮肤美容和整形外科手术中寻找解决方案来逆转面部衰老的主要原因。在维持自我形象和提升生活质量变得越来越受关注的时代，尤其是女性和越来越多的男性所表现出的这种需求，不应该被轻浮地认为是一种悼念失去的青春的行为。近年来，在治疗皮肤衰老上取得了重大的进展，现在很有可能延缓和/或逆转衰老，甚至是获得更年轻的外观。

为了给每个患者提供个性化的治疗，必须综合评估皮肤是如何开始衰老的。这种检查不仅仅限于面部皮肤老化，还涉及皮肤的基础结构、面部肌肉、脂肪组织，甚至骨骼等。类似的方法也应该应用于头面部以外的区域，尤其是颈部、手背和前臂，患者通常也希望看到这些部位得到改善。

这些头面部及其以外的衰老部位在其他章中被探讨和评估，这一章主要是广泛地讨论皮肤衰老，因为其他的相关内容将在关于肉毒毒素、填充剂和外科手术的章节中进行详细描述。还有一位作者将详细讨论皮肤衰老中所涉及的病理生理机制。

皮肤老化 [1, 2]

同年龄的人的皮肤可能会有很大的差异，这取决于他们的基因遗传和机体固有因素（年龄老化和绝经诱导老化）和外环境因素（光老化和吸烟相关老化）。一个人的长相特点是遗传的，长相缺陷的程度在很大程度上只取决于他或她的长相遗传特点。

内在因素

年龄老化

临床表现：由于光老化的叠加，年龄老化的迹象很难在脸上被察觉。在身体未暴露的部位更明显，皮肤变薄、皱缩、干燥，类似于起皱的旧衣物（图 4.1）。

由于黑素细胞数量的减少，皮肤苍白，黑痣随着年龄的增长而逐渐消退。由于皮肤萎缩，这些皱纹很细、很皱，而且几乎彼此平行。这些特征在前臂或手腕背侧表现尤为明显，它们也会出现在脸部和颈部上。从纹路上看，线条减少了，并且所有线条都朝着同一方向延伸，尤其是在手腕的背面。

瘙痒是由于皮肤干燥而导致的在年龄老化出现的常见症状，而且会因为日常护理不佳而恶化，例如，太热的水和/或长时间的洗澡或淋浴，太多地口服多种药物 [3]。这种萎缩的皮肤是脆弱的，伤口愈合需要更长的时间。

头发和指甲也会受到年龄老化的影响。头皮上的头发变白、变细，生长缓慢。指甲的生长减慢了。指甲变得脆弱而易断裂，有更多的纵脊纹，而脚趾甲则变得更厚，难以减少大脚趾甲真菌病的频发。

在组织学水平上，呈现出下列变化（图 4.2a~d）：

• 表皮变薄，活的 Malpighi 细胞减少，死的角质

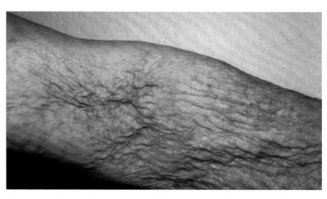

图 4.1 皮肤变薄、皱缩、干燥，类似于起皱的旧衣物。

细胞增加。黑色素细胞的数量每十年减少 10%。

• 皮肤表皮连接处变平和变薄弱，这是一个非常复杂的结构。随着年龄的增长，各组分的细胞数量减少：半囊体的整合素、透明膜的层粘连蛋白、致密膜的Ⅳ型胶原、锚定原纤维的Ⅶ型胶原和细弹性纤维。

• 真皮乳头状的薄氧合蛋白和埃劳蛋白的弹性纤维网消失，这是年龄老化的标志之一。这和真皮–表皮交界处的变薄一样，都解释了真皮–膜外粘连蛋白的减少。

• 真皮密度下降，各种组分分泌减少：胶原蛋白、弹性纤维、细胞外基质的透明质酸、皮脂腺和汗腺。真皮密度的损失是血管扩张和脆性的原因。

年龄老化的机制是复杂的，其中一些与光老化类似。

• 由基因决定的细胞周期发生衰老，每个细胞分裂时端粒缩短，导致细胞凋亡或细胞转化延缓。

• 与衰老相关的细胞损伤，在 20~70 岁期间，细胞的更新下降了 50%，合成减少，胶原蛋白的破坏增加。

绝经引起的皮肤老化

雌激素缺乏症引起的衰老表现类似于皮肤的年龄老化。这是由于雌激素缺乏妇女未采取激素替代治疗，出现皮肤突然老化。皮肤会褪色、变薄、变干，出现细小的皱纹，尤其是在雌激素受体较多的面部表现更为明显。据研究表明，衰老的皮肤每年会减少 1%~2% 的真皮胶原蛋白，这一现象主要引起了皮肤的萎缩，

同样还与骨质疏松有关。更年期早期有时会出现情绪波动以及皮肤潮红伴出汗，这影响了正常的生活质量，尽管这种现象在绝经后期减少。另外还有其他症状表现，如更年期掌跖角化病，雌激素缺乏还会导致外阴黏膜萎缩且变干，引起外阴瘙痒和性交困难。

高雄激素症引起的皮肤老化

高雄激素血症常因卵巢激素（如雌二醇和黄体酮）的分泌大量减少，而雄激素水平的下降幅度较小引起。皮肤常呈现一些男性化，如多毛和脱发。这些症状其实无关痛痒，但却深深地影响了女性的日常生活，因为她们认为这明显损害了她们的女性气质。

• 绝经期和绝经后脱发主要引起头顶脱发，不仅很难用发型来遮掩，还使得前额的发际线显得更稀薄。毛发再生期变短，导致毛发耗竭，毛发变薄，如同羊皮纸一般。这一雄激素依赖的过程是循序渐进的，通常在绝经前多年就开始了，并在绝经后加速。

• 绝经后的前额部纤维化性脱发与前述不同。炎性淋巴细胞如同苔藓般生长浸润破坏毛囊上部，导致额部和颞部发际线对称退化，甚至眉毛部分或全部缺失。更年期和雄激素的影响尚未完全确定，但据报道，采用一些干预措施与激素治疗，如激素替代或抗雄激素治疗可改善这种症状。

普通疾病及精神疾病

有些疾病，尤其是抑郁症，加速了年龄老化。

老化的时间顺序

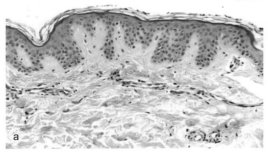 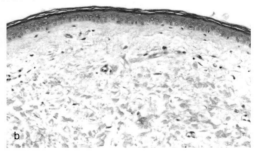

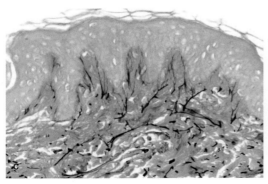 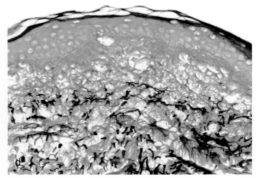

图 4.2　从年轻（a）到衰老（b）：表皮变薄，真皮–表皮交界处变平，真皮密度降低，所有成分尤其是胶原蛋白减少。从年轻（c）到衰老（d），在乳头状真皮中，薄层弹性纤维网消失。

外环境因素[5]

光老化[1]

19世纪后期，Unna 和 Dubreuilh 首先指出了日晒对皮肤衰老的影响。此后，Kligman 和 Kligman 提出了"photoaging"这一术语，以便从临床和组织学水平上区别机体内在的年龄老化过程，并且也有许多关于这方面的非常复杂的机制研究。

在光老化中，白种人的皮肤老化受基因遗传因素较明显，而外环境因素（如常年日晒）引起的皮肤老化则与多种多样的因素相关，这很好地解释了个体间外貌存在的广泛差异。然而，这其中也有种族差异。高加索白种人容易出现皮肤严重萎缩，并伴有多发毛细血管扩张及光化性角化病等癌前病变，而深色皮肤者则易出现较深的皱纹和皱纹。亚洲种族则易出现色素斑，皱纹相对较少。

UVA 和 UVB 在皮肤中的穿透水平和组织学结果（图4.3）。UVB（290~320 nm）穿透表皮，UVA（320~400 nm）深入真皮浅表，是导致光老化的主要原因。然而，可穿透至皮下的红外光（740~1 400 nm）在这一衰老过程中可发挥作用。这些穿透水平的 UVA 和 UVB 解释了为什么在组织学上的光老化的变化主要分布在皮肤的上部，主要改变为光化弹性变形。在真皮乳头处，弹性纤维异常增厚、裂解且杂乱无序地堆积与胶原蛋白的减少有关，是皮肤生物力学特性改变、弹性丧失、质地改变、松弛和皱纹的原因。表皮也会发生变化，变薄、过度和不规则的黑色素细胞分布，这是导致日光性老化和细胞异型性的原因，可导致光化性角化病，有演变成癌症的风险。

UVB 导致表皮的变化，主要是癌前病变，而 UVA 暴露可致皮肤老化，尤其是光化弹性变形。然而，这些影响是复杂多变的，最近的研究表明，UVA 也可在皮肤癌的发生发展中起一定重要的作用。

不同部位的光老化表现不同 光老化主要发生在面部，但颈部、下颈部、前臂和腿部的皮肤也会受到影响，甚至全身也会受到影响。有时，暴露在阳光下的皮肤（光老化严重）和未暴露的皮肤（看上去年轻得多）之间会形成强烈的对比（图4.4）。

面部的外观和质地

由于日晒导致皮肤弹性组织增厚和肤色暗黄（图4.5），皮肤常增厚，口周肌肤类似于干枯的柠檬皮。但是，皮肤有时还会变薄，尤其是在白种人群中。

质地的改变也会导致皮肤生物力学性能的逐渐改变。皮肤逐渐失去弹性和松弛，并伴有上睑脂肪下垂，导致皮肤下垂、眉毛下垂、眼睛上部皮肤松弛（皮肤松弛症）、鼻唇沟突出、脸颊松弛、面部失去椭圆形的

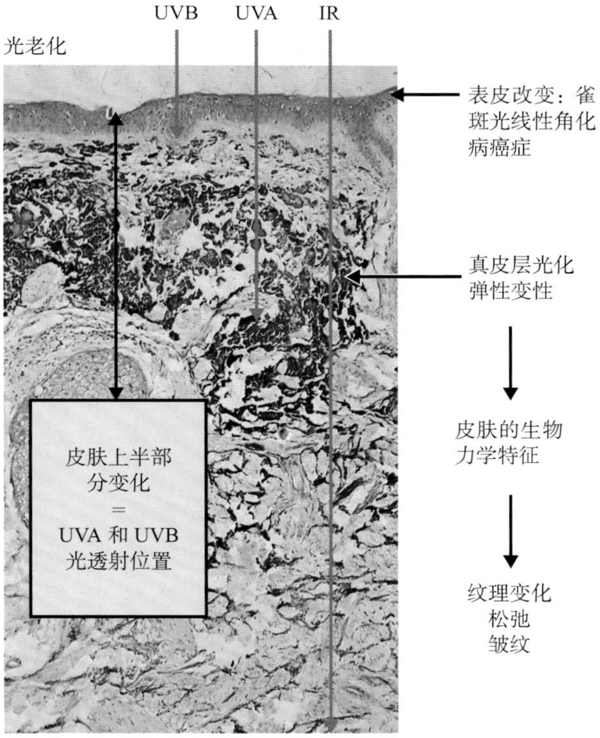

光老化

UVB　UVA　IR

表皮改变：雀斑光线性角化病癌症

真皮层光化弹性变性

↓

皮肤的生物力学特征

↓

纹理变化
松弛
皱纹

皮肤上半部分变化
＝
UVA 和 UVB 光透射位置

图4.3　UVA 和 UVB 的穿透水平解释了组织学上光老化的变化主要集中在皮肤的上部。

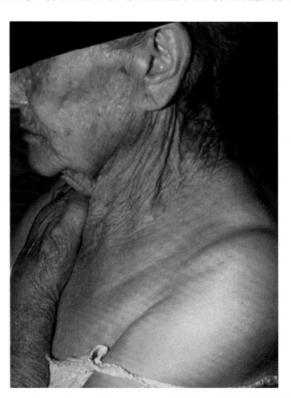

图4.4　暴露在阳光下的皮肤与未暴露的皮肤形成了强烈的对比。

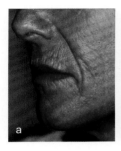
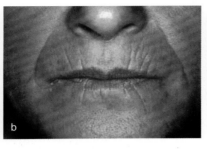

图 4.5　a. 日晒致皮肤弹性组织变性、肤色暗黄。上唇呈现光照性皱纹即"太阳褶皱"。b. 口周及唇部的"口角纹、竖纹、斜纹"深而斜，因为它们垂直于口轮匝肌收缩的方向。

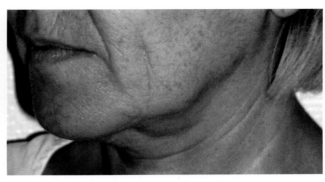

图 4.6　颈纹为皮肤和脂肪下垂引起的重力性皱纹。

轮廓。

　　然而，在患者眼中，皱纹是衰老最明显的表现。

　　皱纹有不同的种类，准确将它们进行区分很重要，因为相应的治疗方式也不一样[6, 7]。

　　• 光照性皱纹，在上唇等暴露在阳光下的区域会逐渐形成永久性改变（图 4.5a）。上唇部比下唇更暴露，因为它的皮肤纹路不是很垂直，而是略向上的方向，这也包括了面颊部和颈项部。在这些区域，经日晒后弹性纤维增厚、增密，从而过度填补了萎缩的胶原蛋白那些空缺处，并形成鹅卵石样的隔离带，使皮肤看起来更加僵硬。

　　• 动力性皱纹，由于下层肌肉总是以垂直收缩的方向进行定向活动，尤其是出现在头面上 1/3 部的眉间纹，使患者呈现一种焦虑而严峻的神情，还有抬头纹、鱼尾纹、口周区域的口角纹、法令纹（参见图 4.5b 和图 4.14a~c）。已有相关研究证实，皱纹底部深层的组织成分增厚和 / 或缩短可形成前额的抬头纹[8]。

　　• 褶皱性皱纹是细条状且平行的，更多的是由于年龄老化和皮肤萎缩导致而光老化的因素较少。相比起面颈部，它们在前臂和手腕背侧更为明显。

　　• 重力性皱纹并不是真正的皱纹，因为它们主要分布于组织下垂，脂肪较多的皮肤区域，特别是鼻唇沟处，由于脸颊脂肪层的运动需对抗上唇区域的组织，从而形成一条深沟（图 4.17）。颈部横纹的形成也是如此（图 4.6）。主要的组织学改变是真皮下的纤维网络松弛而伸长，这与重力有关，随后是真皮的类似地伸长。当这些缺陷轻微时，利用填充剂可以进行改善，但如果这些缺陷严重，则需要提升术。

　　持久的垂直额部皱纹和面颊中部的垂直皱纹，也称为"枕头皱纹"，是由于睡眠期间的压力限制所致。它们会影响老化的皮肤并削弱其基础结构。因此，它们的形成机制类似于重力皱纹。

　　然而，这种分类只是人为的，因为光老化与它引起的皮肤纹理变化起着重要作用，甚至在动态皱纹也有一定作用。事实上，这种动态性皱纹在年轻人中是不存在的，因为他们的皮肤具有生物力学特性，尤其是弹性纤维组织较多，使得肌肉运动可以在没有永久皱纹的情况下发生。

　　在一些局部区域如上唇，必须区分到底是光照性皱纹还是动态性皱纹，因为相应的治疗方式是不一样的。前者即"光照性皱纹"（图 4.5a），在弹性较好的皮肤中垂直且浅表，可用激光治疗或深层剥离，而后者，有时被称为"条形"皱纹（图 4.5b），更深更斜，因为它们垂直于口轮匝肌收缩的方向，当患者做吹口哨动作时会显现得更明显。这些动态性皱纹需要注射肉毒毒素治疗。不过，这两种皱纹的发生机制常常是紧密联系的，有时需进行联合治疗。

　　与光老化和弹性组织变性相关的其他变化：

　　• Favre 和 Racouchot 综合征（囊肿和黑头粉刺性弹性结节病）（图 4.7）：在阳光暴晒区域，如眼窝或前额外侧，甚至在秃发或颈部后颈，可能会出现粉刺、皮脂腺囊肿和无炎症结节。皮脂腺分泌物没有增加。其机制很简单，就是松弛皮肤中膨胀的毛囊中的皮脂堆积。这些症状在吸烟者中更常见，出现的时间也更早。

　　• 老年性皮脂腺增生：除了年龄本身，光老化是这些小的隆起的、柔软的、黄色丘疹的原因，这些丘疹经常在导管开口处表现为中央脐化。

　　• 胶体粟粒疹：这种情况发生在暴露阳光下的区域，尤其是前额，就像皮肤颜色或黄色半透明的圆顶状丘疹，形成斑块。组织学显示真皮浅表广泛沉积浅色均匀物质。该物质不是淀粉样物质，但被认为是由于胶原或弹性物质的变性。然而，确切的组织发生仍未确定。

　　• 多根短而细的碎毛突出于皮肤表面，类似于毛囊黏液病。

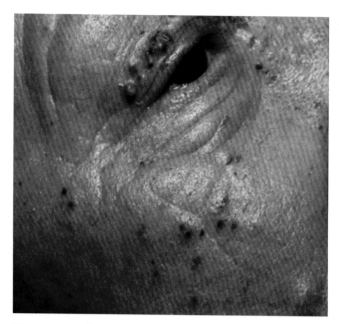

图 4.7 Favre 和 Racouchot 综合征（囊肿和黑头粉刺性弹性结节病）。

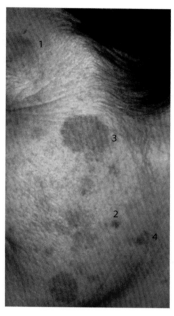

图 4.8 多处病变汇合处出现较大的太阳斑。

色素病变

• 太阳斑（老年斑）非常常见（存在于 90% 的 60 岁以上的白种人中）。它们表现为界限分明的浅棕色或黄褐色平斑。有时，它们可能是黑色的。表面结垢极少或不存在。太阳小扁豆可能是唯一的，也可能是多种多样的，使皮肤呈现出斑驳的外观。大多数太阳小扁豆的直径小于 5 mm，但它们可能很小（1 mm 或更小）或很大（几厘米），这是由于几个病变汇合在一起造成的（图 4.8）。组织学上，在伸长的表皮网嵴上有更多的黑素细胞。虽然太阳小扁豆素是良性的，但它们表明过度暴露在阳光下有患皮肤癌的风险。Q 开关激光或 IPL 可用于治疗。

• 光化性角化病是最常见的癌前皮肤疾病，如果经常暴露在阳光下，几乎 100% 的白种人和年轻的白色皮肤人群都会受到影响。这些太阳角化病是粗糙的灰色或红褐色模糊斑片，有干燥的黏附鳞片（图 4.9）。通常，触诊比目测更容易识别。并且，它们在肿瘤中常是多重性的。它们的硬化、侵蚀或直径增大会导致鳞状细胞癌，因此需要进行对照活检。角化细胞异型性，层状紊乱，过度和角化不全，基底膜破裂。由于有癌变的危险，建议进行治疗。治疗可选择的方法较多：冷冻疗法、5-氟尿嘧啶、刮除和激光磨损、光动力疗法等。

起初的酒渣鼻、红血球和毛细血管扩张常见于暴露在阳光下的面部，特别是鼻子和脸颊（图 4.10）。此后，男性会出现丘疹脓疱，有时也会出现鼻脓肿。酒渣鼻的发病机制复杂，涉及多种因素。然而，光老化起着重要的作用。血管激光用于这些病变。

下唇静脉扩张是常见的。

光老化程度的评价

光老化的不同等级可采用多种分类方法。使用最广泛的是 Glogau 分类，分为轻度、中度、重度和极重度四组[9]。

Vierkotter 提出的内在皮肤老化和外在皮肤老化评分，对年龄老化和光老化给出了更全面的评价[10]。

身体

身体暴露在阳光下的身体部位也会出现皮肤老化。

• 颈部和下颈部，混合了红色、白色和棕色斑点的"果子狸皮"，下巴的阴影处保留了一个菱形（图 4.11）。这种红血肿主要发生在颈部外侧，并常向下颈部扩散。皮肤是红色和萎缩的，在皮脂腺毛囊间形成白色的小丘疹强调了红细胞的背景。

有时颈部皮肤松弛，出现横向皱纹（图 4.6）。

在颈部的后颈处有深深的皱纹，呈菱形排列。这可以在暴露的人身上看到。

• 就像农场工人和水手一样，四肢暴露在阳光下的部位，皮肤较薄，尤其是手背（图 4.12），有晒斑、单向沟槽、静脉膨出、黏弹性下降、光化性角化。

古塔塔病是一种常见病，尤其多见于女性的腿部。这是由于黑素细胞的消失，将黑素转移到大约 50 个与

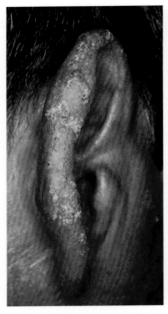

图 4.9　皮肤形成干燥的角质，有癌变风险。

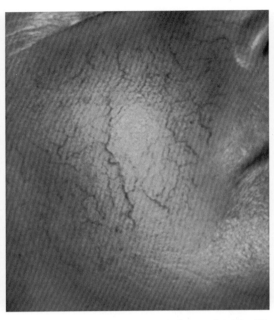

图 4.10　红血丝和毛细血管扩张常见于太阳暴晒的面部，尤其是脸颊。

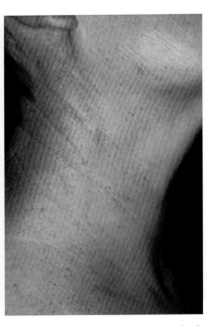

图 4.11　西瓦特（Civatte）皮肤异色病（又称绝经日光皮炎），毛囊间发红，主要分布在颈部外侧，下巴阴影处有一菱形。

表皮黑色素单位相关的角质形成细胞。

　　皮肤疏松病[11]是老年人光老化的一个特殊方面。在阳光暴露的前臂和腿上有严重皮肤萎缩、老年性紫癜，星状白色假性瘢痕，皮肤脆弱，皮肤撕裂伤延迟愈合（图 4.13），最严重的程度是无法愈合的萎缩性溃疡和皮下出血与夹层血肿形成，导致大量的坏死区域。它不仅是一种皮肤美容上的问题，更重要的是，除了在出现改变的表皮下，真正的功能上的问题是皮肤脆性和擦伤，是一种皮肤疏松的表现。皮肤疏松病的分子机制涉及功能缺陷的透明质酸 CD44 通路，是局部治疗的目标，即与视黄醛相关的透明质酸。

　　最重要的是，光老化常与皮肤癌有关。光引发的癌变很常见：基底细胞癌主要发生在面部，鳞状细胞皮肤癌通常继发于癌变区域的光化性角化病，黑色素瘤出现在身体的各个部位，不要把它和良性的日光性小痣混淆了。这些癌变在这一章中没有详细描述，这一章主要讨论皮肤美学中老化的评估。这些癌变通常会很明显。然而，在进行美容手术之前，医生必须小心地诊断出一种早期的、仍然具有误导性的癌变，如果有任何疑问，必须进行活组织检查。

　　光老化机制是复杂的，主要有以下 3 个原因：

　　• 紫外线引起的 DNA 损伤修复不足。

　　• 活性氧的重要作用，参与氧化应激，介导 DNA、细胞膜和蛋白质的损伤，胶原合成减少，调控成纤维细胞的基质金属蛋白酶基因表达增加，参与胶原蛋白降解和弹性蛋白基因的天空，导致非正常弹性

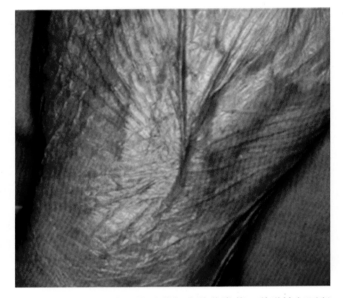

图 4.12　暴露在阳光下的手背部皮肤非常薄，黏弹性和晒斑减少。

纤维的产生和成纤维细胞对角质细胞 TGFβ-1 敏感性降低，减少其分裂的能力。

　　• 负责皮肤免疫监视功能的朗格罕细胞减少。

吸烟诱发的皮肤衰老

　　一些流行病学研究已经证明了吸烟和皮肤老化之间的关系。对一些人来说，吸烟比暴露在阳光下更容易使皮肤衰老，每天吸 20 支雪茄相当于将近 10 年的

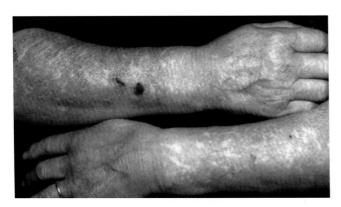

图 4.13 皮肤疏松病是老年人光老化的一个特殊方面。暴露在阳光下的前臂和腿部皮肤会出现：严重的皮肤萎缩，老年性紫癜，星状白色假性瘢痕，皮肤脆弱，皮肤划伤愈合期长。

衰老。这在一项关于同卵双胎的研究中得到了证实，该研究表明，表观年龄的增加与吸烟年限有关。

烟草引起的皮肤老化类似光老化，皮肤呈灰白色，有很深的皱纹和沟痕，有囊肿和粉刺。上唇日光性皱纹经常非常明显，它们有时被称为吸烟者的皱纹。虽然他们的深度更大，但皱纹的数量比不吸烟者少。

对于吸烟者，由于存在迟发性瘢痕甚至坏死的风险，整形医生需要谨慎对待，所以他们必须告知患者这些风险。过量吸烟可能是手术的禁忌证[12]。一项对 345 例患者的回顾性研究表明[13]，吸烟者比不吸烟者（3.5 年）或戒烟者（3.7 年）需要早做上眼睑整容手术。这证实了吸烟对皮肤的有害影响。戒烟者和不吸烟者之间没有显著差异，表明在戒烟期间皮肤只是部分恢复。

吸烟引起衰老的机制：
- 皮肤动脉损伤时常在整形外伤中出现问题。
- 自由基对正常弹力纤维的降解并诱导不正常纤维。
- MMP-1 引起胶原破坏。
- 更年期提前，雌激素缺乏。

其他的外在因素
在皮肤老化中的作用。由于污染与皮肤老化的其他内在和外在因素有关，所以至今仍是一个很难确定的问题。大量的污染物和长时间暴露可能是任何影响的必要条件。然而，一项有趣的研究对 400 例年龄在 70~80 岁的白种人女性进行了研究：将鲁尔地区一组暴露在与交通相关的高浓度烟尘和细颗粒中的女性与另一组生活在污染相对较轻的居民区的女性进行了比较[10]。污染与前额和脸颊上增加 20% 的色素斑点有关，但与皱纹关系不大。这些结果证实了微粒污染对皮肤老化的影响。

臭氧（O_3）和氧化应激[14]。O_3 是一种在紫外线和 O_2 间产生化学反应形成的气态氧化剂，可以介导皮肤组织氧化应激。它还会导致皮肤中维生素 E 和维生素 C 等抗氧化剂的大量消耗，并增加脂质过氧化，尤其是角质层。紫外线和氧气被认为对皮肤老化有附加作用。

基础结构老化

皮肤位于深层、面部表层的肌肉、脂肪和骨骼上，呈现出曲线和轮廓，反映出底层结构的变化。

衰老还发生在使面部有活力和表情的表层肌肉、赋予其曲线和丰满的脂肪区以及下面的骨骼支撑上。

面部老化是一个不可分割的整体，为了清晰起见，对人为分层的皮肤进行单独分析，这是必要的。

老化的肌肉
肌肉如何老化 [6, 15, 16]
每一块浅表的面部肌肉都包括骨组织和皮肤附属物，它们会影响动态皱纹的形成。这些肌肉组织在一个浅表的束中，而这个束在周围区域特别密集和复杂。肌肉之间的间隙由浅筋膜填充，浅筋膜与这些肌肉一起形成了浅筋膜-肌筋膜系统。所有这些肌肉都是均匀对称的，除了口唇轮匝肌，它们都由面神经末梢神经分支支配。

肌肉老化的特征是萎缩和松弛的，因为肌肉的一般反应代偿性强直。相反，皮肤失去弹性，变得膨胀，则没有任何代偿。正是这种皮肤肌肉对衰老的反应解释了动态皱纹的形成。与面部变化相关的老化的肌肉应该被分析，不仅在休息的时候，也在运动时，这些动态皱纹更直观，以便进行肉毒毒素治疗（图 4.14a~c）。例如，可以观察到 5 种不同的眉间皱纹，需要不同剂量注射[17]。

受衰老肌肉及其皮肤转化影响最大的区域是肌肉网络密度较大、皮肤肌肉耦合最复杂的区域，即额眶周缘、眼睑区和口周区。在这里，不仅可以看到皱纹，还可以看到整个面部表情，尤其是眼神和微笑。肉毒毒素的目的不仅是减少皱纹，而是恢复面部表情。

额眶周缘区衰老 [6, 15, 16, 18]
在面部的上 1/3 处，尤其是额叶区，表层肌肉在

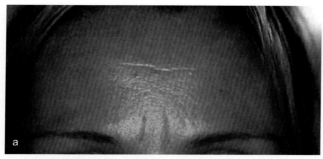

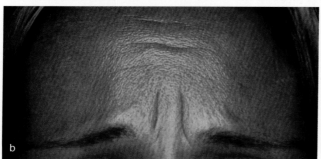

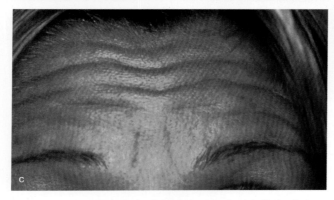

图4.14　a~c. 睑板和额部动态皱纹不仅出现在静息时（a），还有皱眉时（b）和抬眼上看时（c），可应用肉毒毒素对它们进行治疗。

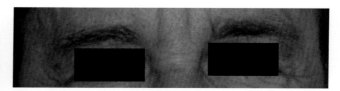

图4.15　眉毛下垂，尤以眉外部分尤甚，额肌不参与，只影响眼轮匝肌，眼轮匝肌在该区域起降肌的作用。

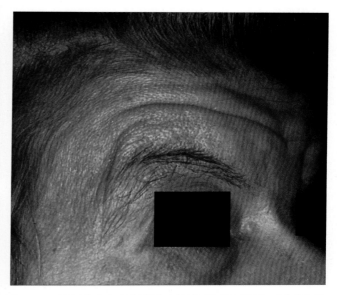

图4.16　前额的永久性皱纹与额肌的强直和缩短、眉毛的抬升及眼睑裂口的缩小有关。

动态皱纹的形成中起着最重要的作用。额肌平衡是由单个提升肌、额肌和几块降肌组成的，其中最主要的是皱眉肌、降眉肌和眼轮匝肌上半部分，在衰老过程中屈向降肌。起皱肌、减压肌和强大的内收肌负责垂直皱眉。脸上的皱纹会让人看起来焦虑而严肃。降眉肌负责鼻梁可见的横向皱纹。在眉毛下垂，尤其在眉毛的外侧，额肌不参与，只影响眼轮匝肌，由于其括约肌的功能，眼轮匝肌在该区域起降肌的作用（图4.15）。这种下降主要是由于额部皮肤松弛，尤其是眉毛的重量和下方的脂肪垫。这导致了额肌的过度紧张和缩短，这有时是不对称的，因为它在眼的一侧更强。由于眼轮匝肌的高张力，使眉毛抬高，并使变窄的眼睑裂口得以打开，从而导致前额产生永久性的皱纹（图4.16）。鱼尾纹分布于颞区及颧骨上部，是由于眼轮匝肌张力过强所致。由于受光老化的影响，菲薄

皮肤与底层肌肉之间的紧密粘连，这一部位的皱纹更为明显。

口周区老化 [6, 15, 19, 20]

　　唇轮匝肌是一种强有力的肌肉，具有同心束状结构，起着括约肌的作用及嘴唇的伸展。它的运动功能复杂，在进食、饮水和吮吸时涉及口腔。它允许你说话、吹口哨、亲吻和微笑。它紧密地附着在嘴唇的皮肤上，高张力使得深放射状皱纹（棒状）的形成，当患者被要求吹口哨时，这种皱纹会变得很明显。

　　在口腔连合的一侧有一个肌肉的"交叉路口"，在这里"交叉"的肌肉，将连合向外侧（笑肌，或称口角提肌）、向外侧和后侧（颊肌）、向上侧（提上睑肌）和向外侧（颧大肌）、向下和向外侧（降口角肌）以及向内侧（口轮匝肌）的牵引。

　　提上唇肌和鼻翼上提肌：上唇和鼻翼的表面的上提肌，深入上唇近中央区域的皮下。提上唇鼻翼上提肌深，几乎覆盖了上唇的整个宽度。下唇降肌几乎覆盖了下唇皮肤的整个宽度，使下唇下垂，并使游离边缘变宽。深入颏丛皮肤的颏肌形成中间窝，抬高颏部

皮肤。颈阔肌在下巴尖的位置，在这些区域的皮肤下面连合。由于过度紧张，有些肌肉会更加明显影响面部老化，特别是降鼻翼肌，降低了连合，呈现出了一个忧伤的脸，颏肌、唇/颏部褶皱加剧了下巴表面不规则。颈阔肌老化则降低了脸颊组织、下唇和连合部。

然而，在脸下 1/3 的位置，除了上唇深的动态皱纹，老化的印象更多源自脂肪下垂导致"挖空"的脸颊，鼻唇沟的延伸影响和谐的椭圆形面部，从而创建的双下巴。

鼻部区域

虽然这一区域相对较为固定，但衰老肌肉的高张力也可能表现为兔纹，这是源于鼻肌横部肌肉，以及眼轮匝肌的下内侧部分。当用肉毒毒素治疗眉间皱纹时，这些皱纹作为代偿机制会出现或变得更加明显。降鼻中隔负责降低鼻尖，这是老年人常见的特征。

颈部和颈阔索的肌肉老化 [6, 19, 20, 22]

与其他肌肉一样，颈阔肌对因衰老而引起的萎缩和伸长的反应是高张力和变短。它失去了它的同质性，它的纤维在肌肉边缘合并形成非常不美观的平滑肌索，它的松弛在颈部的前部特别明显，但在膨胀和皱褶的皮肤的侧面也很明显。高张性颈阔肌向下拉下颌缘的组织，从而强调了面部这个区域的上睑下垂。肉毒毒素可以减少声带，中和外侧声带和下颌缘颈阔肌条索的牵拉力是奈费尔提蒂提出的原理 [22]。当注射颈阔肌时，要小心不要注射在声带上，因为其他地方的颈阔肌很薄，注射太深有危险，或引起严重呼吸道之不良事件。此外，在这块非常薄的肌肉上注射肉毒毒素对纠正颈部横向皱纹无效，这些皱纹是与皮肤松弛有关的位置性皱纹，而不是动态皱纹。

脂肪上睑下垂和萎缩

受影响最严重的区域是面中部，那里的脂肪会下降，而下 1/3 的面部是脂肪到达和积累的地方，它会把年轻时的苹果脸变成年老时的梨脸。然而，在其他部位，如颞部甚至前额也会受到脂肪损失的影响。

随着年龄的增长，面中部会发生什么变化？ [6, 24-26]

颧区有深层和浅层的脂肪隔室，被下半部的眼轮匝肌分隔开，眼轮匝肌的收缩使下眼睑和脸颊抬起（微笑的抗衰老作用）。然而，这种提升效果并不涉及颧骨脂肪或眼下脂肪的深腔室，因为它附着在眶颧骨

上，而眶颧骨决定了颧骨的轮廓。这种深层脂肪在衰老过程中不会松弛下来。颧骨突出且远高于组织的面部也比其他面部衰老得慢。然而，随着年龄的增长，颧深层脂肪会萎缩，导致颧骨变平。另一方面，覆盖深部脂肪和眼轮匝肌的颧浅脂肪腔室只固定于皮肤表面，而不深入。因此，由于衰老，它被下垂的皮肤所吸收，并由于自身的重量和重力而导致上睑下垂。然而，根据"面部递归"理论，模拟肌肉的反复收缩可能是导致脂肪分布改变的主要原因 [23]。但无论如何，这种表面脂肪可以被分成 3 个不同的区域，内侧、中间和颞部的颊部脂肪 [26]，通过向下向内移动，撞击上唇的固定区域，并在鼻唇沟上面聚集，这是非常明显的（图 4.17）。脂肪上睑下垂也会加重睑缘 - 颧骨皱褶，使黑眼圈变空，增加下眼睑的高度，突出颧骨中部的皱褶。触须 - 颧骨褶皱的内部和中颧骨的上部形成了泪沟。下眼睑的张力因眼轮匝肌的弱化和向下扩张而减弱，偶尔可见巩膜。眼眶脂肪上睑下垂，由于眼眶隔弱化，可在下眼睑水平形成脂肪性疝（图4.18）。颧囊可在眼睑下沟的外侧形成。

脂肪萎缩有时压倒上睑下垂，导致面容消瘦、面容骨化、双颊凹陷、泪沟和颧骨扁平。

面部的下 1/3 呢？

来自面中部的脂肪堆积在面下 1/3 处，由于脂肪和皮肤的松弛而形成下颌，影响了脸的椭圆形，模糊

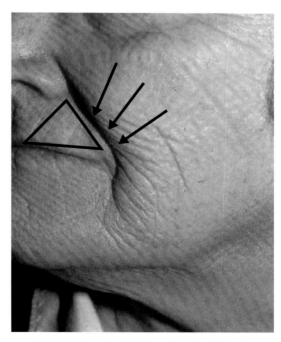

图 4.17 表浅脂肪向下向内移动，撞击上唇的固定区域，并在鼻唇沟上方积聚，变得非常明显。

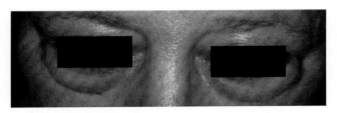

图 4.18　眼眶脂肪上睑下垂，由于眼眶隔弱化，可在下眼睑水平形成脂肪性疝。

了下颌缘（图4.19）。鼻唇沟延伸到比嘴沟更低的地方，形成"苦味沟"，使人看起来很悲伤。这些深深的皱纹在嘴周围形成了一个圆括号，而频繁的嘴唇脂肪萎缩使这个圆括号更加突出。上唇看起来更长和垂直，人中部扁平，往稍向上的方向消失，朱红色部分变薄。上唇的改变会因失去牙齿的支持而加剧。

面部的上 1/3 呢？

随着年龄的增长，上睑下垂导致眉毛下垂。此外，前额的脂肪也减少了，其凸起消失，有时取而代之的是眉毛上非常明显的凹陷（图4.20）。脂肪萎缩在颞部周围更为明显，这一过程从40岁开始，10年后形成骨骼（图4.20）[27]。眼眶脂肪也可能流失，并可能发生上睑下垂。这种脂肪的减少在一些人身上可能很明显，当与眼眶增大相结合时，就会导致眼睛深陷。

骨萎缩

这在衰老过程中一直存在。眼眶增大、上颌和下颌骨质萎缩，常伴有多颗牙齿脱落，是最明显的症状[28]。几乎没有除正畸治疗和部分脂质结构或填充物以外的治疗方式。

相较于女性，男性的面部衰老表现更明显

由于雄激素的影响，男性皮肤较厚，胶原蛋白密度较高，皮脂腺分泌物较多，毛发较多。由于雄性激素在男性生命后期产生的这种合成代谢激素，按时间顺序，衰老被推迟了。另一方面，光老化通常在男性中更为明显，因为他们比女性更容易暴露在紫外线下，而且往往忽视了光保护。其他的外在因素，如他们的较高的烟草消费也会影响。他们的皱纹很深，但往往比女性少。他们的上唇更厚、更密，因为有许多增生的毛囊，更能抵抗衰老，皱纹也长得更慢。然而，这种较重的皮肤在某些部位（如眉毛）会产生更多的角质层，这些部位已经是水平的，而且比女性的眉毛要低，尤其是在下外侧，因为上睑下垂更明显。此外，

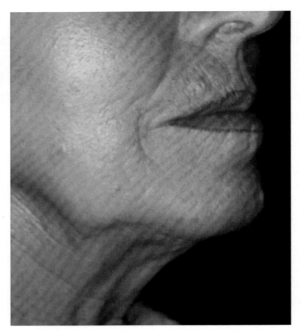

图 4.19　面部的脂肪堆积在下 1/3 处，由于脂肪和皮肤的松弛而形成下颚，影响了脸的椭圆形，使下颌缘变模糊。

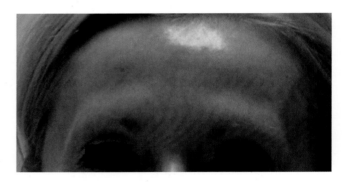

图 4.20　前额和颞部脂肪萎缩，导致额骨形状突出。

下巴也会受到影响，通常会有黑眼圈，表现为下眼睑有脂肪袋，颈部皮肤松弛，脂肪下垂，有双下巴。浅表肌肉的力量要大得多，尤其是眉间肌，因此它们需要的肉毒毒素剂量通常是女性的2倍[29, 30]。肉毒毒素不应注射过低的额头，以避免降低已经很低的眉毛。应该小心的是，这样填充剂注射不应导致面部女性化过多，如注射外部颧骨区域或嘴唇。显著上睑下垂、双下巴、下眼睑脂肪袋是手术的良好适应证。雄激素性脱发是男性的一个主要问题，不仅因为它的不美观，也因为它使他们看起来比他们的年龄老。

总结

需要仔细分析和评估老化的各种组成部分，以指导治疗的选择，特别是在面部。虽然皮肤老化在过去

是人们关注的焦点，但现在人们越来越重视皮下组织的作用。对于皮肤老化，建议使用一些技术，如化妆品、剥脱和激光。为了减少与衰老相关的肌肉紧张，治疗方法是肉毒毒素。对于脂肪下垂，脂肪填充、填充剂、射频或微聚焦超声是可选择的方法，如果条件允许，手术效果则是更明显的。对于萎缩的脂肪组织，可以通过脂肪填充物或填充物来恢复体积。

总之，皮肤和皮下组织的衰老是一个非常复杂的过程。因此，单一类型的治疗很少是充分的。在大多数情况下，需要全方位的管理和联合治疗。因此，每个患者都应该讨论个性化的治疗方案。事实上，衰老从来都不是一个同样的过程，所以任何治疗计划都应该考虑循证数据和患者的愿望、优先需要处理的事项和经济情况。

参考文献

[1] Beylot C. *Vieillissement cutané. Prévenir. Corriger. Rajeunir.* Paris, France: Med'Com edn, 2007.

[2] Debacq-Chaniaux F, Leduc C, Verbeke A et al. UV, stress and aging. *Dermatol Endocrinol* 2012; 4:236–240.

[3] Garibyan L, Chiou AS, Elmariah SB. Advanced aging skin and itch: Addressing an unmet need. *Dermatol Ther* 2013; 26:92–103.

[4] Blume-Peytavi U, Atkin S, Gieler U et al. Skin academy: Hair, skin, hormones and menopause. Current status/knowledge on the management of hair disorders in menopausal women. *Eur J Dermatol* 2012; 22:310–318.

[5] Vierkötter A, Krutmann J. Environmental influences on skin aging and ethnic-specific manifestations. *Dermatol Endocrinol* 2012; 4:227–231.

[6] Belhaouari L, Gassia V. *L'art de la toxine botulique en esthétique et des techniques combinées*, 2nd edn. Paris, France: Arnette, Wolters Kluwer, 2013.

[7] Quatresooz P, Thirion C, Piérard-Franchimont C et al. The riddle of genuine skin microrelief and wrinkles. *Int J Cosmet Sci* 2006; 28:389–395.

[8] Pierard GE, Lapiere Ch M. The microanatomical basis of facial frown. *Arch Dermatol* 1989; 125:1090–1092.

[9] Glogau RG. Aesthetic and anatomic analysis of the aging skin. *Semin Cutan Med Surg* 1996; 15:134–138.

[10] Vierkötter A, Shikowski T, Ranft U et al. Airborne particle exposure and extrinsic skin aging. *J Invest Dermatol* 2010; 130:2719–2726.

[11] Kaya G, Saurat JH. Dermatoporosis: A chronic cutaneous insufficiency/fragility syndrome. Clinicopathological features, mechanisms, prevention and potential treatments. *Dermatology* 2007; 215:284–294.

[12] Coon D, Tuffaha S, Christensen J et al. Plastic surgery and smoking: A prospective analysis of incidence, compliance and complications. *Plast Reconstr Surg* 2013; 131:385–391.

[13] Deliaert AEK, van den Elsen MEP, van den Kerchkove E et al. Smoking in relation to age in aesthetic facial surgery. *Aesthetic Plast Surg* 2012; 36:853–856.

[14] Valachi G, Sticozzi C, Pecorelli A et al. Cutaneous responses to environmental stressors. *Ann N Y Acad Sci* 2012; 127:75–81.

[15] Ingallina FM, Trevidic P. *Anatomy and Botulinum Toxin Injections.* Paris, France: E2ᵉ Medical Publishing Ed., 2010.

[16] Carruthers J, Fournier N, Kerscher M et al. The convergence of medicine and neurotoxine: A focus on botulinum toxin type A and its application in aesthetic medicine. Part II. *Dermatol Surg* 2013; 39:510–525.

[17] Trindade De Almeida AR, Da Costa Marques ERM, Banegas R et al. Glabellar contraction patterns: A tool to optimize botulinum toxin treatment. *Dermatol Surg* 2012; 38:1506–1515.

[18] Raspaldo H, Baspeyras M, Bellity P et al. Upper- and mid-face anti-aging treatment and prevention using onabotulinumtoxin A: The 2010 multidisciplinary French consensus—Part 1. *J Cosmet Dermatol* 2011; 10:36–50.

[19] Raspaldo H, Niforos FR, Gassia V et al. Lower-face and neck antiaging treatment and prevention using onabotulinum toxin A: The 2010 multidisciplinary French consensus-part 1. *J Cosmet Dermatol* 2011; 10:131–149.

[20] Gassia V, Beylot C, Bechaux S et al. Les techniques d'injection de la toxine botulique dans le tiers inférieur et moyen du visage, le cou et le décolleté. Le « Néfertiti Lift ». *Ann Dermatol Vénéréol.* 2009; 136 (Suppl 4):S111–S118.

[21] Tamura BM, Odo MY, Chang B et al. Treatment of nasal wrinkles with botulinum toxin. *Dermatol Surg* 2005; 31:271–275.

[22] Levy PM. The « Nefertiti lift » a new technique for specific re-contouring of the jawline. *J Cosmet Laser Ther* 2007; 9:249–252.

[23] Le Louarn C. Vieillissement musculaire et son implication dans le vieillissement facial: le concept du Face Recurve. *Ann Dermatol Vénéréol.* 2009; 136 (Suppl 4):S67–S72.

[24] Truswell WH. Aging changes of periorbita, cheeks and midface. *Facial Plast Surg* 2013; 29:3–12.

[25] Sadick NS, Manhas-Bhutani S, Krueger N. A novel approach to structural facial volume replacement. *Aesth Plast Surg* 2013; 37:266–276.

[26] Rohrich RJ, Pessa JE. The fat compartments of the face: Anatomy and clinical implications for cosmetic surgery. *Plast Reconstr Surg* 2007; 119:2219–2227.

[27] Raspaldo H. Temporal rejuvenation with fillers: Global face sculpture approach. *Dermatol Surg* 2012; 38:261–265.

[28] Shaw RB, Katzel EB, Koltz PF et al. Aging of facial skeleton: Aesthetic implications and rejuvenation. *Plast Reconstr Surg* 2011; 127:374–383.

[29] Gassia V. Les injections de toxine botulique en esthétique chez l'homme. *Ann Dermatol Vénéréol.* 2009; 136 (Suppl 4):S119–S124.

[30] Monheit G, Lin X, Nelson D et al. Consideration of muscle mass in glabellar line treatment with botulinum toxin type A. *J Drugs Dermatol* 2012; 11:1041S–1045S.

5

干细胞和生长因子

Klaus Sellheyer

引言

干细胞生物学以越来越快的速度影响现代医学的实践。2011 年，Trounson 等 [1] 共列出了 123 项使用间充质干细胞（MSC）（最常用的干细胞类型）进行治疗的临床试验，单在美国就有用于从癌症到糖尿病和胃肠道疾病的各种疾病（图 5.1）。这些试验不一定只在美国进行。事实上，超过 50% 提交给美国食品药品监督管理局（FDA）[相当于欧洲药品管理局（EMA）]批准的干细胞试验涉及国外研究站 [2]。在 2009 年 3 月 8 日之前，美国对胚胎干细胞的资助限制使欧洲相对于美国更具有竞争优势。随着 Barack Obama 取消禁令，这种优势正在缩小。2011 年 10 月 18 日，欧洲法院（CJEU）做出了一项具有里程碑意义的裁决，可能会进一步影响这一平衡。法院裁定，任何涉及从胚泡期的人类胚胎中提取干细胞的过程（包括随后的治疗）都不能申请专利 [3]。这一决定对欧洲干细胞的专利化研究有何影响，还有待观察。欧洲的干细胞研究得到了风险资本投资者的大力资助，他们认为专利是决策过程中的一个重要部分。

到目前为止，干细胞的临床试验主要用于治疗其他无法治愈的疾病，如各种神经退行性疾病，包括帕金森病。然而，干细胞的巨大可塑性和这一领域的快速发展也使得开发干细胞在其他医学领域的潜力变得越来越大，包括皮肤美容学。2001 年，在皮下脂肪组织中发现了易于获得的骨髓间充质干细胞，促进了这种干细胞的潜在应用 [4]。随后的研究发现，这些干细胞分泌的生长因子在皮肤再生中起着核心作用 [5,6]。

接下来，我们将总结干细胞背后的基础科学，并概述在皮肤病学领域的潜在临床应用，特别是美容皮肤病学。

什么是干细胞？干细胞位于皮肤的什么部位？

干细胞的定义主要是功能上的，而不是形态上的 [7,8]。在皮肤中，最早被确定为干细胞群的细胞群之一被定位在卵泡隆起处（图 5.2）。它最初是通过细胞保留放射性标记胸腺嘧啶的能力在小鼠中检测到的 [9]。干细胞很少分裂，因此保留放射性的时间较长，而在离开干细胞生态环境并进行差异性分化，放射性在几个细胞周期中就被稀释和检测不到。虽然随后使用免

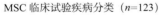

MSC 临床试验疾病分类（*n*=123）

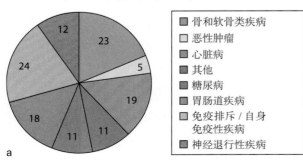

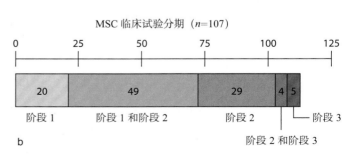

图 5.1 a. 临床试验中使用骨髓间充质干细胞（MSC）治疗的疾病（*n*= 试验数量）。b. 按临床阶段（*n*= 试验数量）划分的 MSC 临床试验（经允许引自 Trounson A et al., *BMC Med*, 9, 52, 2011. open access journal, CIRM summary/source clinicaltrials. gov. Accessed August 2, 2011）。

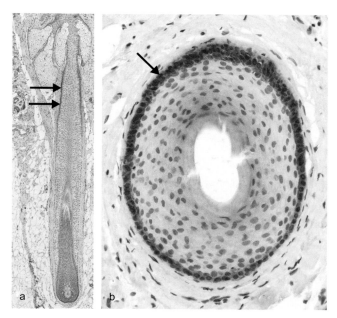

图5.2 细胞角蛋白15突出显示的卵泡突干细胞（箭头所指）。a. 整个毛囊的纵切面。b. 横断面水平凸起（经允许引自Sellheyer K: Stem cell markers can help identify adnexal tumor differentiation when evaluated in the context of morphology: Methodology matters. *J Cutan Pathol.* 2011. 38. 460–474. Copyright Wiley-VCH Verlag GmbH & Co. KGaA）。

疫组织化学标记在原位检测干细胞中非常有用[10]，但功能研究仍然是描述干细胞的金标准。

在功能上，干细胞是一种未分化的可以产生后代的干细胞（自我更新）或差异性分裂为另一个干细胞（从而保持未分化状态）和短暂扩充的细胞，这种细胞已经失去了它的无限的自我更新能力，只能沿着一定的路径分化（图5.3）。

干细胞可以是全能性、多能性、多效性和单能性的。全能干细胞只存在于胚胎的桑葚胚阶段，产生胚胎本身以及胚外组织滋养细胞（代表胎盘的前体）。在胚泡内细胞团中发现的胚胎干细胞（图5.4）[11]是分离出的第一个人类胚胎干细胞系[12]，它已经失去了向滋养细胞分化的能力，因此被称为多能细胞。当前的理论认为全能干细胞和多能干细胞在成体中不存在。成体干细胞要么是多能性的（分化成多种细胞类型），要么是单能性的（只分化成一种细胞类型）。在皮肤中，最近发现的黑素细胞干细胞[13-15]是后者的一个例子，而真皮间充质干细胞是多能的，能够分化成平滑肌细胞、脂肪细胞、骨细胞、胶质细胞和神经元[16-21]。

在皮肤中，除了卵泡隆起、黑素细胞干细胞和间充质干细胞外，卵泡间表皮还含有特殊的干细胞群[22]。在小鼠中已经发现了皮脂腺干细胞的特征[23]，但在人类中还没有得到确切的证明[24, 25]。虽然从技术上来说，

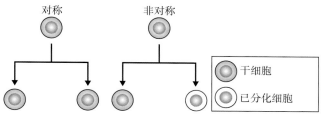

图5.3 干细胞对称分裂为两个干细胞或一个干细胞和一个转运扩增细胞。后者丧失了干细胞的可塑性，致力于分化（经允许引自Koestenbauer S, Zech NH, Juch H, Vanderzwalmen P, Schoonjans L, Dohr G: Embryonic stem cells: Similarities and differences between human and murine embryonic stem cells. *Am J Reprod Immunol.* 2006. 55. 169–180. Copyright Wiley-VCH Verlag GmbH & Co. KGaA）。

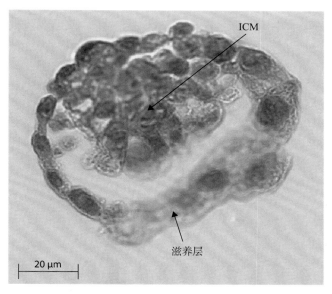

图5.4 小鼠胚泡显示了第一个胚胎干细胞系的横切内细胞团（ICM）（经允许引自Koestenbauer S, Zech NH, Juch H, Vanderzwalmen P, Schoonjans L, Dohr G: Embryonic stem cells: Similarities and differences between human and murine embryonic stem cells. *Am J Reprod Immunol.* 2006. 55. 169–180. Copyright Wiley-VCH Verlag GmbH & Co. KGaA）。

脂肪组织不属于皮肤器官的一部分，但脂肪组织中含有大量的干细胞，这些干细胞在治疗上有很大的价值，特别是在未来的皮肤美容学上的应用（参见后面的讨论）。

干细胞的可塑性和转分化

干细胞最吸引人的特性是其非凡的可塑性，治疗希望就寄托于此。干细胞转分化，常与可塑性同义，指的是干细胞可以跨越生殖系谱并分化成除生殖系谱或其来源组织之外的整个细胞类型系谱的结果。例如，

成体骨髓来源的间充质干细胞分化为多种皮肤细胞类型，包括外胚层来源的角质形成细胞[26]，脂肪来源的干细胞分化为肝细胞[27]，大鼠创伤性脊髓损伤后[30]，真皮间充质干细胞向神经元的迁移[21, 28, 29]。成人干细胞的这种可塑性甚至不需要在将来的治疗中使用胚胎细胞。

然而，转分化的概念并不是没有争议的。一些作者认为，在体内发生的转分化是非常罕见的[31, 32]，还有其他现象，如细胞融合，可能解释为干细胞[33]的非凡可塑性。有报道称，骨髓来源的干细胞通过与已存在的肝细胞融合而非转分化来再生肝脏[34, 35]。一项研究显示，成人造血干细胞显示转分化的证据很少[31]，但另一项研究显示，这个细胞群有能力转分化为肝、肺、胃肠道和皮肤的上皮细胞[36]。其他报道表明，包括转分化、细胞融合和生长因子的产生在内的多种机制可能存在，使骨髓来源的间充质干细胞能够修复受损的神经元[37]。基于体内或体外的方法，不同的结果可能很大程度上与使用不同的实验技术有关。

诱导多能干细胞

使用胚胎干细胞的伦理困境可以通过使用最近报道的诱导多能干细胞来避开，诱导多能干细胞具有与胚胎干细胞类似的分化潜能。诱导多能干细胞最初产生于小鼠皮肤成纤维细胞[38]，随后不久产生于人类皮肤成纤维细胞[39, 40]，随后诱导成人皮肤角质形成细胞[41]，最近可产生于毛囊外根鞘细胞[42]。分离和培养的体细胞（分化细胞），如成纤维细胞，可以通过胚胎转录因子的混合物在体外重新编程，最重要的是 cMYC、SOX2、OCT4 和 KLF4（图 5.5）。随后产生的细胞——诱导多能干细胞——表现得像胚胎干细胞，在特定的培养条件下（如补充维甲酸和骨形成蛋白－4），可分化成其他类型的细胞，如角质形成细胞（图 5.5）。诱导多能干细胞与胚胎干细胞具有相同的特性，可以通过畸胎瘤形成实验来确定。该试验评估了免疫缺陷小鼠诱导细胞产生畸胎瘤的发育能力（图 5.6）[43]。最严格的实验是四倍体囊胚互补

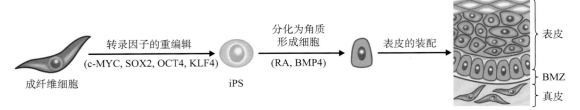

图 5.5　重编程体细胞（如成纤维细胞）成诱导多能干细胞（iPS）并随后分化成表皮角质形成细胞的步骤示意图，后者可以组装成一个表皮。将体细胞重编程为 iPS 细胞需要转录因子（c-MYC、SOX2、OCT4 和 KLF4），在补充了视黄酸（RA）和骨形态生成蛋白－4（BMP-4）的培养基中，将 iPS 细胞分化为角质形成细胞。BMZ，基底膜区（经允许引自 Macmillan Publishers Ltd. *J Invest Dermatol*. Uitto J. 131, 812–814, Copyright 2011）。

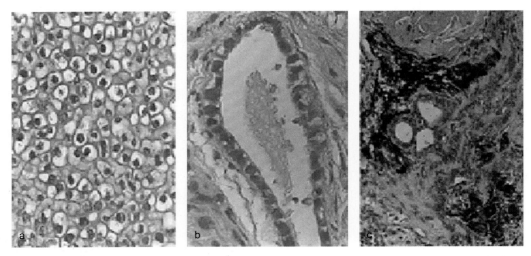

图 5.6　在畸胎瘤形成实验中，研究了人类诱导的多能干细胞分化成各种细胞类型的潜力。a. 软骨细胞。b. 上皮细胞。c. **色素细胞**（经允许引自 Galach M and Utikal J: From skin to the treatment of diseases-The possibilities of iPS cell research in dermatology. *Exp Dermatol*. 2011. 20. 523–528. Copyright Wiley-VCH Verlag GmbH & Co. KGaA）。

实验。在本实验中，成功诱导的多能干细胞通过产生成年可育小鼠而显示出与胚胎干细胞相同的分化潜能[44,45]。

诱导多能干细胞的一个主要缺点是产量低，一般为 0.01%~1% 之间[46]。人角质形成细胞的重组频率比人成纤维细胞高 100 倍[41]。另一个是可能的致癌作用，因为编码转录因子的转基因通常是通过逆转录病毒载体插入宿主 DNA。使用整合腺病毒载体[41] 的非基因组 DNA 或首先去除遗传物质并将转录因子与蛋白质融合来代替[41]，可以绕过这个问题。然而，后一种技术的效率特别低，只有 0.001% 的有效率[47]。另一种方法是使用修饰过的 mRNA[46]。

诱导多能干细胞成为患者特有的治疗方法，并消除了免疫不相容的问题，因为细胞来自患者自己。重新编程的细胞可以进一步进行基因改造，以纠正遗传缺陷或皮肤老化的影响（图 5.7）。由于它们具有干细胞的特性，它们可以永久性地替换病变或衰老的细胞，而无需在细胞周期耗尽后进行替换。

干细胞在皮肤美容学中的临床应用

需要指出的是，干细胞的治疗应用仍处于起步阶段，对于皮肤美容学来说尤其如此。然而，从概念上讲，应该使用干细胞通过替换解剖腔室中的各种干细胞（图 5.8）或调节它们在体内的功能，可以逆转皮肤按时间顺序受衰老的影响。有趣的是，至少在整个生命周期中，表皮干细胞维持在正常水平，并且似乎具有抗衰老作用[48]。另一方面，黑素细胞干细胞通过过早分化（而非凋亡或衰老）而丢失，导致头发变白[49]。

干细胞的治疗应用不一定涉及皮肤的干细胞。事实上，骨髓源性干细胞是目前临床上应用最广泛的干细胞亚群之一，尤其是在创伤愈合的研究中。在皮肤美容学中，脂肪干细胞同样具有巨大的治疗前景，这不仅是因为它们的干细胞特性，而且还因为它们所分泌的生长因子[5,6,50]。接下来，我们将重点介绍干细胞在皮肤美容学中的实际和潜在的临床应用。干细胞的治疗应用也可

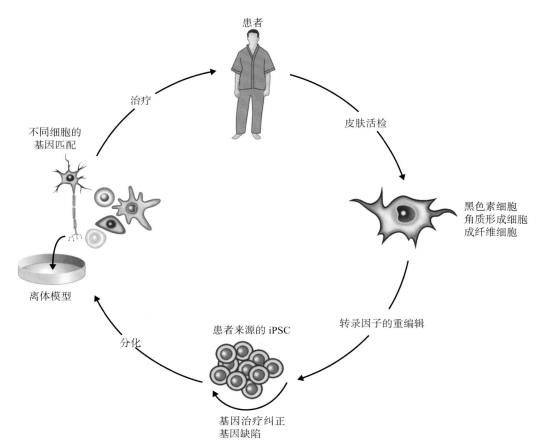

图 5.7　诱导性多能干细胞（iPS）可由来自疾病患者的各种自体细胞类型（如成纤维细胞、角质形成细胞或黑色素细胞）产生。基因突变可以在体外得到纠正，而经过基因修正的干细胞可以重新注入同一患者体内，从而实现对遗传缺陷的永久纠正（经允许引自 Galach M and Utikal J: From skin to the treatment of diseases——The possibilities of iPS cell research in dermatology. *Exp Dermatol*. 2011. 20. 523–528. Copyright Wiley-VCH Verlag GmbH & Co. KGaA）。

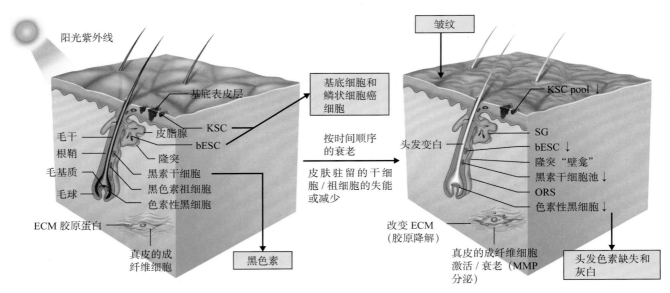

图 5.8　与皮肤干细胞、皮肤成纤维细胞的年龄衰老和光老化相关的细胞事件。ECM，细胞外基质；KSC，角化细胞干细胞；bKSC，凸起角化细胞干细胞；ORS，根鞘；SG：皮脂腺（经允许引自 Mimeault M and Batra SK: *J Cell Mol Med.* 2010. 14. 116–134. Copyright Wiley-VCH Verlag GmbH & Co. KGaA）。

以整合成多学科的方法，结合基因治疗、生物材料和可溶性分子的应用，尤其是生长因子（图 5.9）。

间充质干细胞

间充质干细胞（MSC），无论是来自骨髓的，还是来自皮肤的，如真皮或脂肪干细胞，都具有最大的潜力，并得到了最广泛的应用。它们通过分化成其他细胞（主要是真皮成纤维细胞，但在伤口愈合过程中也会分化成角化细胞）和通过分泌生长因子和细胞因子影响周围的细胞，从而对皮肤产生多种影响。MSC 在此将会详细讨论。其他的干细胞群，如表皮细胞、毛囊隆突、黑色素细胞起源等，目前在皮肤美容学中还没有处于应用的前沿，因此，我们将简要讨论。目前使用的细胞都是成体干细胞。这消除了伦理上对胚胎干细胞及其形成畸胎瘤的内在可能性的顾虑[51]。

不同的研究者使用不同的特征来定义不同器官的多能 MSC。因此，并不是所有在文献中介绍的干细胞可能在现实中是干细胞，但表现为短暂的扩增或祖细胞，它们失去了自我更新的能力，但表现出比完全分化的后代更高的增殖活性。2006 年，国际细胞治疗学会发表了一篇重要的立场论文，概述了定义多能 MSC 的最低标准[52]。建议的三个准则包括：

（1）在标准培养条件下对塑料培养皿的黏附（干细胞的特性之一是它们能够黏附用于培养的塑料皿的表面，而完全分化的细胞则不能）。

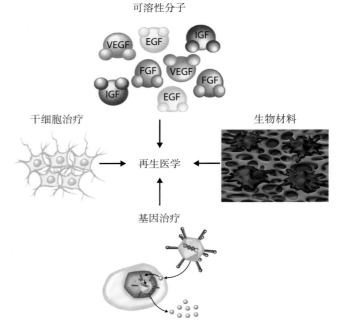

图 5.9　干细胞的治疗应用可以与基因治疗、生物材料和可溶性分子，特别是生长因子的应用相结合（经允许引自 Dieckmann C et al.: *Exp Dermatol.* 2010. 19. 697–706. Copyright Wiley-VCH Verlag GmbH & Co. KGaA）。

（2）特异性表面抗原表达（最重要的是 CD90 阳性，其他如 CD34 阴性）。

（3）体外多能分化潜能：成骨细胞、脂肪细胞或成软骨细胞。

发布这些标准的目的是使体外研究标准化，并使不同实验室之间的比较更容易，尽管它们并没有被一致接受。因为许多关于皮肤 MSC 的研究在 2006 年以前发表，也因为很多课题组提出这些标准严重倾向那些关注骨髓来源 MSC 的研究人员，2006 年之前的报道和对真皮或者脂肪 MSC 更感兴趣的人可能会发生偏差。随着我们对 MSC 了解的越来越多，可以预料它们将会被修改。

骨髓源性间充质干细胞

除了造血干细胞外，骨髓还含有多能干细胞，可以分化成为成熟的成纤维细胞、内皮细胞、肌肉、软骨和骨骼。椎间盘[53]、半月板[54] 或各种软骨缺损[55] 的再生正在被研究中。在皮肤病学的第一个应用是治疗慢性创面[56]。3 例创面持续时间超过 1 年，但对以往常规治疗无效的患者，直接将自体骨髓细胞应用于去骨床，创面完全闭合（图 5.10a）。皮肤活检显示短时间内皮肤再生（图 5.10a），传递到真皮的细胞为 CD34 阴性，因此不代表造血细胞，而代表间充质干细胞[56]。创面上皮化滞后于皮肤效应，作者推测，皮肤重建过程先于创面上皮化的刺激。在随后的一篇论文中，作者描述了外用培养的骨髓来源的 MSC 在纤维蛋白喷雾中应用于小鼠和人类伤口愈合的创基上[57]。后一种方法尤其适用于创伤较大的患者，如烧伤患者，因为 MSCs 以前可以在培养中扩增。然而，在严重烧伤创伤患者中观察到了骨髓抑制现象[58, 59]，以及随着年龄增长，骨髓源性干细胞数量的减少[60]。

骨髓来源的间充质干细胞的一个有趣且临床有用的特征是其免疫抑制功能[61]。注射人骨髓源性间充质干细胞的兔实验，全层皮肤创面瘢痕较少，抗拉强度增加（图 5.11）[62]。MSC 可以在演示到移植后 21 天观察到，但没有引起免疫反应。然而，在另一项对大鼠的研究中，供体输注不匹配的骨髓来源的 MSC 导致异体皮肤排斥反应更快，因此作者建议在临床使用前应进行充分的临床前实验[63]。

骨髓来源的间充质干细胞可应用于美容皮肤病学的瘢痕修复（尤其是萎缩型瘢痕）或组织扩增，然后与真皮间充质干细胞和脂肪来源的干细胞竞争。

真皮间充质干细胞

骨髓来源的间充质干细胞历来是利用其治疗潜力开发的最早的间充质干细胞类型之一，而真皮间充质干细胞直到最近才进入重点研究阶段。虽然目前它们还远远不能构成实际的治疗选择，但预期在不久的将来它们会达到。与骨髓来源的骨髓间充质干细胞相比：①它们的优点是更容易获取，几乎在每个解剖位置都可以获得；②获取它们对患者来说没有那么痛苦；③它们大量存在。

2001 年，加拿大蒙特利尔麦吉尔大学的 Toma 等首次在小鼠身上发现 MSC 是真皮中正常居住细胞群的一部分[16]。随后的研究在猪血脑屏障中发现了真皮间充质干细胞[19]，不久之后在人血中也发现了真皮间充质干细胞[64-67]。这些细胞被称为皮肤来源的前体[16]，不仅能够在体外产生中胚层后代（脂肪细胞和平滑肌细胞），而且还能分化成神经元，因此本质上把它们定义为干细胞。根据概述的定义多能 MSC 的三个标准[52]，所有 4 项研究都证明了塑料黏附的可塑性干细胞向脂肪细胞和骨细胞的多向分化潜力[64, 66, 67]，其中两项还向软骨细胞表型分化[64, 67]。CD90 表达阳性[65-67]，CD34 表达阴性[66, 67]。在体外，皮肤来源的前体细胞可以扩增 1 年以上，并保留正常的核型[68]。这将允许从患者的真皮中获取细胞，并在不损害核型的情况下操作和延长时间，然后再将其植入患者体内。

只有一种皮肤成纤维细胞而不是角质形成细胞能够产生脂肪细胞、平滑肌细胞和神经元[16]。Toma 等[16] 在早期就得出结论，之前未被识别的真皮干细胞（"皮肤来源的前体"）可以产生不止一个胚胎谱系的细胞，它可以使皮肤作为未来干细胞移植的一个容易获得的自体来源。可以想象的是，获取真皮，然后分离和繁殖真皮干细胞，可以治疗神经退行性疾病或创伤性脊髓损伤。利用真皮间充质干细胞可能产生新的成纤维细胞来补充严重晒伤的皮肤。

皮肤光老化涉及紫外线照射引起的成纤维细胞的减少和死亡[69]。转化生长因子（TGF-β）调节的细胞外基质通过其受体和胞浆内的真皮 Smad 蛋白质，这一过程称为 TGF-β/Smad 信号通路。紫外线辐射通过阻断成纤维细胞的通路，减少光化皮肤中胶原蛋白的生成，导致胶原蛋白的分解和弹性蛋白的流失[70]。据推测，植入的真皮间充质干细胞通过刺激真皮成纤维细胞增殖和 / 或向成纤维细胞分化，从而可能减少皱纹和改善皮肤松弛[69]。当然，我们离这一目标还很远，而且在体外的结果不一定转化为在体内的情况。

皮肤来源的间充质干细胞产生各种细胞的可能性是无穷无尽的，但取决于在体外使用的培养条件。

脂肪干细胞

脂肪组织替代在软组织重建中具有重要意义，特

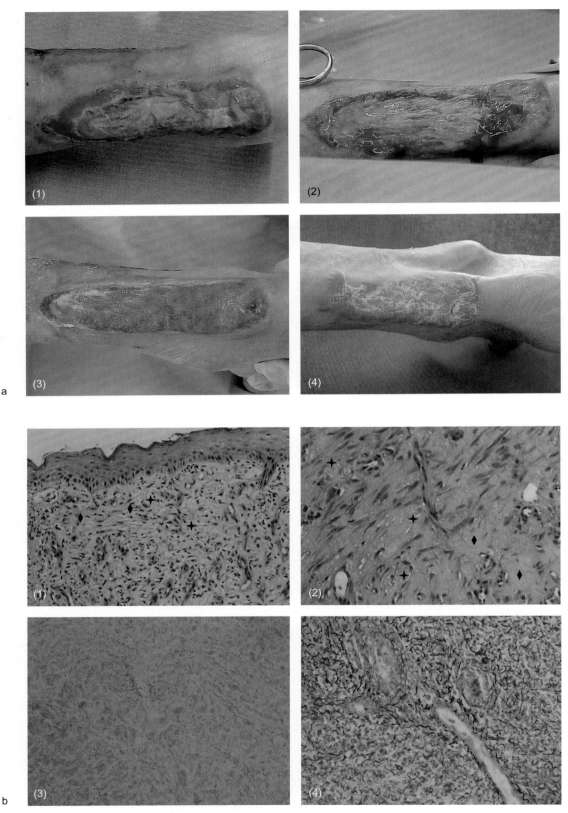

图 5.10　a. 临床图片：治疗前及伤口清创前可见坏死跟腱（1）；清创后立即出现，骨髓抽吸前出现（2）；骨髓抽吸 5 周后，血供增加，肉芽组织良好（3）；骨髓抽吸及培养后创面愈合（4）。b. 组织学图片：1 例患者在治疗前（3 例）和骨髓抽吸后（4 例）取活检标本，创面上皮化，新胶原形成（1），粘连蛋白沉积高倍镜显示黏液沉积（金刚石）和胶原形成（交叉）（2）；网状染色显示治疗前无网状纤维（3）；治疗后有大量网状纤维（4）（经允许引自 Badiavas EV and Falanga V, *Arch Dermatol.*, 139, 510, 2003. the American Medical Association）。

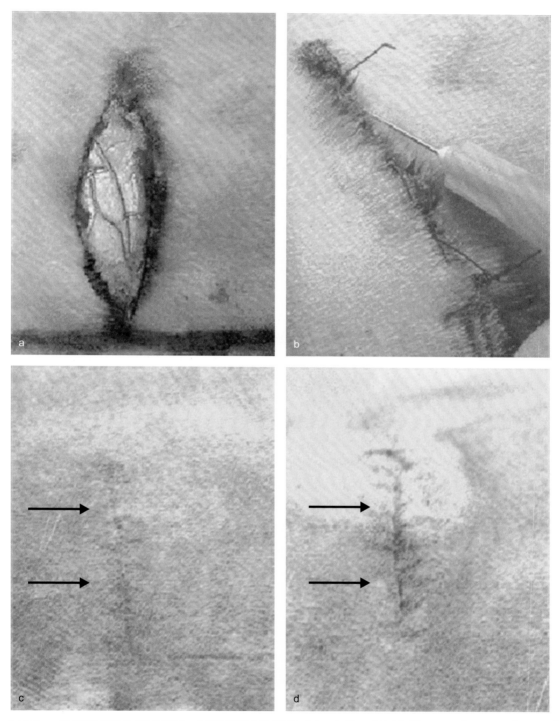

图 5.11　全层 3 cm 长的新西兰兔切口伤口。切开背侧皮肤筋膜（a），在伤口周围注射 100μL 含 1.5×10^6 hMSC 的 PBS 混悬液（b），在 80 天，可见出现切口瘢痕的处理过 hMSC 的伤口（c），与未检测到与未经处理的伤口对比（d）（经允许引自 Stoff A, Rivera AA, Sanjib Banerjee N et al.: Promotion of incisional wound repair by human mesenchymal stem cell transplantation. *Exp Dermatol.* 2009. 18. 362–369. Copyright Wiley-VCH Verlag GmbH & Co. KGaA）。

别是对于体积较大的缺损。美容整形外科医生通常使用由皮肤和皮下组织组成的血管蒂来提供适当的容积。面部中部轮廓的脂肪转移是一种流行的皮肤美容手术，采用游离脂肪移植的方法[71]。脂肪来源的干细胞用于富含干细胞增强软组织的研究越来越多[72, 73]。如果成功，那么干细胞移植将避免血管蒂供体部位缺损、自体脂肪移植物不可预测的吸收率以及与合成材料相关的纤维化和感染[74]。

来源于人类脂肪组织的干细胞的多向分化潜能在 2001 年首次被 Zuk 等发现[4]。这些细胞最初被称为处理脂肪组织提取（PLA）细胞，因为它们是从抽脂物中分离出来的。干细胞来源于收获的脂肪组织的细胞外基质经胶原酶、红细胞裂解和随后的离心后的基质 - 血管部分。该细胞群不仅包含脂肪来源的干细胞，还包括内皮干细胞[75]。这在临床上很重要，因为它不仅允许新脂肪生成，也允许新血管生成。游离脂肪转移过程中移植物的丢失常被认为是由于缺乏血管化[76]。与真皮间充质干细胞相比，脂肪来源的干细胞还可以分化为神经元、少突胶质细胞、施万细胞、平滑肌细胞等多种细胞[77]。由于脂肪组织丰富，脂肪来源的干细胞比真皮间充质细胞更容易获得。此外，与骨髓相比，每克脂肪组织含有 100~1 000 个或更多的干细胞[78]。这绕过了之前的体外繁殖的需要，并促进了细胞收获后的尽快使用。

人脂肪源性干细胞的凋亡易感性存在区域解剖学上的差异，在选择患者和细胞收获位点时需要考虑年龄相关的功能变化。与上臂、大腿内侧、股骨转子和深腹腔的干细胞相比，来自腹壁浅部的干细胞更能抵抗细胞凋亡[79]。另一方面，细胞增殖主要与年龄有关，而与解剖部位无关，年轻患者的脂肪来源的干细胞增殖能力高于年长患者[79]。

将脂肪来源的干细胞移植到组织缺损处，希望细胞能再生成有功能的脂肪组织，这是不够的。如果没有通常以支架的形式存在的机械支持，那么脂肪生成不会发生[80]。三种不同类型的支架包括水凝胶（如纤维蛋白胶、透明质酸、聚乙烯、海藻酸），预制支架（例如透明质酸海绵、胶原蛋白和左旋乳酸支架），并结合固体颗粒嵌入水凝胶（如聚乙醇酸光纤矩阵左旋乳酸和纤维素或脂肪干细胞混合）[74]。理想的情况是，在成熟的脂肪组织形成之前，支架降解的速度没那么快，并允许血管生成。支架需要促进干细胞的附着、增殖和分化。

虽然脂肪组织中的干细胞数量比骨髓等组织中的干细胞数量高，但一项研究发现，获取的技术对干细

胞的存活有着深远的影响[81]。采集一般采用标准的钝头吸脂套管。然而，从脂肪中提取的干细胞在抽吸和切除的全脂肪中产量较低[81]。抽吸脂肪也比切除脂肪含有更少的大血管结构[81]。吸取的人体脂肪进入严重联合免疫缺陷小鼠皮下移植时，因为小鼠不拒绝使用人类干细胞补充的脂肪组织材料（有细胞辅助的抽脂补脂），与未移植脂肪来源干细胞的小鼠相比，移植脂肪的小鼠有更好的微血管系统，能更好地存活下来（平均增长 35%）[81]。这一发现可以解释在游离脂肪转移中脂肪组织经常缺乏长期存活的能力。

脂肪干细胞的天然支架是脂肪组织本身的附属物。脂肪来源的干细胞辅助脂肪转移已在临床上应用于隆胸[82, 83]（图 5.12）。与传统的自体脂肪注射相比，细胞辅助脂肪转移的效果更高。

脂肪来源的干细胞以富血小板血浆为支架，结合 3D 聚合透明质酸生物敷料，可显著缩短 30 例患者下肢创面愈合时间[84]。

脂肪来源的干细胞在 29 例需要软组织强化的受体区域（如 Parry-Romberg 综合征患者面部萎缩区域或皮下类固醇注射所致医源性软组织缺陷）中也很有用[72]。研究人员将当天收获并富集的脂肪来源的干细胞注射到早晨进行过自体脂肪移植的区域。他们观察到术后注射区萎缩很小，8 周后平均随访 10 个月后无体积变化。脂肪萎缩是游离脂肪转移的常见并发症。

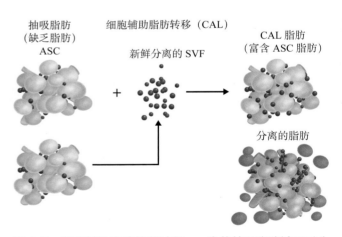

图 5.12　细胞辅助脂肪转移过程，一半的抽吸脂肪被用于分离含有干细胞的血管基质的部分。在分离过程中，抽出的脂肪的另一半被准备用于移植。然后，将新鲜分离的干细胞附着在抽吸的脂肪上，脂肪充当活的支架。最后，将富含干细胞的脂肪注射到靶部位（**经允许引自** Yoshimura K, Sato K, AoiN, Kurita M, Hirohi T, Harii K: Cell-assisted lipotransfer for cosmetic breast augmentation: Supportive use of adipose-derived stem/stromal cells. *Aesthetic Plast Surg.* 2008. 32. 48–55. Copyright Wiley-VCH Verlag GmbH & Co. KGaA）。

早期的缺血被认为是导致游离脂肪转移后萎缩的原因，被怀疑是通过额外注射的干细胞的血管生成作用减轻的[72]。

随着进一步的优化和标准化，未来脂肪来源的干细胞可能在更广泛的美容领域应用。

表皮干细胞

表皮干细胞的应用还没有达到皮肤美容学的领域，但人们已经首次尝试纠正局限于表皮的遗传性皮肤病患者的基因缺陷。交界性大疱性表皮松解症是由位于表皮基底膜的层粘连蛋白5基因突变引起的，目前已用基因改造的表皮干细胞治疗。大疱性交界性表皮松解症是因成年患者的表皮干细胞表达 LAMB3 cDNA（编码 laminin5-β_3）的逆转录病毒载体翻译[85]。随后，经过基因修正的表皮干细胞被移植到患者腿部的开放性伤口上。观察正常水平的功能层粘连蛋白5的表达，水疱消退。以表皮干细胞为靶点可确保层粘连蛋白5的表达在整个生命周期中持续。可以想象，类似的方法可以用于大面积表皮缺损的伤口愈合。

毛囊隆突部干细胞

隆突部干细胞，也代表角化细胞，也可以用于伤口愈合的目的。更让人感兴趣的是，它们在整个毛囊的构建中所起的作用，这些毛囊可以被外科医生头发移植用来替代头发。动物实验数据已经很有希望。将培养的来源于大鼠毛囊中的原始真皮乳头细胞与培养的大鼠毛囊干细胞混合，然后注射到免疫缺陷小鼠的背部，就有可能产生完整的成熟毛囊[86]（图5.13）。在小鼠中，生物工程毛囊由胚胎的表皮细胞和真皮皮肤源细胞以及成熟的鼻毛干细胞产生毛囊隆起和毛囊乳头[87-89]：生物工程毛囊结构正常；与周围组织（包括表皮、竖毛肌和神经纤维）形成适当的连接；经过头发生长周期，并能将毛发竖立。这项技术当然非常耗时、昂贵，而且离临床应用于人类还很遥远。然而，动物实验数据表明，利用干细胞进行毛囊生物工程是可能的。

黑色素干细胞

仅通过磨皮术就能诱导白癜风患者进行药物治疗[90]。理论上，这是通过刺激位于毛囊隆突处的黑色素干细胞来实现的。事实上，来自毛囊外根鞘的自体细胞溶液及其驻留的黑素细胞和黑素细胞干细胞应用于白癜风患者磨损的皮肤会刺激色素沉着[91, 92]。头发

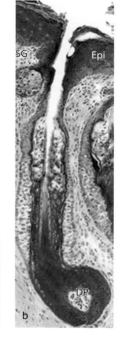
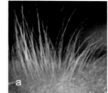

图5.13 在小鼠中，包括毛乳头在内的整个毛囊可由毛发隆突干细胞与毛乳头细胞结合重建。a. 整个画面；b. 组织学图片（经允许引自 Macmillan Publishers Ltd. *Gene Ther.* Sugiyama-Nakagiri Y, Akiyama M, Shimizu H, Hair follicle stem cell-targeted gene transfer and reconstitution system, 13, 732–737, Copyright 2006）。

变白有可能在将来通过修饰驻留的黑素细胞干细胞和定向注射体外培养的黑素细胞干细胞来治疗。

干细胞和生长因子

干细胞不仅通过分化成其他细胞类型对器官发挥作用，还通过分泌生长因子[5, 6, 51]。后者的效果最接近于工业化的临床应用。对于皮肤病学应用，它主要是研究脂肪来源的干细胞。

条件细胞培养基用于培养人类脂肪干细胞后，发现含有大量的生长因子和细胞外基质蛋白可能影响光老化的皮肤，包括血管内皮生长因子（VEGF），碱性成纤维细胞生长因子（bFGF），转化生长因子（TGF）-β_1 和 TGF-β_2，角质细胞生长因子（KGF），血小板源生长因子（PDGF）-AA，Ⅰ型胶原和纤连蛋白[5]。当皮内注射脂肪来源的干细胞和它们的培养基到一只小猪的皮中时，显示皮肤厚度有少量但不确定的增加，但是 Western blot 分析显示注射到皮肤中的胶原蛋白表达有明显增加[5]。

皮下注射脂肪源性干细胞后，紫外线诱导的无毛小鼠皱纹明显改善，胶原蛋白产量增加（图5.14），这

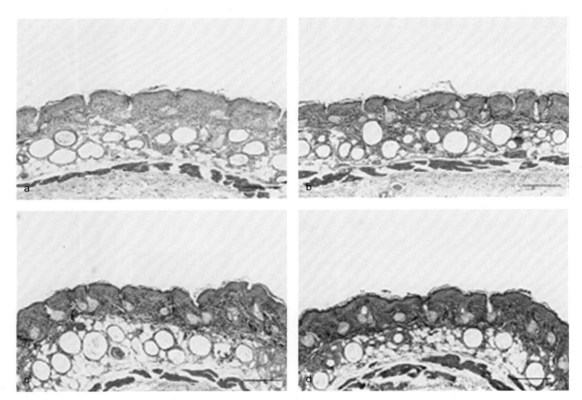

图 5.14　马松三色染色以突出胶原蛋白（蓝色），当注射中高剂量脂肪来源的干细胞时，紫外线辐射小鼠的胶原沉积显著增加。a. 对照。b. 1×10^3 细胞。c. 1×10^4。d. 1×10^5 细胞（经允许引自 *J Dermatol Sci*, 53, Kim WS, Park BS, Park SH, Kim HK, Sung JH, Antiwrinkle effect of adipose-derived stem cell：Activation of dermal fibroblast by secretory factors, 96–102, Copyright 2009, Elsevier）。

种作用显然是通过旁分泌生长因子的干细胞介导的。在体外，紫外线照射减少了人皮肤成纤维细胞的增殖。因而可先用条件培养基培养成纤维细胞。

然而，脂肪来源的干细胞以剂量依赖的方式保护紫外线诱导的凋亡细胞[51]。此外，当干细胞[51]在条件培养基中培养时，可以观察到真皮成纤维细胞中 I 型胶原蛋白的增加和基质金属蛋白酶 1 的减少。

在一项针对单个患者的试验性研究中，使用含有更多脂肪来源的干细胞的自体 PLA 进行皮内注射，作者观察到第二次注射后 2 个月皮肤纹理和皱纹的改善（图 5.15）[5]。

未来的发展方向

成人干细胞的使用，尤其是来自脂肪组织的 MSCs 的使用，在皮肤美容领域是很有前途的，它绕过了伦理上有问题的胚胎干细胞的使用。诱导多能干细胞的潜在应用进一步消除了后者的必要性。然而，针对大量患者评估干细胞及其生长因子对皮肤状况影响的临床对照研究仍是需要的。基础科学的研究已经出现了一些结果。下一步将是优化干细胞在临床水平上的应用。

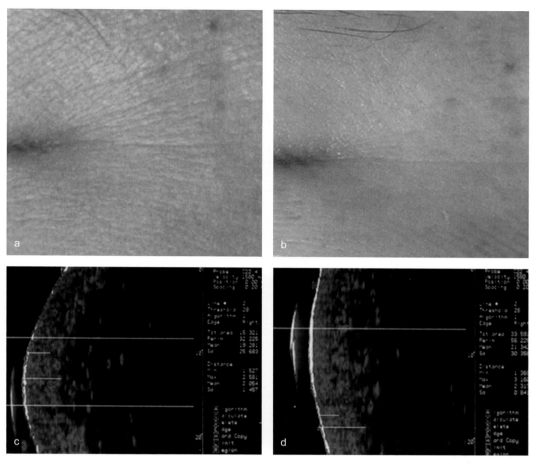

图 5.15　在一项临床试验研究中，一例患者接受皮内注射含有脂肪来源的干细胞的自体加工抽脂细胞，观察到眼眶周围皱纹的改善。眶周皱纹的医学照片：治疗前（a）、治疗后（b）以及真皮厚度测量的超声波检查仪（c、d）。改善皮肤纹理和真皮厚度（2.054 mm 和 2.317 mm）显然是观察注射 2 个月 PLA 后（b、d）（Park BS, Jang KA, Sung JH, Park JS, Kwon YH, Kim KJ, Kim WS: Adipose-derived stem cells and their secretory factors as a promising therapy for skin aging. *Dermatol Surg.* 2008. 34. 1323–1326. Copyright Wiley-VCH Verlag GmbH & Co. KGaA. Reproduced with permission）。

参考文献

[1] Trounson A, Thakar RG, Lomax G, Gibbons D. Clinical trials for stem cell therapies. *BMC Med* 2011; 9:52–58.

[2] Levinson DR. Challenges to FDA's ability to monitor and inspect foreign clinical trials. Report of the Office of Inspector General, Department of Health and Human Services. June 2010, OEI-01-08-00510. http://oig.hhs.gov/oei/reports/oei-01-08-00510.pdf.

[3] Koch NJ, Baum E, Trounson A. European court ruling on embryonic stem cells: Ripple effects. *Cell Stem Cell* 2011; 9:499–500.

[4] Zuk PA, Zhu M, Mizuno H, Huang J, Futrell JW, Katz AJ, Benhaim P, Lorenz HP, Hedrick MH. Multilineage cells from human adipose tissue: Implications for cell-based therapies. *Tissue Eng* 2001; 7:211–228.

[5] Park BS, Jang KA, Sung JH, Park JS, Kwon YH, Kim KJ, Kim WS. Adipose-derived stem cells and their secretory factors as a promising therapy for skin aging. *Dermatol Surg* 2008; 34:1323–1326.

[6] Yang JA, Chung HM, Won CH, Sung JH. Potential application of adipose-derived stem cells and their secretory factors to skin: Discussion from both clinical and industrial viewpoints. *Expert Opin Biol Ther* 2010; 10:495–503.

[7] Blau HM, Brazelton TR, Weimann JM. The evolving concept of a stem cell: Entity or function? *Cell* 2001; 105:829–841.

[8] van der Kooy D, Weiss S. Why stem cells? *Science* 2000; 287:1439–1441.

[9] Cotsarelis G, Sun TT, Lavker RM. Label-retaining cells reside in the bulge area of pilosebaceous unit: Implications for follicular stem cells, hair cycle, and skin carcinogenesis. *Cell* 1990; 61:1329–1337.

[10] Sellheyer K. Stem cell markers can help identify adnexal tumor differentiation when evaluated in the context of morphology: Methodology matters. *J Cutan Pathol* 2011; 38:460–474.

[11] Koestenbauer S, Zech NH, Juch H, Vanderzwalmen P, Schoonjans L, Dohr G. Embryonic stem cells: Similarities and differences between human and murine embryonic stem cells. *Am J Reprod Immunol* 2006; 55:169–180.

[12] Thomson JA, Itskovitz-Eldor J, Shapiro SS, Waknitz MA, Swiergiel JJ, Marshall VS, Jones JM. Embryonic stem cell lines derived from human blastocysts. *Science* 1998; 282:1145–1147.

[13] Nishimura EK, Jordan SA, Oshima H et al. Dominant role of the niche in melanocyte stem-cell fate determination. *Nature* 2002; 416:854–860.

[14] Nishimura EK, Granter SR, Fisher DE. Mechanisms of hair

graying: Incomplete melanocyte stem cell maintenance in the niche. *Science* 2005; 307:720–724.

[15] Osawa M, Egawa G, Mak SS et al. Molecular characterization of melanocyte stem cells in their niche. *Development* 2005; 132:5589–5599.

[16] Toma JG, Akhavan M, Fernandes KJ, Barnabé-Heider F, Sadikot A, Kaplan DR, Miller FD. Isolation of multipotent adult stem cells from the dermis of mammalian skin. *Nat Cell Biol* 2001; 3:778–784.

[17] Toma JG, McKenzie IA, Bagli D, Miller FD. Isolation and characterization of multipotent skin-derived precursors from human skin. *Stem Cells* 2005; 23:727–737.

[18] Jahoda CA, Whitehouse J, Reynolds AJ, Hole N. Hair follicle dermal cells differentiate into adipogenic and osteogenic lineages. *Exp Dermatol* 2003; 12:849–859.

[19] Dyce PW, Zhu H, Craig J, Li J. Stem cells with multilineage potential derived from porcine skin. *Biochem Biophys Res Commun* 2004; 316:651–658.

[20] Gingras M, Champigny MF, Berthod F. Differentiation of human adult skin-derived neuronal precursors into mature neurons. *J Cell Physiol* 2007; 210:498–506.

[21] Kruse C, Bodó E, Petschnik AE, Danner S, Tiede S, Paus R. Towards the development of a pragmatic technique for isolating and differentiating nestin-positive cells from human scalp skin into neuronal and glial cell populations: Generating neurons from human skin? *Exp Dermatol* 2006; 15:794–800.

[22] Schreder A, Pierard GE, Paquet P, Reginster MA, Pierard-Franchimont C, Quatresooz P. Facing towards epidermal stem cells. *Int J Mol Med* 2010; 26:171–174.

[23] Horsley V, O'Carroll D, Tooze R, Ohinata Y, Saitou M, Obukhanych T, Nussenzweig M, Tarakhovsky A, Fuchs E. Blimp1 defines a progenitor population that governs cellular input to the sebaceous gland. *Cell* 2006; 126:597–609.

[24] Lo Celso C, Berta MA, Braun KM, Frye M, Lyle S, Zouboulis CC, Watt FM. Characterization of bipotential epidermal progenitors derived from human sebaceous gland: Contrasting roles of c-Myc and beta-catenin. *Stem Cells* 2008; 26:1241–1252.

[25] Sellheyer K, Krahl D. Blimp-1: A marker of terminal differentiation but not of sebocytic progenitor cells. *J Cutan Pathol* 2010; 37:362–370.

[26] Sasaki M, Abe R, Fujita Y, Ando S, Inokuma D, Shimizu H. Mesenchymal stem cells are recruited into wounded skin and contribute to wound repair by transdifferentiation into multiple skin cell type. *J Immunol* 2008; 180:2581–2587.

[27] Taléns-Visconti R, Bonora A, Jover R, Mirabet V, Carbonell F, Castell JV, Gómez-Lechón MJ. Human mesenchymal stem cells from adipose tissue: Differentiation into hepatic lineage. *Toxicol In Vitro* 2007; 21:324–329.

[28] Joannides A, Gaughwin P, Schwiening C, Majed H, Sterling J, Compston A, Chandran S. Efficient generation of neural precursors from adult human skin: Astrocytes promote neurogenesis from skin-derived stem cells. *Lancet* 2004; 364:172–178.

[29] Yang LY, Zheng JK, Liu XM, Hui GZ, Guo LH. Culture of skin-derived precursors and their differentiation into neurons. *Chin J Traumatol* 2004; 7:91–95.

[30] Gorio A, Torrente Y, Madaschi L et al. Fate of autologous dermal stem cells transplanted into the spinal cord after traumatic injury (TSCI). *Neuroscience* 2004; 125:179–189.

[31] Wagers AJ, Sherwood RI, Christensen JL, Weissman IL. Little evidence for developmental plasticity of adult hematopoietic stem cells. *Science* 2002; 297:2256–2259.

[32] Wagers AJ, Weissman IL. Plasticity of adult stem cells. *Cell* 2004; 116:639–648.

[33] Vassilopoulos G, Russell DW. Cell fusion: An alternative to stem cell plasticity and its therapeutic implications. *Curr Opin Genet Dev* 2003; 13:480–485.

[34] Vassilopoulos G, Wang PR, Russell DW. Transplanted bone marrow regenerates liver by cell fusion. *Nature* 2003; 422:901–904.

[35] Wang X, Willenbring H, Akkari Y, Torimaru Y, Foster M, Al-Dhalimy M, Lagasse E, Finegold M, Olson S, Grompe M. Cell fusion is the principal source of bone-marrow-derived hepatocytes. *Nature* 2003; 422:897–901.

[36] Krause DS, Theise ND, Collector MI et al. Multi-organ, multi-lineage engraftment by a single bone marrow-derived stem cell. *Cell* 2001; 105:369–377.

[37] Hokari M, Kuroda S, Shichinohe H, Yano S, Hida K, Iwasaki Y. Bone marrow stromal cells protect and repair damaged neurons through multiple mechanisms. *J Neurosci Res* 2008; 86:1024–1035.

[38] Takahashi K, Yamanaka S. Induction of pluripotent stem cells from mouse embryonic and adult fibroblast cultures by defined factors. *Cell* 2006; 126:663–676.

[39] Takahashi K, Tanabe K, Ohnuki M, Narita M, Ichisaka T, Tomoda K, Yamanaka S. Induction of pluripotent stem cells from adult human fibroblasts by defined factors. *Cell* 2007; 131:861–872.

[40] Yu J, Vodyanik MA, Smuga-Otto K et al. Induced pluripotent stem cell lines derived from human somatic cells. *Science* 2007; 318:1917–1920.

[41] Aasen T, Raya A, Barrero MJ et al. Efficient and rapid generation of induced pluripotent stem cells from human keratinocytes. *Nat Biotechnol* 2008; 26:1276–1284.

[42] Aasen T, Izpisúa Belmonte JC. Isolation and cultivation of human keratinocytes from skin or plucked hair for the generation of induced pluripotent stem cells. *Nat Protoc* 2010; 5:371–382.

[43] Lensch MW, Schlaeger TM, Zon LI, Daley GQ. Teratoma formation assays with human embryonic stem cells: A rationale for one type of human-animal chimera. *Cell Stem Cell* 2007; 1:253–258.

[44] Boland MJ, Hazen JL, Nazor KL, Rodriguez AR, Gifford W, Martin G, Kupriyanov S, Baldwin KK. Adult mice generated from induced pluripotent stem cells. *Nature* 2009; 461:91–94.

[45] Stadtfeld M, Apostolou E, Akutsu H, Fukuda A, Follett P, Natesan S, Kono T, Shioda T, Hochedlinger K. Aberrant silencing of imprinted genes on chromosome 12qF1 in mouse induced pluripotent stem cells. *Nature* 2010; 465:175–181.

[46] Galach M, Utikal J. From skin to the treatment of diseases—The possibilities of iPS cell research in dermatology. *Exp Dermatol* 2011; 20:523–528.

[47] Zhou H, Wu S, Joo JY et al. Generation of induced pluripotent stem cells using recombinant proteins. *Cell Stem Cell* 2009; 4:381–384.

[48] Giangreco A, Qin M, Pintar JE, Watt FM. Epidermal stem cells are retained in vivo throughout skin aging. *Aging Cell* 2008; 7:250–259.

[49] Inomata K, Aoto T, Binh NT, Okamoto N, Tanimura S, Wakayama T, Iseki S, Hara E, Masunaga T, Shimizu H, Nishimura EK. Genotoxic stress abrogates renewal of melanocyte stem cells by triggering their differentiation. *Cell* 2009; 137:1088–1099.

[50] Kim WS, Park BS, Park SH, Kim HK, Sung JH. Antiwrinkle effect of adipose-derived stem cell: Activation of dermal fibroblast by secretory factors. *J Dermatol Sci* 2009; 53:96–102.

[51] Blum B, Benvenisty N. The tumorigenicity of human embryonic stem cells. *Adv Cancer Res* 2008; 100:133–158.

[52] Dominici M, Le Blanc K, Mueller I, Slaper-Cortenbach I, Marini F, Krause D, Deans R, Keating A, Prockop Dj, Horwitz E. Minimal criteria for defining multipotent mesenchymal stromal cells. The International Society for Cellular Therapy position statement. *Cytotherapy* 2006; 8:315–327.

[53] Huang YC, Leung VY, Lu WW, Luk KD. The effects of microenvironment in mesenchymal stem cell-based regeneration of intervertebral disc. *Spine J* January 19, 2013.

[54] Haddad B, Pakravan AH, Konan S, Adesida A, Khan W. A systematic review of tissue engineered meniscus strategies: Experimental preclinical studies. *Curr Stem Cell Res Ther* Janurary 7, 2013.

[55] Veronesi F, Giavaresi G, Tschon M, Borsari V, Nicoli Aldini N, Fini M. Clinical use of bone marrow, bone marrow concentrate, and expanded bone marrow mesenchymal stem cells in cartilage disease. *Stem Cells Dev* 2013; 22:181–192.

[56] Badiavas EV, Falanga V. Treatment of chronic wounds with bone marrow-derived cells. *Arch Dermatol* 2003; 139:510–516.

[57] Falanga V, Iwamoto S, Chartier M, Yufit T, Butmarc J, Kouttab N, Shrayer D, Carson P. Autologous bone marrow-derived cultured mesenchymal stem cells delivered in a fibrin spray accelerate healing in murine and human cutaneous wounds. *Tissue Eng* 2007; 13:1299–1312.

[58] Gamelli RL, He LK, Liu H. Recombinant human granulocyte colony-stimulating factor treatment improves macrophage suppression of granulocyte and macrophage growth after burn and burn wound infection. *J Trauma* 1995; 39:1141–1156.

[59] Shoup M, Weisenberger JM, Wang JL, Pyle JM, Gamelli RL, Shankar R. Mechanisms of neutropenia involving myeloid maturation arrest in burn sepsis. *Ann Surg* 1998; 228:112–122.

[60] Rao MS, Mattson MP. Stem cells and aging: Expanding the possibilities. *Mech Ageing Dev* 2001; 122:713–734.

[61] Stagg J, Galipeau J. Immune plasticity of bone marrow-derived mesenchymal stromal cells. *Handb Exp Pharmacol* 2007; 180:45–66.

[62] Stoff A, Rivera AA, Sanjib Banerjee N et al. Promotion of incisional wound repair by human mesenchymal stem cell transplantation. *Exp Dermatol* 2009; 18:362–369.

[63] Sbano P, Cuccia A, Mazzanti B et al. Use of donor bone marrow mesenchymal stem cells for treatment of skin allograft rejection in a preclinical rat model. *Arch Dermatol Res* 2008; 300:115–124.

[64] Chen FG, Zhang WJ, Bi D et al. Clonal analysis of nestin(-) vimentin(+) multipotent fibroblasts isolated from human dermis. *J Cell Sci* 2007; 120:2875–2883.

[65] Lysy PA, Smets F, Sibille C, Najimi M, Sokal EM. Human skin fibroblasts: From mesodermal to hepatocyte-like differentiation. *Hepatology* 2007; 46:1574–1585.

[66] Lorenz K, Sicker M, Schmelzer E, Rupf T, Salvetter J, Schulz-Siegmund M, Bader A. Multilineage differentiation potential of human dermal skin-derived fibroblasts. *Exp Dermatol* 2008; 17:925–932.

[67] Kroeze KL, Jurgens WJ, Doulabi BZ, van Milligen FJ, Scheper RJ, Gibbs S. Chemokine-mediated migration of skin-derived stem cells: Predominant role for CCL5/RANTES. *J Invest Dermatol* 2009; 129:1569–1581.

[68] Toma JG, McKenzie IA, Bagli D, Miller FD. Isolation and characterization of multipotent skin-derived precursors from human skin. *Stem Cells* 2005; 23:727–737.

[69] Zhong J, Hu N, Xiong X, Lei Q, Li L. A novel promising therapy for skin aging: Dermal multipotent stem cells against photoaged skin by activation of TGF-β/Smad and p38 MAPK signaling pathway. *Med Hypotheses* 2011; 76:343–346.

[70] Quan T, He T, Kang S, Voorhees JJ, Fisher GJ. Solar ultraviolet irradiation reduces collagen in photoaged human skin by blocking transforming growth factor-beta type II receptor/Smad signaling. *Am J Pathol* 2004; 165:741–751.

[71] Wollina U, Goldman A, Berger U, Abdel-Naser MB. Esthetic and cosmetic dermatology. *Dermatol Ther* 2008; 21:118–130.

[72] Tiryaki T, Findikli N, Tiryaki D. Staged stem cell-enriched tissue (SET) injections for soft tissue augmentation in hostile recipient areas: A preliminary report. *Aesthetic Plast Surg* 2011; 35:965–771.

[73] Tabit CJ, Slack GC, Fan K, Wan DC, Bradley JP. Fat grafting versus adipose-derived stem cell therapy: Distinguishing indications,

techniques, and outcomes. *Aesthetic Plast Surg* 2012; 36:704–713.

[74] Brayfield CA, Marra KG, Rubin JP. Adipose tissue regeneration. *Curr Stem Cell Res Ther* 2010; 5:116–121.

[75] Lin K, Matsubara Y, Masuda Y, Togashi K, Ohno T, Tamura T, Toyoshima Y, Sugimachi K, Toyoda M, Marc H, Douglas A. Characterization of adipose tissue-derived cells isolated with the Celution system. *Cytotherapy* 2008; 10:417–426.

[76] Ersek RA. Transplantation of purified autologous fat: A 3-year follow-up is disappointing. *Plast Reconstr Surg* 1991; 87:219–227.

[77] Zuk PA. The adipose-derived stem cell: Looking back and looking ahead. *Mol Biol Cell* 2010; 21:1783–1787.

[78] Fraser JK, Wulur I, Alfonso Z, Hedrick MH. Fat tissue: An underappreciated source of stem cells for biotechnology. *Trends Biotechnol* 2006; 24:150–154.

[79] Schipper BM, Marra KG, Zhang W, Donnenberg AD, Rubin JP. Regional anatomic and age effects on cell function of human adipose-derived stem cells. *Ann Plast Surg* 2008; 60:538–544.

[80] Moseley TA, Zhu M, Hedrick MH. Adipose-derived stem and progenitor cells as fillers in plastic and reconstructive surgery. *Plast Reconstr Surg* 2006; 118 (3 Suppl):121S–128S.

[81] Matsumoto D, Sato K, Gonda K, Takaki Y, Shigeura T, Sato T, Aiba-Kojima E, Iizuka F, Inoue K, Suga H, Yoshimura K. Cell-assisted lipotransfer: Supportive use of human adipose-derived cells for soft tissue augmentation with lipoinjection. *Tissue Eng* 2006; 12:3375–3382.

[82] Yoshimura K, Sato K, Aoi N, Kurita M, Hirohi T, Harii K. Cell-assisted lipotransfer for cosmetic breast augmentation: Supportive use of adipose-derived stem/stromal cells. *Aesthetic Plast Surg* 2008; 32:48–55.

[83] Yoshimura K, Asano Y, Aoi N, Kurita M, Oshima Y, Sato K, Inoue K, Suga H, Eto H, Kato H, Harii K. Progenitor-enriched adipose tissue transplantation as rescue for breast implant complications. *Breast J* 2010; 16:169–175.

[84] Cervelli V, De Angelis B, Lucarini L, Spallone D, Balzani A, Palla L, Gentile P, Cerulli P. Tissue regeneration in loss of substance on the lower limbs through use of platelet-rich plasma, stem cells from adipose tissue, and hyaluronic acid. *Adv Skin Wound Care* 2010; 23:262–272.

[85] Mavilio F, Pellegrini G, Ferrari S et al. Correction of junctional epidermolysis bullosa by transplantation of genetically modified epidermal stem cells. *Nat Med* 2006; 12:1397–1402.

[86] Sugiyama-Nakagiri Y, Akiyama M, Shimizu H. Hair follicle stem cell-targeted gene transfer and reconstitution system. *Gene Ther* 2006; 13:732–737.

[87] Asakawa K, Toyoshima KE, Ishibashi N et al. Hair organ regeneration via the bioengineered hair follicular unit transplantation. *Sci Rep* 2012; 2:424.

[88] Toyoshima KE, Asakawa K, Ishibashi N, Toki H, Ogawa M, Hasegawa T, Irié T, Tachikawa T, Sato A, Takeda A, Tsuji T. Fully functional hair follicle regeneration through the rearrangement of stem cells and their niches. *Nat Commun* 2012; 3:784.

[89] Sato A, Toyoshima KE, Toki H, Ishibashi N, Asakawa K, Iwadate A, Kanayama T, Tobe H, Takeda A, Tsuji T. Single follicular unit transplantation reconstructs arrector pili muscle and nerve connections and restores functional hair follicle piloerection. *J Dermatol* 2012; 39:682–687.

[90] Awad SS. Dermabrasion may repigment vitiligo through stimulation of melanocyte precursors and elimination of hyperkeratosis. *J Cosmet Dermatol* 2012; 11:318–322.

[91] Vanscheidt W, Hunziker T. Repigmentation by outer-root-sheath-derived melanocytes: Proof of concept in vitiligo and leucoderma. *Dermatology* 2009; 218:342–343.

[92] Mohanty S, Kumar A, Dhawan J, Sreenivas V, Gupta S. Noncultured extracted hair follicle outer root sheath cell suspension for transplantation in vitiligo. *Br J Dermatol* 2011; 164:1241–1246.

6

脂肪组织：发育、生理学和病理生理学

Max Lafontan

引言

脂肪贮备就好比一座能量加油站，在饥荒或食物匮乏时期能帮助生存。长期以来，脂肪组织（AT）被认为是机体内一个相当被动的储存场所，早期观点认为一定数量的脂肪细胞仅有相当有限的功能，而现在的观点多将 AT 比作是一个复杂网络的调节枢纽来行使体内的各项生命功能活动，AT 功能障碍可致多种疾病的发生。AT 失调，包括肥胖、AT 发育/分化的遗传障碍，如脂肪萎缩/脂肪营养不良，与多种内分泌代谢紊乱相关。AT 是每日脂肪摄入的缓冲器、储存站 [1, 2]。能量过剩时，AT 会扩张，其中涉及的细胞生物行为包括：成熟脂肪细胞的肥大和脂肪细胞数量增加（增殖）。脂肪细胞通过其重要的储脂能力，对脂肪酸诱导的脂肪毒性损伤发挥保护作用，即脂肪毒性（脂质诱导的功能障碍）或脂质凋亡（脂质诱导的程序性细胞死亡）[3]。

脂肪生物学是皮肤病学和皮肤重建领域的一个"黑洞"，外科医生很早就把 AT 用作组织重建的"填充物"。维持重建组织体积的问题现在很突出。当前，美国外科手术的需求逐年上涨，其中涉及皮下脂肪组织的如外科切除、脂肪移植、抽脂和脂肪填充手术。当皮肤科医生和外科医生使用粗糙的操作技术将脂肪吸出并放置在其他地方，必须充分考虑这其中 AT 和脂肪细胞引起的主要干扰。

脂肪除了储能器的作用外，还能分泌激素和其他关键的信号分子，影响多个靶组织和器官。AT 不局限于脂细胞（脂肪细胞）；它还包括了结缔组织基质、交感神经系统神经末梢、血管、毛细血管和存在于其基质血管部分（SVF）的许多其他细胞类型，都以一种整合的方式参与了 AT 生物学和生理学的调控功能。AT 产生一系列具有内分泌、旁分泌和自分泌作用的因子。其中，某些分泌因子与脂肪酸（由脂细胞甘油三酯水解释放）一起促成葡萄糖耐受不良、胰岛素抵抗

和胰岛 β 细胞功能障碍等病理过程，进而导致 Ⅱ 型糖尿病、高血压、各种心血管疾病 [4-9]。近年来，肥胖被发现与慢性全身低级别炎症状态相关，炎症正成为导致肥胖相关疾病的可疑机制之一 [10, 11]。本章中，将对 AT 生物学和生理学的主要特征进行概述。为了便于读者理解，内容还包括了表格、图和框。

脂肪组织分布：肥胖及吸脂后脂肪重新分布

AT 是一种特殊的组织，以脂质的形式储存和动员能量，它是身体主要的能量贮存器。能量以 TAG 的形式储存在脂肪细胞中（如甘油三酯）。在哺乳动物中，AT 有两种形式：WAT 和 BAT（框 6.1）。BAT 的主要功能是通过 SNV 介导的冷诱导产热方式的来维持体温。B. Cannon、J. Nedergaard 和 E. Ravussin 对 BAT 的两篇综述提供了迄今为止关于其功能和生理作用的最全面的信息 [12, 13]。在人类中，最近的形态和扫描研究使用了 F-脱氧葡萄糖和正电子发射断层扫描技术，发现 BAT 的丰度比之前认为的要高 [13-17]。

再分布

AT 是最大的身体隔间之一，也是生物体中变化最大的腔室。妊娠期间增加 AT 储备以支持胎儿的发育，并可促进产后哺乳期前的能量储存。AT 在男性和女性之间的分布模式有显著差异。AT 主要位于男性的上半身，人们用各种术语来定义这种情况，如男性的、中心的、雄性的、上半躯体部分分布或"苹果形"分布。当 AT 优先在下体堆积时，就是女性的、雌性的、下半躯体部分分布或"梨形"分布。脂肪的分布模式随着年龄的增长而改变，未接受治疗的更年期妇女上体脂肪增加。

体重 70 kg 的"标准人"拥有 15 kg 的 AT，占其体重的 21%。妇女、老年人和超重者的百分比增加。

框 6.1　棕色和白色脂肪组织

- AT 最初被认为仅限于机械保护、隔热和调节体温，但由于其在能量储存方面的功能，脂肪组织迅速成为最重要的组织。通过组织学分析和功能挑战可以区分两类 AT：白色脂肪组织（WAT）和棕色脂肪组织（BAT）。两种 AT 的脂肪细胞都以甘油三酯（TAG）的形式储存脂质

- BAT 是专门生产热量的，它是冬眠动物、小型啮齿动物和许多哺乳动物的重要组织。BAT 在成年人是有限的，包括 BAT 脂肪细胞的特定线粒体蛋白（即解耦蛋白 -1），在人类的表达水平较低。最近的研究重新考虑了 BAT 在人类中的作用。BAT 可能有助于人类产热，但它的作用还有待完全确定

- AT 作为能量储存的主要场所，在能量摄入不等于能量输出的能量失衡时提供缓冲。以"标签"的形式储存多余的能量是多余能量储存的有效方法。AT 有助于"缓冲"脂肪酸在餐后进入血液循环，并根据身体的能量需求将脂肪酸输送到血液循环。脂肪细胞 TAG 的水解（即脂肪分解）是在严格精密地控制之下的

- 除了体重控制，AT 还参与了一系列其他生理过程，包括葡萄糖稳态、生殖、免疫和血管稳态，这些新功能依赖于 AT 的功能，如 AT 的脂肪细胞合成和分泌大量的酶、激素、生长因子、补体和基质金属蛋白

- AT 是一众丰富和易获得的成体干细胞来源（如脂肪来源基质细胞 ASC，具有沿着多个谱系途径分化的能力，ASC 在血管周围呈现，在人 AT 中呈现基质型）

如表 6.1 [18] 所示，AT 通常分为皮下脂肪沉积和内部脂肪沉积。内脏 AT 在人类当前可测量的 AT 中传达了最高的健康风险 [7, 19-21]。心包 AT 也可能在不良心血管风险的发展中起作用 [22, 23]。皮下 AT 细分为深层（即位于下肢和臀、大腿区域的肌肉筋膜与筋膜平面之间的层）和浅表层（即位于下躯干和臀、大腿区皮肤与筋膜平面之间的层）。我们身体的保护屏障——皮肤，由三层组成：表皮、真皮和主要由 AT 组成的皮下层。皮下 AT 在皮肤病学中的作用研究主要集中在其温度调节功能上，尽管肥胖的皮肤表现已被公认，但 AT 仍然是皮肤生物学中被忽略的要素 [24]。

常规吸脂的影响

常规抽脂常用于去除部分皮下 AT 积累物。它被认为是无害的，围手术期并发症发生率低。有人建议可以进行大体积的抽脂手术，因为对于减少一些与肥胖相关的代谢紊乱潜在危险来说是可行的。然而，这些技术的好处仍备受争议 [25-30]。皮下 AT 的储存能力和代谢功能与其绝对数量有关，因为它在将脂肪酸隔离到 TAG 中，并在限制其在其他组织中的积累方面起着重要作用 [1, 31]。去除大量皮下组织的 AT 可能比最初设想的更有害。一项关于吸脂手术影响的研究已在轻度肥胖的男性、女性患者中开展，如大量吸脂术（取脂量 >1 000 mL）后，1/3 的女性内脏脂肪比例平均增加

了 16%。在参与研究的 12 名男性中，抽脂术也使内脏脂肪与皮下脂肪的比例增加了 14%。尽管皮下吸脂术中体积较大的皮下吸脂相对较少（相较于总脂肪），但却导致了内脏 AT 比例的增加。由于内脏 AT 的比例是肥胖代谢并发症的危险因素，因此需要更精确地评估大量吸脂术的代谢后果 [32]。最近的两项研究证实，腹部吸脂确实会引起内脏脂肪的代偿性增加 [29, 30]，尽管控制这种代偿性事件的机制仍不清楚。有趣的是，内脏脂肪的增加可以被体育锻炼所抵消 [30]。

脂肪组织的产生及其精细结构

专门针对 AT 的《生理学手册》总结了 1965 年以前 AT 组织学及其发展的开创性研究 [33, 34]。Saverio Cinti 的《组织学图谱》包含了有关 BAT 和 WAT 组织学的最新、最有用的文献 [35]。AT 由脂肪小叶中球形脂质负载的脂肪细胞组成。大部分脂肪细胞被单个脂滴所占据，该脂滴被薄薄的细胞质边缘包围：线粒体、小高尔基体、偶有溶酶体的颗粒状内质网，细胞核被推到脂肪细胞的周围。脂质滴占总脂质含量约 95%。脂质滴通过在胞质和脂滴之间的蛋白外壳从细胞质基质中分离出来。在这些蛋白质中，第一个被发现的是脂滴包被蛋白 [36]，而后其他蛋白质也得到了报道 [37]。这些蛋白质通过协调脂解酶（即脂肪酶）对脂滴 TAG 进

表 6.1 根据 Shen 等的建议，对全身脂肪组织（AT）的分布进行分类

（1）总脂肪组织：总 AT（不包括骨髓、头、手、脚）

（2）皮下脂肪组织
　　a. 皮下表浅脂肪组织：下躯干和臀、大腿区域的皮肤与筋膜平面之间
　　b. 皮下深层脂肪组织：下躯干和臀、大腿区域的肌肉筋膜与筋膜平面之间

（3）内部的脂肪组织
　　a. 内脏脂肪组织
　　　i. 胸内脂肪组织
　　　　• 心内膜
　　　　• 心外膜
　　　ii. 腹内脂肪组织
　　　　• 腹膜内 AT（如大网膜、肠系膜）
　　　　• 腹膜外 AT
　　　　• 腹腔内 AT
　　　　　− 腹膜前 AT
　　　　　− 腹膜后 AT（如肾周、肾旁、腹膜周围和胰周）
　　　　• 盆腔内 AT（如宫旁、耻骨后、膀胱旁、子宫后、直肠旁、直肠后）
　　b. 非内脏脂肪组织
　　　i. 肌间 AT（位于肌肉与肌筋膜间）
　　　ii. 肌周 AT（位于肌筋膜间）
　　　　• 肌肉内 AT（位于肌肉之间）
　　　　• 筋膜旁 AT（位于肌肉或骨髓内表面）
　　　iii. 其他非内脏脂肪组织：眼眶 AT、异常和病理性 AT

行调节，在调节中性脂代谢中起关键作用[38, 39]。

　　AT 中单个脂肪细胞的特征直径范围从 25~200 μm。脂肪细胞的扩张是有限的：一旦达到最大容量（即人脂肪细胞平均为 1 000 pL），就会从前体池中形成新的脂肪细胞[19, 40]。在肥胖女性中，增生主要发生在皮下 AT，而在网膜和皮下隔室中均观察到脂肪细胞肥大[41]。所有脂肪细胞周围都围绕着一层薄薄的被称为基底层的外部层。在光学显微镜下，可见脂肪细胞之间的毛细血管。WAT 的血管化程度不如 BAT，但每个脂肪细胞都与至少一条毛细管接触。脂肪细胞被结缔纤维包围，聚集成小叶，通过脉管网络通过神经纤维接受神经支配。每个白色脂肪细胞都没有直接的神经支配。脂肪细胞约占成人 AT 总质量的 45%~70%，但仅占 AT 细胞总数的 25%~30%。AT 不仅由脂肪细胞组成，而其他各种细胞类型也参与构成了 SVF。血细胞、巨噬细胞、T 淋巴细胞、成纤维细胞、外周细胞、微血管内皮细胞以及脂肪细胞前体和一些干细胞占 AT 细胞总数的其余 70%~75%。

脂肪细胞的生理功能：受自主神经支配

　　脂肪细胞受到多种影响，包括自主交感神经系统（交感神经和副交感神经）、局部血流变化、来源于血浆或在脂肪垫中由各种 SVF 类型细胞产生的各种激素和因子[1]。

AT 的自主神经支配

　　大多数关于 AT 的自主神经支配的研究都是在动物身上进行的，很难将其结果推广到人类。AT 由自主神经系统的神经末梢支配，自主神经系统调节 AT 内的血管和代谢反应。不可否认的是，SNS 参与了 AT 的神经支配来动员脂质。肾上腺素能纤维与小静脉的神经支配一起分布于小动脉上，少量的脂肪细胞可能与神经直接接触。通过交感神经支配对器官的刺激证实了去甲肾上腺素、神经肽 Y 和 ATP 从轴突末端共同释放[42]。外科交感神经切除术减少了神经支配的 AT 的脂解作用，而电刺激 SNS 神经末梢则可刺激动物和人的脂解作用[43, 44]。

AT 的感觉神经支配

　　以组织感觉神经支配为主。啮齿类动物 WAT 存在感觉神经支配（如 WAT 传入已被多种方法证实[45, 46]）。然而，在 AT 中感觉神经所支配的功能在人体内尚不清楚。疼痛是许多脂肪组织紊乱的特征，炎症会产生

疼痛。在 Dercum 病（痛性肥胖症，adiposis dolorosa）[47] 和其他引起疼痛脂肪沉积的原因已经有报道[48-51]，但是其定义很模糊。自主神经和感觉神经在人类脂肪中的各自作用还有待确定。吸脂术用于去除多余的 AT 可能会促进 AT 交感神经丛和感觉神经的改变，并干扰其余组织的功能。这方面的问题常常被忽视。

失神经和脂肪的积累

神经在 WAT 中储存脂质方面的重要作用是在注意到局部去神经化的患者在去神经化区域的脂肪团大量增加时首次认识到的。去神经与大鼠去神经区 WAT 的积累有关，与脂肪细胞的增加有关[43]。去甲肾上腺素是 SNS 的主要传递素，去甲肾上腺素在去神经脂肪垫中下降了 80%，被认为是主要的作用者。最近的研究表明，SNS 在脂肪垫的生长中起着重要的作用，不仅通过脂肪分解来控制脂肪细胞的大小，而且还通过控制脂肪细胞的数量。必须指出的是，肥胖症通常是由于啮齿类动物和人类的脂肪细胞数量增加[52]，与 AT 中 SNS 活性的降低有关[53]。在临床上与此类观察相关的方面，如果交感神经支配会抑制人类 AT 的发展，则必须质疑是否吸脂引起的交感神经丛和传入纤维的改变可能继之以脂肪细胞前体的增殖和长期促进 AT 的代偿增长。这种观点与最近的研究结果相吻合[29, 30]。

人类脂肪组织的血流量调节

组织特异性的血流量调节在 AT 是需要满足局部代谢和生理需求[54]。人体血流量（ATBF）约 28 mL/（min·kg）的标准参考值是基于皮下 [133] 氙清洗测量的[55, 56]。ATBF 的增强在代谢生理学中很重要，因为它促进血浆甘油三酯的提取，促进或使 AT 和其他参与代谢调节的组织之间的信号传导。ATBF 在供氧中起着不可或缺的作用：组织氧分压（pO$_2$）反映了供氧和耗氧之间的平衡。总的来说，大量实验动物的研究结果表明，至少在啮齿类动物中[57]，肥胖动物体内存在缺氧。在人类 AT 中，未来的研究应该致力于改善 pO$_2$ 测定，特别关注 pO$_2$ 在人类生理范围内（3%~11% O$_2$）变化引起的相关代谢反应[58]。

交感神经系统与脂肪组织血流量的控制

SNS 激活对 ATBF 有很强的调节作用。刺激血管系统的 SNS 会导致一些依赖于刺激强度和持续时间的现象产生，在框 6.2 中有相应表述。已有相关几种机制提出，去甲肾上腺素可结合位于内皮细胞或平滑肌细胞上的 β$_2$-、α$_1$-、α$_2$-肾上腺素受体，引起血管舒张或收缩，并促进血管通透性增加。

框 6.2　脂肪组织血流量（ATBF）在白色脂肪组织中的神经控制

（1）AT 接收肾上腺素能（去甲肾上腺素）和肽能神经，但显然没有重要的胆碱能神经。大多数脂肪细胞与肾上腺素能神经没有直接的突触接触（少于 5%）

（2）肾上腺素能神经在短期调节中起主导作用，而肽能神经可能在脂肪组织血流（ATBF）的长期调节中起作用

（3）激活 AT 交感神经导致血流减少，血容量减少，血管通透性增加。其作用主要通过肾上腺素能受体介导

（4）在长时间的神经刺激过程中，自我调节逃逸会被促进。它部分作用于肾上腺素能受体，由去甲肾上腺素介导，部分由局部形成的腺苷介导

（5）神经刺激增加氧的消耗，但同时，氧和葡萄糖的输送受到血管收缩的限制

（6）ATBF 与代谢之间存在重要的相互作用（如血浆标记和脂肪酸的提取）。在休克状态下，新陈代谢的激活和血流的减少可能结合在一起造成组织损伤

（7）ATBF 通过葡萄糖和混合餐摄入增加，而非脂肪摄入增加。它在调节新陈代谢方面有相当重要的作用

（8）餐后 ATBF 的增强与血浆胰岛素浓度的增加相一致，可能激活交感神经系统

（9）一氧化氮（NO）似乎参与了空腹 ATBF 调节

（10）循环血管紧张素 II 对空腹 ATBF 有调节作用，但对餐后 ATBF 的增强无显著影响

通过营养摄入调节脂肪组织的血液流动

葡萄糖[59]和混合餐的摄入[60]会促进 ATBF 的大幅增加，而仅脂肪不会引起血流反应[61-63]。在餐后的皮下 AT，ATBF 反应在很大程度上可以被普萘洛尔阻断[64, 65]。β－肾上腺素能受体刺激可提高 ATBF[66-68]和局部 β－肾上腺素受体刺激的结果[65]。胰岛素驱动的 SNS 激活似乎在餐后 ATBF 升高中起主要作用[69]：胰岛素抵抗受损[70]。迄今为止，尚未证明胰岛素的直接作用：怀疑是通过 SNS 活化对餐后 ATBF 的间接作用。缺乏葡萄糖刺激的 ATBF 与 AT 中对交感神经激活的抗性有关[71]。NO 似乎不能决定 ATBF 的绝对水平，而在人体中，餐后 ATBF 增强的主要部分是处于 β－肾上腺素能调节之下[65]。

脂肪组织的发育：构成和动力

AT 扩大会增加许多疾病的风险，因此，必须了解脂肪垫扩张的机制[72]（图 6.1）。像肌肉和骨骼一样，AT 通常被认为具有中胚层起源。脂肪细胞与间充质来源的星状或梭形前体细胞分化[73]。胎儿血管和脂肪细胞发育之间存在密切联系，并且已经报道了依赖于遗传的小动脉分化。脂肪生成也受驱动血管生成因素的调节[74, 75]。

脂肪细胞数量是成年人脂肪含量的主要决定因素。脂肪细胞的总数在儿童期和青春期期间是固定的，而脂肪细胞的数量在成年后的瘦弱者和肥胖者中几乎保持恒定。脂肪细胞更新的测定结果表明，在所有成人年龄和体重指数水平下，每年约有 10% 的脂肪细胞被更新。在成年期，脂肪细胞数量受到严格的控制，尽管早发性肥胖的问题仍然存在，但至少在早发性肥胖中[76]，脂肪细胞的死亡率和发生率都没有显著改变。对原位祖细胞增殖的研究结果表明，成人 AT 中增殖祖细胞的比例可以通过肥胖程度来调节。涉及脂肪因子、缺氧、氧化应激的祖细胞微环境的变化可能在控制 AT 祖细胞局部池的自我更新中起关键作用[77]。

肥胖建立过程中对人类脂肪堆积的研究表明，当脂肪细胞达到最大储存容量时，就会出现增生期[19, 52, 78]。当某些病态的肥胖个体获得最佳的肥大脂肪细胞时，需要更多的脂肪细胞来储存多余的脂肪酸，并避免将其储存在非 AT 部位和脂毒性过程中[3, 79]，"AT 可扩展性理论"提出，一旦达到 AT 扩展极限，AT 将无法有效地存储能量。因此，脂质开始在其他组织中蓄积，非脂肪细胞中异位脂质的蓄积会引起各种脂毒性损伤，包括胰岛素抵抗、细胞凋亡和炎症[80]。

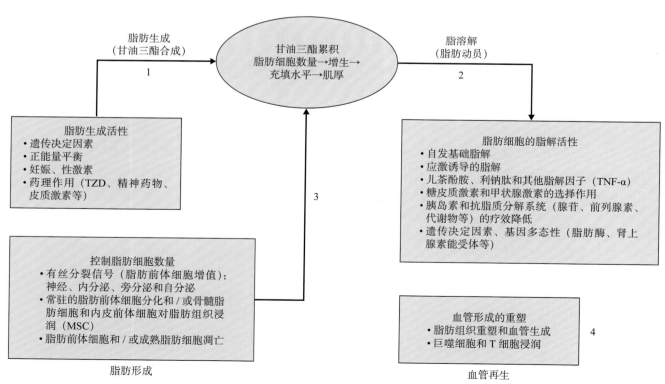

图 6.1　脂肪组织扩张和内稳态控制的主要影响因素示意图。

脂肪前体细胞和具有细胞异质性脂肪组织的类型

原始脂肪垫由间充质干细胞（MSC）和一系列红骨髓常见的细胞表型组成，包括前脂肪细胞和内皮祖细胞、未成熟巨噬细胞和巨噬细胞、肥大细胞、成纤维细胞样血管周细胞和周细胞。成虫也含有混合的SVF细胞群。

前体脂肪细胞祖细胞

能够进入脂肪细胞谱系的前脂肪细胞祖细胞位于SVF细胞群中[81, 82]。

MSC是从AT的骨髓和血管基质中募集的，可提供无限量的脂肪细胞前体。骨形态生成蛋白（BMP）和分泌的信号糖蛋白Wnt（其作用通过卷曲的受体介导）的成员是干细胞产生前脂肪细胞的关键介质。导致脂肪细胞形成的细胞和分子机制已被广泛研究[73]。最近，对控制从干细胞向脂肪细胞进化的所有复杂事件进行了综述[83]，并在框6.3中进行了总结。

脂肪细胞前体（即脂肪前细胞）的有序分化程序的不同步骤已得到广泛研究。已经广泛研究了导致成熟脂肪细胞表达脂肪生成和脂肪分解酶，控制AT传

框 6.3　脂肪生成（参见 Tang 等[83]的综述）

过多热量摄入和高脂肪饮食会诱发肥胖和脂肪细胞的增生（即脂肪细胞数量增加），接着成熟的脂肪细胞肥大。新生的脂肪细胞及其伴随的血管则形成脂肪组织（AT）。脂肪的生成是间充质干细胞（MS）分化为脂肪系细胞的过程，该过程与之伴随的新生毛细血管和血管形成紧密相关（即血管生成）

脂肪细胞来源于多能间充质干细胞，它可以发育成多种类型的细胞，如脂肪细胞、肌细胞、软骨细胞和骨细胞。骨髓间充质干细胞由一小部分骨髓细胞和其他组织组成，骨髓间充质干细胞仅占骨髓有核细胞的 0.000 01%~0.01%。相比之下，脂肪组织在每克脂肪中含有至少 100 000 个干／基质祖细胞（ASC）

骨髓间充质干细胞存在于骨髓中，并以脂肪来源的基质细胞（ASC）形式存在于血管床和脂肪基质中。在适当因素的刺激下，MS 可逐步定向分化为脂肪细胞系

对研究人员有用的几种已有细胞系，能够在体外模拟间充质多能干细胞的功能特征，从而分化为脂肪、肌肉、软骨和骨组织

（1）饮食富含脂肪和／或过多的卡路里摄入量增加引起的肥胖是脂肪细胞增生的结果（增加脂肪细胞数量），其次是脂肪细胞的肥大细胞（例如，可以从一个直径 20 μm 至 150 μm 或 180 μm 的长期变化而言）

（2）脂肪细胞增生是通过从脂肪组织的血管基质中募集多能性间充质干细胞（MSC）和 ASC 而引起的

（3）BMP 和 Wnt 蛋白家族是 MSC 产生脂肪前体细胞的关键介质

（4）暴露前体脂肪细胞分化诱导物 [胰岛素样生长因子 -1（IGF-1）、糖皮质激素、环腺苷酸] 引发 DNA 复制，再入细胞周期的（这一过程称为有丝分裂克隆扩张），和一个转录因子级联反应，导致大量脂肪细胞基因的表达→成熟的脂肪细胞

（5）诱导分化后，主要的手术转录因子包括：

• 环 AMP 反应元件结合蛋白（CREB）

• CCAAT/enhancer-binding 蛋白家族（C/EBPα、C/EBPβ、C/EBPδ 和 CHOP10），拥有一个 DNA 结合域和一个相邻的 C 端亮氨酸拉链二聚作用域

• 过氧物酶体 proliferator-activator 受体 γ（PPARγ1 和 PPARγ2）转录的基因

• 固醇调节元件结合蛋白（SREBP1c/ADD1）

（6）示意图汇总转录因子级联反应根据以下步骤：诱导分子及其磷酸化（→分子 PCREB]→降低 CHOP10→感应 C/EBPβ 及其磷酸化的激酶（MAP 激酶和 GSK3β）[C/EBPβ → P2-C/EBPβ]→[C/EBPα/PPAR] 诱导 γ→感应 SREBP1c/ADD1→诱导脂肪细胞基因

（7）许多 microRNA（调节基因表达的内源性小非编码 RNA）似乎在脂肪形成中起作用。这些 microRNA 中的一些似乎加速了脂肪的形成，而另一些则对脂肪的形成起着消极的调节作用

入信息的激素受体以及重要的脂肪因子分化程序的编排方式（图 6.2）。由于成熟的脂肪细胞不能增殖，因此认为 AT 中脂肪细胞数量的增加源自脂肪前体细胞（SVF 中存在的所谓的脂肪前体细胞）的增殖 / 分化。公认的观点是，随着脂肪量增加而出现的新脂肪细胞是由位于 SVF 并保持"休眠"状态的"常驻脂肪细胞祖细胞"群体引起的[84, 85]。

实际上，从 AT 的 SVF 中分离出的前脂肪细胞是多能的，能够分化为成熟的脂肪细胞，也可以分化为成骨细胞和软骨细胞[86]。脂肪干细胞（ASC）（也称为脂肪基质细胞，现在已更名[87]）与起源于骨髓的 MSC[88, 89]之间在细胞免疫表型上存在相似性。在成脂体外培养条件下可分化为脂肪细胞[90, 91]。

通过使用磁珠与针对细胞表面标记抗原 CD34、CD31（内皮细胞、单核 / 巨噬细胞谱系和血小板标记）的抗体偶联，开发了一种方法，该方法可从人 AT 中分离 SVF 中存在的不同细胞群，以及 CD14/CD45（单核 / 巨噬细胞，白细胞和粒细胞的标志物）。在不同的细胞亚群中，CD45⁻/CD34⁺/CD31⁻ 细胞是能够在成脂培养条件下分化为脂肪细胞的独特细胞部分[92]。

在 CD45⁻/CD34⁺/CD31⁻ 细胞群的同一子集中发现了内皮祖细胞，当在促血管生成培养基中培养时，内皮祖细胞也能在体外分化为内皮细胞。此外，在体内，它们参与了小鼠缺血性后肢的血运重建和血管生成[93]。啮齿动物 AT 体内脂肪形成过程中显示出脂肪细胞的分化和血管形成的旁分泌调控[94]。最近使用啮齿动物模型进行的研究已经阐明了从骨髓谱系从头产生白脂肪细胞的复杂机制[95-97]。造血祖细胞通过髓样中间体产生骨髓来源的脂肪细胞和脂肪细胞前体。脂肪沉积物中随着时间的推移，源自骨髓的脂肪细胞的积累取决于年龄（例如，随着年龄的积累）、与脂肪库的位置有关，并且取决于性别。在内脏 AT 和皮下 AT 以及女性而不是男性中发现了更多的这些脂肪细胞[95]。

总之，对脂肪细胞祖细胞的研究提供了许多答案，并揭示了 AT SVF 中存在 ASC。目前已综述了 ASC 在组织工程中的治疗程序和潜在效用[98]。为了总结 ASC 给药的益处，需要注意以下几点：① ASC 能够通过其分化（骨骼重建，软骨形成力，血管生成潜能等）对新形成的组织做出贡献；② ASC 具有强效的旁分泌活

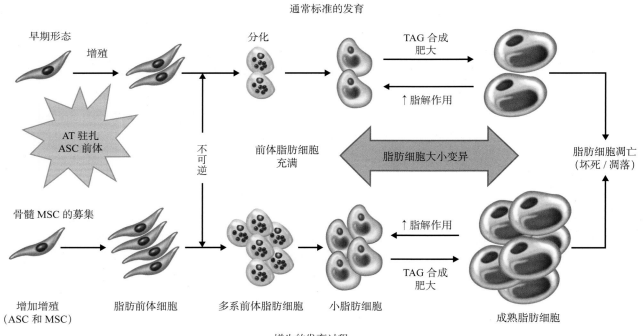

图 6.2　脂肪组织正常过度发育的基本步骤，正常标准发育与增生发育的比较。 在脂肪细胞前体的初始增殖和不可逆性的步骤之后，前脂肪细胞的充盈将伴随着脂肪细胞的最终分化和充盈（表 6.4）。成熟的脂肪细胞不会增殖。在成人中，脂肪组织的大部分扩展将受脂肪细胞大小变化的控制。在瘦者和肥胖者中，脂肪细胞的数量在成年期几乎保持不变。脂肪细胞的周转是存在的。成熟脂肪细胞的凋亡及新脂肪细胞的不断出现，不论体重指数如何，大约 10% 的脂肪细胞在成年后每年都会更新。

性，并产生许多可能发挥多效作用的生长因子（如形成新血管、控制细胞存活、调节炎症等）；③ ASC 具有免疫调节特性。必须记住不良反应（如不良分化或与细胞的负面相互作用）可能会扰乱 ASC 治疗的安全性。

巨噬细胞和内皮细胞

这些细胞经荧光激活细胞分选分析（FACS）鉴定，也已从人体脂肪库中分离出抗体包被的微粒。发现 AT 存在于人体内的巨噬细胞数量与 BMI 呈正相关[99]。这种相关性通过其他方法在人类皮下脂肪库中得到证实[100-105]，在各种肥胖小鼠模型中也观察到[100, 106]。在啮齿类动物白色的 SVF 中发现了大量的淋巴细胞[107]，在肥胖患者的脂肪垫中也发现了 T 细胞标志物的增加[108]。确定 AT 血管在引导和整合各种循环淋巴细胞、单核细胞和骨髓源性祖细胞中所起的作用仍然是一个挑战。各种小鼠实验表明，血管化干扰对遗传和脂肪喂养导致的肥胖的发育有重要影响[109-111]。

涉及的机制：脂肪沉积和脂肪动员

脂肪沉积和脂肪动员受强有力的机制控制，这些机制已在许多综述中详细阐述[1, 112-114]（表 6.2）。在此不做详细说明，此内容于图 6.3~ 图 6.5 和框 6.4 中概述。

脂肪生成

在人类 AT 中，脂肪生成是有争议的。然而，不能排除当人体需要处理"过量"碳水化合物时，脂肪生成可能在很大程度上起作用[115, 116]（图 6.3）。

脂蛋白脂肪酶摄取的标记脂肪酸

标记在人类 WAT 中沉积的主要途径是从循环的标记中摄取预先存在的脂肪酸 [存在于乳糜微粒或极低密度脂蛋白（VLDL）颗粒中]（图 6.3 和图 6.4）。

脂肪细胞对脂肪酸的吸收

长链脂肪酸（LCFA）的有效吸收和引导是细胞的重要功能。脂肪酸进入脂肪细胞的机制很复杂，至今仍有争议。大量的证据支持存在蛋白介导的低底物浓度系统[117]。蛋白质是 LCFA 进入细胞的重要中介物质，多种蛋白质被认为参与了这一过程[118, 119]。脂肪酸的膜转运与其"活化"（与辅酶 A 酯化）密切相关[120, 121]。脂肪酸酯化形成标记涉及脂肪细胞中甘油"主干"上

的酰基辅酶 a 的连续添加[122]。

总结在 AT 中 TAG 合成的调控，它由胰岛素刺激是通过多个阶段：① LPL 的激活；②激活的脂肪酸摄入脂肪细胞膜；③激活脂肪酸合成的新通路；④刺激脂肪酸酯化形式的 TAG。胰岛素对 WAT TAG 的效应是强的"合成代谢"途径。

脂肪动员的控制机制

这是通过一种高度活跃和调节的途径实现的：脂解，即储存在脂肪细胞中的 TAG 被水解，脂肪酸被运送到血浆中。详细的过程已在最近的综述中发表[114, 123, 124]，通过脂解途径和抗脂解途径控制脂解。脂解过程受儿茶酚胺（肾上腺素和去甲肾上腺素）和利钠肽（如心肌细胞分泌的肽激素）的强烈刺激[125]，而胰岛素是脂解的主要抑制剂。其他一些通过旁分泌和自分泌作用的药物也具有脂溶性和抗脂溶性作用，但其中一些药物的生理相关性仍有待阐明。图 6.5 总结了人脂肪细胞脂溶系统的所有元素。

在男性和女性的脂肪细胞中，儿茶酚胺的体外效应的位点相关差异已被报道[126-128]，并在体内得到证实[129, 130]。增强的肾上腺素能反应与相应的肾上腺素能反应减少有关，这解释了为什么儿茶酚胺在正常和肥胖女性的臀 / 大腿脂肪细胞相对肥胖男性的腹部脂肪细胞中的脂解作用较低[131]。不论性别如何，β_1、β_2 和 α_2 - 肾上腺素能受体平衡的功能改变与脂肪量和脂肪细胞肥大的程度有关。肥大的皮下（腹部、大腿）脂肪细胞众所周知可以增加基础脂解，但对儿茶酚胺的脂解反应较弱，其中 α_2 - 肾上腺素能受体数量最多，β_1、β_2 - 肾上腺素能受体数量最少。

脂肪组织的产生以及他们的主要功能

除了改变 NEFA 处理所导致的代谢紊乱外，AT 还会通过许多因素的失调产生和释放，对系统的葡萄糖稳态、胰岛素抵抗和心血管疾病的发生产生实质性的影响。其中一些被认为是激素，而许多其他的限制是在一个自分泌或旁分泌作用之间的各种 AT 细胞中。本节内容篇幅是有限的，因为一些最近的评论[132-135]和一本完全阐述脂肪的书[136]已经出版。AT 分泌体非常复杂，这里不打算对这个问题进行综述。在专栏 6.5 中概述了 AT 的分泌及其主要作用。必须要注意的是，AT 的非脂肪细胞表达并释放了大量的炎症因子[137]。

表 6.2 激素等其他影响因素参与调节体内脂肪分布及脂肪组织功能

激素和影响因素	主要生物学功能
胰岛素	• 使 LPL 活性增高 • 使葡萄糖、脂肪酸摄取增加 • 使脂肪细胞中 TAG 合成增加 • 有效的抗脂溶性激素 • 促瘦素 mRNA 表达
糖皮质激素	• GC 受体（GR）在内脏 AT 中高度表达 • 由 11B-HSD1 在内脏 AT 中生产少量 GC • 增加 PL 活性（与胰岛素的协同作用） • 增加脂肪细胞前体的增殖：脂肪生成
盐皮质激素	• 醛固酮合酶 CYP11B2 在脂肪前体细胞和脂肪细胞中的存在 • 生成醛固酮 • 脂肪细胞和前脂肪前体细胞中的盐皮质激素受体（MR）
生长激素	• 刺激基底和儿茶酚胺诱导的脂肪分解 • 激素敏感脂肪酶活性增加 • 参与脂肪分解刺激和脂肪生成抑制的变异 • 抑制脂肪细胞分化和刺激前脂肪细胞增殖
儿茶酚胺［肾上腺素（A）和去甲肾上腺素（NA）］	• NA 通过刺激 β_2- 和 α- 肾上腺素受体发挥作用 • 脂肪分解反应由两种亚型受体之间的相互作用引起（图 6.5） • 其他作用：刺激 IL-6 释放；抑制瘦素释放
神经肽（NPY）	• NPY 是一种交感神经递质（在交感神经内可与 NA 共同定位） • NPY 受体（NPY-Y）存在于脂肪细胞和脂肪前体细胞中，刺激 NPY-Y 可抑制脂肪分解 • NY 刺激脂肪前体细胞的增殖和血管生成
洛多甲状腺原氨酸	• 刺激脂肪分解、使 ATBF 升高 • 可与儿茶酚胺发挥协同作用 • 促 β_2- 肾上腺素的表达、抑 α- 肾上腺素受体表达
雌激素	• 雌激素受体在臀部脂肪细胞中表达。 • 可抑制 LPL 活性 • 增加 α- 肾上腺素受体的表达 • 更年期时，臀部脂肪细胞将雌二醇转化为雌酮（即绝经后的雌激素）
孕酮	• SVF 部分中的受体，可增加 LPL 活性
雄激素（睾酮）	• 受体在内脏 AT 中高度表达 • 促男性的脂肪分解和降低 LPL 活性，女性大腿部位的脂肪分解减少（降低 HSL 和 β- 肾上腺素受体的表达） • 睾酮抑制脂肪细胞分化
瘦素	• 主要由肥厚的皮下脂肪细胞分泌，旁分泌可抑制脂肪生成和促血管生成 • 促内皮细胞的炎症反应
白细胞介素-6（IL-6）	• 主要由 SVF 细胞释放（在内脏脂肪中）增加脂肪分解和降低 LPL 活性 • 通过糖皮质激素治疗来下调其水平
利钠肽	• 由心肌细胞（心房和心室）分泌
心房利钠肽（ANP）和 B 型脑钠肽（BNP）	• 通过刺激脂肪细胞 NPR-A 受体起作用 • 刺激脂肪分解和 ATBF
肿瘤坏死因子-a（TNF-a）	• 主要由 SVF 细胞释放 • 通过各种途径长期刺激脂肪分解 • 刺激 AT 中的 IL-6 释放 • 抑制瘦素合成

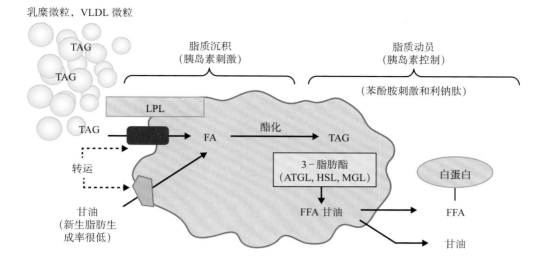

图 6.3 导致脂质沉积和脂质动员的基本途径。脂蛋白脂肪酶（LPL）处理富含甘油三酯的脂蛋白是血脂代谢的中心环节。脂肪细胞甘油三酯（TAG）是由脂肪酸（FA）和葡萄糖摄取合成的。特异性和选择性转运蛋白都参与了这两种代谢物的转运。位于毛细血管腔的 LPL 释放由乳糜微粒或极低密度脂蛋白（VLDL）颗粒运输的标记的 FA。标签储存在脂肪细胞中时，必须以游离脂肪酸（FFA）的形式水解（也称为非酯化脂肪酸）。他们的水解，即脂解，是在三种不同的脂肪酶的控制下进行的，而这三种脂肪酶本身又受脂解和抗脂解激素的控制。血浆 FFA 与血浆中的白蛋白结合。

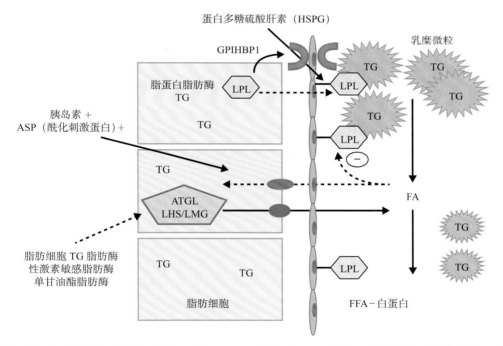

图 6.4 脂蛋白脂肪酶向毛细血管腔转移，甘油三酯（TAG）−脂肪酸（FA）摄取，并通过内皮细胞转移。在人类白色脂肪组织（WAT）中，TAG 沉积的主要途径是通过循环的 TAG[存在于乳糜微粒或极低密度脂蛋白（VLDL）中] 颗粒摄取已经存在的 FA。脂蛋白脂肪酶（LPL）在脂肪细胞中合成，通过内皮细胞蛋白 [糖基磷脂酰肌醇锚定的高密度脂蛋白结合蛋白 1（GPIHBP1）] 经胞吞机制转移至毛细血管腔。LPL 通过 GPIHBP1 和蛋白多糖硫酸肝素与内皮细胞结合。LPL 激活释放的 FA 在胰岛素和刺激酰基化蛋白的控制下被内皮细胞迅速吸收并转移到脂肪细胞进行 TAG 合成（ASP）。某些与白蛋白结合的 FA 可从 AT 清除。当脂肪酶被脂溶激素激活时，脂酶水解标记并促进 FA 的再循环。

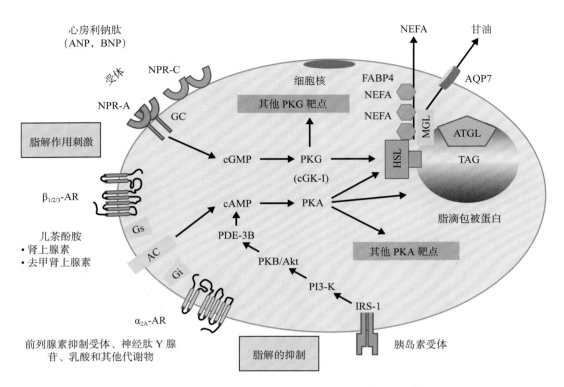

图 6.5　调控人脂肪细胞脂解的主要途径。儿茶酚胺、胰岛素、类胡萝卜素、代谢物（乳酸）和利钠肽 [心房和脑利钠肽（ANP）和 b 型利钠肽（BNP）] 信号转导途径的识别。脂肪甘油三酯脂肪酶（ATGL）、激素敏感脂肪酶（HSL）和单酰基甘油脂肪酶（MGL）是 TAG 完全水解所必需的三种脂肪酶。人体脂肪细胞表达几种肾上腺素能受体（即肾上腺素能受体）。儿茶酚胺通过 β₁、β₂ 和 α₂- 肾上腺素能受体 [偶联于刺激性的 GTP 结合蛋白（Gs）] 作用，刺激脂肪细胞膜腺苷酸环化酶和 ATP 产生环 AMP（cAMP）。相反，选择性刺激肾上腺素能受体 [偶联抑制 GTP 结合蛋白（Gi）] 可抑制脂肪分解。与 Gi 蛋白结合的其他各种受体也以类似的方式抑制脂肪分解。钠尿肽通过 A 型钠尿肽受体（NPR-A）起作用，具有鸟苷酸环化酶活性，产生环 GMP（cGMP）。这两个第二信使（如 cAMP 和 cGMP）分别通过激活其相应的激酶 PKA 和 PKG 来刺激脂肪分解。蛋白激酶 [PKA 和 PKG（cGK-I）] 参与 perilipin 和 HSL 的磷酸化。Perilipin 磷酸化诱导表面液滴的结构修饰，促进活化的 HSL 进入液滴的标记，从而引发脂解。此外，perilipin 磷酸化释放 ABHD5，一种 ATGL 的特异性调节因子。HSL 的磷酸化促进其从细胞质转移到脂滴表面。脂肪细胞脂质结合蛋白（FABP4）与 HSL 的对接有利于甘油三酯水解后 NEFA 细胞的流出。甘油经水通道蛋白 7（AQP7）流出。通过刺激脂肪细胞胰岛素受体和磷酸二酯酶 -3b，胰岛素促进 cAMP 降解和抗脂解作用，而它在 cgmp 依赖通路上不活跃（图中未显示）。脂肪甘油三酯脂肪酶；AQP7、水通道蛋白 7；脂肪细胞脂肪酸结合蛋白 4；GC，鸟苷酸环化酶；Gi（抑制 GTP 结合蛋白）；刺激 GTP 结合蛋白；奥软，荷尔蒙脂肪酶；球型，monoacylglycerol 脂肪酶；非酯化脂肪酸；NPR-A，A 型利钠肽受体；C 型钠尿肽受体；标记甘油三酯。

简而言之，AT 的两种主要激素——瘦素和脂联素参与了全身能量代谢的调节。低脂联素血症和瘦素抵抗与肥胖相关疾病和 2 型糖尿病胰岛素抵抗的进展有关。这两种疾病的主要脂肪因子的调控方式截然相反。不同于瘦素，脂联素与 BMI 增加相关，在体重减轻后会减少或增加[134]。

未来趋势

参与控制能量平衡以及调节脂质和碳水化合物代谢的过程是由神经体液介质进行复杂的调控。生化和分子途径的协调至少在一定程度上是 AT 产生的大量细胞内和分泌蛋白与自分泌、旁分泌和内分泌作用的基础。脂肪细胞同时分泌大量的多效性脂肪因子，并对多种化合物表达受体，这一发现将有助于在基础和临床水平上进一步了解脂肪细胞的功能。目前，决定体脂分布的因素仍然未知。

遗传、激素和营养因素的结合促进了脂肪的积累，其中的机制仍有待人们研究，需要新的实验方法来解决这些问题。

框 6.4

甘油三酯（TAG）的脂质储存与合成

- 未氧化的膳食脂肪主要储存在脂肪组织（AT）中
- 与男性相比，女性更大比例的膳食脂肪储存在皮下脂肪中 [114]
- 在摄取由乳糜微粒携带的膳食衍生脂肪酸时，涉及餐后脂蛋白脂肪酶（LPL）的活性 [a]
- AT 中的 TAG 合成由胰岛素在多个阶段刺激：

（1）激活毛细血管中 LPL 和 TAG 水解

（2）通过脂肪细胞膜摄取脂肪酸和葡萄糖

（3）从头合成脂肪酸途径激活（人体较低）

（4）刺激脂肪酸酯化形成"标签"

- 通过高脂肪膳食摄入过多的能量，导致与瘦的男性相比，瘦的女性更倾向于将饮食脂肪储存在下半身皮下。这种现象与股（腿）脂肪中较高的餐后 LPL 激活有关
- 然而，在能量平衡条件下，膳食脂肪酸摄入 AT 的区域差异并不能完全解释基于性别的身体脂肪分布差异

脂质动员

- 禁食、寒冷暴露和体育活动促进脂质动员
- 体育活动增加的脂质动员由骨骼肌从 AT 产生
- 胰岛素、儿茶酚胺和利钠肽是人类脂质动员的主要急性调节因子 [b]
- 利钠肽（ANP 和 BNP）通过刺激 A 型利钠肽受体（NPR-A）和刺激 cGMP 生产来刺激脂解。
- 肿瘤坏死因子-α和 IL-6 也刺激脂肪分解 [c]
- 腺苷、前列腺素、神经肽 Y、乳酸和烟酸通过刺激与腺苷酸环化酶负相关的受体和通过抑制 cAMP 的产生来抑制脂解
- 脂肪分解活动在上半身皮下相比在大腿（每千克脂肪）以及在瘦和肥胖的女性相比瘦和肥胖的男性更大
- 上半身皮下 AT 是全身脂肪酸的主要来源，而大腿脂肪是次要来源
- 内脏 AT 有助于内脏 AT 体积增加的受试者肝脏非酯化脂肪酸的递呈
- 这一生物学问题仍然是个谜：非酯化脂肪酸释放的区域差异是否完全解释了禁食、进食或运动条件下身体脂肪分布的性别差异

---

[a] Langin D, Arner P. Importance of TNFalpha and neutral lipases in human adipose tissue lipolysis. *Trends Endocrinol Metab* 2006; 17:314–320.

[b] Votruba SB, Jensen MD. Regional fat deposition as a factor in FFA metabolism. *Annu Rev Nutr* 2007; 27:149–163.

[c] Wang H, Eckel RH. Lipoprotein lipase: From gene to obesity. *Am J Physiol Endocrinol Metab* 2009; 297: E271–E288.

框 6.5 脂肪组织的产生（脂肪细胞和基质血管部分细胞）及其参与各种功能的控制

脂类和脂蛋白的代谢
- 脂蛋白脂肪酶
- 刺激酰基化蛋白（ASP）
- 前列腺素 E2，前列环素
- 溶磷脂酶 D+ 磷脂酰胆碱→溶磷脂酸
- 视黄醇结合蛋白 4（RBP-4）
- 胆固醇酯转移蛋白（CETP）
- 促血管生成素样 4（ANGPTL-4）
- 色素上皮衍生因子（PEDF）

进食和激活交感神经系统
- 瘦素
- Nesfatin
- 网膜素

新陈代谢和能量平衡
- 瘦素
- 脂联素
- 抵抗素
- 白介素 -6 和白介素 -8
- Visfatin/ 烟酰胺磷酸核糖转移酶（NAMPT）

肌肉、肝细胞和脂肪细胞的胰岛素敏感性
- 瘦素
- 脂联素
- 瘦蛋白
- 抵抗素
- 内脏脂肪素 / 烟酰胺磷酸核糖转移酶（NAMPT）
- 白介素 -6
- 二肽基肽酶 4（DPP4）

血管紧张和血管生成
- 血管内皮生长因子（VEGF）
- 肝细胞生长因子（HGF）
- 丁酸甘油酯
- 瘦蛋白
- 瘦素
- 脂联素
- 血管生成素 -4（ANGPTL-4）/ 禁食性脂肪因子（FIAF）/ 增殖性过氧化物酶体激活受体 γ/ 血管生成素相关基因（*PGAR*）
- 血管生成素 -2

- 血管紧张肽原／血管紧张素 -2
- 网膜素
- Nesfatin
- 内脏脂肪素／烟酰胺磷酸核糖转移酶（NAMPT）
- 白细胞介素 -6
- 脂肪衍生松弛因子（ADRF）

细胞外基质的代谢
- 6 型胶原
- 金属蛋白酶（明胶酶 MMP-2 和 MMP-9）
- 金属蛋白酶的组织抑制剂（TIMP-1、TIMP-2 和 TIMP-3）

免疫系统与炎症急性期蛋白
促炎细胞因子
- 瘦素
- 肿瘤坏死 factor-α（TNF-α）
- 白细胞介素（IL-1β、IL-6、IL-8、IL-18）
- 单核细胞趋化蛋白 -1（CCL2/MCP-1）与 CCR2 受体结合
- 激活调节正常 T 表达和分泌（CCL5/RANTES）（与 CCR5 受体结合）
- 趋化因子（CCL11）
- 上皮细胞来源的中性粒细胞活化肽（78/CXCL5）与 CXCR2 受体结合
- 视黄醇结合蛋白 -4（RBP4）
- 脂质体 2（中性粒细胞明胶酶相关脂质运载蛋白 calin 和 24p3）
- Visfatin/ 烟酰胺磷酸核糖转移酶（NAMPT）
- 巨噬细胞炎性蛋白 -1α、-β、-3α（CCL3/MIP-1α 等，CCL4/MIP-1β 等，CCL20/MIP-3α）
- 成长相关癌基因 -α（CXCL1/GRO-α）结合 CXCR2 受体

抗炎细胞因子
- 脂联素
- 分泌卷曲相关蛋白 5（SFRP5）-WNT5a 配体

其他因素
- 脂肪酶，因子 C3、B 和 D 的补体系统——α$_1$- 酸性糖蛋白
- 血清淀粉样蛋白 -3（SAA3）
- 触珠蛋白
- 戊曲霉素 -3
- 金属硫蛋白
- 组织蛋白酶 S
具体参见文献 [136]

致谢

感谢以下学者做的贡献：P. Arner、A. Bouloumie、J. Galitzky、K.N. Frayn、G. Fruhbeck、D. Langin、N. Viguerie 和 R. Zechner，感谢他们对某些观点的讨论，他们长期参与生物学和生理学的研究，并不断有新的发现。

参考文献

[1] Frayn KN. Adipose tissue as a buffer for daily lipid flux. *Diabetologia* 2002; 45:1201–1210.

[2] Frayn KN, Karpe F, Fielding BA et al. Integrative physiology of human adipose tissue. *Int J Obes Relat Metab Disord* 2003 August; 27(8):875–888.

[3] Unger R. Lipid overload and overflow: Metabolic trauma and the metabolic syndrome. *Trends Endocrinol Metab* 2003; 14:398–403.

[4] Fruhbeck G. The adipose tissue as a source of vasoactive factors. *Curr Med Chem Cardiovasc Hematol Agents* 2004 July; 2(3):197–208.

[5] Lafontan M. Fat cells: Afferent and efferent messages define new approaches to treat obesity. *Annu Rev Pharmacol Toxicol* 2005; 45:119–146.

[6] Fantuzzi G. Adipose tissue, adipokines, and inflammation. *J Allergy Clin Immunol* 2005 May; 115(5):911–919.

[7] Despres JP, Lemieux I. Abdominal obesity and metabolic syndrome. *Nature* 2006 December 14; 444(7121):881–887.

[8] Han SH, Quon MJ, Kim JA et al. Adiponectin and cardiovascular disease: Response to therapeutic interventions. *J Am Coll Cardiol* 2007 February 6; 49(5):531–538.

[9] Fox CS, Coady S, Sorlie PD et al. Increasing cardiovascular disease burden due to diabetes mellitus: The Framingham Heart Study. *Circulation* 2007 March 27; 115(12):1544–1550.

[10] Hotamisligil GS. Inflammation and metabolic disorders. *Nature* 2006 December 14; 444(7121):860–867.

[11] Lumeng CN, Saltiel AR. Inflammatory links between obesity and metabolic disease. *J Clin Invest* 2011 January; 121(6):2111–2117.

[12] Cannon B, Nedergaard J. Brown adipose tissue: Function and physiological significance. *Physiol Rev* 2004 January; 84(1):277–359.

[13] Ravussin E, Galgani JE. The implication of brown adipose tissue for humans. *Annu Rev Nutr* 2011 August 21; 31:33–47.

[14] Hany TF, Gharehpapagh E, Kamel EM et al. Brown adipose tissue: A factor to consider in symmetrical tracer uptake in the neck and upper chest region. *Eur J Nucl Med Mol Imaging* 2002 October; 29(10):1393–1398.

[15] Gelfand MJ, O'Hara S M, Curtwright LA et al. Pre-medication to block [(18)F]FDG uptake in the brown adipose tissue of pediatric and adolescent patients. *Pediatr Radiol* 2005 October; 35(10):984–990.

[16] Nedergaard J, Bengtsson T, Cannon B. Unexpected evidence for active brown adipose tissue in adult humans. *Am J Physiol Endocrinol Metab* 2007 August; 293(2):E444–E452.

[17] Enerback S. Human brown adipose tissue. *Cell Metab* [Research Support, Non-U.S. Gov't Review]. 2010 April 7; 11(4):248–252.

[18] Shen W, Wang Z, Punyanita M et al. Adipose tissue quantification by imaging methods: A proposed classification. *Obes Res* 2003 January; 11(1):5–16.

[19] Björntorp P. Adipose tissue distribution and function. *Int J Obesity* 1991; 15:67–81.

[20] Nicklas BJ, Penninx BW, Cesari M et al. Association of visceral adipose tissue with incident myocardial infarction in older men and women: The Health, Aging and Body Composition Study. *Am J Epidemiol* 2004 October 15; 160(8):741–749.

[21] Nicklas BJ, Cesari M, Penninx BW et al. Abdominal obesity is an independent risk factor for chronic heart failure in older people. *J Am Geriatr Soc* 2006 March; 54(3):413–420.

[22] Iacobellis G, Corradi D, Sharma AM. Epicardial adipose tissue: Anatomic, biomolecular and clinical relationships with the heart. *Nat Clin Pract Cardiovasc Med* 2005 October; 2(10):536–543.

[23] Iacobellis G, Sharma AM. Epicardial adipose tissue as new cardio-metabolic risk marker and potential therapeutic target in the metabolic syndrome. *Curr Pharm Des* 2007; 13(21):2180–2184.

[24] Yosipovitch G, DeVore A, Dawn A. Obesity and the skin: Skin physiology and skin manifestations of obesity. *J Am Acad Dermatol* 2007 June; 56(6):901–916; quiz 17–20.

[25] Giese SY, Bulan EJ, Commons GW et al. Improvements in cardiovascular risk profile with large-volume liposuction: A pilot study. *Plast Reconstr Surg* 2001 August; 108(2):510–519.

[26] Giugliano G, Nicoletti G, Grella E et al. Effect of liposuction on insulin resistance and vascular inflammatory markers in obese women. *Br J Plast Surg* 2004 April; 57(3):190–194.

[27] Klein S, Fontana L, Young VL et al. Absence of an effect of liposuccion on insulin action and risk factors for coronary heart disease. *N Engl J Med* 2004; 350:2549–2557.

[28] Esposito K, Giugliano G, Giugliano D. Metabolic effects of liposuction—Yes or no? *N Engl J Med* 2004 September 23; 351(13):1354–1357.

[29] Hernandez TL, Kittelson JM, Law CK et al. Fat redistribution following suction lipectomy: Defense of body fat and patterns of restoration. *Obesity (Silver Spring)* 2011 July; 19(7):1388–1395.

[30] Benatti F, Solis M, Artioli G et al. Liposuction induces a compensatory increase of visceral fat which is effectively counteracted by physical activity: A randomized trial. *J Clin Endocrinol Metab* 2012 July; 97(7):2388–2395.

[31] Manolopoulos KN, Karpe F, Frayn KN. Gluteofemoral body fat as a determinant of metabolic health. *Int J Obes* 2010 June; 34(6):949–959.

[32] Matarasso A, Kim RW, Kral JG. The impact of liposuction on body fat. *Plast Reconstr Surg* 1998 October; 102(5):1686–1689.

[33] Wasserman F. The development of adipose tissue. *Hanbook of Physiology, Adipose Tissue: Section 5*. Washington, DC: American Physiological Society, 1965, pp. 87–100.

[34] Napolitano L. The fine structure of adipose tissues. *Hanbook of Physiology, Adipose Tissue: Section 5*. Washington, DC: American Physiological Society, 1965, pp. 109–123.

[35] Cinti S. *The Adipose Organ*. Kurtis Editrice, Milano, Italy, 1999.

[36] Greenberg AS, Egan JJ, Wek SA et al. Perilipin, a major hormonally regulated adipocyte-specific phosphoprotein associated with the periphery of lipid storage droplets. *J Biol Chem* 1991 June 15; 266(17):11341–11346.

[37] Brasaemle DL. Thematic review series: Adipocyte Biology. The perilipin family of structural lipid droplet proteins: Stabilization of lipid droplets and control of lipolysis. *J Lipid Res* 2007 December; 48(12):2547–2559.

[38] Wolins NE, Brasaemle DL, Bickel PE. A proposed model of fat packaging by exchangeable lipid droplet proteins. *FEBS Lett* 2006 October 9; 580(23):5484–5491.

[39] Girousse A, Langin D. Adipocyte lipases and lipid droplet-associated proteins: Insight from transgenic mouse models. *Int J Obes (Lond)* 2012 April; 36(4):581–594.

[40] Hirsch J, Batchelor B. Adipose tissue cellularity in human obesity. *Clin Endocrinol Metab* 1976 July; 5(2):299–311.

[41] Drolet R, Richard C, Sniderman AD et al. Hypertrophy and hyperplasia of abdominal adipose tissues in women. *Int J Obes* 2007 February; 32(2):283–291.

[42] Lundberg JM, Franco-Cereceda A, Hemsen A et al. Pharmacology of noradrenaline and neuropeptide tyrosine (NPY)-mediated sympathetic cotransmission. *Fundam Clin Pharmacol* 1990; 4(4):373–391.

[43] Cousin B, Casteilla L, Lafontan M et al. Local sympathetic denervation of white adipose tissue in rats induces preadipocyte

proliferation without noticeable changes in metabolism. *Endocrinology* 1993; 133:2255–2262.

[44] Bartness TJ, Song CK. Thematic review series: Adipocyte biology. Sympathetic and sensory innervation of white adipose tissue. *J Lipid Res* 2007 August; 48(8):1655–1672.

[45] Fishman RB, Dark J. Sensory innervation of white adipose tissue. *Am J Physiol* 1987 December; 253(6 Pt 2):R942–R944.

[46] Bartness TJ, Song CK. Brain-adipose tissue neural crosstalk. *Physiol Behav* 2007 July 24; 91(4):343–351.

[47] Wortham NC, Tomlinson IP. Dercum's disease. *Skinmed* 2005 May–June; 4(3):157–162; quiz 63–64.

[48] Stallworth JM, Hennigar GR, Jonsson HT, Jr. et al. The chronically swollen painful extremity. A detailed study for possible etiological factors. *JAMA* 1974 June 24; 228(13):1656–1659.

[49] Woerdeman MJ, van Dijk E. Piezogenic papules of the feet. *Acta Derm Venereol* 1972; 52(5):411–414.

[50] Faille RJ. Low back pain and lumbar fat herniation. *Am Surg* 1978 June; 44(6):359–361.

[51] Duri ZA, Aichroth PM, Dowd G. The fat pad. Clinical observations. *Am J Knee Surg* 1996 Spring; 9(2):55–66.

[52] Knittle JL, Timmers K, Ginsberg-Fellner F et al. The growth of adipose tissue in children and adolescents. Cross-sectional and longitudinal studies of adipose cell number and size. *J Clin Invest* 1979 February; 63(2):239–246.

[53] Bray GA. Obesity—A state of reduced sympathetic activity and normal or high adrenal activity (the autonomic and adrenal hypothesis revisited). *Int J Obes* 1990; 14 Suppl 3:77–91.

[54] Sotornik R, Brassard P, Martin E et al. Update on adipose tissue blood flow regulation. *Am J Physiol Endocrinol Metab* 2012 May 1; 302(10):E1157–E1170.

[55] Williams LR, Leggett RW. Reference values for resting blood flow to organs of man. *Clin Phys Physiol Meas* 1989 August; 10(3):187–217.

[56] Larsen OA, Lassen NA, Quaade F. Blood flow through human adipose tissue determined with radioactive xenon. *Acta Physiol Scand* 1966 March; 66(3):337–345.

[57] Trayhurn P. Hypoxia and adipose tissue function and dysfunction in obesity. *Physiol Rev* 2013 January; 93(1):1–21.

[58] Goossens GH, Blaak EE. Adipose tissue oxygen tension: Implications for chronic metabolic and inflammatory diseases. *Curr Opin Clin Nutr Metab Care* 2012 November; 15(6):539–546.

[59] Bulow J, Astrup A, Christensen NJ et al. Blood flow in skin, subcutaneous adipose tissue and skeletal muscle in the forearm of normal man during an oral glucose load. *Acta Physiol Scand* 1987 August; 130(4):657–661.

[60] Coppack SW, Evans RD, Fisher RM et al. Adipose tissue metabolism in obesity: Lipase action in vivo before and after a mixed meal. *Metabolism* 1992 March; 41(3):264–272.

[61] Evans K, Clark ML, Frayn KN. Effects of an oral and intravenous fat load on adipose tissue and forearm lipid metabolism. *Am J Physiol* 1999 February; 276(2 Pt 1):E241–E248.

[62] Evans K, Clark ML, Frayn KN. Carbohydrate and fat have different effects on plasma leptin concentrations and adipose tissue leptin production. *Clin Sci (Lond)* 2001 May; 100(5):493–498.

[63] Fugmann A, Millgard J, Sarabi M et al. Central and peripheral haemodynamic effects of hyperglycaemia, hyperinsulinaemia, hyperlipidaemia or a mixed meal. *Clin Sci (Lond)* 2003 December; 105(6):715–721.

[64] Simonsen L, Bulow J, Astrup A et al. Diet-induced changes in subcutaneous adipose tissue blood flow in man: Effect of beta-adrenoceptor inhibition. *Acta Physiol Scand* 1990 June; 139(2):341–346.

[65] Ardilouze JL, Fielding BA, Currie JM et al. Nitric oxide and beta-adrenergic stimulation are major regulators of preprandial and postprandial subcutaneous adipose tissue blood flow in humans. *Circulation* 2004 Januray 6; 109(1):47–52.

[66] Blaak EE, van Baak MA, Kemerink GJ et al. Beta-adrenergic stimulation and abdominal subcutaneous fat blood flow in lean, obese, and reduced-obese subjects. *Metabolism* 1995 February; 44(2):183–187.

[67] Samra JS, Simpson EJ, Clark ML et al. Effects of epinephrine infusion on adipose tissue: Interactions between blood flow and lipid metabolism. *Am J Physiol* 1996 November; 271(5 Pt 1):E834–E839.

[68] Millet L, Barbe P, Lafontan M et al. Catecholamine effects on lipolysis and blood flow in human abdominal and femoral adipose tissue. *J Appl Physiol* 1998 July; 85(1):181–188.

[69] Karpe F, Fielding BA, Ardilouze JL et al. Effects of insulin on adipose tissue blood flow in man. *J Physiol* 2002 May 1; 540(Pt 3):1087–1093.

[70] Karpe F, Tan GD. Adipose tissue function in the insulin-resistance syndrome. *Biochem Soc Trans* 2005 November; 33(Pt 5):1045–1048.

[71] Ardilouze JL, Sotornik R, Dennis LA et al. Failure to increase postprandial blood flow in subcutaneous adipose tissue is associated with tissue resistance to adrenergic stimulation. *Diabetes Metab* 2012 February; 38(1):27–33.

[72] Gesta S, Tseng YH, Kahn CR. Developmental origin of fat: Tracking obesity to its source. *Cell* 2007 October 19; 131(2):242–256.

[73] Rosen ED, MacDougald OA. Adipocyte differentiation from the inside out. *Nat Rev Mol Cell Biol* 2006 December; 7(12):885–896.

[74] Hausman GJ, Richardson RL. Adipose tissue angiogenesis. *J Anim Sci* 2004 March; 82(3):925–934.

[75] Nishimura S, Manabe I, Nagasaki M et al. Adipogenesis in obesity requires close interplay between differentiating adipocytes, stromal cells, and blood vessels. *Diabetes* 2007 June; 56(6):1517–1526.

[76] Spalding KL, Arner E, Westermark PO et al. Dynamics of fat cell turnover in humans. *Nature* 2008 June 5; 453(7196):783–787.

[77] Maumus M, Sengenes C, Decaunes P et al. Evidence of in situ proliferation of adult adipose tissue-derived progenitor cells: Influence of fat mass microenvironment and growth. *J Clin Endocrinol Metab* 2008 October; 93(10):4098–4106.

[78] Gregoire FM, Smas CM, Sul HS. Understanding adipocyte differentiation. *Physiol Rev* 1998 July; 78(3):783–809.

[79] Heilbronn L, Smith SR, Ravussin E. Failure of fat cell proliferation, mitochondrial function and fat oxidation results in ectopic fat storage, insulin resistance and type II diabetes mellitus. *Int J Obes Relat Metab Disord* 2004 December; 28 Suppl 4:S12–S21.

[80] Virtue S, Vidal-Puig A. Adipose tissue expandability, lipotoxicity and the Metabolic Syndrome—An allostatic perspective. *Biochim Biophys Acta* 2010 March; 1801(3):338–349.

[81] Hausman GJ, Campion DR, Martin RJ. Search for the adipocyte precursor cell and factors that promote its differentiation. *J Lipid Res* 1980 August; 21(6):657–670.

[82] Hausman DB, DiGirolamo M, Bartness TJ et al. The biology of white adipocyte proliferation. *Obes Rev* 2001 November; 2(4):239–254.

[83] Tang QQ, Lane MD. Adipogenesis: From stem cell to adipocyte. *Annu Rev Biochem* 2012; 81:715–736.

[84] Ailhaud G, Grimaldi P, Negrel R. Cellular and molecular aspects of adipose tissue development. *Annu Rev Nutr* 1992; 12:207–233.

[85] Tang W, Zeve D, Suh JM et al. White fat progenitor cells reside in the adipose vasculature. *Science* 2008 October 24; 322(5901):583–586.

[86] Zuk PA, Zhu M, Ashjian P et al. Human adipose tissue is a source of multipotent stem cells. *Mol Biol Cell* 2002 December; 13(12):4279–4295.

[87] Phinney DG, Prockop DJ. Concise review: Mesenchymal stem/multipotent stromal cells: The state of transdifferentiation and modes of tissue repair—Current views. *Stem Cells* 2007 November; 25(11):2896–2902.

[88] Gronthos S, Franklin DM, Leddy HA et al. Surface protein characterization of human adipose tissue-derived stromal cells. *J Cell Physiol* 2001 October; 189(1):54–63.

[89] De Ugarte DA, Alfonso Z, Zuk PA et al. Differential expression of stem cell mobilization-associated molecules on multi-lineage cells from adipose tissue and bone marrow. *Immunol Lett* 2003 October 31; 89(2–3):267–270.

[90] Ryden M, Dicker A, Gotherstrom C et al. Functional characterization of human mesenchymal stem cell-derived adipocytes. *Biochem Biophys Res Commun* 2003 November 14; 311(2):391–397.

[91] Dicker A, Le Blanc K, Astrom G et al. Functional studies of mesenchymal stem cells derived from adult human adipose tissue. *Exp Cell Res* 2005 August 15; 308(2):283–290.

[92] Sengenes C, Lolmede K, Zakaroff-Girard A et al. Preadipocytes in the human subcutaneous adipose tissue display distinct features from the adult mesenchymal and hematopoietic stem cells. *J Cell Physiol* 2005 October; 205(1):114–122.

[93] Miranville A, Heeschen C, Sengenes C et al. Improvement of postnatal neovascularization by human adipose tissue-derived stem cells. *Circulation* 2004 July 20; 110(3):349–355.

[94] Fukumura D, Ushiyama A, Duda DG et al. Paracrine regulation of angiogenesis and adipocyte differentiation during in vivo adipogenesis. *Circ Res* 2003 October 31; 93(9):e88–e97.

[95] Majka SM, Fox KE, Psilas JC et al. De novo generation of white adipocytes from the myeloid lineage via mesenchymal intermediates is age, adipose depot, and gender specific. *Proc Natl Acad Sci USA* 2010 August 17; 107(33):14781–14786.

[96] Sera Y, LaRue AC, Moussa O et al. Hematopoietic stem cell origin of adipocytes. *ExpHematol* 2009 September; 37(9):1108–1120, 20 e1–e4.

[97] Tomiyama K, Murase N, Stolz DB et al. Characterization of transplanted green fluorescent protein+ bone marrow cells into adipose tissue. *Stem Cells* 2008 February; 26(2):330–338.

[98] Gimble JM, Katz AJ, Bunnell BA. Adipose-derived stem cells for regenerative medicine. *Circ Res* 2007 May 11; 100(9):1249–1260.

[99] Curat CA, Miranville A, Sengenes C et al. From blood monocytes to adipose tissue-resident macrophages: Induction of diapedesis by human mature adipocytes. *Diabetes* 2004 May; 53:1285–1292.

[100] Weisberg SP, McCann D, Desai M et al. Obesity is associated with macrophage accumulation in adipose tissue. *J Clin Invest* 2003 December 15; 112:1796–808.

[101] Clément K, Viguerie N, Poitou C et al. Weight loss regulates inflammation-related genes in white adipose tissue of obese subjects. *FASEB J* 2004; 18:1657–1669.

[102] Cancello R, Henegar C, Viguerie N et al. Reduction of macrophage infiltration and chemoattractant gene expression changes in white adipose tissue of morbidly obese subjects after surgery-induced weight loss. *Diabetes* 2005 August; 54(8):2277–2286.

[103] Cancello R, Tordjman J, Poitou C et al. Increased infiltration of macrophages in omental adipose tissue is associated with marked hepatic lesions in morbid human obesity. *Diabetes* 2006 June; 55(6):1554–1561.

[104] Harman-Boehm I, Bluher M, Redel H et al. Macrophage infiltration into omental versus subcutaneous fat across different populations: Effect of regional adiposity and the comorbidities of obesity. *J Clin Endocrinol Metab* 2007 June; 92(6):2240–2247.

[105] Bourlier V, Zakaroff-Girard A, Miranville A et al. Remodeling phenotype of human subcutaneous adipose tissue macrophages.

Circulation 2008 Februray 12; 117(6):806–815.

[106] Xu H, Barnes GT, Yang Q et al. Chronic inflammation in fat plays a crucial role in the development of obesity-related insulin resistance. *J Clin Invest* 2003 December 15, 2003; 112: 1821–1830.

[107] Caspar-Bauguil S, Cousin B, Galinier A et al. Adipose tissues as an ancestral immune organ: Site-specific change in obesity. *FEBS Lett* 2005 July 4; 579(17):3487–3492.

[108] Wu H, Ghosh S, Perrard XD et al. T-cell accumulation and regulated on activation, normal T cell expressed and secreted upregulation in adipose tissue in obesity. *Circulation* 2007 February 27; 115(8):1029–1038.

[109] Rupnick MA, Panigrahy D, Zhang CY et al. Adipose tissue mass can be regulated through the vasculature. *Proc Natl Acad Sci USA* 2002 August 6; 99(16):10730–10735.

[110] Kolonin MG, Saha PK, Chan L et al. Reversal of obesity by targeted ablation of adipose tissue. *Nat Med* 2004 June; 10(6): 625–632.

[111] Brakenhielm E, Cao R, Gao B et al. Angiogenesis inhibitor, TNP-470, prevents diet-induced and genetic obesity in mice. *Circ Res* 2004 June 25; 94(12):1579–1588.

[112] Horowitz JF. Fatty acid mobilization from adipose tissue during exercise. *Trends Endocrinol Metab* 2003 October; 14(8):386–392.

[113] Langin D, Lafontan M. Lipolysis and lipid mobilization in human adipose tissue. In: Bray GA and Bouchard, C, eds., *Handbook of Obesity Etiology and Pathophysiology.* New York: Marcel Dekker, Inc., 2004, pp. 515–532.

[114] Lafontan M, Langin D. Lipolysis and lipid mobilization in human adipose tissue. *Prog Lipid Res* 2009 September; 48(5):275–297.

[115] Acheson KJ, Schutz Y, Bessard T et al. Glycogen storage capacity and de novo lipogenesis during massive carbohydrate overfeeding in man. *Am J Clin Nutr* [Research Support, Non-U.S. Gov't]. 1988 August; 48(2):240–247.

[116] Aarsland A, Chinkes D, Wolfe RR. Hepatic and whole-body fat synthesis in humans during carbohydrate overfeeding. *Am J Clin Nutr* 1997 June; 65(6):1774–1782.

[117] Pohl J, Ring A, Hermann T et al. Role of FATP in parenchymal cell fatty acid uptake. *Biochim Biophys Acta* 2004 November 8; 1686(1–2):1–6.

[118] Stahl A, Evans JG, Pattel S et al. Insulin causes fatty acid transport protein translocation and enhanced fatty acid uptake in adipocytes. *Dev Cell* 2002; 2:477–488.

[119] Hajri T, Abumrad NA. Fatty acid transport across membranes: Relevance to nutrition and metabolic pathology. *Annu Rev Nutr* 2002; 22:383–415.

[120] Gargiulo CE, Stuhlsatz-Krouper SM, Schaffer JE. Localization of adipocyte long-chain fatty acyl-CoA synthetase at the plasma membrane. *J Lipid Res* 1999 May; 40(5):881–892.

[121] Lobo S, Wiczer BM, Smith AJ et al. Fatty acid metabolism in adipocytes: Functional analysis of fatty acid transport proteins 1 and 4. *J Lipid Res* 2007 March; 48(3):609–620.

[122] Coleman RA, Lee DP. Enzymes of triacylglycerol synthesis and their regulation. *Prog Lipid Res* 2004 March; 43(2):134–176.

[123] Zechner R, Strauss JG, Haemmerle G et al. Lipolysis: Pathway under construction. *Curr Opin Lipidol* 2005 June; 16(3):333–340.

[124] Langin D. Adipose tissue lipolysis as a metabolic pathway to define pharmacological strategies against obesity and the metabolic syndrome. *Pharmacol Res* 2006; 53:482–491.

[125] Moro C, Lafontan M. Natriuretic peptides and cGMP signaling control of energy homeostasis. *Am J Physiol Heart Circ Physiol* 2013 February 1; 304(3):H358–H368.

[126] Lafontan M, Berlan M. Fat cell alpha 2-adrenoceptors: The regulation of fat cell function and lipolysis. *Endocr Rev* 1995 December; 16(6):716–738.

[127] Arner P. Catecholamine-induced lipolysis in obesity. *Int J Obes* 1999; 23 Suppl 1:10–13.

[128] Jensen MD. Lipolysis: Contribution from regional fat. *Annu Rev Nutr* 1997; 17:127–139.

[129] Stich V, deGlisezinski I, Crampes F et al. Activation of alpha2-adrenergic receptors impairs exercise-induced lipolysis in SCAT of obese subjects. *Am J Physiol* 2000; 279:R499–R504.

[130] Manolopoulos KN, Karpe F, Frayn KN. Marked resistance of femoral adipose tissue blood flow and lipolysis to adrenaline in vivo. *Diabetologia* 2012 November; 55(11):3029–3037.

[131] Mauriege P, Galitzky J, Berlan M et al. Heterogeneous distribution of beta and alpha-2 adrenoceptor binding sites in human fat cells from various fat deposits: Functional consequences. *Eur J Clin Invest* 1987 April; 17(2):156–165.

[132] Ceddia RB. Direct metabolic regulation in skeletal muscle and fat tissue by leptin: Implications for glucose and fatty acids homeostasis. *Int J Obes* 2005 October; 29(10):1175–1183.

[133] Lafontan M, Viguerie N. Role of adipokines in the control of energy metabolism: Focus on adiponectin. *Curr Opin Pharmacol* 2006 December; 6(6):580–585.

[134] Kadowaki T, Yamauchi T, Kubota N et al. Adiponectin and adiponectin receptors in insulin resistance, diabetes and the metabolic syndrome. *J Clin Invest* 2006; 116:1784–1792.

[135] Bastard J-P, Vatier C, Fève B. Adiponectin: An adipokine with multiple faces. In: Bastard JP and Fève, B, eds. *Physiology and Physiopathology of Adipose Tissue*. Paris, France: Springer Verlag France, 2013, pp. 187–200.

[136] Preedy V, Hunter RJ, eds. *Adipokines*. Boca Raton, FL: CRC Press, 2011.

[137] Fain JN. Release of interleukins and other inflammatory cytokines by human adipose tissue is enhanced in obesity and primarily due to the nonfat cells. *Vitam Horm* 2006; 74:443–477.

7

如何评估衰老的皮肤：工具与技术

Sophie Mac-Mary, Jean-Marie Sainthillier, and Philippe Humbert

引言

皮肤衰老常常由以下几种过程引起：自然衰老（包括女性更年期激素降低引起的老化）、长期日晒、居住环境影响及分解代谢增加。通过临床试验的反复研究表明，上述因素对皮肤衰老的发生发展具有组织学及功能上的影响[42-44, 52]。从生物学到皮肤表现，从生物力学评估到临床评分，这其中有许多有价值的科学工具可以量化皮肤老化的程度以及相应的美容治疗的效果（表 7.1）。

生物学

从生物学的角度来看，评估皮肤衰老的过程有多种机制，包括氧化应激、线粒体功能障碍、端粒缩短和各种遗传机制[10, 40, 55, 68, 69]。

迄今为止，生物学研究主要集中于特定类型的皮肤细胞（如角质细胞[25]、成纤维细胞[23]、黑素细胞[15]）或皮肤的某一组织成分（如表皮、真皮、结缔组织），而忽略了皮肤整体是一个生物学网络。不仅如此，皮肤重建还是一个不断发展的模型[31-33, 39, 59]：它涵盖了皮肤色素沉着、皮肤免疫活性、内皮化或真皮下。

近年来，微阵列技术通过绘制与衰老发病机制相关的基因和通路已成为筛选遗传物质的重要工具[45, 49, 68]（图 7.1）。

然而，这些研究依赖于皮肤标本的取样、主要操作者和伦理道德的限制，皮肤重建的形成是一个漫长而又艰难的实施过程（从细胞分离到建模，往往只有几个样品的培养结果是可用的）。

皮肤外植体是一种非常方便的模型，用于可视化和量化组织学标记物和生物学靶标的修饰（如在缺乏营养的培养基中培养外植体、研究紫外线或污染的影响等）。很遗憾的是，该模型只能研究几天（<14 天）。

由于红外、共聚焦和拉曼光谱等非侵入性结构和分子分析的技术进步，现在可以进行光学活检。

最初这些技术主要被用于测量皮肤的含水量，但通过他们结合的主成分分析等统计分析的结果（PCA）也提供了定性和定量的信息，以及内部及跨链组织提取或仿生脂质混合物[42, 47, 65, 66]。因此，可以估计角质层（SC）脂质屏障功能的变化，其表现为构象和组织状态的分子变化[65]。所有这些技术都是最有前途的技术，但由于其费用高昂和研究范围缩小（造成重新定位的困难），以及对结果的解释仍然很复杂，目前它们的使用受到限制。

仪器、仪表

我们还可以通过非侵袭性的方式来客观地量化皮肤的这些生理变化的影响，感谢目前可用的大量的生物医学仪器。与皮肤老化相关的重要特征：肌肤弹性、紧致度、皮脂分泌程度、水合作用、光滑度及皮肤光泽都可以进行评估。

然而，这些调查需要一个严谨的方法[14]。需要对测量有经验的临床医生执行，在特定的环境下（温度和湿度），针对同一解剖区域的皮肤，皮肤没有使用化妆品或护肤品，以及受试者在测试前至少休息 15 分钟作为前提可控条件。

随着年龄的增长，皮肤弹性下降

通过力学性能的评估能了解皮肤的固有力学性能和功能状态，如皮肤的弹性成分（弹性纤维、结缔组织编织、角质层的柔韧性）或具有黏性行为的成分（组织液的流动性和黏度、组织内的摩擦）[2]。

诸多仪器可以在皮肤评估时应用（扭矩计为DTM®），通过吸入（Cutometer® Courage & Khazaka 或 DermaLab® 弹性皮层技术），或通过缩进（ballistometer

表 7.1　在评估皮肤衰老时需要考虑的主要因素

生物学	组织学	生物计量学	临床表现与评分
DNA、蛋白质、脂类的分子结构改变	上皮层变薄	皮脂分泌↓	干燥病
线粒体功能紊乱	（或由光老化引起的增厚）	水合程度↓	细纹↑
端粒缩短	真皮–表皮交界处变平	皮肤弹性↓	粗纹↑
细胞凋亡上调	结缔组织丢失及真皮萎缩	皮肤微隆起	皱纹↑
神经酰胺类分子↓	弹性纤维断裂和增厚	皮肤纹路	体积改变 / 下垂程度 / 眼袋等
（皱纹的深度和数量、纹路投影）	真皮乳头凸起↓	下垂度（纹路投影、立体成像）	皮肤紧致性 / 弹性
角化细胞增殖↓	皮肤透明度	肤色和质地	皮肤光泽 / 色泽质地
上皮细胞周转↓	纤维细胞↓		雀斑 / 皮肤均匀度
前胶原蛋白合成↓	黑色素细胞↓		
黏多糖↓	色素细胞分布异质性		
酶类物质变化			
超氧化物歧化酶、过氧化氢酶和谷胱甘肽过氧化物酶↓			
金属蛋白酶↑			
弹性蛋白酶合成↑			
弹性蛋白表达↑			
自由基生成↑			
高级蛋白质终产物↑			

注：从生物学到临床评分。

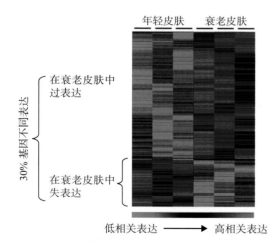

图 7.1　通过层次聚类分析，发现年轻人（26 岁）与老年人（56 岁）皮肤基因表达差异。大多数过表达的基因编码的蛋白与衰老和氧化应激有关，而那些过表达的基因则与屏障功能和再生过程有关（引自 Montastier）。

Diastron®，它评估光锤下降与给定的反弹能量到一个表面[1]）实施。所有这些技术都量化了皮肤相关但不完全相同的方面：吸力法主要测量弹性，而压痕法测量硬度[34]。此外，这些评估之间的相关性往往很难执行，因为涉及的面积和测量条件的变化，这是重要的结果（Cutometer 和扭矩计可以用于不同的设置）。

可以从这些评估中确定许多参数（图 7.2）。以前

的研究表明，皮肤回缩与年龄[53]密切相关。年龄导致皮肤紧致度（Ur）和弹性（Ur/Ue）[15]降低。其他参数，如皮肤膨胀率（Ur/Uf）、总弹性（Ua/Uf）及最大恢复似乎也适合显示年龄的影响[37]，而与研究部位（脸颊、颈部、前臂、手）无关。对颞部的评估也表明皮肤流动性（Uv/Ue）增加[12]。

女性更年期与光老化，皮脂腺活动减少[71]

可以通过一些采集设备（如 Cuderm 的 Sebutape® 或 Courage & Khazaka 的 Sebufix®）来快速评估皮脂分泌水平。紧贴在皮肤上 5 秒钟后，油斑就会显露出来。因此，可以通过将其与参考模式进行比较来进行临床评分，或通过图像分析来评估皮脂水平。通过油脂斑点测光法（Sebumeter®，Courage & Khazaka）也可以很容易地测量油脂的含量[57]。

随着年龄的增长，皮肤变得更透明干燥，伤口愈合延迟

在健康的皮肤中，角质形成细胞的增殖 / 分化过程与角质细胞的脱屑之间存在一种平衡。每天一层角质层被清除，下面的表皮合成一层新的角质层。年轻人的角质层大约在 20 天内更新，而老年人的角质层大约在 10 天内更新[28]。这项技术涉及对一种标记染料

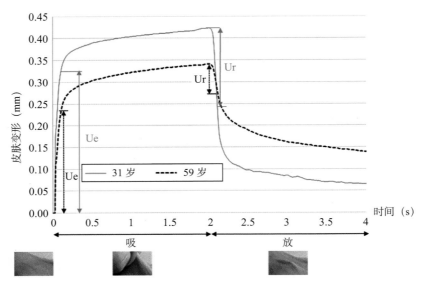

图 7.2　年龄 31 岁（红线）、59 岁（黑点线）的女性颞部皮肤用皮肤测试仪测量的曲线。老年女性皮肤的补水和弹性要差得多（Ur 和 Ur/Ue 更低：年轻女性的 Ur/Ue=0.554，年长女性的 Ur/Ue=0.329）。

（氯氰胺）消失的评估，用荧光法或二羟基丙酮法进行分析，用色度计进行评估[56]。

角质层的含水量不仅与角质层的美观有关，而且与角质层的功能有关。皮肤干燥很容易通过黏胶取样和分析来评估（D-Squame® 来自 Cuderm，或 Corneofix® 来自 Courage & Khazaka）。临床评分可以通过将样本的外观与参考模式进行比较，或通过图像分析和计算标度指数[9]进行定量。皮肤导电性能评估（Courage & Khazaka 的 Corneometer® 电容，NOVA™ 技术公司的 DPM9003® 阻抗，或来自 IBS 的 Skicon-200EX®）提供皮肤表面水合作用的间接评估。得益于德尔芬科技（Delfin Technologies）的保湿仪[3]，皮肤水化不仅可以在表面上测量，还可以在深度上测量。

随着年龄的增长，皮肤变得更粗糙（皱纹变得更宽）和异质性[7, 37, 38]。

以往的研究结果已经很好地证明了皮肤表面外观[63]以及肤色均匀性[46]受年龄的强烈影响。

光学轮廓术可能是目前最广泛使用的获取高分辨率三维图像的技术（DermaTop®，Eotech，Primos®，GFM）。该技术的原理是投射结构光，即在研究表面形成的条纹网络[30, 62, 64]。条纹通过浮雕使其变形（调控）。几个不同阶段的皮肤网络获取被摄像机记录下来，经过专用软件的处理，研究区域的三维轮廓可以在几秒钟内得到重建。这在形态变化的研究中特别有趣，这些变化发生在前额、鱼尾纹或脸颊上，如皱纹的出现、下颌轮廓的下垂、眼袋和 / 或眼眶周围的黑眼圈（图 7.3）。这项技术的优点是可以在没有任何接触的情况下获得精确的表面测量，并为在体内或从体外直接研究皮肤提供了可能性。因此，它很好地适应了不同皮肤。测量场的大小有可能与研究对象相适应，这是一种非常有趣的临床评价工具。然而，这种技术仍然很昂贵，需要技术支撑和计算能力。

光学 2D 系统（如 Visioscan），可提供半定量的粗糙度和纹理信息[22]，这些系统价格更便宜，更易于使用，但受肤色影响。

随着年龄的增长，肤色的异质性是一种普遍现象

肤色的不均匀性、皮肤的光扩散特性和亮度似乎最能影响消费者对不同年龄[58]的皮肤视觉外观的感知。

其中困难在于评估颜色依赖的 3 个互动因素：光源、皮肤和观察者（皮肤的颜色是由于光线反射后在不同方向上的吸收光，特别其特定的波长）[60]。如果其中之一发生变化（光源的性质和强度、皮肤对光线的反射和吸收、观察者的敏感度以及观察者相对于皮肤的位置），所测量的颜色也会发生变化。皮肤颜色评估的具体指南已经发布[24]。

仪器评估是完全基于物理定律的，目前已经发展到给予更可靠的以及比眼睛更客观的人体皮肤量化分析。这只是一个评估，有时甚至是需要个别分析[61]。分光光度计、色度计等皮肤反射率测量装置的优点是控制光源和观察者。分光光度法使用选定的波长在可见光范围内，测量吸光度和反射（分光光度计 CM2600 KonicaMinolta®）或三色（蓝、红、

绿）分析反射光的皮肤结构（Chromameter CR400 KonicaMinolta®，色度计 CL400® 的 Coverage& Khazaka DSMII ColorMeter® 皮层技术）。肤色通常由国际肤色委员会（CIE）定义的 L*a*b* 颜色空间来表示，它给出了人类颜色感知的 3D 表示。在这个系统中，L*（黑白轴）表示表面亮度，a* 表示红绿轴上的一个点，b* 表示蓝黄轴上的一个点。先前发表的研究表明 L* 在白种人面部皮肤中可能与抗衰老治疗效果有关[70]。

专门用于评估皮肤色素沉着和红斑的窄带分光光度计（DermaSpectrometer® 来自 Cortex Technology，Mexameter MX18® 来自 Courage & Khazaka）及非侵入性的荧光装置[54]评估了糖基化终末产物的黄褐色沉淀。然而，这些系统只允许对局部皮肤颜色进行评估。

有了标准化的摄影方法，不仅可以用于说明，而且可以将形态测量与色彩分析联系起来[摄影使用三刺激（红、蓝、绿）样色度计]。此外，通过摄影可以通过滤光器（紫外线或光的交叉偏振）揭示或增加色素沉着和血管疾病的可见性（图 7.4）。只有在确保所评估的色彩尽可能接近真实，且拍摄是可重现的情况下，才能进行量化。这意味着使用相同的相机，在相同的照明条件下，具有相同的设置：曝光、焦距和白平衡。受试者必须始终处于同一位置，不得化妆或佩戴珠宝。头发不能太明显，衣服不能有黑色的外衣。如有必要，应在现场放置校色图，以纠正志愿者面部的色度偏差。然后，可以选择感兴趣的区域，通过图像处理，在显示 L*a*b* 坐标之前，计算平均颜色。近年来取得了许多进展，通过专门的系统和软件程序现在可以在不同的时间简单而准确地拍摄和比较照片。

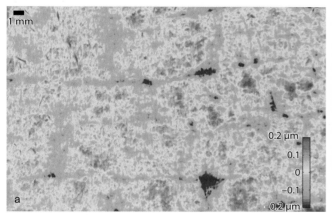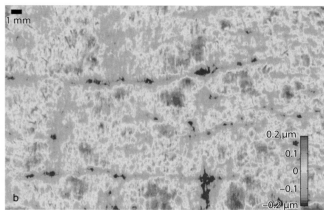

图 7.3　两张相隔 3 年的同一女性前额（30 mm×20 mm）图像。a. 39 岁。b. 41 岁。轻微增加的"浮雕"是可见的：2 个中断的水平皱纹在第一张图像中几乎看不见，然后他们变得更深和连续。这些变化意味着体积增加了 5%。

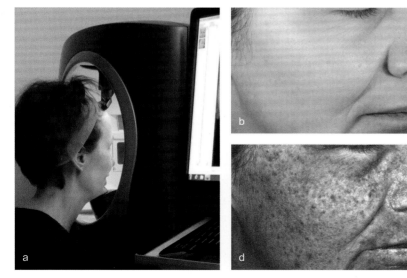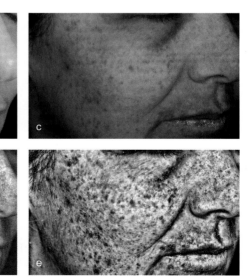

图 7.4　Visia 在正常光（b）和紫外线（c）模式下拍摄的照片示例。从这些图像中，可以应用数字滤波器来区分与卟啉类荧光相关的信息或与光老化相关的信息。

立体表格（Eotech 的 Visio-3D®、Monaderm 的 Mona-photo RC05® 等）和光盒已被开发，以确保所有这些条件得到满足（欧莱雅[17]的 Chromasphere®、Courage & Khazaka 的 Visioface、Canfield 的 Visia®、Eotech 的 Visiosphere® 等）。

皮肤微循环的变化可以通过内镜定量并定性评估[41]。

临床评分

临床评分仍然是评估皮肤老化最简单、最快和最便宜的方法。仪器必须在标准化条件下进行：空调房、均匀稳定的照明（Evalux®Bench from Orion TechnoLab，图 7.5）、每次评估的临床医生相同、皮肤不化妆、患者休息 15 分钟后评分等。

可以全方位进行评估（外观、皮肤[60]的成熟度等级、皱纹的强度）和 / 或逐步增加对患者及其皮肤的准确性（前额皱纹的强度、鱼尾纹的强度等）评估。可以由患者本人或专家直接在患者面前进行，也可以在稍后的照片分析中进行。患者自我评估的优点是，他们考虑了主观感受，如不舒服、瘙痒和刺痛，但由训练有素的临床医生进行的评估更客观。

视觉评分（斑点、皱纹、眼袋、上睑下垂）通常与触觉评估（皮肤粗糙、柔软、松弛、弹性等）相关。可以使用描述性评分系统（定性评分）、视觉模拟量表和 / 或摄影系统来完成[21, 26, 35]。定性评分使用描述临床状态的单词或句子（如无、轻度、中度和严重老化）[21, 26, 35]。这些评分也可以用数字等级（0、1、2、3）代替。在一个有序量表上，等级的数量应该与调查者的最大灵敏度相关。如果分数高，则接近连续数字，因此可以使用模拟量表。这些评价系统通常有很好的相关性，尽管在 60 岁以上的女性中，模拟量表似乎"低估"了它们，而有序量表往往"高估"了它们。

近年来发表的许多文章对客观评价提出了有益的建议，有助于减少心理感觉评价的主观性，促进了相互研究和各中心间的比较。它们包括照相量表[4-6, 20]、彩色图表[17, 36, 50]或综合临床评分，以便对皮肤的年龄进行整体评估[11, 29, 51, 67]。此外，白种人、亚洲人、非洲裔美国人[4-6]和印度人的皮肤[8]也有照相量表。

在过去的十年里，美容手术的数量有了很大的增长。一套经过验证的量表是与美容医学不同专业的专家一起开发的，是用于评估针对衰老的美容手术[11]关键的标志。

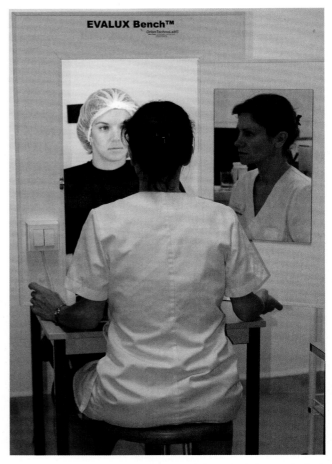

图 7.5 临床评分中使用示例的环境条件为临床评分和自我评估提供均匀的皮肤光线。这些评估必须在标准化的条件下进行：必须避免自然光，以及任何可能干扰评估的物体，如头发、珠宝、衣服和化妆品。此外，主体必须始终放在相同的位置，并从相同的角度进行观察。

总结

皮肤衰老是一种普遍的生理现象，它影响着皮肤的生理、机械或视觉的大部分特征。这些变化说明了可用仪器评估，从基因组分析到视觉评分，包括皮肤的 3D 图像分析。这些工具的使用需要严格的方法。它们提高了我们对皮肤衰老的细胞和分子机制及其临床影响的认识。

此外，这些技术对于皮肤老化的建模以及新疗法的开发和测试都十分有用。因此，许多研究人员试图通过结合临床评分和生物力学来评估获得表征皮肤年龄的参数[18, 29, 48]或感知年龄[13, 27, 67]。由于技术手段的结合（基因治疗、干细胞移植、组织工程、细胞和组织类型的重新编程），再生医学取得了最新进展[19]。

参考文献

[1] Adhoute H, Berbis E, Privat Y. Ballistometric properties of aged skin. In: Lévêque JL, Agache P, eds. *Ageing Skin: Properties and Functional Changes*. New York: Marcel Dekker, 1993, pp. 39–48.

[2] Agache P, Varchon D. Mechanical behavior assessment. In: Agache P, Humbert P, eds. Measuring the skin. Berlin, Germany: Springer-Verlag, 2004, pp. 33–39.

[3] Alanen E, Nuutinen J, Nicklen K, Lahtinen T, Mönkkönen J. Measurement of hydration in the *stratum corneum* with the MoistureMeter and comparison with the corneometer. *Skin Res Technol* 2004; 10:32–37.

[4] Bazin R, Doublet E. *Atlas du vieillissement cutané: Volume 1, Population européenne*. Paris, France: Ed Med Com, 2007.

[5] Bazin R, Flament F. *Atlas du vieillissement cutané: volume 2, Asian type*. Paris, France: Ed Med Com, 2010.

[6] Bazin R, Flament F, Giron F. *Atlas du vieillissement cutané: volume 3, population Afro-Américaine*. Paris, France: Ed Med Com, 2012.

[7] Bazin R, Leveque JL. Longitudinal study of skin ageing: From microrelief to wrinkles. *Skin Res Technol* 2011; 17:135–140.

[8] Bernois A, Huber A, Derome C, Drouault Y et al. A photographic scale for the evaluation of facial skin ageing in Indian women. *Eur J Dermatol* 2011; 21:700–704.

[9] Black D, Boer J, Lagarde JM. Image analysis of skin scaling using D-Square((T)) samplers: Comparison with clinical scoring and use for assessing moisturizer efficacy. *Int J Cosmet Sci* 2006; 28:35–44.

[10] Callaghan TM, Wilhelm KP. A review of ageing and an examination of clinical methods in the assessment of ageing skin. Part I: Cellular and molecular perspectives of skin ageing. *Int J Cosmet Sci* 2008; 30:313–322.

[11] Carruthers A, Carruthers J. A validated facial grading scale: The future of facial ageing measurement tools? *J Cosmet Laser Ther* 2010; 12:235–241.

[12] Choi JW, Kwon SH, Huh CH et al. The influences of skin visco-elasticity, hydration level and ageing on the formation of wrinkles: A comprehensive and objective approach. *Skin Res Technol* 2013; 19:e349–e355.

[13] Christensen K, Thinhhaard M, MacGue M et al. Perceived age as clinically useful biomarker of ageing: Cohort study. *Br Med J* 2009; 339:b5262.

[14] Clary P, Barel O. New European Legislation concerning efficacy claims of cosmetic products. An overview of different methods of evaluation. In: *Handbook of Cosmetic Science and Technology*. Fourth Edition. Barel O, Paye M, Maibach HI (Eds.), New York: Edition Informa Healthcare, 2014, pp. 637–645.

[15] Costin G, Hearing V. Human skin pigmentation: Melanocytes modulate skin color in response to stress. *FASEB J* 2007; 21:976–994.

[16] Couturaud V, Coutable J, Khaiat A. Skin biomechanical properties: In vivo evaluation of influence of age and body site by a non-invasive method. *Skin Res Technol* 1995; 1:68–73.

[17] De Rigal J, Abella ML, Giron F et al. Development and validation of a new skin color chart. *Skin Res Technol* 2007; 13:101–109.

[18] Dicanio D, Sparacio R, Declercq L, Corstjens H. Calculation of apparent age by linear combination of facial skin parameters: A predictive tool to evaluate the efficacy of cosmetic treatments and to assess the predisposition to accelerated ageing. *Biogerontology* 2009; 10:757–772.

[19] Dieckmann C, Renner R, Milkova L, Simon JC. Regenerative medicine in dermatology: Biomaterials, tissue engineering, stem cells, gene transfer and beyond. *Exp Dermatol* 2010; 19:697–706.

[20] Ezure T, Hosoi J, Amano S, Tsuchiya T. Sagging of the cheek is related to skin elasticity, fat mass and mimetic muscle function. *Skin Res Technol* 2009; 15:299–305.

[21] Faivre B, Agache P. Aged skin: Clinical signs and methodologic aspects. In: Leveque JL, Agache P, eds. *Ageing Skin Properties and Functional Changes*. Chap. 1. New York: M. Dekker, 1992, pp. 1–14.

[22] Ferreira MR, Costa PC, Bahia FM. Efficacy of anti-wrinkle products in skin surface appearance: A comparative study using non-invasive methods. *Skin Res Technol* 2010; 16:444–449.

[23] Fisher G, Varani J, Voorhees J. Looking older: Fibroblast collapse and therapeutic implications. *Arch Dermatol* 2008; 144:666–672.

[24] Fullerton A, Fischer T, Lahti A et al. Guidelines for measurement of skin colour and erythema. *Contact Dermatitis* 1996; 35:1–10.

[25] Gilchrest B. In vitro assessment of keratinocyte aging. *J Invest Dermatol* 1983; 81:184s–189s.

[26] Glogau RG. Aesthetic and anatomic analysis of the ageing skin. *Sem Cutan Med Surg* 1996; 15:134–138.

[27] Goodman GJ, Halstead MB, Rogers JD et al. A software program designed to educate patients on age-related skin changes of facial and exposed extrafacial regions: The results of a validation study. *Clin Cosmet Invest Dermatol* 2012; 5:23–31.

[28] Grove GL, Kligman AM. Age-associated changed in human epidermal cell renewal. *J Gerontol* 1983; 38:137–142.

[29] Guinot C, Malvy DJM, Ambroisine L et al. Relative contribution of intrinsic vs extrinsic factors to skin ageing as determined by a validated skin age score. *Arch Dermatol* 2002; 138:1454–1460.

[30] Hayashi S, Mimura K and Nishijima Y. Changes in surface configuration of the skin caused by ageing and application of cosmetics; three-dimensional analysis according to a new system based on image analysis and Fourier transformation. *Int J Cosmet Sci* 1989; 11:67–85.

[31] Humbert P, Viennet C, Legagneux K et al. In the shadow of the wrinkle: theories. *J Cosmet Dermatol* 2011; 11:72–78.

[32] Humbert P, Viennet C, Legagneux K et al. In the shadow of the wrinkle: Experimental models. *J Cosmet Dermatol* 2011; 11:79–83.

[33] Jeanmaire C, Danoux L, Pauly G. Glycation during human dermal intrinsic and actinic ageing: An in vivo and in vitro model study. *Br J Dermatol* 2001; 145:10–18.

[34] Jemec GB, Selvaag E, AgrenM, Wulf HC. Measurement of the mechanical properties of skin with ballistometer and suction cup. *Skin Res Technol* 2001; 7:122–126.

[35] Kappes UP. Skin ageing and wrinkles: Clinical and photographic scoring. *J Cosmet Dermatol* 2004; 3:23–25.

[36] Konishi N, Kawada A, Morimoto Y et al. New approach to the evaluation of skin color of pigmentary lesions using skin tone color scale. *J Dermatol* 2007; 34:441–446.

[37] Krueger N, Luebberding S, Oltmer M et al. Age-related changes in skin mechanical properties: A quantitative evaluation of 120 female subjects. *Skin Res Technol* 2013; 17:141–148.

[38] Lagarde JM, Rouvrais C, Black D. Topography and anisotropy of the skin surface with ageing. *Skin Res Technol* 2005; 11:110–119.

[39] Lebonvallet N, Jeanmaire C, Danoux L et al. The evolution and use of skin explants: Potential and limitations for dermatological research. *Eur J Dermatol* 2010; 20:671–684.

[40] Le Clerc S, Taing L, Ezzedine K et al. A genome-wide association study in caucasian women points out a putative role of the STXBP5L gene in facial photoageing. *J Invest Dermatol* 2013; 133:929–935.

[41] Li L, Mac-Mary S, Sainthillier JM et al. Age related-changes of the cutaneous microcirculation in vivo. *Gerontology* 2006; 52:142–153.

[42] Longo C, Casari A, Beretti F et al. Skin ageing: In vivo microscopic assessment of epidermal and dermal changes by means of confocal microscopy. *J Am Acad Dermatol* 2013; 68:e73–e82.

[43] Mac-Mary S, Viennet C. Vieillissement cutané (visible) et dommages cellulaires (invisibles). *Dermatologie Pratique* 2012; 361:2–3.

[44] Mac-Mary S, Sainthillier JM, Jeudy A, Sladen C, Williams C, Bell M, Humbert P. Assessment of the UVA cumulative exposure through the study of asymmetrical facial damage. *Clin Interv Aging* 2010; 5:277–284.

[45] Makrantonaki E, Brink TC, Zampeli V, Elewa RM. Identification of biomarkers of human skin ageing in both genders. Wnt signaling, a label of skin ageing ? *PLOS ONE* 2012; 7:e50393.

[46] Matts PJ, Fink B, Grammer K et al. Color homogeneity and visual perception of age, health, and attractiveness of female facial skin. *J Am Acad Dermatol* 2007; 57:977–984.

[47] Miyamae Y, Yamakawa Y, Kawabata M, Ozaki Y. A combined near-infrared diffuse reflectance spectroscopy and principal component analysis method of assessment for the degree of photoageing and physiological ageing of human skin. *Anal Sci* 2012; 28:1159–1164.

[48] Miyamoto K, Inoue Y, Hsueh K et al. Characterization of comprehensive appearances of skin ageing: An 11-year longitudinal study on facial skin ageing in Japanese females at Akita. *J Dermatol Sci* 2011; 64:229–236.

[49] Montastier C, Mac-Mary S, Lati E et al. In vitro and in vivo study of the angi-aging properties of a botanical complex. Anti-aging Medicine World Congress, Monaco, France, March 29–31, 2012.

[50] Musnier C, Piquemal P, Beau P, Pittet JC. Visual validation in vivo of "complexion radiance" using the CLBT sensoring methodology. *Skin Res Technol* 2004; 10:50–56.

[51] Nkengne A, Roure R, Rossi AB, Bertin C. The skin ageing index: A new approach for documenting anti-ageing products or procedures. *Skin Res Technol* 2013; 0:1–8.

[52] Nkengne A, Bertin C. Aging and facial changes—Documenting clinical signs, part 1: Clinical changes of the aging face. *Skinmed* 2012; 10:284–289.

[53] Ohshima H, Kinoshita S, Oyobikawa M et al. Use of cutometer area parameters in evaluating age-related changes in the skin elasticity of the cheek. *Skin Res Technol* 2013; 19:e238–e242.

[54] Ohshima H, Oyobikawa M, Tada A et al. Melanin and facial skin fluorescence as markers of yellowish discoloration with ageing. *Skin Res Technol* 2009; 15:496–502.

[55] Osborne R, Hakozaki T, Laughlin T, Finlay DR. Application of genomics to breakthroughs in the cosmetic treatment of skin ageing and discoloration. *Br J Dermatol* 2012; 166 Suppl s2:16–19.

[56] Piérard GE, Piérard-Franchimont C. Dihydroxyacetone test as a substitute for the dansyl chloride test. *Dermatology* 1993; 186:133–137.

[57] Pierard-Franchimont C, Martalo O, Richard A et al. Sebum rheology evaluated by two methods in vivo. Split-face study of the effect of a cosmetic formulation. *Eur J Dermatol* 1999; 9:455.

[58] Puccetti G, Nguyen T, Strover C. Skin colorimetric parameters involved in skin age perception. *Skin Res Technol* 2011; 17:127–134.

[59] Rollin G, Placet V, Jacquet E et al. Development and characterization of a human dermal equivalent with physiological mechanical properties. *Skin Res Technol* 2012; 18:215–218.

[60] Sainthillier JM, Mac-Mary S, Monnier D et al. Exploratory study of the typology of various grades of mature skin. *Skin Res Technol* 2013; 19:e507–e514.

[61] Sainthillier JM, Gabard B. Mesure de la couleur de la peau. EMC (Elsevier Masson SAS, Paris), Cosmétologie et Dermatologie esthétique. 50-140-F-10, 2010.

[62] Sainthillier JM, Mac-Mary S, Humbert P. Analyse du relief cutané. EMC (Elsevier Masson SAS, Paris), Cosmétologie et Dermatologie esthétique, 50-140-E-10, 2011.

[63] Samson N, Fink B, Matts P. Interaction of skin color distribution and skin surface topography cues in the perception of female facial age and health. *J Cosmet Dermatol* 2011; 10:78–84.

[64] Takeda M, Ina H, Kobayashi S. Fourier-transform method of fringe-pattern analysis for computer-based topography and interferometry. *J Opt Soc Am* 1982; 72(1):156–160.

[65] Tfayli A, Guillard E, Manfait M, Baillet-Guffroy A. Raman spectroscopy: Feasibility of in vivo survey of stratum corneum lipids, effect of natural ageing. *Eur J Dermatol* 2012; 22:36–41.

[66] Waller JM, Maibach HI. A quantitative approach to age and skin structure and function: Protein, glycosaminoglycan, water, and lipid content and structure. In Barel AO, Paye M, Maibach HI, eds. *Handbook of Cosmetic Science and Technology*, 3rd ed. New York: Edition Informa Healthcare, 2009, pp. 243–260.

[67] Williams LM, Alderman JE, Cussell G et al. Patient's self-evaluation of two education programs for age-related skin changes in the face: A prospective, randomized, controlled study. *Clin Cosmet Invest Dermatol* 2011; 4:149–159.

[68] Yan W, Zhang LL, Yan L et al. Transcriptome analysis of skin photoageing in Chinese females reveals the involvement of skin homeostasis and metabolic changes. *PLOS ONE* 2013; 8:e61946.

[69] Yan W, Zhao ZM, Zhang LL et al. Identification of estrogen-associated intrinsic ageing genes in Chinese Han female skin by cDNA microarray technology. *Biomed Environ Sci* 2011; 24:364–373.

[70] Zedayko T, Azriel M, Kollias N. Caucasian facial L* shifts may communicate anti-ageing efficacy. *Int J Cosmet Sci* 2011; 33:450–454.

[71] Zouboulis CC, Boschnakow A. Chronological ageing and photo-ageing of the human sebaceous gland. *Clin Exp Dermatol* 2001; 26:600–607.

8
美容咨询

Christopher M.E., Rowland Payne and Uliana Gout

咨询前

转诊

患者可能通过从另一位医生或另一位患者转诊，或通过口碑或通过媒体（包括杂志、报纸和互联网）找到该医生。大多数转诊取决于医生的声誉。

声誉

归根结底，医生的声誉取决于患者从医生那里得到的建议和治疗。

患者第一次接触你的诊所

患者通常会打电话或发电子邮件要求预约。他们可能有一份潜在医生的候选名单可以联系。显然，与使用答录机的医生相比，拥有快速、高效和平易近人的预约秘书的医生将处于优势地位。预约秘书的声音很可能是患者第一次直接接触你的诊所，这在很大程度上取决于最初的印象。

预约

如果预约秘书在预约时能解释一些重要的信息，对患者是有帮助的。这有助于患者做好准备，这样会诊就可以从正确的角度出发，畅通无阻。因此，该电话交谈可能包括咨询的可能持续时间和范围的指示。如果你惯例是在最初的会诊时提供全面皮肤检查（TSE），那么在这次电话交谈中解释一下这一点是有帮助的。患者应该被要求携带所有现有的药物到面诊时，包括处方的局部应用，最好放在一个透明的塑料袋里，以避免遗忘在你的桌子上。在这一点上，最好也告诉患者预约的可能费用。登记的信息中应包含多于一种的通信方式，例如，两个或三个电话号码和／或电子邮件地址。根据预约秘书的估计，如果未来的患者在这次谈话中有任何不同之处，这可能是非常重要的，应该转达给医生。对秘书不讲理或粗鲁的人可能包括一些抑郁倾向的患者，他们可能因此而特别需要得到医生的帮助，另外有人格障碍的患者可能很难取悦，当然还有一些人只是不礼貌。

确认预约

预约后立即向患者发送书面确认和信息表是有帮助的。如果预约的时间超过了几天，在会诊前一两天打一个确认电话，将有助于避免浪费时间和未到场的挫折感。

当天管理

如果有任何延误，即使对患者来说修改计划可能已经太晚，打电话通知他们是礼貌的，也是可取的。

到达诊所

第一印象很重要。专业的地址、庄重的前门以及干净、受欢迎的入口大厅和候诊室会让患者放心。最初的问候应该是礼貌的、尊重的、热情的和受欢迎的。应该让患者感到舒适，并给他们一张简单的登记表，让他们亲自填写。如果有任何延误，应该表示歉意。如果延误超过 10 分钟，就应该道歉；可提供咖啡或茶，并每 10~15 分钟通知患者一次。身为公众人物的患者可能需要在诊所门口会面。名人们可能更喜欢从更谨慎的侧门进入。增设一个候车区可能会有帮助。

准备见患者

医生应该检查一下患者在登记表上写了什么。通过观察患者的笔迹，我们中的一位医生（CMERP）甚至在遇到这些患者之前，每年都会诊断出两例帕金森症。如果患者事先看过医生，就应该检查一下旧的病历。它们很可能包含相关信息。如果距离最后一次就诊已经过去了很多年，如果医生手中拿着旧记录，将会给患者良好的印象。也有必要获得其他近亲的记录（尽管通常这些记录最好不被患者看到）。

会见患者

医生去候诊室见患者是有礼貌的。这种做法比带患者去看医生有很多优点。经过多年生活经验和医疗实践，很多事情都是显而易见的。患者是健康还是不舒服，快乐还是不满，穿着时髦，注重细节还是衣冠不整？眼神接触和言语交流，都是咨询中必不可少的步骤，从此刻开始。边说自己的名字边握手有助于打破僵局。握手可以检测到 Dupuytren 挛缩。从患者填写的登记表中读到转诊医生的名字后，开场白可能是："某某医生让我见你。"如果有购物袋，医生可以帮忙提着。医生可以为患者打开诊室的门，可以观察患者的步态。医生可以取走患者的外套，拉一把椅子让患者坐在上面，另一把椅子让患者放大衣和袋子。

病史

病史开端

"我能帮上什么忙吗？"通常故事会从这开始。通常患者一开始就会说"你做某某治疗吗？"最好的回答是："你想实现什么？"患者通常会对自己喜欢的治疗方式抱有先入为主的观念。这些想法通常基于他们在媒体上读到的文章，这些文章是由销售昂贵机器、药品或新疗法的公司的广告或公关人员推动的。或者，可以提供一面镜子，医生可能会问："你认为你的薄弱方面是什么？"

病史之中的主诉

应该鼓励患者解释他们希望讨论、治疗、改变、改善或实现的内容。这在很大程度上取决于花时间倾听和准确理解患者的要求。许多患者发现很难给出清晰的病史。通常，他们会告诉你他们以前的医生给他们的治疗。这一信息应该被记录下来，但可能相对来说没那么重要，因为如果上次治疗令患者满意，患者很可能就不会去看你了。

当这种谈话行将结束时，你可能会想问一两个与你自己的专业领域相关的问题。

对于皮肤病患者，需要指导患者回答任何主诉病史的常见问题："它是从你身体的什么地方开始的？"直接用手按下点并要求更精确："左还是右，脚踝还是胫骨？""接下来它在哪里出现？""那在哪里呢？"把顺序重复给患者，让他们有机会按照不同的顺序排列

解剖部位，这样你就可以帮助他们讲述他们的病史。"第一个症状是什么？""是发痒、皮疹还是疼痛？""那是什么时候的事？""接下来发生了什么……皮疹前发痒，还是皮疹后发痒？"这样的细节总是能提供信息的。"在它开始的时候和之前，你在做什么？""你去哪儿了？""是什么让问题变得更糟？"这一连串的问题往往会打开获取相关信息的大门。"在床上还是白天更糟？""洗澡后还是晚上？""夏天和冬天哪个更糟？"这些问题需要以温和和不匆忙的方式提出。

作为一名皮肤科医生，问一问："你还有其他要问的斑点、皮疹或痣吗？"这也是很有帮助的。头发、指甲、私处或嘴巴有问题吗？

病史延续

进一步的提示可能会有用，"还有什么我可以帮助您的吗？"对于女性来说，"还有其他的美容问题吗？"而对于男性，"对外表有什么问题吗？"通常情况下，这些直接的问题会引出更多的问题，而患者也想就这些问题征求意见。病史最好按照医学模式继续，接下来是关于过去的内科、外科和妇科病史以及任何美容干预的历史，包括肉毒毒素或填充物。然后记录家族史、目前的治疗情况和过敏史。

系统回顾

直接询问患者的一般健康状况可以提供关于患者健康、幸福感和性格的具体信息和大体情况。其他情况可能与阳光暴晒、饮酒、吸烟和饮食习惯有关。特别有帮助的问题涉及头痛 / 偏头痛，排便习惯或体重的改变，月经周期的持续时间，以及脸红和出汗是否易发生。医生以后可以使用这些信息来指导和建议患者哪些因素可以改变，这不仅是为了避免皮肤受损，也是为了帮助患者活得更长、更健康。

睡眠

最重要的一个问题直接与睡眠有关。如果睡眠不佳，则会提示进一步的问题。清晨醒来，尤其是在注意力、记忆力或精力受损的情况下，如果易怒情绪也增加了，女性流泪或男性性欲下降，就有可能出现抑郁症。入睡困难可能意味着焦虑。积极倾听往往能引出大量高度相关的信息。压力源可能是多方面的，但通常集中在一个或多个常见的方面：朋友、家人、公司*、财务和未来（表 8.1）。

---

* 工作。

表 8.1　压力源

男朋友或配偶
幼儿
丧亲
金钱
老板
生意
忙碌

检查

所有在美容领域执业的医生都希望能检查他们的患者。检查必须至少包括对提出的主诉的检查，可能还包括对面部和病史中提到的身体任何其他部位的检查。这最好使用良好的光线和放大镜 [例如，Luxo Mobile 照明放大镜 LFM-101（15），www.Luxoonline.co.uk）]。通过使用皮肤镜（例如，3Gen DermLite Carbon，www.dermlite.com），所有阳性发现都应由医生记录。记录中使用身体图很有帮助。

检查越彻底，医生就越能帮助患者。

绝大多数患者喜欢彻底的检查。如果你的检查还揭示了你可以帮助的其他重要的非美容上的事情，那么患者对你的信心就更增加了。

经验告诉我（CMERP），最好的方法是系统检查的方法，从全面的皮肤检查（TSE）开始，然后检查面部，然后检查提出的主诉。

全皮肤检查（TSE）有很多好处

TSE 几乎总能揭示患者感兴趣的信息，经常揭示临床有用的信息，有时甚至是挽救生命的信息。每周，TSE 使得我们中的一人（皮肤科医生 CMERP）发现患者完全不知道的至少 1~2 种皮肤恶性肿瘤。每年有好几次，黑色素瘤都是这样诊断的。在 102 个连续的黑色素瘤病例中，有 30 个在常规 TSE 上被发现；患者和转诊医生都没有意识到这 30 个黑色素瘤中的任何一个（Rowland Payne，1995）。

TSE 还有助于识别患者可能希望治疗的其他疾病。检查可能会发现手有晒斑和曲折的扩张静脉，上肢有点状黑色素沉着，颈下有日光皮肤病，躯干有脂溢性疣和 Campbell de Morgan 血管瘤，下肢有网状毛细血管扩张，脚趾有指甲营养不良，脚跟有放射状裂痕，以及头皮有一种或多种类型的脱发。所有的发现都应该记录在身体图上。活跃在美容行业的非皮肤科医生

对这些常见疾病有一定的了解，这是必不可少的。

通常，TSE 只需不到 3 分钟。

面部检查

患者一生中暴露在紫外线下最多的皮肤，通常是光老化损伤最严重的部位，无论是棕斑还是皱纹，纹理变化还是新长出的东西。面部的各种脂肪间隔易受肥胖、重力和退化的影响。

针对主诉的检查

在这一点上，检查的重点可能会转移到提出的主诉上。如果要求使用肉毒毒素或填充剂，则要求患者坐直。照明需要调整，从上到下以最"无情"的方式照亮，即"电梯照明"。应观察患者在休息和活动状态下的情况。在治疗前，在镜中向患者展示任何面部不对称是有帮助的。通常情况下，患者完全没有意识到相当大的面部不对称，应该做好记录。

临床摄影

临床摄影是监测治疗成功的一个有用的方法，也可以在需要的时候提供支持证据。许多人主张，应该在所有治疗前后拍摄照片，并将其存储在临床数据库中，但这可能并不总是容易实施的，一些患者可能会拒绝。许多成像系统在商业上都可以买到。智能手机中的摄像头在大多数用途上都很出色。应尽一切努力使图像标准化：相同的背景、相同的照明、相似的环境条件、相同的患者位置和相同的摄像机 1/2 变焦设置（以便将失真降至最低）。

诊断

当患者穿衣时，医生应该抽出时间复习病史和检查过程中所做的笔记。应该尝试整理所有的发现，并将它们集中到一个或多个诊断中。无论发生什么，至少应该做出一个诊断。诊断有助于集中医生的注意力，从而减少草率思考和治疗不当的机会。

正确的诊断是治疗的基础。

通常情况下，会做出多个诊断。例如，来寻求肉毒毒素治疗的患者可能有：①动态皱纹；②眉毛下垂；③日光性雀斑；④皮脂腺增生；⑤红斑毛细血管扩张；⑥不典型痣综合征；⑦下肢静脉功能不全。

彻底的咨询有很多好处

在一项对 200 例患者的前瞻性研究中，我们中的

一位医生（CMERP），除了患者目前存在的问题（以及任何已知的当前或以前的疾病），在研究过程中与之前的就诊中，还诊断出了一系列患者不知道自己患有的其他疾病。在这 200 例患者中，这些额外的诊断（至少 117 例）包括 41 例皮肤恶性肿瘤患者（包括 6 例黑色素瘤患者和 1 例皮肤 T 细胞淋巴瘤患者），以及 1 例前列腺癌患者，1 例进展性纤维瘤患者，3 例骨髓增生异常症（白血病前期）患者，13 例自身免疫性疾病患者（包括 1 名系统性红斑狼疮患者和 2 名系统性硬化症患者），39 例心理障碍患者（最常见的是焦虑障碍或抑郁）。

讨论

每个诊断都要向患者解释。讨论应该针对每个特定的患者进行。

提出治疗选择

一个或多个诊断可能因医学原因需要治疗，例如可疑的色素病变。其他诊断可能或多或少是美容方面的，如果患者表现出兴趣，可能的治疗选择和可能的结果都会被表述出来。应该讨论最好的潜在治疗方案，无论患者或其家属是否提供这些方案。必须说的是，医生应该只建议进行认为将有益于患者的治疗，医生只应提出进行治疗的建议，这是医生能力范围内的事情。医生应该意识到并准备好应对任何拟行治疗的已知潜在的有害影响。患者的有些建议可能会有帮助。

患者选择

对于美容患者来说，患者选择任何特定的治疗都是至关重要的。良好的疗效不仅取决于正确的诊断、恰当的治疗选择和熟练的操作，而且还取决于正确的患者选择。

患者选择是一个双向的过程。这在很大程度上取决于花时间倾听和准确理解患者的要求。有时，如果医生选择不干预，对患者和医生都有好处。有些患者不适合接受治疗，可能是因为同时患有内科或心理疾病，或者仅仅是因为不切实际的期望，或者是因为患者想要的治疗在美学上可能不合适。有时，需要劝阻患者不要将治疗推向超越美的极限，进入丑陋的境界。通常情况下，最好是在接受任何美容治疗之前先治疗任何并发的心理障碍。只要有可能，在最初的面诊中，最好能认出不讲理的人，并避免对他们进行任何治疗。

患者的期望值

平衡患者的需求和期望值是美容门诊咨询中较为微妙的一环。要想双方都获得最佳结果，患者对结果的期望值不应该高于医生。医生应该与患者充分沟通每种治疗方式相应的风险 / 受益比，解释可能的失败后果并谈及任何可能的相关不良反应。医生最好不要过分美化好的结果，更不要淡化可能失败的后果。让患者抱有切合实际的期望值至关重要。

满足感等于观感减去期望值。

——Maister，1993

术前对患者的期望解释得越多，术后需要解释的就越少。

术前的解释是"知识"。术后的解释就是"借口"。

信件

在这一点上，在一些国家，习惯上是口述关于患者的医疗情况或通过信件给患者的治疗医生。最好是当着患者的面口述这一点，并将信件的复印件寄给患者。它有助于沟通，并作为咨询和治疗计划的提醒。这也是一份法律记录。

费用

在咨询结束时，医生可能希望向患者解释任何可能的治疗费用。

治疗还是不治疗？

归根结底，患者是否决定继续进行医生提倡的治疗，当然是由患者自己决定的。医生最终只是患者的顾问。

治疗

当天治疗

如果患者希望接受上述一种或多种方法治疗，在首次就诊时就主动提出开始一些较简单的治疗通常对她有帮助。这为患者节省了时间。还能经常让患者放心，就不适及可能的休息时间而言，治疗是温和的。有时可能有医学上的原因立即开始治疗，例如，在最初的就诊时切除可疑的色素病变可能是可取的。

治疗后

更具侵入性的治疗（尤其是更大的选择性手术）通常最好安排在晚些时候，以便让患者有时间来考虑这个问题,并计划一个最不造成休假不便的日期。这种延期也使患者有机会没有尴尬地取消或推迟原计划的治疗。

知情同意

在任何治疗之前,知情同意是至关重要的。有两种形式的同意,口头的和书面的。治疗以书面同意为主。它记录了患者和治疗医生之间的协议。

医患关系

最初的咨询是建立医患关系的基础。它为患者和医生之间的交流提供了非常好的机会。语言交流和眼神交流是这个过程中必不可少的步骤。最初咨询的每一分钟都是宝贵的。

在最初的咨询中花费的一分钟抵得上两分钟。

在一个理想的医患关系中,患者对医生信任和有信心,能相互理解。正式的就诊环境是患者建立对医生的信任和信心以及相互理解的理想机会。

信任和信心

大多数患者在最初的就诊中本着信任的精神,因为医生自身的声誉而信任医生。最初的咨询为患者提供了进一步让他们对医生的知识、经验、技术能力、专业精神、诚信和良好判断力的信任的机会。信任使患者能够允许医生有特权了解患者的私人想法和感受,对患者进行身体检查和治疗。对所有这些步骤的全面性和专业性增加了患者的信心。

相互了解

这种就诊咨询给医生和患者都提供了机会相互之间建立专业的合作关系,从而增进相互理解,使医生和患者能够最有效、最富有成效地共同工作。

医学的魔力与安慰剂反应

信任和信心是医患关系的基石,在这一基石上建立起了医学的魔力,这就是安慰剂反应。任何治疗反应的一个重要因素都归因于安慰剂反应。如果医生没有或不能促进安慰剂的反应,患者就更可怜。

那些对医生有信心、对治疗方法有信心的患者会比那些怀疑或缺乏信心的患者更容易体验到治疗过程,而且往往不那么难受。对医生有信心的患者更有可能很好地忍受治疗中任何的轻微不便,比如轻微的瘀伤。

专业

专业精神是医疗实践的核心,也是许多方面的核心,包括患者至上、诚信和保密。

专业的压力

医生必须警惕来自媒体、行业和患者的压力,以实施最新的技术。医生必须避免财政压力,例如摊销昂贵的设备,如激光。医生必须有良好的判断力。医生必须始终以患者的最大利益为导向。

医疗模式

以患者为中心的全面、系统的医疗模式有很多好处。它为建立医患关系提供了充足的时间。它有助于偶然发现并治疗的医学上的重要疾病。这使医生有时间进一步帮助患者,可以是治疗期间发现的任何其他疾病,也可以在有需要时将患者介绍给转诊医生或其他专家。所有这些因素都有助于促进信任、信心和相互理解。

客户还是患者?

上述所有这些都借鉴了医生和患者的医疗模式。另一方面,一些人会争辩说,美容行业不过是美容产品的零售商,应该由该行业展示其产品,让客户挑选。在这种零售模式中,客户是一个健康的人,只是简单地寻求强化治疗,因此,更愿意被视为"客户",而不是被视为"患者",因为它的含义是疾病。这样的方法将缺乏前面描述的医患关系可能带来的许多好处。最重要的是,零售模式不利于相关心理层面的考虑。

心理层面

心理层面是美学咨询中每一步都不可或缺的环节。美貌与心理健康和内心感受有着千丝万缕的联系。

从事美容医学的医生需要熟悉驱使人们要求治疗的心理因素。最初的就诊咨询就应该阐明任何心理问题,并从一开始就对这类患者进行适当的处理。在某些情况下,这是美学咨询最重要的方面,如果不考虑这一方面,任何咨询都是不完整的。这些患者需要整体的治疗方法,可能包括处方精神药物和/或谈话疗法,或转诊给精神病学家或心理学家。

留意患者表情的背后

重要的是要观察患者的表情,并记住49%的整容手术患者患有体象障碍,19%的患者患有人格障碍

（Dakanalis 等，2013 年）。在鼻整形患者中，41% 患有相关精神障碍，25% 患有体象畸形障碍综合征（BDD）（Alavi 等，2011 年）。在寻求美容治疗（如整容手术和皮肤科/微创治疗）的人中，5%~15% 患有 BDD（Crerand 等，2006 年；Sarwer 和 Spitzer，2012 年）。

在一般皮肤病患者中，25% 表现出精神疾病（Picardi 等，2000 年）。在皮肤科患者中，20%~25% 有强迫行为/障碍，其中 4/5 之前没有诊断和治疗（Fineberg，2003 年；Demet 等，2005 年；Kestenbaum，2013 年）。在一般皮肤病患者中，10% 患有严重抑郁症（Cohen 等，2006 年）。

心理症状和体征

某些心理症状和体征对于确定患者的心理因素可能很重要。

心理症状

综合征是一组可识别的特征性症状和/或体征。正如症状或体征本身不是诊断一样，综合征也不是。每一条都是一条线索，一块临床拼图，当组装起来时，将表明潜在的诊断。对症状、体征的治疗有其作用，但成功的结果更有可能是在对于基础诊断的治疗之后。

某些心理症状可能是明显的，如 BDD、强迫行为、破坏性行为（包括神经性厌食症、暴食症、痤疮、真性皮炎和自我伤害）。这些本身并不是诊断。最好把它们看作是一种症状。对于任何特定的患者，都应该试图找到潜在的诊断，因为这将影响最佳治疗的选择（表 8.2）。

BDD

BDD 患者也被称为体象障碍综合征，他们对自己的外表有着不自然的看法。德国一项全国性调查显示，BDD 在普通人群中的患病率为 1.8%；据报道，相比正常人来说，BDD 患者的整容手术率（16% *vs.* 3%）

和自杀倾向（31% *vs.* 3.5%）更高，以及由于容貌焦虑引起的自杀倾向也更高（22% *vs.* 2%）（Buhlmann 等，2010 年）。BDD 患者中有 5%~15% 有整形手术意向（Crerand 等，2006 年；Sarwer and Spitzer，2012 年），14% 患者患有认为自己患有皮肤病（Conrado 等，2010 年），25% 想打肉毒毒素（Misra，2002 年），有 25% 想做鼻整形手术（Alavi 等，2011 年），有 30%~40% 想做激光治疗（Cotterill，2002 年）。这些患者需要的治疗往往不该是瘦脸针、填充剂或面部拉皮，而是需要诊疗潜在的心理障碍，甚至是人格障碍（Philips and McElroy，2000 年），尤其是那种逃避型（Philips and McElroy，2000 年）、分裂型或偏执型人格障碍（Bellino 等，2006 年）、强迫症（OCD）（Coles 等，2006 年）、重度抑郁症（Coles 等，2006 年）、焦虑、社交恐惧症（Coles 等，2006 年）或精神病，有时是这些症状的综合表现（表 8.3）。BDD 患者常常对整形美容（Sarwer 和 Spitzer，2012 年）和皮肤病的（Conrado 等，2010 年）诊疗结果不满意。BDD 患者还有自杀倾向（Phillips 和 Dufresne，2000 年）。并且容易形成纠纷（Crerand 等，2006 年）。曾经有两名整形外科医生被可能患有 BDD 的患者谋杀（Goin 和 Goin，1981 年；Yazel，1999 年）。

强迫行为

这可能是抑郁、焦虑、人格障碍、强迫症或精神病的综合表现。强迫症人格（OCP）和强迫症有很多相似之处，如过分注重细节、完美主义和习惯性行为。它们的区别在于患者看待自己行为模式的方式。强迫症患者会觉得这些行为是一种负担，甚至是一种罪恶，"要是我能摆脱这种负担就好了！""要是我能和大家

表 8.2　求美患者的心理症状

心理症状	可能的心理诊断
BDD	抑郁/焦虑/人格障碍/强迫症/精神病
强迫性的行为	抑郁/焦虑/人格障碍/强迫症/精神病
破坏性的行为（包括神经性厌食症、暴食症、痤疮、DA、自残）	抑郁/焦虑/人格障碍/精神病

表 8.3　求美患者的一些心理障碍

障碍类型	可能的诊断
情感障碍	抑郁症 焦虑 强迫症
人格障碍	逃避型 自恋型 依赖型 反社会型 偏执型 分裂型 OCP
精神病	单症状的忧郁症的精神病（MSHP）

步调一致就好了！"在强迫症人格中，患者则会觉得这些行为是令人钦佩和值得的，"如果其他人都能分享我的高标准就好了！""要是大家都能跟上我就好了！"

潜在的心理诊断

无论何种心理表现，都应该尝试做出潜在的心理诊断，因为这将决定治疗选择。

正确的诊断是治疗的基础。

在美容患者中，一些潜在的心理诊断是常见的，尤其是抑郁症和人格障碍。强迫症并不少见。不太常见但很重要的是要认识到一些精神病，特别是 MSHP（表 8.3）。

抑郁

抑郁通常伴随着美容需求。睡眠障碍，特别是清晨早醒和其他一些症状和体征，可能指向这个诊断（表 8.4）。

表 8.4 抑郁症的症状与体征

症状	表现
早醒	无精打采的步态和姿势
注意力↓	精神运动发育迟缓
记忆减退↓	忧郁的 / 愤怒 / 焦虑的行为
精力↓	总是穿着黑衣服
哭泣 / 性欲低	固执己见（Howard 和 Valori，1989 年）

焦虑

当患者描述自己"忧心忡忡"，或有入睡困难或恐慌症发作的病史，或症状（如咬牙和夜间磨牙），或有体征（如震颤、快速眨眼、坐立不安和咬指甲）时，就会指向焦虑。

治疗潜在的心理障碍

有些患者最好在接受任何美容治疗之前先进行心理治疗。有些人最好被劝阻，不要接受任何干预性的美容治疗。如果患者缺乏自知，这有时会使医生处于极其困难的境地，好医生会拒绝这些患者表示希望进行美容干预的要求，而是敦促患者开始心理干预，这可能会遭到患者的拒绝。

抑郁症患者的治疗

抑郁症患者通常能从美容治疗中受益，但如果患者患有抑郁症，抑郁症的治疗很可能是第一要务。抑郁症患者对疼痛的耐受性较低（Gormsen 等，2004 年）。在抑郁症患者中，患者的满意度更难实现。在接受面部整形手术的患者中，目前正在接受抑郁症治疗的患者比其他患者的满意率更高（Hessler 等，2010 年）。然而，这并不是一条"硬性规定"。事实上，面部肉毒毒素治疗改善了严重的抑郁症（Finzi 和 Rosenthal，2014 年；Magid 等，2014 年），即使是在那些抑郁症在进行抗抑郁药物治疗时没有足够反应的患者中也是如此（Wollmer 等，2012 年）。外表的改善可能会导致自信或情绪的改善。

看起来更好，感觉更好。

如果一个面带怒容的人走进一个满是微笑或大笑的人的房间，微笑和笑声就会被抑制。反之亦然。消除负面情绪可以改善别人对待患者的方式。

你微笑，世界也向你微笑。

谁应该治疗心理疾病？谁才是需要美容的患者？

与患者的家庭医生、精神病学家或临床心理学家联系是可取的，也是必要的。一些患者可能会从心理治疗中受益，尽管许多人可能相对不愿意接受。大多数英国患者会拒绝转诊给精神病学家或临床心理学家。如果患者认为他们的问题是表面上的，患者通常不会接受精神科转诊。因此，如果给患者做过美容咨询的医生不对这类患者进行心理治疗，患者很可能会得不到治疗。因此可以说，在美容领域执业的每一位医生都有责任有能力从心理上治疗这类患者。

从事美容的医生应该精通心理医学的诊断和治疗。

二次就诊的患者

他们应分为两组，需要不同的处理：

（1）容易取悦的患者。这些人可能被转诊给您（或找到您），因为他们寻求您在某些临床领域的特殊专业知识；这些患者很可能会从您的服务中受益，并感谢您的帮助。

（2）不容易取悦的患者，这些患者总是需要花费额外的时间。他们不太可能对前一位医生提供的治疗感到满意。最好是倾听并记录下患者想要重复叙述的所有要点。咨询应该以您通常的方式进行。在检查接近尾声时，应该给患者一面镜子，并要求她说明她外表上的缺陷，这些缺陷应该仔细检查，如果有，也要承认。如果能指出以前治疗得任何好的方面，那将是有帮助的。如果结果不理想或不如患者所希望的那样好，也许能够改善它们。如果结果很好，但患者不满意，那就是患者期望过高或有感知障碍的问题。如果患者有感知障碍，例如 BDD，应该识别潜在的心理诊断，并在可能情况下进行治疗。

不满的患者

难以取悦的患者

发现来电者不讲理或粗鲁，应该鼓励他们告诉你原因。他们可能会说，他们看过很多从业者，但没有一个人能取得好的效果。这种医生被负面点名的行为是一个危险的警告信号，因为这样的患者经常会重复这种行为。这样的患者可能是抑郁、焦虑或精神病患者，即使会从你的治疗和护理中受益，也会因为一些可能有人格障碍，出现不讲道理或举止粗鲁。大多数投诉和诉讼来自难以取悦的患者。在一些这样的患者中，避免治疗是明智的。

难以取悦的患者可能表现出一系列危险的临床特征（表 8.5）。

抱怨或好打官司的患者

患者有时会抱怨。有时抱怨是合理的，有时则不是。患者可能会咨询你，因为她们在和另一位医生打官司。也许有一天，患者会对你不满意。如果是这样的话，这需要即刻引起重视。

投诉是医疗过程的紧急情况。

——Cotterill（2002 年）

应立即与患者联系，试着从患者的角度来看待抱怨，尤其是当患者抱怨的是你自己的治疗时。可能是沟通不够充分。应仔细听患者说的话，检查患者，评估问题。解释可能的治疗方法，并考虑好时间。

错误已经发生时，如果合适的话，尽早道歉。早期有效的沟通几乎总能平息患者的愤怒。清晰和适当的临床记录很重要（Cotterill，2002 年）。

一些爱打官司的患者有正当的理由申诉，要求承认、道歉，以及可能的赔偿。其他一些可能是不合理的或心理不健康导致的，特别是那些患有抑郁症或 BDD 的患者（Crerand 等，2010 年）。

防止患者不满

患者的选择对于整容手术来说尤为重要。为了达到最好的效果，患者应该有一个合理的期望，患者和医生应该相互理解。所设想的任何程序当然必须在医生的技术能力范围内。

如果有可能，最好在初次就诊时识别出不合理的患者，并避免对他们进行任何治疗。同样，心理上的不适最好在最初的会诊时被识别出来。心理疾病通常是最好在治疗之前进行干预。在进行任何美容干预之前，任何心理疾病通常都需要先得到很好的治疗。

总结

对医生和患者来说，初次美容咨询都是一个建立医患关系的最佳机会。正是在咨询时，才能为特定的患者做出诊断，并选择治疗方案。正是在最初的咨询中，医患关系才得以建立。

表 8.5 难以取悦的患者可能会表现出这些特征

对人粗鲁 / 不礼貌
对以前的医生不满意
健康焦虑
专注于外貌
镜像应激反应
不配合检查
遮遮掩掩
愤怒

版权：After Cotterill JA, *J Cosmet Dermatol*, 1, 211, 2002。

参考文献

[1] Alvavi M, Kalafi Y, Dehbozorgi GR, Javadpour A. Body dysmorphic disorder and other psychiatric morbidity in aesthetic rhinoplasty candidates. *J Reconstr Aesthet Surg* 2011; 64(6):738–741.

[2] Bellino S, Zizza M, Paradiso E, Rivarossa A, Fulcheri M, Bogetto F. Dysmorphic concern symptoms and personality disorders: A clinical investigation in patients seeking cosmetic surgery. *Psychiat Res* 2006 September 30; 144(1):73–78.

[3] Buhlmann U, Glaesmer H, Mewes R, Fama JM, Wilhelm S, Brahler E, Rief W. Updates on the prevalence of body dysmorphic disorder: A population-based survey. *Psychiat Res* 2010; 178(1):171–175.

[4] Cohen AD, Ofek-Shlomai A, Vardy DA, Weiner Z, and Shvartzman P. Depression in dermatological patients identified by the Mini International Neuropsychiatric Interview questionnaire. *J Am Acad Dermatol* 2006 January; 54(1):94–99.

[5] Coles ME, Phillips KA, Menard W, Pegano ME, Fay C, Weisberg RB, Stout RL. Body dysmorphic disorder and social phobia: Cross-

sectional and prospective data. *Depress Anxiety* 2006; 23(1):26–33.

[6] Conrado LA, Hounie AG, Diniz JB, Fossaluza V, Torres AR, Miguel EC, Rivitti EA. Body dysmorphic disorder among dermatologic patients: Prevalence and clinical features. *J Am Acad Dermatol* 2010 August; 63(3):235–243.

[7] Cotterill JA. Damage limitation in cosmetic dermatology. *J Cosmet Dermatol* 2002; 1:211–213.

[8] Crerand CE, Franklin ME, Sarwer DB. Body dysmorphic disorder and cosmetic surgery. *Plastic Reconstr Surg* 2006 December; 118(7):767e–780e.

[9] Crerand CE, Menard W, Phillips KA. Surgical and minimally invasive cosmetic procedures among persons with body dysmorphic disorder. *Ann Plast Surg* 2010 July; 65(1):11–16.

[10] Dakanalis A, Di Mattei VE, Zanetti AM, Clerici M, Madeddu F, Riva G, Lanfranchi L, Baruffaldi Preis F. Personality and body image disorders in cosmetic surgery settings: Prevalence, comorbidity and evaluation of their impact on post-operative patients' satisfaction. *Eur Psychiatry* 2013; 28 Suppl 1:1.

[11] Demet MM, Deveci A, Taskin EO, Ermertcan AT, Yurtsever F, Deniz F, Bayraktar D, Ozunturkcan S. Obsessive-compulsive disorder in a dermatology outpatient clinic. *Gen Hosp Psychiat* 2005 November–December; 27(6):426–430.

[12] Fineberg NA, O'Doherty C, Rajagopal S, Reddy K, Banks A, Gale TM. How common is obsessive-compulsive disorder in a dermatology outpatient clinic? *J Clin Psychiatry* 2003 February; 64(2):152–155.

[13] Finzi E, Rosenthal NE. Treatment of depression with onabotulinumtoxinA: A randomized, double-blind, placebo controlled trial. *J Psychiatr Res* 2014; 52:1–6.

[14] Goin MK, Goin JM. Midlife reactions to mastectomy and subsequent breast reconstruction. *Arch Gen Psychiatry* 1981 February; 38(2):225–227.

[15] Gormsen L, Ribe AR, Raun P, Rosenberg R, Videbech P, Vestergaard P, Bach FW, Jensen TS. Pain thresholds during and after treatment of severe depression with electroconvulsive therapy.

Eur J Pain 2004; 8(5):487–493.

[16] Hessler JL, Moyer CA, Kim JC, Baker SR, Moyer JS. Predictors of satisfaction with facial plastic surgery: Results of a prospective study. *Arch Facial Plast Surg* 2010; 12(3):192–196.

[17] Howard RJWM, Valori RM. Hospital patients who wear tinted spectacles—Physical sign of psychoneurosis: A controlled study. *J R Soc Med* 1989; 82:606–608.

[18] Kestenbaum T. Obsessive-compulsive disorder in dermatology. *Sem Cutan Med Surg* 2013 June; 32(2):83–87.

[19] Magid M, Reichenberg JS, Poth PE, Robertson HT, LaViolette AK, Kruger TH, Wollmer MA. Treatment of major depressive disorder using botulinum toxin a: A 24-week randomized, double-blind, placebo-controlled study. *J Clin Psychiatry* 2014; 75(8):837–844.

[20] Maister DH. Managing the professional service firm. New York: Free Press, 1993.

[21] Misra VP. The changed image of botulinum toxin. *Br Med J* 2002; 23; 325(7374):1188.

[22] Phillips KA, Dufresne RG Jr, Wilkel CS, Vittorio CC. Rate of body dysmorphic disorder in dermatology patients. *J Am Acad Dermatol* 2000 March; 42(3):436–441.

[23] Philips KA, McElroy SL. Personality disorders and traits in patients with body dysmorphic disorder. *Compr Psychiatry* 2000 July–August; 41(4):229–236.

[24] Picardi A, Abeni D, Melchi CF, Puddu P, Pasquini P. Psychiatric morbidity in dermatological outpatients: An issue to be recognized. *Br J Dermatol* 2000; 143(5):983–991.

[25] Rowland Payne CME. 32 melanomas diagnosed by opportunistic total skin examination. *Br J Dermatol* 1995; 113 (Suppl 45):24.

[26] Sarwer DB, Spitzer JC. Body image dysmorphic disorder in persons who undergo aesthetic medical treatments. *Aesthet Surg J* 2012; 32(8):999–1009.

[27] Wollmer MA, de Boer C, Kalak N et al. Facing depression with botulinum toxin: A randomized controlled trial. *J Psychiatr Res* 2012; 46(5):574–581.

[28] Yazel L. The serial-surgery murder. *Glamour* 1999 May; 108–114.

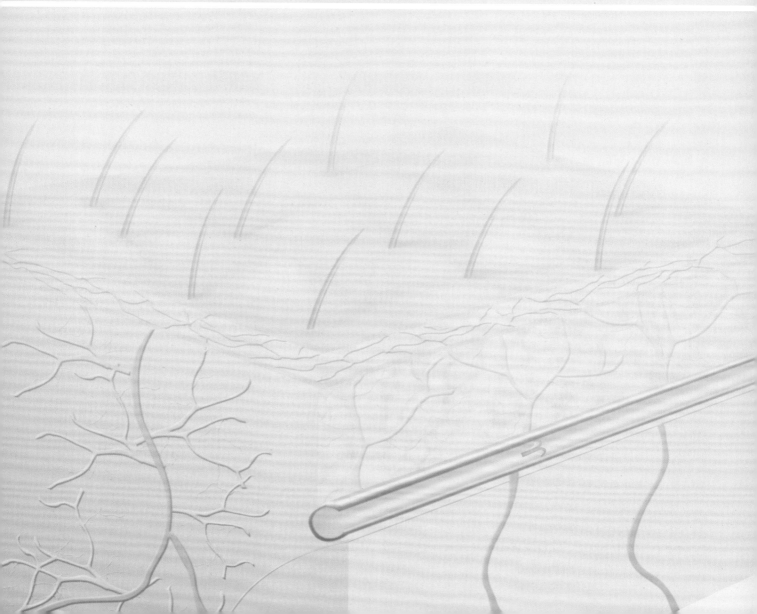

第 Ⅱ 部分

皮肤美容与化妆品

皮肤美容学
Cosmetic Medicine & Surgery

9
化妆品与药妆

Martina Kerscher and Heike Buntrock

摘要

化妆品与药妆是皮肤科迅速发展的创新领域。近年来，新型化妆品的数量急剧增加，产生了一系列的美容产品和抗衰老策略。本章将从皮肤学的角度简要介绍化妆品、药妆、非处方药 OCT 和处方药之间的区别并概述原材料、载体系统和成分的重要新发展。尤其是针对皮肤老化新的循证有效成分，特别是抗氧化剂（如维生素 C、烟酰胺、多酚）和细胞调节剂（如视黄醇、多肽、生长因子）。药妆对皮肤科的日常临床实践是极其重要的。Hamburg 皮肤老化评分的应用将帮助皮肤科医生进行产品选择，并改善患者的临床疗效。对美容产品进行质量评估的重要参数是基于体内和体外的有效性和可持续性以及科学证明的有用与无用。由于一方面不断开发新的护肤品，另一方面缺乏对照研究，因此尚未制定有关新的活性化妆品成分的公认科学指南。

引言

"化妆品"这个词来自希腊语，源自形容词"kosmetikos"或动词"kosmeo"，可以翻译为"装饰"。然而，现在化妆品被理解为服务于维持、恢复或改善美貌的护理产品。在目前的循证医学中，传统的化妆品术语已经扩展，被定义为基于科技研究的化妆品。但根据作用的目的和机制，区分化妆品、OTC 药物和处方药变得尤为困难。例如，化妆品产品确实可以起到防止病变的作用，而（或）OTC 产品（例如，皮肤保护剂、痤疮治疗剂、止汗剂）也可用于预防、治疗或缓解疾病[1]。这使得上述产品间的边界越来越模糊，介于各产品组之间的产品也越来越多。20世纪80年代，阿尔伯特·克利格曼（Albert Kligman）结合英语中的"化妆品"（cosmetics）和"药品"（pharmaceuticals）提出"药妆"（cosmeceuticals）这一术语，指对皮肤有积极作用，但没有医疗目的的产品，从而缩小这一差距[2]。它们不仅仅是化妆品，但也不算是真正的药物，可以被定义为化妆品的一个子类别。美国 FDA 不承认药妆是一个单独的类别，并将其视为化妆品的一部分[1, 3]。化妆品和制药行业重视开发有"药理"活性的化妆品和以化妆品为导向的药物，这增加了药妆的医学重要性[4]。

大量抗皮肤老化的化妆品，需要对其预期效果进行严格评估。质量合格的药妆应该有足够的科学证据证明其体内和体外的功效以及科学地确定其功效与副作用。已在体内和体外研究中，功效和耐受性得到科学证明的护肤品有着很大的需求，化妆品和制药工业也以大量现代护肤品来应对这一趋势。由于拥有新有效成分的护肤品不断开发，作为最低要求的高质量科学指导方针成为首要目标[5]。

基质与载体成分

药妆的功效、耐受性和性质不仅由活性物质决定，而且还由载体成分决定。适合于个人皮肤状况的、良好的基质，可以对皮肤产生许多积极的影响（例如，水合作用、表皮屏障的稳定）。此外，由于许多药妆活性剂的功效在很大程度上取决于整体配方。因此特定的制剂具有重要意义例如，虽然凡士林只允许维生素 E 少量地渗透到皮肤中，但微乳液或纳米乳液可以显著提高渗透效果[6, 7]。载体、活性成分和皮肤之间相互作用的整体配方会影响制剂的功效以及活性成分的释放。表 9.1 中总结了药妆的重要基本成分和辅助成分。

创新性载体
皮肤膜结构（DMS）
DMS 多层乳霜是层状制剂，其在结构（脂质双膜）

表 9.1　重要的载体成分

药妆中的载体成分	
亲水型载体成分	水、异丙醇、丙二醇
疏水型载体成分	矿脂、3-甘油三酯、矽油
乳化剂	阴离子张力剂、阳离子张力剂、两性张力剂 非离子张力剂
凝胶剂	羟乙基纤维素
防腐剂	山梨酸、苯甲醇
抗氧化剂	生育酚、抗坏血酸棕榈酸盐

经允许引自 Daniels Rand Knie U, J. Dtsch Dermatol Ges, 5(5), 367, 2007。

和成分方面可与生理性皮肤脂质相媲美。这些新型天然制剂并非基于传统的 W/O 或 O/W 原理，而是以其层状结构模拟角质层细胞间结构性脂质，以改善皮肤屏障。

纳米分散系统

纳米分散载体系统，如脂质体、纳米乳液或脂质纳米粒子，作为活性化妆品的载体和载体系统，越来越具有重要意义。例如，它可以增加那些难以进入皮肤的活性成分的渗透能力。在药妆中最常用的水溶性磷脂是磷脂酰胆碱，来源于大豆卵磷脂，可增加皮肤水化，降低皮肤粗糙度 [9, 10]。

保湿霜

保湿霜含有润肤剂、密封剂和保湿成分，既能防止干燥，又能使粗糙的皮肤表面光滑起来。因此，它们不仅起到补充脂质和补充水分的作用，还能护理干燥的皮肤，有助于维持老化皮肤的健康 [11]（表 9.2）。

抗衰老活性成分

虽然目前在药妆中使用了大量的活性成分，但本章中仅规范描述少数几种抗衰老活性成分，因为只有这些活性成分在治疗与修复皮肤老化方面的功效在人体研究中得到证实。无论是内源性还是外源性皮肤老化都会表现出失去弹性和出现皱纹，外源性过早皮肤老化也表现为色素异常（高/低色素沉着）和日光/老年斑，其治疗方案将不在此处介绍。

针对现有的老化，特别是在防止皮肤老化的过程中，有效的护理基础是日常持续的紫外线和红外（IR）辐射防护 [12]。这种日常紫外线防护应该包括足够的 UVA/UVB 和 IR 过滤物质，同时可以与抗氧化剂和细

表 9.2　保湿剂

类型	例子	体内作用
润肤剂	羊毛脂、矿物油、汽油	增加了角膜细胞的凝聚力
封堵剂	石蜡、大豆油、丙二醇、角鲨烯、羊毛脂	减少皮肤失水
保湿剂	甘油、尿素、透明质酸	角质层水化增加

胞调节剂有效地结合在一起。抗氧化剂，如维生素、辅酶和植物成分（植物材料），通过降低自由基的浓度，降低基质金属蛋白酶的浓度从而对抗胶原降解起作用。细胞调节因子，如视黄醇、多肽和生长因子，可直接影响成纤维细胞的代谢，同时提高其合成性能。

抗氧化剂

抗氧化剂是一类能降低在皮肤中自由基浓度的多样化物质。抗氧化剂会在衰老过程和外部因素（例如紫外线辐射 [13, 14] 和吸烟 [15, 16]）影响下显著减少。基于自由基促进衰老的理论 [17-21]，在不同药妆产品的帮助下进行了从外部为皮肤提供抗氧化剂的尝试 [11, 22]。最常用的抗氧化剂是维生素：目前维生素 C（1-抗坏血酸）和维生素 B_3（niacinamid）常作为最常见的抗氧化剂，是治疗皮肤过早老化的常用药妆产品 [23-30]。

此外，维生素 E（α-生育酚）及各种植物性成分，如黄酮类化合物、绿茶多酚、白藜芦醇、多酚类植物烯丙酸或吡喹酮都能起到光保护作用，可通过局部使用来消除皮肤光老化的影响 [31-37]。

维生素 C

维生素 C（抗坏血酸），是一种水溶性、热不稳定分子，是一种己醛酸，它可被氧化不可逆地破坏。在皮肤中，维生素 C 除了具有抗氧化作用和降低自由基浓度的能力外，也为护肤品本身提供了防腐剂特性。一些基于双盲、安慰剂对照研究、证据充分的文献已证明，浓度 15% 的维生素 C 制剂具有抗衰老作用。局部应用维生素 C 会刺激真皮的结缔组织代谢，机制正是作用于与 Ⅰ 型和Ⅲ型胶原蛋白有关的胶原蛋白合成所需的酶以及基质金属蛋白酶 1 的组织抑制剂（胶原酶 1）[28, 38-40]。Traikovich 和 Rubino 等在不同的研究中发现，在临床研究中用 10% 的维生素 C 治疗 3 个月后 [41, 42]，运用光学轮廓法进行了半边比较后能发现皱纹显著减少。此外，根据 Fitzpatrick 等的发现，在组织学层面表现出胶原增加，同时 Ⅰ 型胶原基因表达也

增加 [43]。除了对胶原代谢和弹性蛋白合成的影响外，维生素 C 还能促进表皮分化。Ponec 等发现在重建皮肤过程中维生素 C 能提高神经酰胺在表皮屏障区域的分化程度，有效表皮屏障的形成依赖于维生素 C[29]。Pinnell 等在临床研究中发现，维生素 C 和维生素 E 联合使用的抗氧化保护作用高于单独使用维生素 C 或维生素 E，与其他抗氧化剂进行比较结果也是如此。进一步研究发现，15% 的维生素 C、1% 的维生素 E 和 0.5% 的阿魏酸（一种从植物阿魏拉提取的抗氧化剂）以及维生素 C、阿魏酸和佛洛里丁（一种果树树皮中提取的抗氧剂）的组合能显著减少紫外线对人体皮肤的伤害 [44]。

烟酰胺（维生素 B₃）

烟酰胺（Niacinamide）是一种存在于人体所有细胞中的物质。烟酰胺腺嘌呤二核苷酸（NAD）或 NAD 磷酸盐（NADP）在许多酶反应中作为抗氧化剂。还原形式的 NADH 和 NADPH 可作为氧化还原辅酶。烟酰胺由于其可调节细胞代谢和细胞更新，近年在药妆领域越来越多以 5% 浓度作为抗衰老成分的一种在使用 [45]。最新的双盲、载体对照研究表明，用 5% 烟酰胺乳膏进行为期 3 个月的局部治疗可显著减少皮肤老化现象，如色素沉着、皮肤发红、老年斑、发黄、毛孔粗大。此外，烟酰胺具有良好的耐受性，可显著改善皮肤弹性和细纹 [23, 24, 30, 46]。通过激活丝氨酸棕榈酰转移酶，增加游离脂肪酸、胆固醇和神经酰胺的合成，局部使用可减少皮肤失水，稳定皮肤屏障，甚至在敏感皮肤中作为抗衰老成分也是适合的。根据 Hakozaki 和 Draelos 等的理论，可能的机制除了抗氧化作用以外也包括成纤维细胞体外培养胶原合成增加，以及使得糖胺聚糖合成正常化 [23, 24, 47, 48]。

维生素 E

维生素 E（α-生育酚）是一种脂溶性的、热稳定的分子，属于亲脂性抗氧化剂，在现在的护肤品中 2%~20% 的浓度都能有 [49]。它具有很好的耐受性，对皮肤有积极的作用，还能保护护肤品免受氧化。除了生理上的抗炎、免疫刺激和抗增殖作用外，人们还认为（尽管其作用明显弱于维生素 C 和维生素 B₃）它可以使皮肤表面光滑，增加角质层的保湿能力，具有抗衰老作用，加速皮肤上皮化，增加酶效应，具有光保护作用 [50-52]。Mayer 等在一项临床研究中发现，在对 20 名妇女进行为期 4 周的局部维生素 E 治疗后，他们能够检测到其平滑皮肤的作用 [51]。在 Zhai 等进行的一项针对 10 名受试者的随机、双盲、载体对照实验中发现，具有光保护作用的维生素 E 乳液与不含活性成分的载体体系相比，维生素 E 乳液具有更高的抗氧化能力，能更好地预防紫外线引起的红斑和炎症性皮肤损伤 [50]。

辅酶 α-硫辛酸

是一种亲脂性抗氧化剂，在柠檬酸循环中起着重要作用，具有中和过氧化物自由基、羟基自由基、超氧自由基和氮氧化物的能力。在一项随机、双盲、载体对照实验中，在局部应用 α-硫辛酸后，拜特纳（Beitner）表现出明显的抗氧化作用，并显著改善了年龄相关的皮肤变化 [17]。

植物成分

各种被称为"次生植物材料"的植物成分可以对皮肤产生积极影响。多酚是一大类天然植物材料。它们的主要来源是水果、蔬菜、坚果、树皮、树叶和种子，如可可、咖啡、茶、果汁和葡萄酒。最常见的多酚有黄酮类化合物、酚酸类、儿茶素类、高酚类原花青素、伊拉吉坦宁和花青素。黄酮类化合物包括黄酮醇、黄酮酮、硫氰胺、黄酮、黄酮醇和异黄酮。它们最常被人所知的是它们具有很强的抗氧化活性以及显著的皮肤光保护作用 [53, 54]。

绿茶提取物中发现的多酚表儿茶素是用于许多护肤品中的天然抗氧化剂。它们对细胞应激系统的影响非常复杂：对信号传导有直接影响，同时也与细胞表现出的当前抗氧化状态的改变有关 [55, 56]。

去乙酰化酶 1 作为 7 种去乙酰化酶之一，它是人类体内信号转导的一部分，可以减缓细胞死亡起始。除此以外，去乙酰化酶 1 还能被白藜芦醇（一种蓝色葡萄的成分）激活。

白藜芦醇是一种多酚类植物，具有明显的抗氧化、抗炎、抗增殖作用和激活 Sirtuin 特性。在一项比较研究中发现，市面上一种以白藜芦醇为基础护肤品（1% 白藜芦醇）的抗氧化活性比 1% 的艾地苯醌强 17 倍 [57]。此外，众所周知，白藜芦醇是一种植物雌激素，继续研究白藜芦醇在改善更年期症状上的作用是十分有意义的 [58]。

另一种抗衰老物质是植物抗氧化剂碧萝芷，一种来自法国海松（Pinuspinaster，SSP）树皮的原花青素和花青素标准化提取物。低聚原花青素属于黄酮类化合物，是最有效的抗氧化剂之一，具有中和每一种天然存在的氧自由基的能力。因此，我们确定了吡喹啉是一种比辅酶 Q10、α-硫辛酸和葡萄籽提取物更有活性、重要的抗氧化剂[59-61]。

　　然而，葡萄籽原花青素已被证明是有效的抗氧化剂和自由基清除剂，其抗氧化能力明显强于维生素 C 或维生素 E。每周 4 天、每天 2 次地使用含有血清的葡萄籽提取物，可改善人体光老化皮肤的主要临床症状[62]。

　　醋栗精萃是从金缕梅（合成石竹）、印度醋栗提取出的一种标准化萃取物，含有多种酚类化合物，抗氧化和抗炎特性。它被认为通过与铁和铜形成螯合配合物来减少自由基和抑制金属诱导的氧化，这种螯合作用可以防止破坏羟基自由基的形成[63]。

　　石榴也是多酚类化合物的丰富来源，具有较强的抗氧化、抗炎和抗癌作用[53, 64]。

　　进一步用作抗衰老物质的植物提取物也包括大豆或红三叶草中的异黄酮以及咖啡浆果、姜黄素、蜕皮激素、德尔菲尼丁，甚至海洋植物提取物，如藻类或微藻，其机制归因于植物雌激素效应通过与雌激素受体的特异性相互作用[53, 60, 64-66]。目前仅对随机对照临床试验进行的系统性回顾表明，蔷薇科、枣仁、软木、牡丹和大豆的提取物能使得皮肤皱纹明显减少，但没有证据表明这种功效是持久的[67]。

细胞调节因子

　　虽然抗氧化剂能降低皮肤中自由基的浓度，从而抵消胶原蛋白的降解，但细胞调节剂，如维 A 酸衍生物、视黄醇、多肽和生长因子能直接影响皮肤代谢，刺激胶原或弹性纤维以及细胞外基质的合成。

维生素 A 及其衍生物

　　维生素 A 是一系列化学结构相似但部分生物活性不相同的天然或人工合成化合物。这组化合物由各种物质或衍生物组成，如脂溶性维生素 A（视黄醇）、醛－视网膜（视黄醛）和维生素 A 酸（视黄酸／视网膜素）。现代抗衰老制剂中最常用的物质是视黄醇，与维甲酸（需要处方的药物）相比，维甲酸对皮肤刺激性较小[68-70]，在局部使用中耐受得更好[68, 70]。目前，最大浓度 0.3% 的视黄醇被认为是化妆品抗衰老剂的"金标准"。合成维甲酸（tretinoin）是第一代非芳香维甲酸的处方药物，但在德国没有许可用于护肤品。在美国是被许可的，如我们已知的 Renova™ 和 Retin-A™ 中将最高浓度为 0.05% 的维汀素乳膏用于治疗皮肤老化的迹象。

　　维生素 A 衍生物属于抗衰老物质，其临床疗效已被科学研究证实[71-73]。维生素 A 衍生物的局部治疗可用于预防和治疗已经光损伤的皮肤。Varani 等证明视黄醇不仅对表皮而且对皮肤内在都有积极的影响，并且与视黄酸有类似的作用[70]。0.1% 的维甲酸能明显减少紫外线引起的皮肤早衰的典型症状，如皱纹、皮肤弹性丧失、色素沉着、角质化等[74]，Bhawan 在安慰剂对照研究及组织学检查的帮助下也证实了这一点[75]。

　　科学研究记载了胶原代谢的积极影响。例如，对局部使用的研究表明视黄醇和维生素 A 酸（视黄酸）可以诱导胶原合成。除了诱导胶原合成外，维生素 A 衍生物还能降低基质金属蛋白酶 1（胶原酶 1）等胶原降解酶的表达。Boisnic 等证明视黄酸就像和视黄醇一样，有着类似视黄醇刺激胶原合成的功效[76]。在 Creidi 等进行的针对 90 名受试者的随机、双盲、赋形剂对照的体内研究中，每日应用良好耐受性的 0.5% 维甲醛能保持 44 周以上。

　　针对眼角外侧皱纹的光学轮廓测量显示皱纹深度和皮肤表面粗糙度显著降低[77]（图 9.1）。

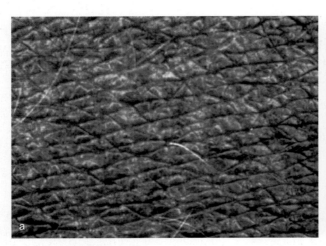
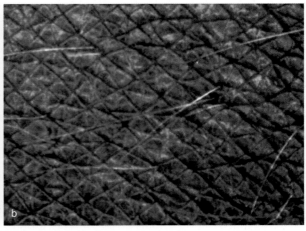

图 9.1　含视黄醇的局部治疗（a）和 4 个月后（b）皮肤表面形态（皮肤表面光滑）。

多肽

通过技术的进步，产生了能模仿人体自身分子的多肽序列，如胶原蛋白或弹性蛋白，从而能够影响身体生理过程，如胶原蛋白合成，神经肌肉突触递质传递。因此，多肽常被用于药妆产品中来改善皮肤老化，作用于增加肌肉活动及增加胶原降解[78]。除了上述功效明确的信号肽以外，载体、神经递质抑制剂和酶抑制剂肽也常被用于药妆产品中。四组多肽总结见表9.3。

信号肽

在随机、双盲、载体对照的各种体内研究中发现，信号肽棕榈酰五肽-3（Pal-KTKS）具有良好的耐受性，每天应用持续12周后，诱导Ⅰ型和Ⅲ型胶原刺激结缔组织代谢。临床上，这样的实验结果以增加真皮胶原含量形式表现出现的，从组织病理学上可检测到20MHz测量下皮肤厚度和密度增加，同时皮肤表面的粗糙度也减少，皮肤的平滑度增加（图9.2）[80]。在进一步的研究中，Lintner等用含有棕榈酰五肽的外用制剂与含视黄醇制剂的临床疗效比较，发现两者对胶原代谢的影响无明显差异，但五肽的耐受性明显提高[81]。

生长因子

多项临床研究表明，局部应用人体生长因子可改善皮肤老化的迹象和症状，表现为具有统计学差异的细纹和皱纹的减少和真皮胶原合成的增加[82]。

表皮生长因子（EFG）是由血小板和几种亚型白细胞生成的53-氨基酸肽，与角质形成细胞迁移、成纤维细胞的功能和肉芽组织的形成有关。表皮生长因子在伤口愈合中的治疗作用及其良好的耐受性在早期的研究中得到了广泛的证实[83, 84]。据研究表明，EGF本身对成纤维细胞的刺激作用导致1号胶原的产生增加，从而增加真皮厚度[85]，但是随着年龄的增长，功能EGF受体的数量和EGFR的反应均减少[86, 87]。考虑到这些发现，不难得出结论局部应用人体生长因子在逆转由时间和环境所介导的皮肤老化效应方面发挥了重要作用[82]。在Schouest等最近进行的一项为期3个月的"开放标签"研究中，研究了一种含有大麦生物工程、人样EGF蛋白的独特血清在改善面部皮肤光损伤和衰老症状方面有显著功效，29名有衰老/光老化迹象的女性每天服用两次EGF血清，并同时配合一种基础防晒霜和面部清洁剂使用，在随后的第一个月里，根据临床评估、受试者自我评估和临床摄影显示，受试者的细纹、皮肤纹理、毛孔大小和皮肤变色的情况发生具有统计学意义的改善。3个月后受试者的皮肤平滑度达到80%，细纹和褐斑减少到原来的60%，皱纹减少到原来的45%[88]。

羟基积雪草苷是从积雪草中提取的一种生长因子，除了对伤口愈合影响外，还能支持Ⅰ型胶原纤维的合成，保护胶原纤维免受酶降解。因此在对皮肤外部老化的受试者的各种研究中，调查了一种含有0.1%蜜糖苷和5%维生素C的局部涂面霜的临床疗效。在Haftek等进行的一项随机双盲研究中，记录了在使用这种混合面霜皮肤6个月后，受试者皮肤弹性、临床评分和自我评估（例如皱纹深度、皮肤粗糙度、水化）都有显著改善[38]（图9.3）。

联合使用可能性

根据最近的研究，各种抗皮肤衰老的活性成分的联合使用显著减少了临床上皮肤衰老的迹象，并改善了皮肤的再生[90]。不同抗氧化剂的组合或抗氧化剂与细胞调节因子的组合似乎具有很大的价值（图9.4）。

表 9.3　护肤品中的多肽

类型	体外作用机制	假定体内作用机制
信号肽 例如 Pal-KTTKS，Pal-KT	特定肽序列激活成纤维细胞	胶原和弹性蛋白、蛋白多糖、糖胺聚糖和纤维连接蛋白增殖增加
载体肽，如铜三肽	通过向内微量元素（如铜）酶运输激活胶原合成	胶原新合成增加
神经递质抑制肽，如乙酰六肽-3、五肽-3	抑制神经肌肉连接处乙酰胆碱的释放	肌肉活动减少
酶抑制肽，主要从植物来源提取，如丝蛋白、大豆肽或米肽	直接或间接地抑制某些代谢过程中关键酶的功能	抑制蛋白酶或基质金属蛋白酶活性或脂质过氧化、酪氨酸酶活性和角质形成细胞凋亡

经允许引自 Lupo MP, Cole AL, *Dermatol Ther*, 20(5), 343, 2007; Gorouhi F, Maibach HI, *Int J Cosmet Sci*, 31(5), 327, 2009。

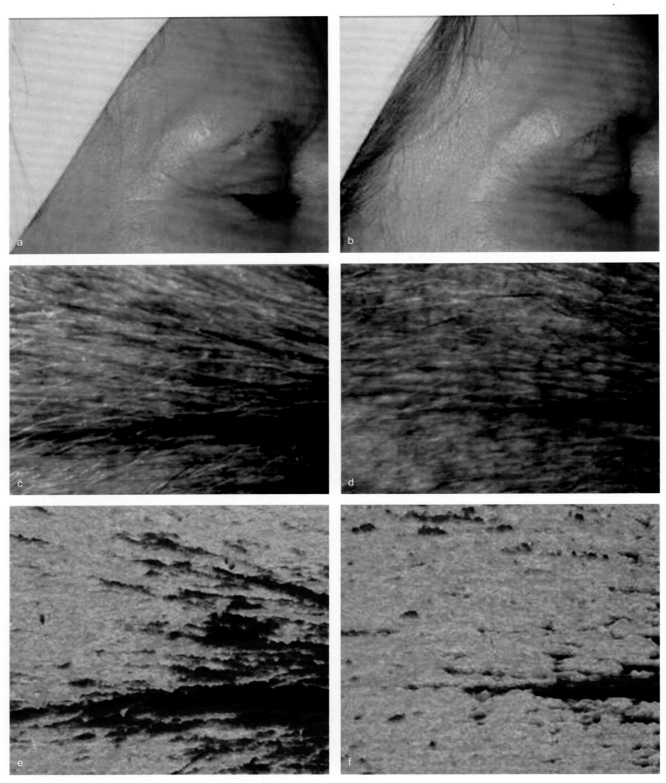

图 9.2 在眼角使用棕榈酰五肽进行 12 周局部治疗之前（a）和之后（b），灰度视觉扫描（c、d）和在基线时与使用棕榈酰五肽的局部治疗 12 周后拍摄的计算三维模型的彩色图像（e、f）比较（经允许引自 Krueger N et al., Palmitoyl Pentapeptide in skin aging: A randomized, double-blind, half-sided evaluation using bioengineer-ing methods, *16th Congress of the European Academy of Dermatology and Venereology*, EADV 2007, Vienna, Austria, May 16-19 [Poster]）。

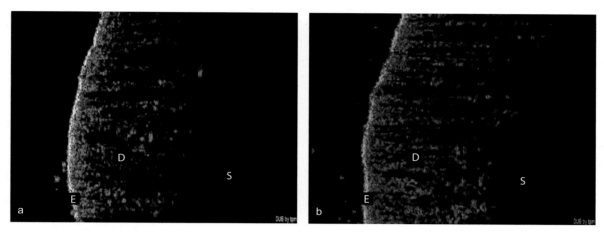

图 **9.3** 20MHz 超声检查在局部使用 0.1% 麦地那西苷和 5% 维生素 C 治疗 12 周前（a）和后（b）的对比（经允许引自 Krueger N et al., Biophysical and clinical evaluation of a topical treatment with 5% vitamin C and 0.1% madecassoside on skin physiology after 12 weeks, *18th Congress of the European Academy of Dermatology and Venereology*, EADV 2009, Berlin, Germany [Poster]）。

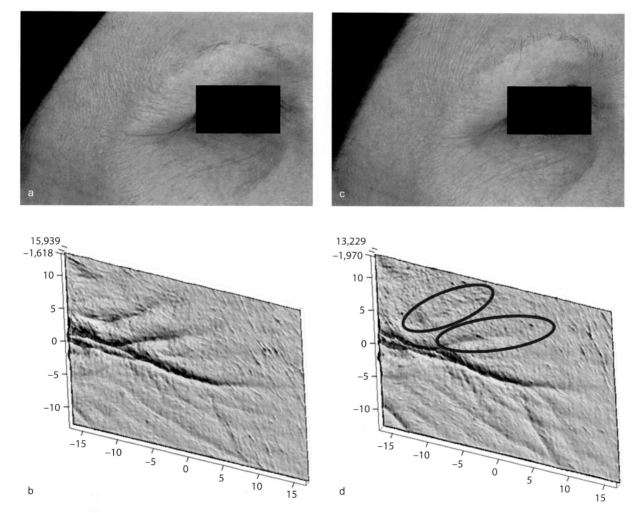

图 **9.4** 眼角在 28 天的结合烟酰胺、多肽和干缩剂局部治疗之前（a、b）和之后（c、d）标准化摄影和计算构建的三维模型对比（经允许引自 Krueger N et al., Randomisierte, kontrollierte Untersuchung der Effekte eines dermatokosmetischen Pflegeregimes mit Niacinamide, Peptiden und einem Retinylester auf die Hautqualität im Gesicht, *46th Tagung der Deutschen Dermatologischen Gesellschaft*, DDG 2011, Dresden, Germany [Poster]）。

Hamburg 皮肤老化评分

人们对年轻和美的日益重视，皮肤老化背后的科学研究在近十年间变得越来越流行，充满创新和复杂配方的化妆品产品得以开发。在美容市场上，用于改善各种皮肤老化的化妆品产品正在以惊人的速度出现。

为了方便上述药物在日常皮肤科常规中的使用，可以根据作用机制（抗氧化剂、细胞调节因子）对这些药物进行分类。此外，将患者分类为不同的皮肤老化阶段可能是很有帮助的（图 9.5）[92]。因此，开发了 Hamburg 皮肤老化评分，可以让患者在几分钟的对话期间内填写（图 9.6）。根据个人皮肤老化阶段、皮肤老化的具体临床症状的特殊程度和皮肤状况，以及过去可能的微创手术，可为每个患者制订既具有预防性质又具有修复性质的个性化治疗策略（图 9.7）。为了最佳地预防光老化，每日额外的 UVA/UVB 和 IR 保护，根据情况结合 DNA 修复酶和抗氧化剂的使用，是每个皮肤老化阶段不可缺少的护理手段。抗氧化剂的

使用被推荐用于皮肤老化的第 I、II 阶段，而细胞调节剂与抗氧化剂可以单独使用，也能结合使用，特别适合皮肤老化第 III、IV 阶段（大约从 40 岁起）以及围绝经期和绝经后。因此，Haftek 等以及 Fu 等的最新研究表明与药妆成分的结合使用能提升临床效果[38, 90]。

总结

在关于特定药物和药物组合的有针对性的研究中发现，要充分证明体内和体外的有效性、可持续性和耐受性的科学证据，受试者的数量是非常重要的。尽管已发表的关于药妆产品的研究数量几乎呈指数级增长，但在确定药妆产品功效或比较功效中，依旧经常出现缺乏对照、基于循证证据的科学研究。

利益冲突

无。

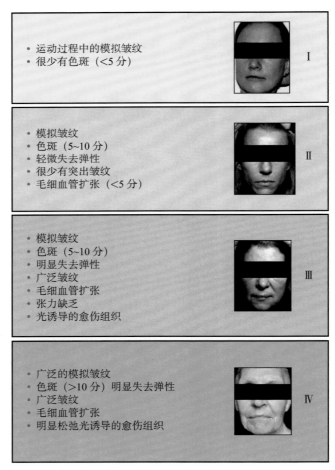

- 运动过程中的模拟皱纹
- 很少有色斑（<5 分）　　　　　　I

- 模拟皱纹
- 色斑（5~10 分）
- 轻微失去弹性
- 很少有突出皱纹
- 毛细血管扩张（<5 分）　　　　II

- 模拟皱纹
- 色斑（5~10 分）
- 明显失去弹性
- 广泛皱纹
- 毛细血管扩张
- 张力缺乏
- 光诱导的愈伤组织　　　　　　III

- 广泛的模拟皱纹
- 色斑（>10 分）明显失去弹性
- 广泛皱纹
- 毛细血管扩张
- 明显松弛光诱导的愈伤组织　　IV

图 9.5　皮肤老化量表（根据 Hamburg 皮肤老化评分）（经允许引自 Krueger N et al., Evaluation of skin physiology with biophysical measurements using four skin aging stages, *68th Annual Meeting of the American Academy of Dermatology*, AAD 2010, Miami Beach, FL [Poster]）。

年龄：＿＿＿＿＿岁	临床分级			
	缺失	低	中	强
光化性弹性组织变性	0	1	2	3
失去弹性和硬度	0	1	2	3
皮肤苍白、薄	0	1	2	3
鳞屑褶皱	0	1	2	3
角质层增厚	0	1	2	3
前额水平线	0	1	2	3
非模糊折痕，如鼻唇沟	0	1	2	3
马里昂线	0	1	2	3
鱼尾纹	0	1	2	3
老年性雀斑样痣	0	1	2	3
与年龄有关的皮肤干燥	0	1	2	3
明显的深褶皱	0	1	2	3

蓝色背景问题的总分
黄色背景问题的总分
橘色背景问题的总分

总得分最高的颜色对应普通的皮肤老化类型

结果

肌肉皮肤老化
皮肤内在老化
皮肤外在老化

图 9.6 Hamburg 皮肤老化评分

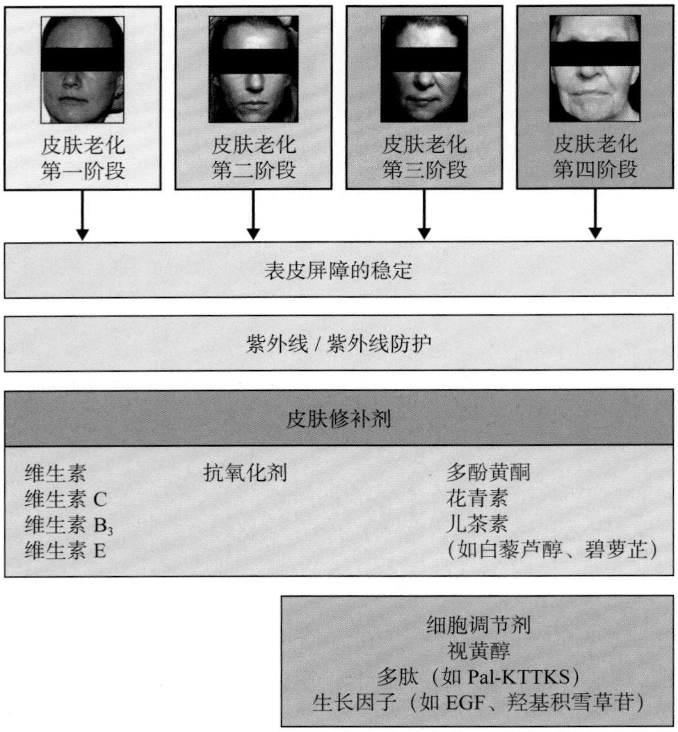

图 9.7　治疗方案取决于皮肤老化阶段。

参考文献

[1] Draelos ZD. Cosmetics, categories, and the future. *Dermatol Ther* 2012; 25(3):223–228.

[2] Amer M, Maged M. Cosmeceuticals versus pharmaceuticals. *Clin Dermatol* 2009; 27(5):428–430.

[3] Reszko AE, Berson D, Lupo MP. Cosmeceuticals: Practical applications. *Dermatol Clin* 2009; 27(4):401–416.

[4] Zesch A. Cosmetics: Definition and legal aspects of the term. *Hautarzt* 1999; 50(4):243–249.

[5] Leitlinie GD. Dermokosmetika gegen Hautalterung. GD Gesellschaft für Dermopharmazie e.V. March 22th, 2010.

[6] Ehrlich M, Rao J, Pabby A et al. Improvement in the appearance of wrinkles with topical transforming growth factor beta(1) and l-ascorbic acid. *Dermatol Surg* 2006; 32(5):618–625.

[7] Martini MC, Bobin MF, Flandin H et al. Role of microemulsions in the percutaneous absorption of alpha-tocopherol. *J Pharm Belg* 1984; 39(6):348–354.

[8] Daniels R, Knie U. Galenics of dermal products—Vehicles, properties and drug release. *J Dtsch Dermatol Ges* 2007; 5(5): 367–383.

[9] Artmann C, Röding J, Ghyczy M et al. Influence of various liposome preparations on skin humidity. *Parfümerie Kosmetik* 1990; 5:326–327.

[10] Ghyczy M, Gareiss J, Kovats T. Liposomes from vegetable phosphatidylcholine. Their production and effects on the skin. *Cosmet Toiletries* 1994; 109:75–80.

[11] Böni R, Burg G. Aging skin: Physiological bases, preventive measures and therapeutic modalities. *Schweiz Med Wochenschr* 2000; 130(36):1272–1278.

[12] Krutmann J. Actives. A central component of modern light protection. *Hautarzt* 2009; 60(4):294–300.

[13] Brenneisen P, Wenk J, Klotz LO et al. Central role of Ferrous/Ferric iron in the ultraviolet B irradiation-mediated signaling pathway leading to increased interstitial collagenase (matrix-degrading metalloprotease (MMP)-1) and stromelysin-1 (MMP-3) mRNA levels in cultured human dermal fibroblasts. *J Biol Chem* 1998; 273(9):5279–5287.

[14] Fisher GJ, Wang ZQ, Datta SC et al. Pathophysiology of premature skin aging induced by ultraviolet light. *N Engl J Med* 1997; 337(20):1419–1428.

[15] Francès C. Smoker's wrinkles: Epidemiological and pathogenic considerations. *Clin Dermatol* 1998; 16(5):565–570.

[16] Lahmann C, Bergemann J, Harrison G et al. Matrix metalloproteinase-1 and skin ageing in smokers. *Lancet* 2001; 357(9260): 935–936.

[17] Beitner H. Randomized, placebo-controlled, double blind study on the clinical efficacy of a cream containing 5% alpha-lipoic acid related to photoageing of facial skin. *Br J Dermatol* 2003; 149(4):841–849.

[18] Sander CS, Chang H, Salzmann S et al. Photoaging is associated with protein oxidation in human skin in vivo. *J Invest Dermatol* 2002; 118(4):618–625.

[19] Scharffetter-Kochanek K, Wlaschek M, Brenneisen P et al. UV-induced reactive oxygen species in photocarcinogenesis and photoaging. *Biol Chem* 1997; 378(11):1247–1257.

[20] Sohal RS, Weindruch R. Oxidative stress, caloric restriction, and aging. *Science* 1996; 273(5271):59–63.

[21] Wlaschek M, Tantcheva-Poór I, Naderi L et al. Solar UV irradiation and dermal photoaging. *J Photochem Photobiol B* 2001; 63(1–3):41–51.

[22] Friedland JA, Buchel EW. Skin care and the topical treatment of aging skin. *Clin Plast Surg* 2000; 27(4):501–506.

[23] Bissett D. Topical niacinamide and barrier enhancement. *Cutis*

2002; 70(6):8–12; discussion 21–23.

[24] Bissett DL, Oblong JE, Berge CA. Niacinamide: A B vitamin that improves aging facial skin appearance. *Dermatol Surg* 2005; 31(7 Pt 2): 860–865.

[25] Colven RM, Pinnell SR. Topical vitamin C in aging. *Clin Dermatol* 1996; 14(2):227–234.

[26] Soma Y, Kashima M, Imaizumi A et al. Moisturizing effects of topical nicotinamide on atopic dry skin. *Int J Dermatol* 2005; 44(3):197–202.

[27] Seité S, Bredoux C, Compan D et al. Histological evaluation of a topically applied retinol-vitamin C combination. *Skin Pharmacol Physiol* 2005; 18(2):81–87.

[28] Nusgens BV, Humbert P, Rougier A et al. Topically applied vitamin C enhances the mRNA level of collagens I and III, their processing enzymes and tissue inhibitor of matrix metalloproteinase 1 in the human dermis. *J Invest Dermatol* 2001; 116(6):853–859.

[29] Ponec M, Weerheim A, Kempenaar J et al. The formation of competent barrier lipids in reconstructed human epidermis requires the presence of vitamin C. *J Invest Dermatol* 1997; 109(3): 348–355.

[30] Bissett DL, Miyamoto K, Sun P et al. Topical niacinamide reduces yellowing, wrinkling, red blotchiness, and hyperpigmented spots in aging facial skin. *Int J Cosmet Sci* 2004; 26(5):231–238.

[31] Dreher F, Gabard B, Schwindt DA et al. Topical melatonin in combination with vitamins E and C protects skin from ultraviolet-induced erythema: A human study in vivo. *Br J Dermatol* 1998; 139(2):332–339.

[32] Gallarate M, Carlotti ME, Trotta M et al. On the stability of ascorbic acid in emulsified systems for topical and cosmetic use. *Int J Pharm* 1999; 188(2):233–241.

[33] Hoppe U, Bergemann J, Diembeck W et al. Coenzyme Q10, a cutaneous antioxidant and energizer. *Biofactors* 1999; 9(2–4): 371–378.

[34] Ricciarelli R, Maroni P, Ozer N et al. Age-dependent increase of collagenase expression can be reduced by alpha-tocopherol via protein kinase C inhibition. *Free Radic Biol Med* 1999; 27(7–8): 729–737.

[35] Werninghaus K, Meydani M, Bhawan J et al. Evaluation of the photoprotective effect of oral vitamin E supplementation. *Arch Dermatol* 1994; 130(10):1257–1261.

[36] Wei H, Zhang X, Zhao JF et al. Scavenging of hydrogen peroxide and inhibition of ultraviolet light-induced oxidative DNA damage by aqueous extracts from green and black teas. *Free Radic Biol Med* 1999; 26(11–12):1427–1435.

[37] Wolf R, Wolf D, Ruocco V. Vitamin E: The radical protector. *J Eur Acad Dermatol Venereol* 1998; 10(2):103–117.

[38] Haftek M, Mac-Mary S, Le Bitoux M-A et al. Clinical, biometric and structural evaluation of the long-term effects of a topical treatment with ascorbic acid and madecassoside in photoaged human skin. *Exp Dermatol* 2008; 17(11):946–952.

[39] Humbert PG, Haftek M, Creidi P et al. Topical ascorbic acid on photoaged skin. Clinical, topographical and ultrastructural evaluation: Double-blind study vs. placebo. *Exp Dermatol* 2003; 12(3):237–244.

[40] Raschke T, Koop U, Düsing H-J et al. Topical activity of ascorbic acid: From in vitro optimization to in vivo efficacy. *Skin Pharmacol Physiol* 2004; 17(4):200–206.

[41] Traikovich SS. Use of topical ascorbic acid and its effects on photodamaged skin topography. *Arch Otolaryngol Head Neck Surg* 1999; 125(10):1091–1098.

[42] Rubino C, Farace F, Dessy LA et al. A prospective study of anti-aging topical therapies using a quantitative method of assessment. *Plast Reconstr Surg* 2005; 115(4):1156–1162; discussion 1163–1164.

[43] Fitzpatrick RE, Rostan EF. Double-blind, half-face study comparing topical vitamin C and vehicle for rejuvenation of photodamage. *Dermatol Surg* 2002; 28(3):231–236.

[44] Murray JC, Burch JA, Streilein RD et al. A topical antioxidant solution containing vitamins C and E stabilized by ferulic acid provides protection for human skin against damage caused by ultraviolet irradiation. *J Am Acad Dermatol* 2008; 59(3):418–425.

[45] Matts PJ, Oblong JE, Bisset DL. A review of the range of effects of niacinamide in human skin. *Int fed Soc Cosmet Chem Mag* 2002; 5:285–289.

[46] Bissett DL. Common cosmeceuticals. *Clin Dermatol* 2009; 27(5):435–445.

[47] Draelos ZD, Ertel K, Berge C. Niacinamide-containing facial moisturizer improves skin barrier and benefits subjects with rosacea. *Cutis* 2005; 76(2):135–141.

[48] Hakozaki T, Minwalla L, Zhuang J et al. The effect of niacinamide on reducing cutaneous pigmentation and suppression of melanosome transfer. *Br J Dermatol* 2002; 147(1):20–31.

[49] Kästner W. Vitamin E: Absicherung bei der Verwendung in Externa. *Fat Sci Technol* 1989; 91:305–312.

[50] Zhai H, Behnam S, Villarama CD et al. Evaluation of the antioxidant capacity and preventive effects of a topical emulsion and its vehicle control on the skin response to UV exposure. *Skin Pharmacol Physiol* 2005; 18(6):288–293.

[51] Mayer P, Pittermann W, Wallat S. The effects of vitamin E on the skin. *Cosmet Toiletries* 1993; 108:99–109.

[52] Möller A, Ansmann A, Wallat S. Wirkungen von Vitamin E auf die Haut bei topischer Anwendung. *Fat Sci Technol* 1989; 91:295–305.

[53] Afaq F, Katiyar SK. Polyphenols: Skin photoprotection and inhibition of photocarcinogenesis. *Mini Rev Med Chem* 2011; 11(14):1200–1215.

[54] Nichols JA, Katiyar SK. Skin photoprotection by natural polyphenols: Anti-inflammatory, antioxidant and DNA repair mechanisms. *Arch Dermatol Res* 2010; 302(2):71–83.

[55] Elmets CA, Singh D, Tubesing K et al. Cutaneous photoprotection from ultraviolet injury by green tea polyphenols. *J Am Acad Dermatol* 2001; 44(3):425–432.

[56] Katiyar SK, Matsui MS, Elmets CA et al. Polyphenolic antioxidant (-)-epigallocatechin-3-gallate from green tea reduces UVB-induced inflammatory responses and infiltration of leukocytes in human skin. *Photochem Photobiol* 1999; 69(2):148–153.

[57] Baxter RA. Anti-aging properties of resveratrol: Review and report of a potent new antioxidant skin care formulation. *J Cosmet Dermatol* 2008; 7(1):2–7.

[58] Farris PK. Innovative cosmeceuticals: Sirtuin activators and anti-glycation compounds. *Semin Cutan Med Surg* 2011; 30(3):163–166.

[59] Rohdewald P. A review of the French maritime pine bark extract (Pycnogenol), a herbal medication with a diverse clinical pharmacology. *Int J Clin Pharmacol Ther* 2002; 40(4):158–168.

[60] Berson DS. Natural antioxidants. *J Drugs Dermatol* 2008; 7(7):7–12.

[61] Packer L, Rimbach G, Virgili F. Antioxidant activity and biologic properties of a procyanidin-rich extract from pine (Pinus maritima) bark, pycnogenol. *Free Radic Biol Med* 1999; 27(5–6):704–724.

[62] Cronin H, Draelos ZD. Top 10 botanical ingredients in 2010 anti-aging creams. *J Cosmet Dermatol* 2010; 9(3):218–225.

[63] Chaudhuri RK. Emblica cascading antioxidant: A novel natural skin care ingredient. *Skin Pharmacol Appl Skin Physiol* 2002; 15(5):374–380.

[64] Fowler JF Jr, Woolery-Lloyd H, Waldorf H et al. Innovations in natural ingredients and their use in skin care. *J Drugs Dermatol* 2010; 9(6):72–81.

[65] Baumann L, Woolery-Lloyd H, Friedman A."Natural" ingredients in cosmetic dermatology. *J Drugs Dermatol* 2009; 8(6):5–9.

[66] Thornfeldt C. Cosmeceuticals containing herbs: Fact, fiction, and future. *Dermatol Surg* 2005; 31(7 Pt 2):873–880.

[67] Hunt KJ, Hung SK, Ernst E. Botanical extracts as anti-aging preparations for the skin: A systematic review. *Drugs Aging* 2010; 27(12):973–985.

[68] Kafi R, Kwak HSR, Schumacher WE et al. Improvement of naturally aged skin with vitamin A (retinol). *Arch Dermatol* 2007; 143(5):606–612.

[69] Kang S, Duell EA, Fisher GJ et al. Application of retinol to human skin in vivo induces epidermal hyperplasia and cellular retinoid binding proteins characteristic of retinoic acid but without measurable retinoic acid levels or irritation. *J Invest Dermatol* 1995; 105(4):549–556.

[70] Varani J, Warner RL, Gharaee-Kermani M et al. Vitamin A antagonizes decreased cell growth and elevated collagen-degrading matrix metalloproteinases and stimulates collagen accumulation in naturally aged human skin. *J Invest Dermatol* 2000; 114(3):480–486.

[71] Kligman AM, Grove GL, Hirose R et al. Topical tretinoin for photoaged skin. *J Am Acad Dermatol* 1986; 15(4 Pt 2):836–859.

[72] Olsen EA, Katz HI, Levine N et al. Tretinoin emollient cream: A new therapy for photodamaged skin. *J Am Acad Dermatol* 1992; 26(2 Pt 1):215–224.

[73] Sendagorta E, Lesiewicz J, Armstrong RB. Topical isotretinoin for photodamaged skin. *J Am Acad Dermatol* 1992; 27(6 Pt 2):15–18.

[74] Goldfarb MT, Ellis CN, Weiss JS et al. Topical tretinoin therapy: Its use in photoaged skin. *J Am Acad Dermatol* 1989; 21(3 Pt 2):645–650.

[75] Bhawan J. Short- and long-term histologic effects of topical tretinoin on photodamaged skin. *Int J Dermatol* 1998; 37(4):286–292.

[76] Boisnic S, Branchet-Gumila MC, Le Charpentier Y et al. Repair of UVA-induced elastic fiber and collagen damage by 0.05% retinaldehyde cream in an ex vivo human skin model. *Dermatology* 1999; 199(1):43–48.

[77] Creidi P, Humbert P. Clinical use of topical retinaldehyde on photoaged skin. *Dermatology* 1999; 199(1):49–52.

[78] Lupo MP, Cole AL. Cosmeceutical peptides. *Dermatol Ther* 2007; 20(5):343–349.

[79] Gorouhi F, Maibach HI. Role of topical peptides in preventing or treating aged skin. *Int J Cosmet Sci* 2009; 31(5):327–345.

[80] Krueger N, Bayrhammer J, Sy M, Kerscher M. Palmitoyl Pentapeptide in skin aging: A randomized, double-blind, half-sided evaluation using bioengineering methods. *16th Congress of the European Academy of Dermatology and Venereology*, EADV 2007, Vienna, Austria, May 16–19 (Poster).

[81] Lintner K. Promoting production in the extracellular matrix without compromising barrier. *Cutis* 2002; 70(6):13–16.

[82] Mehta RC, Fitzpatrick RE. Endogenous growth factors as cosmeceuticals. *Dermatol Ther* 2007; 20(5):350–359.

[83] Berlanga-Acosta J, Gavilondo-Cowley J, López-Saura P et al. Epidermal growth factor in clinical practice—A review of its biological actions, clinical indications and safety implications. *Int Wound J* 2009; 6(5):331–346.

[84] Hardwicke J, Schmaljohann D, Boyce D et al. Epidermal growth factor therapy and wound healing—Past, present and future perspectives. *Surgeon* 2008; 6(3):172–177.

[85] Nanney LB. Epidermal and dermal effects of epidermal growth factor during wound repair. *J Invest Dermatol* 1990; 94(5):624–629.

[86] Shiraha H, Gupta K, Drabik K et al. Aging fibroblasts present reduced epidermal growth factor (EGF) responsiveness due to preferential loss of EGF receptors. *J Biol Chem* 2000; 275(25): 19343–19351.

[87] Tran KT, Rusu SD, Satish L et al. Aging-related attenuation of EGF receptor signaling is mediated in part by increased protein tyrosine phosphatase activity. *Exp Cell Res* 2003; 289(2):359–367.

[88] Schouest JM, Luu TK, Moy RL. Improved texture and appearance of human facial skin after daily topical application of barley produced, synthetic, human-like epidermal growth factor (EGF) serum. *J Drugs Dermatol* 2012; 11(5):613–620.

[89] Krueger N, Weber L, Kaess A, Buntrock H, Kerscher M. Biophysical and clinical evaluation of a topical treatment with 5% vitamin C and 0.1% madecassoside on skin physiology after 12 weeks. *18th Congress of the European Academy of Dermatology and Venereology*, EADV 2009, Berlin, Germany (Poster).

[90] Fu JJJ, Hillebrand GG, Raleigh P et al. A randomized, controlled comparative study of the wrinkle reduction benefits of a cosmetic niacinamide/peptide/retinyl propionate product regimen vs. a prescription 0.02% tretinoin product regimen. *Br J Dermatol* 2010; 162(3):647–654.

[91] Krueger N, Luebberding S, Streker M, Buntrock H, Kerscher M. Randomisierte, kontrollierte Untersuchung der Effekte eines dermatokosmetischen Pflegeregimes mit Niacinamide, Peptiden und einem Retinylester auf die Hautqualität im Gesicht. *46th Tagung der Deutschen Dermatologischen Gesellschaft*, DDG 2011, Dresden, Germany (Poster).

[92] Krueger N, Moebius N, Kerscher M. Evaluation of skin physiology with biophysical measurements using four skin aging stages. *68th Annual Meeting of the American Academy of Dermatology*, AAD 2010, Miami Beach, FL (Poster).

10

防　晒

Brian L. Diffey

什么时候需要防晒？

阳光紫外线（UV）约占太阳光辐射的 5%，是许多与日照有关皮肤疾病的主要原因。这个理念被广泛接受，在此基础上，许多国家公共卫生机构主办防晒活动，这些国家的居民主要是白种人，同时它们也长期致力于开发和改进局部防晒产品。

对大多数人来说，太阳是他们最大的紫外线辐射源。对于生活在热带（30°N 至 30°S）的白种人来说，为了减少晒伤，一年四季都需要防晒，而对于生活在温带（40°N 至 70°N）的人来说，如果要避免晒伤，一般在 4 月至 9 月这 6 个月严格防晒即可。

人们普遍认为，高温天气晒伤风险更大，但事实上，晒伤的主要风险决定因素是太阳与地表的距离。有一个简单的经验法则：当你的影子短于你的身高时，你就有晒伤的危险，建议采取防晒措施。

有几种个人防晒的措施，包括：

- 避免在夏季中午暴露在阳光直射下。
- 遮阴。
- 穿能大量吸收紫外线的衣服。
- 戴帽子，遮住面颈部。
- 外用防晒霜。

联合应用这些措施，可避免过量的紫外线暴露，同时不会严重限制人们进行安全的户外活动。

紫外线辐射被认为是面部光老化的一个重要因素，人们认为每天使用局部防晒产品可以缓解这一过程。"紫外线年龄"一节探讨了许多独立因素在减少面部皮肤终生紫外线暴露方面的重要性，包括全年每天使用局部防晒产品。

太阳紫外线指数

太阳紫外线指数（UVI）是衡量地表太阳紫外线水平的一个指标[1]。UVI 的最低数值是零，数值越高，紫外损伤可能性越大，发生损伤需要的时间越短。近年来，电视天气预报和一些网站开始使用 UVI，为公众提供太阳紫外线最大强度的参考。

在夏季的欧洲，高纬度地区（约 60°N，例如斯堪的纳维亚半岛）最大 UVI 约能达到 5，而在中维度地区（约 50°N，如比利时、法国北部和英国南部大约是 7）。南欧（约 40°N，如西班牙南部）则最多能达到 9 或 10。在美国，最大 UVI 在美国南部大陆的 11 到阿拉斯加的 5 之间。澳大利亚的南部城市（如墨尔本和悉尼），在夏季（12 月至次年 2 月），测得的最大 UVI 通常可达到 12。在更偏北的澳大利亚城市中，最大 UVI 可以达到 16[2]。

欧洲夏季不同地区 UVI 见图 10.1。1~4 的低值在斯堪的纳维亚半岛及英国被观察到，主要是这些地区常常多云，而欧洲南部地区由于少云，UVI 较高，可达到 8~9。

表 10.1 显示了不同皮肤类型在不同 UVI 下的风险。

物理防晒

避免阳光直射

在约一半左右时间的夏季，紫外线在当地正午的 3 小时内最强（图 10.2）。避免阳光直射——尤其是在热带纬度地区——能有效避免紫外线辐射暴露。

遮阳

地表的紫外线辐射包括来自太阳的紫外线直射和来自天空的散射或漫射成分（图 10.3a）。当我们处于阴影中时，我们不受到紫外线直射，漫反射成分也将减少——减少的程度与遮挡的空间大小有关（图 10.3b、c）。

遮阳对减少紫外线辐射有一定的作用，当 60% 的

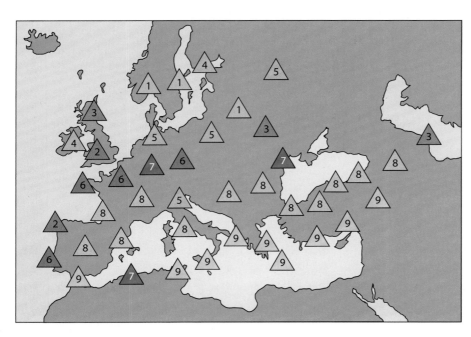

图 10.1　欧洲夏季不同地区的 UVI。

表 10.1　太阳紫外线指数与晒伤风险

紫外线指数	皮肤类型		
	易晒伤，不易晒黑	易晒黑	棕色/黑色皮肤
1~2	低	低	低
3~4	中	低	低
5	高	中	低
6	非常高	中	低
7~10	非常高	高	中
低	你不会被晒伤		
中	避免阳光直射时间超过 2 小时		
高	户外活动 30~60 分钟你可能会晒伤（使用防晒产品或遮阳）		
非常高	在 15~30 分钟内你可能被晒伤（避免阳光直射；使用 SPF 30+ 的防晒产品）		

天空被遮挡并避免阳光直射时，我们皮肤接收的紫外线强度会降低到无遮蔽环境下的约 1/5。或者说，这种遮挡程度相当于使用防晒系数（SPF）约为 5 的防晒霜。同样，80% 和 90% 的天空遮挡，加上完全避免阳光直射，分别相当于使用 SPF10 和 SPF20 的防晒霜。

天然树木、檐篷，大量人聚集区域中的人造树荫都可以提供遮阳的阴影。

小的遮阳结构（如遮阳伞），可以让使用者看到大量的天空，并且只能提供低紫外线防护，通常防护系数（PF）可达 10 左右。树木提供了一种天然遮荫方式，但由于树种和树冠尺寸彼此不同，很难概括出所提供的保护程度[3,4]。单棵树的 PF 可以在 3~50 之间变化，这取决于树叶和树阴的大小（图 10.4）。

衣帽

人们越来越关注阳光下暴露，他们采用了各种方法，以确定服装面料所提供的紫外线防护，例如引进紫外线防护系数（UPF）的概念。UPF 类似于 SPF。测定 UPF 的常用方法是体外法。简单地说，该方法利用紫外线辐射源和光电探测器来测量穿过织物样品前后的紫外线强度。这两个测量值的比值在数值上等于 UPF。

不受使用方法影响的防晒霜（参见"影响防晒霜防晒效果的因素"一节），UPF 提供的防护往往更可靠。例如，UPF 为 15 的织物确实提供这种程度的防晒。澳大利亚和英国的国家辐射实验室测定了几千件夏季衣物的 UPF，有关结果如下[5,6]：

• 几乎 90% 的夏装 UPF>10，而且在实践中，与防晒系数为 30 或更高的防晒霜提供了同等的保护。

• 80% 的夏装 UPF>15，在正常暴露下，将提供几乎完全充分的防护。

影响织物抵御太阳紫外线辐射的因素有很多，包括织物的组织结构、颜色、重量、弹性和湿度等（图 10.5）。

如果衣物能对皮肤形成良好的覆盖，并且织物能

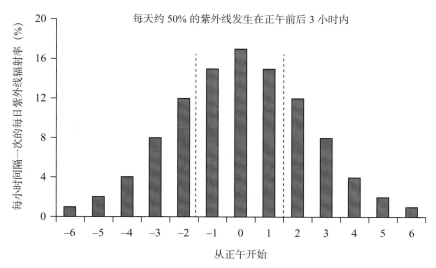

图 10.2　夏季紫外线在温带和热带地区的变化。

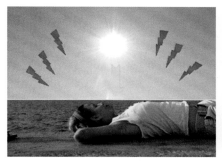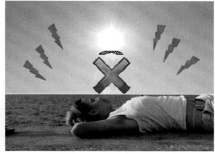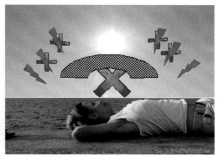

图 10.3　a. 当我们在室外时，我们直接接收直射的紫外线和天空中散射的紫外线。b. 仅仅用阴影挡住阳光直射仍然会使我们暴露在天空散射的紫外线下。c. 避免阳光直射和紫外线散射，可以大大降低皮肤接收到的紫外线强度。

防止大部分紫外线辐射到达衣服下的皮肤，那么衣服就能有效抵御紫外线辐射。有许多商业公司销售防晒服，声称其 UPF 达到 30+。虽然这些说法是完全合理的，但除患有病理性光敏的患者，大多数人对阳光未必敏感到需要如此程度的防护。

宽边帽子对脸部大部分区域提供 UPF>4 的防护。棒球帽能对鼻梁部分提供良好的防护，但无法兼顾颊部和颈部防晒[7, 8]。军团帽样式的帽子，颈部和耳部都有一层布料，防晒效果特别好。

光学滤波材料

看似透明的材料会吸收不同程度的紫外线。例如，窗玻璃能透过波长 310 nm 以上的紫外光（包括 UVB）[9]，而塑料（如 Perspex® 和聚碳酸酯）不透过波长 370 nm 以下紫外光。一般来说，汽车上的挡风玻璃能透过一些 UVA，但会阻挡 UVB[10]，而飞机驾驶舱挡风玻璃会阻挡 UVB 和 UVA[11]。

防晒霜

局部防晒霜通过吸收或散射紫外线而起作用，是一种广为流行的消费品。

人类第一次使用防晒霜是在 1928 年[12] 报道的，从那以后，防晒霜变得越来越流行。特别是在户外娱乐活动中，防晒霜确保人们可以尽量少穿衣服，例如在海边时[13, 14]。当防晒霜的使用量与紫外线暴露量相当时，防晒霜无疑可以防止晒伤，反过来说，并不是涂上防晒霜就能完全规避晒伤的风险[15]。

防晒霜的核心成分当然是紫外线吸收剂，但其他因素，如载体和防晒霜在耐水性和光稳定性等属性方面的优化，也会影响产品的功效和性能[12]。

防晒系数（SPF）

SPF 的概念，在 20 世纪 70 年代被奥地利科学家 Franz Greiter 推广，随后被许多监管机构以及化妆品和制药行业采纳。它通常被解释为涂上防晒霜的皮肤比

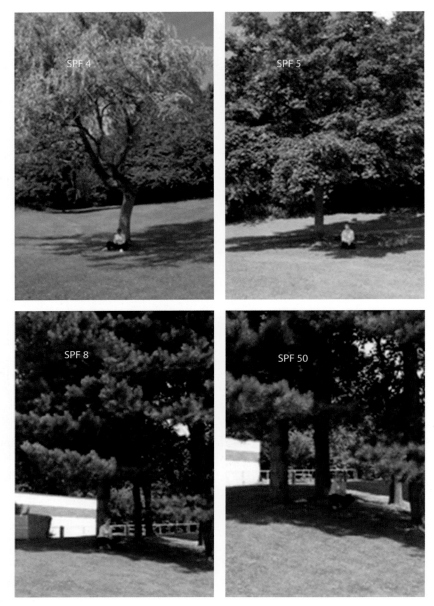

图 10.4 由不同类型的树提供的防晒效果。

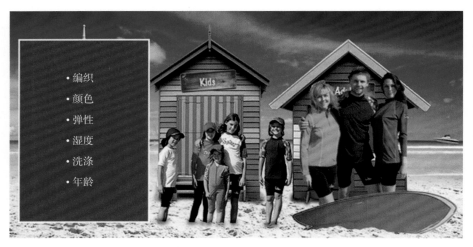

图 10.5 影响服装防晒性能的因素。

不涂防晒霜的皮肤发生晒伤要多多长时间。如果晒伤需要 10 分钟，如果使用标有 SPF15 的防晒霜，就意味着你可以在晒伤前安全地在太阳下停留 10×15=150 分钟。

这个定义的重点是延长在阳光下活动的时间，但是一个更好的认识 SPF 的方法是，如果你暴露在阳光下，涂上一层防晒霜，可以将皮肤的紫外线暴露量减少到在阳光下呆同样时间而不涂防晒霜时的 1/SPF。SPF15 的防晒霜会使暴露在紫外线下辐射下的皮肤受到的紫外辐射量减少到不涂防晒霜时的 1/15 左右。然而，只有当防晒霜提供的防护等同于 SPF 时，这一说法才是准确的，但正如我们将在"影响防晒霜防晒效果的因素"一节中看到的，大多数使用防晒霜的人受到的保护比他们以为的要小得多。

人们普遍认为，相对于使用 SFP15 防晒霜，使用 SPF30 防晒霜几乎没有额外的收益，但这是错误的。这个论点的基础是，SPF15 意味 1−1/15=93.3% 的太阳紫外线被防晒霜吸收，而 SPF30 意味着 1−1/30=96.6% 的紫外线被吸收，这显然是一个非常小的差异，几乎没有什么用。但对皮肤的健康而言，重要的不是防晒霜吸收了多少紫外线，而是皮肤吸收的紫外线有多少。因此，使用 SPF15 产品的情况下，在给定时间内，相对于未受保护的皮肤，皮肤吸收了 1/15=6.7% 的紫外线，而使用 SPF30 产品时，这个比例是 1/30=3.3%。换句话说，当使用 SPF15 产品时，皮肤受到的紫外线辐射是使用同等量 SPF30 产品时的 2 倍。

30 年前，大多数市面上可买到的防晒产品的防晒系数都不到 10，但到 2000 年，大多数制造商生产的产品防晒系数为 15~30，而如今号称防晒系数为 50 或更高的产品并不少见。

防晒霜应该吸收哪些波长的紫外线？

我们还没有完全理解不同波长的紫外线对皮肤的长期影响，如它们对老化和皮肤癌的重要性。因此，使用在整个紫外光谱中均匀吸收（吸收比例或多或少）的防晒霜似乎是个好选择，这时候防晒霜吸收 UVB 和 UVA 的程度大致相同。

这种想法背后的基本原理是，我们的皮肤已经进化到与构成地表阳光光谱的波长组成相和谐的状态。因此当我们寻求自然的阴影或穿上衣服来保护我们的皮肤免受紫外线的伤害时，其结果是我们降低了皮肤上阳光辐射的强度或功率，但仅轻微改变或不改变光谱或不同波长光的相对比例[16]。

使用广谱防晒霜的好处是，整个紫外线光谱表现

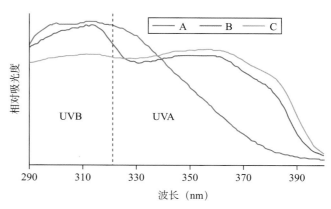

图 10.6 3 种不同防晒霜的光谱吸收曲线，每种防晒霜具有相同的防晒系数，但含有不同的活性紫外线吸收剂混合物。

出或多或少的均等吸收，暴露在阳光下的时间相同时，皮肤吸收的总紫外线剂量比使用相同防晒系数但主要吸收 UVB 的防晒霜要小得多。

这个概念可以用图 10.6 来说明，图 10.6 显示了 3 种防晒霜的光谱或特定产品吸收不同波长紫外线的程度，它们都具有完全相同的防晒系数。

产品 A 含有主要吸收 UVB 辐射的活性成分，是二十世纪八九十年代使用的防晒霜的典型成分。产品 B 结合了活性滤光成分，既能吸收 UVB，又能吸收少量 UVA，是过去十年市场上许多产品的典型代表。而产品 C 是一款现代的广谱防晒霜，在过去的一两年里，一些较大的防晒霜制造商都在销售。

假设 Ann 使用产品 A，Betsy 使用产品 B，Clare 使用产品 C。每个女孩都接受等量的阳光照射，但她们都接受相同的紫外线剂量辐射吗？答案是否定的。Betsy 的皮肤会受到比 Clare 多 50% 的紫外线照射，而 Ann 的皮肤会受到比 Clare 多 3 倍的紫外线照射。然而，因为每个女孩使用的防晒霜的防晒系数都是一样的，所以只要使用条件相同，它们能提供相同的防晒伤效果。因此，长期使用一种提供广谱防护的防晒霜，可以在防晒伤的前提下尽量减少皮肤的整体紫外线暴露。

这个例子表明为什么现在人们普遍认为防晒霜应该提供平衡的、广谱的保护，因此制造商们一直在开发具有接近这一理想的光谱模型的产品。并且在这方面已经取得了相当大的成功，今天，我们已经有了几乎符合这一标准的产品。例如，包含五种活性紫外线滤光剂（八甲基丙烯、双乙基己基氧基苯酚甲氧基苯基三嗪、丁基甲氧基二苯甲酰甲烷、乙基己基水杨酸盐和二乙基己基丁酰胺基三嗪）的现代高广谱 SPF 防晒产品。

防晒霜 – 晒伤悖论

许多观察性研究都指出一个自相矛盾的结果：在使用防晒霜的受试者中，晒伤反而高发[17-21]。那么，为什么说防晒伤是目前为止最常见的防晒霜使用原因，又为什么实验室测试明确证实防晒霜可以预防晒伤红斑呢？

如果我们知道当地的 UVI，使用者在户外所花费的时间和活动，以及他们对晒伤的易感程度，就可以轻松确定他们需要的 SPF 大小以防止晒伤。在完全开放（即无阴影）、无云的夏日天空下，出现在地面上的最大每日紫外线剂量（称为环境紫外线）在澳大利亚为 60~70 SED，在欧洲为 40~50 SED。SED 是标准红斑剂量的缩写[22]，它是衡量导致晒伤的日光紫外线剂量的量度；约 2 SED 的曝光量，可以使容易晒伤但难以晒黑的光敏感个体产生非常轻度的晒伤。在皮肤白皙但容易晒黑的人中，这个值升至 4~5 SED[23]。

我们并不把最大紫外线剂量作为衡量所需防晒水平的参考，是因为整天躺在没有遮挡的太阳下一动不动是不现实的。一个极端的日光浴者可能会花一半的时间仰卧，一半的时间俯卧，导致身体表面约 50% 暴露于最大紫外线剂量中。从事户外活动（例如园艺、散步或运动）的人身体表面的通常暴露（例如胸部、肩部、面部、前臂和小腿）相当于周围环境的 5%~60%，这取决于暴露的身体部位和附近是否有阴影（例如建筑物阴影）。

因此，在南欧，如果一个人在晴朗的夏日晒一整天日光浴，那么他每天的皮肤暴露量不会超过 50 SED×50%=25 SED。如果他的皮肤对光很敏感，要防止当晚出现任何红斑（晒伤）那就需要使用防晒霜来减少光暴露。换言之，他的防晒霜应该提供 25sed/3sed=8 倍的保护，即防晒系数（SPF）为 8。如果你是在城市中行走，你暴露的手臂和面部会接受 20% 的紫外线剂量照射，理论上，如果你使用一种 SPF 为（50 SED×20%）/3 SED=SPF 3 的产品，就不应被晒伤。

那么，为什么使用高因子（SPF>15）防晒霜的人还会经常晒伤呢？如下文所述，防晒霜发挥的作用往往低于预期，这是由若干原因共同导致的。

影响防晒霜防晒效果的因素

有几个因素决定了为什么大多数使用防晒霜的人受到的保护比预期的少。

涂抹厚度
SPF 是在实验室对按标准的涂抹厚度（2 mg/cm^2）使用的防晒霜防晒效果的评估。然而，有许多研究表明[15]，在现实生活中，消费者的使用量远低于实验室要求，通常为 $0.5 \sim 1.5 \text{ mg/cm}^2$。

已经有许多针对涂抹厚度与最终 SPF 之间的关系[24-27]的研究。研究结果表明，SPF 和涂抹厚度之间存在指数关系[26]到近似线性关系[27]，或介于指数和线性之间的某种关系[24, 25]。在理论分析中[28]，结果表明，取决于产品的光谱吸收曲线，两者的关系会有所不同，但对于目前市场上具有典型光谱吸收曲线的常见防晒霜而言，线性关系最接近最佳描述。

因此，即使均匀涂抹，大多数防晒霜使用者只能获得产品标签上 SPF 预期的一半左右的防护水平。但正如我们将在下一节中看到的，人们对防晒霜的应用手法很少是统一的，因此，所提供的平均防晒能力可能远低于此[29]。

涂抹技巧

实验室的志愿者小组测试防晒霜以确定它们的防晒系数时，会小心地用戴着手套的手指在测试区域涂上一层均匀的防晒霜。当然，在实际操作中，当防晒霜涂抹在皮肤上时，并没有采取这样的措施。如图 10.7 所示，防晒霜通常涂得很随便也不均匀，结果导致阳光照射后可能会出现斑片状晒伤。

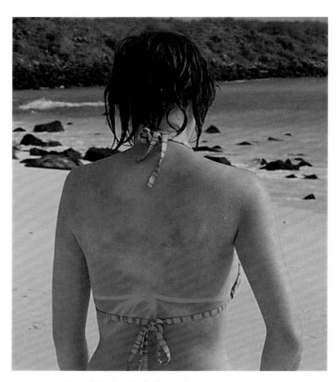

图 10.7　防晒霜涂抹不均匀的后果（版权：http://www.philip.greenspun.com）。

近年来，防晒喷雾已经很流行了，但是如果在使用喷雾后没有仔细把它们在皮肤上涂开，可能会被意外晒伤（图 10.8）[30]。

防晒霜配方

防晒霜的配方可能是影响个人使用和坚持使用防晒霜的一个重要因素。面霜由于有个很多人不太欣赏的特性：不太容易在皮肤上涂开，而且会留下一层白色的薄膜，已经逐渐不流行了。以前高 SPF 产品只有防晒霜，现在有乳液、水状溶液、凝胶、固体防晒产品和喷雾等形式。

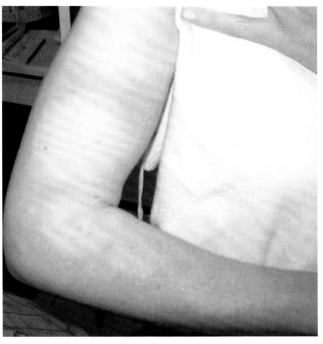

图 10.8 防晒喷雾直径范围内的受保护皮肤及其周围的晒伤（经允许引自 Diffey BL, J Am Acad Dermatol, 45, 882, 2001）。

在一项针对面部防晒产品配方（包括乳液、面霜、凝胶和喷雾）的比较研究中，一种酒精基底霜喷雾配方被认为是最有利的，因为据说这种防晒霜比至少两种其他防晒霜的评估结果要更清爽，也不太可能留下薄膜[31]。

以无机化学物质（例如氧化锌或二氧化钛）作为唯一活性成分的防晒霜可以在皮肤上留下白膜，因此，人们可能通过使用与含有机滤光成分的产品相比更少的量来"弥补"这一缺陷[32]。这可能会降低防晒效果，由于无机防晒霜有时会作为全防晒霜出售，并且容易被光敏感的人——包括皮肤敏感或患有湿疹的人使用，结果可能会不太好。

良好的配方与防晒霜是否有吸引力密切相关，这一点正日益得到制造商的承认。高防晒系数的防晒霜是个好东西，但是如果消费者不喜欢它的使用感或外观，他们就不会费心使用它，或者可能只涂很少的防晒霜，以至于他们得到的防护不足，容易晒伤或皮肤损伤。图 10.9 比较了两种防晒霜，一种在皮肤上形成无色薄膜，另一种容易留下白色残留物。记住，SPF并不是防晒产品的唯一评价标准。

补涂

在阳光照射期间重新涂抹防晒霜，是为了补偿最初的涂抹不足，以便达到更符合标定值的 SPF，并补充可能被水、毛巾或与衣物或沙子摩擦去除的防晒霜。由于现代防水防晒霜水洗都很难除去，所以补涂防晒霜的主要原因还是用量不足。

关于补涂防晒霜的指导通常是"频繁补涂"或"定期补涂"，许多公共卫生机构都建议每 2~3 小时重新涂一次防晒霜。考虑到成本、便利性和依从性，这对很多人都是个难以达成的要求。

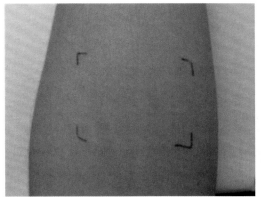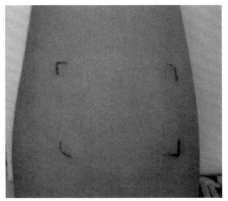

图 10.9 左边的防晒霜在皮肤上留下一层看不见的薄膜，右边的则留下一层白色的残留物。

如果使用容易从皮肤上去除的防晒霜，那么无论何时重新涂抹防晒霜，最终都将收效甚微。但对于在防水产品中发现的与皮肤能良好结合的防晒霜，早期暴露于阳光，而不是最初涂抹后的 2~3 小时就再次涂抹时，能取得更好的紫外线防护效果，即此时皮肤受到的紫外辐射是最小的。通常，在 4 小时的暴露期中，暴露 20 分钟后就再次涂上防晒霜以吸收强烈的夏日阳光，皮肤受到的紫外辐射总剂量是 2 小时后才再次涂防晒霜的情况下的 1/2~3/4[33]。

使用指南会建议消费者多涂一些防晒霜或多次涂抹防晒霜。然而，许多研究表明，用户使用 2 mg/cm^2（制造商在测试过程中用于确定 SPF 的厚度）的防晒霜会感到不舒服，他们更喜欢使用平均厚度约为该厚度一半的用量。人们通常使用少于 2 mg/cm^2 的防晒霜，这让许多测评人士陷入了一个削足适履的误区，认为消费者使用防晒霜时用量不足。但事实恰恰相反。用量不足时防晒霜的使用感更好，证明这个用量更适合；SPF 反而让使用者对防晒效果产生了误判。

因此，鼓励人们用更多防晒霜是不现实的。影响防晒效果的另一个重要因素是皮肤表面并不光滑。如果在皮肤上涂上不透明的防晒霜，当皮肤表面的纹理被填满时，防晒霜往往还显得厚薄不一甚至留有印痕。随着进一步地涂抹，这些印痕也被覆盖了，皮肤表面变得更加平滑。这种情况类似于用带有纹理的工具（图 10.10）粉刷墙壁，通常需要涂两层漆才能达到满意的覆盖率。同样，我们可能需要两层"防晒霜"来提供足够的保护。

因此，建议人们在室外活动的早期就重新涂抹防晒霜，可能比 2~3 小时后涂更合适，毕竟 2~3 小时后，可能他们就把这件事忘在脑后了。以下是涂抹防晒霜

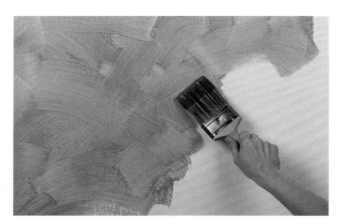

图 10.10　用带有纹理的工具粉刷墙壁，通常需要涂两层漆才能达到满意的覆盖率。同样，我们可能需要两层"防晒霜"来提供足够的防晒效果。

的小贴士：

- 暴晒前 15~30 分钟，在暴露的部位涂上大量的防晒霜
- 将防晒霜擦到皮肤上后，尽可能均匀地把它涂抹在皮肤表面，并风干
- 暴晒 15~30 分钟后，在暴露部位重新涂抹防晒霜
- 剧烈活动（如游泳、使用毛巾或过度出汗和摩擦）后，有必要再次涂抹防晒霜

据前所述，根据经验，涂抹防晒霜所获得的保护通常被估计为额定 SPF 的 1/3 左右[15]。因此，为了达到 SPF10 的防护效果，需要涂抹一种标有 SPF30 的防晒霜。

值得注意的是，在晴朗的夏日里，为了出去活动，人们使用防晒霜的可能性会升高。如果此时防晒效果不理想或高估了防晒霜的实际效果，会增加人们晒伤的风险。

紫外线（UV）年龄

当我们看图 10.11a 时，我们看到起皱下垂的皮肤，还有色沉，而图 10.11b 中的皮肤光滑有弹性。我们似乎可以得出结论，图 10.11a 中的人比图 10.11b 中的人要老得多，但我们错了，因为这两张图来自一位 64 岁的女性。

尽管两处皮肤"年龄"相同，但在受试者一生中，它们累积的紫外线照射剂量却大不相同。图 10.11a 所示的面部皮肤每天都暴露于太阳紫外线辐射下，暴露的幅度在一年的过程中变化很大，反映了环境紫外线辐射的季节性变化以及她在户外花费的时间。但图 10.11b 中的下背部皮肤在她一生中大部分时间内都得到了良好的防晒，仅在户外娱乐活动（例如游泳或日光浴）中才暴露在外。

量化这种差异的一种方法是为两个皮肤区域各测定一个紫外线年龄。对进行了良好防晒——防晒霜或衣物覆盖的区域而言，UV 年龄即双方受到的累积紫外辐射相等时，无防晒皮肤的年龄。因此，例如，图 10.11a 中显示的 64 岁女性的面部皮肤的紫外线年龄为 64 岁，而图 10.11b 中显示的皮肤的紫外线年龄仅为 20 岁。即截至拍照时，该下背部皮肤区域的累积紫外线暴露与图 10.11a 所示的面部皮肤区域 20 岁时相同。

图 10.11 是一个图形示例，说明了为什么人们普遍认为暴露于太阳紫外线辐射是面部皮肤老化的重要因素。虽然尚不清楚用于人体皮肤光老化的确切机制，但有足够的生化和组织学数据暗示 UVA 和 UVB 在这

个过程中发挥了作用[34-36]。

最终，化妆品工业通过引入用于日常用途的局部防晒产品并添加紫外线吸收剂以响应这一研究结果。最近的一项分析[37]检验了许多独立因素的影响，以确定哪些因素对最大限度地减少面部皮肤的紫外线光老化最为重要。

最重要的是，防晒对延迟光老化作用显著，因此常规防晒应该尽早开始。但即使开始防晒的时间已经有些迟了，它依然能发挥重要的作用。

选择一种提供最先进的广谱防晒的产品，而不是一种主要提供 UVB 保护的产品也很有必要。例如，40 岁才开始使用日常防晒品的人，通过选择一种好的广谱产品而不是一种主要吸收 UVB 的产品（两者 SPF 值相同），可以将他或她的皮肤的 UV 老化再延缓 10~14 岁，如图 10.11 所示。

一年四季大量使用防晒产品以便接近产品标记的 SPF，并每天进行面部防晒是相对而言性价比最低的，这样做不仅在降低紫外线年龄方面取得的增益最小，而且，由于早秋时进行面部防晒减弱了紫外线吸收，它确实会增加冬季维生素 D 缺乏的风险。

选择具有良好广谱保护作用的日常防晒产品本身不足以为消费者提供可持续的防晒保护。为实现可持续发展，产品不仅应安全并提供有效的防紫外线功能，而且还应具有良好的使用感，可以增强使用体验，并鼓励人们经常使用。因此，尽管尚无定论和推测，但我们有充分的理由认为，定期使用可提供广谱保护并有良好的使用感的面部防晒，能够减缓皮肤老化。

总结

涂抹防晒霜只是防晒策略的一部分，防晒策略还包括在白天寻找阴凉处，穿衣服戴宽边帽。不当使用防晒霜可能反而导致晒伤等问题，一般情况下，人们并没有使用足量的防晒产品以达到标明的 SPF 值，而且使用时的涂抹不匀，也会导致一些暴露在外的皮肤部位几乎得不到或根本得不到保护。此外，由于游泳、毛巾等或多或少会去除皮肤表面的防晒霜，当皮肤被暴晒时，就需要多次补涂以保证防晒效果。

这些因素，再加上"影响防晒霜防晒效果的因素"一节中讨论的其他因素，提供了充分的证据，表明产品包装上指明的 SPF 通常高于实践中提供的保护作用。这种不匹配可能是为什么尚未最终确认使用防晒霜是预防皮肤癌的有利因素之一的原因[38]。另一方面，在夏季阳光暴露期间，防晒霜的功效明显不足，但不能

因此而不使用，而是应该加用其他防晒措施。当然，这一建议的前提是，由于防晒霜使用量不足和不均匀，导致皮肤过度暴露在阳光下，加上长时间日晒，可能导致"防晒霜保护"作用难以达到人们的预期。

综上所述，日晒保护的层次可以总结如下。

- 遮阳：如果大部分天空和直射阳光被遮挡，遮

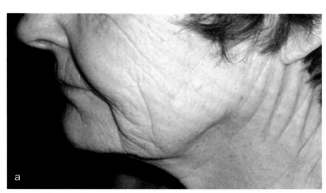

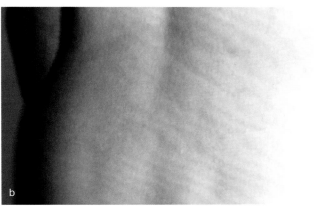

图 10.11　64 岁妇女的面部（a）和下背部（b）。

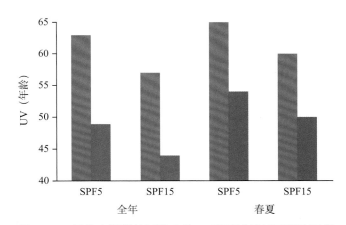

图 10.12　居住在温带地区的人从 40 岁开始使用两种防晒产品的紫外线（UV）年龄。粉红色块是指光谱轮廓与图 10.5 中曲线 C 所示相似的广谱紫外线吸收剂产品，蓝色块是指主要吸收 UVB 的防晒产品，即图 10.5 中曲线 A 所示。产品的 SPF 为 5 或 15，分为全年或仅在春季和夏季（3~8 月）每天使用两组。

阳可以提供非常高的保护。用 PF>20 实现有效的遮光效果并不难。

- 服装：服装通常具有良好的高防晒性（通常 PF>10），当然，对非衣物覆盖区域没有防晒效果。

- 防晒霜：由于常见的涂抹厚度与实验室测量时的涂抹厚度并不相同，因此 SPF15~30 的产品对皮肤具有低到中度的保护作用（大多数 PF<10）。与衣物不同，将防晒霜涂在皮肤上之后，防晒效果仍旧是不确定的。

参考文献

[1] World Health Organization. *Global Solar UV Index: A Practical Guide*. Geneva, Switzerland: WHO, 2002.

[2] Gies P, Roy C, Javorniczky J, Henderson S, Lemus-Deschamps L, Driscoll C. Global Solar UV Index: Australian measurements, forecasts and comparison with the UK. *Photochem Photobiol* 2004; 79:32–39.

[3] Diffey BL, Diffey JL. Sun protection with trees. *Br J Dermatol* 2002; 147:397–399.

[4] Parisi AV, Kimlin MG, Wong JCF, Wilson M. Personal exposure distribution of solar erythemal ultraviolet radiation in tree shade over summer. *Phys Med Biol* 2000; 45:349–356.

[5] Gies HP, Roy CR, McLennan A. Textiles and sun protection. In: Volkmer B, and Heller H, eds. *Environmental UV-Radiation, Risk of Skin Cancer and Primary Prevention*. Stuttgart, Germany: Gustav Fischer, 1996, pp. 213–234.

[6] Driscoll CMH. Artificial protection against solar radiation—Fabrics. In: Giacomoni PU, ed. *Sun Protection in Man*, Amsterdam, the Netherlands: Elsevier Science BV, 2001, pp. 457–486.

[7] Diffey BL, Cheeseman J. Sun protection with hats. *Br J Dermatol* 1992; 127:10–12.

[8] Wong JCF, Airey DK, Fleming RA. Annual reduction of solar UV exposure to the facial area of outdoor workers in Southeast Queensland by wearing a hat. *Photodermatol Photoimmunol Photomed* 1996; 12:131–135.

[9] Almutawa F, Vandal R, Wang SQ, Lim HW. Current status of photoprotection by window glass, automobile glass, window films, and sunglasses. *Photodermatol Photoimmunol Photomed* 2013; 29:65–72.

[10] Hampton PJ, Lloyd JJ, Diffey BL, Farr PM. Protection from UVA by car window glass. *Br J Dermatol* 2002; 147:17–18.

[11] Diffey BL, Roscoe AH. Exposure to solar ultraviolet radiation in flight. *Aviat Space Environ Med* 1990; 61:1032–1035.

[12] Shaath NA. Sunscreen evolution. In: Shaath NA, ed. *Sunscreens: Regulations and Commercial Development*, 3rd ed. Boca Raton, FL: Taylor & Francis Group, 2005, pp. 3–17.

[13] Koh HK, Bak SM, Geller AC et al. Sunbathing habits and sunscreen use among white adults: Results of a national survey. *Am J Public Health* 1997; 87:1214–1217.

[14] Robinson JK, Rademaker AW. Sun protection by families at the beach. *Arch Pediatr Adolesc Med* 1998; 152:466–470.

[15] Diffey BL. Sunscreens: Expectation and realisation. *Photoderm Photomed Photoimmunol* 2009; 25:233–236.

[16] Diffey BL, Brown MW. The ideal spectral profile of topical sunscreens. *Photochem Photobiol* 2012; 88:744–747.

[17] Autier P, Boniol M, Doré J-F. Sunscreen use and increased duration of intentional sun exposure: Still a burning issue. *Int J Cancer* 2007; 121:1–5.

[18] Wright MA, Wright ST, Wagner RF. Mechanisms of sunscreen failure. *J Am Acad Dermatol* 2001; 44:781–784.

[19] Diffey BL, Norridge Z. Reported sun exposure, attitudes to sun protection and perceptions of skin cancer risk: a survey of visitors to Cancer Research UK's SunSmart campaign website. *Br J Dermatol* 2009; 160:1292–1298.

[20] Dixon H, Shatten R, Borland R. Reaction to the 1995/1996 SunSmart Campaign: Results from a representative household survey of Victorians. In: *SunSmart Evaluation Studies No 5*. Melbourne, Australia: Anti-Cancer Council of Victoria, 1997, pp. 70–96.

[21] Ling T-C, Faulkner C, Rhodes LE. A questionnaire survey of attitudes to and usage of sunscreens in northwest England. *Photodermatol Photoimmunol Photomed* 2003; 19:98–101.

[22] CIE Standard. Erythema reference action spectrum and standard erythema dose. CIE S 007/E-1998. Vienna, Austria: Commission Internationale de l'Éclairage 1998.

[23] Harrison GI, Young AR. Ultraviolet radiation-induced erythema in human skin. *Methods* 2002; 28:14–19.

[24] Brown S, Diffey BL. The effect of applied thickness on sunscreen protection: In vivo and in vitro studies. *Photochem Photobiol* 1986; 44:509–513.

[25] Stokes RP, Diffey L. How well are sunscreen users protected? *Photodermatol Photoimmunol Photomed* 1997; 13:186–188.

[26] Faurschou A, Wulf HC. The relation between sun protection factor and amount of sunscreen applied in vivo. *Br J Dermatol* 2007; 156:716–719.

[27] Bimczok R, Gers-Barlag H, Mundt C et al. Influence of applied quantity of sunscreen products on the sun protection factor—A multicenter study organized by the DGK Task Force Sun Protection. *Skin Pharmacol Physiol* 2007; 20:57–64.

[28] Herzog B, Mueller S, Osterwalder U. Understanding sunscreens—Influence of amount of application on performance determined by in vivo and in silico experiments. *Poster P420 presented at 65th Annual Meeting of the American Academy of Dermatology*, Washington, DC, February 2–6, 2007.

[29] Pissavini M, Diffey B. The likelihood of sunburn in sunscreen users is disproportionate to the SPF. *Photodermatol Photoimmunol Photomed* 2013; 29:111–115.

[30] Barr J. Spray-on sunscreens need a good rub. *J Am Acad Dermatol* 2005; 52:180–181.

[31] Solky BA, Phillips PK, Christenson LJ, Weaver AL, Roenigk RK, Otley CC. Patient preferences for facial sunscreens: A split-face, randomized, blinded trial. *J Am Acad Dermatol* 2007; 57:67–72.

[32] Diffey BL, Grice J. The influence of sunscreen type on photoprotection. *Br J Dermatol* 1997; 137:103–105.

[33] Diffey BL. When should sunscreen be reapplied? *J Am Acad Dermatol* 2001; 45:882–885.

[34] Yaar M, Gilchrest BA. Photoageing: Mechanism, prevention and therapy. *Br J Dermatol* 2007; 157:874–87.

[35] Kligman LH, Sayre RM. An action spectrum for ultraviolet induced elastosis in hairless mice: Quantification of elastosis by image analysis. *Photochem Photobiol* 1991; 53:237–242.

[36] Bissett DL, Hannon DP, Orr TV. Wavelength dependence of histological, physical, and visible changes in chronically UV-irradiated hairless mouse skin. *Photochem Photobiol* 1989; 50:763–769.

[37] Diffey BL. The impact of topical photoprotectants intended for daily use on lifetime ultraviolet exposure. *J Cosmet Dermatol* 2011; 10:245–250.

[38] Anon. Do sunscreens have a role in preventing skin cancer? *Drug Therapeut Bull* 2011; 49:69–72.

11

敏感肌皮肤和化妆品的过敏风险

An E. Goossens and Martine Vigan

引言

对化妆品过敏反应检测和数量的评估并不简单。一般来说，经过临床试验证明，化妆品过敏的消费者只会是他（她）不知道是哪一种化妆品，或者当怀疑的产品被另一种产品替代后皮炎持续存在，才会咨询医生。因此，只有一小部分患有化妆品不耐受问题的人群会被皮肤科医生发现。此外，化妆品接触过敏可能出现不常见的临床表现，引起误诊。

一般来说，不良反应研究报道的数量是不足的[1]，当然也包括化妆品行业。化妆品行业在这方面获得的最可靠信息主要来自少数专注于化妆品不耐受问题的皮肤科医生，以及文献中按定义来说几乎已经过时的报道。有时美容师和消费者会反馈不良反应，但在大多数情况下，这类信息很难客观，除非得到皮肤科医生的证实。

在皮肤上使用化妆品可能会引起刺激性、光毒性、接触性过敏和光接触性过敏反应，以及接触性荨麻疹。人们普遍认为，大多数皮肤对化妆品的不良反应本质上是由于刺激性，皮肤敏感的人尤其容易产生这种反应。然而，接触性过敏反应往往被高估，吸引了更多的注意力，尽管最近这种反应在医学实践中越来越常见。化妆品过敏原的鉴定绝非一项简单的工作，它需要皮肤科医生的专业技能和兴趣。此外，一种特定的化妆品的致敏性涉及许多因素，在寻找过敏原时必须考虑到所有这些因素。

化妆品引起接触性过敏的因素

使用频率

人们可能认为被广泛使用的产品会比独家的产品引起更多的皮肤反应，因为更多的人接触到它们。单凭这一点，并不能判断这些产品的质量（个别化妆品成分也是同样的道理）。

成分

就其过敏性而言，配方的复杂性影响可以是正的，也可以是负的。制造低致敏性化妆品和香水的原则之一是简化配方：成分越少，一旦出现过敏就越容易识别出有害物质，协同作用的危险也就越小。一些调查人员建议设置浓度上限，而不是建议不使用特定成分。然而，成分越多，其中一种致敏的可能性越大。

水溶性或其他易受污染的产品所需要的防腐剂，最近已成为与香精一样重要的化妆品过敏原。似乎很难将有效的抗细菌和抗真菌特性与低致敏能力结合起来：事实上，很难将物质的生物活性限制在某一个功能位点内。因此，一些化妆品制造商开发了新的包装设备，以防止在使用过程中空气和微生物进入容器，从而避免在配方中添加防腐剂。

成分的浓度

尽管使用低浓度并不能保证完全安全，但诱发过敏的发生率实际上是与过敏原浓度相关，至少在某种程度上是这样。但一旦患者觉得敏感，即使是低浓度也会引发反应。对甲基氯噻唑啉酮和甲基异噻唑啉酮（MCI/MI）的防腐剂混合物过敏的案例很好地说明了这个问题（图 11.1）。最初，欧盟允许在化妆品中使用浓度为 30 ppm 的 MCI/MI，当这种浓度在某些产品中实际使用时，就出现了接触过敏反应的流行。后来，阳性反应的频率大大降低，这不仅是因为它的使用减少了，而且在停留式（在皮肤上停留数小时）产品上和冲洗式（几乎立即被去除）产品上的使用浓度已经分别降低到 15 ppm 和 7.5 ppm。然而，当使用低致敏的 MI 时，因其抗菌活性较低，化妆品中的浓度可以高达 100 ppm，实际上导致许多问题再次出现（图 11.2）。

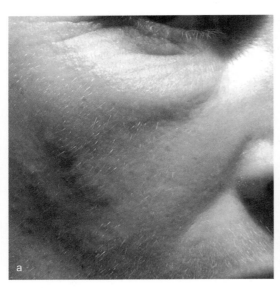

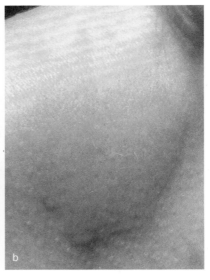

图 11.1 甲基异噻唑啉酮是过敏的罪魁祸首，导致界限清晰的浸润性损伤。

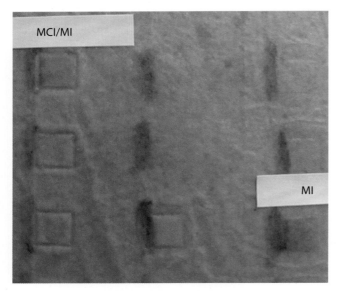

图 11.2 对甲基氯噻唑啉酮和甲基异噻唑啉酮（MCI/MI）混合物、甲基异噻唑啉酮（MI）的斑贴实验。后者反应更强说明甲基异噻唑啉酮是一级过敏原。

成分的纯度

把原料提炼到绝对纯度是不可能的。在现代化妆品生产中，对原材料和成品的质量控制或多或少是一种普遍的做法。然而，还不能排除这些材料中杂质的致敏潜力，如两性表面活性剂椰油酰胺氨丙基甜菜碱，其中合成的酰胺和胺是致敏的罪魁祸首。

药物中含有常用的化妆品成分

患者很容易对外用药物敏感，与化妆品不同的是，局部药物最常用于患病皮肤。然而，一旦发生过敏，皮肤可能会对含有相同成分的化妆品产生反应。

交叉过敏

化学结构相似的物质很可能引起交叉过敏，引发接触性湿疹的损害。尤其是香精类成分，它们经常引起交叉过敏。以及天然成分，其中包括植物源提取物。然而，许多其他化妆品成分也可能发生交叉过敏。

渗透增强物质

化学环境可对单个化学品的致敏潜力产生重大影响。例如，乳化剂和溶剂可增强皮肤渗透性，从而增强接触致敏性。渗透增强剂也可能导致斑贴测试反应假阴性：化妆品本身可能明显过敏，而从产品环境中提取并单独测试的单个成分可能不会引起反应。

皮肤状态

在皮肤屏障受损的皮肤上使用，会增强物质的渗透性，从而增加过敏反应的风险。用于缓解干燥、过敏性皮肤的身体护理产品和用于保护经常遭受刺激性问题（干燥、开裂）的护手霜就属于这种情况。皮肤反应也可能局限于先前受到影响的某些区域，因为这些区域对随后使用的相同过敏原更容易发生反应。有时，已经存在的皮炎或另一种湿疹性皮肤病，如特应性或脂溢性皮炎，可能会加重过敏反应。而且非湿疹样临床表现有时可能指向化妆品过敏，例如表现为淋巴细胞浸润，甚至有红斑狼疮样改变。

接触时间

前文区分了停留在脸和身体上的护理产品、化妆品和冲洗产品（如肥皂和洗发水），仍需要特别注意湿巾（潮湿的卫生纸），其中防腐剂是过敏的罪魁祸首，因为皮肤上还残留着一层薄膜，足以让成分渗透进去。

使用频率和累积效果

每天使用或一天使用几次化妆品可能会导致成分在皮肤中积聚，从而增加不良反应的风险。事实上，一种成分的浓度可能太低，无法在单一产品中引起敏感，但如果连续使用含有该成分的几种产品，可能会在皮肤中达到临界水平。比如那些属于同一品牌的产品，例如，日夜霜、粉底、清洁产品，因为制造商通常会使用相同的防腐剂来生产它的所有产品。使用生物活性成分（如防腐剂、乳化剂、抗氧化剂和香精）的公司应考虑到这一点，因为这可能是对这些特定物质的许多不良反应的原因。根据我们的经验，密集使用化妆品的人比其他人更容易患上化妆品皮炎。

与皮损部位的关系

与许多其他接触性过敏原一样，化妆品可以通过几种不同的方式接触皮肤：直接使用；通过空气接触释放到大气中的蒸汽、液滴或微粒，然后沉积在皮肤上（如挥发性香味成分），导致空气传播皮炎；通过与人（伴侣、朋友、同事）接触，传播过敏原引起夫妻性皮炎；通过从身体其他部位（通常是手）转移到更敏感的部位如口腔或眼睑，这被称为"异位"皮炎，例如指甲油中的树脂；以及通过光过敏原暴露在阳光下。如果出现严重的过敏反应，湿疹病变可能会扩散到应用部位以外的身体部位，甚至变得普遍。

此外，化妆品在某些封闭区域，如身体皱褶（腋窝）和肛门生殖器区域的渗透性增强，这也增加了接触致敏的风险。过敏反应往往在最初接触过敏原后持续数周。这可能部分归因于衣物的残留，但在阻塞和摩擦的辅助下过敏原的渗透性增加，可能导致形成了一个储存库，过敏原随后再次从中释放。

化妆品接触过敏原的种类

在化妆品中，香精和防腐剂是最重要的罪魁祸首，但对特定类别产品的成分，如染发剂、指甲油中使用的树脂和防晒霜，以及抗氧化剂、载体成分、乳化剂等也会引发过敏。

香精成分最常产生过敏反应，不仅出现在化妆水、剃须后乳液、除臭剂、皮肤护理，其他化妆品也可能涉及。受影响的主要皮肤部位是面部、颈部、腋窝和手。

文献证实，第一种香料混合物（Ⅰ）含有 8 种成分（戊基肉桂醛、肉桂醛、肉桂醇、羟基香茅醛、丁香酚、异丁香酚、香叶醇和橡苔提取物，均在凡士林中稀释至 1%，并用山梨醇倍半油酸酯乳化），可在基准系列中进行常规测试，是一种很好的香精接触过敏筛选剂，据说它能检测出 70%~80% 的香精过敏[3, 4]。然而，这也取决于检测接触性过敏的香精的数量和种类，而文献坚持认为需要用其他化合物进行检测。事实上，其他标志物，如其他混合物和其单个成分，以及复杂的天然混合物[5-8]，增加了测试的灵敏度。这就是为什么由羟基异己基 3－环己烯甲醛（Lyral®）、法尼醇、柠檬醛、香茅醇、香豆素和 α－己基肉桂醛以及羟基异己基 3－环己烯甲醛本身组成的第二种香料混合物（Ⅱ）也被引入基准系列中的原因[9]。如今，阳性斑贴试验的相关性更容易确定，并且由于 26 种香精成分（自 2005 年 3 月起）是包装上标记的化妆品成分（化妆品指令 2003/15/EC 的附件 3），因此能够更好地告知敏感的消费者。

大多数对香精敏感的受试者表现出多重阳性的斑贴试验反应，表明天然产品中存在常见或交叉反应成分，单个香精化学品之间发生交叉反应，或伴随致敏。此外，香精成分本身可能具有过敏性，但也可能含有强致敏的氧化产物[10, 11]，如萜类成分柠檬烯和芳樟醇的情况就是如此；或者它们可能受到过敏性杂质的污染，例如，树脂酸及其氧化产物就显示出了这一点；树脂酸中的主要过敏原也可在橡苔中检测到，橡苔被廉价的树苔污染或替代，而树脂酸来源于松树[12]。

防腐剂最近已经成为重要的化妆品过敏原，特别是在水性化妆品产品里。然而，在这个品类中，多年以来发生了重要的转变[13, 14]。

甲基二溴戊二腈与苯氧乙醇混合成俗称 Euxyl K400® 的混合物，是一种重要的化妆品过敏原，2007 年 3 月，欧盟不再允许其在化妆品中使用。

MCI 和 MI 的混合物，自 20 世纪 80 年代以来就开始广泛使用，确实引起了接触性过敏的流行，之后制造商建议仅用于冲洗产品（最高可达 15 ppm）；但是，市场上仍有一些停留产品，如保湿剂和（婴儿）湿巾，后者经常引起过敏性接触性皮炎[15]，甚至发生在照顾婴儿的人身上。在化妆品中，MCI/MI 现在主要被 MI 取代，MI 比氯化衍生物致敏性弱，但作为防腐剂的效率也较低，因此，需要更大的使用浓度（高达 100 ppm）。MCI/MI 敏感患者不仅经常对这种非卤化衍生物产生反应[16]，MI 本身也是一种主要致敏剂。大多数情况是使用湿巾或湿厕纸进行私处护理所致；然而，其他化妆品也可能是致敏原[17]。文献中最近报道的大量病例和流行病学研究[18]指出，全欧洲都有一波新的MI接触性变态反应在流行。

甲醛及其释放物的阳性反应发生率又略有增加[14]。除了释放甲醛，咪唑烷基脲和二唑烷基脲，还含有过敏性降解产物[19, 20]。

尼泊金酯是罕见的引起化妆品皮炎的原因，当过敏发生时，致敏原通常是外用药制剂。它退出化妆品市场（但既不退出药品市场，也不退出食品市场）仅仅是一个消费者或公众的问题[21]。

氯苯那新是特殊的化妆品过敏原，它可能与外用药制剂中的一种美苯那新发生交叉过敏[22]。碘丙炔丁酸酯，也存在于婴儿和化妆品清洁湿巾[23]中，并在1999年被Pazzaglia和Tosti报道为化妆品过敏原[24]。人们正在讨论不是因为它潜在的过敏性，而是因为它的碘含量。

抗氧化剂只是化妆品过敏原中的一小部分。例如没食子酸丙酯和没食子酸辛酯[25]，它们可能与其他用作食品添加剂的没食子酸酯发生交叉反应。一些抗氧化剂专用于防晒产品和保湿产品中，以抵抗衰老，但此类制剂是引起过敏性接触性皮炎的罕见原因，例如醋酸托可可醇（维生素E）和棕榈酸维甲酸[26]、抗坏血酸（维生素C）[27]，以及依地苯醌或羟基癸基泛醌（辅酶Q10的合成类似物）[28]。亚硫酸氢钠也是化妆品和染发剂中潜在的过敏原[29]。最近，我们观察到6例因护肤品中的四羟丙基乙二胺（一种螯合化合物）发生接触性过敏，未观察到与乙二胺或依地酸发生交叉反应[30]。

关于特定类别的成分，对氧化型染发剂[对苯二胺（PPD）和相关化合物]的反应在一些医疗中心增加，在另一些医疗中心减少[31]。在暂时性文身中也有对PPD和相关化合物的过敏[32]，然而，染发剂是引起客户和美发师严重反应的罪魁祸首，此外，也可能发生速发型过敏反应或接触性荨麻疹综合征（见下文）。头发漂白剂中的过硫酸盐也会引发这样的反应。

在指甲油中，聚丙烯酰胺/甲醛（甲苯磺酰胺甲醛）树脂，以及环氧树脂和共聚物可能是异位皮炎的原因，这往往会引起临床判断的混淆，甚至模仿职业性皮炎。（甲基）丙烯酸酯是人造指甲黏合剂和凝胶配方致敏的重要原因，是这方面的最新发展，通常发生在消费者，尤其是在美甲师中[33]。

至于防晒成分，由于媒体对阳光的致癌和加速皮肤老化效应的关注，它们越来越多地被使用在防晒产品中，也在其他化妆品中包括保湿剂中，浓度相当高。它们也被用来保护化妆品不被降解。防晒成分可能引起刺激、过敏性和光过敏反应[34]，也可能引起接触荨麻疹（见下文）。特别是八甲基丙烯，已经成为一种经常报道的接触性过敏原，在儿童中也是如此[35]。此外，它还经常引起光接触过敏（见下文）。尽管防晒剂的使用量有所增加，但人们认为防晒剂发生化妆品过敏相对较少；观察到的过敏反应率可能很低，因为接触性过敏或对防晒霜产品的光过敏通常不被认可，因为与原发性阳光不耐受的鉴别诊断并不能很明确。此外，通常使用的斑贴试验浓度可能太低，部分原因是存在刺激性反应的风险。最后，在皮肤科实践中光斑贴测试并不是常规的，这可能是漏报的最主要原因。

赋形剂、乳化剂和保湿剂是外用药和化妆品的常见成分，前者很可能引起过敏。典型的例子是羊毛醇、脂肪醇（如十六醇）和丙二醇，但这些都是化妆品中非常罕见的过敏原。乳化剂一直被视为刺激物，但其致敏能力不容忽视。当然，必须正确地进行斑贴试验，以避免刺激性反应，并确定阳性反应的相关性。大量较新的乳化剂、保湿剂或赋形剂已被报道为化妆品过敏原，例如硬脂酰乳酸钠[36]、聚月桂酸甘油酯[37]、马来酸二丙烯酯[38]、异壬酸异壬酯和磷酸三丙烯酯[39]及抗坏血酸四异戊酸盐[40]。一些保湿剂，由于其低刺激性和皮肤温和性，经常被纳入皮肤科医生推荐的护肤品中，用于最近几年非常流行的不耐受或敏感皮肤。然而，低刺激性并不防止此类化妆品中过敏性接触性皮炎的发生，尽管很少。例如丁二醇[41]（图11.3）和戊二醇[42]，即具有类似用途（溶剂、保湿剂和抗菌剂）的脂肪醇，被认为更具刺激性和过敏性的丙二醇及一

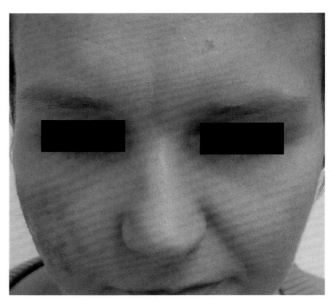

图11.3　戊二醇和丁二醇引起的过敏性接触性皮炎。

种皮肤调理剂乙基己基甘油（及其顺式）[43]。其他偶尔接触的过敏原是烷基葡萄糖苷，即可可和月桂基葡萄糖苷[44]，它们也被用作生物化妆品中的温和表面活性剂和清洁剂，癸基葡萄糖苷是防晒产品中隐藏的过敏原[45]。

共聚物也是潜在的过敏原，例如，甲氧基 PEG-17 和 PEG-22/ 十二烷基乙二醇共聚物和 PVP/ 十六烯共聚物（见综述[46]）、防晒霜中的 C30-38 烯烃 / 马来酸异丙酯 /Ma 共聚物[47]和保湿剂[48]。鉴于其相当高的分子量，所涉及的过敏原的确切性质尚不清楚，杂质或降解产物很可能是真正的罪魁祸首，例如，已提到的丙烯酸羟乙基酯 / 丙烯酸二甲酯－牛磺酸钠共聚物中的丙烯酸羟乙基酯[49]。

关于天然成分，植物源性物质近年来非常流行，可能会引起芳香治疗师、美容师和客户接触性皮炎问题（有时很严重）[50, 51]。应建议对香精成分过敏的患者避免使用此类化妆品，因为这些化妆品可能会产生交叉反应。

蛋白质和蛋白质衍生成分（如水解物）通常用于治疗特应性患者（通常是儿童）干性皮肤的护肤品中。过敏性接触性皮炎（主要发生在眼睑上[52]）可能会变严重，例如燕麦或燕麦提取物（尽管其过敏蛋白已经去除）[53]、水解小麦蛋白[54]和大豆提取物[55]。然而，不仅接触性皮炎，对此类产品的速发型过敏反应[56]也可能发生[57]，特别是在特应性患者中。因此，受试者可能通过外用制剂引起过敏并随后发生食物过敏，其使用引起了争议[58, 59]。

光接触过敏原

在 20 世纪 60 年代，大多数光过敏反应是由于使用了含有卤化水杨酰苯胺和相关化合物的除臭剂肥皂，而在 20 世纪 80 年代，大多是由于麝香胺和 6－甲基香豆素，例如在剃须后出现，影响男性。有时会导致持续的光反应。后来，防晒霜成为重要的光致敏原，特别是二苯甲酮（如含有该成分需要在包装上贴上标签）和二苯甲酰甲烷衍生物，而甲基苄叉樟脑、肉桂酸酯、苯并咪唑磺酸和辛基三唑仅在这方面偶有报道（见综述[34]）。在大多数情况下，对二苯甲酮，特别是八甲基丙烯[35]的反应实际上与酮洛芬的光接触过敏有关，酮洛芬是一种广泛用于治疗肌肉疼痛的非甾体抗炎药。原因还不清楚，需要进一步阐明，因为酮洛芬和二苯甲酮之间的交叉反应情况并不那么明显。除此之外，大多数酮洛芬致敏的受试者也对香精成分肉桂醇发生反应。

导致免疫型接触性荨麻疹的过敏原

IgE 介导的或速发型过敏反应可能是由低分子量的化学物质和大分子引起的，如蛋白质及衍生物。已报道有严重反应（甚至过敏反应）的物质的化妆品实例包括永久性染发剂，例如 PPD[60-62]，以及直接染发剂，例如碱性蓝 99[63]，头发漂白产品中的过硫酸盐[64]，防晒剂二苯甲酮[65-67]和蛋白质衍生物如皮肤和头发护理产品中使用的水解产品[68, 69]。

化妆品过敏的诊断

我们只能找到我们寻找过的过敏原，因此化妆品中的所有成分都应视为潜在的接触性过敏原[70-72]。除了仔细记录患者的病史并注意临床症状和病变部位外，对可能有化妆品有接触过敏反应的患者的过敏原鉴定是通过对基线（标准）系列、特定化妆品系列、使用过的产品本身进行斑贴试验来进行的，以及它们的所有成分，建议追溯 7 天。如果有需要也应进行光斑贴测试。然而，当怀疑有化妆品皮炎且斑贴试验结果可疑或假阴性时，使用对照试验和 / 或重复开放试验是获得正确诊断的附加试验程序。此外，如果怀疑是免疫性接触性荨麻疹，有必要对化妆品及其成分进行点刺试验，并立即读取试验读数。

针对敏感皮肤的产品

大多数化妆品行业都在努力将最安全的产品商业化。最新的趋势是针对过敏或不耐受皮肤的人进行目标营销。不耐受皮肤是一个常用术语，指正常皮肤和病理型皮肤之间的过渡区。这些人可能是神经过敏性增强、免疫反应性增强或皮肤屏障缺陷的人，即皮肤过敏的人，如特应性患者或患有脂溢性皮炎或玫瑰痤疮的人。这意味着，化妆品行业的一部分正在更多地进入病理性皮肤领域，事实上某些产品正在成为药物，在美国通常被称为"药妆"。然而，在日本这些产品属于准药物学的范畴。

对于皮肤科医生和消费者来说，目前使用的大多数此类说法的含义都不清楚；消费者确信敏感性皮肤是过敏性皮肤。皮肤科医生的任务是诊断皮肤状况，并提供有关产品安全使用的具体建议。所有问题都必须逐个解决，尤其是接触性过敏的类型。因为对特定成分敏感的人必须避免使用含有这些成分的产品。因此，成分标签可以有很大的帮助。此外，向过敏患者提供可使用化妆品的清单是实用和有效的[73]。

化妆品安全监管：上市前调查

由于化妆品会产生不良反应，主要是过敏反应，这些副作用可能导致急性或慢性的健康损害，因此必须对其安全性进行监管。欧盟化妆品产品指令（76/768/EEC）[74]解决了这一问题，该指令于2013年7月被新的化妆品法规（EC N°1223/2009）[75]取代。这项新规定要求制造商在正常使用和合理可预见的情况下确保其产品的安全，并要求国家市场监督机构监督产品是否符合该规定。对于监督机构来说有3个步骤：监督活动、纠正措施和通过RAPEX交换信息[76]，RAPEX是一个通用的横向预警和监测系统。它的目的是处理由对消费者的健康和安全构成严重和直接风险的产品引起的紧急情况。其基本目的是提供信息，以便所有成员国在发现产品引起的严重风险时立即采取适当行动。

2006年，欧盟通过了一项决议[77]，建议每个成员国实施一项登记化妆品不良影响（化妆品安全监管）的制度，以保护公众健康。这一系统是根据2004年以来在法国实施的报告案例建立的，其结果载于"国家医疗安全署"的网站上[78]。比利时、挪威、瑞典、丹麦、德国和意大利[79-82]似乎还建立了其他化妆品监管系统，收集来自卫生专业人员的报告。荷兰的一项试点研究也收集消费者的报告[83]。在公共化妆品安全监管系统存在之前，法国皮肤变态反应学家小组（GERDA）已经在1996年创建了一个名为"REVIDAL GERDA"的组织，收集皮肤科医生观察到的化妆品过敏反应病例报告[83]。REVIDAL GERDA与业内合作，其成员经常能够测试各自公司提供的成分，以便检测新的过敏原[84]。所有的化妆品安全监管系统，特别是法国的，都提供了关于化妆品的症状（图11.4）和不良影响的有价值的信息。研究表明，化妆品的速发型反应并不罕见，试验应该包括开放测试和穿刺测试，并立即得到结果[68, 69]。该系统还被证明是检测新出现的成分的重要工具，例如维生素K、小麦水解蛋白[57]、八甲基丙烯[35]或烷基糖苷[44]。当出现问题时需要采取某些措施，如通知和建议各自的生产者，或通过媒体通知公众[32]（图11.5）。化妆品安全监管系统确实是获取化妆品成分安全信息的一种方式，成员国可以利用它来评估欧盟的新法规是否提供了足够的安全保障。

总结

化妆品过敏原的鉴定是一个挑战，因为这个问题极其复杂。这不仅适用于试图找出罪魁祸首并向患者提供建议的皮肤科医生，当然也适用于化妆品制造商，他们非常关心产品的无害性。化妆品不良反应的准确、及时和快速的信息在产品设计中至关重要。显然，上市前研究无法找出所有的问题，因此，必须鼓励皮肤科医生和化妆品制造商之间开展有成效的沟通交流。对化妆品的过敏永远无法完全避免，但它的发病率可以大大降低。

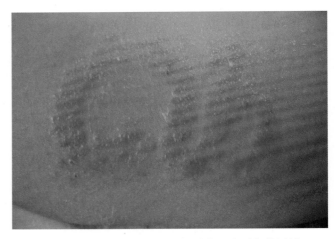

图11.4 所谓的临时海娜文身中的对苯二胺引起的过敏。

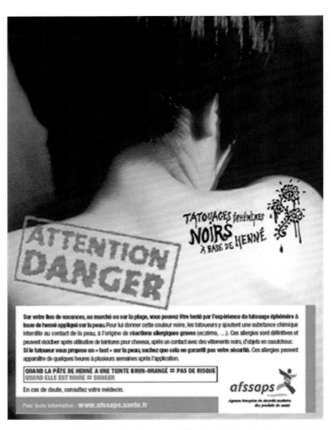

图11.5 通过媒体通知公众所谓的临时海娜文身（转载经ASSAPS许可。

参考文献

[1] Berne B, Boström A, Grahnén AF et al. Adverse effects of cosmetics and toiletries reported to the Swedish medical products agency 1989–1994. *Contact Dermatitis* 1996; 34:359–362.

[2] Morren MA, Dooms-Goossens A, Delabie J et al. Contact allergy to isothiazolinone derivatives. *Dermatologica* 1992; 198:260–264.

[3] Johansen JD, Menné T. The fragrance mix and its constituents: A 14-year material. *Contact Dermatitis* 1995; 32:18–23.

[4] Frosch PJ, Pilz B, Andersen KE et al. Patch testing with fragrances: Results of a multi-center study of the European Environmental and Contact Dermatitis Research Group with 48 frequently used constituents of perfumes. *Contact Dermatitis* 1995; 33:333–342.

[5] Larsen W, Nakayama H, Fischer T et al. A study of new fragrance mixtures. *Am J Contact Dermatitis* 1998; 9:202–206.

[6] Frosch PJ, Johansen JD, Menné T et al. Lyral is an important sensitizer in patients sensitive to fragrances. *Br J Dermatol* 1999; 141:1076–1083.

[7] Frosch PJ, Johansen JD, Menné T et al. Further important sensitizers in patients sensitive to fragrances. I. Reactivity to 14 frequently used chemicals. *Contact Dermatitis* 2002; 47:78–85.

[8] Frosch PJ, Johansen JD, Menné T et al. Further important sensitizers in patients sensitive to fragrances. II. Reactivity to essential oils. *Contact Dermatitis* 2002; 47:279–287.

[9] Bruze M, Andersen KE, Goossens A. Recommendation to include fragrance mix 2 and hydroxyisohexyl 3-cyclohexene carboxaldehyde (Lyral) in the European Baseline patch test series. *Contact Dermatitis* 2008; 58:129–133.

[10] Karlberg A-T, Goossens A. Contact allergy to oxidized d-limonene among dermatitis patients. *Contact Dermatitis* 1997; 36:201–206.

[11] Christensson JB, Andersen KE, Bruze M. Air-oxidized linalool-a frequent cause of fragrance contact allergy. *Contact Dermatitis* 2012; 67:247–250.

[12] Lepoittevin JP, Meschkat E, Huygens S, Goossens A. Presence of resin acids in"oakmoss" patch test material: A source of misdiagnosis? Letter to the Editor. *J Invest Dermatol* 2000; 115:129–130.

[13] Wilkinson JD, Shaw S, Andersen KE et al. Monitoring levels of preservative sensitivity in Europe: A 10-year overview (1991–2000). *Contact Dermatitis* 2002; 46:207–210.

[14] Svedman C, Andersen KE, Brandão FM. Follow-up of the monitored levels of preservative sensitivity in Europe: Overview of the years 2001–2008. *Contact Dermatitis* 2012; 67:312–314.

[15] Timmermans A, De Hertog S, Gladys K et al. Dermatologically tested baby toilet tissues: A cause of contact dermatitis in adults. *Contact Dermatitis* 2007; 57:97–99.

[16] Gruvberger B, Lecoz C, Gonçalo M et al. Repeated open application testing with methylisothiazolinone: Multicentre study within the EECDRG. *Dermatitis* 2007; 18:111.

[17] Garcia-Gavín J, Vansina S, Kerre S, Naert A, Goossens A. Methylisothiazolinone: An emerging allergen in cosmetics? *Contact Dermatitis* 2010; 63:96–101.

[18] Lundov MD, Krongaard T, Menné T et al. Methylisothiazolinone contact allergy—A review. *Br J Dermatol* 2011; 165:1178–1182.

[19] Doi T, Kajimura K, Taguchi S. The different decomposition properties of diazolidinyl urea in cosmetics and patch test materials. *Contact Dermatitis* 2011; 65:81–91.

[20] Doi T, Takeda A, Asada A et al. Characterization of the decomposition of compounds derived from imidazolidinyl urea in cosmetics and patch test materials. *Contact Dermatitis* 2012; 67: 284–292.

[21] Revuz J. Vivent les parabènes. Long live parabens. *Ann Dermatol Vénéréol* 2009; 136:403–404.

[22] Wakelin SH, White IR. Dermatitis from chlorphenesin in a facial cosmetic. *Contact Dermatitis* 1997; 37:138–139.

[23] Natkunarajah J, Osborne V, Holden C. Allergic contact dermatitis to iodopropynyl butylcarbamate found in a cosmetic cleansing wipe. *Contact Dermatitis* 2008; 58:316–317.

[24] Pazzaglia M, Tosti A. Allergic contact dermatitis from 3-iodo-2-propynyl-butylcarbamate in a cosmetic cream. *Contact Dermatitis* 1999; 41:290.

[25] Giordano-Labadie F, Schwarze HP, Bazex J. Allergic contact dermatitis from octylgallate in lipstick. *Contact Dermatitis* 2000; 42:51.

[26] Manzano D, Aguirre A, Gardeazabal J et al. Allergic contact dermatitis from tocopheryl acetate (vitamin E) and retinol palmitate (vitamin A) in a moisturizing cream. *Contact Dermatitis* 1994; 31:324.

[27] Belhadjali H, Giordano-Labadie F et al. Contact dermatitis from Vitamin C in a cosmetic anti-aging cream. *Contact Dermatitis* 2001; 45:317.

[28] Sasseville, D, Moreau, L, Al-Sowaidi, M. Allergic contact dermatitis to idebenone used as an antioxidant in an anti-wrinkle cream. *Contact Dermatitis* 2007; 56:117.

[29] Garcia-Gavín J, Parente J, Goossens A. Allergic contact dermatitis caused by sodium metabisulfite, a challenging allergen. A case series and literature review. *Contact Dermatitis* 2012; 67:62–69.

[30] Goossens A, Baret I, Swevers A. Allergic contact dermatitis from tetrahydroxypropyl ethylenediamine in cosmetic products. *Contact Dermatitis* 2011; 64:161–164.

[31] Thyssen JP, Andersen KE, Bruze M et al. Para-Phenylenediamine sensitization is more prevalent in central and southern European patch test centres than in Scandinavian: Results from a multicentre study. *Contact Dermatitis* 2009; 60:314–319.

[32] Lecoz CJ, Lefebvre C, Keller F et al. Allergic contact dermatitis caused by skin painting (pseudo tattooing) with black henna, a mixture of henna and para-phenylenediamine and its derivatives. *Arch Dermatol* 2000; 136:1515–1517.

[33] Constandt L, Van Hecke E, Naeyaert J-M et al. Screening for contact allergy to artificial nails. *Contact Dermatitis* 2005; 52:73–77.

[34] Goossens A. Photoallergic contact dermatitis. *Photodermatol Photoimmunol Photomed* 2004; 20:121–125.

[35] Avenel-Audran M, Dutartre H, Goossens A et al. Octocrylene, an emerging photoallergen. *Arch Dermatol* 2010; 146:753–757.

[36] Jensen CD, Charlotte D, Andersen, KE. Allergic contact dermatitis from sodium stearoyl lactylate, an emulsifier commonly used in food products. *Contact Dermatitis* 2005; 53:116.

[37] Washizaki K, Kanto H, Yazaki S et al. A case of allergic contact dermatitis to polyglyceryl laurate. *Contact Dermatitis* 2008; 58:187–188.

[38] Lotery H, Kirk S, Beck M et al. Dicaprylyl maleate—An emerging cosmetic allergen. *Contact Dermatitis* 2007; 57:169–172.

[39] Goossens A, Verbruggen K, Cattaert N et al. New cosmetic allergens: Isononyl isononanoate and trioleyl phosphate. *Contact Dermatitis* 2008; 59:320–321.

[40] Swinnen I, Goossens A. Allergic contact dermatitis from ascorbyl tetraisopalmitate. *Contact Dermatitis* 2011; 64:241–242.

[41] Sugiura M, Hayakawa R, Kato Y et al. Results of patch testing with 1, 3-butylene glycol from 1994 to 1999. *Environ Dermatol* 2001; 8:1–5.

[42] Gallo R, Viglizzo G, Vecchio F et al. Allergic contact dermatitis from pentylene glycol in an emollient cream, with possible co-sensitization to resveratrol. *Contact Dermatitis* 2003; 48:176–177.

[43] Linsen G, Goossens A. Allergic contact dermatitis from ethyl-hexylglycerin. *Contact Dermatitis* 2002; 47:169.

[44] Goossens A, Decraene T, Platteaux N et al. Glucosides as unexpected allergens in cosmetics? *Contact Dermatitis* 2003; 48:164–166.

[45] Blondeel A. Contact allergy to the mild surfactant decylglucoside. *Contact Dermatitis* 2003; 49:304–305.

[46] Quartier S, Garmyn M, Becart S et al. Allergic contact dermatitis to copolymers in cosmetics—Case report and review of the literature. *Contact Dermatitis* 2006; 55:257–267.

[47] Kai AC, White J, White I et al. Contact dermatitis caused by C30–38 olefin/isopropyl maleate/MA copolymer in a sunscreen. *Contact Dermatitis* 2011; 64:353–354.

[48] Swinnen I, Goossens A, Rustemeyer T. Allergic contact dermatitis caused by C30–38 olefin/isopropyl maleate/MA copolymer in cosmetics. *Contact Dermatitis* 2012; 67:318–320.

[49] Lucidarme N, Aerts O, Roelandts R et al. Hydroxyethyl acrylate: A potential allergen in cosmetic creams? *Contact Dermatitis* 2008; 59:321–322.

[50] Kiken DA, Cohen DE. Contact dermatitis to botanical extracts. *Am J Contact Dermatitis* 2002; 13:148–152.

[51] Thomson KF, Wilkinson SM. Allergic contact dermatitis to plant extracts in patients with cosmetic dermatitis. *Br J Dermatol* 2003; 142:84–88.

[52] Pazzaglia M, Jorizzo M, Parente G et al. Allergic contact dermatitis due to avena extract. *Contact Dermatitis* 2000; 42:364.

[53] Vansina S, Debilde D, Morren M-A, Goossens A. Sensitizing oat extracts in cosmetic creams: Is there an alternative? *Contact Dermatitis* 2010; 63:169–171.

[54] Sanchez-Pérez J, Sanz T, García-Díez A. Allergic contact dermatitis from hydrolyzed wheat protein in a cosmetic cream. *Contact Dermatitis* 2000; 42:360.

[55] Shaffrali FCG, Gawkrodger DJ. Contact dermatitis from soybean extract in a cosmetic cream. *Contact Dermatitis* 2001; 44:51–52.

[56] Varjonen E, Petman L, Mäkinen-Kiljunen S. Immediate contact allergy from hydrolyzed wheat in a cosmetic cream. *Allergy* 2000; 55:294–296.

[57] Pecquet C, Lauriere M, Huet S et al. Is the application of cosmetics containing protein-derived products safe? *Contact Dermatitis* 2002; 46:123.

[58] Boussault P, Léauté-Labrèze C. Saubusse E et al. Oat sensitization in children with atopic dermatitis. *Allergy* 2007; 62:1251–1256.

[59] Goujon-Henry C, Hennino A, Nicolas JF. Letter to the editor. *Allergy* 2008; 63:781–782 (former paper discussed).

[60] Sahoo B, Handa S, Penchallaiah K et al. Contact anaphylaxis due to hair dye. *Contact Dermatitis* 2000; 43:244.

[61] Wong GAE, King CM. Immediate-type hypersensitivity and allergic contact dermatitis due to para-phenylenediamine in hairdye. *Contact Dermatitis* 2003; 48:166.

[62] Sösted H, Agner T, Menné T et al. 55 cases of allergic reactions to hair dye: a descriptive, consumer complaint-based study. *Contact Dermatitis* 2002; 47:299–303.

[63] Wigger-Alberti W, Elsner P, Wüthrich B. Immediate-type allergy to the hair dye basic blue 99 in a hairdresser. *Allergy* 1996; 51:64.

[64] Alto-Korte K, Mäkinen-Kiljunen S. Specific immunoglobulin E in patients with immediate persulfate hypersensitivity. *Contact Dermatitis* 2003; 49:22–25.

[65] Bourrain JL, Amblard P, Béani JC. Contact urticaria photoinduced by benzophenones. *Contact Dermatitis* 2003; 48:45–47.

[66] Emonet S, Pasche-Koo F, Perin-Minisini MJ et al. Anaphylaxis to oxybenzone, a frequent constituent of sunscreens. *J Allergy Clin Immunol* 2001; 107:556–557.

[67] Yésudian PD, King CM. Severe contact urticaria and anaphylaxis from benzophenone-3 (2-hydroxy 4-methoxy benzophenone). *Contact Dermatitis* 2002; 46:55–56.

[68] Varjonen E, Petman L, Mäkinen-Kiljunen S. Immediate contact allergy from hydrolyzed wheat in a cosmetic cream. *Allergy* 2000; 55:294–296.

[69] Vansina S, Debilde D, Morren M-A, Goossens A. Sensitizing oat extracts in cosmetic creams: Is there an alternative? *Contact Dermatitis* 2010; 63:169–171.

[70] Goossens A. Allergy and hypoallergenic products. In: André O Barel, Marc Paye, Howard I Maibach, eds. *Chapter 53 in Handbook of Cosmetic Science and Technology*, 3rd ed. New York: Informa Healthcare 2009, pp. 553–562.

[71] Nardelli A, Carbonez A, Ottoy W et al. Frequency of and trends in fragrance allergy over a 15-year period. *Contact Dermatitis* 2008; 58:134–141.

[72] Travassos AR, Claes L, Boey L, Drieghe J, Goossens A. Non-fragrance allergens in specific cosmetic products. *Contact Dermatitis* 2011; 65:276–285.

[73] Goossens A, Drieghe J. Computer applications in contact allergy. *Contact Dermatitis* 1998; 38:51–52.

[74] European Commission. Council Directive 76/768/EEC. July 1976. http://eur-lex.europa.eu/LexUriServ/LexUriServ.do?uri=CELEX:31976L0768:EN:HTML. Last accessed May 31, 2013.

[75] European Commission. Regulation (EC) N° 1223:2009 of the parliament and of the council of 30 November 2009. http://eur-lex.europa.eu/LexUriServ/LexUriServ.do?uri=OJ:L:2009:342:0059:01:EN:HTML. Last accessed May 31, 2013.

[76] Directive 2001/95/EC of the European Parliament and of the Council of 3 December 2001 on general product safety. http://eur-lex.europa.eu/Notice.do?val=272287:cs&lang=en&list=272287:cs,258366:cs,258142:cs,&pos=1&page=1&nbl=3&pgs=10&hwords=&checktexte=checkbox&visu=#texte. Last accessed May 31, 2013.

[77] Council of Europe. Resolution ResAP. 2006. 1 on a vigilance system for undesirable effects of cosmetics products ('cosmetovigilance') in Europe in order to protect public health. https://wcd.coe.int/ViewDoc.jsp?id=1061283&Site=CM. Last accessed May 31, 2013.

[78] http://www.ansm.sante.fr. Last accessed May 31, 2013.

[79] cosmétovigilance. http://www.health.belgium.be/eportal/SearchResults/index.htm. Last accessed May 31, 2013.

[80] Folkehelseinstituttet. National register of adverse effects from cosmetic products. 2008–2010. 2011. http://www.fhi.no/dokumenter/df751a6d55.pdf. Last accessed May 31, 2013.

[81] Sautebin L. A cosmetovigilance survey in Europe. *Pharmacol Rev* 2007; 55:455–460.

[82] Sportiello L, Cammarota S, de Porto S, Sautebin L. Notification of undesirable effects of cosmetics and toiletries. *Pharmacol Res* 2009; 59:101–106.

[83] Salverda JGW, Bragt PJC, de Wit-Bos L et al. Results of a cosmetovigilance survey in The Netherlands. *Contact Dermatitis* 2013; 68:139–148.

[84] Le Coz CJ, Leclere JM, Arnoult E et al. Allergic contact dermatitis from shellac in mascara. *Contact Dermatitis* 2002; 46:149–152.

12
激素与皮肤

Gérald E. Piérard, Claudine Piérard-Franchimont, and Trinh Hermanns-Lê

引言

激素在每个人的一生中都扮演着重要的角色。皮肤被认为是一种激素依赖性器官[1-3]。尤其要考虑皮肤中的激素量和内在皮肤神经内分泌活动相关的代谢效应。与其他器官一样，激素系统也受整体衰老过程的影响。这导致各种恶化，甚至功能缺陷。这种退化反过来又影响到皮肤中多方面的整体老化机制。某些内分泌病的皮肤表现与皮肤衰老很类似[4, 5]。内分泌治疗和内分泌干扰物会影响自然内分泌状态。

皮肤是激素和神经内分泌信号的靶器官

内分泌功能会随年龄而改变。在三种不同的激素系统中发生的变化与皮肤衰老过程有着复杂的联系，即：①影响性腺功能的下丘脑-垂体-性腺轴；②产生脱氢表雄酮（DHEA）性激素前体的肾上腺；③会影响生长激素（GH）的产生和肝脏释放 IGF-I 的 GH/胰岛素样生长因子（IGF）-1 轴[3]。此外，包括甲状腺激素和胰岛素在内的其他内分泌化合物在皮肤中也起着重要作用。

影响皮肤的内分泌和神经内分泌信号很多[1-3]。表12.1 列出了它们在皮肤中的主要受体。预期影响的多样性和复杂性是相当庞大的。

皮肤是激素和神经内分泌化合物的来源

不论年龄大小，皮肤的大部分组成部分都受某些皮肤细胞产生的远程或局部的内分泌和神经内分泌因子的生理控制。一些激素和神经递质实际上是由神经以及皮肤[1]的上皮细胞和真皮细胞合成的，列于表12.2 中。它们调节皮肤生理的许多方面。

许多环境和内在因素影响皮肤神经内分泌系统[6]

的活性水平。太阳辐射，尤其是 UVA 和 UVB，是影响皮肤神经内分泌系统最显著的环境因素[7-9]。其他重要的影响因素还有：环境温度、湿度、露点，以及各种化学和生物外源性物质。影响皮肤神经内分泌系统的一些内部机制是对一系列环境信号的反应或由局部生物节律以及局部或总体疾病引起的[1, 10]。

表 12.1　皮肤中的内分泌和神经内分泌受体

- 肾上腺素能受体
- 雄激素和雌激素受体
- 降钙素基因相关肽受体
- 胆碱能受体
- 促肾上腺皮质激素释放激素和尿皮素受体
- 糖皮质激素和盐皮质激素受体
- 谷氨酸受体
- 生长激素受体
- 组胺受体
- 黑皮质素受体
- 各类神经肽受体
- 核受体
- 神经激肽受体
- 中性粒细胞受体
- 阿片受体
- 甲状旁腺素（PTH）和甲状旁腺素相关蛋白（PTHrP）受体
- 催乳素（PRL）和黄体生成素-绒毛膜促性腺激素（LH-CG）受体
- 血清素受体
- 甲状腺激素受体
- 血管活性肠肽受体
- 维生素 D 受体

表 12.2　部分由皮肤产生的激素和神经内分泌化合物

- 下丘脑和垂体激素
- 神经肽和神经营养因子
- 神经递质 / 神经激素
- PTHrP
- 性类固醇激素
- 甲状腺激素
- 各种类固醇激素

皮肤产生的最重要的内分泌化合物是维生素 D。它调节钙代谢，并表现出其他的系统性作用。例如，流行病学的证据表明，维生素 D3 循环水平的降低会导致乳腺癌、结肠癌和前列腺癌[11]的发病率增加。此外，维生素 D3 及其类似物和维生素 A 在体内调节皮肤角质形成细胞和黑素细胞的生理活动[12, 13]。

与性别无关的内分泌腺老化

任何内分泌腺都会对整体衰老过程做出反应，一些直接后果会促进皮肤衰老。主要与垂体、肾上腺、卵巢和睾丸的活性下降有关[3]。

GH 是在一些下丘脑和周围调节因子的控制下，由垂体分泌的，这些调节因子发挥正向或负向的作用。调节因子之间的受控平衡决定了 GH 分泌的波动性和昼夜节律性。此外，在青春期、怀孕、衰老和严重的急性疾病期间发生的生理变化会影响 GH 的分泌。外周的 GH 的主要由 IGF-1 产生，而 IGF-1 是由 GH 刺激后的肝脏分泌的。循环中的 IGF-1 具有生物可利用性，与 IGF 结合蛋白（IGF-BP）结合后具有功能活性。生长激素分泌停滞期间，下丘脑分泌的 GH 释放激素减少，对该激素的反应减弱。在此期间，垂体释放 GH 减慢，同时肝脏和其他器官的 IGF-1 释放量也随之下降。这些内分泌变化与其他受衰老影响的激素系统（例如褪黑素和瘦素的产生）之间存在复杂的相互作用。

皮肤是 GH-IGF 轴的一个靶点，该轴对真皮和表皮生理有重要的影响[14, 15]。生长激素、IGF-1、IGF-2 和 IGF-BP 存在于皮肤中，并参与了皮肤的生理稳态，包括真皮与表皮的交互作用。GH-IGF 轴的旁分泌和 / 或自分泌的皮肤活动均有助于皮肤稳态[14-17]。补充生长激素可以改善皮肤外观[18-21]，对衰老皮肤可以起到一定的改善或纠正作用[22]。

肾上腺机能停滞是指肾上腺生成的性激素类固醇前体、DHEA 及其硫酸盐共轭物（DHEAS）出现年龄相关性下降。随着年龄的增长，DHEA 血清浓度逐渐下降，除了可以增加皮脂分泌外，尚无证据证明其对皮肤衰老方面有因果作用[23, 24]。

皮质类固醇对皮肤萎缩的影响是激素对人体产生有害作用的典型。局部和全身性皮质激素治疗的医源性影响都需要进行考量。糖皮质激素调节胶原蛋白Ⅰ/Ⅲ/Ⅳ/Ⅴ、蛋白聚糖、弹性蛋白、基质金属蛋白酶（MMP）-1/-2/-3、细胞黏合素，以及 MMP-1 和 MMP-2 的组织抑制剂基因的表达。但是，糖皮质激素引起皮肤萎缩的确切分子机制尚未阐明。皮质激素诱导的萎缩可能是与皮肤疏松症相对应的最严重的皮肤老化模型之一[25]。

与性别有关的内分泌腺老化

下丘脑 - 垂体 - 卵巢轴的改变启动了更年期过程，这是女性衰老的重要转变。更年期期间，女性卵巢功能衰退、月经周期停止，出现血管舒缩性症状（"潮热"）、骨质疏松[26]、心血管和免疫系统受影响、情绪和睡眠模式产生变化、性和认知功能的衰退，以及皮肤和泌尿生殖上皮的紊乱。在老年男性中，下丘脑 - 垂体 - 睾丸轴的功能变化更细微，对于男性更年期的概念的意见还未统一。尽管在衰老过程中不会发生类似于更年期的睾丸活动突然停止，但睾丸功能逐渐衰退，同时循环中的雄激素水平下降。从概念上讲，这被描述为老年男性雄激素部分下降（PADAM）。与此现象相吻合的是，男性会经历一些临床改变，包括体重减轻和肌肉力量的变化、骨矿物质密度下降、心血管变化、认知、情绪和睡眠方式改变、泌尿生殖器疾病（例如前列腺肥大）、性功能改变（性欲低下，勃起功能障碍），以及皮肤和头发的各种困扰。

性腺、肾上腺和外周性激素分泌的改变影响皮肤生理功能的各个方面。雌激素（雌二醇）和雄激素（睾丸激素和 5a - 二氢睾丸激素）通过刺激一系列特异性细胞受体介导其作用[27-30]。通过比较绝经前和绝经后妇女的皮肤生理状况，已基本阐明了雌激素在皮肤中的作用[31-34]。性激素在皮肤中表现出多种生物学和免疫学作用[3]。单独使用雌激素或与孕激素联合使用，可在某些方面预防或逆转与年龄老化或光老化有关的皮肤萎缩、干燥和皱纹。雌激素和孕激素刺激角质细胞增殖，雌激素下调细胞凋亡，从而防止表皮萎缩。此外，雌激素可能促进胶原蛋白的合成，雌激素和孕酮联合可通过抑制成纤维细胞中 MMP 活性来降低胶原蛋白的溶解，从而保持皮肤的厚度。雌激素通过增加皮肤透明质酸的含量来保持皮肤水分。孕酮会显著促进皮脂分泌。

有时，存在于环境中的植物雌激素会被人们局部外用 [35]。但在常规条件下，这些化合物不会引起皮肤任何特殊的变化。

怀孕是影响女性皮肤的另一个重要生命阶段 [36]。激素的变化是显著的，特别体现在皮肤色素沉着、毛囊生长周期和皮肤对机械应力的顺应性上，这将导致皮纹扩张、萎缩。

妊娠期的色素沉着十分常见。通常表现在乳晕、腋窝和生殖器。黑线病是指从耻骨联合到胸骨剑突的色素减退型的腹白线可逆地变黑。约 70% 的孕妇会出现不规则的、斑点状的面部色素沉着，黄褐斑就是最具代表性的例子。日晒及未怀孕女性口服避孕药会加剧这种疾病。黄褐斑通常会在产后消退，但偶尔会持续存在，这给治疗带来了挑战。

妊娠期最常见的皮肤结构改变是妊娠纹。常发生在腹部、臀部、臀部和胸部等易受拉伸的部位。遗传因素、家族史、个人史是个体产生妊娠纹、超过妊娠预计的体重增加或 BMI 变化风险的重要影响因素。这些发现表明皮肤的结构改变具有遗传倾向。

关于雄激素在皮肤衰老中作用的研究已在男性人群和雄性动物模型中进行。但是，雌激素和雄激素的信号传导途径是相互关联的，并且其血清浓度分布受年龄的影响 [3, 37]。

皮肤与内分泌疾病

有的内分泌疾病会通过分泌激素过量或不足，改变特定的皮肤功能和结构，在一些情况下会加速皮肤老化过程 [4, 5]。糖尿病 [38-41] 和肢端肥大症 [42-45] 是两个典型的例子。然而，这些疾病并不是促进皮肤衰老的所有方面。

肢端肥大症是由生长激素的病理性过量引起的，表现为骨过度生长及真皮和皮下组织过度增生 [42-45]。手脚变得特别大。表皮细胞增大，角化细胞生成速率增加。皮脂和汗液的分泌率也同样增加。在一些患者中会出现皮肤色素沉着。相反，GH 缺乏会导致皮肤变薄，皮肤弹性下降，溃疡罕见 [43]。在这两种病理状态下，循环中 GH 水平的正常化只会部分逆转上述皮肤改变 [44]。

糖尿病会引起小血管的病理改变，表现为大量糖蛋白沉积在血管壁上使管腔狭窄，减少通过管腔的血流量。所以，干燥症尤其是腿部干燥，是十分常见的 [39, 40]。皮肤僵硬和关节活动度下降在糖尿病患者中也很常见 [38, 40]，似乎与真皮的胶原蛋白和其他大分子的糖基化有关。

甲状腺疾病对皮肤也有一定的影响 [46, 47]。表皮层对甲状腺激素很敏感，这导致了临床上的大多数病理改变。这解释了为什么黏液性水肿时皮肤粗糙干燥，甲状腺功能亢进时皮肤光滑 [4, 5]。在甲状腺功能减退症患者中，皮肤出现微黄色可能是由于沉积了胡萝卜素。脸颊上常见一种淡红色的腮红，被称为"桃子奶油状外观"。黏液性水肿时，皮肤干燥、粗糙，毛发粗糙而稀疏。甲状腺机能亢进时，由于血液循环亢进和出汗增多，皮肤通常温暖湿润。头发状态也比较好。此外，有些患者会出现持续性全身瘙痒。在某些甲状腺功能亢进症患者中会发生甲裂，少数患者会出现弥漫性色素沉着。

肾上腺偶尔会发生病理改变，导致糖皮素激素分泌过度（库欣综合征）或分泌不足（阿狄森病）。在库欣综合征中，过多的糖皮质激素影响表皮层和真皮层。减缓角质形成细胞的产生，并引起角质细胞的收缩和表皮变薄。此外，糖皮质激素抑制成纤维细胞的代谢而使真皮变薄。皮质激素作用的最终结果是使皮肤变薄。由于皮肤变薄，面部特别是脸颊上表现为青灰色。萎缩纹是真皮结构在最大应力处松弛的结果，表现为弹性纤维在应力作用下的破坏 [48]。这些病变常见于青春期和怀孕的妇女，在库欣综合征中更为明显。此外，皮肤还会出现变薄、皮下静脉明显、皮肤脆性增加、轻伤后即可出现紫癜斑。

色素沉着是阿狄森病的主要皮肤表现。皮肤黑变在没有或仅有轻微色素沉着的区域尤为明显，例如手掌皱褶和口腔黏膜。

绝经期激素替代疗法

多年来，激素替代疗法（HRT）在全球范围内被认可。明显改善了包括皮肤在内的许多器官的更年期变化。近期大量研究证实，雌激素或孕激素能有效抑制更年期综合征及生殖器萎缩，同时显著降低骨质疏松性骨折的风险。在 HRT 反应良好的皮肤中，表皮和真皮均会受到激素补充治疗的影响 [49-52]。相比之下，应答较差的皮肤则没有或只有有限的益处 [50, 53]。

围绝经期和 PADAM 期的更年期特征都会对皮肤生物学产生负性的影响 [32, 54]。绝经后妇女进行 HRT 旨在减少不良改变[32, 55-59]。然而，这种说法存在一定的局限性，因为需要对患者应答反应的高低进行明确鉴别[32, 50]。此外，吸烟可能会干扰 HRT 效果[56]。

内分泌干扰物

某些化合物具有干扰内分泌的作用[60]。已确定具有此种作用的化学品的数量正在稳步增加。它们的性质各异。其中一些分散在环境中，另一些是工业污染物，还有一些来自于日常的化合物，包括皮肤护理产品（二氧化钛、氧化锌等）[35, 61-66]。

总结

皮肤对激素、神经内分泌介质及内分泌干扰物产生反应。随着年龄的增长，激素分泌的生理性下降会影响皮肤的生理功能。一些内分泌疾病会干扰皮肤生物学，并可能影响其衰老机制。

参考文献

[1] Slominski A, Wortsman JN. Neuroendocrinology of the skin. *Endocrine Rev* 2000; 21:457–487.

[2] Quatresooz P, Piérard-Franchimont C, Kharfi M et al. Skin in maturity. The endocrine and neuroendocrine pathways. *Int J Cosmet Sci* 2007; 29:1–6.

[3] Farage M, Miller KW, Zouboulis CC et al. Gender differences in skin aging and the changing profile of the sex hormones with age. *J Steroids Hormon Sci* 2012; 3:1000109.

[4] Jabbour SA, Miller JL. Endocrinopathies and the skin. *Int J Dermatol* 2000; 39:88–99.

[5] Quatresooz P, Thirion L, Piérard-Franchimont C et al. Cutaneous manifestations of endocrine disorders. *Rev Med Liège* 2006; 61:104–108.

[6] Paus R, Arck P, Tiede S. Neuro-endocrinology of epithelial hair follicle stem cells. *Molec Cell Endocrinol* 2008; 288:38–51.

[7] Schiller M, Brzoska T, Böhm M et al. Solar-simulated ultraviolet radiation-induced upregulation of the melanocortin-1 receptor, proopiomelanocortin, and α-melanocyte-stimulating hormone in human epidermis in vivo. *J Invest Dermatol* 2004; 122:468–476.

[8] De Rigal J, Des Mazis I, Diridollou S et al. The effect of age on skin color and color heterogeneity in four ethnic groups. *Skin Res Technol* 2010; 16:168–178.

[9] Piérard GE, Piérard-Franchimont C, Quatresooz P. Field melanin mapping of the hairless scalp. *Skin Res Technol* 2012; 18; 431–435.

[10] Henry F, Arrese JE, Claessens N et al. The skin and its chronobiological clock in everyday life. *Rev Med Liège* 2002; 57:661–665.

[11] Giovannucci E, Liu Y, Rimm EB et al. Prospective study of predictors of vitamin D status and cancer incidence and mortality in men. *J Natl Cancer Inst* 2006; 98:451–459.

[12] Uhoda E, Petit L, Piérard-Franchimont C et al. Ultraviolet light-enhanced visualization of cutaneous signs of carotene and vitamin A dietary deficiency. *Acta Clin Belg* 2004; 59:97–101.

[13] Piérard-Franchimont C, Paquet P, Quatresooz P et al. Smoothing the mosaic subclinical melanoderma by calcipotriol. *J Eur Acad Dermatol Venereol* 2007; 21:657–661.

[14] Edmondson SR, Thumiger SP, Werther GA et al. Epidermal homeostasis: The role of the growth hormone and insulin-like growth factor systems. *Endocrinol Rev* 2003; 24:737–764.

[15] Kumar KV, Shaikh A, Sharma R et al. Palmoplantar keratoderma with growth hormone deficiency. *J Pediatr Endocrinol Metab* 2012; 25:327–329.

[16] Hyde C, Hollier B, Anderson A et al. Insulin-like growth factors (IGF) and IGF-binding proteins bound to vitronectin enhance keratinocyte protein synthesis and migration. *J Invest Dermatol* 2004; 122:1198–1206.

[17] Sharp LL, Jameson JM, Cauvi G et al. Dendritic epidermal T cells regulate skin homeostasis through local production of insulin-like growth factor 1. *Nat Immunol* 2005; 6:73–79.

[18] Piérard GE, Piérard-Franchimont C, Nikkels AF et al. Naevocyte triggering by recombinant human growth hormone. *J Pathol* 1996; 180:74–79.

[19] Conte F, Diridollou S, Jouret B et al. Evaluation of cutaneous modifications in seventy-seven growth hormone-deficient children. *Horm Res* 2000; 54:92–97.

[20] Monafo V, Marseglia GL, Maghnie M et al. Transient beneficial effect of GH replacement therapy and topical GH application on skin ulcers in a boy with prolidase deficiency. *Pediatr Dermatol* 2000; 17:227–230.

[21] Cimaz R, Rusconi R, Fossali E et al. Unexpected healing of cutaneous ulcers in a short child. *Lancet* 2001; 358:211–212.

[22] Rudman D, Feller AG, Nagraj HS et al. Effects of human growth hormone in men over 60 years old. *N Engl J Med* 1990; 323:52–54.

[23] Bourguignon R, Uhoda I, Henry F et al. DHEA and rejuvenating intracrinology? Between reason and magic. *Rev Med Liège* 2002; 57:438–442.

[24] Calvo E, Luu-The V, Morissette J et al. Pangenomic changes induced by DHEA in the skin of postmenopausal women. *J Steroid Biochem Mol Biol* 2008; 112:186–193.

[25] Kaya G, Saurat JH. Dermatoporosis: A chronic cutaneous insufficiency/fragility syndrome. Clinicopathological features, mechanisms, prevention and potential treatments. *Dermatology* 2007; 215:284–294.

[26] Piérard GE, Piérard-Franchimont C, Vanderplaetsen S et al. Relationships between bone mass density and tensile strength of the skin in women. *Eur J Clin Invest* 2001; 31:731–735.

[27] Shah MG, Maibach HI. Estrogen and skin: An overview. *Am J Clin Dermatol* 2001; 2:143–150.

[28] Haag M, Hamann T, Kulle AE et al. Age and skin site related differences in steroid metabolism in male skin point to a key role of sebocytes in cutaneous hormone metabolism. *Dermatoendocrinology* 2012; 4:58–64.

[29] Lai JJ, Chang P, Lai KP et al. The role of androgen and androgen receptor in skin-related disorders. *Arch Dermatol Res* 2012; 304:499–510.

[30] de Giorgi V, Gori A, Gandini S et al. Estrogen receptor beta and melanoma. A comparative study. *Br J Dermatol* 2013; 168:513–519.

[31] Wines N, Willsteed E. Menopause and the skin. *Austr J Dermatol* 2001; 42:149–160.

[32] Raine-Fenning NJ, Brincat M, Muscat-Baron Y. Skin ageing and menopause: Implications for treatment. *Am J Clin Dermatol* 2003; 4:371–378.

[33] Archer DF. Postmenopausal skin and estrogen. *Gynecol Endocrinol* 2012; 28:S2–S6.

[34] Blume-Peytavi U, Atkin S, Gieler U et al. Skin academy: Hair, skin, hormones and menopause—Current status/knowledge on the management of hair disorders in menopausal women. *Eur J Dermatol* 2012; 22:310–318.

[35] Patisaul HB. Effects of environmental endocrine disruptors and phytoestrogens on the kisspeptin system. *Adv Exp Med Biol* 2013; 784:455–479.

[36] Henry F, Quatresooz P, Valverde-Lopez JC et al. Blood vessel changes during pregnancy. A review. *J Cosmet Dermatol* 2006; 7:65–69.

[37] Zouboulis CC, Makrantonaki E. Hormonal therapy of intrinsic aging. *Rejuvenation Res* 2012; 15:302–312.

[38] Flagothier C, Quatresooz P, Bourguignon R et al. Cutaneous stigmata of diabetes. *Rev Med Liège* 2005; 60:553–559.

[39] Uhoda E, Debatisse B, Paquet P et al. The so-called dry skin of the diabetic patient. *Rev Med Liège* 2005; 60:560–563.

[40] Piérard GE, Piérard-Franchmont C, Scheen A. Critical assessment of diabetic xerosis. *Expert Opin Med Diagn* 2013; 7:201–207.

[41] Piérard GE, Seité S, Hermanns-Lê T et al. The skin landscape in diabetes mellitus. Focus on dermocosmetic management. *Clin Cosmet Investig Dermatol* 2013; 6:27–35.

[42] Billon C, Beylot-Barry M, Doutre MS et al. Cutaneous manifestations of acromegaly: 4 cases. *Ann Dermatol Venereol* 1996; 123:821–823.

[43] Lange M, Thulesen J, Feldt-Rasmussen U et al. Skin morphological changes in growth hormone deficiency and acromegaly. *Eur J Endocrinol* 2001; 145:147–153.

[44] Braham C, Betea D, Piérard-Franchmont C et al. Skin tensile properties in patients treated for acromegaly. *Dermatology* 2002; 204:325–329.

[45] Quatresooz P, Hermanns-Lê T, Ciccarelli A et al. Tensegrity and type I dermal dendrocytes in acromegaly. *Eur J Clin Invest* 2005; 35:133–139.

[46] Szepetiuk G, Piérard GE, Betea D et al. Biometrology of physical properties of skin in thyroid dysfunction. *J Eur Acad Dermatol Venereol* 2008; 22:1173–1177.

[47] Safer JD. Thyroid hormone action on skin. *Curr Opin Endocrinol Diabetes Obes* 2012; 19; 388–393.

[48] Piérard-Franchmont C, Hermanns JF, Hermanns-Lê T et al. Striae distensae in darker skin types: The influence of melanocyte mechanobiology. *J Cosmet Dermatol* 2005; 4:174–178.

[49] Sauerbronn AV, Fonseca AM, Bagnoli VR et al. The effect of systemic hormonal replacement therapy on the skin of postmenopausal women. *Int J Cynaecol Obstet* 2000; 68:35–41.

[50] Piérard-Franchmont C, Piérard GE. Post-menopausal aging of the sebaceous follicle. A comparison between women receiving hormone replacement therapy or not. *Dermatology* 2002; 204:17–22.

[51] Guinot C, Malvy D, Ambroisine L et al. Effect of hormonal replacement therapy on skin biophysical properties of menopausal women. *Skin Res Technol* 2005; 11:201–204.

[52] Quatresooz P, Piérard GE. Downgrading skin climacteric aging by hormone replacement therapy. *Exp Rev Dermatol* 2007; 2:373–376.

[53] Oikarinen A. Systemic estrogens have no conclusive beneficial effect on human skin connective tissue. *Acta Obstet Gynecol Scand* 2000; 79:250–254.

[54] Paquet F, Piérard-Franchmont C, Fumal I et al. skin at menopause; dew point and electrometric properties of the stratum corneum. *Maturitas* 1998; 28:221–227.

[55] Piérard GE, Letawe C, Dowlati A et al. Effect of hormone replacement therapy for menopause on the mechanical properties of skin. *J Am Geriat Soc* 1995; 42:662–665.

[56] Castelo-Branco C, Figueras F, Martinez de Osaba MJ et al. Facial wrinkling in postmenopausal women effects of smoking status and hormone replacement therapy. *Maturitas* 1998; 29:75–86.

[57] Piérard-Franchmont C, Cornil F, Dehavay J et al. Climacteric skin ageing of the face. A prospective longitudinal intent-to-treat trial on the effect of oral hormone replacement therapy. *Maturitas* 1999; 32:87–93.

[58] Piérard GE, Vanderplaetsen S, Piérard-Franchmont C. Comparative effect of hormone replacement therapy on bone mass density and skin tensile properties. *Maturitas* 2001; 40:221–227.

[59] Quatresooz P, Piérard-Franchmont C, Gaspard U et al. Skin climacteric aging and hormone replacement therapy. *J Cosmet Dermatol* 2006; 5:3–8.

[60] Birnbaum LS. State of the science of endocrine disruptors. *Environ Health Perspect* 2013; 121:a107.

[61] Dhanirama D, Gronow J, Voulvoulis N. Cosmetics as a potential source of environmental contamination in the UK. *Environ Technol* 2012; 33:1597–1608.

[62] Krause M, Klit A, Blomberg Jensen M et al. Sunscreens: Are they beneficial for health? An overview of endocrine disrupting properties of UV-filters. *Int J Androl* 2012; 35:424–436.

[63] Duri S, Tran CD. Supramolecular composite materials from cellulose, chitosan and cyclodextrin: Facile preparation and their selective inclusion complex formation with endocrine disruptors. *Langmuir* 2013; 29:5037–5049.

[64] Grassi M, Rizzo L, Farina A. Endocrine disruptors compounds, pharmaceuticals and personal care products in urban wastewater: Implications for agricultural reuse and their removal by adsorption process. *Environ Sci Pollut Res Int* 2013; 20:3616–3628.

[65] Rylander L, Rignell-Hydbom A, Tinnerberg H et al. Trends in human concentrations of endocrine disruptors: Possible reasons and consequences. *J Epidemiol Community Health* 2014; 68:4–5.

[66] Teng C, Goodwin B, Shockley K et al. Bisphenol A affects androgen receptor function via multiple mechanisms. *Chem Biol Interact* 2013; 203:556–564.

13
饮食和皮肤

Alessandra Marini

引言

美丽源自内在。营养与皮肤老化之间的关系已经成为一个有趣的话题，引起了全世界研究人员和临床医生的兴趣（较新的综述[1, 2]）。皮肤功能和健康的外观取决于必需营养素的充足供应[3]。据报道，维生素、类胡萝卜素、生育酚、类黄酮、矿物质、脂肪酸和多种植物提取物具有强大的抗氧化性能，并已广泛应用于护肤行业，试图用于延长年轻的皮肤外观。对口服生物活性分子对皮肤功能影响的新认识激发了人们对开发营养补充剂的兴趣，最重要的是，可用于开发有益于人类皮肤的功能性食品。干预研究表明，事实上有可能通过补充特定的营养补充剂来控制和延缓皮肤老化，改善皮肤状况。

皮肤老化是由两种独立因素导致，在临床、组织学和分子水平上都可以清楚区分这两种因素，即内在因素（遗传因素、内分泌因素）和外在因素（环境因素）。内在因素导致的皮肤老化被称为按时间顺序的皮肤老化，是由于随年龄增长，遗传决定细胞功能的丧失，因此是一个不可避免的过程[4]。皮肤的外在老化是外界因素和环境影响的结果。皮肤作为人体的外部屏障，与环境直接接触。在所有的环境因素中，紫外线（UV）对皮肤的老化最为重要[5]。其他因素包括红外（IR）辐射、暴露于烟草烟雾、暴露于与交通有关的空气颗粒物[5]。Kligmann 创造了光老化这个术语来描述暴露在紫外线辐射下多年后的皮肤变化[6]。在阳光照射的皮肤中，因累积的氧化损伤而老化。结果，胶原纤维变得杂乱无章，合成减少，同时皮肤中 I 型和 III 型胶原前体和交联纤维的水平降低，含有弹性蛋白的物质出现异常积聚[7]。光氧化应激参与光老化和光癌变过程，在光皮肤病的发病机制中起重要作用[8]。紫外线依赖性损伤的修复可能由能够诱导合适修复系统的分子支持：抗氧化剂。抗氧化剂是防止细胞和组织氧化损伤的物质。它们作为紫外线照射后一级或二级反应中产生的活性氧（ROS）的清除剂。通常，人类皮肤有内源性的酶和非酶抗氧化剂。然而，随着年龄的增长和环境的影响，机体内源抗氧化系统减弱，活性氧生成增加[9]。根据结构特征，在抗氧化微量营养素中发现了对人体内源性光保护有希望的候选物质，包括类胡萝卜素、生育酚、类黄酮和其他多酚，以及维生素 C 和维生素 E、必需的 ω-3－脂肪酸、一些蛋白质和乳杆菌[10]，这些被称为能促进皮肤健康和美丽的药剂。

多年来，个人生活方式的改变使得日光暴露显著增加，这导致皮肤癌和光老化的发病率也急速增长。

预防皮肤老化对普通人群的重要性不断增加，因此，近年来，光防护作为主要的皮肤保护策略，成为减少皮肤癌和光老化发生的可行途径，受到人们的重视。已经证明，如果是针对外部皮肤老化的，以营养为基础的抗皮肤老化策略最有效[3, 11]。

已有研究强调了通过外部使用有效的防晒霜或内部使用营养品来防止或至少降低光老化的可能性（较新的综述[1, 7]）。

此外，许多研究集中在饮食对皮肤抵抗紫外线辐射损伤能力的可能作用上[10]。因此，现代防晒产品经常将紫外线滤光片与一种或多种生物活性分子结合在一起，通过不基于紫外线吸收或反射的机制提供光保护，因此与紫外线滤光片的机制完全不同[12]。活性物质的保护能力取决于它们防止紫外线辐射后皮肤产生的生物化学过程和分子的能力。新型皮肤光防护活性剂的开发是一个高度创新和富有动力的领域[12]。被用作活性物质的分子群具有各种不同的光保护靶点，它们是异质的，并且不断增多。社区中销售的产品越来越多，它们是含有集中营养成分的食品，并被推荐用来补充正常饮食中这些营养成分的摄入。根据欧洲指令 2002/46/EC，"食品补充剂是指旨在补充正常饮食的食品，是营养素或其他具有营养或生理作用的物质的浓缩来源，单独或组合以剂量形式销售，即胶囊、片剂、药丸和其他类似形式，粉末包装袋、液体安瓿、滴注瓶和其他类似形式的液体和粉末，服用已设定好的单位剂量[13]"。今天，美容化妆品原料市场包括 4 个主要部分：类胡萝卜素、维生素、多不饱和脂肪酸（PUFA）和其他[7]。接下来，我们将讨论一些有趣的抗氧化剂及其特性，这些抗氧化剂因其独特的抗衰老作用而备受关注。

维生素 C

L-抗坏血酸是最广为人知的维生素和必需的微量营养素，富含多种生物功能。维生素 C 作为一种营养补充剂，能减少皮肤光损伤，平衡自由基介导的病理过程及防止光老化[7]。

维生素 C 不是由人体自然合成的，因此，对于健康的人类饮食而言，需要及必须有足够的维生素 C 摄入。最丰富的天然来源是新鲜水果和蔬菜，例如柑橘类水果、猕猴桃、黑加仑、西红柿、玫瑰果、番石榴、辣椒或香菜[14]。

维生素 C 在皮肤生物学中起着重要作用，有助于形成有效的皮肤屏障和成纤维细胞增殖，因此对维持正常结缔组织和伤口愈合至关重要[15]。通过刺激胶原蛋白合成，它改善了皮肤的弹性，从而减少皱纹[16]。

维生素 C 被认为是最强大、毒性最小的天然抗氧化剂之一。它能清除导致皮肤老化的有害自由基，因此，它被用于化妆品和皮肤科产品[17]。维生素 C 对紫外线 B（UVB）有很好的防护作用。它可以减少晒伤反应，防止胸腺嘧啶二聚体的形成，从而防止 DNA 损伤[18]。

此外，它通过抑制黑色素细胞中酪氨酸酶的活性来抑制皮肤色素沉着的能力使它成为一种有用的美白剂[16]。然而，维生素 C 在化妆品中的使用是困难的。抗坏血酸在水溶液中是一种不稳定的化合物。因此，口服抗坏血酸可以作为局部应用的替代品，这得益于稳定性的提高和对载体的依赖性的降低[16]。

维生素 E

维生素 E 是所有生育酚和生育酚衍生物的通用描述[19]。这类化合物具有高度亲脂性，在膜或脂蛋白中起作用。它们最重要的抗氧化功能表现为抑制脂质过氧化，清除脂质过氧化物自由基，产生脂质过氧化氢

和生育酚自由基[20, 21]。维生素 E 稳定细胞膜，保护对氧化更敏感的组织，如皮肤。此外，它有助于维生素 A 的保存和防止某些激素的氧化[22]。维生素 E 的天然来源包括蔬菜、油、种子、坚果、玉米、大豆、全麦面粉、人造黄油、一些肉类和乳制品[9]。摄入天然维生素 E 产品有助于对抗胶原交联和脂质过氧化，这两者都与皮肤老化有关[14]。

维生素 E 被用于促进皮肤伤口的愈合、减少光照损伤如晒伤、光致癌、光免疫抑制以及皮肤免疫刺激的反应[23]。许多临床试验证明了生育酚的作用。这些数据似乎有争议，但高剂量口服维生素 E 可能会影响人类对 UVB 的反应[24]。Cesarini 证明 α-生育酚与 β-胡萝卜素、番茄红素和硒一起显著降低过氧化脂质水平，避免紫外线诱导的红斑和细胞晒伤[25]。

α-生育酚是人类和动物体内维生素 E 的主要亚型，它能清除自由基中间体并防止氧化反应[9]。然而，生育三烯醇具有更高的抗氧化、抗癌和神经保护特性。Yamada 等[26]观察到饮食中的三烯酚保护无毛小鼠的皮肤免受紫外线的伤害。

维生素 C 和维生素 E 的口服联合治疗比单一治疗增加了光保护作用。在一项有 12 名志愿者参与的研究中，在 8 周内每天补充 500 mg 维生素 C，然后观察紫外线照射后的红斑反应[27]。仅补充维生素 C 对最小红斑剂量（MED）无影响。在一项研究中，研究了维生素 E 和维生素 C 这两种化合物对抗紫外线诱导红斑的协同作用[28]，对 4 个治疗组进行了为期 50 天的随访。RRR-α-生育酚和抗坏血酸分别以 2 g/d 和 3 g/d 的剂量水平作为单一组分进行补充。联合用药时，每天服用 2 g/d RRR-α-生育酚和 3 g/d 抗坏血酸；对照组不进行治疗。两种维生素联合治疗后，"晒伤阈值"或 MED 从补充前的约 100 mJ/cm^2 显著增加到补充后的约 180 mJ/cm^2。单一化合物治疗只提供中等程度的保护，这在统计学上并不显著。

短期高剂量的维生素 E 和维生素 C 干预提供了一些保护作用。当维生素 E 1 000 U 和抗坏血酸 2 g/d 的剂量下连续摄入 8 天时，MED 略有增加[29]。如一些研究所示，维生素 E 和维生素 C 可防止光毒性损伤，如紫外线依赖性红斑、晒伤细胞的形成、脂质过氧化和 DNA 损伤[30, 31]。

维生素 B$_6$

最近发现，维生素 B$_6$ 作为抗氧化剂的潜在功能唤醒了人们对维生素 B$_6$ 保护作用的兴趣。但是另一方

面，近来越来越多的证据表明，其过量可引起光毒性和副作用[32]。

类胡萝卜素

类胡萝卜素是一种对皮肤健康有益的膳食成分。类胡萝卜素是维生素 A 衍生物，如 β-胡萝卜素、虾青素、番茄红素和视黄醇，它们都是高效的抗氧化剂，能中和单线态氧和超氧自由基，并具有光保护特性[3, 12]。在德国，平均每天摄入约 5 mg 的类胡萝卜素总量，水果和蔬菜提供了人类饮食中的大部分类胡萝卜素[33]。类胡萝卜素是一类亲脂的次生植物成分，是最广泛使用的天然色素之一，而 β-胡萝卜素则是最常用的内源性防晒剂。基于流行病学观察，水果和蔬菜富含类胡萝卜素，可通过降低各种疾病的风险来促进健康[34]。在类胡萝卜素中，番茄红素是最有效的单线态氧清除剂。当皮肤暴露在紫外线下时，与 β-胡萝卜素相比，更多的番茄红素被破坏，这表明番茄红素在减轻氧化损伤方面有一定作用[35]。所有的番茄产品都是人体番茄红素的主要来源。次要来源是西瓜、番石榴、玫瑰果和粉红葡萄柚。最近对人类的一些研究表明，口服类胡萝卜素有光保护作用。在用 β-胡萝卜素进行的干预研究中，发现 β-胡萝卜素可以对抗紫外线诱导红斑[36]。β-胡萝卜素对全身光保护的效果取决于治疗的时间和剂量。在健康志愿者中，连续 12 周每天口服至少 12 mg 类胡萝卜素可使紫外线诱导的红斑持续时间减少至少 7 周[36]。接受富含番茄红素饮食的志愿者也有类似的效果[37]。胡萝卜、南瓜、红薯、芒果和番木瓜是含有 β-胡萝卜素的水果和蔬菜的一些例子。通过膳食补充，β-胡萝卜素可以在皮肤中进一步富集，在皮肤中它已经是一种主要的类胡萝卜素[38]。β-胡萝卜素是一种内源性的光保护剂，其功效已在各种试验中得到证实[10, 39]。为了研究富含类胡萝卜素的饮食是否有利于光保护，我们选择番茄酱作为含有大量番茄红素的饮食来源[40]。为了提高吸收率，橄榄油与番茄酱混合（20 g/d），每天提供 16 mg 番茄红素。饮食干预为期 10 周，之后测定血清和皮肤中番茄红素水平的升高。但干预 10 周后，与对照组相比，食用番茄酱组红斑形成率显著降低[41]，在治疗第 4 周未发现明显的保护作用。数据表明，通过调节饮食可以达到预防紫外线引起的红斑的作用。

虾青素存在于微藻、酵母、鲑鱼、鳟鱼、磷虾、小龙虾和甲壳类动物中[14]，它可以防止紫外线引起的细胞超氧化物歧化酶活性变化[42]。Camera 等发现虾青素、角黄素和 β-胡萝卜素的组合具有显著的光保护作用[43]。成纤维细胞对虾青素的摄取量高于角黄素和 β-胡萝卜素的摄取量，由此推测虾青素对光氧化变化的影响强于其他物质[43]。Suganuma 等发现虾青素能干扰 UVA 诱导的基质金属蛋白酶-1 和皮肤成纤维细胞弹性蛋白酶或中性内肽酶的表达[44]。

视黄醇是一种脂溶性不饱和异戊二烯，对上皮组织的生长、分化和维持至关重要。肝脏、牛奶、蛋黄、奶酪和肥鱼中含有天然视黄醇和视黄醇酯。局部视黄醇衍生物抑制紫外线诱导的，MMP 介导的胶原蛋白分解，并防止紫外线诱导的前胶原蛋白表达降低[45, 46]。口服视黄醇或视黄醇衍生物还没有被提议作为一种可能的抗衰老治疗。值得注意的是，一项 β-胡萝卜素和视黄醇疗效试验（CARET）提到了 25 000 U 棕榈酸视黄酯联合 30 mg β-胡萝卜素摄入对肺癌的促进作用[47]。因此，认为天然化合物对自由基的化学猝灭作用总是有益的观点受到了挑战，而重要的是要知道，通过膳食补充而系统地增加抗氧化剂也可能导致不利的影响。

维生素 D

维生素 D 是一种激素前体，人体可以通过日晒合成维生素 D，因此皮肤是维生素 D 的主要来源。少量的维生素 D_2 和 D_3 来自动物性食物的饮食摄入，如脂肪鱼或蛋黄。一些产品，如牛奶、谷类食品和人造黄油，富含维生素 D[14]。

维生素 D 调节皮肤的许多功能，如抑制增殖、刺激分化（包括形成渗透屏障）、促进先天免疫、调节毛囊周期和抑制肿瘤形成[48]。一些体外和体内研究已经证明，$1,25(OH)_2D_3$ 对 UVB 诱导的皮肤损伤和致癌的保护作用[49, 50]。应该提到的是，长期超过较高的摄入量的摄入维生素 D 可能会对健康造成不利影响[14]。

酚类和黄酮类化合物

由于多酚的抗氧化特性以及越来越多的研究表明其在预防与氧化应激相关的各种疾病方面可能发挥的作用，在过去的十年里，多酚引起了抗衰老研究人员的注意。多酚主要存在于水果、蔬菜、谷类食品、巧克力、干豆类和植物源性饮料中，如果汁、茶、咖啡和红酒[14]。多酚类物质，如绿茶多酚（GTP）、葡萄籽原花青素、白藜芦醇、水飞蓟素和染料木素，结合防晒霜，能够保护皮肤免受紫外线辐射的不利影响[51]。

在因光防护特性而受到关注的药剂中，最近的一些（虽然不是全部）流行病学研究中观察到绿茶有益于健康的作用。GTP 是由未发酵的茶树叶片制成的。GTP 是一种有效的抗氧化剂，可以预防 UVB 引起的氧化应激[9]。表没食子儿茶素没食子酸酯（EGCG）是绿茶的主要多酚成分，对培养的细胞进行处理，即使没有紫外线暴露，也直接抑制了金属蛋白酶（MMP）的基线表达，例如 MMP-2、MMP-9 和嗜中性白细胞弹性蛋白酶[52]。口服给予小鼠 GTP 作为液体的唯一来源，可显著抑制 UV 诱导的小鼠皮肤 MMP 表达，这表明 GTP 具有潜在的抗光老化作用[53]。EGCG 的治疗可减轻 UVA 引起的皮肤损伤（粗糙和下垂），防止无毛小鼠皮肤中真皮胶原的流失，还可阻断紫外线引起的培养的人表皮成纤维细胞胶原分泌和胶原酶 mRNA 水平的增加以及 AP-1 和 NF-κB 的启动子结合活性[54]。

多酚可分为许多不同的种类，如酚酸、类黄酮、二苯乙烯和木脂素[55]。黄酮类化合物是一类用于化妆品和皮肤科的次生植物色素。除了抗氧化特性外，它们还表现出其他可能导致其皮肤效应的生物活性。类黄酮和富含类黄酮的产品可以在分子和细胞水平上保护皮肤免受紫外线诱导的伤害，并可以改善皮肤的整体质量。规律性摄入可显著提高光保护作用，并通过改善皮肤结构和功能帮助维持皮肤健康[56]。Phlorizin 属于二氢查耳酮（一种类黄酮），可以在梨、苹果、樱桃和其他果树的树皮中找到。它已经使用了 150 多年，但其抗衰老作用只是在最近几年才报道[14]。

已经报道其他多酚具有有效的抗氧化特性。其中，水飞蓟素、白藜芦醇、姜黄素和染料木黄酮已被证明能对抗皮肤衰老。

水飞蓟素是从水飞蓟植物（Silybum marianum L Gaertn）中分离出来的天然多酚类黄酮，是几种黄酮类化合物的混合物，其中包括水飞蓟宾、水飞蓟宁和水飞蓟亭[57]。水飞蓟素在小鼠模型中的抗氧化作用已经确定，异水飞蓟宾起主要作用[57]。水飞蓟素可有效抵抗大鼠皮肤烧伤引起的氧化损伤和形态变化[58]。

白藜芦醇（反-3, 4', 5-三羟基二苯乙烯）是一种多酚类植物抗毒素，主要存在于葡萄的果皮和种子、坚果、果子及红酒中。近年来，由于其一系列独特的抗衰老特性，白藜芦醇引起了人们的极大关注[14]。白藜芦醇是一种有效的抗氧化剂，具有抗炎和抗增殖的特性[59]。此外，有人提出白藜芦醇能够保护皮肤免受紫外线诱导的光损伤和光老化[23]。白藜芦醇通过调节 cki-cyclin-cdk 网络和 MAPK 通路，对 UVB 暴露具有保护作用[60]。

姜黄素是姜黄（植物）的饮食色素，已被证明可通过减轻氧化应激和抑制炎症来防止损伤因素的有害作用（综述[61]）。

染料木素和大豆黄酮是具有抗氧化和光保护作用的异黄酮[9]。大豆是异黄酮的丰富来源，但也可以在银杏叶提取物、希腊牛至和希腊鼠尾草中找到。染料木素保护皮肤增殖和修复机制，它对急性 UVB 辐射引起的皮肤再生具有光保护作用[62]。

多不饱和脂肪酸

多不饱和脂肪酸可分为 ω-3、ω-6 和 ω-9 家族[7]。ω-3 来自亚麻酸，ω-6 来自亚油酸[14]。它们存在于多种食物来源中，如鱼和贝类、亚麻子、大麻油、大豆油、菜子油、石榴子、南瓜子、葵花子、叶菜、核桃、芝麻子、鳄梨、鲑鱼和长鳍金枪鱼[14]。利用 ω-3 多不饱和脂肪酸等营养物质促进皮肤健康和治疗皮肤疾病是一个新的概念[3]。科学研究已经引起人们对 α-亚麻酸抗衰老特性的关注，已经表明炎症和皮肤老化[7, 63]与其保护活性之间存在联系[64]。

脂肪酸具有抗氧化、清除自由基的作用。因此，二十碳五烯酸对紫外线辐射引起的红斑具有显著的保护作用[24]。

益生素和益生菌

由于微生物学和免疫学的最新进展，我们在了解皮肤微生物菌群方面取得了巨大进步[65]。微生物群的保护是维持皮肤健康功能的一种方法，由于其在皮肤健康和疾病中的作用，维持或恢复皮肤健康微生物群已成为现代治疗的目标[65]。益生元和益生菌是此类疗法的重要应用，并且在最近几年中，其作为调节人体微环境和皮肤健康的安全有效的药物，在科学界广受欢迎[66]。关于它们在化妆品和皮肤病学中的相关性的文献不断增加（综述[66]）。这些实例中的大多数涉及食品级的口服给药，但是最近，有人提出将它们用于直接施用于皮肤的化妆品中。益生素可以使皮肤菌群重新平衡，而益生菌的概念包括应用灭活的微生物[66]。

Gibson 和 Roberfroid 于 1995 年引入了这一概念，并将益生元定义为"通过选择性地刺激结肠中一种或有限数量细菌的生长和/或活性而对宿主产生有益影响的非消化性食物成分[67]"。益生元的传统饮食来源包括大豆、菊粉（如耶路撒冷洋蓟和菊苣根）、生燕麦、未精制小麦、未精制大麦和亚贡（yocon）[66]。母乳中自然产生的一些低聚糖被认为对婴儿健康免疫系统的发育起重要作用[66]。

益生菌被定义为"在给予足够数量后，通过改善肠道菌群的特性使宿主获得健康益处的活生物体"[65]。益生菌可从各种形式的发酵或非发酵食品食用。食品载体包括活酸奶、发酵乳饮料、冻干补充剂（胶囊、药丸、液体悬浮液和喷雾）、奶酪、新鲜软干酪和果汁[66]。多年来，大量的细菌被提出并用作益生菌[66]。然而，在食物和营养方面，只有那些被归类为乳酸菌的菌种是人们重点考虑的[66]。目前使用的益生菌大多是典型的健康胃肠微生物群，目的是促进肠道健康和改善免疫系统功能，它们包括乳酸菌群中的乳酸杆菌（L casei、L rhamnosus、L johnsonii）和双歧杆菌（B breve、B longum、B bifidum），以及肠球菌、大肠杆菌、丙酸杆菌、芽孢杆菌和一些酵母[66]。用乳酸杆菌营养补充无毛小鼠可保护其皮肤免疫系统免受紫外线辐射诱导的免疫抑制作用[68]。最近在一项人体活体研究中也描述了类似的作用，有人提出口服益生菌可能是保护皮肤免疫系统免受紫外线辐射的一种新方法[69]。益生菌能够改善肠道屏障功能，恢复健康的肠道微生态，刺激宿主免疫系统，对抗炎症改变[66]。经常食用发酵乳制品有可能改善天然皮肤屏障功能，改善皮肤外观。对于微生物不平衡的疾病，如轻度痤疮或干性皮肤（轻度特应性皮炎），益生素和益生菌可作为严格抗菌产品的有效替代品[66]。

尽管类胡萝卜素、维生素、多酚、类黄酮和多不饱和脂肪酸被用于不同的产品中，但许多其他新兴的成分正流行起来[70]，如胞外素[71]、褪黑素[72]、辅酶Q10[73]、葡萄糖胺和石榴[70]、维生素K$_2$[74]、多糖武、甲壳素和壳聚糖[75]、阿魏酸[9]、谷胱甘肽[9]和碧萝芷[76]。

总结

总而言之，增强皮肤免受氧化应激保护的有前途的策略是支持内源性系统，其中含有抗氧化剂的物质能够促进皮肤健康和美容，这些物质通常存在于皮肤。然而，重要的是要注意，这不应与长期摄入非生理性高剂量的孤立抗氧化剂相混淆。我们简要说明了一些作为功能性食品的物质的益处，但是，进一步的研究对于确认它们的益处及其在临床上的应用是必要的。当然，多样化的水果和蔬菜及均衡的健康饮食绝对有助于保持皮肤健康和年轻的外观。必须注意的是，内源性光保护是局部光保护的补充，这两种形式的预防显然不应被视为相互排斥。

缩略词

GTP：绿茶多酚；PUFA：多不饱和脂肪酸；ROS：活性氧。

参考文献

[1] Krutmann J, Humbert P. *Nutrition for Healthy Skin*. Berlin, Germany: Springer, 2011.

[2] Preedy VR. *Handbook of Diet, Nutrition and the Skin*. Wageningen, the Netherlands: Wageningen Academic Publishers, 2012.

[3] Marini A. Beauty from the inside. Does it really work? *Hautarzt* 2011; 62:614–617.

[4] Malvy J, Guinot C, Preziosi P et al. Epidemiologic determinants of skin photoaging: Baseline data of the SU.VI.- MAX. cohort. *J Am Acad Dermatol* 2000; 42:47–55.

[5] Schroeder P, Schieke S, Morita A. Premature skin aging by infrared radiation, tobacco smoke and ozone. In: Gilchrest BA, Krutmann J, eds. *Skin Aging*. New York: Springer, 2006, pp. 45–54.

[6] Kligmann LH, Kligmann AM. The nature of photoaging: Its prevention and repair. *Photodermatology* 1986; 3:215–227.

[7] Morganti P. Skin photoprotection and nutraceuticals: An overview. In: Preedy VR, ed. *Handbook of Diet, Nutrition and the Skin*. Wageningen, the Netherlands: Wageningen Academic Publishers, 2012, pp. 217–231.

[8] Krutmann J. Ultraviolet A radiation-induced biological effects in human skin: Relevance for photoaging and photodermatosis. *J Dermatol Sci* 2000; 23 (Suppl 1):22–26.

[9] Wu Y, Chen HD, Li YH et al. Antioxidant and skin: An overview. In Preedy VR, ed. *Handbook of Diet, Nutrition and the Skin*. Wageningen, the Netherlands: Wageningen Academic Publishers, 2012, pp. 69–90.

[10] Sies H, Stahl W. Nutritional protection against skin damage from sunlight. *Annu Rev Nutr* 2004; 24:173–200.

[11] Krutmann J. Skin aging. In: Krutmann J, Humbert P, eds. *Nutrition for Healthy Skin*. Berlin, Germany: Springer, 2011, pp. 15–24.

[12] Krutmann J, Yarosh D. Modern photoprotection of human skin. In: Gilchrest BA, Krutmann J, eds. *Skin Aging*. New York: Springer, 2006, pp. 103–112.

[13] Karajiannis H, Fish C. Legal aspects. In: Krutmann J, Humbert P, eds. *Nutrition for Healthy Skin*. Berlin, Germany: Springer, 2011, pp. 167–180.

[14] Schagen SK, Zampeli VA, Evgenia Makrantonaki E et al. Discovering the link between nutrition and skin aging. *Dermatoendocrinology* 2012; 4:298–307.

[15] Marini A. Nahrungsergänzungspräparate in der Dermatologie. *Dermatologie Praxis* 2012; 4:14–18.

[16] Duarte TL, Almeida IF. Vitamin C, gene expression and skin health. In: Preedy VR, ed. *Handbook of Diet, Nutrition and the Skin*. Wageningen, the Netherlands: Wageningen Academic Publishers, 2012, pp. 115–127.

[17] Humbert P, Binda D, Robin S et al. Beauty from Inside: Nutrition-Based strategies in cosmetic dermatology. In: Krutmann J, Humbert P, eds. *Nutrition for healthy skin*. Berlin, Germany: Springer, 2011, pp. 189–196.

[18] Placzek M, Gaube S, Kerkmann U et al. Ultraviolet B-induced DNA damage in human epidermis is modified by the antioxidants ascorbic acid and D-alpha-tocopherol. *J Invest Dermatol* 2005; 124:304–307.

[19] Traber MG, Sies H. Vitamin E in humans: Demand and delivery. *Annu Rev Nutr* 1996; 16:321–347.

[20] Brigelius-Flohe R, Traber MG. Vitamin E: Function and metabolism. *J FASEB* 1999; 13:1145–1155.

[21] Liebler DC. The role of metabolism in the antioxidant function of vitamin E. *Crit Rev Toxicol* 1993; 23:147–169.

[22] Cassano R. Vitamin E chemistry, biological activity and benefits on the skin. In: Preedy VR, ed. *Handbook of Diet, Nutrition and the Skin*. Wageningen, the Netherlands: Wageningen Academic Publishers, 2012, pp. 145–163.

[23] Baumann L. *Cosmetic Dermatology: Principles and Practice*, 2nd ed. New York: McGraw-Hill Medical Publishers, 2009.

[24] Boelsma E, Hendriks HF, Roza L. Nutritional skin care: Health effects of micronutrients and fatty acids. *Am J Clin Nutr* 2001; 73:853–864.

[25] Cesarini JP, Michel L, Maurette JM et al. Immediate effects of UV radiation on the skin: Modification by an antioxidant complex containing carotenoids. *Photodermatol Photoimmunol Photomed* 2003; 19:182–189.

[26] Yamada Y, Obayashi M, Ishikawa T et al. Dietary tocotrienol reduces UVB-induced skin damage and sesamin enhances tocotrienol effects in hairless mice. *J Nutr Sci Vitaminol* 2008; 54:117–123.

[27] McArdle F, Rhodes LE, Parslew R et al. UVR-induced oxidative stress in human skin in vivo: Effects of oral vitamin C supplementation. *Free Radic Biol Med* 2002; 33:1355–1362.

[28] Fuchs J, Kern H. Modulation of UV-light-induced skin inflammation by D-alpha-tocopherol and L-ascorbic acid: A clinical study using solar simulated radiation. *Free Radic Biol Med* 1998; 25:1006–1012.

[29] Eberlein-König B, Placzek M. Protective effect against sunburn of combined systemic ascorbic acid (vitamin C) and d-alpha-tocopherol (vitamin E). *J Am Acad Dermatol* 1998; 38:45–48.

[30] Fuchs J. Potentials and limitations of the natural antioxidants RRR-alpha-tocopherol, L-ascorbic acid and beta-carotene in cutaneous photoprotection. *Free Radic Biol Med* 1998; 25:848–873.

[31] McVean M, Liebler DC. Prevention of DNA photodamage by vitamin E compounds and sunscreens: Roles of ultraviolet absorbance and cellular uptake. *Mol Carcinog* 1999; 24:169–176.

[32] Kato N. Role of vitamin B6 in skin health and diseases. In: Preedy VR, ed. *Handbook of Diet, Nutrition and the Skin*. Wageningen, the Netherlands: Wageningen Academic Publishers, 2012, pp. 59–66.

[33] Pelz R, Schmidt-Faber B, Heseker H. Carotenoid intake in the German National Food Consumption Survey. *Z Ernährungswiss* 1998; 37:319–327.

[34] Stahl W. Systemic photoprotection by carotenoids. In: Krutmann J, Humbert P, eds. *Nutrition for Healthy Skin*. Berlin, Germany: Springer, 2011, pp. 65–70.

[35] Ribaya-Mercado JD, Garmyn M, Gilchrest BA, Russell RM. Skin lycopene is destroyed preferentially over beta-carotene during ultraviolet irradiation in humans. *J Nutr* 1995; 125:1854–1859.

[36] Stahl W, Heinrich U, Jungmann H et al. Carotenoids and carotenoids plus vitamin E protect against ultraviolet light-induced erythema in humans. *Am J Clin Nutr* 2000; 71:795–798.

[37] Stahl W, Sies H. Carotenoids and protection against solar UV radiation. *Skin Pharmacol Appl Skin Physiol* 2002; 15:291–296.

[38] Alaluf S, Heinrich U, Stahl W et al. Dietary carotenoids contribute to normal human skin color and UV photosensitivity. *J Nutr* 2002; 132:399–403.

[39] Köpcke W, Krutmann J. Protection from sunburn with beta-Carotene—A meta-analysis. *Photochem Photobiol* 2008; 84:284–288.

[40] Gärtner C, Stahl W, Sies H. Lycopene is more bioavailable from tomato paste than from fresh tomatoes. *Am J Clin Nutr* 66:116–122.

[41] Stahl W, Heinrich U, Wiseman S et al. Dietary tomato paste protects against ultraviolet light-induced erythema in humans. *J Nutr* 2001; 131:1449–1451.

[42] Lyons NM, O'Brien NM. Modulatory effects of an algal extract containing astaxanthin on UVA-irradiated cells in culture. *J Dermatol Sci* 2002; 30:73–84.

[43] Camera E, Mastrofrancesco A, Fabbri C et al. Astaxanthin, canthaxanthin and beta-carotene differently affect UVA-induced oxidative damage and expression of oxidative stress-responsive enzymes. *Exp Dermatol* 2009; 18:222–231.

[44] Suganuma K, Nakajima H, Ohtsuki M et al. Astaxanthin attenuates the UVA-induced up-regulation of matrix-metalloproteinase-1 and skin fibroblast elastase in human dermal fibroblasts. *J Dermatol Sci* 2010; 58:136–142.

[45] Fisher GJ, Wang ZQ, Datta SC et al. Pathophysiology of premature skin aging induced by ultraviolet light. *N Engl J Med* 1997; 337:1419–1428.

[46] Fisher GJ, Datta S, Wang Z et al. c-Jun-dependent inhibition of cutaneous procollagen transcription following ultraviolet irradiation is reversed by all-trans retinoic acid. *J Clin Invest* 2000; 106:663–670.

[47] Omenn GS, Goodman GE, Thornquist MD et al. Effects of a combination of beta carotene and vitamin A on lung cancer and cardiovascular disease. *N Engl J Med* 1996; 334:1150–1155.

[48] Bikle DD. The skin and vitamin D. In: Preedy VR, ed. *Handbook of Diet, Nutrition and the Skin*. Wageningen, the Netherlands: Wageningen Academic Publishers, 2012, pp. 93–113.

[49] De Haes P, Garmyn M, Verstuyf A et al. 1,25-Dihydroxyvitamin D3 and analogues protect primary human keratinocytes against UVB-induced DNA damage. *J Photochem Photobiol B* 2005; 78:141–148.

[50] Dixon KM, Deo SS, Wong G et al. Skin cancer prevention: A possible role of 1,25dihydroxyvitamin D3 and its analogs. *J Steroid Biochem Mol Biol* 2005; 97:137–143.

[51] Nichols JA, Katiyar SK. Skin photoprotection by natural polyphenols: Anti-inflammatory, antioxidant and DNA repair mechanisms. *Arch Dermatol Res* 2010; 302:71–83.

[52] Stahl W, Mukhtar H. Vitamins and Polyphenols in systemic photoprotection. In: Gilchrest BA, Krutmann J, eds. *Skin Aging*, New York: Springer, 2006, pp. 113–121.

[53] Vayalil PK, Mittal A. Green tea polyphenols prevent ultraviolet light-induced oxidative damage and matrix metalloproteinases expression in mouse skin. *J Invest Dermatol* 2004; 122:1480–1487.

[54] Kim J, Hwang JS. Protective effects of (-)-epigallocatechin-3-gallate on UVA- and UVB-induced skin damage. *Skin Pharmacol Appl Skin Physiol* 2001; 14:11–19.

[55] Manach C, Scalbert A, Morand C et al. Polyphenols: Food sources and bioavailability. *Am J Clin Nutr* 2004; 79:727–747.

[56] Stahl W. Flavonoid-rich nutrients for the skin. In: Krutmann J, Humbert P, eds. *Nutrition for Healthy Skin*. Berlin, Germany: Springer, 2011, pp. 85–90.

[57] Wagner H, Diesel P, Seitz M. The chemistry and analysis of silymarin from Silybum marianum Gaertn. *Arzneimittelforschung* 1974; 24:466–471.

[58] Toklu HZ, Tunali-Akbay T, Erkanli G et al. Silymarin, the antioxidant component of Silybum marianum, protects against

burn-induced oxidative skin injury. *Burns* 2007; 33:908–916.

[59] Tsai SH, Lin-Shiau SY, Lin JK. Suppression of nitric oxide synthase and the down-regulation of the activation of NFkappaB in macrophages by resveratrol. *Br J Pharmacol* 1999; 126:673–680.

[60] Reagan-Shaw S, Afaq F, Aziz MH et al. Modulations of critical cell cycle regulatory events during chemoprevention of ultraviolet B-mediated responses by resveratrol in SKH-1 hairless mouse skin. *Oncogene* 2004; 23:5151–5160.

[61] Heng MC. Curcumin targeted signaling pathways: Basis for anti-photoaging and anti-carcinogenic therapy. *Int J Dermatol* 2010; 49:608–622.

[62] Moore JO, Wang Y, Stebbins WG et al. Photoprotective effect of isoflavone genistein on ultraviolet B-induced pyrimidine dimer formation and PCNA expression in human reconstituted skin and its implications in dermatology and prevention of cutaneous carcinogenesis. *Carcinogenesis* 2006; 27:1627–1635.

[63] Giacomoni PU. Aging science and the cosmetics industry. The micro-inflammatory model serves as a basis for developing effective anti-aging products for the skin. EMBU report 2005; 6:545–548.

[64] Kim HH, Cho S, Lee S et al. Photoprotective and anti-skin-aging effects of eicosapentaenoic acid in human skin in vivo. *J Lipid Res* 2006; 47:921–930.

[65] Krutmann J. Pre- and Probiotics for human skin. *J Dermatol Sci* 2009; 54:1–5.

[66] Marini A, Krutmann J. Pre- and probiotics for human skin. In: Preedy VR, ed. *Handbook of Diet, Nutrition and the Skin*. Wageningen, the Netherlands: Wageningen Academic Publishers, 2012, pp. 319–331.

[67] Gibson GR, Roberfroid MB. Dietary modulation of the human colonic microbiota: Introducing the concept of prebiotics. *J Nutr* 1995; 125:1401–1412.

[68] Guéniche A, Benyacoub J, Buetler TM et al. Supplementation with oral probiotic bacteria maintains cutaneous immune homeostasis after UV exposure. *Eur J Dermatol* 2006; 16:511–517.

[69] Bouilly-Gauthier D, Jeannes C, Maubert Y et al. Clinical evidence of benefits of a dietary supplement containing probiotic and carotenoids on ultraviolet-induced skin damage. *Br J Dermatol* 2010; 163:536–543.

[70] Chaudary R. Good nutrition for healthy skin. *Nutraceut Business Technol* 2010; 6:12–17.

[71] Buenger J, Driller H. Ectoin: An effective natural substance to prevent UVA-induced premature photoaging. *Skin Pharmacol Physiol* 2004; 17:232–237.

[72] Biagini G, Gabbanelli F, Lucarini G et al. The green chemistry. Activity of an antioxidant network melatonin rich. *SOFW-J* 2006; 132:16–26.

[73] Puizina-Ivic N, Miric L, Carija A et al. Modern approach to topical treatment of aging skin. *Collegium Antropologicum* 2010; 34:1145–1153.

[74] Geleijnse JM, Vermeer C, Grobbee DE et al. Dietary intake of menaquinone is associated with a reduced risk of coronary heart disease: The Rotterdam study. *ASN* 2004; 34:3100–3108.

[75] Janak K, Vidanarachchi JK, Maheshika S et al. Chitin, chitosan and their oligosaccharides in food industry. In: Se-Kwon K, ed. *Chitin, Chitosan and Their Oligosaccharides and Their Derivatives*. New York: CRC Press, 2011, pp. 543–560.

[76] Marini A, Grether-Beck S, Jaenicke T et al. Pycnogenol® effects on skin elasticity and hydration coincide with increased gene expressions of collagen type I and hyaluronic acid synthase in women. *Skin Pharmacol Physiol* 2012; 25:86–92.

14
面部发红
Tamara Griffiths

引言

面部发红是临床上常见的问题，其影响因疾病的严重程度和患者的感觉而异。对某些患者来说，这可能仅造成轻微的困扰，但对另一些患者来说，这可能严重影响其社交。造成患者面部发红寻求治疗的因素，包括过量饮酒和情绪高涨，如尴尬、过度兴奋或愤怒。此外，还可能出现刺痛、灼热、紧绷或瘙痒等令人不适的症状。面部发红的原因通常是多因素的，因此，皮肤科医生的处理方法必须是系统的和彻底的，才能最大限度地让患者获益。

皮肤屏障

皮肤的主要功能是充当身体和外部环境之间的有效屏障。它可以防止水分和电解质的流失，调节温度，并保护机体免受紫外线辐射和感染等环境因素影响。其发挥渗透和水分屏障功能的关键结构是最外层的皮肤角质层（SC）。

角质层是一个高度复杂的结构。角质细胞包埋在含有胆固醇、游离脂肪酸和葡萄糖神经酰胺的平行板层膜（双层）的脂质基质中。它们共同形成一种有效的生物膜，类似于"砖块和砂浆"，角质细胞构成黏合的砖块，而脂质基质构成屏障修复所必需的砂浆[1]。天然保湿因子（NMFS）能使 SC 保持水分[2]。NMFS 具有保湿性，由尿素、乳酸和蛋白质微丝蛋白水解产生的氨基酸组成。

SC 脱皮是在一系列复杂的严格控制的机制影响下进行的。水解酶反应破坏角膜细胞的黏附，信号机制可受 pH、水分含量和炎症细胞因子环境的影响。例如，SC 脱水低于临界水平会导致严重脱皮。黏附的角质细胞的积累和结垢，使皮肤看起来呈片状和干燥。外源性因素，如紫外线辐射、衰老、饮食、环境湿度、潜在疾病和治疗都可以影响 SC 脱皮、屏障和修复功能，潜在的内源性和遗传因素也可以影响 SC 脱皮、屏障和修复功能。

敏感皮肤

敏感皮肤最早是由 Thiers 在 1960 年[3] 提出的，多年来在皮肤病学界一直是一个有争议的概念。然而，现在普遍认为，敏感皮肤综合征是作为一种实体存在的，患者认为自己的皮肤与普通人群相比耐受性较差，反应性更强[4, 5]。这种情况是自我诊断的，可能会影响多达 50% 的女性和 40% 的男性，尽管这个评估是可变的。主观症状包括面部不适、刺痛、灼热、紧绷和瘙痒，并伴有或不伴有红肿和炎症的临床体征。致病因素包括高矿物质含量的水，即硬水、化妆品和其他局部产品。其他外源性因素包括暴露于风、阳光、极端或快速的温度变化、激素的影响，以及心理压力和摄入辛辣或富含辣椒素的食物等[6]。症状可能会立即出现，也可在几分钟内或在几天后出现。高反应性皮肤会表现为持续数天至数周的长期敏感状态，被称为"化妆状态"（图 14.1）。所有局部使用的产品都变得无法耐受，甚至那些以前没有问题的产品也无法耐受[7]。

虽然，我们对敏感皮肤的病理生理机制知之甚少，但并未认为其与免疫学或过敏机制有直接关系。屏障功能受损可能有病因作用，这一假说由化学和物理因素触发的症状刺激所支持。据报道，敏感皮肤[8] 和乳酸刺痛试验呈阳性反应的患者经皮失水会增加[9]。屏障功能受损可能导致皮肤刺激物的异常穿透，继而导致炎症性级联反应和 / 或神经感觉功能障碍，导致对原本无害的皮肤刺激出现病理反应[10]。神经感觉症状的突出表明神经源性因素在表皮和中枢神经系统中的作用[11, 12]。患者可能有神经末梢的改变或有慢性神经

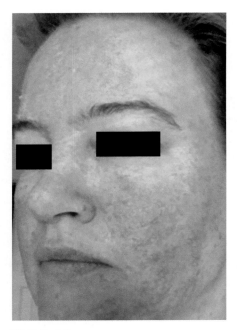

图 14.1　"化妆状态"。

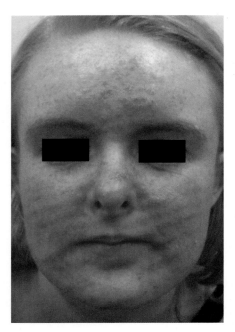

图 14.2　丘疹型玫瑰痤疮。

末梢损伤，神经递质水平升高或移除缓慢，或有中枢系统信息处理上的改变[13]。

　　咨询敏感皮肤的患者需要有同情心和耐心。解释病理机制通常是有帮助的，因为受过教育的患者可能可以接受。经过2周的"洗脱期"，只使用敏感的皮肤黏合剂和非碱性的神经酰胺保湿霜，可能有助于皮肤屏障正常化。然后可以考虑缓慢引入不含常见过敏原和刺激物的产品。粉状化妆品和那些容易用水洗掉的化妆品是首选，成分较少（少于10种）的也是首选。可以考虑使用合适的抗氧化剂以及防晒霜[13]，使用抑制辣椒素诱导的激活剂或其他降低神经元反应性的药物的新疗法在未来可能会被证明有效[14, 15]。

玫瑰痤疮

　　玫瑰痤疮是一种慢性炎症性疾病，其特征是面色潮红、红斑、毛细血管扩张、水肿、丘疹和脓疱、眼部表现和鼻赘（图14.2）。患者可能表现出很少或全部的体征，以及各种不同的症状，如灼热、刺痛和皮肤敏感。临床表现多种多样，但患者通常有面部潮红的病史，可能出现在童年或青春期。玫瑰痤疮对生活质量有负面影响，研究表明，高达76%的患者由于这种疾病自尊心受挫，41%的患者减少社交聚会[16]。患病率各不相同，从人口的不到1%到超过20%不等。它在北欧人和凯尔特人中更常见[17]，但肉芽肿变异可能出现在非洲或亚洲人中，红斑毛细血管扩张型更常见。

　　2002年，玫瑰痤疮被定义并分为4个亚型[18]：①红斑毛细血管扩张型；②丘疹型；③鼻赘型；④眼型。目前还不清楚是否存在从一种类型到另一种类型的渐进性发展，或者是否作为一种具有临床症状重叠的综合征存在。

　　中央面部潮红伴眼周红斑是红斑血管扩张型玫瑰痤疮的特征，可累及颈部和上胸部，也可有面部刺痛或灼热。致病因素包括情绪压力、运动、暴晒和高温、温度变化、饮酒和辛辣食物刺激。一过性潮红可进展为永久性红肿和毛细血管扩张。丘疹病可发展为炎性丘疹和点状脓疱。已发现其与毛囊蠕形螨、幽门螺杆菌、表皮葡萄球菌和肺炎衣原体在内的微生物有关[19]。有无粉刺可能有助于区分丘疹性酒渣鼻和寻常痤疮。

　　鼻赘型玫瑰痤疮主要表现在鼻部，可有肿大、皮肤增厚和表面结节，但这些变化也可以发生在面部的其他部位和耳朵上。严重的鼻赘可导致功能障碍，例如鼻气道阻塞，甚至进食困难，需要手术治疗[20]。眼病可能先于皮肤症状或同时发生，常见的眼部表现包括睑缘炎、结膜炎、脉络膜炎、结膜充血和毛细血管扩张。也可能出现刺痛、干燥、光敏和砂砾。角膜并发症可能表现为视力下降，眼科医生要警惕此情况。

　　目前对玫瑰痤疮复杂的病理生理机制仍然知之甚少。但这其中显然是有遗传因素存在，阳性家族史并不少见，但到目前为止，这种情况还不能归因于单个基因。血管[21, 22]、神经、免疫失调与慢性炎症引起的终末期纤维化密切相关。例如，假设活性氧在炎症过程中发挥作用[23]，以及辅助诱导性 T 细胞对蠕形螨产生免疫反应。参与血管调节和神经源性炎症的促炎基因已被证明在玫瑰痤疮的早期阶段上调，并伴有明显的炎性浸润（Th1 细胞、巨噬细胞、肥大细胞）。他们出现在炎症性疾病的临床症状（即丘疹和脓疱）之前，提示玫瑰痤疮主要是一种以神经免疫和神经血管功能障碍为特征的炎症性疾病[24]。

根据疾病的类型，治疗玫瑰痤疮的方法很多。改变生活方式，包括广谱 UVA 和 UVB 光保护——物理阻断剂是首选。由于 SC 损伤和高反应性可能在玫瑰痤疮的发病机制中起作用，建议为敏感皮肤的患者"量身定做"。一些人建议，数天内只使用温和的洁面乳和保湿霜"给皮肤做好准备"可纠正 SC 损伤，并提高对后续局部治疗的耐受性[25]。局部抗生素可适用于炎症性疾病，其他药物如维甲酸、过氧化苯甲酰和壬二酸也可以根据皮肤的反应性酌情使用。口服抗生素可以用于丘疹性玫瑰痤疮：现在人们认为其抗炎特性比抗菌作用更相关。激光和基于光的治疗可能对静止性红斑和毛细血管扩张有效，鼻赘病例可能需要手术治疗。

脂溢性皮炎

脂溢性皮炎是面部发红的常见原因，也经常累及头皮和胸部。通常发生在鼻唇皱褶、耳朵、眉毛、头皮和胸部，甚至累及三叉神经区（图 14.3）。红斑、鳞屑和油腻的皮肤是其典型表现，尽管脂溢性皮炎患者的皮肤不一定比正常人更油腻[26]。脂溢性皮炎影响 1%~3% 的人口，在青少年和年轻人中很常见，但它也可以发生在婴儿的头皮上，被称为"摇篮盖"，也可发生在尿布区域，被称为"尿布皮炎"。患有 HIV/AIDS [27, 28] 或帕金森病等的患者更易患脂溢性皮炎[29]。

脂溢性皮炎的发病因素有很多，既有内源性因素，也有外部因素。脂溢性皮炎的发生和皮脂水平似乎有一定的相关性。这种疾病通常发生在皮脂腺分布的区域，青春期可加重（婴儿疾病除外），并且在男性中更常见，这表明是雄激素对毛脂腺单位有影响。

马拉色菌是一种与皮肤共生的亲脂性酵母菌，与这种疾病紧密联系。马拉色菌密度与疾病严重程度之间的相关性已经得到证实[30]，但脂溢性皮炎患者的马拉色菌数量是否高于正常对照组尚不清楚[31]。一些人认为马拉色菌可能会产生一种毒素或脂肪酶，从而引发脂溢性皮炎[32]。将马拉色菌属分为 7 个物种的分类对此病的研究没有任何帮助，因为疾病与任何特定物种的联系都没有定论。一些人认为疾病是由对酵母的异常免疫反应引起的[33]，HIV 阳性患者中此病的流行提示了某种形式的免疫失调的作用。虽然马拉色菌的确切作用还不完全清楚，但抗真菌药物在治疗这种疾病中的疗效较好。

除了抗真菌洗发水、乳膏和乳液外，局部使用的皮质类固醇和钙调神经磷酸酶抑制剂也被证明是有效的。此病似乎与光敏相关，因为这种疾病在夏季往往会减弱。

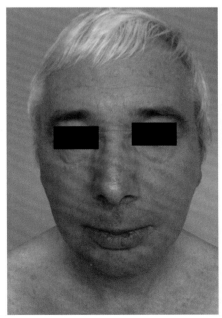
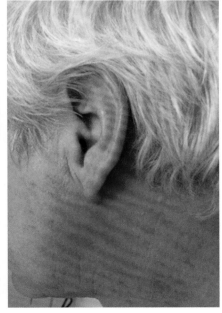

图 14.3 脂溢性皮炎。

其他导致面部发红的原因

银屑病：银屑病是一种常见的慢性炎症性皮肤病，影响了 2% 的人口。面部银屑病占银屑病患者的17%~46%，是一个不良的预后指标。与非面部银屑病患者相比，面部银屑病患者有更多进展性和治疗抗药性的疾病。银屑病有三种变异型：发际型银屑病、脂溢型银屑病和真性面部银屑病 [34]，其中脂溢型银屑病与脂溢性皮炎一样，影响面部和头皮、腋窝、乳房下的褶皱和屈侧。与慢性斑块型银屑病中常见的白色云母状鳞片不同，本病可见黄色、油腻的皮屑。详细的病史，包括家族史，以及检查银屑病的其他症状将有助于诊断。据推测，面部银屑病是由微生物过度生长引起的。虽然马拉色菌可能起到一定的作用，但没有证据表明与念珠菌生长呈正相关 [35]。这可能与 HIV 阳性患者特别相关，因为在这一人群中已经观察到广泛的面部银屑病 [36]。

特应性皮炎：特应性皮炎（AD）或湿疹是一种慢性、复发性、强烈瘙痒的炎症性皮肤病，在儿童和成人中都很常见。涉及遗传、免疫和环境因素之间复杂的相互作用。疾病可以有各种各样的表现，但面部疾病并不少见，特别是在婴儿中好发。AD 的发生相对局限于面部，但在大多数情况下，还会有其他的病灶，如屈曲部位或手部。可能有阳性的个人或家族特应性病史，在进行彻底的体检后，可以得出临床诊断。复杂的因素，如接触或刺激性皮炎也必须考虑。表皮屏障功能障碍在疾病的病理生理学中起着一定的作用，即使炎症控制得较好，皮肤也会干燥、敏感。

接触性皮炎：过敏性接触性皮炎是过敏原与先前致敏的皮肤接触时引起细胞介导的延迟型超敏反应而导致的。无反应的暴露可能会发生多年，但一旦发生致敏，即使是轻微的暴露也可能引发。若为染发剂、发胶或其他美发产品中的过敏原致敏，疾病可影响面部。指甲油、假指甲和假睫毛黏合剂、香水、防腐剂和化妆品都会导致面部皮损。药物、防晒霜、调味剂、镍和其他过敏原也需注意，如果分布具有提示性，还必须考虑光接触性皮炎。如怀疑为接触性皮炎，应进行相关斑贴检测。避免过敏原有助于疾病的管理。

总结

面部发红可能是一种复杂的症状，通常会模糊美容和疾病之间的界限。这个问题的解决依赖于正确的诊断，以及对潜在的病理机制的理解和有效的治疗，这些都是基于证据的。医生应该记住，面部发红可能不是由于单一的疾病造成，特别是在难治的病例中，应该考虑临床疾病的重叠。应该仔细注意皮肤屏障的完整性，因为高反应性皮肤的患者可能无法耐受潜在有效的局部治疗。生活方式的改变也可能在改善病情方面发挥作用，需要一种较好的医患关系才能使患者获得最佳满意度。

参考文献

[1] Elias PM. Epidermal lipids, barrier function and desquamation. *J Invest Dermatol* 1983; 80 (Suppl. 1):44–49.

[2] Blank IH. Factors which influence the water content of the SC. *J Invest Dermatol* 1952; 13:430–433.

[3] Thiers H. Pequ sensible. In: Thiers H, *Les Cosmetiques*, 2nd ed. Paris, France: Masson, 1986, pp. 266–268.

[4] Maibach HI, Lammintausta K, Beradesca E, Freeman S. Tendency to irritation: Sensitive skin. *J Am Acad Dermatol* 1989; 21:833–835.

[5] Willis CM, Shaw S, De Lacharriere O et al. Sensitive skin: An epidemiological study. *Br J Dermatol* 2001; 145:258–263.

[6] De Lacharriere O. Self-perceived sensitive skin. In: Draelos ZD, eds. *Cosmetic Dermatology Products and Procedures*. Oxford, U.K.: Wiley-Blackwell, 2010, pp. 22–26.

[7] Fischer AA. 1990. Part I:"Status cosmeticus": A cosmetic intolerance syndrome. *Cutis* 1990; 46:109–110.

[8] Morizot E, Le Fur I, Numagami K et al., eds. Self-reported sensitive skin: A study o 120 healthy Japanese women. *22nd IFSCC*, Edinburgh, Scotland, September 2002.

[9] Seidenari S, Francomano M, Mantovani L. Baseline biophysical parameters in subjects with sensitive skin. *Contact Dermatitis* 1998; 38:311–315.

[10] Pedro P, Catarina R, Catarina P, Monteiro RL. Is there any barrier impairment in sensitive skin: A quantitative analysis of sensitive skin by athematica modelling of transepidermal water loss desorption curves. *Skin Res Technol* 2011; 17:181–185.

[11] Denda M, Nakatani M, Ikeyama K, Tsutsumi M, Denda S. Epidermal keratinocytes as the forefront of the sensory system. *Exp Dermatol* 2007; 16:157–161.

[12] Querleux B, Dauchot K, Jourdain R et al. Neural basis of sensitive skin: An fRMI study. *Skin Res Technol* 2008; 1:1–3.

[13] Draelos ZD. Sensitive skin: Perceptions, evaluation and treatment. *Contact Dermatitis* 1997; 8:67–78.

[14] Kueper T, Krohn M, Haustedt lo et al. Inhibition of TRPV1 for the treatment of sensitive skin. *Exp Dermatol* 2010; 19:980–988.

[15] Gueniche A, Bastien P, Ovigne JH et al. Bifidobacterium longum lysate: A new ingredient for reactive skin. *Exp Dermatol* 2010; 19:31–38.

[16] Asksoy B, Altaykan-Hap A, Egemen D et al. The impact of rosacea on quality of life: Effects of demographic and clinical characteristics and various treatment modalities. *Br J Dermatol* 2010; 163(4):719–725.

[17] Webster GF. Rosacea. *Med Clin North Am* 2009; 93:1183–1194.

[18] Wilkin JK, Dahl M, Detmar M et al. Standard classification of rosacea: Report of the National Rosacea Society Expert Committee

on the classification and staging of rosacea. *J Am Acad Dermatol* 2002; 56:584–587.

[19] Lazaridou E, Giannopoulou C, Fotiadou C et al. The potential role of microorganisms in the development of rosacea. *J Dtsch Dermatol Ges* 2011; 9(1):21–25.

[20] Sadick H, Riedel F, Bran G. Rhinophyma in rosacea: What does surgery achieve? *Hautarzt* 2011; 62(11):834–841.

[21] Wilkin J. A role for vascular pathogenic mechanisms in rosacea: Implications for patient care. *Cutis* 2008; 82(21):100–102.

[22] Huggenburger R, Detmar M. The cutaneous vascular system in chronic skin inflammation. *J Investig Dermatol Symp Proc* 2011; 15:24–32.

[23] Jones DA. Rosacea, reactive oxygen species, and azelaic acid. *J Clin Aesthet Dermatol* 2009; 2(1):26–30.

[24] Steinhoff M, Buddenkotte J, Aubert J et al. Clinical, cellular and molecular aspects in the pathophysiology of rosacea. *J Invest Dermatol Symp Proc* 2011; 15:2–11.

[25] James Q. Del Rosso, DO. *October 2010: Priming the Skin Concept First Presented at Fall Clinical Dermatology*, Las Vegas, NV, November 13, 2010. Personal communication.

[26] Burton JJ, Pye RJ. Seborrhoea is not a feature of seborrheic dermatitis. *Br Med J (Clin Res Ed)* 1983; 286:1169–1110.

[27] Marino CT, McDonald E, Romano JF. Seborrheic dermatitis in acquired immunodeficiency syndrome. *Cutis* 1991; 50:217–218.

[28] Mathes BM, Douglass MC. Seborrheic dermatitis in patients with acquired immunodeficiency syndrome. *J Am Acad Dermatol* 1985; 13:947–951.

[29] Binder RL, Jonelis FJ. Seborrheic dermatitis in neuroleptic-induced Parkinsonism. *Arch Dermatol* 1983; 119:473–475.

[30] Heng MCY, Henderson CL, Barker DC et al. Correlation of Pityrosporum ovale density with clinical severity of seborrheic dermatitis as assessed by a simplified technique. *J Am Acad Dermatol* 1990; 23:82–86.

[31] McGinley KJ, Leyden JJ, Marples RR et al. Quantitative microbiology of the scalp in non-dandruff, dandruff and seborrheic dermatitis. *J Invest Dermatol* 1975; 64:401–405.

[32] Parry ME, Sharpe GR. Seborrheic dermatitis is not caused by an altered immune response to Malassezia yeast. *Br J Dermatol* 1998; 139:254–263.

[33] Bergbrandt I-M, Faergemann J. Seborrhoeic dermatitis and Pityrosporum ovale: A cultural and immunological study. *Acta Derm Venereol* 1989; 69:332–335.

[34] Van de Kerkhof PCM, Murphy GM et al. Psoriasis of the face and flexures. *J Dermatol Treatment* 2007; 13:351–360.

[35] Rosenburg EW, Noah PW, Skinner RB et al. Microbial association of 167 patients with psoriasis. *Act Derm Venereol* 1989; 69:72–75.

[36] Minsue Chen T, Cockerell CJ. Cutaneous manifestations of HIV infections and HIV-related disorders. In: Bolognia JL, Jorizzo JL, and Rapini RP, eds. *Dermatology*. London, U.K.: Mosby, 2003, pp. 1199–1216.

15
面部色素沉着

Lara Tripo, Alice Garzitto, and Ilaria Ghersetich

引言

在皮肤科的临床实践中，面部色素沉积性疾病越来越多。这是由于过度暴露于紫外线的现代生活方式和广泛使用激素避孕或替代治疗导致的。此外，一些炎症性疾病，如痤疮，以及新的美容手术导致面部炎症后色素沉着的风险更高。

人的肤色可以从深棕色变化到近乎无色的色素沉着，这主要取决于黑色素的含量（数量和类型）。皮肤颜色的变化很大程度上是遗传因素造成的。

为了实用、方便，Fitzpatrick 将皮肤分为 6 种类型，Ⅰ~Ⅵ型根据增加的色素沉着来列出。

色素的形成涉及许多皮肤的生理过程，如炎症和皮肤防晒。黑素细胞和酪氨酸酶产生 DOPA，并将其转化为黑色素；角质细胞随后吞噬含有色素的黑素小体，最终黑色素随角质层细胞脱落。因此，每个患者的特殊情况，某些病变对治疗的抵抗，以及高发病率的再现，使色素沉着疾病的治疗给经验丰富的皮肤科医生也能带来挑战。许多局部制剂、技术设备和整容手术都有不同的结果，但并不总是可预测的，这取决于潜在的疾病状况。尽管与病因和临床类型无关，但治疗色素沉着性病变的基础是加速表皮转换，去除表层的黑色素（乙醇酸、水杨酸和乳酸），增加黑素小体转移，降低酪氨酸酶（维甲酸）的调节，延缓黑素细胞增殖、分泌功能，抑制炎症（类固醇），抑制酪氨酸酶 [对苯二酚（HQ）、曲酸（KA）、熊果苷和 4 - 丁基间苯二酚] 减少黑素生成。

根据组织学或伍德灯光检查（320~400 nm），皮肤中黑色素沉积水平可分为表皮型、真皮型或混合型。

在表皮黑变病中，皮肤只表现出过量的黑色素和正常数量的黑色素细胞。在伍德灯光检查下，病灶界限明显，呈深褐色。这种色素沉着是对局部治疗最敏感的。

在皮肤黑变病中，黑色素分布于真皮、胶原束之间或噬黑素细胞内，表皮正常。在伍德灯光照下，病变界限不明显，呈棕灰色。这种类型的色素沉着对局部治疗的反应较差。

在最常见的混合型中，表皮黑色素增加，真皮层黑色素吞噬体增多。伍德灯光检查和治疗结果显示表皮和皮肤色素沉着的临床表现。

在许多遗传性综合征（豹皮综合征、面中部雀斑样痣病、神经纤维瘤病）中也可以看到色素沉着，但通常这些疾病更多的是后天性的 [1]。

后天性色素沉着

在后天性色素沉着中可以发现许多可能的原因，但最常见的是炎性后色素沉着（PIH）和黄褐斑。

PIH 在亚洲人和深肤色人群中是一种非常常见且持续存在的疾病。它可能是多种原因引起皮肤炎症的结果，如炎症性皮肤病（各类痤疮都有一种）、感染、创伤、药物反应和治疗操作（如激光治疗）[2]。

病变具有与初始皮肤病相同的模式和分布，但功能障碍的程度与先前炎症的程度无关。浅表表皮色素沉着通常为褐色，数月后逐渐消失；相反，皮肤色素沉着是灰褐色的，通常持续数年。

PIH 的发生是由于表皮的炎症引起角化细胞的产生和许多炎症介质（前列腺素、白三烯和细胞因子）的释放，这些介质影响黑素细胞的增殖和黑色素的产生。色素失禁或黑色素下降可导致真皮色素沉着，在真皮中存在黑色素吞噬体 [3, 4]。

PIH 的治疗可能非常困难，治疗的主要目标是治疗病因。可以使用许多局部疗法，如脱色剂，尤其是将这些疗法与经常使用防晒霜相结合。众所周知，阳光经常使黑斑恶化。

黄褐斑（图 15.1 和图 15.2）是一种常见的、局部的皮肤色素，特点是不规则的棕色或灰褐色斑点，通

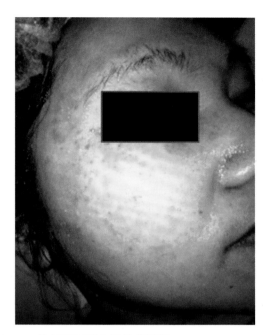

图 15.1 一位年轻亚洲女性的黄褐斑。

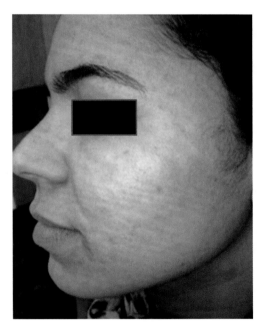

图 15.2 一位年轻西班牙女性的黄褐斑。

常发生在身体的对称区域，不仅发生在脸、额头、颧骨隆起和脸颊，还发生在上唇和下巴，很少发生在上肢。这种典型的疾病主要影响育龄期女性和深色皮肤者（Fitzpatrick 皮肤类型 Ⅳ ~ Ⅵ），但所有年龄、种族和肤色的人都可能受到影响。女性的性激素（内源性和外源性）、遗传、日光照射和一般的紫外线照射以及光毒性药物（抗惊厥药）和化妆品是已知的最主要的病因和影响因素[6]。

黄褐斑的确切患病率尚不清楚，但一些小规模研究表明，在南美洲，黄褐斑的患病率为 4%~10%，在东南亚人群中，这一比例高达 40%，在孕妇中，这一比例升至 20%~50%，在男性中，这一比例升至 10%[7]。

根据伍德灯对皮肤的光检查，黄褐斑可以分为 4 种主要的临床类型，与组织学有很好的相关性（根据黑色素的深度）。

（1）表皮（浅棕色；在伍德灯的光照下，增强了色素沉淀；组织学上以基底部、基底上、角质层黑色素增加为特征）。

（2）真皮（灰白色或蓝灰色；在伍德灯的光照下，色素沉淀没有增强；在组织学上，浅层和深层皮肤的黑色素吞噬体占优势）。

（3）混合的（深棕色；在伍德灯的光照下，有些地方的色素沉淀会增强，而其他地方则不会）。

（4）不确定的（在伍德灯的光照下看不清）。

黄褐斑的发病机制复杂，可能不局限于黑素细胞。

紫外线是引发或加剧黄褐斑的一个常见因素，很可能是因为它对黑色素细胞和细胞因子的影响。紫外线辐射诱导黑素细胞增殖、迁移和生成黑素。此外，紫外线辐射可导致角质形成细胞产生多种细胞因子，包括白细胞介素-1、内皮素-1、α-黑素细胞刺激素、促肾上腺皮质激素等，从而促进黑素细胞增殖和黑素生成。

激素与黄褐斑的联系还没有被阐明。许多患者在怀孕或服用口服避孕药后发现病情开始恶化。

新的数据也揭示了干细胞因子在黄褐斑发病机制中的作用，干细胞因子在真皮成纤维细胞周围有更高的表达，在基底层有更高的 c-kit 表达，在受影响的皮肤中黑色素细胞和表皮黑色素的数量增加[8, 9]。

也有研究表明，尤其是在紫外线照射后，角质形成细胞内诱导型一氧化氮合酶（iNOS）的激活在黑色素形成过程中发挥重要作用，激活 AKT/NF-κB 通路。iNOS 可以刺激黑色素细胞的酪氨酸酶，增加皮肤黑色素的产生，从而增强角质形成细胞在黄褐斑病理生理过程中的作用。

最后，黄褐斑的发生似乎也与血管病变相关。事实上，与未受累的皮肤相比，角化细胞中血管内皮生长因子的表达明显增加，血管数量增多，血管体积增大。血管化在色素沉着形成中的确切作用仍有待进一步阐明[10]。

黄褐斑的严重程度可以通过黄褐斑面积和严重程度指数来评估。

目前，有很多选择，如漂白剂和化学换肤剂，但最常用的是防晒霜。

色素沉着的治疗选择

面部皮肤沉着的治疗仍然是具有挑战性的，最好的结果通常是在表皮的处理。其目的是减少黑色素的产生。因此，在过去的几年中，人们使用了不同的治疗方法来治疗黄褐斑和 PIH，这是许多患者和社会关注的问题。

从理论上讲，可以分为：

（1）局部及美容治疗。

（2）物理治疗。

（3）化学剥脱。

（4）注射治疗。

局部及美容治疗

漂白剂必须使用几个月，其对表皮更有效。

对苯二酚

对苯二酚（HQ）是一种酚类化合物，通过抑制酪氨酸酶来抑制多巴胺转化为黑色素。几十年来，它一直是治疗色素沉着的代表药物。它还可以抑制 DNA 和 RNA 的合成，诱导黑素体的降解和黑素细胞的破坏。黄芪注射液是治疗黄褐斑最常用的药物，其浓度从 2%（非处方）到 4%（处方）不等。HQ 也可以与其他化合物联合使用。黄芪注射液的不良反应（与剂量和时间有关）包括红斑、刺痛、胶体膜、刺激和过敏性接触性皮炎、指甲变色、炎性过度黑变[7]。在一些欧洲国家，HQ 是被禁止使用的。

维甲酸

维甲酸（RA）是一种维生素 A 衍生物。局部使用 0.05%~0.1% RA 通过抑制酪氨酸酶的转录、减少黑素体转移和刺激角质形成细胞的更新来减少色素沉着。RA 必须长时间使用，24 周后明显减轻，与其他化合物联合使用效果更好。最常见的副作用是红斑、脱皮、灼烧感和刺痛。需要强调的是，在 RA 治疗[7]的过程中，必须使用全面的防晒霜。

熊果苷

熊果苷是一种糖基化的 HQ，在某些植物中高浓度存在。它是一种极水溶性化合物；最佳 pH 为 5 或 7（中性）。其作用机制可能与抑制酪氨酸羟化酶和多巴氧化酶有关。所以熊果苷通过竞争机制抑制酶的活性，而不是抑制它的产生。虽然熊果苷是黄芪总黄酮的前体，但多项研究表明，熊果苷比黄芪总黄酮更有效，

毒性更小，也可以添加到某些局部化合物中[7]。

壬二酸

壬二酸（AA）是一种天然的、饱和的直链二羧酸，对异常活跃的黑素细胞有选择性作用（抑制酪氨酸酶、细胞膜相关酶如硫氧还蛋白还原酶、特异性线粒体脱氢酶和 DNA 合成）。报道的制剂有 10%、15%、20% 和 35%，其中 20% 是最常用的。AA 必须连续 8 个月每天使用 2 次，即使在 1~2 个月后 PIH 开始减轻。一般来说，短期病例比长期病例效果更好，表皮色素沉着反应比混合型反应更快。除了最初和短暂的刺激外，没有明显的不良反应[7]。

类固醇

几种类型的局部皮质激素已被用于治疗黄褐斑和其他色素沉着性疾病。弱效类固醇（1% 氢化可的松）使用效果较差，而强效类固醇（2% 倍他米松和 0.05% 氯倍他索丙酸酯）使用效果较好。与维甲酸或黄芪注射液合用，疗效更佳。长期局部使用类固醇的副作用包括：萎缩、瘙痒、痤疮和毛细血管扩张，特别是在更容易受到局部类固醇损害的地方（即脸）[7]。

曲酸

曲酸（KA）是最后用于治疗黄褐斑的漂白剂之一，是由多种曲霉菌和青霉菌产生的一种具有抗炎、镇痛作用的抗生素。其增白活性是由于其对酪氨酸酶的缓慢结合抑制作用。KA 通常为 1% 的制剂，每日 2 次，连续 2 个月；高浓度并不会提高其脱毛活性。其最重要的副作用是接触过敏，它在日本被观察到的治疗频率更高，在那里这种化合物被广泛应用[7]。

4- 正丁基间苯二酚

在所有间苯二酚衍生物中，4- 正丁基间苯二酚被认为是一种强酪氨酸酶和 tp-1 抑制剂。经过 12 周的治疗，这种局部治疗的改善见效很快，而且疗效也很好。它在保持漂白效果上与黄芪注射液一样是有用的。它也是可以长期使用的，因为迄今为止没有副作用的报道[11]。

联合治疗

各种联合制剂已经应用了一段时间，目的是提高疗效和减少药物脱色的副作用。使用最广泛的是 HQ+RA+ 类固醇，即所谓的 Kligman 和 Willis 方法

(5% HQ，0.1% RA，0.1% 地塞米松）。最近，色素性疾病学会（PDA）的专家意见是，外用 0.01% 氟环松乙酰乙酸（FA），一种低效（Ⅳ类）皮质类固醇，加上 4% HQ 和 0.05% 维甲酸（RA）的固定三联疗法，应该作为黄褐斑的一线治疗，并且证明它优于 HQ 和 RA 单独治疗。一种含有微囊化 4% HQ 和 0.15% 视黄醇的抗氧化剂的创新产品改善了面部色素沉着。另一个重要的联合应用方法是 5% HQ、0.1%RA 和 1% 氢化可的松[12-14]。

物理治疗

激光可以被选择性地应用，并且必须在那些对最常见的局部治疗有耐药性的情况下使用。

在过去，尝试用针对黑色素的激光治疗黄褐斑，如 Q 开关红宝石激光（694 nm）、短脉冲绿色染料激光（504~510 nm）、Q 开关钕激光（1 064 nm）和氩激光（514 nm），结果令人失望。Er:YAG 激光换肤以及脉冲 CO_2 激光和 Q 开关变绿宝石激光联合使用效果更好，因为 CO_2 激光会破坏黑素细胞，而变绿宝石激光会去除真皮中残留的色素[15]。

强脉冲光（IPL）是一种非相干的广谱光源，在 500~1 200 nm 范围内发出连续光谱。在波长方面，IPL 光源可与较低的截止滤光片一起用于治疗浅表的面部色素沉着，与较高的截止滤光片一起用于较深的损伤。表皮型 PIH 和黄褐斑患者的治疗效果相对于混合型 PIH 和黄褐斑患者更高。IPL 治疗的副作用是非常有限的：一般来说，短暂的红斑和反常的色素沉着是可以观察到的，通常在手术后几天消失。然而，IPL 在几周或几个月后会出现新的色素沉着[15]，只能达到暂时的效果。

分级式皮肤再生（FR）是一种全新的皮肤再生概念，具有治疗各种表皮和真皮疾病的潜力。事实上，它可以产生一种独特的热损伤模式。FR 可能有助于表皮黄褐斑的治疗，虽然存在与设备[16] 相关的色素病变的风险，但它已被用于治疗 PIH，并取得了不同程度的成功。

化学剥脱

化学剥脱是通过在脸上使用化学药剂来诱导皮肤表层进行性剥落。目前，剥脱分为浅层、中层和深层。三氯乙酸（TCA）表面剥脱在 15%、25%、50% 浓度范围内仍广泛应用。在最高浓度下（75%），表皮和浅层真皮会发生破坏。必须仔细选择患者，避免受试者

的皮肤类型为Ⅲ型或以上（Ⅳ~Ⅵ型），那些有单纯疱疹临床病史，以及那些没有良好的心理顺应性（因为在 TCA 应用过程中的灼伤和可能的疼痛）的患者应避免。TCA 只能由有经验的医生使用，因为它可能有严重的副作用：瞬时表皮坏死、炎症后色素沉着和增生性瘢痕。

羟基酸（AHA）是一类广泛存在于水果和蔬菜中的有机酸。它们的作用是降低角质细胞的黏合性，并刺激糖胺聚糖的生物合成。乙醇酸（GA）使用最广，其浓度为 50%~80%。GA 的应用应持续几分钟，并应立即用清水或 1% 碳酸氢钠冲洗。根据这些原则，可以每隔 3~4 周重复治疗，尽量减少常见的副作用（红斑、脱屑）[17]。

乳酸是一种新的治疗黄褐斑的剥脱剂，与 GA 类似，是 AHA 的成员之一。另一种可能的剥脱剂是 30% 的水杨酸。对于这两种剥脱剂，到目前为止还没有观察到明显的副作用[18]。

10% 维甲酸面膜剥脱是另一种有效的治疗方法：剥脱前一周，每天（晚上）使用 0.025% 维甲酸乳霜，然后在整个治疗过程中使用全脂防晒霜，每 3 周使用 4 次；头两天皮肤变红，第三天到第四天开始去角质，持续约 1 周。该技术在"暗照"类型（dark phototypes）中也能得到良好的结果[19, 20]。

新的注射治疗

外用反式－4－氨基乙基环己酸 [氨甲环酸（TA）]，一种纤溶酶抑制剂，已被证明可以防止紫外线诱导的色素沉着。实验技术包括皮内或皮下注射 0.05~0.1 mL 高度稀释的混合药物于所需部位。通过皮下注射 TA，除混合型外，还可以治疗皮肤型黄褐斑。也有研究表明，外用和口服 TA 联合使用可减少黄褐斑病变[21] 的色素沉着。

总结

色素沉着对受影响的患者来说可能是一个社会问题。治疗黄褐斑和 PIH 是非常困难的。现在有许多治疗程序、技术设备和外用制剂，但结果各不相同，因为最终结果并不总是可预测的，因患者而异（肤色、皮肤损伤类型）。

此外，已经明确指出，在治疗期间和治疗后使用广谱防晒霜是强制性的，不管进行何种治疗。还应谨慎避免其他加剧因素——避孕药、化妆品、光毒性药物。

参考文献

[1] Nieuweboer-Krobotova L. Hyperpigmentation: Types, diagnostics and targeted treatment options. *J Eur Acad Dermatol Venereol* 2013; 27:2–4.

[2] Eimpunth S, Wanitphadeedecha R, Manuskiatti W. A focused review on acne-induced and aesthetic procedure-related postinflammatory hyperpigmentation in Asians. *J Eur Acad Dermatol Venereol* 2013; 27:7–18.

[3] Callender VD, St. Surin-Lord S, Davis EC, Maclin M. Post-inflammatory hyperpigmentation: Etiologic and therapeutic considerations. *Am J Clin Dermatol* 2011; 12:87–99.

[4] Davis EC, Callender VD. Postinflammatory hyperpigmentation: A review of the epidemiology, clinical features, and treatment options in skin of color. *J Clin Aesthet Dermatol* 2010; 3:20–31.

[5] Lacz NL, Vafaie J, Kihiczak NI, Schwartz RA. Postinflammatory hyperpigmentation: A common but troubling condition. *Int J Dermatol* 2004; 43:362–365.

[6] Prignano F, Ortonne JP, Buggiani G, Lotti T. Therapeutical approaches in melasma. *Dermatol Clin* 2007; 25:337–342.

[7] Ball Arefiev KL, Hantash BM. Advances in the treatment of melasma: A review of the recent literature. *Dermatol Surg* 2012; 38:971–984.

[8] Sheth VM, Pandya AG. Melasma: A comprehensive update: Part I. *J Am Acad Dermatol* 2011 October; 65:689–697.

[9] Young Kang H, Ortonne JP. Melasma update. *Actas Dermosifiliogr* 2009; 100:110–113.

[10] Passeron T. Melasma pathogenesis and influencing factors—An overview of the latest research. *J Eur Acad Dermatol Venereol* 2013; 27:5–6.

[11] Kolbe L, Mann T, Gerwat W et al. 4-*n*-butylresorcinol, a highly effective tyrosinase inhibitor for the topical treatment of hyperpigmentation. *J Eur Acad Dermatol Venereol* 2013; 27:19–23.

[12] Rendom M, Cardona LM, Bussear EW et al. Successful treatment of moderate to severe melasma with triple-combination cream and glycolic acid peels: A pilot study. *Cutis* 2008; 82:372–378.

[13] Chan R, Park KC, Lee MH et al. A randomized controlled trial of the efficacy and safety of a fixed triple combination (fluocinolone acetonide 0.01%, hydroquinone 4%, tretinoin 0.05%) compared with hydroquinone 4% cream in Asian patients with moderate to severe melasma. *Br J Dermatol* 2008; 159:697–703.

[14] Cook-Bolden FE, Hamilton SF. An open label study of the efficacy and tolerability of microencapsulated hydroquinone 4% and retinol 0,15% with antioxidants for the treatment of hyperpigmentation. *Cutis* 2008; 81:365–371.

[15] Li Y-H, Chen JZS, Wei H-C et al. Efficacy and safety of intense pulsed light in treatment of melasma in Chinese patients. *Dermatol Surg* 2008; 34:693–701.

[16] Tannous ZS, Astner S. Utilizing fractional resurfacing in the treatment of therapy-resistant melasma. *J Cosmet Laser Therapy* 2005; 7:39–43.

[17] Ghersetich I, Brazzini B, Lotti T. Chemical peeling. In: Lotti TM, Katsambas AD, eds. *European Handbook of Dermatological Treatments*, 2nd ed. Berlin, Germany: Springer, 2003.

[18] Sharque KE, Al-Tikreety MM, Al-Mashhadani SA. Lactic acid chemical peels as a new therapeutic modality in melasma in comparison to Jessner's solution chemical peels. *Dermatol Surg* 2006; 32:1429–1436.

[19] Ghersetich I, Troiano M, Brazzini B et al. Melasma: Treatment with 10% tretinoin peeling mask. *J Cosmet Dermatol* 2010; 9:117–121.

[20] Sheth VM, Pandya AG. Melasma: A comprehensive update: Part II. *J Am Acad Dermatol* 2011; 65:699–714.

[21] Tse TW, Hui E. Tranexamic acid: An important adjuvant in the treatment of melasma. *J Cosmet Dermatol* 2013; 12:57–66.

16
皮肤科的化妆技术

Zoe Diana Draelos

引言：化妆品的价值

作为医学的一个分支，皮肤病学较之其他领域更加注重患者的健康和外表。想要拥有迷人的外貌，首先要拥有健康的皮肤，而在这一点上，皮肤科的治疗措施不只局限在药物的使用上。但这同时给皮肤科医生带来了挑战，因为对处方和大量非处方药物配方知识的掌握程度是有差异的。而本章讲的就是作为非处方药（OTC）之一的化妆品。化妆品是通过运用颜色、质地和香味来修饰外表的产品。它们不能从生理上改变皮肤结构或治疗皮肤病。然而，化妆品可以解决重要的心理问题，包括缺乏自信、抑郁和不良自我形象。值得注意的是，这些心理疾病如果得不到适当的解决，就会引发身体的疾病。因此，大多数医生可能低估了化妆品在皮肤科的价值。

化妆品可以巧妙地应用于面部和躯体，以掩盖潜在的皮肤问题，改善不良轮廓，恢复比例，掩盖色素沉着问题，增加皮肤色泽，营造青春感，以补充处方药的不足。本章从医学的角度对化妆品进行了研究，探索了唇部、眼睑、眉毛、睫毛和面部的化妆品技术。在这些部位中使用的化妆品将从配方和适当的使用方法等方面进行讨论。将化妆品纳入皮肤科以用于预防和治疗疾病以及妆扮，将为皮肤科医生提供必要的信息，以掌握这一具有挑战性的领域的知识。

唇妆

嘴唇可以用来说话、吃饭和接吻，在我们的生活中十分重要。嘴唇可以用来表达情感，但不幸的是，随着嘴唇脂肪的老化及逐渐消失，唇红逐渐减少，因而嘴唇成为受欢迎的填充注射部位。然而，最简单的恢复唇形的方法是使用唇部化妆品。现代唇部化妆品，包括口红、唇釉、唇膏和唇线笔，可用于重建唇形，

恢复唇部颜色。本次讨论的重点是使用皮肤科唇部化妆品以改善唇形。

口红

口红是一种挤压而成的有色棒状物，混合了油、蜡和脂肪，包装在卷管中（图16.1）。彩色化妆品是通过涂抹嘴唇，创造出一种能够滋润干燥嘴唇的薄膜，修饰嘴唇的颜色，改变嘴唇轮廓以及起到防晒作用。

通过改变油与蜡的比例可以创造出各种口红配方。蜡，如白蜂蜡、蜜饯蜡、棕榈蜡、臭氧化石蜡、羊毛脂蜡、硬胶蜡和其他合成蜡，使得口红可以附着在唇组织上，然后加入油来软化蜡，为嘴唇增添光彩。常用的油包括蓖麻油、白色矿物油、羊毛脂、氢化植物油，或者油酸醇。油还能使颜料分散在嘴唇上。由于口红是一种频繁使用的化妆品，其中只有少数着色剂被允许使用。美国和欧盟对这些着色剂的管制确保了使用者的安全。联合国相关组织将各国化妆品中使用的着色剂分为三类：食品、药品和化妆品（FD&C）色素；药品及化

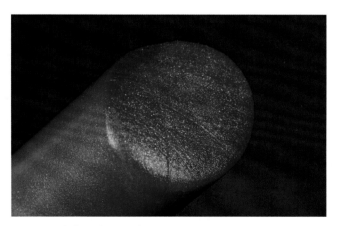

图16.1 有色口红。有色口红含有二氧化钛和色素，以完全掩盖底层的唇炎，并且提供良好的防晒和最佳的遮瑕效果（经允许引自 Cosmetics and Dermatological Problems and Solutions 3E, Informa Healthcare, 2011）。

妆品（D&C）色素；以及外用药物和化妆品的色素，只有前两组可以用于制作口红。外用药物和化妆品着色剂只能在不进入口腔的地方使用。最近，一直存在有关红色唇膏中铅含量的争论。的确，染料中可能含有微量的铅，但目前这还不被认为会危害健康。正是因为这个原因，着色剂受到严格的监管，以保障消费者的安全。

口红和防晒

口红能为人类提供极好的防晒保护效果。唇部长期照光可导致光化性唇炎或鳞状细胞癌。而不透光的口红，可以完全从底层的脂肪至黏膜层遭到破坏，从而提供完全的防晒[1]，这是通过掺入二氧化钛来实现的。在美国，二氧化钛作为无机防晒霜的有效成分。这些不透光的口红不会被贴上防晒的标签，如果二氧化钛被称为防晒成分，进行 SPF 测试，那么口红就必须贴上过期日期的标签，并遵循其他相应的包装要求。为此，建议大家最好留意一下口红上的标识，有些口红往往不具有防晒功能。

唇膏防晒也可以通过添加防晒成分，无论是含色素的唇膏或未添加色素的唇膏。这些产品的 SPF 通常只有 30，因为有机防晒霜的味道是苦的，这对消费者来说是不可接受的。大多数唇部产品由于这个原因，目前市场上的 SPF 在 15 以内。唇膏的蜡含量很高，即使人们舔舐唇部，也可以让防晒霜在嘴唇上保持住不脱掉。唇彩主要用于给嘴唇增添光泽，并不是保护嘴唇的最佳选择。一些唇彩可能含有色素，以使嘴唇外观更有光泽，但这只提供短效的光保护。

唇部遮瑕

嘴唇遮瑕对于因光化性角化病、皮肤鳞癌、基底细胞癌而进行过唇部冷冻手术、莫斯手术及重建的女性来说也许有必要，以使嘴唇恢复吸引力，提高自信。聚合物薄膜口红是让一种持久的水和抗擦颜料膜沉积在嘴唇上以达到这个目的。这些唇产品被分到两端，其中一端包含彩色唇聚合物，另一端包含唇彩（图16.2）。先用海绵刷将彩色唇聚合物涂于唇上并进行干燥。产品在唇上聚合，而且很难去除，从而提供 4~8小时的遮瑕功能。

这些高分子口红存在一个问题，就是它们非常干燥和缺乏光泽。因此，使用唇彩的时间越短越好，可以防止嘴唇上的水分流失，并使嘴唇呈现出大多数女性想要的湿润外观。但是，必须重申，由于它不能很好地附着在唇黏膜，可以用不透明的口红覆盖在聚合物口红外面，从而改善这个缺点。这个组合是有吸引力的，同时提供最佳的遮瑕效果。

如果嘴唇的形状扭曲，聚合物口红或普通口红应与唇衬结合使用。唇线笔是包裹在木材中或放置在自动铅笔型支架的挤压色素细棒（图 16.3）中。它们的配方类似于口红，除了熔点较高的硬蜡，还有熔点低的油类。它创造了一个可以在嘴唇上涂上厚厚的颜料的硬棒。唇线笔是用来画出嘴唇的外部边缘，并有价值地重建一个正常的嘴唇轮廓。例如，人们可以画出对称的嘴唇或更大的轮廓，然后在轮廓内填充口红。

唇线笔也可以满足成熟女性的其他化妆需要。常见的化妆问题是口红卡入上下唇的细纹。涂在嘴唇周围的厚厚的蜡唇衬层可以防止唇部产品移到这些线条中，从而保持口红的效果[2]。唇线笔还可以用于稳定嘴唇轮廓，因为红色的边界会随着阳光的照射而变得模糊。如果唇线笔被选择比口红深一到两个色调，改善唇部轮廓是可以实现的。最后，在绘制唇部比例之前，

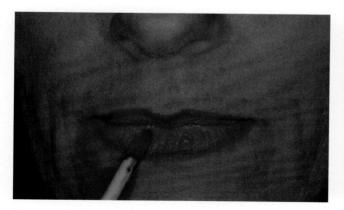

图 16.2　高分子口红。高分子口红需要用海绵涂抹工具将之涂在嘴唇上，以产生一种色素膜，但该薄膜粗糙、干燥（经允许引自 Cosmetics and Dermatological Problems and Solutions 3E, Informa Healthcare, 2011）。

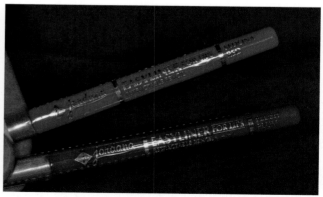

图 16.3　唇线笔。唇线笔是一种细细的铅笔，可以用来描绘唇红的轮廓（经允许引自 Cosmetics and Dermatological Problems and Solutions 3E, Informa Healthcare, 2011）。

唇线笔可用于确定嘴唇填充物注射范围，以确保人们获得满意的嘴唇大小。这将有助于规划操作步骤。不过，皮肤科医生应该记住，唇线笔可能会导致过敏性接触性皮炎[3]。

嘴唇颜色校正

随着年龄的增长，嘴唇颜色会变淡，为了增加脸部色彩，使用唇妆是很有必要的。一种特殊的长效唇膏是含有溴酸的不褪色着色剂的唇彩。这些溴酸包括荧光素、卤化荧光素，以及相关的不溶于水的染料。最常用的不褪色着色剂是酸性伊红，这是一种四溴衍生物性荧光素。酸性伊红，也被称为溴酸或 D&C 21 号红色，是天然的橙色物质，但在 pH 为 4 时，会变成红色。这些色素会使嘴唇变红，除非舔嘴唇或吃东西，它会一直存留在嘴唇上。持久的颜色消除了需要经常重复使用唇部化妆品的后顾之忧。唇炎患者涂这些产品时还要擦干嘴唇，并配合保湿。

眼妆

嘴唇是下半脸的焦点，眼睛是上半脸的焦点。有人可能会说，眼睛是面部的主要焦点，用以表达情感、展示兴趣、体现健康和表达关注。无论男女，眼妆自古就有，早在公元前 4 000 年就有眼妆的记录。考古学家发现了各种眼部化妆品，包括绿色孔雀石粉。应用于上、下眼睑的有由锑粉、焦杏仁制成的眼线糊，黑色氧化铜和棕色黏土。而眼线贴则用唾液湿润，用一根细棒贴于眼上。除了这些，还有用地甲虫壳组成的闪光来装饰眼睛的[4]。

眼部化妆品可根据眼部区域进行划分：眼睑、睫毛和眉毛化妆品。其中每一个化妆品都能突出女性的面部结构。本节探究的这些化妆品信息对于皮肤科医生都十分重要。

眼睑化妆品

眼睑皮肤是身体上最薄的，因为它需要容纳眼球运动。这薄薄的皮肤很脆弱，很容易受到紫外线辐射的破坏。眼睑的主要化妆品是眼影，可制成压制粉末、无水奶油和乳液。眼影的颜色多样，但煤焦油衍生物的颜色往往禁用于眼部（图 16.4）。在美国 1938 年的食品、药品和化妆品法案中，只有使用某些纯色、天然色或无机颜料[5]。这些颜料包括氧化铁，二氧化钛，群青或紫或粉红色、锰紫、胭脂红，氧化铬和水合物，铁蓝，氯氧化铋和云母。这些颜料混合，创造出了各种

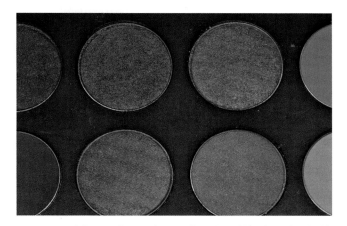

图 16.4　眼影。眼影可以应用于上眼睑，以提高眼睛区域的亮度。许多不同的颜色可以补充和衬托虹膜的颜色（经允许引自 Cosmetics and Dermatological Problems and Solutions 3E, Informa Healthcare, 2011）。

颜色，旨在吸引注意力和增强外观。

此外，还添加了各种纹理修饰剂。通过添加二氧化钛，可呈现出一种暗淡的外观，增加了眼睛的混浊度与阴影感，使它有助于掩盖眼睑的色素沉着。添加氯氧铋、云母，可形成一种发光的珠光眼影和 / 或鱼鳞样精华。这珍珠般的光泽增强了上层眼睑皱纹，不利于遮瑕。同样地，还有金属闪光饰面，铜、黄铜、铝、金或银粉也不适合遮瑕。这些闪光的饰面主要是为了追求时尚。

眼影可以是粉末和奶油状配在一起制成。这种药粉是最受欢迎的，可以用柔软的海绵状喷头或刷子轻轻地穿过皮肤。粉末是由滑石粉与颜料，以锌或硬脂酸镁作为黏合剂制成。增加眼影粉、高岭土或粉笔可改善油脂和汗液吸收。有时矿物油、蜂蜡或二甲基酮被添加入其中制作奶油粉末。这些奶油粉末更适合成熟干燥皮肤的人进行遮瑕。

奶油眼影优先于粉末使用时，防水性能是很重要的，否则眼影必须维持很长一段时间。这些产品可以包装成罐子，用手指涂抹，或从圆柱形瓶中取出，配合海绵喷头。奶油眼影可能含有蜡、环甲基酮和颜料。

随着年龄的增长，眼部化妆品变得愈发重要，而适当的选择是很重要的，因为眼影很容易移到多余的褶皱中，使得上眼睑皮肤皱纹变得更加明显。皮肤科医生可以把一些重要的美容技巧告知那些可能做了眼睑整形手术或肉毒毒素注射的人们。对于操作熟练的患者，建议使用按压粉眼影，尽管患者可能认为有丰富的奶油成分的眼影可能有助于滋润干燥的眼睑，但它们会迅速移到上眼睑褶皱处。闪光的眼影同时也引起人们对眼睑赘余皱褶纹理的关注。所以，建议使用

哑光眼影。最后，还可以选择眼影固定霜，增加眼影停留在原处的时间。先涂上奶油眼影，然后再上粉末状的眼影。

眼影也可用于遮掩上眼睑色素沉着或毛细血管扩张。成年人可能选择生动多彩的、深色的眼影颜色以掩盖不良的眼睑肤色。然而，生动的颜色会吸引人们对上睑的注意，应该避免，转而喜欢柔和的颜色，如粉红色、蓝灰色、紫红色、褐色或桃色。上睑皮肤不好时，可将面部粉底涂于上睑，然后按压粉末眼影。将面部粉底应用于上眼睑还可以改善眼影的穿戴性，这是化妆品行业中使用的技术术语，即化妆品保持在原处的能力。面部粉底将在本章后面讨论。

睫毛化妆品

另一个可以装饰的眼睛区域是睫毛，它可以用睫毛膏和眼线增强。因为睫毛形成了眼睛的框架，华丽的睫毛可以吸引人们的注意，这是一种富有表现力的面部特征。

睫毛膏

最受欢迎的面部化妆品是睫毛膏，它可以使睫毛变黑、变厚，延长睫毛。大多数妇女认为长睫毛是吸引人的先决条件。睫毛膏必须精心制作，没有污点，刺激性，或不会对敏感眼组织产生毒性。美国食品、药品和化妆品法禁止眼睛区域出现煤焦油颜色；因此，睫毛膏颜料必须从蔬菜色或无机染料中选择。常用的睫毛膏颜料包括氧化铁产生的黑色，超氨酸蓝产生的海军蓝，以及木材（棕色的赭石）或烧焦的西耶纳（一种混合物）水合氧化铁氧化锰或合成棕色氧化物产生的棕色[6]。

最受欢迎的睫毛膏形式是一种自动管状液体睫毛膏，通过小管插入一个圆刷[7]。睫毛膏可以从这根管子中分为两种配方：水基型和溶剂型。水基产品可以溶于肥皂和水，而溶剂为基础的产品需要一种特殊的去除液。在此讨论这两种制剂及它们的相关皮肤病问题。

水基睫毛膏含有蜡（蜂蜡、卡诺巴蜡、合成蜡），颜料（氧化铁、氧化铬、超氨酸蓝、胭脂红、二氧化钛）和树脂。它们被归类为水中油乳剂，含油物质可溶于水，并占大多数。水迅速蒸发，形成一个快速干燥的颜料膜，可以使睫毛增厚和变深。这些睫毛膏是水溶性的，用肥皂和水便于去除。但不幸的是，有汗水的污渍常常会导致睫毛膏脱妆。

溶剂型睫毛膏含有油配制的蒸馏色素（氧化铁、铬氧化物、超氨酸蓝、胭脂红、二氧化钛）和蜡（棕桐蜡、臭氧化石、氢化蓖麻油）。它们代表油中的水乳剂，其中的水溶解在油中，这是主要成分。这种配方可以防水，性能良好，有效防止出汗和撕裂，但去除困难，需要油基乳液或奶油。这些产品销路很好，注意干燥时间和避免弄脏。

在大众媒体上，关于睫毛膏有各种各样的说法。这对皮肤科医生来说是值得的借鉴的。睫毛膏共同的作用是使睫毛加长。睫毛加长是通过在睫毛膏中加入尼龙或人造丝纤维来实现的。通过将睫毛膏粘在睫毛上来增加长度。当睫毛向上卷曲时，睫毛也会显得更长。因此，一些睫毛膏含有一种聚合物，如聚乙烯吡咯烷酮（PVP），当它干燥时会收缩，从而卷曲睫毛，使睫毛看起来更长。其他睫毛膏的制剂可能含有水解动物蛋白，也可用于头发的定型。睫毛膏可能含有滑石或高岭土。

睫毛膏的安全性

最受欢迎的睫毛膏包装带有多凸喷头刷。喷头插入管之间使用，会有许多机会接触到细菌。其中最危险的细菌是铜绿假单胞菌[8, 9]。在受污染的睫毛膏中，表皮葡萄球菌和金黄色葡萄球菌也可能增殖[10]。即使睫毛膏含有抗菌防腐剂，3 个月后丢弃睫毛膏，管子不允许多人使用仍然是明智的做法[11]。因易受已知细菌感染，应选择溶剂基睫毛膏，减少为细菌生长提供水。

眼线

眼睛的上、下边缘使用眼线来画出，可用的有饼状、液体和铅笔的形式。除眼影外，饼状眼线的构成与眼影相同，当粉末与水混合时，添加表面活性剂，促进糊状物的形成。液体眼线含有水、纤维素胶、增稠剂（硅酸镁铝）和丁苯胶乳等成分，这些产品的包装是与睫毛膏相同的形式，用的是圆柱形管和喷头刷。一些较新的液体眼线是以聚合物为基础的，例如丙烯酸铵共聚物[12]。

铅笔型眼线因其易用性最受欢迎（图 16.5）。它们含有天然蜡和合成蜡，与颜料、矿物或植物结合在一起，油和羊毛脂衍生物被挤压成棒并包裹在木材中。然后把铅笔削成所需的大小，可以是薄的或宽的，这取决于消费者的偏好。

假睫毛

睫毛在外观上是眼睛的框架。不幸的是，由于年龄、斑秃或继发于手术的眼睑瘢痕，睫毛会变薄或缺

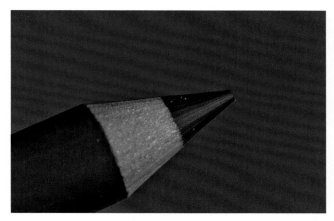

图 16.5 眼线笔。眼线是用带色的铅笔沿上下睫毛勾画眼部轮廓，以提供眼部轮廓（经允许引自 Cosmetics and Dermatological Problems and Solutions 3E, Informa Healthcare, 2011）。

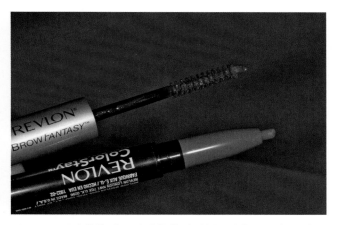

图 16.6 眉毛化妆品。眉毛化妆品可以用来加深眉色，或通过在毛发和皮肤上制造一层色素膜来创造丰满的效果（经允许引自 Cosmetics and Dermatological Problems and Solutions 3E, Informa Healthcare, 2011）。

失，进而导致眼睛不清晰，失去主要焦点。

眼线、睫毛膏和松散的透明粉可用于增补薄睫毛。第一步是将液体眼线画在上、下眼睑，创造睫毛的错觉。然后轻轻涂抹深棕色或黑色纤维睫毛膏，补充剩余的睫毛。再蘸一支粉刷蘸取松散的粉末，在湿睫毛膏上除尘，此时要闭上眼睛以防止粉末进入眼睛。然后再涂上睫毛膏，重复这个过程，直到睫毛已加厚到所需的程度。这项技术只对那些普遍存在睫毛变薄或完全丢失的人们有用。

在患者中重建睫毛线比较困难，他们存在大面积的睫毛丢失或全部睫毛丢失。在这些女性患者中，在使用棕色或黑色液体或铅笔眼线时，除了眼睛外，还应该用来环绕整个眼睛的上、下眼睑内眦周围。对于正常的眼睛，末端的毛发不会在内眦生长。对于女性患者，如有更广泛的损伤，可以考虑种植人工睫毛；对于睫毛完全脱落的患者，可以应用完全的人工睫毛。

眉毛化妆品

人们接受的眉毛形状和宽度取决于时尚潮流。20世纪50年代，人们会将眉毛几乎完全拔掉，用一条薄薄的铅笔线连接剩下的毛发。令人遗憾的是，许多妇女由于在他们年轻的时候过度劳累，在60岁和70岁就难以再长眉毛了。这与20世纪60年代的眉毛相比，完全是不自然的。为了得到好看的眉毛，眉毛化妆品，如眉笔或"眉毛雨衣"被人们应用，从而构成了下面我们的主要讨论的议题。

眉笔用于使浅或灰色的眉毛变深，填充稀疏或缺失的眉毛，并重建弯弯的眉毛。眉笔是由颜料、汽油、羊毛脂和合成物混合而成（图 16.6）。这种组成类似于口红；然而，由于熔化程度不同，点蜡被用来产生更坚固的产品。它们可能被包裹在木头中形成铅笔或挤压成棒，然后放在塑料支架内。美国食品、药品和化妆品法禁止在眼区使用煤焦油颜色。眉笔可使眉毛区域的颜色更加明显[13]。

"眉毛雨衣"是用来做美容的，它可以增加眉毛的色泽。起初，白石油果冻是用来实现这个目的的，但现在，化妆品公司开发出一个更优雅的产品。密封剂本质上是一种液体毛发喷雾剂，含有聚合物固定剂，包装在睫毛膏型管中，用刷子把产品划在眉毛上。有浓密眉毛的人可以使用"眉毛雨衣"，从而使毛发更接近眶嵴，或使杂乱的眉毛更有方向性。有时候"眉毛雨衣"是带颜色的，可同时加深和梳理眉毛。

修眉

眉毛的结构可能因先天性畸形、手术或脱发、甲状腺功能减退、麻风病、创伤性瘢痕等情况而发生异常。在整容手术前，首先，重要的是要确定眉毛在脸上的正确位置。从侧鼻向上，在眉毛的内侧部分定义一条直线。眉毛应该由从侧鼻线穿过。瞳孔为焦点做一个最大弧线，以侧鼻通过侧鼻的侧面经眼球一条线定义结束的点。眉笔可以用来画缺损的眉毛。如果用铅笔，就会产生更自然的外观，使用短笔画而不是直接画一条直线[14]。

粉底

粉底是一种色素乳霜、粉末或乳液，旨在为面部添加颜色和遮盖颜色或轮廓缺陷（图 16.7）。粉底还可

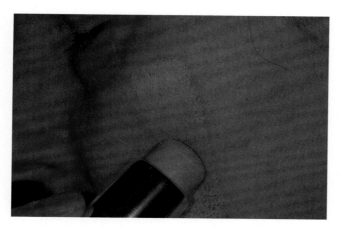

图 16.7　粉底。遮瑕粉底可以有多种包装形式。这是一个奶油成分的粉底棒，通过海绵头涂抹在脸上（经允许引自 Cosmetics and Dermatological Problems and Solutions 3E, Informa Healthcare, 2011）。

提供其他皮肤益处，如光保护、保湿或控油。对于皮肤科医生来说，粉底最重要的作用是遮瑕。奶油粉底从管子里挤出来，有一个奶油质地，因为除了蜡和无水制剂，还加入低黏度油。它们通常含有很高比例的二氧化钛，以提供更好的覆盖效果[15]。它们由滑石、高岭土、氧化锌、沉淀粉笔、二氧化钛和氧化铁[16]组成。这种产品很快就干了，变成哑光色。最后，液体粉底可以是"水中油"或"油中水"配方。用于遮瑕的粉底通常是含有悬浮在油中的颜料的油中水乳剂，如矿物油或者羊毛脂酒精。植物油（椰子、芝麻、红花）合成酯（肉豆蔻酸异丙酯、棕榈酸辛酯、棕榈酸异丙酯）也可加入其中。水在应用后蒸发，在脸上留下油中的色素。

用于遮瑕的粉底

在用于遮瑕的粉底中，最流行的是液体或奶油成分的。这些产品最容易使用，因为它们具有良好的混合特性，要求低，提供良好的皮肤覆盖面，并且持久[17]。本章的其余部分将重点放在使用粉底来遮瑕上。

使用粉底遮瑕的第一步，是选择一个最接近自己自然肤色的化妆品。混合通常是必要的，但不超过三种颜色。如果患者有潜在的色素沉着问题，这算作一种颜色。色素沉着异常可能是由于黑色素增加，产生棕色，或增加铁血黄素，产生锈色，或退化的面部弹性蛋白，产生黄色等原因导致。

一次性选择最接近的基础颜色，可能有必要混合黄色，如果个人肤色浅，或面色红润的话，要获得良好的颜色匹配，所有的面部色调都应该在最终的混合中完成。混合通常是在手的背面用少量化妆品来完成

的。这为混合提供了良好的表面，这可以很容易地举到脸上来评估颜色匹配，同时也加热了产品，使得混合得更充分。将最后的基础颜色混合后，轻拍在瘢痕区域，而不是摩擦，然后从中心面向外进入发际线约1/4 in（约 6.35 mm）及耳朵和下巴下面。在短暂的干燥期之后，面部化妆品必须用未加胶的粉固定，以防止涂抹掉，提供防水特性，并赋予光洁度。

粉应用手指压入面部粉底。另外，粉末也会增加粉底的抗皮肤摩擦力。遮瑕需要这种粉进行固定，没有它就不能达到好的效果。

卸妆通常需要更强的卸妆产品，而不是肥皂和水洗，因为粉底往往有防水的成分。大多数公司提供油性清洁剂来去除化妆品，然后再用肥皂和水清洁皮肤。化妆品只能在需要时才能使用，在睡前应彻底卸干净[18]。

彩妆与遮瑕原则

遮瑕化妆品可以用来纠正轮廓缺陷，遮盖色素沉着，或两者都可以[19]。轮廓缺陷被定义为瘢痕组织区域，皮肤附属器结构肥厚或萎缩[20]。色素沉着只是颜色上的异常，没有皮肤纹理异常[21, 22]。

轮廓异常可以通过化妆来纠正。面部瘢痕修复的基本概念是指色素沉着减少，从而达到一个颜色变浅的效果[23]。因此，较浅的颜色将减弱瘢痕的凹陷区域，而更深的颜色将减弱瘢痕的突起区域。有色面部粉底可以纠正面部轮廓异常。

色素缺陷可以通过应用一个不透明的粉底，使底层肤色正常，以基础色的互补颜色[24]调整。例如，红色色素沉着缺陷可以通过应用绿色遮瑕，这是红色的补充颜色。红色与绿色粉底混合产生棕色的色调，可以很容易地被普通的粉底覆盖。此外，黄色的肤色可以与互补色紫色粉底混合也产生棕色色调。较浅或较暗的皮肤区域可以用适当数量的棕色粉底掩饰面部缺陷[25]。

总结

每个人都想变得有魅力，而化妆品满足了这项人类的基本需求[26]。被认为有魅力的人，往往拥有更加积极的人生观，也更加有自信[27]。面部化妆品不仅可以有效提升我们的外表，也可以掩盖面部瑕疵[28]。本章我们讨论了化妆品的各项技术。化妆品通常被分为唇妆、眼影、睫毛膏、粉底遮瑕，本章讲述了它们的基本成分、使用方法及遮瑕方法。我们希望皮肤科医生通过学习本章，能更好地帮助患者改善他们的外表。

参考文献

[1] Schena D, FAntuzzi F, Girolomoni G. Contact allergy in chronic eczematous lip dermatitis. *Eur J Dermatol* 2008 November/December; 18(6):688–692.

[2] Ryu JS, Park SG, Kwak TJ et al. Improving lip wrinkles: Lipstick-related image analysis. *Skin Res Technol* 2005 August; 11(3):157–164.

[3] Angelini E, Marinaro C, Carrozzo AM, Bianchi L, Delogu A, Giannelo G, Nini G. Allergic contact dermatitis of the lip margins from para-tertiary-butylphenol in a lip liner. *Contact Dermatitis* 1993 March; 28(3):146–148.

[4] Panati C. *Extraordinary Origins of Everyday Things*. New York: Harper & Row Publishers, 1987, p. 223.

[5] Lanzet M. Modern formulations of coloring agents: Facial and eye. In: Frost P, Horowitz SN, eds. *Principles of Cosmetics for the Dermatologist*. St. Louis, MO: CV Mosby Company, 1982, pp. 138–139.

[6] Wilkinson JB, Moore RJ. *Harry's Cosmeticology*, 7th ed. New York: Chemical Publishing, 1982, pp. 341–347.

[7] Lanzet M. Modern formulations of coloring agents: Facial and eye. In: Frost P, Horwitz SN, eds. *Principles of Cosmetics for the Dermatologist*. St. Louis, MO: CV Mosby, 1982.

[8] Wilson LA, Ahern DG. Pseudomonas-induced corneal ulcer associated with contaminated eye mascaras. *Am J Ophthalmol* 1977; 84:112–119.

[9] MMWR Reports. Pseudomonas aeruginosa corneal infection related to mascara applicator trauma. *Arch Dermatol* 1990; 126:734.

[10] Ahearn DG, Wilson LA. Microflora of the outer eye and eye area cosmetics. *Dev Ind Microiol* 1976; 17:23–28.

[11] Bhadauria B, Ahearn DG. Loss of effectiveness of preservative systems of mascaras with age. *Appl Environ Microbiol* 1980; 39:665–667.

[12] Lanzet M. Modern formulations of coloring agents: Facial and eye. In: Frost P, Horwitz SN, eds. *Principles of Cosmetics for the Dermatologist*. St. Louis, MO: CV Mosby, 1982, pp. 143–144.

[13] Klarmann EG. *Cosmetic Chemistry for the Dermatologist*. Springfield, IL: Charles C Thomas, 1962, pp. 53–54.

[14] Allsworth J. *Skin Camouflage*. Cheltenham, England: Stanley Thornes Ltd, 1985, pp. 41–42.

[15] Schlossman ML, Feldman AJ. Fluid foundation and blush makeup. In: deNavarre MG, ed. *The Chemistry and Manufacture of Cosmetics*. Wheaton, IL: Allured Publishing Company, 1988, pp. 748–751.

[16] Wilkinson JB, Moore RJ. *Harry's Cosmeticology*, 7th ed. New York: Chemical Publishing, 1982, pp. 304–307.

[17] Reisch M. Masking agents as adjunct therapy in cutaneous disorders. *Clin Med* 1961; 8(5).

[18] Thomas RJ, Bluestein JL. Cosmetics and hairstyling as adjuvants to scar camouflage. In: Thomas RJ, Richard G, eds. *Facial Scars*. St. Louis, MO: CV Mosby, 1989, pp. 349–351.

[19] Antoniou C, Stefanaki C. Cosmetic camouflage. *J Cosmet Dermatol* 2006 December; 5(4):297–301.

[20] Aydogdu E, Misirlioglu A, Eker G, Akoz T. Postoperative camouflage therapy in facial aesthetic surgery. *Aesthetic Plast Surg* 2005 May–June; 29(3):190–194.

[21] Draelos ZK. Cosmetic camouflaging techniques. *Cutis* 1993; 52:362–364.

[22] Benmaman O, Sanchez JL. Treatment and camouflaging of pigmentary disorders. *Clin Dermatol* 1988; 6:50–61.

[23] Helland JR, Schneider MF. *Special Features*. New York: M Evans and Company, 1985, pp. 41–46.

[24] Balkrishnan R, McMichael AJ, Hu JY, Camacho FT, Kaur M, Bouloc A, Rapp SR, Feldman SR. Corrective cosmetics are effective for women with facial pigmentary disorders. *Cutis* 2005 March; 75(3):181–187.

[25] Draelos ZD. Use of cover cosmetics for pigmentation abnormalities. *Cosmet Dermatol* 1989; 2:14–16.

[26] Korichi R, Pelle-de-Queral D, Gazano G, Aubert A. Why women use makeup: Implication of psychological traits in makeup functions. *J Cosmet Sci* 2008 March–April; 59(2):127–137.

[27] Holme SA, Beattie PE, Fleming CJ. Cosmetic camouflage advice improves quality of life. *Br J Dermatol* 2002 November; 147(5):946–949.

[28] Boehncke WH, Ochsendorf F, Paeslack I, Kaufmann R, Zollner TM. Decorative cosmetics improve the quality of life in patients with disfiguring skin diseases. *Eur J Dermatol* 2002 November–December; 12(6):577–580.

17
美甲护理与技术及遮瑕策略

Bertrand Richert, Christel Scheers and Josette André

指甲油去除剂

传统上，修剪指甲首先要去除残留在甲板上的指甲油。在修剪指甲前先用指甲去除剂清洁指甲。指甲油去除剂不仅含有溶解硝化纤维素的有机溶剂，还含有少量的油，以降低溶剂的干燥效果。由于会引起干燥，所以指甲油去除剂每周只能使用一次。市面上还有脆性指甲专用去除剂，其用α-丁内酯代替丙酮并且无味 [1]。

指甲油去除剂的典型配方 [2] 如下。

- 溶剂：丙酮、乙酸丁酯或乙酸乙酯、乙氧基乙醇。
- 脂质：蓖麻油、羊毛脂油。
- 添加剂：香精、防腐剂、维生素，紫外线吸收剂、染色剂。

切割和修整（锉削）

最好在沐浴后进行修剪指甲，可以减少机械损伤 [3]。指甲先用指甲钳剪断后用细砂纸或金刚石锉条把指甲锉平。修剪到合适的长度和形状。锉削应始终水平进行，因为垂直运动会促使甲裂。锉削似乎没有切割那么具有创伤性。甲板用抛光条打磨，以平滑表面，消除隆起，或消除指甲油和角蛋白颗粒。之后，用肥皂水清洗指尖，以软化角质层。

角质层去除剂

角质层去除剂通常是碱性试剂（氢氧化钾或氢氧化钠），但有时可能是 1%~5% 浓度的 α-羟基酸（乳酸）。这些试剂通过切断胱氨酸的二硫键来破坏角蛋白。涂抹几分钟后，将其冲洗掉。角质层去除剂软化角质层，减少角质层对甲盖的黏附。然后，用另一个手指的指腹或者棉棒轻轻地将角质层推回。甲下沟和甲周沟的清洁方法相同。角质层不能用钳子或 V 形刮匙切开。倒刺需要用特殊的指甲钳修剪。对于容易患

甲沟炎的人来说，指甲上的角质层去除剂不应该留在指甲上太久 [4]。

角质层去除剂的典型配方 [2] 如下。

- 水。
- 柔软剂：氢氧化钾或氢氧化钠，或 α-羟基酸。
- 润肤剂（羊毛脂）或保湿剂（丙二醇、甘油）。
- 增稠剂：山梨醇、镁或硅酸铝。
- 香精。

抛光

有些女性可能会选择磨光而不是应用指甲油。将磨砂粉（高岭土、氧化锡、滑石粉）涂抹在指甲表面，然后用一个有麂皮覆盖的磨砂条进行抛光，这使指甲板有光泽。指甲的游离缘可用白色铅笔（白色黏土）着色（法式指甲）。

日常护理霜

角质层柔软剂是指甲之间使用的润肤霜，有利于角质层的柔软，避免形成倒刺。它们可能含有季铵化合物或尿素。

用于脆性指甲的乳霜必须在甲盖温水中浸泡 15 分钟后使其湿润后使用 [5]。它们应含有磷脂，以改善指甲水合和柔韧性。通常是低水高脂的普通油包水保湿霜 [2]。它们也可能含有 5%~20% 的尿素和乳酸 [5]。

据称含有荷荷巴油、双糖醇、泛醇、维生素和氨基酸的指甲油会渗透到甲盖中；但是，尚不清楚维生素对指甲有什么影响。有些油可能有助于保湿。一般来说，油以及乳霜和软膏，使指甲更有弹性，从而防止指甲裂开 [6]。

典型的脆性指甲乳霜配方 [2]（De Groot）如下。

- 水。
- 脂质：蜂蜡、羊毛脂、荷荷巴油、蜂胶。
- 乳化剂：十二烷基硫酸钠。

- 防腐剂、香精等。

美甲的好处
美甲使手看起来更漂亮、干净、健康（图 17.1）。

美甲的陷阱
机械损伤
- 过度抛光可能导致甲盖变薄。
- 用力地向后推角质层可能导致横贯性白甲症或 Beau 线。
- 过度清洁远端凹槽可能导致甲剥离。
- 角质层破裂导致的死腔开放继而出现慢性甲沟炎（图 17.2）。
- 过度使用抛光剂和角质层去除剂可能导致皮肤刺激和指甲脆弱。
- 最近的研究强调指甲油不会影响脉搏血氧饱和度测定的相关测量指标[7]。然而，也有研究已经在稳定或轻度缺氧的受试者中进行。一些作者建议危重患

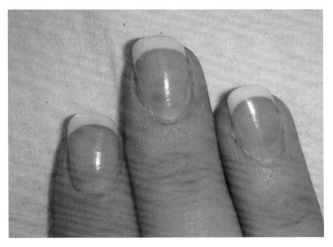

图 17.1　美甲能使手看起来漂亮、干净、健康。

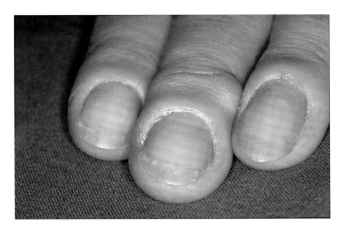

图 17.2　因去除角质层而导致的慢性甲沟炎。

者去除指甲油（主要是深色），或指甲装饰物[8, 9]。

感染风险
- 褶皱的微创伤易引起细菌（急性甲沟炎）、病毒（疣、疱疹、丙型肝炎）和真菌感染（念珠菌）[10]。
- 一些报道涉及来自足浴水疗的流行性分枝杆菌糠秕病[10, 11]。研究表明，丙肝不仅是职业性传染病，而且也在家族内传播[12]。
- 有报道引起感染性心内膜炎的严重致命病例[13]。
- 指甲必须有精确的消毒标准[14-16]。

过敏性危害
- 就指甲油和角质层去除剂而言，刺激性接触性皮炎比过敏性接触性皮炎更常见。这主要是由于产品使用不当造成的。角质层软化剂和护手霜过敏性接触性皮炎可能与产品中的典型过敏原有关。

指甲油
组成
指甲油的典型配方[4]如下。
- 溶剂稀释剂 70%。
- 硝化纤维素 15%。
- 薄膜改性剂（树脂）7%。
- 增塑剂 7%。
- 触变剂 1%。
- 色素 0.1%。

指甲油由以下成分组成。

（1）成膜剂：干燥后留在指甲上的薄膜的主要成分是硝化纤维素。它会形成一层坚硬的，粗糙的，防水和耐腐蚀性的薄膜，这种薄膜与甲板的黏合很差且不柔韧。

（2）涂膜改性剂：为了提高成膜剂的附着力和光泽度，必须添加由树脂组成的涂膜改性剂。最常用的薄膜改性剂是甲苯磺酰胺/甲醛树脂（TSFR），也称为 Santolite。目前，它往往被其他薄膜改性剂所取代，特别是在低致敏性材料中：醇酸树脂、丙烯酸酯、乙烯基、聚酯树脂和苯酐/偏苯二甲酸酐/乙二醇共聚物（PTGC）[17, 18]。

（3）增塑剂：这些产品的主要目的是增加整个薄膜的柔韧性。邻苯二甲酸二丁酯和樟脑是最常用的。尽管邻苯二甲酸二丁酯已被化妆品成分审查专家小组（美国）宣布为"安全"，但生产商仍避免使用该成分，因为它被归类为致癌、致突变或有毒物质用于复制（CMR），是欧盟危险物质清单上的 2 类物质，不再在欧洲化妆品中应用[4]。在美国的一些州如加利福尼亚

等，不允许生产含苯甲酸盐的产品。其他例子还有蓖麻油、磷酸三甲苯酯和三苯甲酸甘油酯[4, 17]。

（4）溶剂、稀释剂：溶剂可调节干燥时间并降低黏度，从而改善可刷性。高黏度会形成厚膜并出现条纹；低黏度又会导致覆盖不良。理想的黏度应便于涂抹，并留下均匀的薄膜。最常用的是烷基酯（乙酸乙酯、乙酸正丁酯）和乙二醇醚（丙二醇单甲醚）。稀释剂还可以调节挥发时间和黏度，但其主要目的是降低指甲油的成本。稀释剂主要是脂肪醇（乙醇、异丙醇、丁醇）和芳香烃，如甲苯。在美国，甲苯现在被怀疑是致癌物、致畸物和空气污染物，因此有被取代的趋势。在欧洲，甲苯在指甲化妆品中被认为是"从一般的毒理学角度看是安全的"，成人的含量高达25%（CMR 3 类）。建议不要让儿童接触。

（5）颜料和着色剂：它们为指甲油提供颜色。制造商使用矿物颜料（氧化铁、二氧化钛）、有机颜料[制造商使用矿物颜料（氰化铁、二氧化钛）]和有机染料（D&C 红 6、7、34，FD&C 黄 5 等）。将一种特殊的颜料与氢氧化铝沉淀形成盐络合物可以稳定着色剂[4]。珠光指甲油含有鸟嘌呤晶体，来源于大西洋鲱鱼和其他鱼鳞、氯氧铋，或涂有 TiO₂ 的云母。所有这些都是用来增强光线反射的。热铬颜料会随温度而改变颜色，而光铬颜料的色调会因光线而异，这就提供了新的选择性[19]。着色剂，如有机颜料，可以从FDA 批准的认证颜色列表中选择。也可以使用无机色素和颜料，但必须符合低重金属含量标准[20]。

（6）触变剂：这些试剂，也称为悬浮剂，允许颜料在甲油中均匀溶解。最常用的触变剂是黑云母硬脂酸钾。触变剂增加指甲釉质的黏度，从而防止了沉淀。但是，一旦施加机械约束，通过摇动刷子或瓶子，它们就会变成流体。为了促进清漆的流态化，可以在瓶中加入小的金属（镍）或最好是塑料珠[19]。

（7）添加剂：经常添加防晒霜（即二苯甲酮-1，辛烯基）以保持颜色。其他添加剂可用于特定目的（见"指甲油的种类"一节）。香精现在可以添加到指甲油，也可以添加金属或塑料闪光营造特殊效果。新宣传的"磁性指甲油"含有铁粉。在涂抹的磁性指甲油的溶剂蒸发之前，磁铁（与指甲油一起提供）可以保持在指甲上，从而使配方中的铁粉跟随磁铁引力移动并形成所需图案。任何含有磁性材料的抛光剂必须在磁共振检查[16, 21]之前去除。

指甲油的种类

基底层：底油含有更多的树脂，以增加清漆对指甲的附着力。它们不含着色剂，作为甲盖和遮光清漆之间的保护性防污屏障[4]。

封层：封层中含有更多的硝化纤维和增塑剂，因为必须兼具韧性和柔性，以改善指甲油的抗蚀性。通常，它们还含有特殊的紫外线吸收材料，如二苯甲酮1、3，以帮助保护底层的彩色涂层。钴可以添加到封层上，使其呈现闪光的颜色，但可能导致接触性皮炎[22]。

低过敏性：这些抛光剂的目的是让那些对 TSFR 过敏的女性使用指甲油。TSFR 被邻苯二甲酸聚酯树脂、环氧树脂和 PTGC 取代[20]。据说，这些其他树脂的耐久性、光泽度和耐磨性都低于 TSFR。然而，它们也可能诱发过敏性接触性皮炎[18, 23-25]。

硬化剂：这些是含有甲醛的底层，后者被认为是甲盖的交联蛋白，因此不仅增加了表面硬度，而且降低了柔韧性。仅适用于甲盖远端 1/5 处。长期使用会导致指甲僵硬和开裂。浓度不应高于 5%。新的指甲硬化剂已经上市。它们可能含有被认为能穿透甲盖，并加强角蛋白或短尼龙纤维、甚至金刚石粉末或芳纶中二硫键的硅。

嵴状填充物：严重隆起的指甲阻碍了指甲油的黏附。嵴状填充物使甲盖的嵴状部分平整，使指甲表面均匀光滑，非常适合抛光剂的黏附，从而使其使用寿命更长。这些产品不透明，黏度较大。嵴状填充物也可用作丙烯酸树脂、凝胶和包装的基础选择。填充成分通常是一种不可渗透的粉末，如滑石粉。它们也可能含有二氧化硅、丝纤维，甚至用海藻提取物来填充。

紫外线固化指甲油（凝胶抛光）：凝胶抛光是一种新型的美甲系统，特别是因为它是无味的，且提供了一个大范围的光泽颜色。据称，它能够使美甲 2 周后仍保持完美，而且在不损坏自然甲盖的情况下很容易去除（图 17.3）。Shellac® 是 2010 年推出的品牌。此后，其他品牌也相继出现。指甲油一般由美甲师在沙龙中使用。该应用包括在紫外线灯下固化底层、两层专有颜色涂层和一层封层。产品表面在紫外光灯下的固化过程中，溶剂蒸发，在抛光层中形成微小的通道，这些通道由丙酮可溶聚合物连接。理论上，由于这些微小通道的存在，去除溶剂很容易渗透到抛光剂中，从而溶解聚合物，剩余的抛光剂就很容易擦掉。在实际操作中，指甲上覆盖浸有丙酮的纱布，并用铝箔纸包裹。2 分钟后，擦掉甲油，磨掉残留物。这三种不同的抛光涂层除了专利配方外，还含有许多化学物质，特别是含有丙烯酸酯的顶层涂层[16, 26]。

护甲油：含有 10% 尿素的指甲油可以改善指甲的外观。然而，在指甲厚度或失水方面没有发现相关变化[27]。许多指甲油声称它们通过添加维生素、α-羟基酸、草本提取物等来改善指甲的外观或生长。但是，市面上可见的这些产品，却从来没有被证明它们中的任何一种是有效的。最近的一项研究推出了关于指甲油感官特性的术语[28]。

指甲油的好处

装饰作用： 精致、优雅，以及广泛的个人情感表达。

遮瑕： 指甲油隐藏色素沉着、甲剥离和碎裂出血。它们还可以会掩盖甲下黑色素瘤，延迟其诊断[29]。峰状填充剂甚至可以导致甲板表面改变的指甲疾病（老化、指甲扁平苔藓、凹陷、粗甲），并被有色指甲油覆盖。

保护： 指甲表面的坚韧而有弹性的薄膜增加了甲板对微创伤的抵抗力，并保持了更稳定的指甲水合程度。据说涂一层指甲油可以使指甲的强度增加 5%。

指甲油存在的问题

技术和机械危害

• 使用彩色指甲油可观察到甲远端的橙色变（图17.4）。涂上底油可能可以避免。

• 角蛋白颗粒（图 17.5）反映的是指甲角蛋白的表面易碎性。当在旧甲油上涂上新的甲油很长一段时间后，就会出现这种情况。每周仅用 5 天指甲油可以避免这种情况发生。

• 在指甲硬化剂中，甲醛可能是造成严重指甲损伤（甲沟炎、甲下角化过度、甲剥离、出血）和出血的原因。甲醛刺激性强，易促进 TSFR 致敏。

• 最近有报道称，有与新型普及型光固化凝胶抛光剂有关的指甲脆性和变薄现象（图 17.6）[26]。

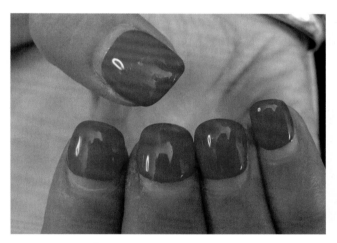

图 17.3 Shellac® 凝胶使用 4 周后。请注意，甲油既没有脱落，也没有刮擦，仍然非常有光泽。指甲的近端没有漆，显示了使用光固化凝胶后指甲的生长情况。

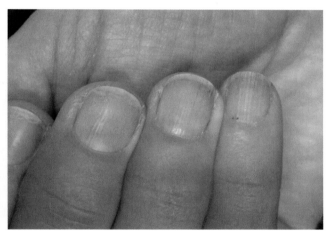

图 17.4 指甲油引起的指甲橙色变。

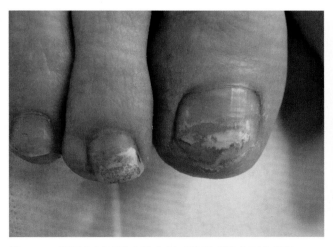

图 17.5 长期在旧甲油上涂上新甲油形成的角蛋白颗粒。

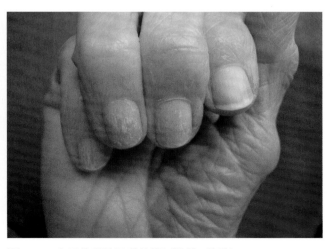

图 17.6 光固化凝胶导致的指甲脆性（版权：Tosti, A., Miami, FL）

过敏性危害：指甲油可能是过敏性接触性皮炎和少数接触性荨麻疹的原因。过敏患者通常在远离皮肤的部位出现皮炎：如眼睑、下半脸、颈部两侧、上胸部，还有生殖器。对称性变应性空气传播性面部皮炎也是罪魁祸首。对甲酰胺甲醛树脂是造成大多数变应性病例的病因。在 Warshaw 等最近的一项研究中[30]，TSFR 导致超过 6% 的女性化妆品过敏，半数以上对指甲产品过敏的女性对 TSFR 有反应。在原因不明的情况下，对 TSFR 的过敏可能表现为嘴唇和舌头肿胀，类似于血管性水肿，也可能是由于过敏儿童湿疹恶化的情况[31, 32]。也可以观察到对聚酯树脂、环氧树脂、丙烯酸甲酯、硝化纤维素和 PTGC 的接触过敏，即使它们是所谓的低过敏性漆的成分[18, 23]。也有报道对指甲油中所含镍或钴的过敏[22]。紫外线固化指甲油的使用越来越多，导致新的过敏性接触性皮炎（甲基丙烯酸酯，见"雕刻指甲和凝胶指甲"一节）。最近有报道由于使用凝胶抛光剂而引起的唇炎或嘴唇肿胀[34]。

指甲修复

组成

包裹物是小而薄的丝绸、玻璃纤维、纸张或亚麻布。

指甲修补

指甲修补的目的是为部分断裂的指甲或纵向裂开的指甲制作夹板。首先，将一小块材料切割成指甲的大小和形状。用氰基丙烯酸酯胶黏合裂缝。然后用透明的指甲油涂指甲，并将有图案的包裹物嵌入其中。然后涂上几层甲油。由于包装材料非常柔软，所以不耐用。丝质指甲通常比其他人造指甲更受欢迎，因为它们是透明且易弯曲，通常被认为是最像自然指甲的人造指甲。亚麻布较厚，强度更高，但会阻止氰基丙烯酸酯渗透到指甲，从而降低黏附。玻璃纤维是一种包装材料，它结合了丝绸和亚麻的优点[34]。

人造指甲

人造指甲具有很强的抵抗力，因而可以提供精致、梦幻的图案。抛光剂和喷枪被用来创造"指甲艺术"。许多装饰物可以美化人造指甲（图 17.7 和图 17.8）。

它们可用于短指甲、脆指甲或断指甲。它们还可以掩盖指甲表面的异常。

预制人造指甲

组成

预制塑料指甲（塑料片，甲贴片）由热塑性树脂丙烯腈-丁二烯-苯乙烯（ABS）制成，有各种形状和尺寸（图 17.9）。它们用氰基丙烯酸酯胶粘在指甲表面上[35]。

有两种类型的甲片：

（1）粘在远端半个指甲上以延长甲板长度的那些，用作支撑人造涂层（光固化凝胶）的模板。它们在甲盖上较薄，在指甲的游离缘较厚。这增强了指甲与指甲尖端更好的结合（图 17.10）。

（2）覆盖整个指甲表面，并用于特殊场合（图 17.11）。它们可以上漆（图 17.12）或装饰，甚至可能已经装饰好了。但是，使用不应超过两天。甲片的整个长度都是均厚。

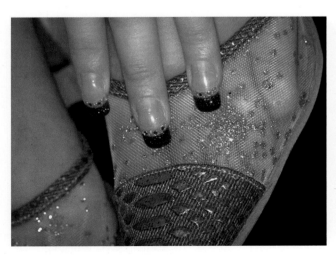

图 17.7　指甲艺术，指甲与甲套非常吻合。

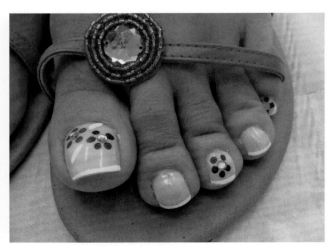

图 17.8　带有黏合水晶的指甲艺术。

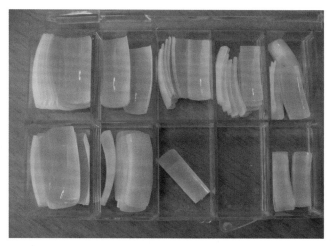

图 17.9　甲片有不同的形状和大小。

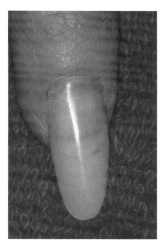

图 17.11　覆盖整个指甲长度的指甲片。

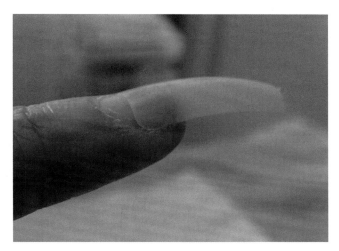

图 17.10　覆盖甲远端的甲片。

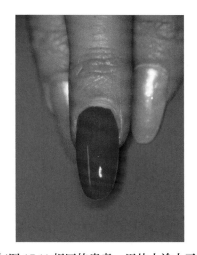

图 17.12　与图 17.11 相同的患者，甲片上涂上了甲油。

步骤

在第一种类型中，指甲表面首先锉平（图 17.13），指甲末端用氰基丙烯酸酯胶固定（图 17.14a 和 b）。如果人造指甲太长，可以用"断头钳"（图 17.15）把它剪短，然后用锉条（图 17.16）按自己的要求（圆角或方形角）整形。近段天然指甲和远端人工指甲之间的高度差通过使用人造丙烯酸指甲涂层（图 17.17）进行校正，每个涂层都用紫外灯固化（图 17.18）。新形成的甲片可以在之后涂新的甲油或装饰（图 17.19）。这些甲片可能容易从远端指甲上脱落，但不易从近端指甲上脱落，需将其磨掉。

在第二种类型中，甲片覆盖整个甲盖表面。只需将它们粘在整个指甲表面，在这之前已经将指甲表面稍微锉过了。由于它们是半成品且无颜色，因此需要进行抛光处理。这些甲片可以很容易地用丙酮去除。它们可能应用到断甲上，因此具有修复功能[36]。一些甲片在年轻人中越来越流行：已经有颜色或装饰的甲片作为"工具包"出售，里面有 10 个指甲贴片、胶水和清洁剂。它们不需要进一步处理。

预制人造指甲的优点

这项技术时尚、便宜、易于使用，并作为"DIY工具包"出售。塑料贴片比雕刻指甲技术更容易。不过，它们确实需要一个正常的指甲才能适当的固定。

预制人造指甲的缺点

机械损伤

· 它们可能导致甲剥离和指甲表面损伤。

· 技术错误和低黏附性易致细菌、真菌或分枝杆菌感染。

接触性过敏

过敏不仅可能导致严重的甲营养不良、甲沟炎或

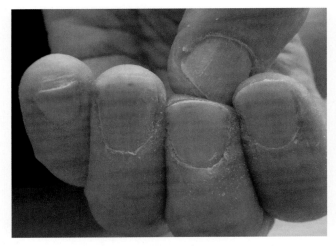

图 17.13　预制人造指甲。指甲表面先锉平。

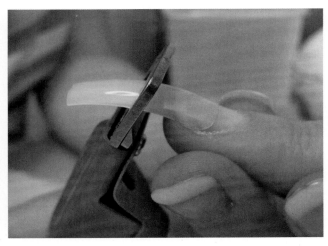

图 17.15　预制人造指甲。使用"断头剪"将甲缩短到所需长度。

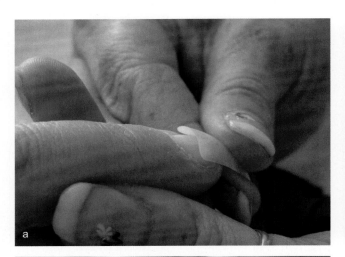

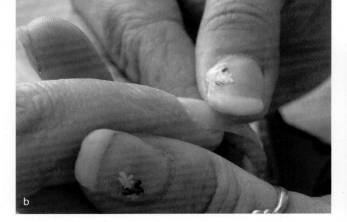

图 17.14　预制人造指甲。a. 先用氰基丙烯酸胶水覆盖甲片，然后将甲片粘在甲的边缘。b. 然后，将其牢牢地压在指甲表面，以避免产生气泡。

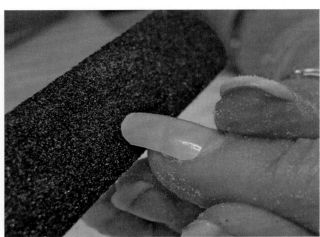

图 17.16　预制人造指甲。然后将甲片锉成所需形状（圆角或方形角）。

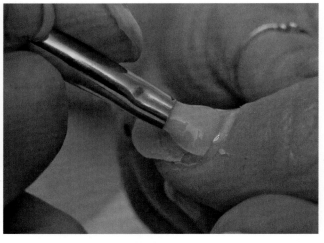

图 17.17　预制人造指甲。使用人造丙烯酸指甲涂层校正近端自然指甲和远端人工指甲之间的高度差。

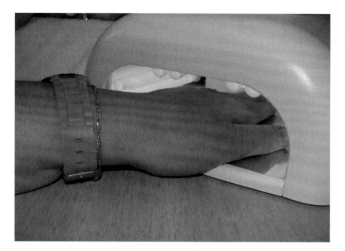

图 17.18 预制人造指甲。每个涂层都是光固化的。

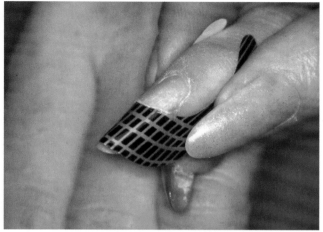

图 17.20 损坏的人造指甲。在天然指甲上和周围放置一块金属涂层的模板，以固定新指甲。

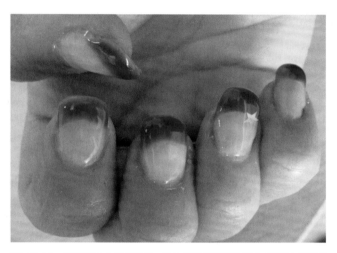

图 17.19 预制的人造指甲。新成型的指甲在之后进行喷漆和装饰。

指尖湿疹，也可能导致手背、面部、眼睑或躯干的异位湿疹。经常出现持续性皮炎，直到指甲长出才得缓解，这可能跟黏着胶的残留有关。

氰基丙烯酸酯通常不与（甲基）丙烯酸酯单体交叉用于雕刻人造指甲或凝胶指甲。

预制人造指甲最常见的过敏原如下 [35, 36]。

• 氰基乙酸乙酯（胶水）。

• 少见：邻苯二甲酸三甲苯乙酯（贴片）、对叔丁基苯酚树脂（黏合剂）。

雕刻人造指甲

组成

雕刻人造指甲的典型配方如下 [2]。

• 液体：丙烯酸类单体（99%）+ 稳定剂（1%）。

• 粉末：丙烯酸类聚合物（97%）+ 聚合引发剂（3%）。

人造指甲由丙烯酸树脂制成，丙烯酸树脂是通过

将含有丙烯酸单体（甲基丙烯酸甲酯、乙基丙烯酸甲酯或甲基丙烯酸异丁酯）的液体与含有该聚合物（甲基丙烯酸甲酯或乙基丙烯酸乙酯）的粉末混合而得。

单体含有稳定剂（对苯二酚）和催化剂（N, N-二甲基-p-甲苯胺）。聚合物含有聚合引发剂（过氧化苯甲酰）[2, 35]。

其他成分，如增塑剂、溶剂、促进剂、颜料、防晒霜和二氧化钛，也可以包括在内 [17]。

步骤

指甲表面经过清洗消毒。在天然指甲的甲面及周围放置一个有金属涂层的纸质模板来固定新指甲（图17.20）。在天然指甲上涂上底油（甲基丙烯酸）。底油就像双面胶带一样粘在指甲和丙烯酸树脂上。为了避免其毒性，出现了新的无酸无腐蚀性底油，以及不再需要指甲底油的新型人造指甲配方 [37]。接着，涂上几层刚刚混合好的丙烯酸浆糊（图 17.21）。在室温下迅速硬化后，取下模板，并对人造指甲进行整形、打磨和抛光，最终使天然的指甲延长（图 17.22）。这个工艺是相当困难的，需要指甲雕刻师高超的技艺。雕刻的指甲可以溶解在丙酮中。

雕刻人造指甲的优点

可以定制用于延长指甲的雕刻人造指甲，既耐用又吸引人。

雕刻人造指甲的缺点

它们类似于光固化凝胶。参见"丙烯酸指甲的缺点（雕刻指甲和凝胶指甲）"一节。

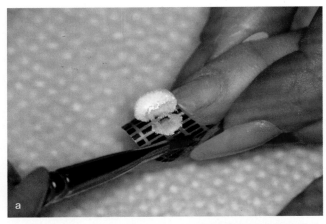

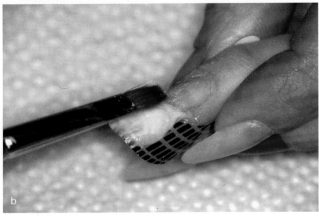

图 17.21　雕刻人造指甲。a. 用粉末（单体）和液体（聚合物）制成的球放在指甲上。b. 在人造指甲上涂上几层丙烯酸膏。

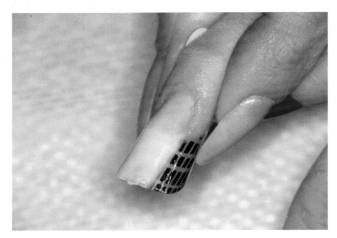

图 17.22　雕刻人造指甲。在室温下硬化后，延长真正的指甲。

指甲胶

组成

它们是由丙烯酸单体和生产商直接提供的聚合物的混合物组成。凝胶主要有两种类型。

（1）丙烯酸光固化凝胶：除了 2-羟乙基甲基丙烯酸酯（2-HEMA）不存在之外，所有丙烯酸指甲中都含有[36, 37]，这些化合物与在丙烯酸指甲中发现的化合物相似。指甲凝胶中通常含有聚氨酯丙烯酸酯。

（2）氰基丙烯酸乙酯凝胶：这此类凝胶中，聚合物通过喷洒或刷涂活化剂（N, N-二甲基对甲苯胺）而获得。

步骤

在丙烯酸光固化凝胶中，聚合反应是在紫外光照射下进行的。在指甲表面连续涂上一层凝胶（底层、两层凝胶和一层封层），短时间暴露在紫外线下使每一层变硬。这些凝胶可能已经着色并且有不同的纹理。可以通过在模板上涂几层凝胶（图 17.23a~f）或在甲盖的下半部分粘上塑料贴片（图 17.14~ 图 17.16）来延长指甲。指甲尖端和角质层之间的空隙可被紫外线固化的凝胶填充。然后，在上面涂上 2~3 层凝胶（包括封层）。凝胶可能已经是彩色的了。可添加贴纸，并用最后一层半透明凝胶固定（图 17.24a、b）。

这项技术类似于牙医使用的修复性粘连材料。丙酮对紫外线凝胶指甲没有影响，所以磨掉指甲或等待指甲完全生长是唯一的两种去除方法。因此，通过定期的补甲（图 17.25），它们通常会变成永久性的人造指甲，不幸的是，人造指甲会逐渐变厚，看起来很难看。

甲胶的优点

它们之所以受欢迎，是因为它们不需要使用甲基丙烯酸作为底油，而且无味，易于涂抹，并使指甲看起来很迷人，凝胶指甲可能有助于改善毁损性指甲的外观（粗甲症、甲沟炎、甲凹陷等）[38]。

Shellac 和类似品牌提供"光固化"指甲油。它们含有与紫外线聚合的丙烯酸酯，使指甲油具有很高的抗紫外线能力。

丙烯酸指甲的缺点（雕刻指甲和凝胶指甲）

技术和机械损伤

• 它们的实现非常耗时（10 个指甲约需 2 小时），而且每 3 周需要补修一次。

• 过长的人工指甲可能导致甲剥离（杠杆效应）（图 17.26）或指甲折断，并损害手指功能[39]。

• 过度锉削、冲洗，底油使用不当会导致指甲变脆或变薄。

• 单体可能有刺激性，导致甲下角化过度或甲沟

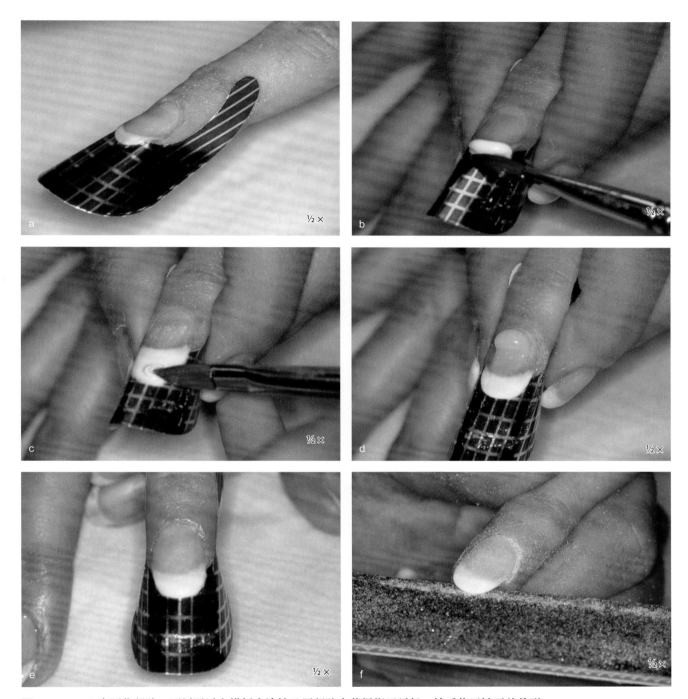

图 17.23　a~f. 光固化凝胶。可以通过在模板上涂抹几层凝胶来获得指甲延长。然后将甲锉平并整形。

炎或严重的指甲营养不良。

• 凝胶增强产品过度收缩可能导致甲床紧绷感。

• 最近，指甲紫外线灯被怀疑促进手部非恶性皮肤癌的发生[40]。然而，就设备的安全性而言，这种风险似乎很低[41, 42]。然而，仍建议使用物理防晒霜或UVA 防护手套来预防致癌和光老化的风险[43]。

感染风险

• 黏附性差，可使水在人造指甲和天然指甲之间渗透，并可能受到假单胞菌的污染（图 17.27）。

• 佩戴过长的指甲易发生甲沟炎，使甲盖和甲床之间的水渗透，导致假单胞菌等细菌感染。

• 佩戴人造指甲的人，尤其是医护人员（暴发医院感染）[44-47]甚至患者本人[48]更容易传播感染源（铜绿假单胞菌、黏质沙雷菌）。

医护人员的指甲护理

• 指甲不得超过 2 mm。

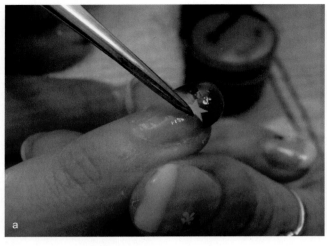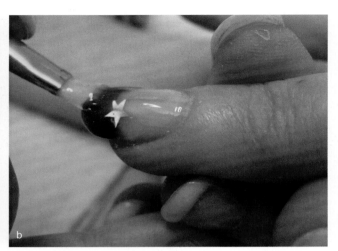

图17.24　a.可添加贴纸。b.然后用最后一层半透明凝胶固定。

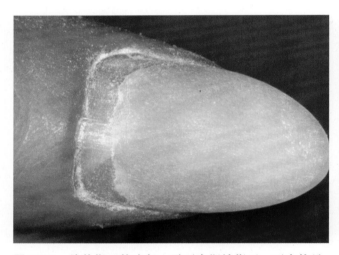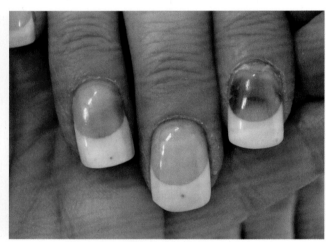

图17.25　随着指甲的生长，需要定期补指甲。不幸的是，随着时间的推移，这些永久性的人造指甲将不断增厚，变得难看。

图17.27　黏附性差使得人造指甲和天然指甲之间水渗透，并引起假单胞菌污染。

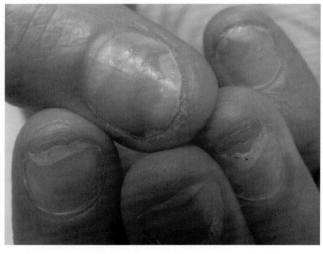

图17.26　取下丙烯酸指甲后指甲松解和变薄。注意，在甲月牙的角质层曲线上的凝胶残留物。

- 允许使用指甲油[49]。
- 禁止使用所有人造指甲。

过敏性危害

- 接触性皮炎通常在首次使用后2~4个月发生，但可能在16个月后出现。它可能不仅会影响顾客，还会影响美甲师。

- 首发症状是指甲床瘙痒，其次是疼痛的甲沟炎和/或感觉异常。甲剥离和甲下皮炎是常见的。眼睑、面部或更远的区域可能会受到影响。还报道了职业性过敏性哮喘[50]和鼻炎[51]的病例。

- 最常见的过敏原是（甲基）丙烯酸酯单体，而聚合物是弱致敏剂。单体在最终雕刻的指甲和锉屑中可能保持未聚合状态。这是因为连续的凝胶层没有充分暴露在紫外线下。甲基丙烯酸甲酯单体（1974年被美国 FDA 禁止使用）是影响最大的单体，但也包括乙基和丁基甲基丙烯酸酯也可能引起，它们可能引起交叉反应。

- 一些对牙科或骨科丙烯酸盐过敏的病例可能是以前对人造指甲中的丙烯酸盐过敏，所以必须在手术前提及。

用于检测对（甲基）辛酯过敏的筛选斑贴试验包括：

- 2-羟甲基-2-氰基丙烯酸乙酯（ECA）[36]。
- 2-羟甲基丙烯酸乙酯、乙二醇二甲基丙烯酸酯（EGDMA）、三甘醇二丙烯酸酯（TREGDA）[52]。

毒性分析

与雷诺综合征和永久性指甲脱落相关的严重感觉异常可能是丙烯类药物对皮肤神经的直接毒性所致[53-55]。在这些情况下，斑贴试验仍为阴性。

含有甲基丙烯酸的底油可能与儿童意外中毒、皮肤灼伤、呼吸道灼伤和胃肠道灼伤有关[56,57]。

指甲装饰

黏性指甲油（指甲片、指甲贴纸）是装饰手指和脚趾的新方法（图 17.28）。与指甲油不同的是，它们不会弄碎或弄脏指甲，而且可快速使用，因为不需要干燥时间。它们是由一层薄的或装饰过的合成薄膜制成，背面有一层含有丙烯酸酯的黏合剂。如果使用加热工具（吹风机），它们黏附在指甲上的速度更快。美甲装饰可以在指甲上使用长达 7 天，在脚趾上使用长达 8 周，在家中美甲，每次使用只需 15 分钟。设计可能包括金、银、水晶、圆点、贴纸、贴花和动物图案[58]。

精致的极致表现是在第 5 个指甲上贴上一个金尖（图 17.29）。一些潮流人士也在长指甲上佩戴花环（图 17.30）。

指甲假体

对于所有内科或者外科治疗无效的指甲营养不

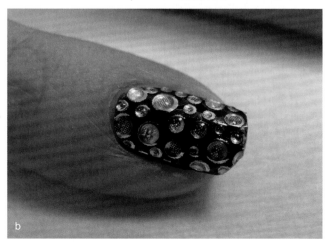

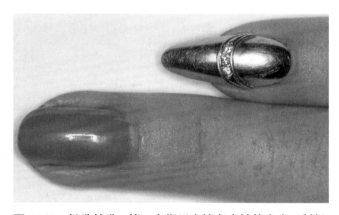

图 17.29　极致精致：第 5 个指甲上镶有真钻的金尖（版权：Baran, R., Cannes, France）。

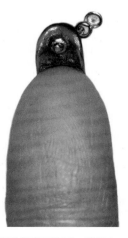

图 17.28　a. 粘在甲床上涂上甲油的指甲。b. 同样的指甲，上面有敷料。

图 17.30　这里可以看到在指甲打孔（版权：Baran, R., Cannes, France）。

良，以及远端部分或全指截肢，一个顶针形的指固定装置给患者带来了美观和功能上的舒适性。假体可以很容易地安装在手指残端上（图 17.31）。固定器上的人造指甲能很好地涂抹或去除指甲油。如果可能的

话，可以用对侧手指来做模型，固定器颜色与皮肤颜色完全匹配。Pillet Hand Prosthesis（法国和美国）和 American Hand Prosthetics（美国）是这类固定装置的两个主要制造商[37, 59, 60]。

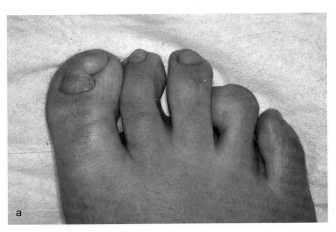
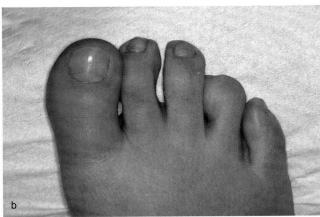

图 17.31　a. 一位年轻女士因外伤导致的永久性脚趾营养不良。b. 由对侧大脚趾为模型塑造的顶针形趾固定器，为患者带来美观和功能上的舒适。

参考文献

[1] Savage T, Khan A, Loftus BG. Acetone-free nail polish remover pads: Toxicity in a 9-month old. *Arch Dis Child* 2007; 92(4):371.

[2] de Groot AC, Weylandt JW, Nater JP. Nail cosmetics. *Unwanted Effects of Cosmetics and Drugs Used in Dermatology*, 3rd ed. Amsterdam, the Netherlands: Elsevier Science, 1994, pp. 524–529.

[3] Dahdah MJ, Scher RK. Nail diseases related to nail cosmetics. *Dermatol Clin* 2006; 24(2):233–239, vii.

[4] Baran R, Schoon D. Cosmetology for normal nails. In: Baran R, Maibach HI, eds. *Textbook of Cosmetic Dermatology*. London, U.K.: Informa Healthcare, 2010, pp. 247–258.

[5] Dimitris R, Ralph D. Management of simple brittle nails. *Dermatol Ther* 2012; 25(6):569–573.

[6] Haneke E. Onychocosmeceuticals. *J Cosmet Dermatol* 2006; 5(1):95–100.

[7] Rodden AM, Spicer L, Diaz VA, Steyer TE. Does fingernail polish affect pulse oximeter readings? *Intensive Crit Care Nurs* 2007; 23(1):51–55.

[8] Hinkelbein J, Koehler H, Genzwuerker HV, Fiedler F. Artificial acrylic finger nails may alter pulse oximetry measurement. *Resuscitation* 2007; 74(1):75–82.

[9] Yamamoto LG, Yamamoto JA, Yamamoto JB, Yamamoto BE, Yamamoto PP. Nail polish does not significantly affect pulse oximetry measurements in mildly hypoxic subjects. *Respir Care* 2008; 53(11):1470–1474.

[10] Chang RM, Hare AQ, Rich P. Treating cosmetically induced nail problems. *Dermatol Ther* 2007; 20(1):54–59.

[11] Winthrop KL, Abrams M, Yakrus M et al. An outbreak of mycobacterial furunculosis associated with footbaths at a nail salon. *N Engl J Med* 2002; 346(18):1366–1371.

[12] Karmochkine M, Carrat F, Dos Santos O, Cacoub P, Raguin G. A case-control study of risk factors for hepatitis C infection in patients with unexplained routes of infection. *J Viral Hepat* 2006; 13(11):775–782.

[13] Turgut F, Kanbay M, Uz B et al. A forgotten but important risk factor for infective endocarditis in patients with prosthetic valve: Pedicure. *Scand J Infect Dis* 2007; 39(3):274–276.

[14] Rich P, Daniel C. Nail cosmetics: The benefits and pitfalls. In: Scher RK, Daniel CR, eds. *Nails: Diagnosis, Therapy, Surgery*. Philadelphia, PA: Elsevier Saunders, 2005, pp. 221–227.

[15] Rich P. Nail cosmetics. *Dermatol Clin* 2006; 24(3):393–399.

[16] Jefferson J, Rich P. Update on nail cosmetics. *Dermatol Ther* 2012; 25(6):481–490.

[17] Rietschel RL, Fowler JF Jr. Preservatives and vehicles in cosmetics and toiletries. *Fisher's Contact Dermatitis*. 6th edn. Hamilton, Ontario, Canada: BC Decker, 2008, pp. 266–318.

[18] Nassif AS, Le Coz CJ, Collet E. A rare nail polish allergen: Phthalic anhydride, trimellitic anhydride and glycols copolymer. *Contact Dermatitis* 2007; 56(3):172–173.

[19] André J, Scheers Ch, Baran R. The normal nail and use of nail cosmetics and treatments. In: Barel AO, Paye M, Maibach HI, eds. *Handbook of Cosmetic Science and Technology*, 4th ed. Boca Raton, FL: CRC Press, 2014, pp. 597–607.

[20] Baran R, André J. Side effects of nail cosmetics. *J Cosmet Dermatol* 2005; 4(3):204–209.

[21] Guarneri F, Borgia F, Cannavò SP. Novitas in antiquo: Magnetic nails. *Contact Dermatitis* 2013; 68(6):376–377.

[22] Guarneri F, Guarneri C, Cannavò SP. Nail-art and cobalt allergy. *Contact Dermatitis*. 2010; 62(5):320–321.

[23] Shaw S. A case of contact dermatitis from « hypoallergenic » nail varnish. *Contact Dermatitis* 1989; 20(5):385.

[24] Castelain M, Veyrat S, Laine G, Montastier C. Contact dermatitis from nitrocellulose in a nail varnish. *Contact Dermatitis* 1997; 36(5):266–267.

[25] Gach JE, Stone NM, Finch TM. A series of four cases of allergic contact dermatitis to phthalic anhydride/trimellitic anhydride/glycols copolymer in nail varnish. *Contact Dermatitis* 2005;

53(1):63–64.

[26] Chen AF, Chimento SM, Hu S, Sanchez M, Zaiac M, Tosti A. Nail damage from gel polish manicure. *J Cosmet Dermatol* 2012; 11(1):27–29.

[27] Krüger N, Reuther T, Williams S, Kerscher M. Effect of urea nail lacquer on nail quality. Clinical evaluation and biophysical measurements. *Hautarzt* 2006; 57(12):1089–1094.

[28] Sun C, Koppel K, Chambers E. An initial lexicon of sensory properties for nail polish. *Int J Cosmet Sci* 2014; 36(3):262–272.

[29] Goldman BD, Rich P. Subungual melanoma obscured by nail polish. *J Am Acad Dermatol* 2001; 44(5):875.

[30] Warshaw EM, Buchholz HJ, Belsito DV et al. Allergic patch test reactions associated with cosmetics: Retrospective analysis of cross-sectional data from the North American Contact Dermatitis Group, 2001–2004. *J Am Acad Dermatol* 2009; 60(1):23–38.

[31] Moran B, Murphy GM. Recurrent tongue swelling: An unusual manifestation of allergic contact dermatitis. *Contact Dermatitis* 2009; 60(2):114–115.

[32] Jacob SE, Stechschulte SA. Tosylamide/formaldehyde resin allergy—A consideration in the atopic toddler. *Contact Dermatitis* 2008; 58(5):312–313.

[33] Scheers C, André J, Negulescu M, Blondeel A, Kolivras A. Recurrent cheilitis and lip oedema caused by (meth)acrylates present in ultraviolet-curable nail lacquer. *Contact Dermatitis* 2015; 72(5):341–342.

[34] Baran R, Rigopoulos, D. Nail cosmetics and real nail prostheses. *Nail Therapies*. London, U.K.: Informa Healthcare, 2012, pp. 102–109.

[35] Kanerva L, Lauerma A, Estlander T, Alanko K, Henriks-Eckerman ML, Jolanki R. Occupational allergic contact dermatitis caused by photobonded sculptured nails and a review of (meth) acrylates in nail cosmetics. *Am J Contact Dermatitis* 1996; 7(2):109–115.

[36] Constandt L, Hecke EV, Naeyaert J-M, Goossens A. Screening for contact allergy to artificial nails. *Contact Dermatitis* 2005; 52(2):73–77.

[37] Schoon D, Baran R. Cosmetics for abnormal and pathological nails. In: Robert B, Howard IM, eds. *Textbook of Cosmetic Dermatology*. London, U.K.: Informa Healthcare, 2010, pp. 259–268.

[38] Nanda S, Grover C. Utility of gel nails in improving the appearance of cosmetically disfigured nails: Experience with 25 cases. *J Cutan Aesthet Surg* 2014 December; 7(4):240–241.

[39] Jansen CW, Patterson R, Viegas SF. Effects of fingernail length on finger and hand performance. *J Hand Ther* 2000; 13(3):211–217.

[40] MacFarlane DF, Alonso CA. Occurrence of nonmelanoma skin cancers on the hands after UV nail light exposure. *Arch Dermatol* 2009; 145(4):447–449.

[41] Diffey BL. The risk of squamous cell carcinoma in women from exposure to UVA lamps used in cosmetic nail treatment. *Br J Dermatol* 2012; 167(5):1175–1178.

[42] Markova A, Weinstock MA. Risk of skin cancer associated with the use of UV nail lamp. *J Invest Dermatol* 2013; 133(4):1097–1099.

[43] Shipp LR, Warner CA, Rueggeberg FA, Davis LS. Further investigation into the risk of skin cancer associated with the use of UV nail lamps. *JAMA Dermatol* 2014; 150(7):775–776.

[44] Pottinger J, Burns S, Manske C. Bacterial carriage by artificial versus natural nails. *Am J Infect Control* 1989; 17(6):340–344.

[45] Passaro DJ, Waring L, Armstrong R et al. Postoperative Serratia marcescens wound infections traced to an out-of-hospital source. *J Infect Dis* 1997; 175(4):992–995.

[46] Gordin FM, Schultz ME, Huber R, Zubairi S, Stock F, Kariyil J. A cluster of hemodialysis-related bacteremia linked to artificial fingernails. *Infect Control Hosp Epidemiol* 2007; 28(6):743–744.

[47] Moolenaar RL, Crutcher JM, San Joaquin VH et al. A prolonged outbreak of *Pseudomonas aeruginosa* in a neonatal intensive care unit: Did staff fingernails play a role in disease transmission? *Infect Control Hosp Epidemiol* 2000; 21(2):80–85.

[48] Parker AV, Cohen EJ, Arentsen JJ. Pseudomonas corneal ulcers after artificial fingernail injuries. *Am J Ophthalmol* 1989; 107(5):548–549.

[49] Fagernes M, Lingaas E. Factors interfering with the microflora on hands: A regression analysis of samples from 465 healthcare workers. *J Adv Nurs* 2011; 67(2):297–307.

[50] Baran R. Nail beauty therapy: An attractive enhancement or a potential hazard? *J Cosmet Dermatol* 2002; 1(1):24–29.

[51] Torres MC, Linares T, Hernandez MD. Acrylates induced rhinitis and contact dermatitis. *Contact Dermatitis* 2005; 53(2):114.

[52] Teik-Jin Goon A, Bruze M, Zimerson E, Goh C-L, Isaksson M. Contact allergy to acrylates/methacrylates in the acrylate and nail acrylics series in southern Sweden: Simultaneous positive patch test reaction patterns and possible screening allergens. *Contact Dermatitis* 2007; 57(1):21–27.

[53] Slodownik D, Williams JD, Tate BJ. Prolonged paresthesia due to sculptured acrylic nails. *Contact Dermatitis* 2007; 56(5):298–299.

[54] Baran RL, Schibli H. Permanent paresthesia to sculptured nails. A distressing problem. *Dermatol Clin* 1990; 8(1):139–141.

[55] Fisher AA. Permanent loss of fingernails due to allergic reaction to an acrylic nail preparation: A sixteen-year follow-up study. *Cutis* 1989; 43(5):404–406.

[56] Linden CH, Scudder DW, Dowsett RP, Liebelt EL, Woolf AD. Corrosive injury from methacrylic acid in artificial nail primers: Another hazard fingernail products. *Pediatrics* 1998; 102(4 Pt 1):979–984.

[57] Woolf A, Shaw J. Childhood injuries from artificial nail primer cosmetic products. *Arch Pediatr Adolesc Med* 1998; 152(1):41–46.

[58] Draelos ZD. Cosmetic treatment of nails. *Clin Dermatol.* 2013 October; 31(5):573–577.

[59] Richert B, Baran R. Soins podologiques—Camouflage—Cosmétologie unguéale. In: Richert B, Baran R, eds. L'ongle: de la clinique au traitement. Paris, France: Med'Com, 2009, pp. 133–138.

[60] Pillet J, Didierjean A. Ungual prostheses. *J Dermatol Treat* 2000; 12:41–46.

18

局灶性多汗症的诊断、治疗及随访

Oliver Kreyden

原发性和继发性多汗症的形态、诊断和治疗

自主神经系统协调所有生存所必需的功能：心跳、血压、消化、昼夜节律、性行为和体温等。作为一个温血（恒温）物种，人类必须保持恒定的体温，而不受外界影响。体温仅稍微升高可导致发热，超过体温5℃的高温很难适应。我们的身体主要有两个不同的系统来冷却体温，这两个系统都是由自主神经系统协调的：

• 血管扩张，浅表血管开放，通过辐射（类似于散热器）进行热交换。

• 出汗，由于蒸发使得体温降低。

因此，出汗是调节体温的重要机制。这一事实经常被歪曲为"出汗意味着健康"。出汗就像自主神经系统的其他功能一样，与是否健康无关，而是非常必要的功能。自主神经包括两部分：增加神经系统活动的交感神经部分和减少神经系统活动的副交感神经。多汗症患者常有自主神经系统，特别是交感神经系统的过度活动。因此，多汗症患者经常罹患其他副交感神经疾病，如皮肤潮红、结肠易激惹、震颤和睡眠障碍。准确的既往史有助于明确诊断，并鉴别诊断原发性多汗症与继发性多汗症（大多数情况下由于内分泌疾病导致）。此外，可以证明原发性多汗症患者表现出知觉异常和对热痛觉刺激的过度运动反应，与交感神经回路的中枢敏化一致。有趣的是，胸腔镜下交感神经切断术后交感神经传出减少导致感觉正常化，但并没有改变传出性催汗活动的异常控制[1]。此外，可以证明，当患有局灶性多汗症的患者暴露在精神压力下时，与暴露在相同压力水平下的非多汗症对照组相比，催汗活动超过10倍[2]。然而，由于正常出汗和病理生理性出汗之间的边界是连续的，因此确切定义多汗症非常困难。一个公认的定义可能是，产生多余的汗水超过

升高的体温回到正常所需的量和/或没有任何降温需求时的病理性出汗（例如，在没有任何锻炼的寒冷的冬天出汗）[3]。

如前所述，我们初步区分了原发性和继发性多汗症。我们在原发性，主要是局限性（局灶性）多汗症（特发性原发性多汗症）中找不到任何潜在的病因，而继发性多汗症是由于潜在的疾病，主要是内分泌或神经疾病所导致（表18.1）[4]。

继发性多汗症

一般来说，继发性多汗症很少见。大多数多汗症患者都患有病因不明的原发性多汗症。根据经验，全身出汗的患者应排除继发性多汗症。最重要的是要指出，每一个有异常出汗或异常出汗史的患者都必须检查是否有可能是继发性多汗症。由于任何继发性多汗症都会出现其他症状，因此对切实的主诉、个人史以及家族史的记录非常重要。以下症状可能是继发性多汗症，应转诊给内分泌科、神经科医生，或在某些情况下转诊给家庭医生，以排除潜在疾病：

• 全身出汗过多的局灶性（或多灶性）多汗症，如胸部、背部、面部和四肢（图18.1）。

• 夜间出汗。

• 阵发性出汗。

• 相关症状，如潮红、腹泻、震颤、暴食、失眠和体重减轻。

• 混合症状（个人记忆）。

• 发病年龄超过30岁或症状持续时间少于1年。

另一方面，有一些症状表明原发性多汗症是无害的：

• 双侧和相对对称出汗。

• 发病年龄小于25岁。

• 阳性家族史。

• 夜间停止出汗。

表 18.1　继发性多汗症的病因

病　因	举　例
生理性多汗症	环境适应 锻炼
内分泌紊乱	更年期
激素紊乱	垂体功能亢进 甲状腺功能亢进
儿茶酚胺升高	低血糖 休克 嗜铬细胞瘤
神经疾病	颈肋 腕管综合征 弗雷耳颞综合征（味觉出汗） 脊髓痨 脊髓空洞症 脑炎 糖尿病神经病变 偏瘫 神经丛损伤 交感神经链损伤
代偿性多汗症与广泛性无汗症	糖尿病神经病变 汗疹 交感神经切除术后 交感神经链损伤
轴突反射性出汗	炎症性皮损
痣样病	发汗痣
特发性原发性多汗症	腋多汗症 手多汗症 足多汗症

注：经允许引自 Hölzle E, Pathophysiology of sweating, in Kreyden, O.P. et al., eds., Hyperhidrosis and Botulinum Toxin in Dermatology. Current Problems in Dermatology, Vol. 30, Karger, Basel,Switzerland, 2002, pp. 10-22。

• 无副作用的伴发自主神经症状，如潮红、结肠易激惹和睡眠障碍。

继发性多汗症是一种严重的疾病，皮肤科医生往往是第一批看到这些患者的医生。因此，不要低估患者的症状很重要，如果有任何疑问，应将患者转诊给其他专业的同事。在治疗多汗症患者时，与内分泌科、妇科、神经科和一线全科医生等其他专家的合作是最重要的（表 18.1）。

原发性多汗症

通常发生在经历精神压力（神经性出汗）而没有其他致病因素的年轻患者身上。出汗主要集中在腋窝

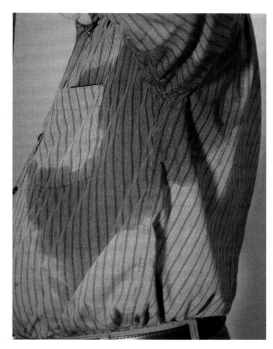

图 18.1　全身汗腺多汗，汗腺超过腋窝边缘，涉及乳房下区和背部（经允许引自 Kreyden OP, Botulinum toxin in treatment of axillary, palmar and plantar hyperhidrosis, in Redaelli, A., ed., *BotulinumToxin A in Aesthetic Medicine with Treatment for Hyperhidrosis and Odontostomatology*, Officina Editoriale Oltroarno, Firenze, Italy, 2010, pp. 199–219）。

（图 18.2a）、手掌（图 18.2b），或脚掌或前额脚掌（图 18.2c）。据估计有 3%～4% 的人口患有原发性多汗症，而估计未报道的病例数量很高，因此一些作者估计患者总百分比为 8%～10%[5]。这是由于患者缺乏有效治疗方案的知识，并因此对该疾病的接受程度不高。另一方面，许多医生依然建议患者"适应"出汗症，他们要么不相信治疗方案的有效性（肉毒毒素怀疑者），要么低估了多汗症对患者生活质量的影响。即使在治疗局灶性多汗症 20 年后，对于治疗用肉毒毒素（BTX），人们仍存在怀疑的主要原因是缺乏了解。这导致了谣言被多次报道，以至于人们（患者和医生）听信谣言。因此，最重要的是要重视多汗症，特别是继发性多汗症，是一种严重的皮肤病，对患者的日常生活有很大的影响。人们普遍认为皮肤科医生都是治疗多汗症的专业人士[5]。

据报道，原发性多汗症患者有家族史的比例约为 30%～65%[6]，这取决于医生的记录。多汗症对患者生活质量的影响很大。一项关于局灶性多汗症治疗前后生活质量受损的调查显示，80% 的受影响患者在治疗前的日常活动受到限制，75% 的受治疗患者不再感到限制[5]（图 18.3）。

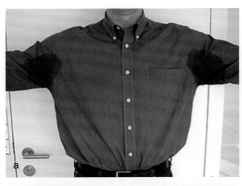
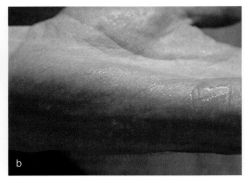
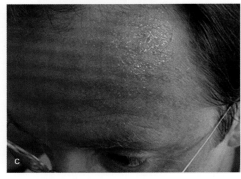

图 18.2 a. 有严重腋多汗症患者的汗痕（Ⅳ级）。b. Ⅳ级多汗症患者典型的手掌出汗。c. 汗珠汇聚，额多汗症的发作通常位于退行性发际线。这一点在使用肉毒毒素治疗患者时很重要。

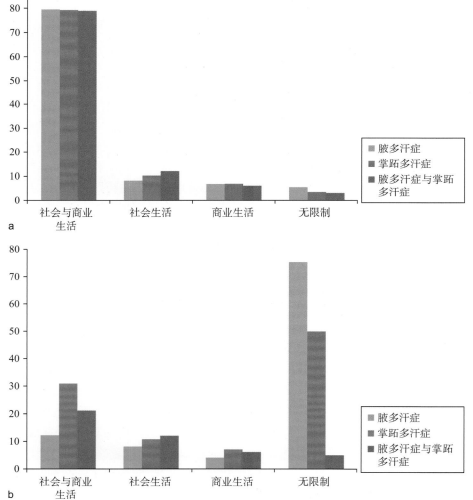

图 18.3 由于原发性多汗症，你什么时候感到日常活动受限？a. 治疗前。b. 治疗后（引自 Junker J and Kreyden OP, *Kosmetische Medizin*, 2, 32, 2008）。

原发性多汗症的临床表现

在大多数情况下，原发性多汗症是局灶性的，这意味着局限于某些区域。有时，也可能是多个身体部位发病，例如腋窝、手和脚。如果出汗部位更弥漫，也会涉及胸部和背部，我们谈论的是全身性原发性多汗症（GCPH）。这种形式有时会导致诊断问题，因为很难与继发性多汗症区分开来。因此，建议在这些情况下进行更多的诊断性检查，以确保不会忽视继发性多汗症导致的出汗。一般来说，我们发现原发性多汗症主要有以下4种类型：

（1）腋多汗症。

（2）手多汗症（多合并足多汗症）。

（3）额多汗症。

（4）多发性多汗症（三种类型的组合）。

一般来说，我们区分四种类型的局灶性多汗症的严重程度（表18.2）。

我们面对的较不常见的是乳房间（主要是女性）（图18.4），或下腹股沟（图18.5），或肛周多汗症。根据额多汗症的程度，患者可能分别患有颈部和/或全头皮多汗症（图18.6）。

原发性多汗症的诊断程序和治疗方式

如前所述，原发性或特发性多汗症的诊断依据是临床表现和病史。青春期早期（或极少数情况下甚至在青春期之前）发病，典型部位局部出汗，多汗症家族史阳性是诊断的线索。在这些情况下，不需要进一步的检查，如实验室检查或任何影像学检查。然而，如果患者有其他内分泌紊乱症状或患者病史中有矛盾之处，强烈建议与其他专家合作进一步检查，以明确排除继发性多汗症。

根据局灶性多汗症的影响区域，治疗方式可能会

发生改变。在任何情况下，特别是腋下多汗症，应进行微量淀粉试验。微量淀粉试验提供了有关多汗症严重程度的重要信息，并且能证明治疗的有效性，或在结果不理想的情况下检测未治疗或治疗不足的部位，对后续治疗非常有帮助。原则上，所有局灶性原发性

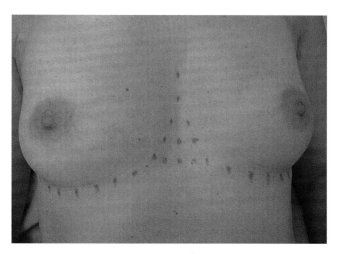

图 18.4 乳房间和乳房下多汗症很常见，但经常被忽视。肉毒毒素注射在这个特殊的适应证中是非常有效的（经允许引自 Kreyden OP, Botulinum toxin in the management of focal hyperhidrosis. Anatomy of sweat glands, in: Benedetto, A. V., ed., *Botulinum Toxin in Clinical Dermatology*, Taylor & Francis Group, London, U. K., 2006, pp. 261–293）。

表 18.2　局灶性多汗症分级

局灶性多汗症严重程度分级	腋多汗症（少量淀粉试验中的变色）	掌跖表现
Ⅰ	无或非常少量	手掌有点湿
Ⅱ	可见但少量	重要的手掌湿润，包括掌指和可见的珍珠样细汗
Ⅲ	以暗斑为主	手掌和手指两侧的汗珠汇合在一起
Ⅳ	低落	指背汗珠汇合，手汗淋漓

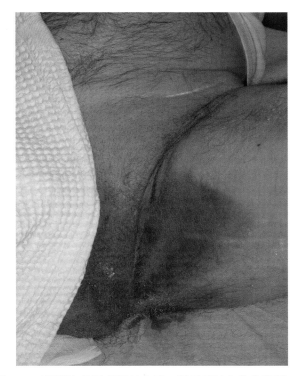

图 18.5 腹股沟多汗症相对少见，但严重时会非常麻烦，可能需要垫纸巾。

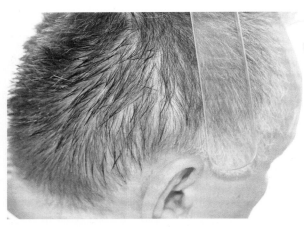

图 18.6　全头皮多汗症。在大多数情况下，它与额叶多汗症一同出现，但也可以独立发生。患者抱怨头发湿了，就像洗完澡后一样，只不过它是由少量压力引起的（经允许引 自 Kreyden OP et al., *Hyperhidrosis and Botulinum Toxin in Dermatology. Current Problems in Dermatology*, Vol. 30, Karger Verlag, Basel, Switzerland, 2002）。

多汗症都可以用 BTX-A 治疗。由于采用了这种非常有效和无创的治疗方法，手术或多或少被弃用。然而，自来水离子导入（TWI）仍然是治疗掌跖多汗症的首选方法（见"自来水离子导入"一节）。

汗腺解剖

外泌汗腺 [7, 8]

我们发现，汗腺遍布全身，汗腺的总数为 200 万～400 万。已知有两种类型的汗腺：外泌汗腺（小汗腺）和顶泌汗腺（大汗腺），大多数汗腺都是外泌汗腺，顶泌汗腺目前只存在于有限的地区，如腋窝、肛周区、乳晕、脐周皮肤、包皮、阴囊、阴阜、大阴唇。外泌汗腺在足底（620/cm²）、前额（360/cm²）、手掌和腋窝（300/cm²）最多，在大腿（120/cm²）、阴囊（80/cm²）和背部（65/cm²）很少见。嘴唇、甲床、乳头、包皮内表面、大阴唇、阴茎头和阴蒂头的边缘没有外泌汗腺分布。大汗腺和小汗腺的比例在腋窝为 1:1，而在其他地方则为 1:10。

外泌汗腺是一种长的分枝管状结构，由卷曲的分泌部分和直导管部分构成。分泌部位位于真皮深处，我们可以很清楚地将其与上皮中的暗细胞区分开。明细胞有圆形的、大的，中等常染色质的细胞核。汗液的主要部分，特别是水和电解质，是由明细胞形成的。暗细胞呈立方形，胞浆内致密颗粒分泌 PAS 阳性糖蛋白。这些糖蛋白是汗液中最重要的蛋白质成分。暗细胞的主要功能尚不明确。

汗腺由脊髓的交感神经纤维支配。脊髓段 T2 至 T8 支配上肢皮肤汗腺，T1 至 T4 支配面部汗腺，T4 至 T12 支配躯干汗腺，T10 至 L2 支配下肢汗腺。这一认识对内镜下胸交感神经切除术（ETS）治疗多汗症具有重要意义。

顶泌汗腺

大汗腺由一个基本的分泌部和一个直达皮肤表面的管道组成。分泌部位于真皮深层。分泌细胞呈立方形，但当腺体被分泌产物充填时，腺体细胞可能呈鳞状。大汗腺的导管在形态学上与小汗腺导管相似，由来自与外泌汗腺相同脊髓节段的交感神经纤维支配。大汗腺的分泌产物是一种无菌、黏稠、乳白色、无味的液体，含有蛋白质、碳水化合物、氨、脂质、铁离子和脂肪酸。只有在细菌分解分泌产物后，才会产生特有的气味。我们相信大汗腺是人类进化的产物。在动物体内，带有信息素的分泌产物是一个重要的信号，它对动物的"捍卫领土"的行为起着重要的作用。然而，大汗腺分泌产物对于现代人的作用尚不清楚。

汗腺生理学

体温调节

出汗是使体温恒定的重要机制，可定义为对由于环境温度升高或身体压力引起的体温升高的生理反应。正常出汗率估计为 0.5~1 mL/min，每天 1~2 L。但是，在压力情况下，我们可以每天生产 10 L 汗液。除了外泌汗腺，还有其他调节体温的效应器，如改变皮肤血管管径或新陈代谢和肌肉活动。然而，通过增加血液循环，热量损失是通过像散热器一样的辐射实现的，出汗则是从体表产生蒸发造成热损失。这种非常敏感的调节是由位于下丘脑的植物神经系统控制的。几个因素改变了下丘脑中枢的温度调节。这些包括激素、热原、体力活动、情绪刺激、温度变化和情绪刺激，如更年期体温调节失衡和月经期体温调节。通过边缘系统，情绪和身体活动对体温调节中心造成影响。

汗液分泌机制 [4]

人外泌汗腺的分泌活动包括以下两大功能：

（1）分泌部对交感神经末梢释放的乙酰胆碱（ACh）的超滤作用。

（2）通过导管重新吸收水分中的钠，从而产生高渗性皮肤的表面汗液。

Sato 提出了外泌汗腺中明细胞分泌液体的离子机

制的概念[9]（图 18.7）。腺体周围胆碱能神经末梢释放的乙酰胆碱与汗腺胆碱能受体结合。这些位于明细胞上的受体激活刺激细胞外 Ca^{2+} 流入细胞质。细胞内 Ca^{2+} 的增加刺激管腔膜的 Cl^- 通道和基底外侧膜的 K^+ 通道，使 KCl 净流出细胞。因此，细胞体积减少，因为水跟随溶质保持等渗，细胞收缩。K^+ 和 Cl^- 的减少为位于基底外侧膜的 Na^+-K^+-$2Cl^-$ 共转运提供了有利的化学电位梯度，可能为转运提供驱动力。共转运体以电中性的方式携带 Na^+、K^+ 和 $2Cl^-$ 进入细胞。在稳定的分泌状态下，K^+ 和 Na^+ 在基底外侧膜上循环而不进一步丢失。相反，Cl^- 通过 Na^+-K^+-$2Cl^-$ 协同转运进入细胞。Cl^- 穿过顶端（管腔）膜的运动使顶端膜去极化并产生负的管腔电位。然后，这种管腔负电位通过 Na^+ 传导细胞间连接将 Na^+ 吸引到管腔中。因此，穿过细胞进入内腔的 Na^+ 和 Cl^- 在等渗原液中形成 NaCl。

在汗管的卷曲部分，NaCl 的再吸收发生，以保持电解质产生低渗汗，最终在皮肤表面分泌。导管对 NaCl 的吸收是由于位于导管基底细胞膜的 Na 泵对 Na^+ 离子的主动转运（图 18.8）。Cl^- 的迁移虽然逆化学梯度，但电梯度对它的迁移有利。在囊性纤维化病中，管腔膜中的 Cl^- 通道有缺陷，基底膜中的 Cl^- 通道明显减少，导致分泌到皮肤表面的汗液中 Cl^- 过多。

非肉毒毒素治疗原发性多汗症

原则上，小汗腺由交感神经系统支配。与运动终板和副交感神经系统一样，外泌汗腺的递质是乙酰胆碱。神经冲动通过一个开关位置，即所谓的神经节，从大脑的边缘系统通向效应器（分别是运动终板或小汗腺）传递。这些开关位置具有相同的发射器和接收器，乙酰胆碱和烟碱受体。然而，在效应器上，受体是不同的。肌肉（运动终板）使用烟碱受体，副交感神经系统和汗腺使用毒蕈碱受体，但运动终板、副交感神经系统和外泌汗腺的递质始终是乙酰胆碱（图 18.9）。

在突触后阻滞的情况下，这种差异很重要。阻滞肌肉活动必须用烟碱受体阻滞剂，例如箭毒，阻滞副交感神经系统和小汗腺则需要毒蕈碱受体阻滞剂，例如阿托品。

1949 年，Burden 发现 BTX-A 是突触前阻滞剂，

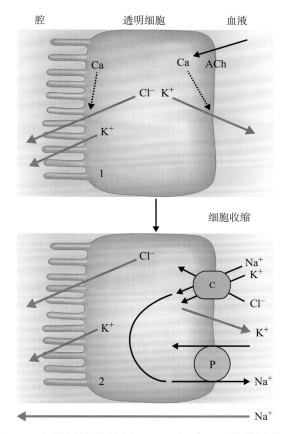

图 18.7　分泌汗液的机制。 C，Na^+-K^+-$2Cl^-$ 共转运体；P，Na^+-K^+-ATP **酶依赖性 Na 泵**（经允许修改自 Sato H. Biology of the eccrine sweat gland. In: Vol. 5. New York: McGraw-Hill, 1993, pp. 155–164; in Holzle E, Pathophysiology of sweating, in Kreyden, O. P. et al., eds., *Hyperhidrosis and Botulinum Toxin in Dermatology. Current Problems in Dermatology*, Vol. 30, Karger, Basel, Switzerland, 2002, pp. 10–22; Kreyden OP et al., *Hyperhidrosis and Botulinum Toxin in Dermatology. Current Problems in Dermatology*, Vol. 30, Karger Verlag, Basel, Switzerland, 2002）。

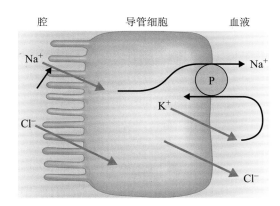

图 18.8　原发性汗液中电解质的再吸收机制。 P=Na^+-K^+-ATP 依赖的 Na 泵（改自 Sato H. Biology of the eccrine sweat gland。来源：Freedberg, I. M. et al., eds. *Dermatology in General Medicine*, Vol. 5. New York: McGraw-Hill, 1993, pp. 155–164; Holzle E, Pathophysiology of sweating, in Kreyden, O. P. et al., eds., *Hyperhidrosis and Botulinum Toxin in Dermatology. Current Problems in Dermatology*, Vol. 30, Karger, Basel, Switzerland, 2002, pp. 10–22）。

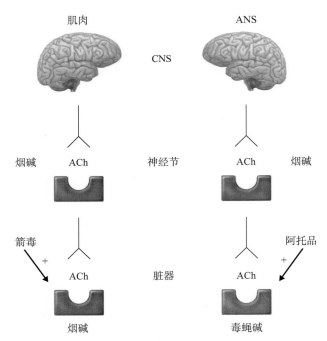

图 18.9 胆碱能通路图。注意乙酰胆碱（ACh）是自主神经系统（ANS）和肌肉的递质，但受体不同（由 Dr. O. Ph. Kreyden, Dermatologie Praxis 绘制）。

而不是曾被认为的突触后阻滞剂。因此，BTX-A 可用于治疗所有依赖 ACh 有关的疾病（肌肉活动、副交感神经系统损伤和多汗症），而突触后阻滞剂是选择性的。

止汗剂

将除臭剂与芳香剂和抗生素联合作用的止汗剂通过减少汗液的流动减少体味。在大多数除臭剂中，三氯卡班或三氯生是作为抗菌作用添加的。此外，止汗剂由于其酸性 pH 而具有一定的抗菌活性。很长一段时间以来，止汗药的作用机制还不清楚，许多理论都是假设的。Papa 和 Kligman 总结了 20 多年来的研究成果，他说："事实上，我们对于铝盐抑制小汗腺出汗的方式几乎一无所知！[10]" Sulzberger 的理论认为，导管周围淋巴细胞浸润是出汗减少的原因，但该理论被放弃了，同时，由于铝盐导致汗液在皮肤上完全重吸收，导致末梢汗管通透性增加的理论也被放弃了。Quatrale 等揭示，荧光显微镜显示角质层中有电子致密非晶物质堵塞[11]。Hölzle 通过在分泌腺扩张管腔的角质层上部发现 PAS 阳性物质并伴有分泌细胞萎缩，证实了这一点，他得出结论：长期使用止汗剂后，汗腺呈现萎缩趋势[12]。

局部止汗剂最广泛使用的成分是铝盐。六水氯化铝是 1916 年 Stillians 公司推出的最有效的止汗剂之

一。不幸的是，它刺激性很强甚至能引起接触性皮炎。含锆盐的制剂已被废弃，主要是因为它们能导致罕见的皮肤肉芽肿——可能是由于迟发型过敏反应引起。因此，铝（氢）氯化物是最优选，它毒性较小，导致皮肤刺激和过敏性皮炎较少，并且对不同织物的腐蚀性较小。然而，它比六水氯化铝的效果差，因此氯化铝最好在 30% 的浓度下使用。浓度低于 20% 的铝盐通常效果明显较差，因此仅用于化妆品。与制造商的建议相反，该溶液或面霜应每晚睡前使用，而不是隔日或隔两日晚上使用。另外，在睡前使用足量的面霜或溶液非常重要，因为要发生角质层堵塞结晶，患区完全无汗是绝对必要的。

近年来，铝被认为是导致乳腺癌的原因。这主要归因于 2005 年的一个研究，他们发现乳腺癌患者组织中铝浓度较高[13]。此后，又进行了几项此类研究，但没有研究能够证实铝摄入与乳腺癌发病率增加之间的相关性[14]。20 世纪 80 年代末，研究人员在英格兰南部肯特郡的自来水中发现了更高浓度的铝，人们怀疑铝会导致老年痴呆症。在肯特，阿尔兹海默病在这段时间内有统计学上的增加。然而，铝摄取量与阿尔兹海默病之间的关系却永远无法得到科学的证实。总之，我们可以说，所有不同的商用含铝产品都是安全的，没有科学证据证明它们会导致乳腺癌或阿兹海默病。

抗胆碱能药物（副交感神经抑制剂）

胆碱能药物通过抑制汗腺上的副交感神经突触后膜受体发挥作用。目前，欧洲主要使用的药物是盐酸波那普利（Sormodren）和溴化美赞林（Vagantin）。由于其副作用，抗胆碱药的使用主要局限于表现为多灶性或全身性多汗症的患者。盐酸波那普利在中枢发挥作用，而溴化美赞林的作用主要在外周，因此副作用较少。系统用药最好用于治疗全身性多汗症的患者，因为此时多个病灶可以同时得到治疗。这些抗精神病药物（不是烟碱类药物；见前文）的主要适应证通常是帕金森病。然而，这些药物的副作用是广泛和相对严重的。最突出的副作用是散瞳，有时视力模糊，口干和眼干，头晕和便秘，长期摄入后引起尿潴留。由于青光眼的危险性，在没有事先眼科会诊的情况下，不应使用副交感神经药。突触后神经节阻滞剂的半衰期相对较短。这就需要一天 3~4 次口服药物，这很容易很快就引起患者的依从性问题。此外，由于剂量依赖性的副作用，药物的剂量必须通过缓慢增加其强度来滴定，直到达到所需的少汗程度。因此，不同患者的剂量可能不同，通常鼓励患者独立用药。经验表明，

在 BTX 或离子导入不能完全满意的情况下，可以加用副交感神经药物。有时，抗胆碱能药物可作为非手术治疗（如 BTX 和 / 或离子导入）的辅助治疗。经验表明，许多时候，由于需要频繁的服用且副作用大，这些药物通常在短期疗程后被患者停用。因此，建议保留这些药物的处方，这意味着只有在被严格筛选的情况下才可以服用。

自来水离子导入

Ichihashi[15] 首先报道了离子导入的原理，但是治疗性的离子导入给药已经是两个多世纪前的事情了。早在 1740 年，皮瓦蒂就用离子导入的方法治疗关节炎。离子导入的机制是基于电学原理：相同电荷的元素相互排斥，相反电荷的元素相互吸引。因此，利用外部电流有助于带电分子穿透表皮。多年来，离子导入只用于促进分子（强效药物）的运输，否则很难渗透到皮肤。Levit 是第一个将 TWI 引入实际皮肤治疗的人[16]。研究者已经对无汗症的机制展开了研究，但具体的机制仍不清楚。汗管高位阻塞导致无汗症的假设被驳回，因为在 TWI 治疗前后，光镜和透射电子显微镜观察到小汗腺没有结构变化，而且电流密度远低于汗管末端损伤的阈值。Sato 证明，阳极电流比阴极电流具有更大的抑制作用，水优于生理盐水。相反，电解质浓度的增加降低了治疗效果。他还证实了这种抑制作用是电流导致的。他得出结论，阳极槽中的水水解产生的强酸性和阳极电流在汗管中进一步积聚的 H^+ 可能是导致汗孔管中未知损伤，从而抑制出汗的原因[17]。广泛应用的直流离子导入越来越多地被交流偏置（AC/DC）离子导入所取代。使用 DC-TWI，需在 20~40 V 的电压下使用 8~25 mA 的电流，而使用 AC/DC-TWI，在较低的电流（8~12 mA）和 16 V 的固定电压下能够实现相同的效果。在这种模式下，一些副作用，如在治疗过程中的烧灼感和刺痛感，皮肤表面红斑，特别是电压突然变化（从浴缸中出来）引起的电刺痛会被最小化。

为了优化流程得到理想结果，TWI 治疗应在初始阶段每天进行 10~14 天，直到患者无汗。在每次治疗过程中，一侧肢体在阳极槽中沐浴 15 分钟，另一侧在阴极槽中沐浴。此后，换侧并重复该过程 15 分钟。总之，一个疗程需要 30 分钟。TWI 的优点之一是，在掌跖多汗症的情况下，双手和脚都可以在同一个疗程。在这种特殊情况下，手在一个槽（阳极）中沐浴，脚在另一个槽（阴极）中沐浴。15 分钟后，必须切换极性，如前所述，重复治疗 15 分钟。为了方便起见，一

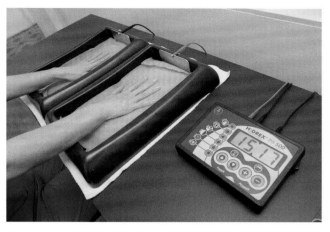

图 18.10　正确使用的自来水离子导入是治疗掌跖多汗症的最有效方式。

些作者建议，只在第二次治疗时改变极性。然而，这样做疗效不佳，这就是为什么我们建议在 15 分钟后改变每次治疗的电流极性。经验表明，最省时的治疗方法如下：

- 初始阶段，每天进行 30 分钟治疗。这个治疗周期需要 10~14 天。应在阳极槽中为四肢的每侧至少沐浴 15 分钟。因此，在程序进行到一半后改变极性非常重要。剂量必须至少为 25 V/mA（图 18.10）。

- 一旦出现无汗症（或可接受的少汗症），治疗就会中止，直到手掌再次出汗。在大多数情况下，当指尖开始出汗时就会注意到这一点。根据局灶性多汗症的严重程度，两次治疗的间隔从 1~8 周不等。

- 复发后，必须重复离子导入，直到达到正常汗液量（维持治疗）。一般来说，根据最初多汗症的严重程度，4 次治疗足以维持治疗。患者可以按照之前的描述每天进行治疗，也可以在周末（例如，周末、早上和晚上）每天进行 2 次治疗。维持治疗必须每 4~6 周重复一次。

尽管 TWI 是一种物理疗法，但也有一些不容忽视的副作用。必须事先向患者解释每种副作用，更重要的是指导患者如何避免这些副作用。

- 治疗过程中的灼痛程度取决于电压。
- 在腐蚀性部位进行治疗会产生疼痛且有烧伤的风险。
- （治疗时）接触金属（戒指、手镯等）时会引起灼伤。
- 手 / 脚背和手腕 / 脚踝的刺激性会增加。
- 随着治疗的进行，手部会出现干燥发痒的症状。

因此，最重要的是指导每位患者在治疗前清除所有金属物品，并在治疗前用凡士林覆盖每个腐蚀点。在整

个治疗期间，手/脚应定期涂上面霜，以防止刺激或累积产生刺激性手/脚湿疹。每次治疗前后，手腕/脚踝都要非常小心地保湿。有时，局部应用皮质类固醇是治疗期间必要的治疗措施。需注意安装心脏起搏器是 TWI 的禁忌证。然而，金属植入物如假体，并不是禁忌证，同样怀孕或哺乳期妇女可以进行 TWI 治疗。

即使 TWI 对 90% 以上的掌跖多汗症最有效；也有无反应者，主要是Ⅳ型掌跖多汗症患者（表 18.2）。此外，由于治疗计划耗时，即使治疗有效，患者的依从性也可能影响维持治疗。规划固定治疗疗程的建议有助于提高患者自律性（如每周三晚上在电视上看新闻）。每一个无应答者在建议他中断治疗前都应该仔细询问，因为最重要的是不要因为误解、错误的指导或依从性问题而失去一个良好的治疗模式。在暂停离子导入治疗之前，应提出以下问题：

- 依从性不好？
  - 如果是，为什么？时间不够？疼痛？懒惰？
- 剂量不足？
  - 如果是，为什么？疼痛？刺激？
- 应用程序故障？
  - 水温？
  - 足够的水？
  - 足够的电压？
  - 在治疗一半时间时是否改变电压？
  - 每次治疗有足够的时间？
  - 总共有足够的疗程？

只有在所有这些问题都得到解决后，如果治疗仍不充分，才应放弃离子导入治疗。对于无应答者和中断治疗的患者，可选择应提供诸如 BTX 注射（见前文）、全身抗胆碱能药物或手术等治疗。

外科治疗
腋汗腺切除术

外泌汗腺和顶泌汗腺都主要位于浅表皮下和真皮-皮下界面。对于 BTX 无效（见后续内容）的严重的腋臭多汗症，腋下皮肤和皮下组织切除是唯一的解决方案。随着 BTX 时代的到来，这个治疗方案被遗忘了很长一段时间。在腋部难以避免的瘢痕，目前仍是该技术的主要问题。然而，手术疗效取决于所采用的技术，根治性椭圆切除术的长期治疗效果最好[18]。在特定的病例中，这种治疗仍有其作用，这些病例主要是对腋下瘢痕并不在意的男性，他们希望获得安全和可预测的良好结果。

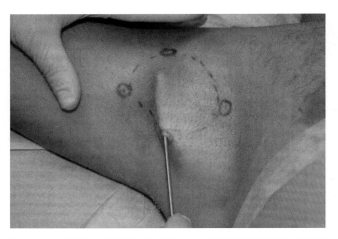

图 18.11　腋窝抽吸刮取术可能是一种想要获得明确疗效的患者可选择的替代治疗。然而，这项治疗成功率有限，并强烈依赖操作人员的技术水平。

汗腺抽吸与刮除术

汗腺抽吸和刮除术的优点是不会留下难看的瘢痕（图 18.11）。这是开发这种技术的主要原因，因为在大多数情况下，开放汗腺切除术表现出了极好的效果，但缺点是留下了瘢痕。但是，不幸的是，经验表明，该技术的效率不如切除术。根据治疗技术和/或治疗的根本原理，治疗后头几个月的结果会很好甚至绝佳。但是，9~12 个月后，初始反应率从 80% 以上降低到 25% 以下。2001 年的一项研究表明，抽吸与刮除联合治疗后，只有 10% 的患者感到满意，20% 或多或少感到满意，有 70% 的患者对此疗法感到失望[19]。这些令人沮丧的长期结果与这项技术本身有关。重要的是要了解解剖结构，因为刮除术等不能完全去除真皮汗腺。即使大多数外分泌腺直接位于表皮之下，也有一些外分泌腺完全位于真皮深层，特别是在腋窝中央。腋窝的汗腺密度为 300/cm^2，似乎不可能仅通过抽吸来去除所有具有多方向活性的汗腺。总而言之，通过造成浅表神经丛的物理损伤，这种技术在最初的几个月中是有效的，由于神经的趋化性，几个月后损伤修复。因此，几个月后，神经丛恢复并且多汗症复发。但是，最近发表的研究显示出更好的结果，因为我们学会了在干预过程中增强攻击性并造成更多的组织损伤，从而导致广泛的皮下瘢痕，从而阻止了神经通过趋化性恢复。总而言之，当此处的所有非侵入性治疗均失败且患者希望进行无瘢痕手术且多汗症治疗效果良好但仍有提升空间时，可以推荐使用该技术。在任何情况下，都必须事先告知患者可能的结果。手术后仍可进行 BTX 注射（参见后续章节）。

胸腔镜交感神经切除术 [20]

通常，可以使用两种不同的方法来破坏交感神经节。切除交感神经或用电灼或激光切除。选择切除交感神经的比例较低。患者在全麻下进行手术，插管时使用双腔气管插管，在半坐姿的手术过程中进行选择性单肺通气，并注入二氧化碳以压低肺部（图 18.12）。建议进行双腔气管内插管，以选择性地使单侧肺完全塌陷。患者仰卧放置，在第 4 肋间隙处的乳房下折叠处插入一个 7 mm 的套管针，一个 5 mm 的套管针，一个电凝钩，一个 2 mm 的套管针。切除 T2 和 T3 神经节，当患者患有腋窝多汗症，另外需切除 T4 神经节，如果存在 Kuntz 神经，则加行 Kuntz 神经凝固术。该手术是双侧进行的。最后通过 5 mm 的套管针置入胸膜导管，放置数小时，以排空气胸。患者第二天出院，亦可当日出院。大多数外科医生会选择切除掌多汗症患者的 T2-T3 神经节，以及腋窝多汗症患者的 T4 神经节。在不触及星状神经节的情况下，术后霍纳综合征的风险极低，可忽略不计。大约 10% 的患者存在 Kuntz 神经。忽略此神经可能导致手和腋不完全失神经，从而导致手术失败和早期复发。

胸腔内镜交感神经切除术（TES）发生副作用或直接并发症的风险极小。由于可以使用内镜手术代替开胸手术，因此直接并发症（例如霍纳综合征和气胸或血胸）很少。成功手术后，TES 的效果是立竿见影的。手术后，患者双手立即从潮湿寒冷变成温暖干燥。然而，由于该手术的技术难度，其侵入性和代偿性多汗症的高并发症发生率（84%），TES 的适应证需要非常仔细的评估 [21]。更深远的问题是手术的并发症是不可预测的。多达 1/3 的患者在整个身体（尤其是躯干和近端四肢）发生中到重度出汗。这种代偿性出汗的程度可以使患者无法工作。由于出汗大多是全身性的，因此治疗选择有限（见前文），所以很多患者需要在常规基础上加用副交感神经药（图 18.13）。

代偿性多汗症的风险随所治疗区域的位置和范围而增加。TES 治疗面部或腋窝多汗症后，代偿性多汗症风险高于手掌多汗症，因为上躯干的无汗程度高于仅手，因此更易代偿。即使 TES 不能治疗足底多汗症，许多因手足多汗症而手术的患者足部出汗情况也能得到改善。总之，由于存在严重的术后并发症的风险，必须将 TES 仅用于对任何其他治疗（主要是 TWI 和 BTX 治疗）无反应的严重掌多汗症（请参见后续章节）。

原发性多汗症中的 A 型肉毒毒素（BTX-A）

BTX-A 的历史

一般认为，第一个神经毒素产生菌——肉毒杆菌——引起食物中毒（肉毒中毒）的病例是 1735 年被报道的。Justinus Christian Kerner（1786—1862）在 1817 年发表了一篇关于肉毒杆菌中毒患者在食用未煮熟的熏香肠或火腿后的症状的非常精确的报道 [22, 23]。肉毒杆菌中毒的显著临床特征包括广泛的副交感神经症状，如视力模糊、复视和瞳孔扩大、口干伴吞咽困难、乏力、便秘、恶心、呕吐和腹部痉挛，接着是从头部到脚部的肌无力加剧，最终导致呼吸衰竭（框 18.1）。因为当时对感染的了解很少，Kerner 认为是脂肪酸导致了这种疾病。比利时根特细菌学

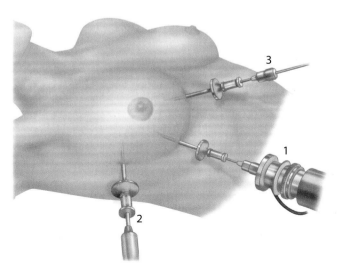

图 18.12 胸腔镜下脊髓交感神经切断术的手术入路。

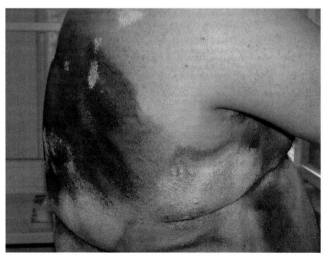

图 18.13 胸内镜交感神经切除术后代偿性多汗症患者的微量淀粉试验。患者胸部和背部长期多汗症。注意多汗症有明显的分界线。

框 18.1

　　1815 年 2 月 12 日，一位常饮酒的 44 岁农民买了一根干香肠（Leberburst），香肠发霉、呈酸性、有臭味，当晚他嫌弃地吃了下去。第二天，他感到头晕，看不见东西。第三天，他呼吸困难，吞咽困难，嗓子哑得厉害。他叫外科医生放血。患者说他"知道自己会死，这都是那根可怜的香肠的错。"第五天，患者没法说话，尽管他完全清醒。医生睁开紧闭的眼睑时，发现瞳孔扩大，眼睛一动不动，目不转睛。患者脸色发红，身体发热，皮肤干燥。他的尿流干了，灌肠后便也没有出现。患者可以移动他的手臂，但他示意他觉得手臂瘫痪了。他试图走几步时，绊倒了。第七天下午，患者脸色苍白。他示意周围的人应该祈祷，他做出一些轻快的，几乎是痉挛的动作，变得平静，停止了呼吸！在吃了那根可怜的香肠之后，他活了 6 天 19 小时。

教授 Pierre Emile van Ermengem（1851—1932）分离出致病菌，驳斥了克纳的脂肪酸理论。第一次世界大战前，Tchitchikine 发现了肉毒毒素这一神经毒素，Dr.Hermann Sommer 于 1920 年首次成功地纯化了外毒素。第二次世界大战期间，美国在马里兰州德特里克堡进行了大量研究，主要是由 Schantz[24] 进行的，他正在寻找对抗 BTX 的解毒剂，BTX 被认为是一种潜在的生物武器，可能被其他几个国家使用。1949 年，Burgen 发现 BTX 阻断乙酰胆碱酯酶的释放发生在突触前神经末梢，而不像以前认为的那样，通过突触后阻断受体（如阿托品）发挥作用。20 世纪 60 年代，眼科医生 Alan Scott[25, 26] 寻找到一种治疗斜视的非手术疗法。他产生了使用 BTX 弱化眼外肌痉挛的想法，这种设想使他接触到了 Schantz。在对猴子进行了几次试验后，血清 A 型 BTX（BTX-A）于 1989 年被联邦药物管理局批准用于斜视、眼睑痉挛和面肌痉挛的治疗。BTX 在其他医学领域的作用很快就引起了人们的兴趣，BTX-A 被用于多种适应证，特别是对运动过度的肌肉的治疗。Bushara[27] 首次提出多汗症可能是 BTX-A 治疗的适应证。自 2002 年以来，在大多数国家，BTX-A 已被批准用于治疗腋窝多汗症。

可获得的 BTX-A 商用产品

　　目前，有三种纯化的 BTX-A 神经毒素复合物商用产品。

　　（1）Onabotulinum toxin: Botox®/Vistabel®（Allergan, Irvine, CA, USA）。

　　（2）Abobotulinum toxin: Dysport®/Azzalure®（Ipsen Ltd, Wrexham, UK and Galderma, Lausanne, Switzerland）。

　　（3）Incobotulinum toxin: Xeomin®/Bocouture®（Merz Aesthetic, Frankfurt, Germany）。

BTX B 型神经毒素复合物，在美国以 Myobloc® 或在欧洲以 NeuroNebloc®（Elan Pharmaceuticals, San Franciso, USA）的形式销售，这些毒素在皮肤病学适应证中作用不大。Onabotulinum 和 Incobotulinum 在功效、功效持续时间和起效方面具有可比性。所有毒素均以干燥的结晶粉末形式存在，必须用 0.9% 生理盐水重新配制。所有这三种产品的生物学活性均以小鼠单位（MU）或单位（U）来定义：一个 MU 的定义是 18~22 g Swiss Webster 雌性小鼠中 50% 致死的神经毒素 [即腹膜内注射后的致死剂量（LD_{50}），即小鼠 LD_{50} 等于 1 MU 或 U]。值得注意的是，Abobotulinum 的等效 U 与 Onabotulinum 和 Incobotulinum 的等效 U 不同。这是由于每种单独毒素的不同细菌菌株和制造过程所致。Onabotulinum/Incobotulinum 至 abobotulinum 之间的剂量转换系数为 1:2.5（表 18.3）。Onabotulinum 是目前唯一提供了基于细胞的效能测定法（CBPA）来替代已知的 LD_{50} 的毒素。Incobotulinum 绝对不含复杂的蛋白质，由于抗体的形成，在次级无应答者中可能是一个优势。但是，由于注射量小，在皮肤病适应证中几乎看不到这种效果。但是，神经系统适应证中需要大量毒素，结果可能会非常有趣。必须指出，在网络上，存在许多其他品牌的 BTX-A。其中一些是原始肉毒毒素的许可拷贝，其中含有大量的复杂蛋白质。其中一些来源令人怀疑或未知。需要指出的是，唯一应使用的毒素是具有足够临床经验以及有安全性和有效性数据的毒素。此外，应对症使用药物。

少量淀粉实验

　　在治疗前客观地评价腋下多汗症非常必要。患者的病史未必能反映多汗症的严重程度，患者的病情可能低估或高估。医生的任务是将可使用铝盐溶液治疗的中度多汗症患者与重度多汗症患者分开，后者需要离子导入、BTX 甚至手术治疗。每个患者都应该在进行肉毒毒素治疗前进行少量淀粉实验。少量淀粉实验有许多优点：

- 多汗症的严重程度。
- 需要治疗的部位。
- 疗效持续时间的预后指标。
- 找出不满意结果的原因。
- 揭示出患者是否期望值过高。
- 重新治疗的指标。

少量淀粉测试非常容易进行，而且它是可重复进行的。这项技术可以对局灶性多汗症进行半定量测量，从而显示出患病区域的出汗情况，并通过紫色的强度显示出汗的严重程度。因此，通过在每次治疗前进行少量淀粉测试，治疗医生可以在开始治疗前确定需要多少注射部位和多少 BTX。建议始终测量患病区域，并用照片记录色度反应，并将其作为患者永久记录的一部分保留。这将允许在随访期间比较治疗前后的疗效，并将减轻患者可能会产生的任何疑虑或不满情绪。此外，它给接受治疗的患者留下了良好的专业印象（这位医生是第一个将我的多汗症客观化的人）。进行少量淀粉测试对个人学习曲线也很重要。如果治疗结果不满意，这个测试有助于患者的管理。

为了正确地进行少量淀粉测试，首先，整个多汗区域都被碘溶液覆盖（即 Lugol 或 Betadine 溶液；视频 18.1）。然后，在整个区域撒上淀粉（例如，玉米粉淀粉，Maizena；视频 18.2）。只有尽可能少的粉末才能达到良好的比色反应（图 18.14a~c）。如果使用过多的粉末，粉末会吸收汗液的水分，患者的出汗强度可

表 18.3　不同类型的 A 型肉毒毒素治疗多汗症的不同稀释比

剂　型	0.02 mL	0.04 mL	0.1 mL	0.2 mL	0.3 mL	0.4 mL
BOTOX® A 型肉毒毒素注射剂 100 U **5.0 mL NaCl**	0.4 U	0.8 U	2.0 U	4.0 U	6.0 U	8.0 U
Xeomin® A 型肉毒毒素注射剂 100 U **5.0 mL NaCl**	0.4 U	0.8 U	2.0 U	4.0 U	6.0 U	8.0 U
Dysport® A 型肉毒毒素注射剂 500 U **8.0 mL NaCl**	1.3 U	2.5 U	6.3 U	12.5 U	18.8 U	25.0 U

注：粗体值表示在治疗局灶性多汗症时，不同肉毒杆菌毒素品牌的正确稀释度和每个注射点的正确单位。

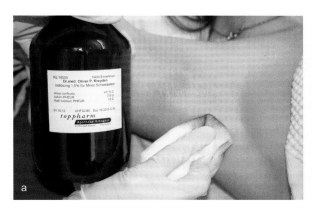
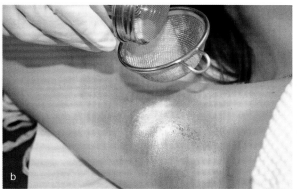
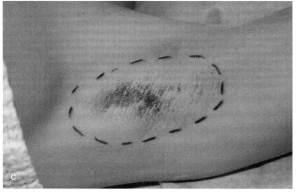

图 18.14　a~c. 如何进行少量淀粉试验。出汗部位先用卢戈液处理，然后用淀粉粉剂处理，留下明显的紫色变色（取决于多汗症的严重程度）。少量淀粉试验是一个完美的半定量试验，能准确显示病变区域，并提供局灶性多汗症严重程度的信息（经过允许引自 Kreyden OP, Botulinum toxin in the management of focal hyperhidrosis. Anatomy of sweat glands, in Benedetto, A. V., ed., *Botulinum Toxin in Clinical Dermatology*, Taylor & Francis Group, London, U. K., 2006, pp. 261–293）。

能无法正确评估。如果操作正确，少量淀粉测试会产生更好的结果。即使腋窝多汗症患者的症状也往往是一致的，试验揭示了多汗症的强度。

不同类型局灶性多汗症的治疗、稀释和注射技术

腋下多汗症

腋下出汗不是威胁生命的疾病，但对患者的生活质量有很大的影响，无论是职业生活还是在社会生活上。大多数腋窝多汗症患者都曾咨询许多医生，大多数时候，他们没有找到任何实质性的、持久的解决方案。在一项横断面纵向研究中，251 例患者被问及局灶性多汗症对他们生活的影响。68.5% 的患者在做出正确的诊断之前必须看 2 个以上的医生（21.7% 的患者多于 3 个）；78.9% 的患者因多汗症而在社交和职业生活中遭受痛苦；75% 的患者在日常生活中受到限制；50% 的人不得不放弃休闲活动[6]。Naumann 等在 80% 的患者中发现了类似的数据，他们的日常活动至少有适度的限制，72% 的患者感到不自信或抑郁（49%）[28]。事实上，多汗症对患者生活质量的负面影响与严重的特应性皮炎、囊性痤疮或轻度至中度银屑病相当。因此，局灶性多汗症应被视为一种实质性疾病，而不仅仅是一种生活方式障碍[5]。

在每次 BTX 治疗腋下多汗症之前，受影响的区域必须进行少量淀粉实验（见前文）。在用标记物标记患病区域后，应清除腋窝内所有的淀粉和碘，并在开始 BTX 注射之前，使用 70% 变性异丙醇进行最后的擦拭。在治疗起初，我们用龙胆紫或不可擦拭的手术笔标记注射部位和注射点。注射部位使用一个点标记。然而，我们发现这一计划执行有一些缺陷。不可擦拭的标记会有几天非常明显。患者，尤其是女性患者，会抱怨治疗后几天内，她们无法显示腋窝。因此，我们开始使用睫毛膏笔作为标记，经过处理后很容易去除。此外，我们意识到，在某些情况下，由于只在注射部位使用点标记，治疗的效果会改变。我们知道毒素的扩散量约为 1 cm，标记的距离为 1 cm。然而，经验表明，标记的距离有时大于 BTX 的扩散速度，因此留下一个未处理的区域，这导致了结果的不足。因此，我们改变了我们的标记，从标记点变为标记环，需要注意的是，圆环彼此接触，以实现毒素的完整分布，不产生任何未处理的间隙（图 18.15a、b，视频 18.3）。

由于治疗本身并不带来强烈的不适，我们不进行任何麻醉腋窝的操作。然而，一些作者建议在治疗前用 EMLA® 乳膏进行半小时的预处理。在欧洲，通常用非预存的生理盐水稀释毒素。一些作者建议使用预存的生理盐水来减轻注射过程中的疼痛[29]。然而，经验表明，患者的感觉并没有太大差异。

一般情况下，适当治疗中度严重腋多汗症的患者需要总剂量为 50 U 的 onabotulinum 或 incobotulinum，或 250 U abobotulinum。因此，每位患者不需要超过一瓶 onabotulinum（100 U/ 瓶）或 incobotulinum（100 U/ 瓶）或 2/3 瓶的 abobotulinum（500 U/ 瓶）。然而，在严重多汗症中，IV 级患者有时需要 100 U 以

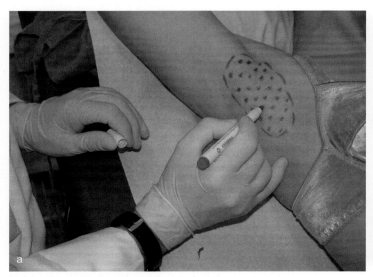
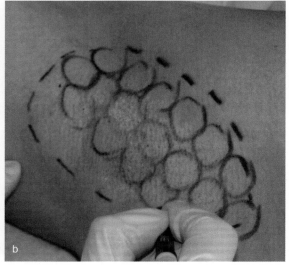

图 18.15 a、b. 经验表明，在标记注入点时，使用环而不是点更有效（图 a 经允许引自 Kreyden OP, Botulinum toxin in the management of focal hyperhidrosis. Anatomy of Sweat Glands, in Benedetto, A. V., ed., *Botulinum Toxin in Clinical Dermatology*, Taylor & Francis Group, London, U. K., 2006, pp. 261–293）。

上 onabotulinum 或 incobotulinum，或 500 U 以上的 abobotulinum。明智的做法是确定在每个注射点所需的剂量后确定充分治疗患者所需的总剂量，例如，每个注射点 2 U onabotulinum 或 incobotulinum 或每个注射点 5 U（abotulinum，使用 1:2.5 的比率）。所需毒素的总剂量取决于注射部位的数量。显然，I 级多汗症患者需要的注射部位比 IV 级多汗症患者少，因此需要更少的毒素总剂量。因此，注射毒素的总剂量不应再被定义为一个给定解剖部位的总推荐剂量（即每个腋窝肉毒毒素 50 U），而是由每注射部位所使用的量决定（如每注射点 2 U 肉毒毒素）。

换句话说，腋窝治疗所需的总剂量取决于淀粉试验显示的比色反应的大小，大多数患者的表面积约为 7 cm × 13 cm（约 90 cm²）。由于 BTX 的扩散能力半径约为 1.0~1.5 cm（直径约为 3 cm），在约 1.5 cm 的距离处标记的 20~30 个点足以覆盖 90 cm² 的区域（视频 18.4）。较高剂量（>800 U）的 BTX 已用于治疗[30]，但随着 IgG 抗体的产生，抗原性和免疫抵抗的风险增加。此外，高剂量治疗的持续时间必须与较高的治疗成本抵消，因为市售的毒素非常昂贵。然而，由于使用无复合肉毒毒素可将免疫应答的风险降至最低，因此，可以想象，在治疗局灶性多汗症时，我们将推荐更高剂量的治疗以获得更好的效果。

制造商的使用指南建议，使用前用不含防腐剂的等渗盐水重新配制一瓶 BTX。然而，可以证明用保存的生理盐水重建对疗效没有影响[29]。并且，一旦该瓶 BTX 在没有防腐剂的情况下重新配制，应在 4 小时内用完，因为该溶液可能无法长期保持无菌。然而，迄今为止，还没有研究证实 4 小时以后重新分装的 BTX 小瓶是否无菌。因此，由于明显的经济原因，医生们已经习惯于每个患者使用一整瓶 BTX。然而，多年来，我们了解到，在几天甚至几周的时间内，重新分装的 BTX 储存后使用不会导致不良事件或药效的显著损失。因此，医生应放弃这一做法，并根据少量淀粉试验确定的受影响区域的大小和严重程度，使用每位患者所需的确切 BTX 量。

目前仍在讨论治疗多汗症的最佳稀释方法，但用 5 mL 稀释剂治疗多汗症最有效。请注意，基于美学指标，建议稀释 2.5 mL 甚至 1.0 mL。由于 onabotulinum/incobotulinum 和 abobotulinum 的疗效比为 1:2.5，abobotulinum 的稀释度略高，以达到这一比例（表 18.3）。尽管 5 mL 和 8 mL abobotulinum 的 onabotulinum/incobotulinum 的稀释被广泛接受（Bigalke 等）[31]，结

果表明降低 BTX 浓度、增加稀释体积，可以提高 BTX 的生物利用率。然而，一项为期一年的对 300 例患者进行的对照研究显示，一侧腋窝 8 mL 的 abobotulinum 稀释液注射和另一侧腋窝 10 mL 的 abobotulinum 稀释液注射在持续时间和总疗效方面没有任何差异[32]。

掌跖多汗症

BTX（onabotulinum/incobotulinum 和 abobotulinum）用于治疗手掌或汗腺多汗症的稀释可与治疗腋窝多汗症相同（见前文）。然而，为了避免注射 BTX 后伴随的肌肉无力，尤其是在手部注射时，onabotulinum/incobotulinum 和 abobotulinum 的重构体积不应达到 5 mL 或 8 mL（请参见前文）。同样，由于 BTX 的径向扩散距离约为 1.0~1.5 cm，因此两个注射点之间的间隔不应超过该直径（以厘米为单位）。最好进行画圈明确注射范围。初步治疗未表明需要进行少量淀粉检测，因为需治疗的区域解剖学结构清楚。但是，在结果不充分的情况下，淀粉测试可以提供特定信息，以便明确在哪里注射进行纠正治疗。因此，根据手或脚的大小，应该计划大约 20~25 个注射点来治疗一个手掌，另外 14 个手指注射（在每个关节间区域和指尖）和四个指间关节注射。因此大约为每手进行 40 次注射（每位患者 80 次注射），每手产生 80 U onabotulinum/incobotulinum 或 240 U abobotulinum（每位患者分别为 160 U onabotulinum/incobotulinum 和 480 U abobotulinum）。换句话说，我们需要大约 1.5 小瓶 Botox/Xeomin，和 1 小瓶 Dysport 来治疗每位患者的手部多汗症。

为了治疗足多汗症，需要更多的肉毒毒素。重要的是要注意，一般来说，足底本身并不是最多汗的区域。因此，最重要的是进行一个少量淀粉测试，以检测活跃的多汗区在哪里。在大多数情况下，脚的内侧部分可以不进行治疗。相反，脚的外侧部分、跟腱区域和前脚的背通常是最为多汗的区域。如果没有少量淀粉测试，这些区域很难被发现，昂贵的治疗将超出患者的承受力。一般来说，一只脚需要大约 80 个注射点，导致每只脚总剂量约 160 U 的 onabotulinum/incobotulinum（320 μU 的 abobotulinum），需要大约 3 瓶 Botox 或 Xeomin 或 1/2 瓶的 Dysport。

从经济学上讲，对于经常治疗多汗症的医生来说，使用 abobotulinum 可能更合适。

与无痛性 BTX 注射治疗腋窝多汗症明显不同，BTX 注射用于手掌和脚底多汗症需要局部麻醉（见后文）。

Kreyden 术后手掌麻醉 [33]

由于神经阻滞的副作用很多，作者尝试了许多不同的区域麻醉方法，包括冷却喷雾和 EMLA 乳膏封闭 1 小时或更长时间。冷却喷雾技术让患者的手变成"冷冻手"，患者本人有不适的体验，医生也对在"冷冻手"上的操作效果不满意。此外，冷却喷雾只有中等的麻醉效果，特别是对在注射溶液过程中出现的灼痛（针杆较少）。EMLA 乳膏在封闭 1 小时或更长时间，对针头的刺痛有很好的麻醉效果，但对注射液体时的灼烧感只有最小程度的缓解。此外，BTX 必须是皮内注射，而不是皮下注射，局部使用麻醉软膏并封闭 1 小时会产生手部的浸渍和肿胀，这使得医生很难找到注射 BTX 的正确深度。手掌多汗症必须保持皮内注射 BTX，避免肌肉无力。如果疗效不明显，在治疗前使用 EMLA 乳膏这一特殊问题可能是缺乏疗效的原因。但这并非如一些作者所认为的是因为 EMLA 本身，而是由于皮肤的浸渍注射不精确导致疗效不好。因此，不建议对掌部注射进行 EMLA 预处理。

有人报道了 2% 利多卡因离子导入皮肤表面镇痛的效果 [34]。作者在 BTX 治疗掌跖多汗症前使用了一种新的麻醉技术 [35]。这种新技术几乎可以实现完全麻醉，只有少量的刺痛和灼烧，类似于腋下多汗症注射 BTX 时的感受。

用 2% 利多卡因溶液进行离子电渗 30 分钟后，用液氮的表面霜喷涂每个注射部位，以最大限度地减轻疼痛。在这种复合麻醉下，患者几乎完全没有疼痛。这项技术非常容易实施，没有重大的副作用（见下文）。

用于离子导入的利多卡因溶液是从当地药房大量订购的（例如，盐酸利多卡因 100 g 加入水中，总体积为 5 L）。使用的离子导入装置是 Hidrex Med PSP 1 000（来自德国海利根豪斯的 Hidrex）。患者接受的离子导入方法和其他情况下相同（见"自来水离子导入"一节），但使用 2% 利多卡因溶液，而不是自来水。手应该被利多卡因溶液覆盖，直到手背淹没，就像通常的抗多汗离子导入疗法一样。这会导致浅表麻醉，在注射前立即进行局部冷冻治疗，可增强浅表麻醉。注射前，助手将液氮喷洒在注射部位。不同的喷嘴和锥体可用于冷冻治疗（A~D），而 A 具有最大出口端以及 D 具有最小的出口端。为了达到麻醉效果，最好在正要注射之前使皮肤表面覆盖一层霜状物。因此，强烈建议在使用该技术治疗患者时使用最小的可用喷嘴。换言之，重要的是避免冷冻（如治疗性冷冻疗法，如光化性角化病的治疗），以防止治疗后起泡。

在未经冷冻训练的手上，起泡会留下几天（有时几周）的红斑。这一副作用导致了一种新的喷嘴的发展，它有 10 个孔而不是只有 1 个孔。这有一个基本的优势，医生能够按照推荐的方法使皮肤起霜，而不致局部冻结。正确使用 10 孔喷嘴会产生散焦的冰雾，导致皮肤表面结霜，完全可以完全麻醉而不起泡。尽管这项综合技术需要一些训练，并且需要一名助手来执行（助手负责冷却，医生负责注射），考虑到患者满意度的提高（视频 18.5），强烈建议使用这项技术。

在一个有 36 例患者的实验中，在 Kreyden 术后，在手掌表面注射 BTX 之前，采用离子导入 / 冷冻联合麻醉技术进行麻醉。这项技术让患者总体满意率达到 92.3%，而 EMLA 组和神经阻滞组分别只有 37.8% 和 17.8% [35]。神经阻滞后患者的满意度较低不是因为麻醉效果差，而是由于该技术副作用严重。

综上所述，Kreyden 术的麻醉优点是，以不会导致整个手冻结的方式，提供了一个液氮冷冻治疗点，达到没有任何主要副作用的良好麻醉，患者的满意度也很高。

前额、肛门生殖器和乳房下多汗症

前额

在大多数前额多汗症的病例中，患者仅在发际线大量出汗（图 18.2c）。这一点值得注意，因为在这种特殊情况下，患者的主诉没有帮助，因为大多数患者都说他们满脸是汗。事实上，他们并没有注意到出汗的部位在发际线上，整个面部出汗的感觉是由于发际线上的汗水滴出来了。不仅要知道这一点，同样重要的是，受影响的多汗症区在发际线上，距发际线约 2 cm。在治疗额叶多汗症时应考虑到这一事实，以获得令人满意的结果。由于累及下额肌，在眉毛 1.5~2.0 cm 范围内不应注射 BTX，以防止发生眉毛下垂。出于同样的原因，BTX 的稀释应该比腋下多汗症的稀释要少得多。对于前额的治疗，建议每瓶 2.5 mL 的 onabotulinum/incobotulinum 或 4 mL 的 abobotulinum 稀释液。这种稀释与基于美学指导的稀释建议是完全相同的。与其他部位一样，在额头表面标记注射点以清楚地界定多汗部位，因此在注射之前，进行少量淀粉测试是很重要的。有趣的是，与腋下多汗症相比，前额区域的治疗效果持续时间要长得多，这可能是由于腋窝持续出汗，但额头出汗是不规则的。

肛门生殖器多汗症

与前额注射形成鲜明对比的是，因为在该区域多汗症的范围可以相当广泛，在治疗腹股沟多汗症时，肉毒毒素的稀释应尽可能高，以达到最大的扩散。但是，每个注射部位注射 2 U 的规则保持不变。注射技术原则上类似于其他部位的局灶性多汗症的治疗方法，但保持在皮内注射，预防骨盆肌肉麻痹非常重要。因此，注射程序只能由有经验的从业人员执行。

乳房下多汗症

这种疾病并不像预期的那样罕见。许多女性患者患有这种特殊形式的多汗症，但在大多数情况下，她们不会告诉医生，主要是因为她们选择了忍受多汗症。腋下多汗症进一步发展，患者可能患上乳房下多汗症，这可能与腋下多汗症本身一样麻烦（图 18.3）。此外，这种形式最常见的影响是继发性问题，主要是感染真菌、细菌或混合感染（intertrigo）。

就像发生在其他部位的多汗症一样，乳房间或乳房下注射治疗有效。注射方案保持不变，在 1.0~1.5 cm 的距离内，每个注射点注射 2 U（6 U abobotulinum）。注射标记应呈圆形，相互接触，以免留下未经处理的间隙。与之前提及的多汗症相似，BTX 治疗后，由于同样的原因（不规则、零星的出汗），治疗效果持续时间更长。

罕见多汗症

文献中描述了与多汗症相关的几种罕见综合征：POEMS 综合征、先天性厚甲症、Apert 综合征、厚皮

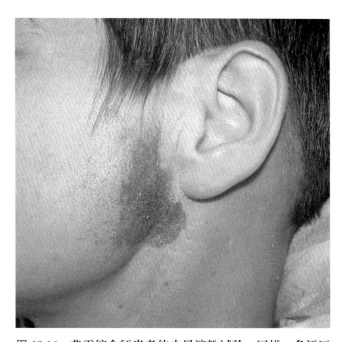

图 18.16 弗雷综合征患者的少量淀粉试验。同样，多汗区染色在这里是最重要的，因为多汗症的定位在弗雷综合征患者中可能有很大的变化

骨膜炎、Papillon-Lefèvre 综合征、甲-髌骨综合征等。这里只讨论可以用 BTX 治疗的症状和疾病。

Frey 综合征

味觉出汗是腮腺手术、感染或外伤后常见的并发症。1923 年，Lucie Frey[36] 首次对其进行了描述（图 18.16）。这种情况最可能的解释是失去了腺体靶器官的突触后唾液运动副交感神经纤维的错误反应。在味觉刺激后，临床表现包括耳前区的病理性出汗，有时还包括涉及浅表皮肤血管的潮红反应。大约 50% 的患者在腮腺切除术后出现味觉出汗，15% 的患者认为症状严重[37]。BTX 是治疗味觉出汗的有效方法，可作为一线治疗手段。Frey 综合征患者的治疗效果持续时间比其他 BTX 治疗适应证的患者要长得多，如面肌痉挛或眼睑痉挛，甚至其他部位多汗症。我们在其他多汗症的征象中也观察到了这些发现，如额头出汗、腋下出汗或腹股沟出汗。这可能与出汗的频率有关（偶尔出汗）。

Ross 综合征

Ross 综合征最初由神经科医生 Alexander T.Ross 于 1958 年报道[38]。以单侧强直性瞳孔三联征、Adie 综合征（福尔摩斯综合征）和持续性出汗伴代偿性节段性心律失常为特征。患有 Ross 综合征的患者通常不会感觉到多汗症；相反，他们的烦恼是代偿性节段性多汗症（图 18.17）。此外，许多患者有自主神经功能障碍的症状，如心悸、心绞痛、直立性低血压和结肠易激惹[39]。Ross 综合征的发病机制尚不清楚，可能的原因是自主神经系统的多发性神经病变或神经递质合成或释放的失败[38]，没有神经纤维破坏的组织学证据。因此，Ross 推测是乙酰胆碱酯酶活性有缺陷，而不是汗腺退化。Ross 综合征的研究进展非常缓慢。节段性进行性无汗症目前尚无治疗方法。使用全身性抗精神病药物或在患处（通常是面部）注射 BTX 可以改善代偿性多汗症。1992 年，Itin 等[40] 报道了一例罗斯综合征患者，其右侧、右侧腋窝和右侧面部有一个明确的无汗区。在随访 11 年后，患者在右半胸和左臂下方出现额外的无汗区（图 18.18）。不幸的是，患者拒绝接受 BTX 治疗，即使他的多汗症非常严重，甚至要进行电解质替换治疗（未公布数据）。

局限性单侧多汗症

局限性单侧多汗症（LUH）是一种罕见的特发性局限性多汗症，定义为 10 cm × 10 cm 以下的局限性多汗症，主要见于前额或前臂，其发病机制尚不清楚。

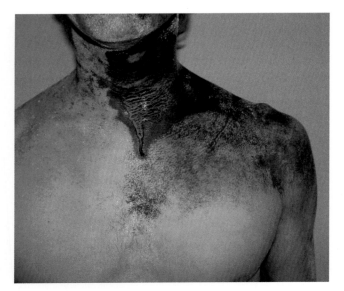

图 **18.17**　非常罕见的 Ross 综合征患者的临床图片。注意分界清晰的节段性多汗区（经允许引自 Kreyden OP, Botulinum toxin in treatment of axillary, palmar and plantar hyperhidrosis, in: Redaelli, A., ed., *Botulinum Toxin A in Aesthetic Medicine with Treatment for Hyperhidrosis and Odontostomatology*, Officina Editoriale Oltroarno, Firenze, Italy, 2010, pp. 199–219）。

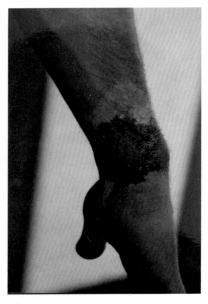

图 **18.18**　局限性单侧多汗症。一例多汗症区域局限于左手腕的患者。患者用肉毒毒素治疗成功（经允许引自 Kreyden OP et al., *Hyperhidrosis and Botulinum Toxin in Dermatology. Current Problems in Dermatology*, Vol. 30, Karger Verlag, Basel, Switzerland, 2002）。

与原发性多汗症的主要区别在于 LUH 没有典型的触发因素，甚至在患者睡眠时也会发生。LUH 的病因尚不清楚，但可能是由于损伤后交感神经纤维网的错误定向重连，类似于 Frey 综合征。在 BTX 治疗之前，这种独特但神秘的皮肤病没有治疗方法。然而，在一名患有 LUH 的患者中注射 30 U 的 BTX 后，获得了良好的结果[3]（图 18.18）。

　　腔镜胸交感神经切除术后代偿性多汗症的治疗

　　代偿性多汗症可能是一种非常尴尬、致残的疾病。ETS 后发病率较高。90% 以上的手术患者有代偿性多汗症，多发生在腰部或大腿内侧，但有时发生在额头，少数病例扩散到全身。幸运的是，那些全身严重出汗的严重病例很罕见。几乎全身大量出汗的患者的治疗选择非常有限。一种可能是使用抗胆碱能药物，伴随大量的副作用（见前述）。BTX 治疗则受限于与所需高剂量相关的潜在的毒副作用（估计人类的 LD_{50} 为 3 500~5 000 U）和治疗如此大区域的费用。在这种情况下，BTX 治疗似乎并不像治疗局部多汗症，即腋

窝或掌跖多汗症一样有效。另一个限制性的问题是无法在高温的情况下抑制过度出汗。在这种情况下，每个个体化治疗的目的应该是将几种治疗方法结合起来，以达到最佳效果。患者应意识到治疗此类疾病的困难，并应尽量接受取得适度成功的现实。可用于治疗此类病例的一种方法是首先应用铝盐溶液，并以不断增加的剂量摄入抗胆碱能药物，这是"强制性的"一线治疗。一些患者需要额外的治疗，以治疗部分已明确的患病区域的剧烈活动出汗。这类病例将受益于注射 BTX。然后，最重要的是使用少量淀粉测试明确患病区域。最后，可以像前面描述的那样注入 BTX。

视频

视频 18.1　碘染色。

视频 18.2　淀粉实验。

视频 18.3　标记区域。

视频 18.4　注射。

视频 18.5　冷冻麻醉。

扫码观看视频

参考文献

[1] Schestatsky P, Callejas MA, Valls-Solé J. Abnormal modulation of electrodermal activity by thermoalgesic stimuli in patients with primary palmar hyperhidrosis. *Neurol Neurosurg Psychiatry* 2011

January; 82(1):92–96.

[2] Iwase S, Ikeda T, Kitazawa H, Hakusui S, Sugenoya J, Mano T. Alters response in cutaneous sympathetic outflow to mental and

thermal stimuli in primary palmoplantar hyperhidrosis. *J Auton Nerv Syst* 1997; 64:65–73.

[3] Kreyden OP, Schmid-Grendelmeier P, Burg G. Idiopathic localized unilateral hyperhidrosis. Case report of successful treatment with botulinum toxin A and review of the literature. *Arch Dermatol* 2001; 137:1622–1625.

[4] Hölzle E. Pathophysiology of sweating. In: Kreyden, O.P. et al., eds. *Hyperhidrosis and Botulinum Toxin in Dermatology. Current Problems in Dermatology*, Vol. 30. Basel, Switzerland: Karger, 2002, pp. 10–22.

[5] Junker J, Kreyden OP. Essential focal hyperhidrosis severe illness or lifestyle disease? Cross sectional longitudinal study on impairment of life quality before and after treatment of focal hyperhidrosis. *Kosmetische Medizin* 2008; 2:32–36.

[6] Ro KM, Cantor RM, Lange KL et al. Palmar hyperhidrosis: Evidence of genetic transmission. *J Vasc Surg* 2002; 35:382–386.

[7] Kreyden OP. Botulinum toxin in the management of focal hyperhidrosis. Anatomy of sweat glands. In: Benedetto, A.V., ed. *Botulinum Toxin in Clinical Dermatology*. London, U.K.: Taylor & Francis Group, 2006, pp. 261–293.

[8] Groscurth P. Anatomy of sweatglands. In: Kreyden, O.P. et al., eds. *Hyperhidrosis and Botulinum Toxin in Dermatology. Current Problems in Dermatology*, Vol. 30. Basel, Switzerland: Karger, 2002, pp. 1–9.

[9] Sato H. Biology of the eccrine sweat gland. In: Freedberg, I.M. et al., eds. *Dermatology in General Medicine*, Vol. 5. New York: McGraw-Hill, 1993, pp. 155–164.

[10] Papa CM, Kligman AM. Mechanisms of eccrine anhidrosis. II. The antiperspirant effect of aluminum salts. *J Invest Dermatol* 1967; 49:139–145.

[11] Quatrale RP, Coble DW, Stoner KL, Felger CB. The mechanism of antiperirant action by aluminium salts. II. Histological observations of human eccrine sweat glands inhibited by aluminium chlorohydrate. *J Soc Cosmet Chem* 1981; 32:107–136.

[12] Hölzle E, Braun-Falco O. Structural changes in axillary eccrine glands following long-term treatment with aluminium chloride hexahydrate solution. *Br J Derm* 1984; 110:399–403.

[13] Darbre PD. Aluminium, antiperspirants and breast cancer. *J Inorg Biochem* 2005; 1912–1919.

[14] Rodrigues-Peres RM, Cadore S, Febraio S, Heinrich JK, Serra KP, Derchain SF, Vassallo J, Sarian LO. Aluminum concentrations in central and peripheral areas of malignant breast lesions do not differ from those in normal breast tissues. *BMC Cancer* 2013 March 8; 13:104.

[15] Ichihashi T. Effect of drugs on the sweat glands by cataphoresis and an effective method for suppression of local sweating. Observation on the effect of diaphoretics and adiaphoretics. *J Oriental Med* 1936; 25:101–102.

[16] Levit F. Simple device for treatment of hyperhidrosis by iontophoresis. *Arch Dermatol* 1968; 98(5):505–507.

[17] Sato K, Timm DE, Sato F et al. Generation and transit pathway of H+ is critical for inhibition of palmar sweating by iontophoresis in water. *J Appl Physiol* 1993; 75(5):2258–2264.

[18] Hafner J, Beer GM, Axillary sweat gland excision. In: Kreyden, O.P. et al., eds. *Hyperhidrosis and Botulinum Toxin in Dermatology. Current Problems in Dermatology*, Vol. 30. Basel, Switzerland: Karger, 2002, pp. 57–63.

[19] Tsai RY, Lin JY. Experience of tumescent liposuction in the treatment of osmidrosis. *Dermatol Surg* 2001 May; 27(5):446–448.

[20] Kestenholz PB, Weder W. Thoracic sympathectomy. In: Kreyden, O.P. et al., eds. *Hyperhidrosis and Botulinum Toxin in Dermatology. Current Problems in Dermatology*, Vol. 30. Basel, Switzerland: Karger, 2002, pp. 64–76.

[21] Lin TS, Fang HY. Transthoracic endoscopic sympathectomy in the treatment of palmar hyperhidrosis—With emphasis on perioperative management (1'360 case analyses). *Surg Neurol* 1999; 52:453–457.

[22] Kreyden OP, Böni R, Burg G et al. Botulinum toxin: From poison to pharmaceutical. The history of a poison that became useful to mankind. In: Kreyden, O.P. et al., eds. *Hyperhidrosis and Botulinum Toxin in Dermatology. Current Problems in Dermatology*, Vol. 30. Basel, Switzerland: Karger, 2002, pp. 94–100.

[23] Schantz EJ, Johnson EA. Botulinum toxin: The story of its development for the treatment of human disease. *Perspect. Biol. Med.* 1997; 40(3):317–327.

[24] Scott AB, Rosenbaum A, Collins CC. Pharmacologic weakening of extraocular muscles. *Invest Ophthamol* 1973; 12:924–927.

[25] Kerner JC. Vergiftung durch verdorbene Würste. *Tübinger Blätter Naturwiss Arz* 1817; 1–45.

[26] Scott AB. Botulinum toxin injection of eye muscles to correct strabism. *Trans Am Ophthalmol Soc* 1981; 79:734–770.

[27] Bushara KO, Park DM, Jones JC, Schutta HS. Botulinum toxin—A possible new treatment for axillary hyperhidrosis. *Clin Exp Derm* 1996; 21:276–278.

[28] Naumann MK, Hamm H, Lowe NJ, Botox Hyperhidrosis Clinical Study Group. Effect of botulinum toxin type A on quality of life measures in patients with excessive axillary sweating: A randomized controlled trial. *Br J Dermatol* 2002; 147:1218–1226.

[29] Allen SB, Goldenberg NA. Pain difference associated with injection of abobotulinumtoxin A reconstituted with preserved saline and preservative-free saline: A prospective, randomized, side-by-side, double-blind study. *Dermatol Surg* 2012 June; 38(6):867–870.

[30] Wollina U, Karamfilov T, Konrad H. High-dose botulinum toxin type A therapy for axillary hyperhidrosis markedly prolongs the relapse-free interval. *J Am Acad Dermatol* 2002 April; 46(4):536–540.

[31] Bigalke H, Wohlfarth K, Irmer A, Dengler R. Botulinum A toxin: Dysport improvement of biological availability. *Exp Neurol* 2001; 168:162–170.

[32] Kreyden OP. Higher dilution of botulinum toxin is not more efficient in patients treated with Dysport for axillary hyperhidrosis. Oral presentation ICAD Bangkok 01.2010.

[33] Kreyden OP. Botulinum toxin in treatment of axillary, palmar and plantar hyperhidrosis. In: Redaelli, A., ed. *Botulinum Toxin A in Aesthetic Medicine with Treatment for Hyperhidrosis and Odontostomatology*. Firenze, Italy: Officina Editoriale Oltroarno, 2010, pp. 199–219.

[34] Kim M, Kini N, Troshynski TJ, Hennes HM. A randomized clinical trial of dermal anaesthesia by iontophoresis for peripheral antravenous catheter placement in children. *Ann Emerg Med* 1999; 33:395–399.

[35] Kreyden OP. Botulinum toxin A: New method for anaesthesia in the treatment for palmoplantar hyperhidrosis. *Oral Presentation on the European Academy of Dermatology and Venerology (ESCAD) on the occasion of 12th congress of EADV (European Academy of Dermatology and Venerology)*, Barcelona, Spain, 2003.

[36] Frey L. Le syndrome du nerf auriculo-temporal. *Rev Neurol* 1923; 2:97–104.

[37] Laskawi R, Ellies M, Rödel R et al. Gustatory Sweating—Clinical implications and ethiological aspects. *J Oral Maxillofac Surg* 1999; 57:642–648.

[38] Ross AT. Progressive selective sudomotor denervation. *Neurology* 1958; 8:808–817.

[39] Kreyden OP. Rare forms of hyperhidrosis. In: Kreyden, O.P. et al., eds. *Hyperhidrosis and Botulinum Toxin in Dermatology. Current Problems in Dermatology*, Vol. 30. Basel, Switzerland: Karger, 2002, pp. 178–187.

[40] Itin P, Hirsbrunner P, Rufli T et al. Das Ross-Syndrom. *Hautarzt* 1992; 43:359–360.

19
美容文身

Nicolas Kluger

引言

装饰性文身是一种具有几千年历史的习俗，在过去的 20 年里得到了广泛的流行和关注。然而，直到微色素沉着技术的使用，装饰性文身从 20 世纪 70 年代末才开始流行[1]。如今，不仅是医生，护士、美容师、化妆治疗领域的标记、角膜文身、内镜文身或简单的法医学等医学应用，使得文身也拓宽了其应用范围。美容文身，也被称为永久性化妆（PMU）。美容师，还有文身师，都在提供美容文身的服务。美容文身是一个宽泛的术语，主要包括了对眉毛、眼睑和唇部的文身。然而，美容文身也被应用于乳房手术后乳头和乳晕的重建、白癜风（特别是黏膜部位）的遮掩，以及脱发的治疗。但美容文身其可能存在的缺点和并发症也必须了解。

技术

PMU 的过程与传统的装饰性文身没有区别[2]。将色素和着色剂引入真皮，以获得一个永久性的皮肤着色区域。液滴是由带有摆动针的文身笔引入的[3]。由于皮肤本身的性质和真皮的作用，即使颜色会随着时间的推移褪去，这一过程仍然被认为是"永久性"的结果。逐步褪色是由于 PMU 导入的墨水量比传统文身少，PMU 所使用的墨水的理化性质使它们具备更快的消除率[4]，PMU 大部分应用在面部的曝光部位，而日光和紫外线暴露是已知加速文身老化的因素[5]。美容文身和传统文身最主要的区别在于 PMU 用到的颜色更少（黑、深蓝、棕、粉、红）。

"半永久"文身的概念（或称"暂时性"文身[1]）经常被美容师拿来做卖点：比如几年之后人们将不再需要这个文身。有趣的是，他们通常认为这种文身能存在相当长的时间跨度（根据美容师的说法，通常是 2~8 年不等）。此外，PMU 的褪色和"消失"的过程显

然是缓慢而渐进的（如果有一天它真的会消失！）。但消费者可能会有意或天真地认为 PMU 会在一夜之间消失。文身的逐渐褪色常常会促使患者在文身完全消失之前寻求去除文身的建议，因为从美学角度来看，残余的文深颜色是很难被接受的。换句话说，"暂时性"美容文身是不存在的，女性消费者应该认识到这一点。

受文身师和当地对于麻醉剂的使用的法规，还有个人的艺术水平影响[1]，文身的过程是多变的。墨水和色素被认为是化妆品和色彩添加剂。至今，这些产品都没有经过测试或被批准应用于文身。直到最近，欧洲国家和欧洲的理事会才开始采取行动，试图规范文身和 PMU 这一鲜为人知的市场[6]。在美国，色彩添加剂受到 FDA 的监管。任何色彩添加剂都要经过上市前批准以确保安全和适当使用。然而，没有任何一种色彩添加剂被批准可以应用于真皮注射。此外，由于一些其他的考量，文身墨水从未被优先考虑。如今，文身和 PMU 的日益流行，越来越多的副作用被报道，让人们对这类问题产生了新的兴趣[1]。

此外，不仅是文身墨水做文身用途没有经过安全测试，连文身的安全性也没有用一个有效的研究来评估！实际上，毒理学实验通常包括吸入暴露、皮肤或黏膜吸收，但不包括通过真皮进入皮肤。文身颜料是由无机合成颜料和有机合成颜料组成[4]。文身着色剂包括属于无机盐或者不同种类的有机分子"色素"和属于有机分子的"染料"[4]。通常还有一些辅助成分 / 添加剂用来改变墨水的性质使其更加适用于文身。然而，PMU 的颜料较为特殊，墨水是用有机分子和常用的稳定剂（硫酸钡）制成的[4]。然而，正如一例肉芽肿反应的病例所示，了解一种色素的全部成分很重要[1, 4, 7]。

美容文身相关并发症

从 1988—2003 年，据 FDA 统计，仅有 5 例不良

事件发生[1]，而在 2003—2004 年这一年之间，发生了 150 多例。其中有以瘙痒、压痛、浸润为特征的局部反应有 101 例。这些不良反应大多数与一家美国得克萨斯州的公司生产的墨水有关。该公司于 2004 年 9 月召回了相关产品[1, 8]。因为 PMU 和装饰性文身的过程是相似的，所以它们的并发症也是相似的[2]。并发症包括皮肤感染、对某种墨水成分的过敏反应、良性或恶性肿瘤的发展、文身处发生的慢性皮肤疾病（特别是存在 Koebner 现象的皮肤病，比如银屑病、湿疹、白癜风等），或由局部文身反应引发的潜在疾病比如全身性结节病。与美容文身相关的其他问题主要通过 RMN 成像来发现。但是，最主要的并发症是令人失望或美学方面的因素（"不自然"，颜色、形状、褪色）造成的后悔和不满[3]，或者是当消费者想要其完全消失时产生了"永久性"色素沉着（图 19.1~图 19.3）。

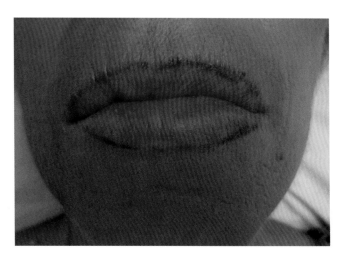

图 19.1　不美观。

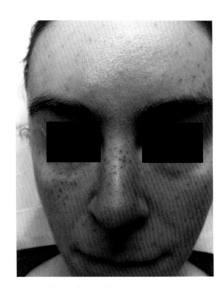

图 19.2　假"雀斑"毁容（版权：Dr Reberga, Toulouse, France）。

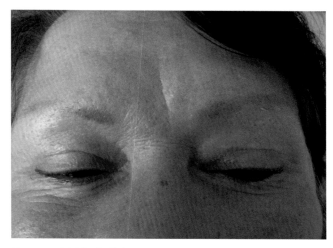

图 19.3　逐渐褪色的文眉。

急性并发症

术中急性并发症包括血管迷走神经性晕厥和手术过程中的疼痛，疼痛可通过使用局部麻醉药减轻。但应强调的是，根据当地法规，麻醉药的使用可能是非法的。真皮乳头穿刺术引起的出血通常是短暂的[3]。患有血友病或血管性血友病等遗传性血液疾病的患者是否可以进行 PMU 的问题仍然悬而未决。我们建议这些患者在接受治疗前咨询他们的医生的意见[9]。文身部位会出现局部暂时性炎症。肿胀和结痂将持续 2~5 天才能完全愈合。表皮的脱落逐渐消除了沉积在表皮中的多余墨水。通常在康复过程中局部使用杀菌药或抗生素[3]。然而，不同地区抗生素处方的法律法规也是多种多样。永久性文身术后使用治疗药物（例如右芬太尼），每天用肥皂和温水清洗 3 次，可以使伤口恢复健康[5]。

皮肤感染

如果 PMU 由专业人员操作，严格遵守卫生和无菌原则并使用无菌或一次性材料，则细菌感染（即金黄色葡萄球菌或其他化脓性细菌）的可能性极小。此外，如果患者没有进行正确的术后护理，在家中的愈合阶段也可能发生感染。自 20 世纪初以来，由于分枝杆菌迅速增多，在世界各地的文身店都爆发了环境分枝杆菌感染[10-12]。感染的主要原因是用自来水或蒸馏水混合并稀释墨水。报道中大部分是装饰性文身，之后也报道了 PMU 文身分枝杆菌感染的病例[7, 13]。Giulieri 等[13] 在 2010 年报道说，瑞士的嗜血支原体感染暴发影响了 12 例患者，他们都曾在同一位在不同化妆品店工作的自由文身师处进行了文眉。所有患者以往都是健康的，他们出现了局限的皮肤损伤，例如红斑、丘疹、脓疱或仅限于文眉处的斑块。此外，他们均在腮腺中出现同侧可触及的炎性淋巴结。8 名患者发生脓肿，其中 7 名演变为瘘管。皮肤活检和淋巴结抽吸证实存在耐酸杆菌。培养和聚合酶链反应（PCR）分析都证实了嗜血支原体的存在。他们应用了三联抗生素治疗（克拉霉素、环丙沙星和利福布汀），但几名患者不得不接受手术，包括腮腺切除术。幸运的是，手术后的美容效果是可接受的，没有明显的副作用，比如面瘫[13]，没有发现重大违反卫生标准的情况。该文身师在感染暴发期间对大约 400 名女性进行了 PMU，但无法联系到所有顾客。文章作者发现某些墨水样品中存在嗜血支原体，但无法确定微生物的接种来源。Wollina 报道了一类似的病例，该患者为一名 46 岁的患者，在症状出现前 8 周曾在东南亚文身。临床病灶呈典型的孢子丝菌样排列，提示有分枝杆菌感染。最后证实了存在嗜血支原体感染。在这个病例中，口服三联抗生素疗法是有效的[7]。

文身色素过敏反应

在装饰性文身的过程中，引入外源性色素和染料可能会触发各种皮肤反应，其组织学模式从湿疹和淋巴组织细胞反应到更"有组织的"模式，例如苔藓样变、肉芽肿、结节样病和假淋巴瘤反应。然而，如果美容性文身如 PMU 诱发此类反应，则以延迟异物和结节性肉芽肿反应的形式发生为主[14, 15]。据报道，眼睑[14, 16-19]、眉毛[7, 20, 21]和嘴唇有过敏反应（图 19.4）[15, 22, 23]。在文身后的几周[22]甚至几年内[14, 19, 23]，文身区域会出现丘疹、结节、肿胀或浸润，并伴有诸如瘙痒或麻木等症状。病变可以是无症状的。此外，在少数案例中，

出现了溃疡或睫毛脱落[19]。初始治疗包括局部治疗，例如局部皮质类固醇[7]或 0.1% 他克莫司软膏治疗 3~4 个月[24]或病灶内注射皮质类固醇[19]。在某些情况下可以给予全身治疗[14, 15]。如果发生局部局限性反应，可以进行外科手术切除，再进行重建[19]。值得注意的是，据报道一名女性患者嘴唇上对朱红色素的肉芽肿反应在活检后 4 个月自发消退[23]。由于斑贴试验通常是阴性的，因此过敏性研究结果不理想[7, 15]。点刺试验可能是阳性的，不是直接反应，而是延迟反应。我们认为点刺试验和文身墨水皮内试验是一种不会带来任何新数据的再激发试验，因为过敏反应的诊断已经做出。事实上，点刺试验和皮内试验只会在不同时间段（几天至几个月后[18]）内对受试区域触发类似的反应，而且需要对受试区域进行治疗！只有当墨水的准确成分已知[15]并且阳性测试对患者的生活有影响时，试验才有价值。尽管假设认为它是一种延迟反应，但为什么在一些患者身上会发生这种反应，目前尚不清楚。个人原因可能造成只有少数患者产生这种反应，也有可能"过敏"反应不是直接针对墨水的成分，而是在文身老化过程中产生的分解副产物。此外，我们强烈建议一旦发现肉芽肿反应，无论是结节状还是异物型，都应首先检查是否有系统性结节病[2]。

结节性肉芽肿和系统性结节病

结节病是一种病因不明的自身免疫性疾病，其特征是多个器官中存在非干酪样上皮样细胞肉芽肿。在大约 25% 的病例中有皮肤表现。旧瘢痕、皮肤创伤部位以及嵌入异物的周围有类肌瘤反应。在过去的 70 年间，文身和 PMU 上的结节肉芽肿也有记载。肉芽肿和

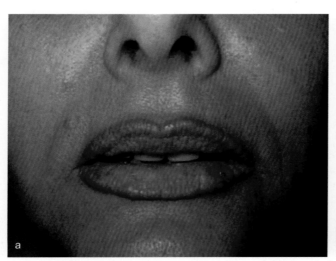
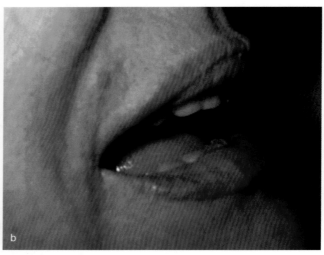

图 19.4　a、b. 唇部 PMU 上的肉芽肿反应（版权：Dr. Colonna, Porto Vecchio, France）。

结节状文身反应可能是全身结节病的第一个，有时甚至是皮肤的唯一表现[25]。

转诊前有 2~25 年文身的 8 名女性患者（平均年龄 48.9 岁）在 PMU（嘴唇、眉毛、眼睑）上出现了结节肉芽肿[26-33]。病变可能发生在 PMU 的所有部位，或仅限于其中一部分。2 例有肺结节病病史。临床表现无特异性、无症状，有时有鳞屑或瘙痒、浸润、丘疹或结节。结节病灶可能发生在靠近文身区域的其他地方[27, 30, 33]，但数量很有限[30, 31]。有 2 名患者因 Koebner 现象出现了皮损[26, 27]。皮损处活检显示结节性肉芽肿或非干酪样肉芽肿。全身性病变常累及纵隔淋巴结或肺部，可与皮肤受累同时或稍后发生。治疗包括局部外用或口服皮质类固醇，每天两次 0.1% 他克莫司软膏、细胞周期素、米帕林、别嘌呤醇或戒断治疗。疗效从轻微改善到有效不等。在一个病例中，干扰素治疗恶性黑色素瘤时发生了结节病。该治疗结束后，结节病随后自然消退[26]。

PMU 与皮肤癌

相对于装饰性文身，皮肤癌的发生与 PMU 之间的关联仍然是偶然的。总体而言，仅报道了 2 例 PMU 相关皮肤癌的病例。首先是一例 60 岁韩国妇女眉部基底细胞癌（BCC）的病例[34]，文身后 3 年发生病变。但是，由于 BCC 的发生区域长期暴露在阳光下，因此很难将此病变和 PMU 之间建立真正的联系。但是，PMU 的深色可能会延误病变的临床诊断。我们曾遇到一位女患者，该女性在旧的 PMU 上出现了硬皮形式的 BCC，但在做出诊断之前已覆盖了新文身。其次，还有另外一例在嘴唇文身后 1 周内迅速发展的类角棘皮瘤样鳞状细胞癌（SCC）[35]。据我们所知，这是文身上仅有的两例皮肤肿瘤病例。到目前为止，包括 PMU 在内的文身与皮肤癌之间的关联仍然是偶然的[36]。

PMU 与假性上皮瘤样增生

到目前为止，已经报道了几例在唇部的假性上皮瘤样增生（PEH）[35, 37]。PEH 是一种良性反应，通常由慢性伤口或炎症引起。然而，在红色文身中发生 PEH 的报道越来越多[38]。PEH 的主要问题在于它可以在临床上和组织学上模拟角膜棘皮瘤或 SCC，因此建议完全切除以进行诊断确认[38]。文身后病变的快速发展强烈提示 PEH 或角棘皮瘤，而且有可能在几年后发展成 SCC。然而，在一些案例中，精确的诊断不等同于完全确认[39, 40]。

磁共振成像（MRI）

有时刺痛或烧灼感与装饰性文身尤其是深色文身中的氧化铁有关。然而，这种现象的风险和强度被过分夸大了，这给放射科医生造成了困扰，他们将做过 PMU 列为禁忌证[41]。在 Tope 和 Shellock[42] 的报道中，仅有 1.5% 的美容文身患者（135 名患者中有 2 名）出现了感觉异常（一例感觉刺痛，另一例感觉灼热）。这两位患者的 MRI 均已完成[42]。在大多数情况下，MRI 可以正常执行到结束[42]。另有一例特殊病例出现一级烧伤伴眼睑短暂性水肿和烧灼感[43]。此外，PMU 可能会造成检测部位出现伪影。通过使用正确的参数并选择最佳序列，可以衰减与 PMU 相关的成像伪影。然而，在有眼睑文身的情况下，眼眶可能很难观察，因为在希望检查的区域内可能存在伪影[44]。如果患者需要进行 MRI 检查，则不应将 PMU 列为禁忌证。尽管如此，患者在检查过程中应意识到出现症状的可能性，并在出现此类症状时立即告知放射科医生。

其他并发症

眼睑文身术后，由于睫毛球的机械性损伤或眼睑坏死而导致的睫毛脱落是一种罕见的现象[3, 14]。

在过去的 20 年中，微色素沉着技术已用于覆盖稳定的皮肤或黏膜白癜风斑块，并且显然表现出优异的耐受性且无 Koebner 现象发生[45-48]。此外，患者甚至可能会使用文身来伪装自身的白癜风。最近有一些关于永久性文身[49] 和 PMU[50] 的白癜风病例报道。文身不太可能触发白癜风，但很可能会让白癜风显露出来[51]。根据一些同行的经验，白癜风可能会在文身区域的边缘复发（数据未发表）。Dr.C.Grognard 考虑到在 PMU 或文身部位发生 Koebner 现象的理论风险，建议白癜风患者待白癜风稳定后再进行文身。在其他受试者中，例如没有白癜风病史，但具有白癜风倾向的患者，如已提到的两个病例，这项技术不可能以任何方式防止白癜风的发生[51]。

PMU 的激光治疗

如今，祛除 PMU 的金标准疗法是激光疗法，可以使用二氧化碳激光或调 Q 激光进行剥脱[52]。由于肉色/粉红色和红色 PMU 中二氧化钛和三氧化二铁的浓度很高，因此会发生自相矛盾的反应，例如，由于氧化铁或二氧化钛从其氧化态转变为还原态，在调 Q 激光烧蚀后可能会变暗，再通过另一个疗程以另一波长处理这一暗化[52]。

参考文献

[1] Ortiz AE, Alster TS. Rising concern over cosmetic tattoos. *Dermatol Surg* 2012; 38:424–429.

[2] Kluger N. Cutaneous complications related to permanent decorative tattooing. *Expert Rev Clin Immunol* 2010; 6:363–371.

[3] De Cuyper C. Cosmetic and medical applications of tattooing. In: De Cuyper C, Pérez-Cotapos ML, eds. Berlin, Germany: Springer-Verlag, 2010, pp. 53–60.

[4] Bäumler W, Vasold R, Lundsgaard J, Talberg HJ. Chemical used in tattooing and permanent make up products. In: Papameletiou D, Schwela D, Zenie A, eds. *Workshop on Technical/Scientific and Regulatory Issues on the Safety of Tattoos, Body Piercing and of Related Practices*. Ispra, VA: European Commission, 2003, pp. 21–36.

[5] Kluger N, Plantier F, Moguelet P, Fraitag S. Tattoos: Natural history and histopathology of cutaneous reactions. *Ann Dermatol Venereol* 2011; 138:146–154; quiz 144–155, 155.

[6] Resolution ResAP(2008)1 on requirements and criteria for the safety of tattoos and permanent make-up (superseding. Resolution ResAP(2003)2 on tattoos and permanent make-up). https://wcd.coe.int/ViewDoc.jsp?id=1254065. Accessed May 30, 2013.

[7] Wollina U. Nodular skin reactions in eyebrow permanent makeup: Two case reports and an infection by *Mycobacterium haemophilum*. *J Cosmet Dermatol* 2011; 10:235–239.

[8] Straetemans M, Katz LM, Belson M. Adverse reactions after permanent-makeup procedures. *N Engl J Med* 2007; 356:2753.

[9] Kluger N. Tattooing, piercing and inherited coagulation disorders Haemophilia; 19:e358–e359.

[10] Kluger N, Muller C, Gral N. Atypical mycobacteria infection following tattooing: Review of an outbreak in 8 patients in a French tattoo parlor. *Arch Dermatol* 2008; 144:941–942.

[11] Kennedy BS, Bedard B, Younge M et al. Outbreak of Mycobacterium chelonae infection associated with tattoo ink. *N Engl J Med* 2012; 367:1020–1024.

[12] Falsey RR, Kinzer MH, Hurst S et al. Cutaneous inoculation of nontuberculous mycobacteria during professional tattooing: A case series and epidemiologic study. *Clin Infect Dis* 2013; 57:e143–e147.

[13] Giulieri S, Morisod B, Edney T et al. Outbreak of *Mycobacterium haemophilum* infections after permanent makeup of the eyebrows. *Clin Infect Dis* 2011; 52:488–491.

[14] Calzado L, Gamo R, Pinedo F et al. Granulomatous dermatitis due to blepharopigmentation. *J Eur Acad Dermatol Venereol* 2008; 22:235–236.

[15] Wenzel SM, Welzel J, Hafner C et al. Permanent make-up colorants may cause severe skin reactions. *Contact Dermatitis* 2010; 63:223–227.

[16] Klontz KC, Lambert LA, Jewell RE, Katz LM. Adverse effects of cosmetic tattooing: An illustrative case of granulomatous dermatitis following the application of permanent makeup. *Arch Dermatol* 2005; 141:918–919.

[17] Vagefi MR, Dragon L, Hughes SM et al. Adverse reactions to permanent eyeliner tattoo. *Ophthal Plast Reconstr Surg* 2006; 22:48–51.

[18] Schwarze HP, Giordano-Labadie F, Loche F et al. Delayed-hypersensitivity granulomatous reaction induced by blepharopigmentation with aluminum-silicate. *J Am Acad Dermatol* 2000; 42:888–891.

[19] Bee CR, Steele EA, White KP, Wilson DJ. Tattoo granuloma of the eyelid mimicking carcinoma. *Ophthal Plast Reconstr Surg* 2013 March 18.

[20] Yang DS, Kim SC, Lee S, Chung Y. Foreign body epithelioid granuloma after cosmetic eyebrow tattooing. *Cutis* 1989; 43:244–247.

[21] Ro YS, Lee CW. Granulomatous tissue reaction following cosmetic eyebrow tattooing. *J Dermatol* 1991; 18:352–325.

[22] Duke D, Urioste SS, Dover JS et al. A reaction to a red lip cosmetic tattoo. *J Am Acad Dermatol* 1998; 39:488–490.

[23] Jones B, Oh C, Egan CA. Spontaneous resolution of a delayed granulomatous reaction to cosmetic tattoo. *Int J Dermatol* 2008; 47:59–60.

[24] Wylie G, Gupta G. Lip-enhancing tattoo reaction resolving with topical tacrolimus. *Clin Exp Dermatol* 2008; 33:505–506.

[25] Kluger N. Sarcoidosis on tattoos: A review of the literature from 1939 to 2011. *Sarcoidosis Vasc Diffuse Lung Dis.* 2013; 30:86–102.

[26] Toulemonde A, Quereux G, Dréno B. Sarcoidosis granuloma on a tattoo induced by interferon alpha. *Ann Dermatol Venereol* 2004; 131:49–51.

[27] Yesudian PD, Azurdia RM. Scar sarcoidosis following tattooing of the lips treated with mepacrine. *Clin Exp Dermatol* 2004; 29:552–554.

[28] Landers MC, Skokan M, Law S, Storrs FJ. Cutaneous and pulmonary sarcoidosis in association with tattoos. *Cutis* 2005; 75:44–48.

[29] Cervigón González I, Pérez Hortet C, Sandín Sánchez S et al. Tattoo granulomas: Initial manifestation of sarcoidosis? *Med Cutan Ibero Lat Am* 2004; 32:131–134.

[30] Antonovich DD, Callen JP. Development of sarcoidosis in cosmetic tattoos. *Arch Dermatol* 2005; 141:869–872.

[31] Martín JM, Revert A, Monteagudo C et al. Granulomatous reactions to permanent cosmetic tattoos successfully treated with topical steroids and allopurinol. *J Cosmet Dermatol* 2007; 6:229–231.

[32] Tourlaki A, Boneschi V, Tosi D et al. Granulomatous tattoo reaction induced by intense pulse light treatment. *Photodermatol Photoimmunol Photomed* 2010; 26:275–276.

[33] Lapresta A, Pérez C, García-Almagro D. Facial lesions after tattooing. *Actas Dermosifiliogr* 2010; 101:889–890.

[34] Lee JS, Park J, Kim SM et al. Basal cell carcinoma arising in a tattooed eyebrow. *Ann Dermatol* 2009; 21:281–284.

[35] Ortiz A, Yamauchi PS. Rapidly growing squamous cell carcinoma from permanent makeup tattoo. *J Am Acad Dermatol* 2009; 60:1073–1074.

[36] Kluger N, Koljonen V. Tattoos, inks, and cancer. *Lancet Oncol* 2012; 13:e161–e168.

[37] Coors EA, Wessbecher R, von den Driesch P. Beastly nodules instead of beauty: Pseudoepitheliomatous hyperplasia developing after application of permanent make-up. *Br J Dermatol* 2004; 150:1027.

[38] Kluger N, Durand L, Minier-Thoumin C et al. Pseudo-epitheliomatous epidermal hyperplasia in tattoos: Report of three cases. *Am J Clin Dermatol* 2008; 9:337–340.

[39] Kluger N, Plantier F. Pseudo-epitheliomatous hyperplasia, keratoacanthoma, and squamous cell carcinoma occurring within tattoos: Diagnostic issues. *J Am Acad Dermatol* 2007; 57:901–902.

[40] Kluger N. Issues with keratoacanthoma, pseudoepitheliomatous hyperplasia and squamous cell carcinoma within tattoos: A clinical point of view. *J Cutan Pathol* 2010 July; 37(7):812–813.

[41] Kluger N. Tattoos and medical imaging: Issues and myths. *Presse Med* 2014; 43:529–533.

[42] Tope WD, Shellock FG. Magnetic resonance imaging and

permanent cosmetics (tattoos): Survey of complications and adverse events. *J Magn Reson Imaging* 2002; 15:180–184.

[43] Franiel T, Schmidt S, Klingebiel R. First-degree burns on MRI due to nonferrous tattoos. *Am J Roentgenol* 2006; 187:W556.

[44] Weiss RA, Saint-Louis LA, Haik BG, McCord CD, Taveras JL. Mascara and eyelining tattoos: MRI artifacts. *Ann Ophthalmol* 1989; 21:129–131.

[45] Halder RM, Pham HN, Breadon JY, Johnson BA. Micropigmentation for treatment of vitiligo. *J Dermatol Surg Oncol* 1989; 15:1092–1098.

[46] Mahajan BB, Garg G, Gupta RR. Evaluation of cosmetic tattooing in localized stable vitiligo. *J Dermatol* 2002; 29:726–730.

[47] Center JM, Mancini S, Baker GI et al. Management of gingival vitiligo with the use of a tattoo technique. *J Periodontol* 1998; 69:724–728.

[48] Singh AK, Karki D. Micropigmentation: Tattooing for the treatment of lip vitiligo. *J Plast Reconstr Aesthet Surg* 2010; 63:988–991.

[49] Kluger N, Trouche F. Vitiligo on a tattoo. *Ann Dermatol Venereol* 2011; 138:549–550.

[50] Pan H, Song W, Xu A. A case of vitiligo induced by tattooing eyebrow. *Int J Dermatol* 2011; 50:607–608.

[51] Kluger N. Vitiligo on a tattoo: Association rather than cause. *Int J Dermatol* 2013; 52:1617–1618.

[52] Mafong EA, Kauvar AN, Geronemus RG. Surgical pearl: Removal of cosmetic lip-liner tattoo with the pulsed carbon dioxide laser. *J Am Acad Dermatol* 2003; 48:271–272.

20
人体穿孔

Nicolas Kluger

人体改造或人体修饰被定义为出于非医学原因而改变身体。耳垂穿孔和人体穿孔与暂时性和永久性文身一样，是当今最常见的人体修饰方式[1, 4]。人体穿孔的定义是在人体部位的人工开口中插入珠宝和其他物品。如果说耳垂穿孔在 20 世纪 50 年代就成为一种常见的做法，那么人体穿孔直到 20 世纪 80 年代末才真正开始流行起来[2]。

人体穿孔的流行病学

传统意义上，耳垂穿孔不被认为属于人体穿孔的一类，通常被排除在人体穿孔研究之外。自 20 世纪 90 年代末以来，主要在西方国家进行了许多关于人体穿孔流行病学的研究[5]。根据研究人群的不同，结果变化很大：美洲人与欧洲人，青少年与一般人群，在不同的环境下进行的研究，如特定的教育背景（高中、大学等），以及其他因素在考虑范围内的地区，还包括根据所研究的人体穿孔类型，如所有穿孔与仅特定类型的穿孔（口腔穿孔、生殖器穿孔等），或包含或排除耳垂穿孔。因此，根据这项研究，对患病率的解释应始终谨慎，不能轻易推断。根据美国 2006 年的一项全国性调查[6]，一般人群中人体穿孔的流行率估计约为 14%，女性在耳垂穿孔和任何其他人体穿孔方面都占主导地位。在 14~24 岁的年轻人中流行率明显最高，大约在 20%~30% 之间[5]。Mayers 和 Chiffriller 在 2008 年报道了大学生中流行率最高为 51%[7]。关于具体的口腔和口周穿孔，Hennequin-Hoenderdos 等对 13 篇评价口腔穿孔流行率的文献进行了回顾性研究[8]。在平均年龄 20.6 岁的 11 249 名参与者中，口腔和口周穿孔的流行率约为 5.2%。口腔 / 口周穿刺最常见的部位是舌头（5.6%），其次是嘴唇（1.5%）。女性的口腔穿孔率是男性的 4 倍[8]。另一方面，生殖器穿刺仍然是最少见的穿刺类型，根据研究，从 0.6% 至 2% 不等[6, 9-11]。

由于解剖学的原因，男性生殖器穿孔的流行率较高，因为有更多的空间可以穿孔[12]，另外，根据世界卫生组织的报道，女性生殖器穿孔仍然被视为一种生殖器切割形式（第四类），这可能会限制这种做法在一些国家中应用的可能性[13, 14]。

人体穿孔的动机和心理方面的概述

人们选择人体穿孔的动机因人而异，但与报道的文身动机有相似之处[15]：例如审美目的、自我意识、身份，希望展示自主性、掌控自己的身体[16]、个性、个人宣泄的表达、身体耐力、群体从属关系和承诺、反抗（反对社会、家庭、管理等）、精神和文化传统、上瘾、性，有时没有任何具体原因。Laumann 等注意到 96% 的穿孔者的家人或朋友中也有穿孔者[6]。一些研究表明，人体穿孔与一系列高危行为之间存在关联：如饮酒、吸烟、娱乐或非法药物滥用以及高危性行为[17]。寻求刺激、冲动和愤怒的语言表达似乎也与人体穿孔有关。而抑郁症、进食障碍和自杀意念与人体穿孔之间是否存在联系仍有争议[17]。然而，这些结果应谨慎看待，因为研究往往局限于一个特定的群体，特别是青少年或大学生，因此这些结果不应该被外推到单个人体穿孔的个体。此外，穿孔的数量、其他身体修饰（文身、植入物等）的存在或人体穿孔的位置等数据很少被考虑在内。研究经常依赖于自我报告的问卷。总之，人体穿孔正变得越来越常见，它本身就很难认为是一种异常行为的标志[17]。在这一领域有必要进行更深入的研究，以确定是否有一群人体穿孔者可能存在高危行为或精神症状[17]。

穿刺过程

人体穿孔可分为口面部穿孔（鼻子、耳朵、眉毛、嘴唇、舌头)、身体穿孔(肚脐、乳头)和私密部位穿孔(乳头、生殖器)。此外,几乎皮肤表面的任何部位都可以被刺穿[18, 19]。因此,一些人可能有所谓的通过皮肤表面的穿孔[18]。耳朵和生殖器穿孔类型最多,分别有 12 种和 16 种不同的类型[1, 9]。在英国最近的一项研究[20]中,女性最常见的穿孔部位依次是肚脐、鼻子、耳朵、舌头、眉毛、乳头和嘴唇,而男性最常见的穿孔部位是乳头、眉毛、耳朵、舌头、鼻子、嘴唇和生殖器。顺序根据文献研究[6]的不同而不同。此外,微真皮穿孔(又称表面锚穿孔)是一种非常接近皮肤表面的人体穿孔的新形式。它们几乎可以放在皮肤上的任何地方,让珠宝看起来就像是简单地贴在皮肤表面。它们是用皮肤穿孔机[19]植入的。

穿孔通常在专业的场所里进行,毫无疑问穿孔者已经掌握了专业的技术和经验。然而,他们在解剖学、化学和基本卫生规则方面的知识往往有限。如今,几个欧洲国家通过建立人体艺术立法来规范这种做法。此外,珠宝商、理发师或美容师可以用自动穿孔枪进行耳垂穿孔。由于与缺乏相关的风险意识,应该避免自我穿孔。

珠宝通常由外科钢、铌或钛制成。其他金属如黄金也可以。镍有高度过敏性,在欧洲,镍的最高浓度被限制在 0.05%。非金属材料也是可用的(聚四氟乙烯、聚乙烯、聚甲基丙烯酸甲酯等)。各种形状(戒指、棒状、杠铃、螺柱等)、大小和饰品都可选用。根据个人的喜好和所需穿孔的位置而不同[21]。

穿刺程序包括无菌材料的准备(一次性使用的针头,高压灭菌),用龙胆紫定位穿刺路径,用消毒剂局部消毒。手套选择无菌医用手套,手术面罩的使用根据术者的习惯而有所不同。穿刺是在没有任何局部麻醉的情况下,快速插入串有珠宝的无菌套管针。镊子/夹子用于舌头和鼻中隔穿孔[19]。后续护理包括频繁的肥皂清洗以及局部使用消毒剂。珠宝必须定期移动,以消除局部分泌物和结痂。对于舌头穿孔者,建议漱口[3, 19]。

根据环的位置不同,可能出现延迟愈合的情况。根据定位不同,通常需要几周到几个月的时间才能完全愈合(表 20.1)。愈合延迟时间最长的是乳头和肚脐穿孔,这是由于反复的创伤和衣服引起的摩擦导致[2-4]。

并发症

与穿孔有关的并发症可以分为以下几种:①急性和慢性并发症;②感染性和非感染性并发症;③任何

表 20.1　主要穿孔的大致愈合时间

耳朵
耳垂 4~8 周
耳软骨 3~9 个月
眉毛
6~8 周
鼻子
鼻孔 3~4 个月(男),6~9 个月(女)
舌
4~8 周
唇
6~8 周
乳头
3~4 个月(男性),6~9 个月(女性,因衣物摩擦)
肚脐
4 周~12 个月(反复创伤,衣物摩擦)
女性生殖器
大阴唇 4 周至 4 个月
小阴唇 2~8 周
阴蒂 2~10 周
男性生殖器
尿道口 2~8 周
冠状沟 4 周至 4 个月

资料来源:Holbrook J et al., Am J Clin Dermatol, 13, 1, 2012; Kluger N and Guillot B, Ann Dermatol Venereol, 137, 153, 2010; Meltzer DI, Am Fam Physician, 72, 2029, 2005; DeBoer S, Body Piercing Removal Photo Guide for Healthcare Professionals, Peds-R-Us Medical Education, Dyer, 2013。

穿刺共有的并发症和根据穿刺区而具有特异性的并发症[3]。根据研究,穿孔引起并发症的总体比例有所不同,因为它们通常通过自我报告的问卷进行评估,会受到回忆偏差的影响,也会对不是并发症的征兆进行自我解释。并发症患病率可能为 17%[6]~30%[20]。此外,当患者有健康问题时,大多数都会向穿孔术者或互联网寻求帮助[18, 19]。这是因为患者害怕医生的判断,并认为他们的术者更有经验。

感染

急性感染,以及较少发生的慢性感染,是人体穿孔最重要的并发症[22]。它们与穿孔部位无关,发生率为 10%~25%[2, 23]。可能发生在操作过程中(一次接种)或二次接种,在操作穿刺期间或更换首饰后。通常不能及时诊断,因为患者可能低估了症状,认为这是愈合过程的一部分,或者害怕与医生进行沟通[23]。在诊断过程中，患者可能会低估症状，被认为是参与了愈合过程，或者是害怕与医生进行潜在的判断[23]。以下两种或两种以上体征应警惕局部感染：红斑、水肿、疼痛和局部发热[23]。脓液的排出是感染的表现。引起感染最常见的细菌是金黄色葡萄球菌、A 族溶血性链球菌和铜绿假单胞菌[2, 22]。特殊细菌（乳杆菌）和真菌（曲霉）的严重感染可能发生在免疫功能低下的患者中，特别是在业余穿孔术者或医疗条件较差（未控制的糖尿病，白血病）的情况下[24-26]。几种细菌混合感染也是可能的。感染通常是局部性的，也有罕见的传播（肾小球肾炎、化脓性关节炎、支气管肺炎、脑脓肿、心内膜炎的患者中）[2, 22]。最近有报道称，非结核分枝杆菌是乳头穿孔后慢性脓肿和乳腺炎的罪魁祸首[27]。乳房 / 胸部植入物的化脓性感染已促使一些整形外科医生建议此类植入物不能用于乳头穿孔[28, 29]。急性穿孔感染的治疗包括冲洗、敷贴、外用或口服抗生素治疗。抗生素的选择取决于穿孔位置。对是否应该移除首饰仍在讨论中。一些学者主张切除可能与脓肿的形成自相矛盾，因为穿刺区可使脓液自然引流[2]。但是，在持续感染的情况下，移除饰品是必需的[2]。总体而言，由于手术后穿孔部位感染的高风险，我们强烈建议有免疫抑制或接受免疫抑制治疗的患者不要接受任何穿孔，特别是口腔面部区域[30]。

在上耳或高位耳穿孔感染的病例中，建议在等待细菌培养结果[31, 32]的同时先用氟喹诺酮类药物对铜绿假单胞菌进行经验性治疗，再用异丙醇或碘溶液消毒。苯扎氯铵是一种对铜绿假单胞菌[33]无效的消毒剂。

关于血液传播的感染，乙型肝炎、丙型肝炎、丁型肝炎和庚型肝炎的传播是可能的[2]。建议穿刺者以及消费者必须接种乙型肝炎疫苗[2]。然而，应该强调的是，最近血液传播疾病的发生率在遵守卫生、无菌和灭菌规则的场地中仍然不低[34]。HIV 传播仍然是理论上可能发生的，但到目前为止，只有一个通过穿孔感染 HIV 的案例被报道有可能发生[35]。

感染性心内膜炎是穿刺后最严重的并发症，它可能发生在先天性心脏病患者中。先天性心脏病患者可能低估或没有意识到与穿刺相关的风险[36]。任何有这种情况的患者都应该首先咨询心脏病医生，并根据心脏病情况讨论进行穿刺的可能性。此外，应根据穿刺部位的局部菌群情况对预防性使用抗生素治疗进行探讨和调整[37]。在穿刺后的几个月内，任何无法解释的一般症状，如发热、寒战、不适和关节肌痛，不管先前的心脏状况如何，都可能是引起了心内膜炎[2]。

最后，在文献[38-40]中很少评估口腔或生殖器穿孔

在传播疾病或其中的潜在作用。与一名生殖器穿孔患者发生口－生殖器性行为的 5 名澳大利亚男性患者被怀疑为非常规 HIV 传播[41]。性传播疾病中与口腔和生殖器穿孔有关的潜在风险应该进行更深入的明确调查。

穿孔常见的一般并发症

除局部和全身性感染外，穿刺会导致广泛的并发症，这些并发症与大多数部位无关（表 20.2）。穿刺过程通常是痛苦的，可能会在几天内保持敏感。穿孔时可能发生血管迷走神经性晕厥。任何穿孔预计都会有少量出血，随后可能会发生血肿（图 20.1）。Antoszewski 等发现在他们的人群中总出血率为 12.3%[42]。口腔穿孔似乎有很高的风险，因为 90% 的口腔穿孔患者在穿孔后 12 小时内会发生出血[43]。只有一例男性血友病患者在乳头穿环[44]后出血，需要在紧急情况下使用氨甲环酸。然而，有几例（希望是罕见的）没有遗传性血液病的患者穿孔后严重出血并发低血容量性休克的病例被报道[45-47]。

因此，服用抗凝剂、抗血小板药物或有潜在出血风险（血友病、Von Willebrand 病）的患者禁止穿孔。阿司匹林应该避免在穿孔前 7 天使用，非甾体抗炎药应避免在穿孔前一天服用[2]。患有遗传性凝血障碍的

表 20.2 可能发生在任何穿刺部位的非特异性并发症

疼痛
血管迷走神经性晕厥
肿胀
出血，出血过多，低血压休克
创伤 / 组织撕裂（抓衣服，接触性运动，操作）
由于沉重的珠宝嵌入而拉伸
包埋，迁移，排斥
创伤性文身引起的无症状色素沉着
化脓性肉芽肿
瘢痕形成：增生性，瘢痕疙瘩
过敏（接触金属或消毒剂）
感染
- 化脓性（金黄色葡萄球菌、铜绿假单胞菌等）和非化脓性皮肤感染（非典型分枝杆菌）
- 全身感染（破伤风、链球菌感染后肾小球肾炎、关节炎、脑脓肿、乙型肝炎、丙型肝炎、丁型肝炎、戊型肝炎等）
- 细菌性心内膜炎，可能伴有瓣膜置换、感染性栓子或死亡
放射干扰

资料来源：Holbrook J et al., Am J Clin Dermatol, 13, 1, 2012; Kluger N and Guillot B, Ann Dermatol Venereol, 137, 153, 2010; Meltzer DI, Am Fam Physician, 72, 2029, 2005。

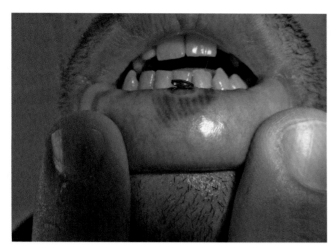

图 20.1　无遗传性凝血障碍史的患者穿孔后出现水肿和一过性血肿。

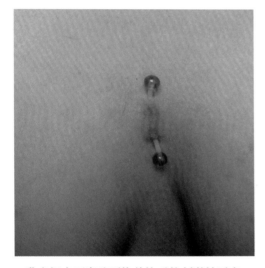

图 20.2　乳房间表面穿孔更换首饰后的刺激性反应。

患者一定要向他们的医生寻求建议，讨论与他们的病情相关的出血风险水平。最近的一项研究表明，患有遗传性血液疾病的女性在穿刺前并不认为自己的病情是一种风险 [48]。

肿胀通常发生在黏膜区域（嘴唇、舌头）。舌头肿胀会影响进食约一周，只吃流质和冷的食物可以减轻疼痛。过度操作或更换首饰时可能会出现刺激或继发感染（图 20.2）。珠宝可以嵌入（图 20.3）、转移或突出（图 20.4）[49, 50]。金属首饰中的成分（镍、钴、钯、金等）或在愈合阶段使用的消毒剂或软膏中的某些成分会导致过敏性接触性皮炎，表现为局部湿疹。肉芽肿性 [51] 和淋巴瘤样 [52] 接触性皮炎也有报道，特别是在耳垂穿孔中。在取出穿孔器械后，孔洞可能会持续存在数年。印度 [53] 报道过在鼻孔穿孔后发生化脓性肉芽肿，但也可能发生在其他地方。增生性瘢痕和瘢痕疙瘩也可能出现（图 20.5 和图 20.6）。任何有瘢痕疙瘩形成史的患者，无论在以前穿刺部位还是其他地方，都不应再接受穿刺。意外拔出珠宝造成的组织撕裂是一种常见的损伤 [反复佩戴沉重的耳环或外伤撕裂耳垂、撕裂眉毛（图 20.7）] [54]。此外，拉伸后会出现耳垂过度松弛，这是造成"气孔"或"肌肉隧道"的原因 [54]。重建整形手术是必要的。最近发表了不同的重建技术用于扩大耳垂的重建 [55, 56]。意外文身在去除穿孔后可有无症状黄斑或蓝色色素沉着。这是由于珠宝中的金属杂质沉积在真皮层。调 Q 激光已被证明在这一疾病中是有效的 [57]。最后，穿孔可能会干扰医疗判断。例如在口腔科检查时，穿孔后口腔的结构可能会被扭曲或更难以解释。在患者行 MRI 检查时，首饰可

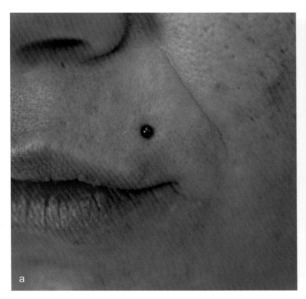

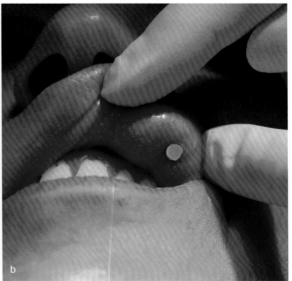

图 20.3　嵌入性上唇穿刺（Monroe）伴有唇部局部炎性水肿。a. 从皮肤侧观察。b. 从黏膜内侧观察。

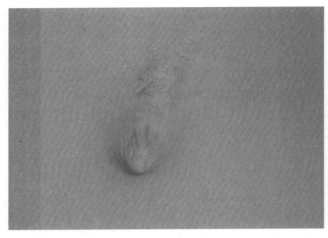

图 20.4 一名年轻女性的脐部瘢痕，她一直保持穿孔直到怀孕结束，由于腹部妊娠膨隆导致穿孔突出（版权：Dr. Fabienne Trouche, Rodez, France）。

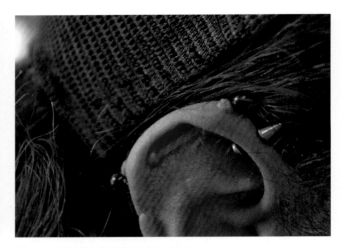

图 20.5 软骨穿刺部位的肥大反应。

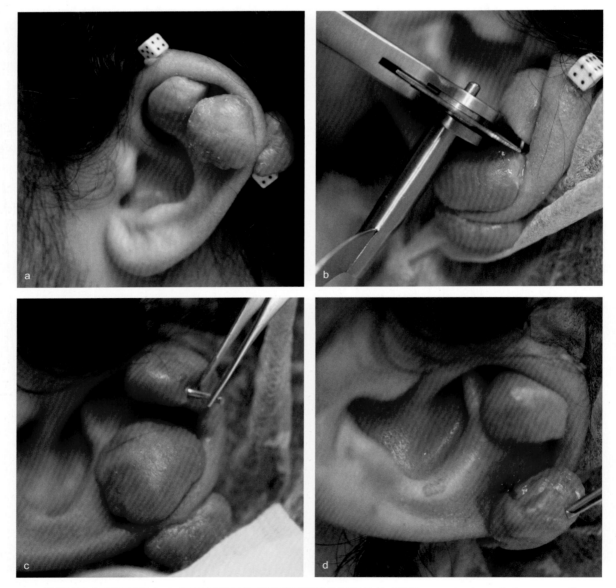

图 20.6 a. 穿刺处的大瘢痕疙瘩；b~d. 在局部麻醉下切断并取下螺柱的外科手术（版权：Dr. Véronique Blatière, Montpellier, France）。

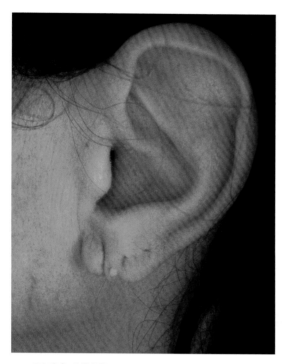

图 20.7 耳垂穿孔撕裂。

能会移动，因此在拍摄之前应先取下[2]。口腔穿孔也会给麻醉实施带来困难，因为它们可能导致口腔气管插管或鼻胃管放置困难[58]。已经报道的副作用就包括珠宝进入体内、缺氧、喉痉挛和舌出血等。因此，麻醉师在计划插管前必须了解是否存在口腔穿孔[59]。此外，医务人员应该知道如何安全地取出各种穿孔物品。一些出版物提供了适当的指导[60-63]。简而言之，对于杠铃状珠宝和唇钉，可通过逆时针方向扭转并保持抓住珠宝的另一端，移除杠铃的一端。对于戒指首饰，最好使用开环钳子来完成拆卸[62, 63]。

患者有时可能不愿意取出他们的穿孔饰品，因为他们害怕孔道的快速关闭。这方面不应被医务人员忽视。应该与患者讨论在手术过程中保持穿孔的利弊。此外，医生不应忽视是否真的需要摘除珠宝，特别是对于存在选择性或非紧急医疗环境下，在医学文献[61]中仍有争论。可以插入塑料保持器来代替珠宝，以保持穿刺道打开[61, 63]。

特殊部位并发症

根据不同位置，已经报道了许多并发症[2-4]。它们在表 20.3 中进行了总结。应特别注意口腔穿孔（嘴唇和舌头），因为它们经常导致许多并发症[64, 65]。简而言之，唇部穿孔往往导致牙龈退缩（图 20.8），而舌部穿孔则与釉质裂纹、釉质裂纹、舌部凹陷[66]、牙齿破裂、碎屑或断裂相关[64]。此外，从长期来看，口腔穿孔的存

表 20.3 特定部位的并发症

耳
　嵌入式耳环
　血肿
　软骨炎和软骨膜炎
　耳变形（"菜花耳"）
　假淋巴瘤
　肉瘤样反应
　复发性多发性软骨炎

眉
　撕裂（重量、穿刺面积）

鼻
　饰物埋入鼻黏膜引起的炎症
　炎症引起的软骨肉芽肿破坏
　隔膜血肿
　软骨膜炎
　鼻壁坏死
　鼻翼塌陷
　神经损伤（鼻桥穿孔）
　骨坏死（鼻桥穿孔）
　毛细血管扩张性鼻部红斑（鼻孔穿孔）
　珠宝吞咽或误吸
　基底细胞癌

舌头和口周
　一过性肿胀、进食困难、出血、过度流涎（穿孔后立即）
　流涎增多
　口臭
　咀嚼、吞咽、发音改变
　味觉障碍（金属味）
　炎症和牙龈退缩：审美障碍，龋齿易感性增加，牙本质过敏症
　牙齿穿刺周围结石堆积
　牙齿改变（碎屑，裂缝，骨折）
　神经损伤（味觉丧失，麻木，不典型三叉神经痛）
　不受控制流口水
　穿孔破裂
　珠宝嵌入、吞咽、吸入
　鳞状细胞癌
　对影像摄片的干扰
　干扰气道管理（全身麻醉或插管期间的障碍）
　感染：局部口腔菌群改变，Ludwig 心绞痛（A 族链球菌）

乳头
　乳头肥大
　高催乳素血症所致溢乳
　感染性乳腺炎
　哺乳困难
　良性肿瘤（梭形细胞增殖）

（续表）

脐部
延迟愈合（由于反复摩擦，长达 1 年）
妊娠期间由于腹部妊娠扩张引起的穿孔移行、突出、妊娠纹形成
前腹壁的肠粘连可能导致肠扭转、肠梗死和死亡

女性生殖器
局部过敏、摩擦刺激、避孕方式的改变、阴道分娩的潜在并发症、泌尿感染

男性生殖器
摩擦刺激、过敏、尿流中断、避孕方式的改变、轻度包茎、阴茎充血、阴茎异常勃起、复发性尖锐湿疣、尿道破裂、尿道狭窄、性交时珠宝掉落、性交后性伴出血（阴道创伤）、感染（皮肤感染、Fournier 坏疽、前列腺炎、睾丸炎）、阴茎鳞状细胞癌

资料来源：Holbrook J et al., Am J Clin Dermatol, 13, 1, 2012; Kluger N and Guillot B, Ann Dermatol Venereol, 137, 153, 2010; Meltzer DI, Am Fam Physician, 72, 2029, 2005。

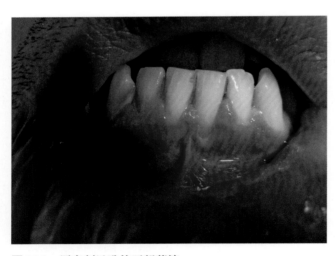

图 20.8　唇穿刺导致的牙龈萎缩。

在似乎会随着牙周病原菌群的逐渐发展而对局部细菌产生影响[67]。穿孔材料（钢或甲基丙烯酸酯）可能在菌群的修饰中起作用[68]。对于口腔和唇部穿孔来说，良好的口腔卫生习惯是必需的（定期牙刷，每天漱口，每

年牙医会诊）。已经报道了几例穿刺部位的皮肤癌[69-72]。然而，穿刺和同一部位基底细胞或鳞状细胞癌的发展之间的真正病理生理联系仍未明确。肚脐穿孔可能会因为位置而被看作是所有穿孔中无害的一种，而且它在年轻女性中是出名的流行。但是，必须强调一些并发症。首先，我们必须接受长期的延迟愈合，因为脐部是一个经常受到衣物摩擦的区域。此外，由于妊娠腹部膨胀，可导致穿刺孔及饰品转移、突出、脐撕裂或妊娠纹形成[73, 74]。孕妇应该尽早摘除脐环，但最重要的是，一旦妊娠腹胀就会在皮肤和珠宝之间形成张力。然而，去除穿孔可能仍然会在穿孔处形成妊娠相关的妊娠纹。最后，前腹壁的肠粘连[75, 76]具有肠扭转、肠梗死和死亡的潜在风险[77]，这在少数肚脐穿孔的病例中有报道。

此外，最近的一些综述关注了穿孔的各个方面，如怀孕[78]、哺乳[78, 79]和生殖器穿孔[9, 80]。

总结

与人体穿孔相关的并发症较多。由于人体穿孔仍然很流行，了解手术的风险以及佩戴的医学和心理社会影响对医生来说很重要[2-4]。穿孔者和被穿孔者也应该参与进来。

（1）医生：医务人员必须不带偏见，无论穿孔患者是因为穿孔并发症还是其他健康问题而来。

（2）穿孔器：穿孔器的规则及其组成（卫生和无菌规则，潜在风险和并发症的知识）是必须掌握的。穿孔只能由合格的训练有素的穿孔者进行[19]。明确的口头和书面的后续护理说明至关重要，因为某些穿孔（肚脐）的护理可能会持续 1 年[2-4]。

（3）患者：患有慢性疾病（心脏病、凝血障碍、慢性免疫抑制疾病、糖尿病及更严重的疾病）或正在接受治疗（抗凝、免疫抑制疗法）的患者应在接受任何穿刺之前咨询医生，以评估并发症的风险或是否应采取预防措施。他们也应该告知穿刺者他们的状况，而后者如果有疑问应该将患者转介给医护人员。

参考文献

[1] Stirn A. Body piercing: Medical consequences and psychological motivations. *Lancet* 2003; 361:1205–1215.

[2] Holbrook J, Minocha J, Laumann A. Body piercing: Complications and prevention of health risks. *Am J Clin Dermatol* 2012; 13:1–17.

[3] Kluger N, Guillot B. Body-piercing complications. *Ann Dermatol Venereol* 2010; 137:153–158.

[4] Meltzer DI. Complications of body piercing. *Am Fam Physician* 2005; 72:2029–2034.

[5] Lauman AE. History and epidemiology of tattoos and piercings. Legislation in the United States. In: De Cuyper C, Pérez-Cotapos ML, eds. *Dermatologic Complications with Body Art*. Berlin, Germany: Springer-Verlag, 2010, pp. 1–11.

[6] Laumann AE, Derick AJ. Tattoos and body piercings in the United States: A national data set. *J Am Acad Dermatol* 2006; 55:413–421.

[7] Mayers LB, Chiffriller SH. Body art (body piercing and tattooing) among undergraduate university students:"then and now". *J Adolesc Health* 2008; 42:201–203.

[8] Hennequin-Hoenderdos NL, Slot DE, Van der Weijden GA. The prevalence of oral and peri-oral piercings in young adults: A systematic review. *Int J Dent Hyg* 2012; 10:223–228.

[9] Kluger N. Genital piercings: Epidemiology, sociocultural aspects, sexuality and complications. *Presse Med* 2012; 41:21–31.

[10] Skegg K, Nada-Raja S, Paul C, Skegg DC. Body piercing, personality, and sexual behavior. *Arch Sex Behav* 2007; 36:47–54.

[11] Willmott FE. Body piercing: Lifestyle indicator or fashion accessory? *Int J STD AIDS* 2001; 12:358–360.

[12] Armstrong ML, Caliendo C, Roberts AE. Genital piercings: What is known and what people with genital piercings tell us. *Urol Nurs* 2006; 26:173–179.

[13] Anderson WR, Summerton DJ, Sharma DM, Holmes SA. The urologist's guide to genital piercing. *BJU Int* 2003; 91:245–251.

[14] World Health Organization Classification of female genital mutilation, http://www.who.int/reproductivehealth/topics/fgm/overview/en/index.html. Accessed May 16, 2013.

[15] Wohlrab S, Stahl J, Kappeler PM. Modifying the body: Motivations for getting tattooed and pierced. *Body Image* 2007; 4:87–95.

[16] Stirn A, Oddo S, Peregrinova L et al. Motivations for body piercings and tattoos—The role of sexual abuse and the frequency of body modifications. *Psychiatry Res* 2011; 190:359–363.

[17] Bui E, Rodgers R, Cailhol L et al. Body piercing and psychopathology: A review of the literature. *Psychother Psychosom* 2010; 79:125–129.

[18] Armstrong ML, Koch JR, Saunders JC et al. The hole picture: Risks, decision making, purpose, regulations, and the future of body piercing. *Clin Dermatol* 2007; 25:398–406.

[19] Thorne R. *Body Piercing. The Body Art Manual—The Essential Reference For Body Art.* London, U.K.: Apple Press, 2010.

[20] Bone A, Ncube F, Nichols T, Noah ND. Body piercing in England: A survey of piercing at sites other than earlobe. *Br Med J* 2008; 336:1426–1428.

[21] De Cuyper C, D'hollander D. Materials used in body art. In: De Cuyper C, Pérez-Cotapos ML, eds. *Dermatologic Complications with Body Art.* Berlin, Germany: Springer-Verlag, 2010, pp. 13–28.

[22] Tweeten SS, Rickman LS. Infectious complications of body piercing. *Clin Infect Dis* 1998; 26:735–740.

[23] Guiard-Schmid JB, Picard H, Slama L et al. Piercing and its infectious complications. A public health issue in France. *Presse Med* 2000; 29:1948–1956.

[24] Razavi B, Schilling M. Chondritis attributable to Lactobacillus after ear piercing. *Diagn Microbiol Infect Dis* 2000; 37:75–76.

[25] Assimakopoulos D, Tziouris D, Assimakopoulos AD. Bilateral auricular perichondritis and diabetes mellitus. *Otolaryngol Head Neck Surg* 2009; 140:431–432.

[26] Kontoyiannis DP, Chagua MR, Ramirez I, Prieto V. Locally invasive auricular aspergillosis after ear piercing in a neutropenic patient with leukemia. *Am J Hematol* 2003; 73:296–297.

[27] Kapsimalakou S, Grande-Nagel I, Simon M et al. Breast abscess following nipple piercing. *Arch Gynecol Obstet* 2010; 282:623–626.

[28] Javaid M, Shibu M. Breast implant infection following nipple piercing. *Br J Plast Surg* 1999; 52:676–677.

[29] de Kleer N, Cohen M, Semple J et al. Nipple piercing may be contraindicated in male patients with chest implants. *Ann Plast Surg* 2001; 47:188–190.

[30] Kluger N. Tattooing and piercing: An underestimated issue for immunocompromised patients? *Presse Med.* 2013; 42:791–794.

[31] Keene WE, Markum AC, Samadpour M. Outbreak of *Pseudomonas aeruginosa* infections caused by commercial piercing of upper ear cartilage. *J Am Med Assoc* 2004; 291:981–985.

[32] Manca DP, Levy M, Tariq K. Case Report: Infected ear cartilage piercing. *Can Fam Physician* 2006; 52:974–975.

[33] Rowshan HH, Keith K, Baur D, Skidmore P. *Pseudomonas aeruginosa* infection of the auricular cartilage caused by"high ear piercing": A case report and review of the literature. *J Oral Maxillofac Surg* 2008; 66:543–546.

[34] Urbanus AT, van den Hoek A, Boonstra A et al. People with multiple tattoos and/or piercings are not at increased risk for HBV or HCV in The Netherlands. *PLOS ONE* 2011; 6:e24736.

[35] Pugatch D, Mileno M, Rich JD. Possible transmission of human immunodeficiency virus type 1 from body piercing. *Clin Infect Dis* 1998; 26:767–768.

[36] Armstrong ML, DeBoer S, Cetta F. Infective endocarditis after body art: A review of the literature and concerns. *J Adolesc Health* 2008; 43:217–225.

[37] Kluger N. Bacterial endocarditis and body art: Suggestions for an active prevention. *Int J Cardiol* 2009; 136:112–113.

[38] Altman JS, Manglani KS. Recurrent condyloma acuminatum due to piercing of the penis. *Cutis* 1997; 60:237–238.

[39] Gokhale R, Hernon M, Ghosh A. Genital piercing and sexually transmitted infections. *Sex Transm Infect* 2001; 77:393–394.

[40] Hounsfield V, Davies SC. Genital piercing in association with gonorrhoea, chlamydia and warts. *Int J STD AIDS* 2008; 19:499–500.

[41] Richters J, Grulich A, Ellard J, Hendry O, Kippax S. HIV transmission among gay men through oral sex and other uncommon routes: Case series of HIV seroconverters, Sydney. *AIDS* 2003; 17:2269–2271.

[42] Antoszewski B, Sitek A, Jedrzejczak M et al. Are body piercing and tattooing safe fashions? *Eur J Dermatol* 2006; 16:572–575.

[43] Inchingolo F, Tatullo M, Abenavoli FM, Marrelli M, Inchingolo AD, Palladino A, Inchingolo AM, Dipalma G. Oral piercing and oral diseases: A short time retrospective study. *Int J Med Sci* 2011; 8:649–652.

[44] Noble S, Chitnis J. Case report: Use of topical tranexamic acid to stop localised bleeding. *Emerg Med J* 2013; 30:509–510.

[45] Hardee PS, Mallya LR, Hutchison IL. Tongue piercing resulting in hypotensive collapse. *Br Dent J* 2000; 188:657–658.

[46] Rosivack RG, Kao JY. Prolonged bleeding following tongue piercing: A case report and review of complications. *Pediatr Dent* 2003; 25:154–156.

[47] Sauer MW, Siano CJ, Simon HK. Presentation of an adolescent with delayed-onset massive hemorrhage and shock from a tongue piercing. *Am J Emerg Med* 2011; 29:e5–e7.

[48] Khair K, Holland M, Pollard D. The experience of girls and young women with inherited bleeding disorders. *Haemophilia* 2013 April 22.

[49] Timm N, Iyer S. Embedded earrings in children. *Pediatr Emerg Care* 2008; 24:31–33.

[50] Antoszewski B, Szychta P, Fijałkowska M. Are we aware of all complications following body piercing procedures? *Int J Dermatol* 2009; 48:422–425.

[51] Goossens A, De Swerdt A, De Coninck K, Snauwaert JE, Dedeurwaerder M, De Bonte M. Allergic contact granuloma due to palladium following ear piercing. *Contact Dermatitis* 2006; 55:338–341.

[52] Conde-Taboada A, Rosón E, Fernández-Redondo V et al. Lymphomatoid contact dermatitis induced by gold earrings. *Contact Dermatitis* 2007; 56:179–181.

[53] Kumar Ghosh S, Bandyopadhyay D. Granuloma pyogenicum as a complication of decorative nose piercing: Report of eight cases from eastern India. *J Cutan Med Surg* 2012; 16:197–200.

[54] Lane JC, O'Toole G. Complications of ear rings. *J Plast Reconstr Aesthet Surg* 2012; 65:747–751.

[55] de la Sotta P, Paredes N, Lasalle MA. Repair of dilated earlobe due to plug piercing. *Dermatol Surg* 2010; 36:1621–1623.

[56] Bastazini I Jr, Pianaro C. New approach to repair of expanded earlobe. *Dermatol Surg* 2013; 39:1127–1129.

[57] Kirby W, Alston DB. Successful treatment of an unintentional tattoo on the ala after the removal of nose piercings. *Dermatol Surg* 2013; 39:1120–1121.

[58] Dhir S, Dhir AK. Intraoperative loss of nasal jewelry: Anesthetic concerns and airway management. *J Clin Anesth* 2007; 19:378–380.

[59] Mercier FJ, Bonnet MP. Tattooing and various piercing: Anaesthetic considerations. *Curr Opin Anaesthesiol* 2009; 22:436–441.

[60] Khanna R, Kumar SS, Raju BS, Kumar AV. Body piercing in the accident and emergency department. *J Accid Emerg Med* 1999; 16:418–421.

[61] DeBoer S, McNeil M, Amundson T. Body piercing and airway management: Photo guide to tongue jewelry removal techniques. *AANAJ* 2008; 76:19–23.

[62] DeBoer S, Seaver M, Vidra D, Robinson B, Klepacki J. Breasts, bellies, below, and beyond: Body piercing jewelry and the transfer technique—When in doubt, don't necessarily take it out! *J Emerg Nurs* 2011; 37:541–553.

[63] DeBoer S. *Body Piercing Removal Photo Guide for Healthcare Professionals.* Dyer, IN: Peds-R-Us Medical Education. www.peds--r-us.com, 2013.

[64] De Moor RJ, De Witte AM, Delmé KI et al. Dental and oral complications of lip and tongue piercings. *Br Dent J* 2005; 199:506–509.

[65] López-Jornet P, Navarro-Guardiola C, Camacho-Alonso FV et al. Oral and facial piercings: A case series and review of the literature. *Int J Dermatol* 2006; 45:805–809.

[66] Ziebolz D, Hildebrand A, Proff PR et al. Long-term effects of tongue piercing—A case control study. *Clin Oral Invest* 2012; 16:213–217.

[67] Ziebolz D, Hornecker E, Mausberg RF. Microbiological findings at tongue piercing sites: Implications to oral health. *Int J Dent Hyg* 2009; 7:256–262.

[68] Kapferer I, Beier US, Persson RG. Tongue piercing: The effect of material on microbiological findings. *J Adolesc Health* 2011; 49:76–83.

[69] Ng MF, Clarkson JH, Hogg FJ. Basal cell carcinoma arising from nasal piercing: Cause or coincidence. *J Plast Reconstr Aesthet Surg* 2010; 63:e153–e154.

[70] Khundkar R, Wilson PA. Basal cell carcinoma at the site of a nasal piercing. *J Plast Reconstr Aesthet Surg* 2009; 62:557–558.

[71] Stanko P, Poruban D, Mracna J et al. Squamous cell carcinoma and piercing of the tongue—A case report. *J Craniomaxillofac Surg* 2012; 40:329–331.

[72] Edlin RS, Aaronson DS, Wu AK et al. Squamous cell carcinoma at the site of a Prince Albert's piercing. *J Sex Med* 2010; 7:2280–2283.

[73] Doumat-Batch F, Cuny JF, Brocard FG et al. Stria of pregnancy only in the site of a navel piercing (first reported case). *J Eur Acad Dermatol Venereol* 2007; 21:840–841.

[74] Kluger N, Trouche F. Navel piercing during pregnancy: A cautionary tale for the family physician, the obstetrician and the midwife. *Presse Med* 2013; 42:367–368.

[75] Ventolini G, Kleeman S. Adhesions caused by umbilical piercing. *J Am Assoc Gynecol Laparosc* 2003; 10:281.

[76] Park MH, Mehran A. Intestinal injury secondary to an umbilical piercing. *J Soc Laparoendosc Surg* 2012; 16:485–487.

[77] Ranga N, Jeffery AJ. Body piercing with fatal consequences. *BMJ Case Rep* 2011; 25:2011.

[78] Kluger N. Body art and pregnancy. *Eur J Obstet Gynecol Reprod Biol* 2010; 153:3–7.

[79] Armstrong ML, Caliendo C, Roberts AE. Pregnancy, lactation and nipple piercings. *AWHONN Lifelines* 2006; 10:212–217.

[80] Nelius T, Armstrong ML, Rinard K et al. Genital piercings: Diagnostic and therapeutic implications for urologists. *Urology* 2011; 78:998–1007.

第Ⅲ部分

微创皮肤美容技术

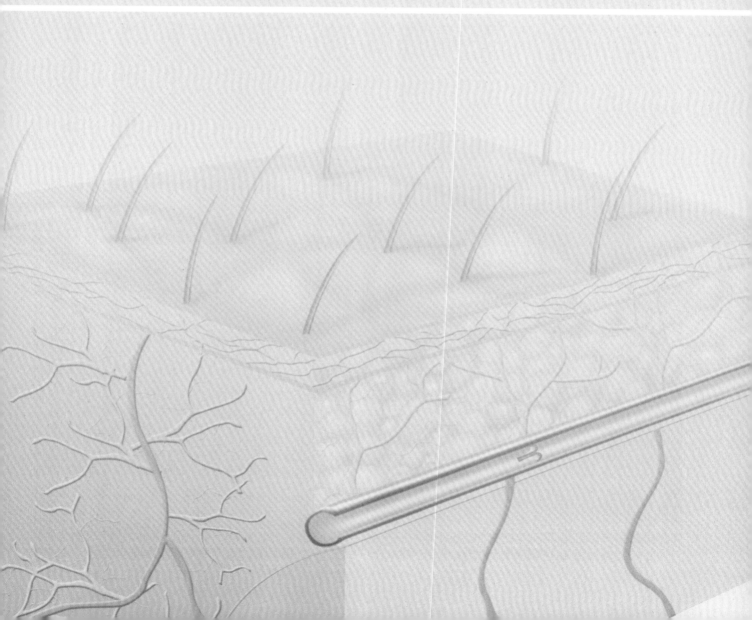

皮肤美容学
Cosmetic Medicine & Surgery

21
皮肤科门诊手术

Leonardo Marini

引言

皮肤科的手术历史悠久，可以追溯到多年前，当时它甚至不是一个正式的专业。皮肤手术早在公元前5万年就开展了，当时的人类就用各种材料缝合皮肤，而在古希腊和古罗马时代，甚至有医生专门从事皮肤的外科手术。19世纪后叶，皮肤科医生逐渐为"外科事业"的发展做出了贡献，之后皮肤科可以被明确地定义为一门真正的以皮肤专科为主，同时涵盖其他外科的专业。从发明简单但极其有效的工具，如1870年美国皮肤病学协会的创始人和主席 Henry G. Piffard发明的真皮刮匙，到辛辛那提大学皮肤科主任 Leon Goldman 率先使用激光；从1939年日本皮肤科医生Okuda 描述的第一次毛发移植到化学剥蚀法、吸脂和脂肪移植；由 Theodore Tromovitch 和 Samuel Stegman提出的皮肤肿瘤手术的显微控制冷冻切片技术，则是对 F. Mohs 原始化学外科的一大创新，还有由 Robert Baran 和 Eckart Haneke 掌握的指甲手术。皮肤外科可实施的手术非常多，并且正在逐步增加 [1, 2]。

但是，仅仅知道如何进行皮肤外科手术是不够的。皮肤科医生需要在一个布局得当、设计良好的医疗环境中工作，以达到最佳效果，同时也使患者在术前、术中和术后感到舒适 [3]。设计一个布局得当的手术室并不是一项容易的事情，但最终的结果对于手术时的3个主要角色都是至关重要的：外科医生、工作人员和患者。手术经验和细致入微的细节分析有助于实现高水平的工作效率，这将在未来几年受到肯定。合理的手术室布局有助于减少手术事故并优化效率，并且，在员工培训和患者管理中发挥重要作用。一个组织得当的医疗环境可以表达所谓的"潜台词"，从而将许多基本的信息传递给患者。皮肤科医生不应该在这一极具挑战性的任务中孤军奋战。医疗建筑师、室内设计师、工程师和IT顾问都应该成为团队的一部分，由皮肤科医生把握正确的方向，使整个过程在尽可能短的时间内到达预期最终目的。拜访世界各地设计和建造自己手术室的同行，观察他们手术过程，并与他们一起批判性地分析所有操作步骤，这是一种巨大的资源共享，为实现高效的皮肤科办公室并且少走弯路创造了条件。医学协会可以大力促进操作流程图、知情同意文件、员工培训方案和行为指南的标准化。我们应该定期咨询他们。配发药妆在现代皮肤科治疗中变得相当普遍，特别是在涉及美容和整形外科手术时。它们是治疗前和治疗后方案的组成部分。有关医疗行业这方面的规定应该得到遵守 [4]。

手术环境的定义、认证和鉴定

执行侵入性外科操作需要设计得当、组织良好的手术环境。手术环境可以被定义为一个存放外科医疗设施，同时符合人体工程学的空间，在这里可以执行特定手术过程所必需的所有步骤和细节。并不是所有的皮肤科医生都能完成现代皮肤科手术所需的全部侵入性操作 [5]。因此，手术环境应根据不同专业的具体目标和要求进行规划，应特别考虑一般侵入性手术所需的麻醉水平。大多数皮肤科手术都是在局麻下进行的，应将其视为手术的组成部分。它们通常不需要特殊授权。更高级的侵入性手术可能需要静脉镇静配合局部麻醉甚至全身静脉麻醉，这种麻醉需要被列在皮肤科医生的手术操作步骤中，并且应该获得特殊授权。由相关委员会认证的麻醉师的专业协助是必需的 [6, 7]。

除了考虑手术环境必然涉及的结构和功能的复杂程度之外，在规划皮肤科手术室之前，还必须考虑特定的要求、规则和规定。国家之间、州与州之间（指美国）、地区与地区之间的法规差异很大，这增加了整个项目的复杂性。所有医疗和外科设施，无论大小，都需要得到当地卫生管理部门的批准和认证，才能被授权提供外科治疗。考虑到设计和实现布局合理的手术室所涉及的时间、个人精力消耗和经济投入，应当与当地卫生管理部门初步磋商一个完美的策略[8]。咨询卫生管理部门的目的是获得合格的专业意见，因为他们负责新手术设施的最终认证过程。这种非常有用的关系最好在项目的早期阶段就建立起来。应当尽一切努力去保持这种关系，直到新的手术室建设完成。

安全、风险管理、患者隐私保护（PPP）和护理质量是卫生管理部门在批准和认证外科手术设施时通常考虑的4个主要问题。

安全是首要问题[9-12]。具体的安全问题包括许多重要的方面。在筹建新的手术室时，它们都应该被考虑进去，即使世界各地的卫生管理部门重视程度不一。主要考虑两大类安全问题：一般内在安全（GIS）和特定外部安全（SES）。

GIS涉及建造手术室的选材和技术解决方案的质量。SES涉及对可能发生的潜在不良事件的预判，这些事件在简单或复杂手术环境中、在进行的任何外科手术的术前、术中和术后都有可能发生。

风险管理要求对所有潜在的危险进行彻底分析，包括可能发生在术前、术中和术后的与职业或健康相关的风险。它意味着适当地制订内部行为准则和组织指南，以保护工作人员和患者。

PPP是一个复杂的问题，涉及与手术环境有关的各种各样的结构和功能方面：从工作人员教育和培训到患者流动区域的房间隔音和封闭，从走廊和功能单元（FU）内的患者流动到准确识别患者数据，还包括存储和检索患者的影像资料和信息（当他们转移到其他医生或医疗机构时）。遗憾的是，PPP规则因国家而异，即便如此，PPP指导原则的逻辑和适当的结构实施，也绝对为患者的安全和手术设施的可靠性提供强有力的保障。

护理质量与PPP同样重要，其不断改进和适当创新对于最终实现手术成功是非常重要的，同时也保护医务人员在医疗活动中不受非法医疗行为的侵害。高质量的护理会赢得患者的好评，形成好的口碑，这是一种最简单但却相当有效的广告策略[13, 14]。

医生和工作人员的医学继续教育，以及定期安排的内部学习，对于维持和提高现代外科手术室内的护理质量是极其重要的。

外科医疗设施的认证不同于当地卫生部门颁发的官方认证。外科医疗设施的认证由独立的认证机构执行。认证过程的评估主要集中在与内部管理、制订计划、记录保存和质量保证有关的操作规程[15]。

虽然得到认证是外科医疗设施正常运作的必要条件，但在许多国家，这并不是强制性的。不进行认证的好处是可能降低保险费，并为与更大的公共或私人卫生系统可能的合作开辟道路。

皮肤科的手术环境

在皮肤科规划和设计手术环境时需要考虑很多方面[16]。其中最重要的是分析这些功能单元（FU）的大小和数量。FU可以被定义为一个独立的、有组织的空间，专门为包含所有必要的技术和结构项目而设计，此区域可以满足任何基本手术操作，并为高效地执行特定任务的人员提供足够的空间。FU应根据皮肤科医生预先选择在其特定外科医疗设施中进行的不同类型的外科手术来设计。FU的规模与主要技术设备（PTE）及临时技术设备（FTE）的大小和数量密切相关，FTE可能会临时占用部分空间，以用于执行非计划内的特定手术和非手术程序。显然，FU应满足当地卫生管理部门规定的所有要求。

外科单元是高度专业化的FU，可分为主要功能单元（MFU）和服务功能单元（SFU）。MFU用于容纳各种手术程序所需的所有技术设备，按手术程序的复杂性可分为三级：一级，MFU可以开展一些小的手术；二级，MFU可以满足更复杂的手术；三级，MFU适用于可能需要静脉镇静或静脉全麻的高级外科手术（图21.1）。

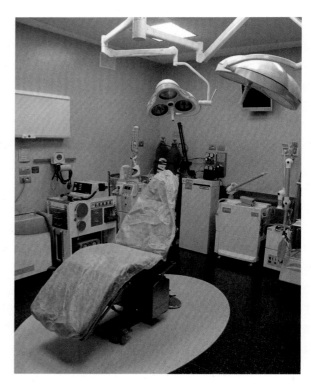

图21.1 主要功能单元（三级）：皮肤科手术单元。

先进的混合型临床－手术单元

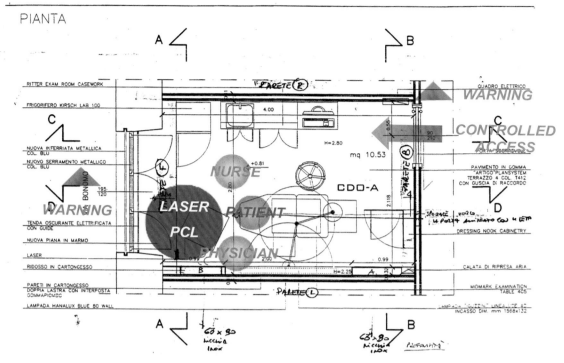

图 21.2　简单的临床－手术混合单元示意图。

小型皮肤科诊所可能会考虑将不同级别的 MFU 混合以满足更多用途。这些 MFU 可以有效地适用于临床和手术操作，并根据特定的手术需要进行切换。简单的临床－手术混合单元（SHCSU）允许执行小的手术操作，但不适用于更高级的、技术复杂的侵入性手术（图 21.2）。先进的临床－手术混合单元（AHCSU）可以适用于更复杂的临床和手术操作，但不能用于静脉镇静或静脉全身麻醉（图 21.3）。手术环境的定义在混合 FU 中被虚化了。因此，在 SHCSU 中，必要时其外科手术室功能被"激活"。从临床操作到手术操作的转换效率，很大程度上依赖于工作环境内在组织的有序和合理性，反之亦然。混合 FU 的组织相当复杂，因此需要精细设计以最大限度地利用每一寸可用空间，并且为每一个 PTE 设计完美的、符合人体工程学的位置。

大一点的皮肤科诊所可以更好地把临床和手术区域分开。

SFU 可以为外科操作提供有效的支持，但在其内不能开展手术。MFU 的所有组织规则也适用于所有SFU。它们给 MFU 中放不下的辅助非手术设备提供满足工程力学的位置，以提高空间的有效利用率。

具备一级 MFU 的简单皮肤科手术室（SDSO）很容易建造，因为工作空间和 PTE 相对简单，并且它们

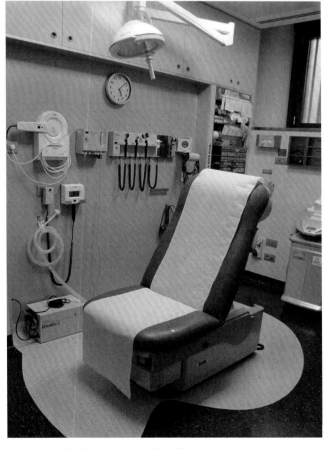

图 21.3　高级的临床－手术混合单元。

的人体工程学结构不是很复杂。MFU 的效率取决于 SFU 以及负责两者联系通信系统的合适位置。

高级皮肤科手术室（ADSO）可以同时容纳一级和二级 MFU，因此工作流程的人机工程学组织是更加复杂的，并且 PTE 和 FTE 的规模相对更大，定位更高效。

皮肤科日间手术室（DDSO）在独立的或以医院为基础的皮肤科设施中组织结构最为复杂。它配有三级 MFU（手术室）以及所有必要的 SFU，可以提供极其高效的现代手术环境。在皮肤科日间手术室，手术环境的定位更加准确，并且会合理划分清洁区域和污染区域（表 21.1）。ADSO 和 DDSO 需要提供经过专业认证的备用电源，以便在发生电力故障时给必要的技术设备供电。无论皮肤科手术室的复杂性如何，都要首先规划好从污染区到清洁区的工作流程，并且要

坚持执行、定期检查，尤其要考虑到手术器械和污染的手术废物。

应为污染性操作（净化、清洁、检查和外科器械包装）（图 21.4）和洁净性活动（杀菌、储存、分发）（图 21.5）规划单独的 SFU。在 DDSO 中，患者和外科医生应遵循不同的路径进入手术室，以避免可能的交叉污染。处理完临床事务的外科医生在进入手术室前应更换制服，改穿外科洗手服，更换鞋子，改穿外科手术鞋。更换鞋服应在 SFU 规划的手术更衣室中进行。该单元应放置在外科洗手单元的附近（图 21.6），而外科洗手单元又应位于三级 MFU（手术室）附近。

手术前，患者应待在术前和术后恢复室（图 21.7）。这些地方应该配备储物柜，以便在手术过程中安全地存放衣服和个人物品。在被送往手术室之前，他们应该穿好病号服。恢复室应配备专用厕所。已消

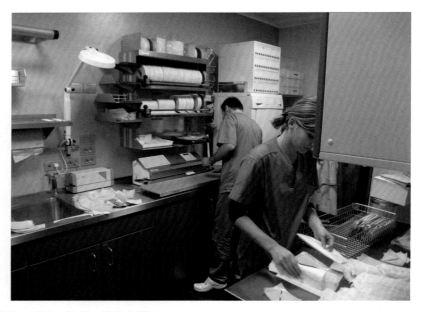

图 21.4　污染区域（消毒、清洁、检查、仪器包装）。

表 21.1　手术室的复杂程度分类

手术室分类	主要手术室功能单元				
	1 级	SHCSU	2 级	AHCSU	3 级
简易皮肤外科办公室（SDSO）	×	×			
先进皮肤外科办公室（ADSO）			×	×	
皮肤科日间手术室（DDSO）			×	×	×

注意事项：1 级，可进行简单手术（局部麻醉）；SHCSU，简单的混合型临床－外科单元，可进行临床咨询＋较小的外科手术（局部麻醉）。2 级，可进行中等复杂的外科手术（局部麻醉）；AHCSU，先进的混合型临床－外科病房，可进行临床咨询和高级临床检查＋中等复杂手术（局部麻醉＋静脉镇静）。3 级，可进行高级外科手术（局部麻醉＋静脉内镇静／静脉内全身麻醉）。

毒器械的储藏室应尽可能靠近手术室以方便取用。受污染的手术废弃物应妥善处理，并存放在专用储存区，然后由专业的公司处置。此储存区的位置应尽可能远离手术室清洁区域。在恢复室和手术室都应该有中心负压吸引和中心供氧。手术室内应持续运行高效的空气过滤系统。

每个手术室应配备可高效运转的手术台、无影手术灯、自动门、配有复苏设备的急救车、手术凳和麻醉设备。独立的外科护士台应该位于手术室的中心，以便对复杂的手术流程进行有效的控制（图 21.8）。在

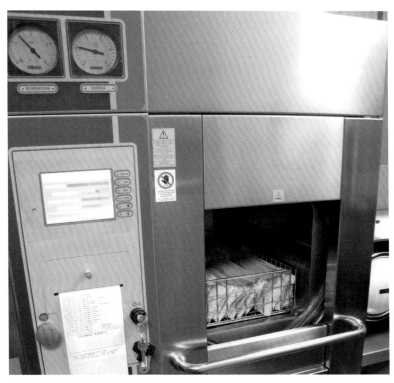

图 21.5　清洁区域（灭菌）。

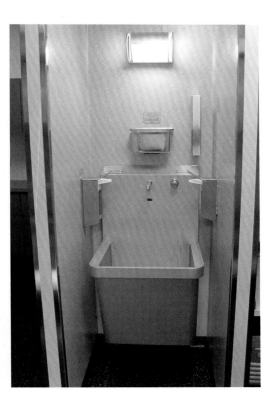

图 21.6　外科洗手区域。

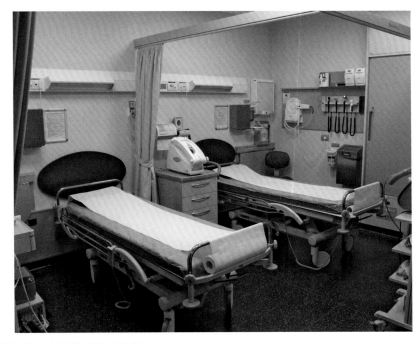

图 21.7　术前和术后恢复室（皮肤科日间手术室）。

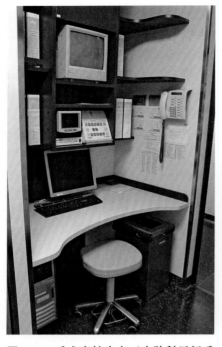

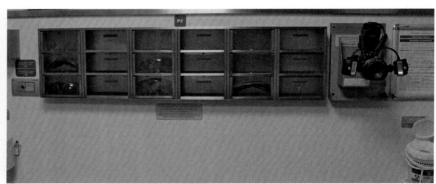

图 21.8 手术室护士台（皮肤科日间手 图 21.9 手术室激光 / 强多色脉冲光防护眼镜存放柜。
术室）。

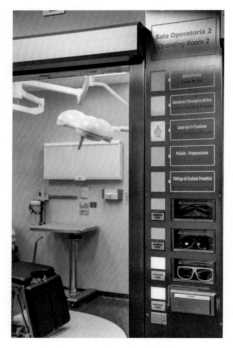

图 21.10 三级手术室主要功能单元：可以通过外部信息面板的信号灯来提示里面进行的操作，信号灯旁边就是内嵌式激光保护眼镜盒。

独立的手术室中，所有 MFU 和 SFU 应通过指定的过道连接，中间设有安全通道，并提供明确的指示牌。

尤其要注意手术室中的Ⅳ类激光系统和强多色脉冲光源（IPPL）。在任何使用激光或 IPPL 的外科手术室应配备有方便取用的防激光眼镜（图 21.9 和图 21.10），颜色编码的保护眼镜应与每个激光或 IPPL 系统发射的特定波长相匹配（图 21.11）。每个功能室应设有严格的访问权限。在进行激光消融手术时需要使用空气过滤系统，以便有效地吸入受生物污染的激光羽流[17-19]。电刀消融手术时也是一样的。

手术室的人体工程学设计

人体工程学是一门研究设计适合人体及其认知能力的设备和装置的学科。国际人体工程学协会将其定义为研究人与系统的其他元素之间的相互作用，以及应用各种原理和方法进行设计以优化人类主观能动性和系统整体性。

人体工程学家要考虑设备操作对用户的要求以评估人与特定技术之间的兼容性，包括设备的大小、形状、操作指南以及它是否适用于特定的操作。人体工程学是一门复杂的学科，涉及很多不同的科学领域。外科手术环境就像所有先进的专业工作环境一样，需要工程学的规划，以适用于皮肤科医生繁杂的手术任务。规划过程中要考虑两大类的人体工程学场景：微观人体工程学场景和宏观人体工程学场景。微观人体工学涉及位于皮肤科 MFU 在内的特定医疗器械和设备是作为 PTE 还是 FTE。

宏观工效学方案与皮肤科机构内不同 MFU 和

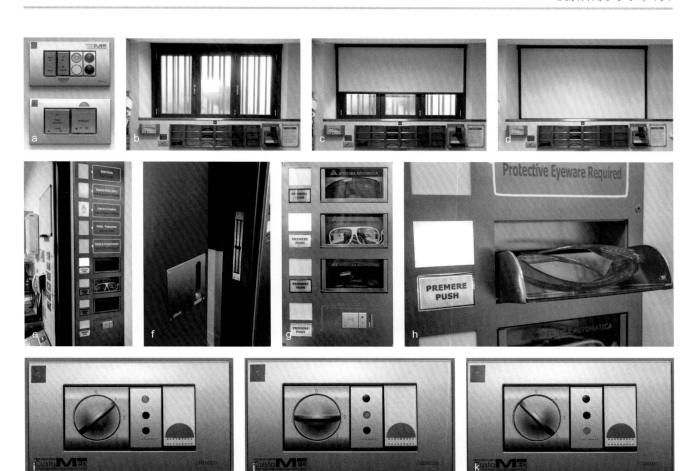

图 21.11　主要功能单元的先进激光 / 强多色脉冲光（IPPL）自动保护系统。步骤 1：激活激光 /IPPL 工作区的防激光窗帘，磁性闭合通道门（b、c、d）自动关闭（e、f）。步骤 2：根据不同的激光 /IPPL 程序选择位于主要功能单元外部的特定防护眼镜（g、i、j、k）。步骤 3：当工作人员需要进入工作区时，操作员选择的防护眼镜盒（h）自动打开。

SFU 之间的手术工作流程的组织有关。

微观人体工程学设计

各种医疗设备最初都是由厂家设计的，若术者在操作仪器时遵循一定的人体工程学原则，仪器就可以发挥最大的作用。每个医疗器械和设备都需要一个设计合理的主要工作区，就是让外科医生和助手便于操作的一个区域（图 21.12）。

辅助工作空间也是需要考虑的。每个医疗器械和技术设备通常都有特定的附件，这些需要合理安排在繁杂的手术室中（图 21.13），以免对设备的主要工作空间造成干扰，从而让术者在术中保持最佳状态。辅助工作空间负责手术室设备附件的空间布局。现代皮肤病外科手术室的高效运转依赖于多种主要和辅助设备，因此最初设计时就应该规划好每个设备的位置。应根据设备的运转时间和待机时间来合理安排主要工作空间和辅助工作空间（图 21.14）。设计完美的手术室可以轻松有效地为手术做好准备，保证手术过程的

顺利进行以及手术结束后的快速清洁。在忙碌的皮肤科日间手术室，这些步骤需要重复多次，手术过程相对较短，且大多进行局部或区域麻醉（表 21.2）。

主要功能手术室可以容纳除了患者以外的不同人数。手术室的复杂程度决定了出入人员数量。MFU 应设有合理的最小容纳人数和最大容纳人数便于分配主要工作空间，保证每个授权的技术设备工作人员的顺利操作[20]。

工作空间的设计应考虑到手术过程的动态变化，手术过程一般分为 3 个主要的时间段：手术前、手术中和手术后。

手术室的人体工程学设计是一个具有挑战性的难题，需要动态联锁主要和辅助工作空间，每个工作空间特定用于每个 PTE 和 FTE，这些设备由不同的被授权的医务人员操作。

当规划、设计和建造一个成熟的符合人体工程学设计的手术室时，"空间越多越好这句话"总是有用的。如果 MFU 或 SFU 的空间对于其内特定手术来说太大，

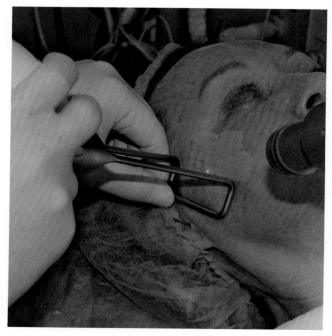

图 21.12　手术激光主要工作区。

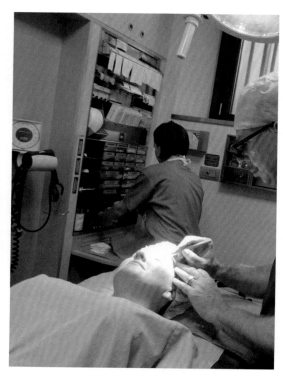

图 21.14　先进临床 – 手术混合型单元的主要和辅助工作空间。

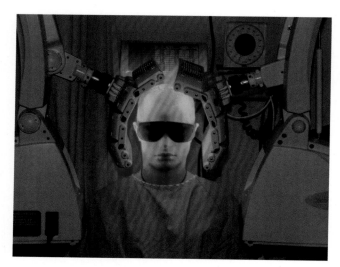

图 21.13　必需的辅助工作空间示例：光动力疗法中 LED 照射系统患者头部周围的两个 LED 光源。

应根据选定作为特定 MFU 一部分的 PTE 和 FTE 来规划和定位多个位置良好的网点。1 级和 2 级手术室应配备自动外科洗手池，而 3 级手术室则不能安放。所有的手术室都应该有完全密封的可清洗的地板和墙壁。根据医疗手术环境中标准化的先进理念，拥有完美人体工程学组织设计的 MFU 和 SFU 可以作为优秀的模板，复刻到别的新的外科设施中（图 21.15 和图 21.16）。多个相似 FU 内工作空间的标准化有助于减少员工培训时间，提高员工的操作速度，并减少外科医生和员工可能发生的小错误（表 21.3）。

外科及医疗工作人员是美容整形和皮肤科机构中极其宝贵的资源。员工培训是一项艰巨的任务，需要耗费大量的时间，而医生不可避免地需要从繁忙的日程中抽出这些时间。FU 的人体工程学组织标准化可以使员工感受到医疗设施背后的智慧，如果员工能领会到通过标准化组织传递的信息，那么医生就不需要再浪费时间去培训这方面内容。自动化手术可以被定义为医生和工作人员在特定的手术和非手术过程中的一系列相互关联的操作。自动化手术并不是指所有操作都在电脑的控制下完成，而是消除一些操作员的心因性影响，使外科医生在繁杂重复的步骤上节省精力，可以更专注手术本身，从而增加特定程序的精确度和效率。虽然手术和操作过程中的错误不能完全避免，但是标准化的、符合人体工程学的有组织的手术室所

可能会有对整个工作流程失去控制的风险。经过人体工程学完美设计的手术室具有许多优点：高效率、减少外科医生和工作人员的小错误、操作的高舒适度、便利的设备控制和维护，同时让患者更有安全感。

两点之间直线最短，因此，设计手术室时应尽可能让外科医生和工作人员沿着一系列直线活动，医疗器械和技术设备以及患者的解剖体位也要沿这些直线摆放。这一简单的规则会节省大量的时间，提高手术效率，增加外科医生主观能动性，并为设备调试提供更多时间。

表 21.2　一些可以在日间手术室进行的手术，以及其相应的手术室级别

侵入性诊断	主要外科单元		
	1 级	2 级	3 级
电外科	×	×	×
冷冻外科	×	×	
化学剥离：表面	×	×	
化学剥离：中等深度		×	×
化学剥离：深层			×
剥脱性激光手术：简单	×	×	
剥脱性激光手术：中级		×	×
剥脱性激光手术：先进			×
非剥脱性激光手术：简单	×	×	
非剥脱性激光手术：中级	×	×	
非剥脱性激光手术：先进		×	×
Q–S 激光：简单	×	×	
Q–S 激光：中级		×	
Q–S 激光：先进		×	×
射频消融：简单	×	×	
射频消融：中级	×	×	
射频消融：先进		×	×
射频非烧蚀	×	×	
超声空化	×	×	
高强度聚焦超声		×	
多色脉冲光	×	×	
LED 光生物调节	×	×	
针刺：简单	×	×	
针刺：中级		×	×
针刺：高级			×
皮下分离：简单	×	×	
皮下分离：中级		×	×
皮下分离：高级			×
软组织填充：自体			×
软组织填充：填充物	×	×	
肉毒毒素治疗	×	×	
血流监测			×
硬化疗法	×	×	
吸脂			×
指甲手术		×	×
生殖器切割			×

（续表）

侵入性诊断	主要外科单元		
	1级	2级	3级
肿瘤外科手术：简单	×	×	
肿瘤外科手术：中级		×	×
肿瘤外科手术：复杂			×
眼睑成形术			×
抬眉术			×
面部提升术			×
切除手术：简单	×	×	
切除手术：中级		×	×
切除手术：高级			×
莫氏显微外科		×	
重建手术：简单	×	×	
重建手术：中级		×	
重建手术：先进			×
PDT（常规）	×	×	
PDT（进阶）		×	×
局部渗透操作	×	×	
PRP	×	×	
毛发移植		×	×

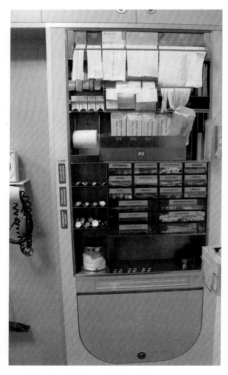

图 21.15 先进的混合型临床－外科单元：标准化壁挂式储物柜1。

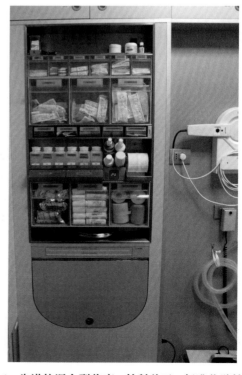

图 21.16 先进的混合型临床－外科单元：标准化壁挂式储物柜2。

表 21.3　规划办公室皮肤外科设施时通常考虑的主要和服务功能单元清单

功能单元		分配的任务、功能和设备
外科单位	1 级	小型外科手术，局部麻醉
	2 级	中等复杂的外科手术，局部麻醉
	3 级	复杂外科手术，静脉镇静 / 静脉全身麻醉
	SHCSU	临床咨询，简单的临床检查 + 小型外科手术，局部麻醉
	AHCSU	临床咨询，高级临床检查 + 中级复杂外科手术，局部麻醉
中级	1 级	临床咨询，简单的临床检查
	2 级	临床咨询，高级临床检查
服务单位	主入口	无建筑障碍的患者通道
	次要入口	员工休息室
	接待处	前台办公室（登记 / 结账），后台办公室（行政）
	候诊室	患者等候
	医生办公室	医学图书馆、会议
	员工休息室	个人衣物柜、医疗制服
	工作人员更衣室	专为工作人员准备的
	患者厕所	专门为患者准备的
	厨房	员工茶水间
	清洁工室	清洁工的设备存放
	药房	限制进入的药物储存室
	IT 服务器室	限制进入的空调 IT 站
	技术室	限制使用重型设备（手术吸引器、紧急电源、空气处理装置）
	医疗氧气罐储存室	限制进入的集中式医疗氧气站
	临床护士站	医疗文件打印和保护性存储
	临床科室厕所	专供患者使用
	临时手术废物柜	限制出入的手术废物储存室
	储存柜 - 安全物品	医疗 - 外科用品和设备附件保护性储存
	储存柜 - 危险化学品	限制进入的特殊空气过滤 + 抽吸，安全储存危险化学品
	准备和恢复室	术前患者准备和术后恢复
	手术科厕所	专为手术患者准备的
	手术更衣室	外科医生和工作人员的外科手术服和防护用品
	清洁和净化室	手术器械的净化、清洁和包装
	外科护士站	外科文件的保护性存放
	麻醉品保险箱	限制进入的高度保护的麻醉品仓库
	灭菌室	高压灭菌室
	外科液体废物柜	外科液体废物处理室
	无菌器械储存室	限制进入的无菌器械储存室
	莫氏组织学实验室	冻结切片组织学设备

注：功能单元的选择应与具体手术治疗方案选择的复杂程度相匹配。

提供的信息可以使这些错误降到最低[21, 22]。这些"非言语信息"不仅对医生和工作人员非常有价值，而且高效的、整洁的手术环境也可以增加患者的安全感。

在进入医疗环境之前，患者总是会有一定程度的焦虑。外科侵袭性手术相关的疼痛控制很难，特别是对于心理脆弱的患者[23]。合理的空间结构、充足照明和舒缓配色的 FU 有助于减缓患者在医疗操作中的焦虑。医生和员工的自发行为所产生的专业效率，可以产生更多的时间来致力于产生积极的正确的行为，进一步提高他们的自信和舒适感。

宏观人体工程学涉及 MFU 和 SFU 在手术室的战略定位。在对患者、医务人员和秘书人员的操作流程进行彻底分析后才能确定功能单元的位置。所有的 FU 都需要通过精心规划的路线相互连接。组织合理的手术室内专为患者和工作人员提供的路线非常清晰且容易识别。要好好规划走廊以避免拥堵，保证畅通（图 21.17 和图 21.18）。走廊上应粘贴清晰直观的标示，用来指引公共服务功能区，并规范对受限制区域的访问，这些标识应通俗易懂，从而尽量减少向工作人员寻求帮助。

走廊要足够大以充分容纳患者、工作人员和医生的流动，以及技术设备在不同 FU 间的移动，而不会影响整个手术室的运行效率。FU 应由具有不同锁定系统的门分割，所有的门都应该宽至轮椅和担架可以通过。1 级和 2 级外科单元可能配备手动操作的带有合适锁定系统的门。带有门禁系统的磁性闭门，即使价格较贵，却是激光和 IPPL 操作时的理想选择。3 级手术单元必须配有自动滑动门。在每个 MFU 的外面都应有一个信息面板显示里面进行的操作，这将极大地方便患者和工作人员在繁忙的皮肤科手术室内的工作。如果使用具有潜在危险的 Ⅳ 类激光器和 IPPL 设备，则应在 MFU 外提供存放防护眼镜的空间。在更先进的皮肤科手术室中，自动化系统可以让操作员在每个 MFU之外适当地选择特定的防护眼镜。

主要技术设备

主要外科单元需要在其工作空间内规划一个符合人体工程学的位置以容纳 PTE。PTE 定义为一系列必需的医疗和非医疗设备，用来执行与其复杂程度相匹配的外科手术。

顶灯和手术灯

顶灯应给整个手术室内提供明亮而舒适的照明，以便进行临床工作，可清洗的屏蔽式荧光灯适用于此。手术灯是"关键的 PTE"，好的手术灯很贵，但它们的价值是持久的，天花板安装或墙壁安装的手术灯比轮式手术灯更实用，因为轮式手术灯的支架占用了宝贵的工作空间，可能会干扰手术环境中复杂的人体工程学组织。

手术床和高级临床－外科混合床

另一个"关键的 PTE"是手术床。真正的手术床是昂贵的，但可以调整结构以满足所有类型的手术需要。它们通常带有许多系列的配件，需要小心存放在专用柜中。手术台通常是液压驱动的，以实现平稳而精确的调整（图 21.19 和图 21.20）。

临床－外科混合床兼具临床和手术性能。它们比真正的手术台简单得多，但也有 4 个相连接的结构

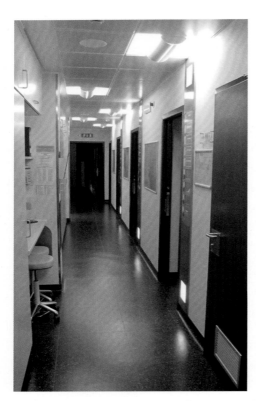

图 21.17 1、2 级手术功能单元的临床－外科走廊。

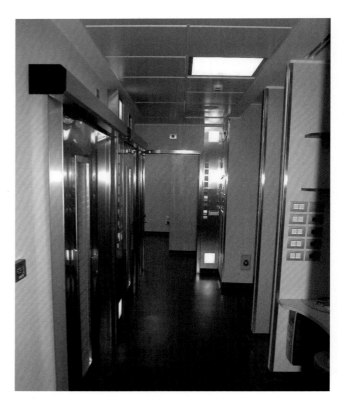

图 21.18 3 级主要功能单元的外科走廊。

（头部、背部、座椅和腿部），以便于调整到主要的手术和临床位置。混合式手术台通常比真正的手术台更大、更舒适。它们大多是电动的，可以将座椅降低以方便患者落座，特别是对于残疾人和老年患者。大多数混合式手术台都配备了内置的功能附件，可以将它们转变为妇科手术台，腿部靠手也可以非常好地用于腿部溃疡的治疗（图 21.21）。

外科凳

在时间较长的手术中，手术凳对于外科医生和助手是极其重要的。它们可以通过脚部控制机构进行调整，并且很小巧，可以让外科医生和助手尽可能靠近手术台上的患者。

外科护士车和手推车

护士车是手术室的主要工作面。它们易于在手术台周围移动，并可以调整到各种手术所需的任何位置。无菌手术器械和小型手术器械可以摆放在护士车上。不同的活动支架可容纳不同大小的平台，具体选择哪种平台取决于主刀医生的需要及外科医生的特定喜好。

手术负压吸引和手术产生的气体

在深腔手术或有凝血功能障碍的患者中，手术负压吸引是有用的。便携式吸引器在外科单元间移动非常方便，是 1 级和 2 级 MFU 的理想选择。3 级手术单元需要配备壁式中心负压吸引系统。

简单皮肤科外科手术室都不需要中心氧气系统，必要时可以选择便携式氧气罐。3 级 MFU 和皮肤科日间手术室需要中心氧气系统。

生命体征监测设备

脉搏血氧仪是一种廉价、便携、非常有用的监测仪器，用于在任何类型的手术中持续监测患者的血氧饱和度和脉搏。传统的壁挂式血压袖带、听诊器和电子温度计是任何手术室的标准设备。先进的监测系统包括心电图、血压、血氧饱和度、二氧化碳分压、心率和体温，是 3 级主要外科单元进行高级静脉麻醉时所必需的。

复苏设备

从事高级整形和美容手术的外科医生及其器械护士都应通过基础和高级心肺复苏（CPR）认证。皮肤科日间手术室需要配备自动体外除颤器。3 级主要外科单元应配备一辆由注册麻醉师协助准备的带有书面药物复苏方案的急救推车。3 级 MFU 的巡回护士应定期检查急

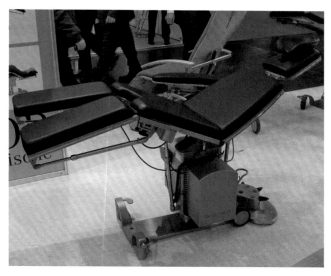

图 21.19　手术台：紧凑型设计。

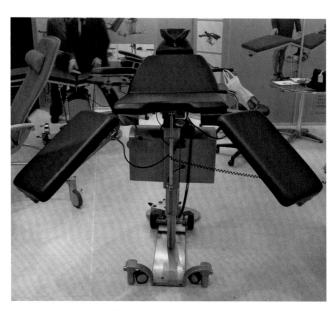

图 21.20　手术台：满足患者多种体位需要。

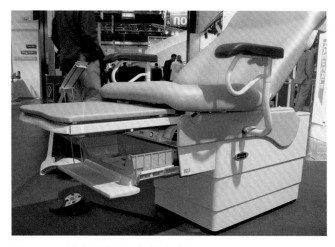

图 21.21　混合型临床－外科手术床。

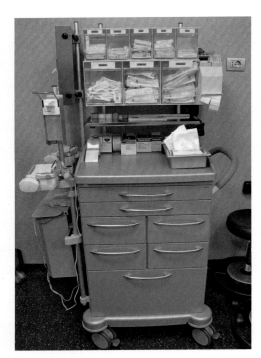

图 21.22　急救推车。

救车。成人和儿童喉镜、AMBU 袋、一次性吸引管和口腔撑开器应该是紧急复苏装置的一部分（图 21.22）。

电外科设备

在任何外科手术中，电凝止血都是必不可少的。1级和 2 级 MFU 可以配备简单的壁挂式超声波仪器（美国 Conmed 的 Hyprilator 2000），但创伤更大的外科手术需要更强大的单极射频仪器。3 级主要外科单元需要合适的射频电切和电凝设备，这也属于主要技术设备的一部分。

储物柜

1级和 2 级外科病房需要合适的储物柜来有序地存放一次性医疗用品（图 21.23）。

定制的壁挂式功能储物柜可以容纳所有必要的一次性医疗用物，在常规的临床外科手术中很容易看到和取出。这些储物柜的制造成本可能很高，但为了提高工作效率这些是值得的。为了不占用宝贵的工作空间，主储存柜通常位于 MFU 外面。3 级外科单元通常由位于附近的服务单元提供这些物品。一次性无菌用品和无菌手术器械应通过受保护的滑动窗口从服务单元传递到外科单元。

冷藏柜

许多整形美容手术需要在术中和术后将皮肤变冷

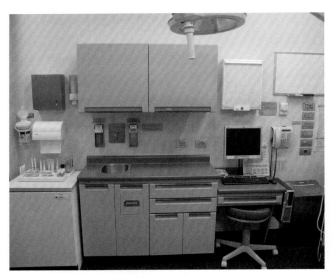

图 21.23　1 级和 2 级手术间标准储物柜。

以便与不同的医疗设备接触。普通冰箱很容易制冷（4 ℃），IPPL 透明光耦合凝胶、含氧细胞露、N/S 袋、冰袋、BTX 药瓶和局部麻醉剂乳膏可以轻松有效地储存。小型冰箱可以作为独立的电器或内置的橱柜电器存放于 1 级和 2 级 MFU 中。3 级外科单元的冷藏柜放置在相邻的 SFU 中。

医疗废物处理

所有手术间都应该有可移动的不锈钢垃圾桶。它们应该放置在离手术部位尽可能近的地方，以便最大限度地减少潜在生物污染部位与其临时储存之间的距离。所有手术室也应提供壁挂式利器盒。手术废物暂存在皮肤科诊室时，需要贴上相应的标签。经认证的医疗废物处理公司负责医疗废物的最终销毁。

X 线阅片灯

所有主要外科单元都应配备壁挂式 X 线阅片灯。

外科钟

壁挂式手术钟可以记录手术的时间，这是任何 3级手术室必须考虑到的一点。

摄影设备

每个 MFU 都应该配备数码相机，最好是与患者专用的电子病历系统相连，因为医学摄影对于评价整形和美容手术效果是十分必要的[24]。遵循"万物各得其所"这一基本原则，即使是数码相机也应该放在受保护的地方，而且最好远离繁忙和具有潜在危险的工作区（图 21.24）。具备更复杂的成像系统的摄影机

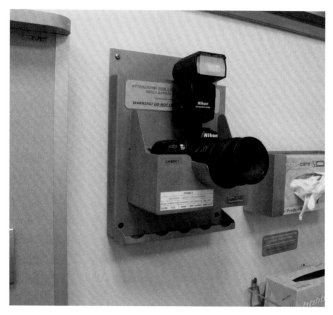

图 21.24 壁挂式保护架上的数码相机。

如 Visia（Canfield，美国）和 Antera（Miravex，爱尔兰），可以考虑作为 FTE 在需要时使用。

音频系统

音乐能够减少手术患者在术前、术中和术后的焦虑。在每个 FU 的合适位置安放扬声器，可以"消除"潜在的手术干扰声音（打开手术器械、准备局部麻醉、电外科噪声等）。这种简单的改善环境质量的方法可以让医生和员工从中受益。先进的音频系统可用于内部员工通信。

多功能技术设备的布局

现代美容皮肤科使用大量的医疗器械和尖端的技术装备以达到最佳的临床效果。即使是最先进的、符合人

体工程学设计的 FU 也无法在其工作空间内同时容纳所有设备。FTE 可以根据特定要求临时放置在 FU 内，比如 IV 类激光源、IPPL 系统、RF 系统或 LED 源的定位（图 21.25）。手术室护士台周围需要有足够的空间来移动这些设备，以便为医生和工作人员提供舒适的工作空间。因为繁忙的皮肤科诊所需要提供比其 MFU 数量更多的治疗，所以必须简化这类设备出入 MFU 的流程。先进的皮肤科医院中医生众多，这就不可避免地要求在 MFU 内使用的技术设备具有多功能性。

精敏的高科技设备打破了 MFU 内部预设的标准工作环境。医务人员需要暂时适应一个新的功能环境。每个特定的 FTE 在安全性、操作要求和附件方面都有特定的需求，这些需求与设备在各手术间的转移密切相关。医生和工作人员需要接受适当的设备培训，以熟练掌握先进皮肤病机构内每个 FTE 的具体操作。

总结

办公室外科学是现代皮肤科不可或缺的一部分。皮肤科医生可以操作目前大多数常见的美容和整形手术，紧跟其步伐的是整形外科医生[25]。一个组织得当、设计合理的工作环境对于高效和安全地实施侵入性外科手术是必要的。先进的人体工程学概念应用于外科环境，将极大地优化先进医疗外科设施的整体工作效率。在繁忙的皮肤科日常工作中将符合人体工程学的解决方案标准化有助于减少员工培训时间，并有助于增加医生和员工间的默契感。手术环境的组织效率正向地影响着患者在术前、术中和术后的安全感。由于美容和整形外科手术激增，必须不断教育大家外科培训的重要性，以及在组织良好、合格的外科设施中实施这些手术的重要性。

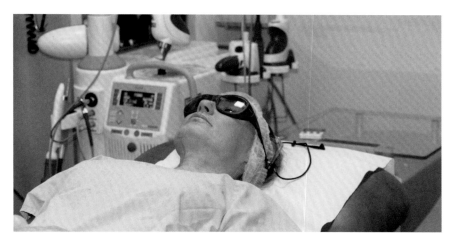

图 21.25 示例：临时放置在先进的混合型临床－外科单元内的兼具激光＋抽吸功能的设备。

参考文献

[1] Geronemus R, Bisaccia E, Brody HJ et al. Current issues in dermatologic office-based surgery. *J Am Acad Dermatol* 1999; 41(4):624–634.

[2] Stegman SJ, Tromovitch TA. Cosmetic dermatologic surgery. *Arch Dermatol* 1982; 118:1013–1016.

[3] Maloney M. The surgical suite. In: Grekin RC, ed. *The Dermatological Surgical Suite, Design and Materials*, 1st ed. New York: Churchill Livingstone, 1991.

[4] Whitaker-Worth D, Shahriari M, Slade K, Grant-Kels JM. The ethical controversies of office-based dispensing in academic health centers. *Clin Dermatol* 2012; 30:528–532.

[5] Tierney EP, Hanke CW. Recent trends in cosmetic and surgical procedure volumes in dermatologic surgery. *Dermatol Surg* 2009; 35:1324–1333.

[6] Mustoe TA, Buck DW Ⅱ, Lalonde DH. The safe management of anesthesia, sedation, and pain in plastic surgery. *Plast Reconstr Surg* 2010; 126:165e–176e.

[7] Bitar G, Mullis W, Jacobs W et al. Safety and efficacy of office-based surgery with monitored anesthesia care/sedation in 4778 consecutive plastic surgery procedures. *Plast Reconstr Surg* 2003; 111:150–156.

[8] Balkrishnan R, Hill A, Feldman SR, Graham GF. Efficacy, safety, and cost of office-based surgery. A multidisciplinary perspective. *Dermatol Surg* 2003; 29:1–6.

[9] Horton JB, Reece EM, Broughton G Ⅱ, Janis JE, Thornthon JF, Rohrich RJ. Patient safety in the office-based setting. *Plast Reconstr Surg* 2006; 117:61e–80e.

[10] Horton JB, Janis JE, Rohrich RJ. Patient safety in the office-based setting. *Plast Reconstr Surg* 2008; 122:1–21.

[11] Morello DC, Colon GA, Fredericks S et al. Patient safety in accredited office surgical facilities. *Plast Reconstr Surg* 1997; 99:1496–1500.

[12] Meneghetti SC, Morgan MM, Fritz J, Borkowski RG, Djohan R, Zins JE. Operating room fires: Optimizing safety. *Plast Reconstr Surg* 2007; 120:1701–1708.

[13] Davey WP. Quality improvement and management in dermatology office. *Arch Dermatol* 1997; 133:1385–1387.

[14] Kesheimer K, Davey WP. Continuous quality improvement in a dermatologic surgery office. *Arch Dermatol* 2000; 136:1400–1403.

[15] Accreditation Association for Ambulatory Health Care. AAAHC Guidebook for Office Based Surgery Accreditation, 2003.

[16] Tobin HA. Office surgery: The surgical suite. *J Dermatol Surg Oncol* 1998; 14:247–255.

[17] Goldman MP. One laser for cosmetic/dermatologic practice. *J Clin Aesth Dermatol* 2011; 4(5):18–21.

[18] Tzung TY, Tzung CP, Yang CY, Yang DJ, Kao MR. Decision factors and the recognition of medical specialty in patients receiving cosmetic laser and intense pulsed light treatment. *Dermatol Surg* 2007; 33:1499–1493.

[19] Sliney DH. Laser safety. *Lasers Surg Med* 1995; 16:215–225.

[20] Resneck JS, Kimball AB. Who else is providing care in dermatology practices? Trends in the use of nonphysician clinicians. *J Am Acad Dermatol* 2008; 58:211–216.

[21] Haeck PC, Swanson JA, Iverson RE et al. Evidence-based patient safety advisory: Patient selection and procedures in ambulatory surgery. *Plast Reconstr Surg* 2009; 124 (suppl.):6S.

[22] Fader DJ, Johnson TM. Medical issues and emergencies in the dermatologic office. *J Am Acad Dermatol* 1997; 36:1–16.

[23] Vachiramon V, Sobanko JF, Rattanaumpawan P, Miller CJ. Music reduces patient anxiety during Mohs surgery: An open-label randomized controlled trial. *Dermatol Surg* 2013; 39:298–305.

[24] Niamtu J Ⅲ. Image is everything; Pearls and pitfalls of digital photography and power-point presentations for the cosmetic surgeon. *Dermatol Surg* 2004; 30:81–91.

[25] Camp MC, Wong WW, Wong RY, Camp JS, Son AK, Gupta SC. Who is providing aesthetic surgery? A detailed examination of the geographic distribution and training backgrounds of cosmetic practitioners in southern California. *Plast Reconstr Surg* 2010; 125:1257–1262.

22
美容缝合技术

Eckart Haneke

美容线常用于伤口缝合。在皮肤整形中，它们主要用于美容手术以及肿瘤或是其他手术之后的伤口缝合。采用缝合线的目的是尽可能地减轻愈合后瘢痕。

促进伤口愈合的原理就是促进伤口的自然愈合。从直接将伤口连在一起，到使用皮钉以及缝合线，或者是使用其他替代物，伤口闭合的历史既反映了人类的创造力，也反映了技术的进步。

为了美观在进行缝合时需要考虑以下因素：

- 伤口情况。
- 伤口方向。
- 伤口位置。
- 皮肤缺损大小和伤口张力。
- 特殊的伤口愈合特性。
- 缝合材料和其他伤口愈合材料。
- 针的类型和大小。
- 缝合技术。
- 敷料。
- 拆线。

伤口情况、大小和创面张力

只有清洁伤口缝合后才能达到几乎完美的美学效果。感染或慢性伤口、溃疡、边缘已被挤压的伤口，或患有慢性放射性皮炎或受到严重的晒伤后，即使通过完美的缝合也可能会留下令人不悦的瘢痕。大面积的皮肤损伤需要用皮瓣或移植物覆盖以减轻伤口张力，从而避免难看的瘢痕形成。在这种情况下，采取暴露微小的缺损进行二期愈合，以免引起伤口边缘坏死[1]。

伤口方向

伤口最佳愈合的前提是伤口的长轴尽可能与松弛的皮肤张力线平行。利用这一原理，通常运用简单的梭形切除来去除皮下病变，例如脂肪瘤和囊肿，但若皮肤缺损过大，则需要皮瓣来弥补缺损。

伤口位置

伤口的位置对于缝合是至关重要的。可以利用身体皱褶、自然折痕和老年人的皱纹来隐藏缝线。对于平整和明显的部位，例如脸颊、鼻子或肩颈部的缝合，不仅需要高超的缝合技术，还要遵守本章提到的原则。

特殊伤口的愈合特性

有些人的愈合能力很强，往往会很快恢复并且瘢痕不明显，而有些人的伤口愈合过程可能需要更长的时间，并且红色瘢痕持续时间长，经常会开裂。针对后者要尽量采用最佳缝合技术以预防最坏情况的出现。

患者自身的情况也会直接影响术后恢复的效果。

仔细询问个人和家族病史，特别注意那些容易形成增生性瘢痕甚至瘢痕疙瘩的患者。值得注意的是肤色较深的人容易形成瘢痕疙瘩而且体积较大，这在白化病患者中没有见过。对于容易发生瘢痕疙瘩的患者，所有伤口缝合都必须避免张力，手术必须绝对无创伤。

缝合材料和其他伤口愈合材料

随着缝合材料的物理化学结构和构形不同，其张力强度、吸收性、免疫原性和耐受性以及其他机械特性（例如结强度、记忆力、弹性和可塑性）也会有所不同。复合缝线具有芯吸作用并引起更强的组织反应。

还可以使用生物和合成材料，前者如肠线，后者包括棉花和丝绸，它们更具有免疫原性，通常引起更强烈的组织反应。

吸收性缝线

可吸收缝合线会在数天至 2 个月内失去张力强度。但是其吸收则需要更长的时间。在皮肤整容手术中，它们主要被用于埋线缝合，尽管单丝缝线也能用于经皮缝合，但术后必须拆线和经皮缝合，术后必须拆线。

肠线是多股绞合的，可快速吸收，并且具有低抗拉强度和结节稳定性。它主要用于血管结扎以及口腔和生殖器的缝合，7~10 天内吸收，但吸收率无法预测。特殊的如加铬肠线这样的手术肠线抗拉强度更高。

聚乙醇酸（Dexon®）是编织复合丝线，具有良好的手术性能和结稳定性。可以对其进行涂覆以改善其表面光滑度，从而使其更容易地穿过组织，并使组织反应最小化。它的抗张强度下降的速度比外科手术肠线要慢，吸收速度为 60~90 天。

可吸收外科缝线（Vicryl®）是另一种具有良好的可操作性和结强度的材料。它的抗张强度高于聚乙醇酸，在 3 周后仍为 50%，8~10 周内被完全吸收。Vicryl Rapide® 失去了拉伸强度后被吸收得更快。

内酯（Rolysorb®）是另一种编织的多丝可吸收缝合线，具有良好的可操作性、结节稳定性和抗张强度。

聚二噁烷酮缝线（PDS Ⅱ®）是一种单丝可吸收材料，具有很好的组织耐受性和高拉伸强度，但可操作性和结节强度很差。它可以长期保持稳定，需要 3~6 个月吸收。

聚三甲基碳酸酯（Maxon®）是一种单丝缝线，具有很好的可操作性、结节稳定性、高拉伸强度和组织耐受性，但比聚二噁烷酮吸收更快。

聚卡普隆 25（Monocryl®）在可操作性、结节稳定性和组织耐受性方面可与聚碳酸三亚甲基酯相媲美，而且具有最高的初始拉伸强度。

不可吸收缝线

这些缝线可以在至少 2 个月内保持其抗张强度。然后，一些缝合线会缓慢降解，除了不锈钢线，但是这类缝线很少用于美容手术。

丝绸（Sofsilk®，Perma-Hand®）是由蚕丝纺出的天然材料，它作为一种异物蛋白质，会引起强烈的组织反应。它是一种编织复合丝线，具有出色的可操作性和结节强度、低组织耐受性以及低拉伸强度。

涤纶（Dacron®，Mersilene®）和其他复丝缝合线，例如编织聚酯缝线表现出非常好的操作性和拉伸强度，结节稳定性好和组织反应性中等。

所有单丝缝合线，例如聚丙烯（Drolene®）和尼龙（Dermalon®，Etholon®）具有很好的组织耐受性，但是稳定性差。

缝线的材料和直径决定了其拉伸强度。在整容手术中，通常使用细缝线，缝线为 4-0 至 6-0，甚至在眼睑处为 7-0。头皮伤口有时可能需要 3-0。零之前的数字越大表示直径越小。缝针大小不取决于缝合线的直径，而是取决于伤口边缘的张力和皮肤厚度。

针头

针有各种形状和设计，但是皮肤美容手术中使用的针比较单一，一般使用无创伤针头。尖端必须尖锐，以利于在真皮中滑动，因为几乎所有其他皮肤组织成分弹性都要小很多；必须具有延展性，以免断裂且韧性足以抵抗弯曲。锋利的尖端可以减少创伤并提供更好的美学效果。皮肤可以预先涂硅树脂以改善针头的穿透力。针由三部分组成：针柄，最为薄弱；针体，处于针柄和针头之间强度最大的部分，约占全针弯曲度的 75%，持针器所夹部位；还有针头。尽管一般用持针器固定距针尖的一半到 2/3 的位置，但我们还是建议固定到距针头的 1/3 或 2/3 的位置。因为如果持针器夹住针的中间位置，可能导致针头弯曲甚至断裂（图 22.1）。针尖必须足够尖锐，一般有三种类型：切削刃在曲率内侧（PC Ethicon®）的正三角针，切削刃在曲率外侧的反三角针（P，PS），还有不使用切削刃的圆针。FS 的意思是"皮肤专用"，此类针比其他针珩磨更少并且钢质更低。针的弯曲度也很重要，最常用的是 3/8 弧，但我们更喜欢用 1/2 弧，因为它可以在很小的组织或非常小的空间进行缝合。三角针更易穿过组织，而圆头针的创伤较小，不会撕裂组织。

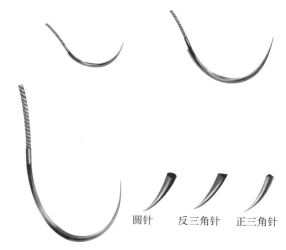

圆针　　反三角针　　正三角针

图 22.1　皮肤科手术中常用的针头。尽管大多数外科医生使用 3/8 弧，但 1/2 弧更易于操作。持针器应夹住绿色区域，与 3/8 弧的针相比，1/2 弧的该区域朝针尖移动。

组织黏合剂

纤维蛋白是一种天然的黏性物质，对于封闭弥散性毛细血管出血非常有用，但由于其机械强度太低，因此很少用于闭合伤口。它可以与皮肤无菌黏附胶带结合使用，避免伤口张力过大和敷料移动。

氰基丙烯酸盐黏合剂是一种快速聚合胶，最初用于修复皮肤撕裂、移植物和伤口。有两种化合物：正丁基-2-氰基丙烯酸酯（Histoacryl®、Indermil®）和氰基丙烯酸辛酯（Dermabond®）。随后发现由于其更长的烷基侧链而具有 3 倍的键合强度，更柔韧且毒性更小，其强度相当于 5-0 尼龙缝合线或皮内连续缝合线，因此用于皮肤闭合[2, 3]。该物质在聚合过程中，可能会产生热量。对此类物质而言，过敏是禁忌证。

皮肤免缝胶带

皮肤免缝胶带一般由覆盖有丙烯酸酯黏合剂的微孔组织制成，用于减轻缝合线张力。不主张单独使用，因为这通常会导致伤口边缘内翻。使用前必须擦干皮肤且脱脂。使用乳化剂（安息香酊，Mastix®，Mastisol），可增强黏附强度，特别是在夏天患者可能出汗的情况下。

可以在伤口中心处使用皮缝，特别是对于可能在几天内闭合的伤口，但是它们承受的张力有限。

皮钉

除了用于毛发处的整容伤口外，不锈钢钉在整容手术中并不常用。皮钉的强度很大，可以使皮缘外翻，并且具有出色的组织耐受性，同时降低了感染的风险。

缝合技术

有各种各样可供选择的缝合线用来闭合皮肤伤口和缺损，不同的结构决定了不同的用法。而缝线的选择也在很大程度上决定了最终的瘢痕情况。需要指出的是，由手术切口形成的瘢痕就是"外科医生的名片"。在最近的 20 年中，许多普外科医生的态度发生了明显的改变，在此之前他们都不在乎在患者身上留下难看的瘢痕，有一句话是这么描述他们的：一位外科医师留下了大瘢痕。相反，皮肤科医生总是会注重术后美学效果。

所有缝合技术的重要一点是，通过使用镊子夹住皮肤以避免损伤皮缘。然后，应使用细皮肤针，第一次进针时应钩住更多真皮以保证皮缘外翻。对于从内向外的第二针，首先使用缝针抬高伤口边缘，然后施加反压。进针应垂直于皮肤表面或约 85°，这使皮缘更容易外翻（图 22.2）。进针和出针口连线应始终垂直于

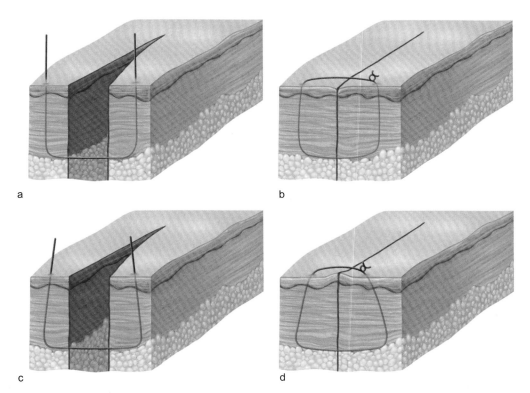

a

b

c

d

图 22.2　简单间断缝合。垂直的伤口边缘倾向于倒置（a、b），而伤口边缘稍微倾斜约 85° 会导致伤口外翻（c、d）。

伤口长轴，以便在打结时形成一条直线，并且完全封闭伤口缝隙。还有应注意皮肤脂肪是非常敏感的组织，其将对缝合线产生压力，从而使伤口裂开。对脂肪进行缝合并没有机械强度，但可以封闭囊肿或脂肪瘤切除后的死腔。

皮肤缝合技术

正如一些外科书所写的，表皮缝合是不存在的。表皮太薄了（通常不超过 5-0 缝线的直径）以至于不能承受任何张力。

间断缝合是最简单、最快的缝合法，但是术后的美观会受到影响。在距伤口约 3~5 mm 处进针，方向略微向外，以在深处钩住更多真皮，在同边的真皮-脂肪边界处穿出，然后穿入对边的脂肪和真皮之间，从而再次钩住了更多的真皮。这将创建一个梨形的环，该环在打结时会外翻伤口边缘（图 22.2）。结必须打得足够紧，避免形成伤口中缝隙，但不得绞窄伤口。但是，这种缝合有导致伤口裂开的风险。大约 10 天后，伤口周围皮肤的缝线稳定性不足 10%，尽管还有明显的缝线痕迹，但是在某些区域特别是背部，仍易于出现伤口裂开。

垂直褥式缝合用于更精确地对合伤口边缘，并使其平整（图 22.3），但是这种缝合是否能减轻伤口张力是有争议的。缝合的前半部分与简单的经皮缝合相同，但是进针口距皮缘约 6~10 mm，出针后将其翻转并再次穿入真皮，同侧出针口和再次进针口之间约 3 mm，第二针比较浅，因为其主要目的是外翻皮缘。可以在线圈的裸露部分之间放置纱布垫以承受更大的张力。这种缝合比较费时，而且 8~10 天后拆线很难，因为第一个线圈往往会陷入皮肤。

上述的改良方法是半埋线式缝合（图 22.4）。同样入针并从真皮下引出，再穿入对边的同样位置，并从对边皮下穿出，再穿入同边的相对位置，然后出针，如此可以有利于皮肤对合整齐。这种缝合的美容效果更好，但外露的缝线同样容易陷入皮肤，拆线通常很困难。

水平褥式缝合有助于减轻伤口张力。相比于"远-远-近-近"的垂直式缝线法，这种属于"右-右-左-左"缝合（图 22.5）。这种方法可以外翻皮缘，并尽可能减少伤口内死腔。同样，裸露部分可以用橡胶、纱布或硬纸板垫。其美容效果通常不是最佳的，但是拆线会相对简单一些[4]。

连续缝合法包括简单连续缝合和锁边连续缝合。

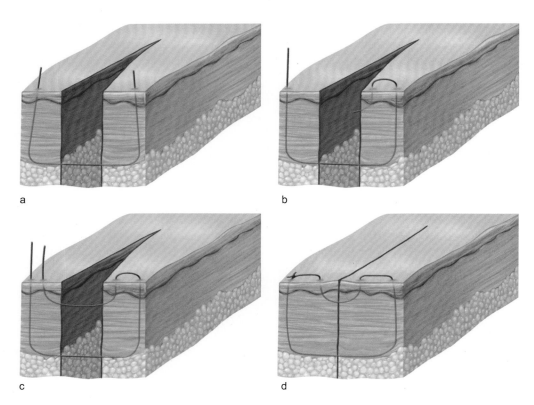

a

b

c

d

图 22.3　垂直褥式缝合： 第一针行简单缝合（a），随后将针反转并重新穿入浅表真皮（b），在乳头和网状真皮边界处穿出，并在对边的同一平面重新穿入（c）。打结后浅表环中间的皮缘被外翻（d）。

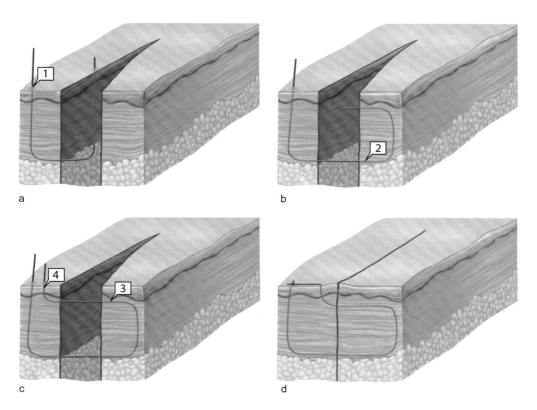

图 22.4 局部埋线的垂直褥式缝合：第一针简单缝合（a），在网状真皮层的相对切口边缘处穿出（b），然后在相同水平（c）重新进入对边切口边缘。打结后的效果与普通褥式缝合的效果相同，但一半以上的缝线保留在皮肤中（d）。

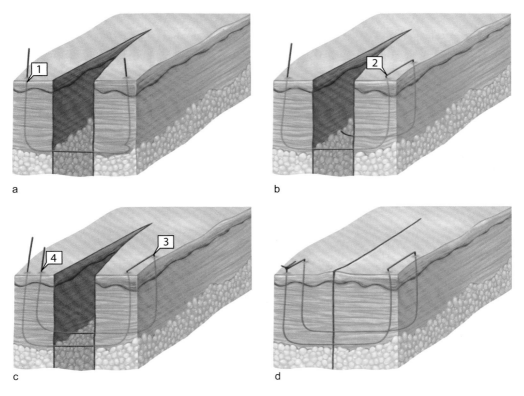

图 22.5 水平褥式缝合类似于在切口的左右进行垂直褥式缝合。就像是方向相反的两个简单缝合：第一针（a）；第二针沿相反的方向并平行于第一个穿入皮肤（b），第二针完成（c），缝合完成后打结（d）。

简单连续缝合线在第一针先打一个结并且不剪断缝线，在约 4~6 mm 远处进行第二针，在距第二针 4~6 mm 处再进行第三针，依此类推（图 22.6）。最后一针与倒数第二个针形成的线圈打结。这是一种快速的、精准的缝合方法，并且只要有经验的外科医生即可进行。它可以根据伤口的长度来调整皮缘并提供出色的闭合性。是否需要先进行一些埋线缝合取决于伤口的张力。

连续锁边缝合（图 22.7）在伤口边缘施加压力，减少出血。它的操作方法类似于简单连续缝合，但在每次缝合时，针都穿过上一针形成的线圈。所有缝合线都必须注意不要拉得太紧，以免勒紧真皮血管。

埋线缝合

埋线缝合法的美容效果最佳，这种方法可以将张力均匀分布于皮缘并封闭死腔，同时因为不必过早拆线而降低了伤口裂开的风险。可以根据不同伤口的特殊需要来设计埋线缝合的方法。所有埋线缝合都需要花费很长时间，并且需要高超的外科手术技能。

普通埋线缝合法（图 22.8a、b）：从真皮与皮下脂肪交界处入针，然后从真皮乳头层和网状层之间出针，在对边皮缘的水平对应位置重新入针，最后在对边的真皮与皮下脂肪交界处出针。必须注意不要钩住脂肪，否则会导致脂肪坏死而延长伤口愈合时间 2~5 天。

反向埋线缝合法（图 22.8 c~f）：适用于伤口较小或边缘狭窄。从真皮与皮下脂肪交界处入针，并从距皮缘约 3~5 mm 处皮肤出针，在完全相同的位置将其反转并重新穿入，从表皮真皮交界处出针。然后，再次穿入对边的表皮真皮交界处，距皮缘 3~5 mm 处皮肤出针，反转后重新穿入皮肤，最终从对边的真皮与皮下脂肪交界处出针。打结后，伤口边缘会略微升高 [5]。这种缝合线看起来更复杂且更耗时，但术后美学效果极佳 [6, 7]。

蝶形缝合 [8]（八字缝合）：可以很好地使伤口外翻。实际上，它是一种水平褥式缝合。从真皮与皮下脂肪交界处进针，沿针弧向上倾斜，然后在距皮缘约 5 mm 处皮肤出针，然后从对边相同位置入针。可以 "8" 字形的方式重复进行缝合 [9]，以使伤口更加牢固并减轻皮肤张力 [10]。

皮内缝合：是美容缝合的原型。主要有两种类型：水平和螺旋皮内缝合。

水平皮内缝合：通常被误称为表皮下缝合，一般

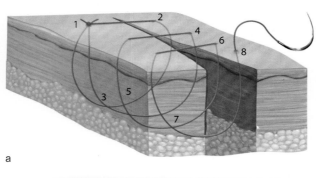

a

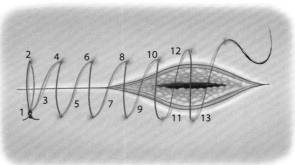

b

图 22.6　单纯连续缝合。第一针打结后，开始一系列重复的线圈。斜视图（a）和俯视图（b）。最后一针与倒数第二针的线圈打结固定。

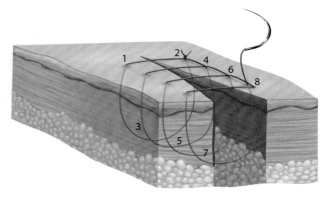

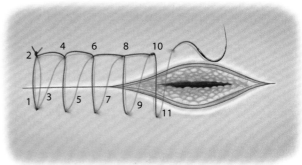

图 22.7　连续锁边缝合。第一针行简单缝合，然后开始平行缝合，并将缝线滑入了上一针的线圈。

使用不可吸收的缝线。顺着针弧，将针从伤口的远端沿稍微倾斜的方向穿入约 10 mm，从创口边缘大约在真皮中层出针。在对边一侧重新插入，最后形成一条弯曲的线，直到最后一个线圈从另一侧伤口远端再次离开 10 mm 为止。这种缝合一般用胶带或打结来固定。这种缝合法可用于皮肤没有张力且真皮足够厚的伤口。

螺旋皮内缝合（图 22.9）：广泛适用于伤口闭合。它实际上与水平皮内缝合操作差不多，从简单的埋线开始，然后继续螺旋式埋线。在最后一针时打结。此处的缝合线应用可保持数周强度的可吸收材料，例如聚二噁烷酮、聚碳酸三亚甲基酯或聚己内酯。这种方法避免了皮肤上有缝线，并具有出色的机械强度。在所有皮内缝合中，其瘢痕裂开的概率是最低的。

打钉或锚定缝合：常用于皮瓣手术中。它们将皮瓣悬挂于固定的结构如骨膜，从而防止皮瓣的结构发生变化，如避免外翻。为此，有时甚至会使用不可吸收缝线。在面部拉伸术、角膜塑形术和许多其他整形外科手术通常使用钉缝线，从而避免凹面隆起[11]。

减张缝合法

减张缝合法用于张力过大的伤口。常见的减张缝合是"近-近-远"缝合，缝合线垂直于伤口边缘：在距皮缘约 10 mm 处进针，穿过同侧及对侧真皮后在对侧距皮缘约 5 mm 皮肤处出针，然后重新穿入同侧距皮缘约 5 mm 处皮肤，穿过同侧及对侧真皮后在距对侧皮缘 10 mm 处皮肤出针。它可承受相当大的张力，并且通常不会开裂。但是，这种方法有非常明显的缝线痕迹。

平行式减张缝合（图 22.10）：是交叉缝合的一种

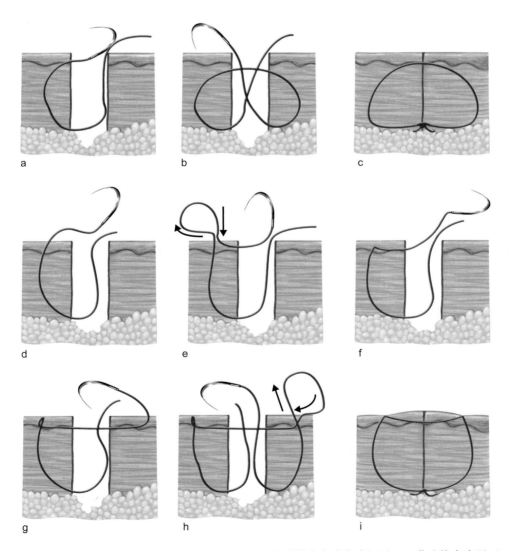

图 22.8　埋线缝合法：普通式埋线（a~c）和反向埋线法（d~i）。这种缝合直达真皮深层——乳头状真皮层（a~c）。由于普通式埋线的实施需要伤口外翻，因此开发了一种反向埋线法，该技术用于非外翻伤口（d~i）。

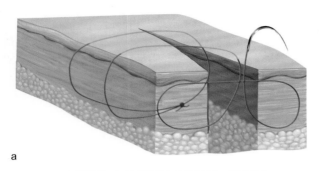

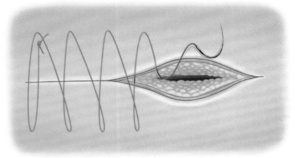

图 22.9 皮内缝合。第一针与简单的埋线法相同，随后平行进针，始终从真皮的下表面进针并直到达乳头层和网状真皮层之间：剖面图（a）、俯视图（b）。

变化形式[12, 13]。与传统的缝合法不同，它是"右-左-左-右"缝合。第一针穿入后斜向另一侧，第二针斜向对称侧，使缝合线的外露部分平行。减张的强度与垂直减张缝合一样强，但可以同时闭合更长的伤口，并且可以更好地分散张力，而不是将其集中在一条线上。

埋入式平行减张缝合：可提供较好的减张强度和美学效果。这就像简单的埋线法，但最终在皮肤上形成了两根平行的线。埋入式三重缝合（图22.11）可用于张力更大的伤口。建议从中央回路开始入针，然后到一侧，最后到另一侧。通过轻轻地拉动缝合线的两个尾端可以牢固地闭合伤口。埋入式缝合线的优点：无论是双重的还是三重的，即使在强张力作用下也能轻松地打结，并且具有出色的伤口边缘接合性，一次打结即可平均分摊张力，同时带入伤口的异物数量减少。稍作改动，减张缝线也可用于尖端缝合。

组织保留技术

预缝合是一种减少皮肤张力的技术（图22.12）。

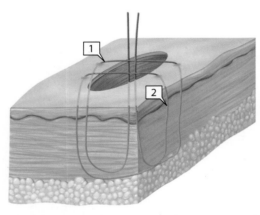

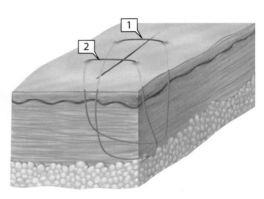

图 22.10 平行埋线缝合。两圈埋线相邻，距离在 5~8 mm，在真皮的下表面打结。

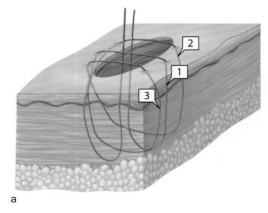

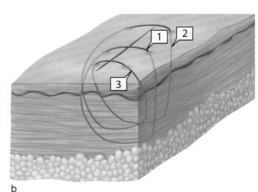

图 22.11 三层埋线缝合从中心环开始，第二环放在一侧，第三环在中心环的另一侧（a）。在打结时（b），这种缝合线解除了相当一部分的伤口张力，并将其均匀地分布。通常不会发生线结滑动现象。

它作为连续的水平褥式缝合使用[14]。通过组织蠕变将病变区域聚集在一起。切除过程中，辅助缝合线可维持手术完成[5]。

通常认为，梭形伤口在顶点处的角度应不大于30°，并且需要3:1的长宽比。然而，一项研究发现，对于30°的伤口角度而言，长宽比必须为7:1，这将意味着巨大的组织消耗。可以通过使用菱形切除来减小顶角[15]。为了完全避免组织浪费，需要进行圆形切除。通过荷包线缝合可减少圆形或椭圆形的缺损；将直径减小一半意味着将表面尺寸减小到1/4（图22.13）。通常，小的继发性缺陷，可在第一次形成的最佳瘢痕基础上迅速二次愈合。皮内包线是沿着圆周的一系列水平咬合，通常间隔为5~8 mm。通过拉紧末端缝合，直到伤口尺寸减小。这种缝合线也可经皮内缝合，但会留下缝线痕迹，并且以后可能会看到。对于椭圆形和梭形切除长度，设计了两种特殊的组织保留缝合，以避免形成直立圆锥形的伤口[16]。病变分为两半，沿着松弛的皮肤张力线。从缺损的中心开始，斜向带状缝

合线首先放置在一个顶点上，然后放置在另外一个顶点上。针头插入真皮下表面并倾斜地朝着高处的网状真皮，在另一侧重新插入完全相同的高度，然后从对面插入针头重复缝合另一边，由于它们的倾斜方向，这些针迹会拉动伤口的顶端向下，防止呈现直立的圆锥形。伤口的中心可能需要进行精细的经皮穿刺。使用简单的单针线，如果仍然可以看见皮肤，则添加皮肤缝合线：垂直插入针头在顶点线的一侧指向伤口顶点45°。在紧邻下方的顶点边缘的一侧退出表皮，重新引入并在对称处用一样的方式在第一次插入针头时退出。系好缝合线后，将它拉紧。

我们设计了这种缝线的三重修改滑动式缝合，具有组织保护作用，适用于中小型缺陷（图22.14）。中央循环就像一个简单的埋针，然后进行第二个循环，斜向延伸伤口顶点约3~5 mm，第三个是在另一侧以镜像方式制成中央回路的。在缝合线上，伤口的表皮被拉下来，防止"狗耳"形状形成，这种缝合方式结合了滑动缝合方式和保留组织修复方式的优点。

术前1天预缝合

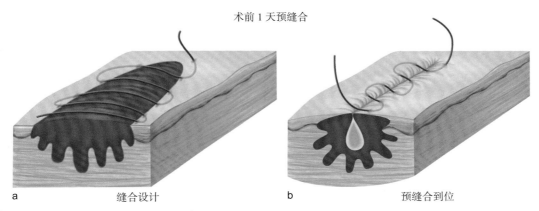

a　　　　　缝合设计　　　　　b　　　　　预缝合到位

图 22.12 预缝合。在要切除的病灶上进行一系列类似于水平褥式缝合的缝合。一天后，有相当多的组织蠕变，使切除后的缝合更容易。

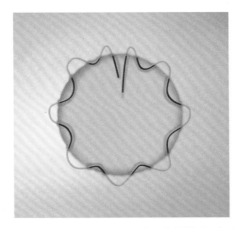
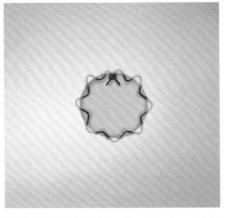

图 22.13 荷包线缝合。可在圆形缺损周围进行曲线缝合，可通过简单地缩短缝线的两端而使伤口直径减少50%，伤口面积减少75%。

敷料

缝合结束时，要对伤口进行清洗和消毒。用 3% 过氧化氢浸泡的纱布来清除所有血液，然后将伤口干燥。所有的伤口缝合线都将用到黏贴带，可以是特殊的条带（Steristrip®）或多孔胶带（Micropore®），后者价格便宜得多，但通常不是无菌的。对于无菌伤口必须使用干敷料。然后，使用胶带可以最大限度地减少敷料移动，以免影响伤口愈合。很少用到夹板，但是一般会用到厚棉垫。

拆线

患者都害怕拆线。因此，应该尽可能让患者放松心态。顾名思义，埋线缝合不需要拆线。但是，必须在 8~12 天内将所有经皮缝线拆除，抓住针脚的一侧，轻轻提起并剪断。切割端应尽可能短，以免感染。使用特殊的拆线剪刀，或专用的刀片进行拆线。连续普通缝线法可逐圈移走。水平皮内缝线通常分几步轻轻拉到一侧拆除，因为它们可能会对滑动产生很大的抵抗力。

常见的问题

对于初学者来说，针变弯可能是最常见的问题。这取决于针的强度、锋利度和大小及针所穿透的组织。我们更喜欢用持针器夹住半圆形针在前 1/3 和后一半之间的区域，并顺着针的弧形将其穿过真皮。缝线断裂是由于强度低或伤口张力大，缝线过旧也可能导致。结点打滑一般是由于伤口张力大和缝线的摩擦系数低，减张缝合或者使用三股缝线甚至四股缝线常有利于减少滑结。伤口边缘倒置是典型的缝合问题，多发生于表皮的浅层而非深层。

总结

经过耐心缝合的"深层组织"，不会遗留下难看的瘢痕。因此，完美的缝合是没有缝线痕迹、瘢痕开裂或瘢痕增生的。

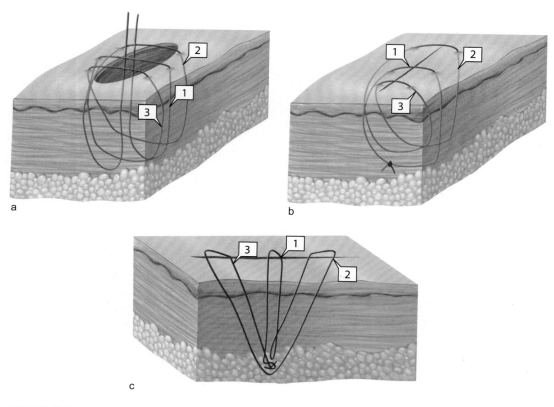

图 22.14　三重减张缝合具有组织保留作用。该缝合线通过以倾斜的方式放置侧环而将掩埋的三滑动式缝合线与保留组织结合在一起。a. 缝线的第一个中央环垂直于皮肤表面（1）伤口的中央环（2），第二个环倾斜地延伸至伤口的一个极点，然后返回到伤口的中心（3），再从第二环倾斜地延伸到伤口的另一极，然后回到伤口中心以形成第三环。b. 打结针脚后，中央线圈（1）将伤口边缘拉到一起，而侧面线圈（2 和 3）将伤口末端的直立锥拉到周围皮肤的水平。c. 剖面图。

参考文献

[1] Zoltán J. *Atlas der chirurgischen Schnitt- und Nahttechnik zur Erzielung optimaler Wundheilung.* Budapest, Hungary: Akadémiai Kiadó, 1977.

[2] Penoff J. Skin closures using cyanoacrylate tissue adhesives. Plastic Surgery Educational Foundation Data Committee. Device and Technique Assessment. *Plast Reconstr* 1999; 103:730–731.

[3] Shapiro AJ, Dinsmore RC, North JH. Tensile strength of wound closure with cyanoacrylate glue. *Am Surg* 2001; 67:1113–1115.

[4] See A, Smith HR. Partially buried horizontal mattress suture: Modification of the Haneke-Marini suture. *Dermatol Surg* 2004; 30:1491–1492.

[5] Haneke E, Storbeck K. Developments and techniques in general dermatologic surgery. In: Dahl MV, ed. *Current Opinion in Dermatology*, Vol. 3. Washington, DC: Whitaker, 1996, pp. 151–157.

[6] Vinciullo C, Bekhor P, Sinclair P, Richards S, Rosner L. Credit where credit is due. The Haneke-Marini suture: Not a "new" technique. *Dermatol Surg* 1995; 21:819.

[7] Marini L. The Haneke-Marini suture: Not a "new" technique. *Dermatol Surg* 1995; 21:819–820.

[8] Breuninger H, Keilbach J, Haaf U. Intracutaneous butterfly suture with absorbable synthetic suture material. Technique, tissue reactions, and results. *J Dermatol Surg Oncol* 1993; 19:607–610.

[9] Breuninger H. Double butterfly suture for high tension: A broadly anchored, horizontal, buried interrupted suture. *Dermatol Surg* 2000; 26:215–218.

[10] Motley RJ, Holt PA. Subcutaneous pulley and bootlace sutures. *XIV International Congress of Dermatologic Surgery*, Munich, Germany, Book of Abstracts 1993, p. 117.

[11] Mortimer N, Tan E, Hussain W, Salmon P. 'Pin-point precision' for pexing sutures. *Br J Dermatol* 2013; 169:485–486.

[12] Haneke E. Developments and techniques in general dermatologic surgery. In Dahl MV, ed. *Current Opinion in Dermatology*. Washington, DC: Whitaker, 1993, pp. 145–151.

[13] Haneke E. Variations of the pulley sutures (in German). In: Mahrle G, Schulze H-J, Krieg T. *Wundheilung – Wundverschluß. Fortschritte der operativen und onkologischen Dermatologie*, Vol. 8. Berlin, Germany: Springer, 1994, pp. 158–164.

[14] Seidel C, Frickert G, Hornsein OP. Vaskuläre Malformation mit tuberonodösem Hämangiom und epifaszialer Veneninsuffizienz. *Z Hautkr* 1994; 69:525–529.

[15] Raveh Tilleman T, Tilleman MM, Krekels GA, Neumann MH. Skin waste, vertex angle, and scar length in excisional biopsies: Comparing five excision patterns—fusiform ellipse, fusiform circle, rhomboid, mosque, and S-shaped. *Plast Reconstr Surg* 2004; 113:857–861.

[16] Stewart JB. Tissue sparing repair: A new approach to shorten excisional lines. *J Dermatol Surg Oncol* 1992; 18:822–826.

23
美容皮肤科的敷料

Maurice J. Dahdah and Bertrand Richert

引言

- 美容皮肤科遇到的伤口一般属于急性外伤。
- 美容皮肤科术后的敷料可能是开放的或者密闭的。
- 选择正确的敷料在皮肤美容手术中至关重要。
- 最佳的伤口敷料应能促进伤口快速愈合，减轻疼痛并且实用。

皮肤伤口可分为急性和慢性两类。急性伤口是由物理或化学因素引起的皮肤急性损伤，只要处理得当就可以快速愈合。正常的伤口愈合过程分为炎症反应阶段、增生阶段和重塑阶段（请参阅第5章）。由于急性伤口中含有大量坏死组织、病原体或异物，从而导致伤口持续性炎症延迟愈合，并可能形成慢性伤口。美容皮肤科的伤口一般是急性的。因此，本章将重点介绍用于急性伤口的各种敷料，这些伤口可能发生于各种美容手术后，如化学剥脱、电灼、刮除术、磨皮和微晶换肤，以及剥脱和非剥脱激光换肤。美容皮肤科术后的敷料可能是开放的或者密闭的。敷料的选择取决于伤口的疼痛程度、渗出液的量、伤口是否需要抗创伤的保护以及敷料的简便性和实用性。瘢痕的治疗和修复将在其他章节中讨论。

在追求"最大限度减少停机时间""快餐式"整容手术的当今时代，快速愈合是必需的。因此，也必须考虑敷料的促愈合特性。最佳的伤口敷料应能促进快速愈合，减轻疼痛并具有实用性。拥有这些性能的敷料可以极大地提高患者的美容体验。

开放性敷料

- 包括适用于浅表伤口的局部用药。
- 可能含有惰性金属，具有抗菌和促愈合特性。
- 常用于化学剥离、微晶换肤、刮除术和电灼术之后。
- 与密闭性敷料相比，伤口再上皮化较慢。
- 需要定期更换，可能会给患者带来不便。

开放性敷料需要定期在伤口部位涂抹乳膏、凝胶、糊剂或软膏，以防止伤口干燥。

用途
开放性敷料通常在刮除术、电除皱或切除表皮病灶等可能会留有糜烂或扁平溃疡的手术后使用，以促进其愈合。它们也可用于治疗表皮浅层伤口（如由微晶换肤引起的创面），以及用于激光术或磨皮术形成的深层真皮伤口。后面的例子也有提到，使用封闭性敷料的伤口在术后第三天渗出明显减少的情况下，可以换用开放性敷料[1]。

产品举例
凡士林凝胶、岩藻胶®、Aquaphor修复软膏®、Catrix-10®、Elta crème®、CU-3软膏®、Cicalfate®、Cicaplast®和Cicabio®。

优点
- 适用于难以使用封闭性敷料的解剖区域。
- 可以定期观察伤口。此类敷料大多数含有抗生素。
- 减少患者的幽闭恐惧感（例如，激光消融术后的面部包扎）[2]。
- 以旋转运动的方式涂抹面霜有助于去除因严重

渗出（磨皮）而造成的痂。

- 大部分价格合理。

缺点

- 减缓了上皮再生速度[3]。
- 不适用于渗出性伤口。
- 不方便重复使用（尤其是在晚上，可能会弄脏床单）。
- 显得油腻且不美观。
- 恢复期疼痛和红斑增加[3]。
- 如果不包含抗生素，则有细菌感染的风险。
- 对局部抗生素（尤其是杆菌肽）过敏的风险。

密闭性敷料

这类敷料的目的是创造创口愈合所需的最佳环境（温度、湿度、pH、生长因子、蛋白酶）[1]。

简单的密闭性敷料

- 自粘即用敷料。
- 快速、实用、操作简单且价格便宜。
- 用于较小的渗出性浅表伤口。
- 对胶黏剂过敏者禁用。

此类敷料的组成是在干燥、即用黏性敷料上加入抗生素。黏性敷料由薄的、吸收性低的低黏性伤口垫组成，再把伤口垫置于一块透气的自黏织物或薄膜上。这种敷料很软，易于贴合皮肤，并且尺寸多样[4]（图23.1）。

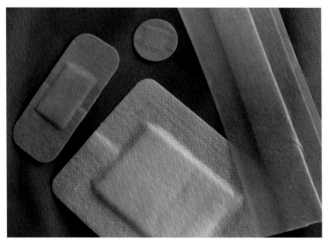

图23.1　简单的敷料有多种尺寸。

用途

用于刮除术、电除毛、剃胡须、激光治疗或缝合后形成的低渗出的浅表伤口。

产品举例

Hansaplast、Mepore® 和 Opsite Post-Op®。

优点

- 方便。
- 价格便宜。
- 在一些简易敷料上使用防水聚氨酯薄片（Opsite Post-Op®、Tegaderm Pad®）可以起到防水的作用。

缺点

- 除非频繁更换，否则不能用于渗出性伤口。
- 对丙烯酸胶黏剂过敏者禁用[4]。
- 导致伤口干燥和肉芽组织破裂的风险。

防粘连敷料

- 一般是多层敷料的一部分。
- 不能破坏上皮再生过程。
- 有些具有抗菌特性。
- 长期使用会对抗生素产生抗药性。

防粘连敷料主要用于伤口接触层，以减少敷料对肉芽伤口表面的黏附。同时还用于预防或治疗轻微皮肤损伤和溃疡性伤口的细菌感染。它们由棉纱编织物组成，浸有白色软石蜡，可能添加抗菌剂。此类产品诸如 Fucidin Intertulle®，含有有效的抗菌剂（夫西地酸：对几乎所有金黄色葡萄球菌都具有活性，并且对链球菌、棒状杆菌、奈瑟球菌和某些梭菌也有效），可用于处理感染伤口。其他产品例如 Betadine Tulle®、Bactigras® 和 Atrauman Ag®，则用于预防伤口感染。它们含有广谱抗菌剂，与抗生素相比，引起细菌耐药性的可能性小。Betadine Tulle® 将高浓度碘释放到伤口中，以提供抗菌活性而无细胞毒性。Bactigras® 中含有洗必泰，这是一种抗菌剂，抗菌面覆盖革兰阴性菌和革兰阳性菌，但对后者更有效。Atrauman Ag® 释放出具有广谱抗菌作用的银离子。这些敷料通常直接敷在伤口上，再用吸收性纱布或垫子覆盖，用胶带或绷带将其固定在位，作为复杂敷料的一部分[4, 5]（图23.2）。它们的低黏附性意味着它们在换药后不会剥离脆弱的上皮。

用途

溃疡伤口、感染伤口、移植物、皮瓣和趾甲相关手术。

产品举例

Adaptic®、Bactigras、Betadine Tulle、Fucidin Tulle®、Mepitel®、Unitulle® 和 Atrauman Ag。

优点

- 低成本。
- 黏附力低。
- 具有抗菌活性。
- 可以长时间用于伤口。

缺点

- 不吸收。
- 对抗菌剂过敏的风险。
- 产生抗生素耐药性。

闭合性敷料

闭合性敷料具有许多优势，最显著的是促上皮再生率提高了50%。它们创造的相对厌氧、潮湿和富含细胞因子的微环境，为细胞再生提供了主要的刺激作用（低氧张力，可溶性生长因子），可将角质形成细胞从增殖型转变为迁移型，而角质形成细胞从伤口边缘迁移是伤口再上皮化的必要步骤[5]。

闭合性敷料还可以防止结痂和病原体污染，这些可能导致持续的伤口发炎并延迟愈合。

尽管它们更常用于慢性伤口，但某些闭合性敷料（例如水胶体敷料）已成功用于加速急性伤口的愈合[6]。闭合性敷料下的高水平细菌定植，特别是在全脸激光修复后，似乎并没有导致更高的伤口感染率[7]。然而，针对这种情况下发生的感染，有文献强调了可以同时口服抗生素预防以避免此类并发症[1, 3]。

聚合物薄膜

- 便于观察伤口。
- 保护伤口免受微生物污染。
- 敷料可能会滑脱。

聚合物薄膜是薄的（0.2 mm）合成聚合物的自粘片，透明且具有高弹性。它们对微生物和流体不吸收并且不可渗透，但是气体（O_2、CO_2、水蒸气）可渗透。薄膜应超出伤口边缘至少3~4 cm[4]。Silon-TSR 是一种呈面膜设计的聚合物膜，在面部皮肤激光手术后很受欢迎[2]。Silon-TSR 膜上有缝隙，可让渗出液渗到上面的纱布垫上。奥米德姆（Omiderm）是可渗透抗菌剂的共聚物膜，这种膜可将敷料保持在适当位置，并且必要时可以在其上涂抹抗生素药膏[7]（图23.3）。

用途

聚合物薄膜可用于轻微烧伤、供区和浅表外科伤口以及激光术后修复。它们也常用于在美容手术之前封闭局部麻醉药膏（如 EMLA®），以促进麻醉剂更好渗透进皮肤。

产品举例

Silon-TSR®（面膜型）、Tegaderm®、OpsiteFlexigrid® 和 Omiderm。

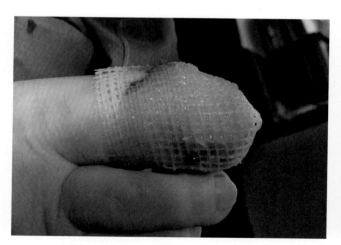

图 23.2　趾甲手术后必须使用抗粘连敷料，避免摘除时伤害脆弱的甲床。

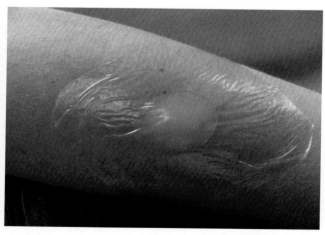

图 23.3　小手术后的小聚合物敷料，防腐软膏保持数天并允许淋浴。

优点

- 延展性好。
- 构成有效的外部污染屏障。
- 防止结痂。
- 促进上皮生长。
- 便于检查伤口，因为它们是半透明的。
- 不需要经常更换。

缺点

- 仅能黏附于完整的皮肤。
- 敷料下积液。
- 不能用于渗出伤口。
- 如果放置时间过长，则有感染的风险。

水胶体敷料

- 它们可用于中度至重度渗出的伤口。
- 对氧气的不渗透性会导致揭除后产生恶臭。

水胶体敷料可以隔绝水蒸气，因此为伤口提供了有效的封闭性环境。它们由涂有含羧甲基纤维素作为主要吸收剂和凝胶形成剂的混合配方的半透性聚氨酯薄膜组成。与伤口渗出液接触后，羧甲基纤维素溶胀形成黏性凝胶，该凝胶不会溶解或在伤口中留下残留物。凝胶对水蒸气具有渗透性，从而增加了这些敷料应对伤口渗出液的能力。

用途

更常用于治疗慢性伤口，也可用于多种急性伤口，如：热灼伤，缝合伤口，二期愈合的浅表伤口，皮肤移植物供体区域裂开和趾甲撕脱[6, 8]（图 23.4）。

产品举例

Duoderm®、Granuflex®、Comfeel®、Tegasorb®、Sureskin®、Restore®。

优点

- 提高治愈率。
- 减轻伤口疼痛。
- 敷料在位可以洗澡或淋浴[6]。

缺点

- 价格昂贵。
- 伤口渗出严重时需要经常更换。

- 氧气不可渗透（慎用于可能有厌氧感染的伤口）[8]。
- 去除敷料时有异味。

水凝胶

- 清凉的效果可减轻一定程度的疼痛。
- 在严重渗出的伤口上使用需要覆盖吸收层。
- 可能会与干燥伤口形成粘连。

水凝胶是片状（Vigilon®）或无定形凝胶（Intrasite®、Sterigel®），由交联的亲水性聚合物（聚环氧乙烷、聚丙烯酰胺、聚乙烯吡咯烷酮）和 96% 的水组成[4, 7]。

水凝胶的特性是可以储存在冰箱中，应用时为皮肤降温，减轻疼痛和炎症，以增加患者的舒适度[9]。这些敷料为伤口提供了潮湿的环境，并且可渗透水蒸气。尽管水凝胶能够吸收一定的伤口渗出液，但当将其用于重度渗出的伤口时，需要在上面覆盖吸收层。水凝胶片可能会粘在相对干燥的伤口上，在这种情况下，去除敷料前可以先用无菌水或生理盐水湿润伤口。

用途

水凝胶可用于磨皮、化学剥脱、轻度烧伤和激光换肤术后。

产品举例

Vigilon、Intrasite、Sterigel、2nd Skin®、Nugel® 和 Hydrogel 3M®。

优点

- 呈半透明状，便于观察伤口。

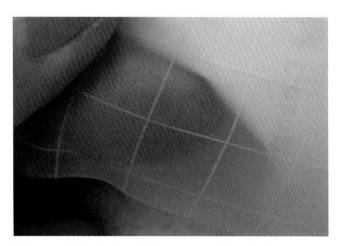

图 23.4　薄半透明水胶体膜，可用于有极低渗出物的伤口，如表面擦伤、缝合伤口和浅表热烧伤。

- 降温的效果减轻了伤口的疼痛和炎症。

缺点

- 与皮肤黏性差（需要使用辅助敷料将它们固定到位）（图 23.5）。
- 可能对微生物具有渗透性，促进革兰阴性菌生长[7]。

泡沫敷料

- 不透明敷料。
- 吸收分泌物能力强。
- 可用于不易操作的解剖区域。

泡沫敷料是一种具有强吸收性的封闭敷料，有些具有黏性，而没有黏性的则必须通过辅助敷料将其固定在适当的位置（图 23.6）。它们呈薄片状，由吸收性聚氨酯泡沫内网和半透膜外层组成，可以透过水蒸气和气体，但不能透过微生物。吸收渗出液后，泡沫膨胀并占据伤口床的形状。这种敷料呈不透明的白色薄片状，这些薄片以重叠的方式层叠在受伤区域上，以避免滑动[4, 7, 9]。

有些产品在泡沫材料（Allevyn Ag®，Mepilex Ag®）中掺入了银离子，有助于抑制伤口的细菌生长。

Mepilex® 的泡沫敷料通过基于硅树脂的边框黏附在皮肤上，避免了传统黏合剂材料对脆弱的皮肤造成的伤害。

用途
中重度渗出伤口、激光换肤术和磨皮。

产品举例
Flexzan®、Flexzan Extra®、Revitaderm®、Silastic foam®、Tielle®、Allevyn®、Allevyn Ag、Mepilex 和 Mepilex Ag。

优点

- 为伤口隔热。
- 易于塑形以适合不易操作的解剖区域。

缺点

- 价格昂贵。
- 必须去除以检查伤口。
- 不能用于干燥伤口。

胶带

- 适用于各种解剖部位。
- 用于加压固定多层敷料。
- 张力过大可能会损坏皮肤。

胶带由涂有丙烯酸黏合剂层的织物组成，一般具有高拉伸强度和有限的延展性。一些胶带使用有机硅来形成皮肤附着力，降低了皮肤致敏性。

用途

- 胶带主要用于将非黏性敷料固定在适当的位置。
- 也可以用于大块敷料加压包扎来止血。

产品举例
Mefix®、Micropore®、Hypafix® 和 Mepitac®。

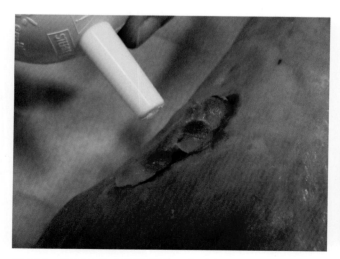

图 23.5　伤口中的水胶体凝胶。由于这是一个渗出的伤口，需要用上覆的吸收层封闭。

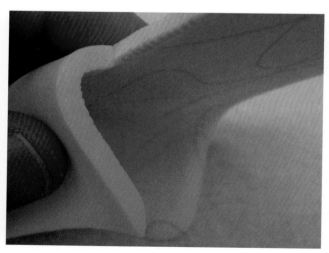

图 23.6　泡沫敷料：吸水性聚氨酯泡沫和外部半透膜的网格。

优点

• 在轮廓不佳的关节或身体部位（耳朵、手指、脚趾）非常有用（图 23.7）。

• 可以轻松获取所需的长度。

• 可渗透水和水蒸气，不会引起浸渍。

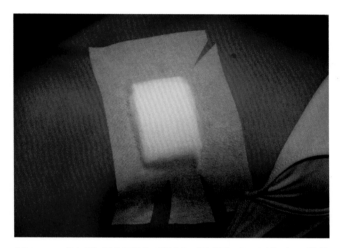

图 23.7　在切除弯曲区域（腋窝）的囊肿后，压力由一种敷料提供，由一根大的织物带锚定，并在几个角落处留下缺口，以便完美地固定到这个区域。

缺点

• 非无菌。

• 如果在张力下施加剪切力，可能会损坏脆弱的皮肤[4]。

• 长时间反复使用可能会引起皮肤刺激反应。

总结

由于缺乏具体指南，伤口敷料的选择主要取决于医生的喜好。几乎没有证据支持使用一种特殊的敷料比使用另一种特殊的敷料具有更好的治疗效果。因此，医生倾向于根据其他特性选择敷料，例如缓解疼痛、吸收和容纳渗出液的能力，避免在移除敷料时造成伤口创伤以及使用舒适性[10, 11]。熟悉前面讨论的敷料的基本特性将有助于确定哪种敷料最适合哪种美容手术，而这些手术通常会以可控的方式伤害皮肤，以达到所需的美容效果。对于进行整容手术的患者而言，短暂而舒适的"恢复时间"与获得整体满意度的结果一样重要。因此，选择一种实用且舒适的敷料以优化皮肤愈合是美容皮肤外科的重要内容。

参考文献

[1] Goldman MP, Roberts TL 3rd, Skover G, Lettieri JT, Fitzpatrick RE. Optimizing wound healing in the face after laser abrasion. *J Am Acad Dermatol* 2002 March; 46(3):399–407.

[2] Batra RS. Ablative laser resurfacing—Postoperative care. *Skin Therapy Lett* 2004 August–September; 9(7):6–9.

[3] Christian MM, Behroozan DS, Moy RL. Delayed infections following full-face CO$_2$ laser resurfacing and occlusive dressing use. *Dermatol Surg* 2000 January; 26(1):32–36.

[4] www.dressings.org.

[5] Li W, Dasgeb B, Phillips T, Li Y, Chen M, Garner W, Woodley DT. Wound-healing perspectives. *Dermatol Clin* 2005 April; 23(2):181–192.

[6] Thomas S. Hydrocolloid dressings in the management of acute wounds: A review of the literature. *Int Wound J* 2008 December; 5(5):602–613.

[7] Ramos-e-Silva M, Ribeiro de Castro MC. New dressings, including tissue-engineered living skin. *Clin Dermatol* 2002 November–December; 20(6):715–723.

[8] Goetze S, Ziemer M, Kaatz M, Lipman RD, Elsner P. Treatment of superficial surgical wounds after removal of seborrheic keratoses: A single-blinded randomized-controlled clinical study. *Dermatol Surg* 2006 May; 32(5):661–668.

[9] Newman JP, Fitzgerald P, Koch RJ. Review of closed dressings after laser resurfacing. *Dermatol Surg* 2000 June; 26(6):562–571.

[10] Ubbink DT, Vermeulen H, Goossens A, Kelner RB, Schreuder SM, Lubbers MJ. Occlusive vs gauze dressings for local wound care in surgical patients: A randomized clinical trial. *Arch Surg* 2008 October; 143(10):950–955.

[11] Chaby G, Senet P, Vaneau M, Martel P, Guillaume JC et al. Dressings for acute and chronic wounds: A systematic review. *Arch Dermatol* 2007 October; 143(10):1297–1304.

24
皮肤科手术的局部麻醉

José J. Pereyra-Rodriguez, Javier Domínguez Cruz, and Julian Conejo-Mir

引言

人类自起源之初起就伴有痛觉。如何控制和缓解疼痛是现代医学的重大进展之一。局部麻醉可以用于减轻疼痛，使许多之前难以想象的外科治疗得以开展。

局部麻醉可定义为由于抑制了神经末梢，外周神经或脊神经根的神经冲动而导致触觉和疼痛感的丧失。局部麻醉药（LA）在操作前暂时破坏局部区域神经传导，操作后该区域的感觉可以完全恢复。

尽管 LA 在 19 世纪就有使用，并已被用作临床观察的科学依据，但在近 40 年才得以快速发展。

局部麻醉发展史

全身麻醉可能会产生明显的副作用。目前，由于生化、药理和医源性因素，全身麻醉的死亡率估计为 $1/10\,000$[1]。现代的局部麻醉技术可以避免全身麻醉药的副作用。据估计，使用局部麻醉可将死亡率降低至不到 $1/2\,000\,000$[2]。

最初的 LA 药剂是冷或热的。但是，从药理学的角度来看，LA 的使用可以追溯到古老的印加文明，即使用古柯叶（Erythroxylum coca）。咀嚼古柯叶后，它会在口腔和咽部产生脱敏反应，并产生刺激作用。1855 年，从古柯植物中鉴定并提取了古柯的活性生物碱 erythroxylon，并在 1860 年从 Albert Niemann 的古柯叶中分离出可卡因[3]。

尽管秘鲁外科医生在 19 世纪末使用了可卡因，但可卡因正式进入临床使用归功于两位维也纳医生 Karl Koller 和 Sigmund Freud[4]，他们使用 2% 可卡因溶液局部麻醉眼睛表面（例如，角膜的最外层）。Von Anrep 第一次将其用于皮下浸润麻醉[3]。约翰斯·霍普金斯医院的 William Stewart Halsted 认为可卡因具有多功能性，他将其用于 1 000 多例神经阻滞性麻醉中。不幸的是，Halsted 最终沉迷于毒品[5]。

1845 年，爱尔兰的 Rynd 引入了金属注射器，1853 年英格兰的 Wood、同年法国的 Pravaz 也引入了金属注射器[6]，这极大推动了局部麻醉技术的发展。

在 20 世纪初，为了减少可卡因的毒副作用，Einhorn 分离了普鲁卡因，一种对氨基苯甲酸酯。随后开发了其他酯类衍生物，例如氯普鲁卡因和丁卡因，这些在 1950—1960 年间广泛使用。然而，使用最广泛的 LA 是利多卡因，这是 Lofgren 在 1948 年发现的[7]。它具有原型酰胺－氨基基团，与其他 LA 相比具有以下优势：高组织渗透性、低毒性和高麻醉效果。

在最近的 30 年中，新的 LA 例如丙胺卡因、依替卡因、甲哌卡因和布比卡因已被用于临床中，其中，甲哌卡因可能是当今使用最广泛的局麻药[8]。

神经方面的机制

解剖基础

由各种化学、机械或电刺激引发的神经冲动通过复杂的电化学机制沿着神经纤维或轴突传递到身体的其他区域。神经冲动的关键解剖结构是轴突的细胞膜，即轴膜，其化学性质会影响神经传递。该膜具有双分子磷脂脂蛋白结构。雪旺细胞对于髓鞘的合成非常重要，但与神经传递无关。

周围神经分为三类：A 纤维、B 纤维和 C 纤维[9]（表 24.1）。在人类中，疼痛通过有髓的 Aδ 纤维和无髓的 C 纤维传导。尽管这些纤维粗细不一，但实际上，两者同样被 LA 均等阻断。然而，虽然低浓度的 LA 完全阻断了髓鞘 Aδ 纤维，但 C 纤维需要更高的浓度[10]。Aδ 纤维引起严重的急性疼痛，C 纤维引起轻度疼痛。

表 24.1　神经纤维分类

神经纤维	直径（μm）	传导速度（m/s）	功能
Aβ	5~12	30~70	感受触觉和压力
Aδ	2~5	12~30	感受痛觉和温觉
C	0.3~1.2	0.5~2	感受痛觉和温觉

生理学基础

神经受到外部刺激后产生神经冲动，诱发动作电位。神经冲动的产生依赖于突触内和细胞外液中钠和钾离子的浓度梯度，以及这些离子在神经膜中的渗透性。静息电位时，细胞内钾的浓度为 110~170 mEq/L（细胞外 3~5 mEq/L），而细胞内钠的浓度为 5~10 mEq/L（细胞外 140 mEq/L）。这些梯度将随膜电位而变化。神经刺激改变神经细胞对钠和钾离子的通透性，导致钾外流和钠内流。当膜电位升高时，钠通道关闭。此时，膜电位为 +40 mV。膜的复极化借助于能量依赖性钠泵，从而恢复膜的电位平衡。这种主动转运能量来自氧化磷酸化。

神经冲动会沿着神经纤维产生并传递。传导是跳跃式的，从朗飞结的一个节点到下一个节点，从而极大提高了神经冲动的传递速度。

生物化学基础

LA 的麻醉作用取决于几个因素：
- 脂质溶解度。
- 结合蛋白。
- pH。
- 在非神经组织中的扩散性。
- 舒张血管的能力。

由于神经膜由脂质组成，因此 LA 的脂溶性极为重要。因此，亲脂性 LA 起效迅速且作用持久。同样，结合蛋白也很重要，因为蛋白占轴膜的 10%。麻醉作用的持续时间与神经膜中的结合蛋白有关[11]。

大部分 LA 均是盐的形态（RNH+，Cl−），难溶于水。这些 LA 盐在具有未负载的叔胺碱（RN）和阳离子的水溶液中，会正极化形成带正电荷的季胺（RNH+）。LA 的总浓度（C）可以用如下公式计算：

$$RNH\ RN = C + (+) \qquad (式24.1)$$

组织 pH 显著影响 LA 的功效。大多数 LA 是酸性的，尤其是可以和肾上腺素配伍的。感染组织具有高浓度的乳酸和较低的 pH，所以 LA 的作用较小。口腔黏膜的 pH 也低于皮肤，以致 LA 效果较差，正是由于

这个原因，在口腔中使用的麻醉剂浓度比通常高。例如，为了达到足够的麻醉效果，利多卡因的使用量可高达 4%。苯佐卡因是一种尤其适用于口腔黏膜的局部麻醉药，因为它的 pKa 为 3.5，并且在结合时其低 pH 可以起碱的作用[12]。

其他的化学修饰会影响 LA 的活性。钾[13]、右旋糖酐[14] 和二氧化碳[15] 与局麻药结合可以更好地使其发挥作用。钾与 2% 利多卡因混合会延长神经阻滞，因为神经外钾的浓度增加会延迟复极化。右旋糖酐与 LA 混合可延缓局麻药的吸收。碳酸溶液会延长麻醉时间，因为二氧化碳会扩散穿过神经膜，从而降低 pH。

除可卡因外，几乎所有局麻药都具有潜在的血管舒张能力。例如，利多卡因在体外具有与甲哌卡因相同的功效；但是，利多卡因在体内具有潜在的血管舒张作用，因此其药效较短。

麻醉区域的位置也很重要，因为它将决定 LA 的吸收。血流丰富的区域（例如面部和头皮）会迅速吸收 LA[11]。

胺和酯的代谢过程不一样，酯在血浆中被伪胆碱酯酶水解，而胺在肝脏中降解。伪胆碱酯酶缺乏症患者的 LA 耐受性最低。对于那些任何局部麻醉均无效的患者，应该怀疑这种疾病。肝功能不全的人也可能会有如此表现。

认识局麻药过敏很重要。它们的代谢物是对氨基苯甲酸，是一种常见的致敏剂。普鲁卡因可引起急性过敏反应。胺没有致敏性，副作用很少见。胺和酯类 LA 之间没有交叉反应。表 24.2 列出了 LA 药物的一些临床用途。

表 24.2　局部麻醉剂的化学分类

酯类	苯甲酸酯（可卡因和哌卡因） 氨基苯甲酸酯（高溶解性的普鲁卡因，氯普鲁卡因和丁卡因，低溶解性的苯并卡因） 对乙氧基苯甲酸酯（因特腊卡因卡因） 氨基甲酸酯（二硫烷） 复合成分酯
酰胺类	木糖苷直链酸衍生物： 乙酸（二甲苯卡因） 丙二酸（丙哌卡因） 哌定衍生物（甲哌卡因和布比卡因） 辛可宁酸（二布卡因）
醇类	乙醇 芳香醇（苄醇）
杂合物	喹啉衍生物（正丁胺） 铵化合物（四乙铵）

作用机制

迄今为止提出了 LA 4 种不同的作用机制[16-18]：

（1）与钠通道受体相结合，从而阻断钠离子转运。众所周知，一些海洋动物类毒素，例如河鲀毒素和蛤蚌毒素，会阻止钠通道开放，从而延长了作用时间。

（2）阻断钠通道后抑制了神经突触膜扩张。一些局麻药由于蛋白质的空间重排会产生轴索脂蛋白膨胀。

（3）交换表面电荷。一些 LA 会使神经膜表面带正电，从而形成阳离子膜可排斥钠离子和钙离子。

（4）钠通道外门的物理性闭锁。

大多数学者赞成第一种观点。

麻醉剂

化学类

LA 分为 3 个部分，每个部分的化学结构各不相同：

（1）所有部分的中部结构都一样。

（2）b 部分，一般是亲脂性的芳香族或酯。

（3）c 部分，一般是亲水的胺或氨基酰胺。

不同部分的化学结构决定了 LA 的不同属性。值得注意的是，亲水部分决定了 LA[19] 的固有效力（表 24.2）。

酯类局麻药　可卡因是苯甲酸和对氨基苯甲酸的酯衍生物。其中苯佐卡因（4－氨基苯甲酸乙酯）是一种广泛使用的局部麻醉剂。其起效非常快，但仅持续 4~6 分钟。偶尔会导致心动过速，高血压和中枢神经系统兴奋，因此在有心血管问题的患者中应谨慎使用。禁止在眼睛中使用这些 LA，因为可卡因会引起角膜上皮损伤。

普鲁卡因是首个在临床中广泛使用的 LA，由 Einhorn 于 1905 年合成。他还创造了商品名"Novocain"。它应该通过注射使用，局部用药效果不明显。它毒性低，不会对组织产生刺激作用[20]。普鲁卡因是一种酯型 LA，在血浆中被伪胆碱酯酶代谢。

丁卡因是一种药效强大的酯型 LA，比普鲁卡因强 16 倍，但由于其在血浆中的低水解性以致毒性高达 4 倍以上，因此其使用受到极大限制。氯普鲁卡因是一种低毒的可注射酯型 LA[21]。

酰胺类　这类 LA 的第一小部分于 1943 年在瑞典合成。这些 LA 优于酯型 LA，因为后者可产生强烈的过敏反应。第一个酰胺型 LA 是利多卡因。它可以用于浸润和局部使用，适用浓度范围为 0.5%（浸润）~5%（局部）。为了提高其有效性，它与血管收缩剂，特别是与肾上腺素常结合使用。它通过微粒体氧化酶和酰胺酶在肝脏中代谢[23]，其代谢物（单乙基甘氨酰二甲苯胺和羟基甘氨酰）经肾脏排泄。因为它们具有

抗心律失常的特性，所以在高浓度时具有毒性。其半衰期为 90~120 分钟[24]。

甲哌卡因是另一种氨基酰胺类 LA，与利多卡因作用相似，但局部活性不高。一些学者认为它的效力较弱，因为它的脂溶性较差[25]。但是，其毒性远低于利多卡因。因为其在肝脏中的代谢方式不同于利多卡因，它会产生二氧化碳。少量的甲哌卡因在新生儿体内主要通过肾脏排泄。

布比卡因比早期长效 LA 更有效但毒性更大[26]。它的最大安全剂量为 200 mg，半衰期为 3.5 小时。

依替卡因是 Lund 等在 1973 年提出的最新的 LA[27]。在结构上与利多卡因相似，但是效力增强了 4 倍，作用时间延长了至少 2 倍。尽管皮下注射的毒性小于布比卡因，但尚有争议。其最大安全剂量为 300 mg，半衰期为 114 分钟。

丙胺卡因是一种温和的麻醉剂，吸收少，但作用时间长[28]。有心血管问题的患者忌用。

一些学者还介绍了两组 LA：胍型 LA（河鲀毒素和蛤蚌毒素）和四乙铵衍生物。这些在临床中几乎没有使用。

其他局部麻醉剂　对于有过敏史的患者，将它们称为替代性 LA。用镇静抗组胺药可以达到良好的局部麻醉效果。最常用的药物是异丙嗪、三戊胺、马来酸吡拉明、苯海拉明和吡苯甲胺，其中吡苯甲胺效果极好。它们可以单独使用或与血管收缩药结合使用[18, 22]。

而且，水渗透在皮肤科手术中产生较好的麻醉作用。喹诺酮类的现代衍生物，包括百布丁，似乎具有良好的麻醉效果，但对它们的使用经验仍然不足[8, 23]。

血管收缩剂

将血管收缩剂与 LA 结合使用可以提高麻醉效果，延长麻醉时间，减少 LA 被吸收到血浆中以及最大限度减少术后的即刻出血（表 24.3）。常用的有肾上腺素类或拟交感神经胺类，例如肾上腺素，它是 α 和 β 受体激动剂[24]。

（1）对麻醉的作用。血管收缩剂可减少局部血流，减慢组织代谢和短暂性缺氧。

（2）对出血的影响。可以减少手术过程中的出血。在浸润麻醉和止血操作的间隔时间应短于 10 分钟，以达到最佳的缺血作用。要牢记如果术中止血不足，可能在术后血管反射中发生血管麻痹，从而造成广泛的瘀伤。

（3）全身作用。肾上腺素可引起 β－肾上腺素能刺激的症状，例如心律失常、心动过速、血压升高和胸痛，尤其是在甲状腺功能亢进患者中。另外，肢端

表 24.3　酯类和酰胺类局部麻醉剂的最大剂量

最大剂量（mg/kg）		
麻醉剂类型	不与肾上腺素合用	与肾上腺素合用
酯类		
普鲁卡因	7.1	8.5
丁卡因	1.4	–
酰胺类		
利多卡因	3	7
甲哌卡因	4.5	7
布比卡因	2.5	3.2
丙胺卡因	5.7	8.5

（如指尖）也可以使用血管收缩剂[25]。血管收缩剂绝对不能用于正在接受降血压治疗的患者，因为其可增强药物的拟交感作用并发生坏死[26, 27]。

冷冻麻醉技术

古时就有使用冷冻作为一种麻醉方法。有证据表明，几个世纪这一技术得到了广泛的应用，其中将冰和盐混合后用作麻醉剂。但是，第一种真正的冷冻麻醉剂——氯乙烷，在 19 世纪后期才被引入了外科手术。它是易燃易爆液体，具有快速挥发的特性，并且沸点非常低（12.2 ℃），起效快而效果短暂，使得其仅对小型手术有用。此类药物需慎用于大面积麻醉，因为与其他普通麻醉剂相比，外科医生可能会误吸而产生不良后果。氟乙基是另一种冷冻麻醉剂，由 25% 的氯和 75% 的乙基二氯四氟乙烷组成[28, 29]。

1955 年，氟利昂（Freon）被引入皮肤科手术，尤其是氟利昂 114（Freon-114），它非常适用于皮肤磨皮[30]。这种冷冻麻醉剂的沸点低于氯乙烷（3.6 ℃），而皮肤在 0~32 ℃时麻木。因此，冷冻和麻醉效果会持续更长的时间。它的优点在于不具有易燃易爆性。随后，临床上开始使用氟利昂-11（三氯氟甲烷）和氟利昂-12（二氯二氟甲烷），后者的凝固点为 -60 ℃。

液氮也已用于切除小肿瘤，但其低冰点（-196 ℃）使其使用受到严格限制，因为它会引起疼痛和广泛的烧伤。

冷冻麻醉的作用机制是先后阻断特定的纤维传导，例如疼痛、温度觉和触觉。该作用类似于现代 LA 的渗透作用[29, 31]。

冷冻麻醉技术由于其许多副作用而应用非常有限。

其中最重要的是神经损伤，敏感性下降，更严重的会导致广泛的组织坏死，当与肾上腺素联合使用时更可能发生（这一特性已被用于治疗某些恶性肿瘤）。而且所有的冷冻麻醉都非常持久，并且会引起难看的色素沉着，在裸露区域使用时必须谨慎[32, 33]。

离子电渗疗法

离子电渗疗法是在皮肤上运用电场促进各种局部药物渗透以达到治疗效果。这种方法诞生于约两个世纪前[34]。

该方法基于 Hittorf[35] 描述的离子传输定律。如果使用 1% 的利多卡因，则可实现几分钟的有效但短暂的麻醉，如果与肾上腺素合用，则麻醉时长多达 30 分钟。

这种方法的优点是无痛，需要的药物浓度极低，并且不会造成组织的形态学改变[36]。其缺点是需要在皮肤－药物界面处使用设备，使少量药物在电极处进行化学反应[37, 38]。

局部麻醉剂的临床应用

表 24.4 列出了一些局部麻醉剂的临床应用。

局麻药的局部应用

当局部应用 LA 时，角质层会阻碍其吸收，将 LA 与渗透剂二甲亚砜可以促进其透过角质层，但是会产生一定的感觉异常。将 LA 制成碱性化合物及合适的 pH 可以将效用发挥到最大[39]。

常用的局部用麻醉剂按照效力顺序依次是丁卡因、可卡因、利多卡因、苯佐卡因、普拉莫星和三苯胺。

表 24.4　局部麻醉剂的临床应用

局部麻醉剂	临床用途	备注
普鲁卡因	浸润麻醉和脊髓麻醉	由于起效缓慢，持续时间短和潜在的过敏性使用受限
利多卡因	浸润麻醉，局部静脉麻醉，周围神经阻滞，硬膜外麻醉，脊髓麻醉以及局部麻醉	用途广泛（详见表24.5）
甲哌卡因	浸润麻醉，周围神经阻滞和硬膜外麻醉	用途广泛
布比卡因	浸润麻醉，周围神经阻滞，硬膜外和脊髓麻醉	易造成感觉或运动分离

冷却麻醉用于小型手术和皮肤磨皮术[40]。

值得关注的是新型局部 LA 乳霜的配方。利多卡因用于儿童小型手术的浓度为 30%，麻醉时长 45 分钟。2.5% 利多卡因与 2.5% 丙胺卡因合用的溶液称为 LA 的低共熔混合物[41]，其麻醉效果较差，仅用于小型手术。还有另一种组合（丁卡因 0.5%、肾上腺素 0.05% 和 11.8% 可卡因），但它有继发感染和组织撕裂的风险。局部用酮可卡因是一种新型的酯型 LA 药物，使用这种药物会导致触觉敏感性下降，因此可用于 10% 移植供体部位的麻醉[37]（表 24.5）。

表 24.5 不同浓度利多卡因的毒性

利多卡因血清浓度（μg/mL）	症状和体征
3~6	头晕，欣快，数字和周围感觉异常，烦躁不安，嗜睡
5~9	恶心，呕吐，视力模糊，耳鸣，混乱，易激惹，精神异常和肌肉震颤
8~12	癫痫发作和心肺循环抑制
12~20	昏迷和呼吸停止

浸润麻醉

注射器的发明扩大了麻醉剂的使用范围，这使得 LA 在皮内、皮下或肌内给药中可行。注射器针头直径和容积的选择非常重要。注射器针头直径越小，注射的痛苦就越小。定义公式如下：

$$P = \frac{F}{A} \tag{式 24.2}$$

式中：

P 为注射器的输出压力。

F 为柱塞的推力。

A 为活塞的面积。

因此，针头直径较大的注射器，例如 10 mm，在注射点需要强大的推力，从而导致渗透过程中的疼痛。同样，30 号针头也会使注射产生疼痛，所以最好使用 25 号针。还要尽可能选择最短的针头，例如用于注射胰岛素的针头。

合适的注射器要做到不增加注射疼痛的同时促进麻醉剂在皮下和神经纤维束的渗透。一次注射少量 LA 也有利于减轻注射疼痛。

渗透麻醉的操作方法很简单：将针头刺入皮肤，做成两个相对点或对角线，在菱形的四边皮下注射麻醉药物，边注射边抽针头，这样的话两次穿刺足以麻

醉较大的区域。由于可以将 LA 直接注射到腔内，因此在靠近肿胀麻醉区域处入针很方便。在注射 LA 之前回抽可以避免将 LA 直接注入血液中，从而避免了麻醉事故的发生。

肿胀麻醉是一种 LA 技术，是以低浓度的 LA 药剂和肾上腺素混合的溶液行浸润麻醉（表 24.6）。它的主要优点是可以实现充分的麻醉，并减少术中和术后出血，还可以使解剖界限更加清晰，从而利于手术操作。该技术因简单、适用性强等众多益处使其在当前的皮肤外科手术中广泛应用。

总结起来可以将浸润麻醉所使用的 LA 按效力和作用时间分为三类（表 24.7）：

（1）低效：普鲁卡因和氯普鲁卡因。

（2）中效：利多卡因、甲哌卡因和丙胺卡因。

（3）高效：丁卡因、布比卡因和依替卡因。

神经阻滞麻醉

神经阻滞可以仅使用少量的麻醉剂就能抑制神经

表 24.6 肿胀麻醉液的配方

0.05 mL	肾上腺素（1 mg/mL）
1 mL	碳酸氢钠（1 mol/L）[a]
10 mL	1% 甲哌卡因
10 mL	2% 甲哌卡因
50 mL	0.9% 生理盐水溶液

[a] 注：可根据情况选择。

表 24.7 局部麻醉剂在皮肤科的应用

局麻药种类	相对效力	起效时间	麻醉维持时间（分钟）
低效力且维持时间短			
普鲁卡因	1	慢	60~90
氯普鲁卡因	1	快	30~60
中等效力和维持时间			
甲哌卡因	2	快	120~240
普罗卡因	2	快	120~240
高效力且持续时间长			
丁卡因	8	慢	180~600
布比卡因	8	中等	180~600
依替卡因	6	快	180~600
地布卡因	12	慢	220~600

冲动从神经干传递到大面积身体区域。因此，该技术也被称为神经阻滞或区域麻醉。

神经阻滞有两种方法：

（1）在同一神经干筋膜腔内注射 LA。

（2）使麻醉剂渗入神经束膜或紧邻神经干。

第一种方法是一个比较模糊的渗透过程。根据基本的解剖知识，将针尖固定在神经干上而不使麻醉剂渗入，当患者有轻微的"痉挛"时，立即将针抽出几毫米以麻醉神经干。应避免将 LA 注入神经内，因为可能会出现暂时性或永久性神经感觉异常。完美的神经阻滞至少需要将 Ranvier 的 3 个结点暴露在麻醉剂下，需要 1.5~6 mm 内的浸润。中大型神经干比小神经干需要更多的操作时间和麻醉剂[42]。

有趣的是，这种麻醉技术用于阻滞构成神经干的每条不同神经纤维所需时间都不一样，痛觉纤维首先被阻滞，然后是感受温度和压力的神经纤维。因此，一些患者直到开始操作后几分钟才感觉到手术部位的处理和割裂感。还要注意"Wedensky 效应"：神经被孤立的刺激而不是连续的刺激所阻断。这意味着在浸润麻醉后立即消除的是针刺的痛觉，而不是切割手术刀引起的疼痛感。如果发生这种情况，不必注射更多的麻醉剂，而要等待几分钟直到神经阻滞完全完成[43]。

为了成功实施这种类型的 LA，外科医生必须具备扎实的神经解剖学知识。

神经阻滞的最大优点是麻醉的手术区域所需的麻醉剂量非常小。另外，LA 的浓度也可以适当增加。例如，可以使用 2%~5% 利多卡因，而不是通常使用的 1%[44, 45]。

它的缺点之一是需要小切口来实施麻醉。对于中小手术切口，至少需要 8~10 分钟才能完成神经阻滞，特别是在躯干神经较大的情况下。若针尖扎到神经会引起暂时性神经麻痹或轻瘫。若麻醉剂不慎注入血管可立即损害神经、动脉和静脉。口腔黏膜浸润尤其是眶下神经和下牙槽神经浸润可以消除注射的疼痛[45, 46]。

副作用

管局麻药被认为是很安全的化学制剂，但有时可能会产生副作用，大部分是因为使用过量或不慎入血。

为了避免这些副作用，首选的也是最重要的措施是咨询患者的病史，即患者对 LA 及其常规药物的耐受性。吩噻嗪（氯丙嗪和硫代哒嗪）、三环类抗抑郁药、β 受体阻滞剂、肾上腺素能阻滞剂和甲状腺激素阻滞剂都可能引起麻醉事故[1, 19, 47]。

最常见的并发症是对麻醉剂的过敏反应。过敏反应最常发生在酯型 LA 中，极少见于氨基酰胺类，但这两类均有死亡病例报道。接触性皮炎也很常见，多由酯类局麻药如普鲁卡因和丁卡因引起，而少见于氨基酰胺类药物。酯基 LA 与磺酰胺之间可能发生交叉反应。

心血管系统毒性归因于 LA 对血管平滑肌的松弛作用，这会导致突然的低血压（仅可卡因会产生高血压）。当剂量很大时，循环衰竭会导致死亡[27, 48]。

最严重的并发症来自于中枢神经系统。可能会发生耳鸣、意识丧失和眼球震颤。如果继续发展，可能会出现强直-阵挛性癫痫发作，以及呼吸频率降低、血压下降和循环衰竭。要注意把这些症状与迷走神经反应或 LA 过敏区分开[17, 26]。

可以采取如下措施以避免发生上述副作用[18]：

（1）将患者仰卧。

（2）面罩给氧，确保呼吸通畅。

（3）立即用左旋糖或生理盐水静脉灌注。

（4）如果发生中枢神经系统兴奋，静脉缓慢注入 10 mg 地西泮。

（5）如果心脏循环衰竭，应使用升压药。

（6）若发生过敏反应，每 5~10 分钟静脉推注 5 mL 1/10 000 的肾上腺素。如果通过舌下或气管内给药，则使用 1/1 000。

在大多数情况下，可怕的不是副作用带来的生理上的反应，反而是患者心理上的害怕会导致严重的迷走神经反应，表现为出汗、面色苍白、恶心呕吐、通气过度和晕厥。此时，患者应仰卧，头低脚高位。患者必须以偏头的姿势脱下衣服，以防止呕吐引起窒息。建议适当应用液体疗法。

还观察到 LA 的其他不良反应：淋巴细胞免疫功能受损，肌毒性作用，伤口愈合能力降低和感染等[2, 19, 21, 26, 49]。

参考文献

[1] Dillane D, Finucane BT. Local anesthetic systemic toxicity. *Can J Anaesth* 2010 April; 57(4):368–380.

[2] D'Eramo EM, Bontempi WJ, Howard JB. Anesthesia morbidity and mortality experience among Massachusetts oral and maxillofacial surgeons. *J Oral Maxillofac Surg* 2008 December;

66(12):2421–2433.

[3] McAuley JE. The early development of local anesthesia. *Br J Dent* 1966; (121):139–142.

[4] Liljestrand G. Carl Koller and the development of local anesthesia. *Acta Physiol Scand Suppl* 1967; 299:1–30.

[5] Olch PD. William S. Halsted and local anesthesia: Contributions and complications. *Anesthesiology* 1975 April; 42(4):479–486.

[6] Greene NM. A consideration of factors in the discovery of anesthesia and their effects on its development. *Anesthesiology* 1971 November; 35(5):515–522.

[7] Lofgren N. *Studies on Local Anesthesics: Xylocaine. A New Synthetic Drug.* Stockholm, Sweden: Haeggstroms, 1948.

[8] De NP, Ivani G, Tirri T, Favullo L, Nardelli A. New drugs, new techniques, new indications in pediatric regional anesthesia. *Minerva Anestesiol* 2002 May; 68(5):420–427.

[9] Gasser H, Erlanger J. The role of the fiber size in the establishment of a nerve block by pressure or cocaine. *Am J Physiol* 1929; (88):581–586.

[10] White JL, Durieux ME. Clinical pharmacology of local anesthetics. *Anesthesiol Clin North Am* 2005 March; 23(1):73–84.

[11] Jackson T, McLure HA. Pharmacology of local anesthetics. *Ophthalmol Clin North Am* 2006 June; 19(2):155–161.

[12] Ganzberg S, Kramer KJ. The use of local anesthetic agents in medicine. *Dent Clin North Am* 2010 October; 54(4):601–610.

[13] Aldrete JA, Barnes DR, Sidon MA, McMullen RB. Studies on effects of addition of potassium chloride to lidocaine. *Anesth Analg* 1969 March; 48(2):269–276.

[14] Aberg G, Friberger P, Sydnes G. Studies on the duration of local anaesthesia: A possible mechanism for the prolonging effect of dextran on the duration of infiltration anaesthesia. *Acta Pharmacol Toxicol* 1978 February; 42(2):88–92.

[15] Barsa J, Batra M, Fink BR, Sumi SM. A comparative in vivo study of local neurotoxicity of lidocaine, bupivacaine, 2-chloroprocaine, and a mixture of 2-chloroprocaine and bupivacaine. *Anesth Analg* 1982 December; 61(12):961–967.

[16] Koay J, Orengo I. Application of local anesthetics in dermatologic surgery. *Dermatol Surg* 2002 February; 28(2):143–148.

[17] Culp WC, Jr., Culp WC. Practical application of local anesthetics. *J Vasc Interv Radiol* 2011 February; 22(2):111–118.

[18] Walsh A, Walsh S. Local anaesthesia and the dermatologist. *Clin Exp Dermatol* 2011 June; 36(4):337–343.

[19] Harmatz A. Local anesthetics: uses and toxicities. *Surg Clin North Am* 2009 June; 89(3):587–598.

[20] Tait CA, Reese NO, Davis DA. A comparative study of hexylcaine, procaine, and lidocaine with specific attention to tissue irritation. *South Med J* 1958 March; 51(3):358–366.

[21] Morau D, Ahern S. Management of local anesthetic toxicity. *Int Anesthesiol Clin* 2010; 48(4):117–140.

[22] Upadya M, Upadya GM. Anesthesia for dermatological surgery. *Indian J Dermatol Venereol Leprol* 2005 May; 71(3):145–154.

[23] Barnett P. Alternatives to sedation for painful procedures. *Pediatr Emerg Care* 2009 June; 25(6):415–419.

[24] Shoroghi M, Sadrolsadat SH, Razzaghi M et al. Effect of different epinephrine concentrations on local bleeding and hemodynamics during dermatologic surgery. *Acta Dermatovenerol Croat* 2008; 16(4):209–214.

[25] Lalonde D, Martin A. Epinephrine in local anesthesia in finger and hand surgery: The case for wide-awake anesthesia. *J Am Acad Orthop Surg* 2013 August; 21(8):443–447.

[26] Shalom A, Westreich M, Hadad E, Friedman T. Complications of minor skin surgery performed under local anesthesia. *Dermatol Surg* 2008 August; 34(8):1077–1079.

[27] Conrado VC, de AJ, de Angelis GA et al. Cardiovascular effects of local anesthesia with vasoconstrictor during dental extraction in coronary patients. *Arq Bras Cardiol* 2007 May; 88(5):507–513.

[28] Kontochristopoulos G, Gregoriou S, Zakopoulou N, Rigopoulos D. Cryoanalgesia with dichlorotetrafluoroethane spray versus ice packs in patients treated with botulinum toxin-a for palmar hyperhidrosis: Self-controlled study. *Dermatol Surg* 2006 June; 32(6):873–874.

[29] Hughes PS. Cold air anesthesia in dermasurgery: Comparative study. *Dermatol Surg* 2006 January; 32(1):165–166.

[30] Redbord KP, Hanke CW. A new combination technique of local anesthesia for full-face dermabrasion. *J Drugs Dermatol* 2007 August; 6(8):801–803.

[31] Matthias N, Robinson MA, Crook R, Lockworth CR, Goodwin BS, Jr. Local cryoanalgesia is effective for tail-tip biopsy in mice. *J Am Assoc Lab Anim Sci* 2013 March; 52(2):171–175.

[32] Berman B, Amini S. Pharmacotherapy of actinic keratosis: An update. *Expert Opin Pharmacother* 2012 September; 13(13):1847–1871.

[33] Goldberg LH, Kaplan B, Vergilis-Kalner I, Landau J. Liquid nitrogen: temperature control in the treatment of actinic keratosis. *Dermatol Surg* 2010 December; 36(12):1956–1961.

[34] Rai R, Srinivas CR. Iontophoresis in dermatology. *Indian J Dermatol Venereol Leprol* 2005 July; 71(4):236–241.

[35] Purves RD. The physics of iontophoretic pipettes. *J Neurosci Methods* 1979 August; 1(2):165–178.

[36] Saliba SA, Teeter-Heyl CL, McKeon P, Ingeroll CD, Saliba EN. Effect of duration and amplitude of direct current when lidocaine is delivered by iontophoresis. *Pharmaceutics* 2011 December 6; 3(4):923–931.

[37] Shipton EA. New delivery systems for local anaesthetics-part 2. *Anesthesiol Res Pract* 2012; 2012:289373.

[38] Wilson JR, Kehl LJ, Beiraghi S. Enhanced topical anesthesia of 4% lidocaine with microneedle pretreatment and iontophoresis. *Northwest Dent* 2008 May; 87(3):40–41.

[39] Huang W, Vidimos A. Topical anesthetics in dermatology. *J Am Acad Dermatol* 2000 August; 43(2 Pt 1):286–298.

[40] Anitescu M, Benzon HT, Argoff CE. Advances in topical analgesics. *Curr Opin Anaesthesiol* 2013 August; 26(5):555–561.

[41] Houck CS, Sethna NF. Transdermal analgesia with local anesthetics in children: Review, update and future directions. *Expert Rev Neurother* 2005 September; 5(5):625–634.

[42] Capdevila X, Ponrouch M, Choquet O. Continuous peripheral nerve blocks in clinical practice. *Curr Opin Anaesthesiol* 2008 October; 21(5):619–623.

[43] Jacob AK, Walsh MT, Dilger JA. Role of regional anesthesia in the ambulatory environment. *Anesthesiol Clin* 2010 June; 28(2):251–266.

[44] Gramkow C, Sorensen J. Regional nerve block in facial surgery. *Ugeskr Laeger* 2008 February 11; 170(7):513–517.

[45] Rochette J. Regional anesthesia and analgesia for oral and dental procedures. *Vet Clin North Am Small Anim Pract* 2005 July; 35(4):1041-ix.

[46] Quaba O, Huntley JS, Bahia H, McKeown DW. A users guide for reducing the pain of local anaesthetic administration. *Emerg Med J* 2005 March; 22(3):188–189.

[47] Horlocker TT. Complications of regional anesthesia and acute pain management. *Anesthesiol Clin* 2011 June; 29(2):257–278.

[48] Holm SW, Cunningham LL, Jr., Bensadoun E, Madsen MJ. Hypertension: Classification, pathophysiology, and management during outpatient sedation and local anesthesia. *J Oral Maxillofac Surg* 2006 January; 64(1):111–121.

[49] Hebl JR, Niesen AD. Infectious complications of regional anesthesia. *Curr Opin Anaesthesiol* 2011 October; 24(5):573–580.

25
异常瘢痕的处理

Roland Kaufmann, Eva Maria Valesky, and Markus Meissner

引言

尽管可用的治疗技术越来越多，但瘢痕矫正和控制瘢痕疙瘩增生仍然是一个巨大的挑战。皮肤外科中预防瘢痕形成包括术前和术后预防在内的许多方面，如关键部位手术后的创面处理或压迫，治疗方法的选择顺序。其中，恢复功能（如纤维挛缩）必须与调整瘢痕组织的解剖结构（如隆起、凹陷）或其整体外观（如色素沉着程度、血管增生）的方法相区别，后者可以优先使用不同的非手术技术（如冷冻治疗、激光或光介导的治疗、类固醇或细胞抑制剂的皮内应用）。然而，决定何时以及如何干预是最关键的。在大多数情况下，建议保守观察。当选择治疗瘢痕的方法时，最重要的是了解瘢痕的生物力学情况。

正常瘢痕和异常瘢痕的定义

皮肤瘢痕是皮肤受伤后自然愈合过程的最终阶段。一般情况下，损伤的皮肤表面会通过明确的二期愈合进行自发修复，并伴随着一系列早期、中期和晚期分子和细胞事件（第一周止血和炎症，第三周细胞增殖，第一年内瘢痕成熟和重塑）[1]。

在意外创伤或外科手术后的皮肤切口中，通常通过适当的缺损修复技术和皮缘缝合来促进伤口组织的稳定修复（一期愈合），以实现最佳愈合和最小限度的瘢痕。无瘢痕愈合意味着伤口几乎看不见的瘢痕，这种愈合只可能发生在靠近黏膜表面或在黏膜表面内的潮湿环境中，如嘴唇、口腔或肛门区域，而无瘢痕组织再生（根本没有任何瘢痕形成）只发生在哺乳动物胎儿发育期间或低等脊椎动物中[2, 3]。

任何皮肤瘢痕形成的整体外观，在早期阶段主要取决于其在组织修复的多阶段过程中发展的时间进程，而最终结果在很大程度上取决于缺损的大小和位置、组织

损伤的类型和深度，以及在皮肤再生的不同阶段潜在地影响复杂的分子和细胞相互作用的整体愈合条件[4]。

因此，异常瘢痕形成可能是正常自然伤口愈合受到各种因素影响或手术伤口修复复杂化的结果，并且与其他风险因素有关（表25.1）。通常，这将导致再生皮肤区域的功能和/或外观受到影响，可能产生不同的临床表现（图25.1）和治疗选择（表25.2）。有时瘢痕是埋藏在原始伤口中的一过性肥大，并可能随着时间而消退。相反，瘢痕疙瘩在瘢痕边缘外呈持续性甚至是渐进性增生，并且可能具有相应症状（表25.3）。尽管这两个纤维化增生的例子可以被视为"同一枚硬币的不同面"[5]，但它们遵循不同的临床进程，从而导致处理和治疗反应的多样性[6]。

异常瘢痕增生的预防

在外科手术后，尽量避免干扰皮肤伤口的愈合过程有助于预防异常瘢痕的增生。在这方面，主要目标是控制出血、感染、张力和任何其他机械力，并应用适当的技术以实现伤口的最佳闭合[7]。

一些基本因素（也列在表25.1中）可以用于识别出异常瘢痕的高风险患者或区域。通常，具备的风险因素越多，应考虑的预防策略就越多。

表 25.1　瘢痕形成的危险因素

危险因素
身体部位（例如耳垂、肩膀、前胸部、近关节）
年龄（<30 岁）
异常瘢痕的家族史或个人史
高伤口张力
伤口感染

基本预防策略

降低机械张力进而减少手术后的伤口开裂，是避免异常瘢痕形成的一种重要方法。通过使用适当的缝合线并减少手术后患区的活动达到松弛皮肤张力线的目的，有助于降低伤口机械张力。通过贴扎（如SteriStrip™）来对缝合线进行额外的强化可能有额外帮助[8]。除了减轻机械张力之外，预防炎症也是基本的，因为发炎的组织是瘢痕疙瘩或增生性瘢痕发展的

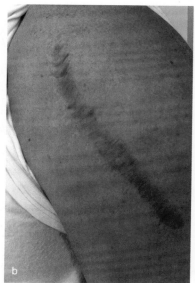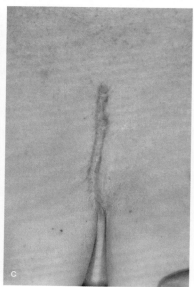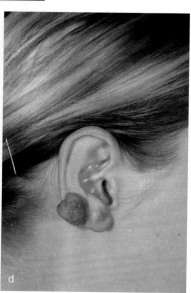

图 25.1　各种瘢痕。a. 正常的淡色的陈旧性瘢痕。b. 裂开的瘢痕。c. 增生性瘢痕。d. 瘢痕疙瘩。

表 25.2　异常瘢痕形成的临床特征作为干预目标

类型	干预的潜力	首选治疗方式
开裂（拉伸）	有限	手术切除
肥大	是	激光"观望"压迫
瘢痕	有限	通常联合疗法
压力	是	组织增强
色素沉着	是	调 Q 激光，IPL
脱色	有限	光疗（如准分子激光）
红斑	是	激光，IPL
痤疮瘢痕变异体	是	单一疗法或联合疗法（如分段激光、小切口切除、高程），取决于类型
伪像	仅限少数情况	根据瘢痕类型

表 25.3 瘢痕疙瘩和增生性瘢痕的比较

瘢痕疙瘩	增生性瘢痕
自发或手术 / 受伤后数年内发生，无自发消退	手术或受伤后 4~6 周可能自发消退
好发部位：肩膀、耳垂、上臂、脸颊等	好发部位：肩膀、胸骨、关节屈肌部位等，限于原伤
无性别差异	无性别差异
30 岁以下患者中发生率最高	与年龄无关
在深色皮肤类型中发生率更高，与 HLA-BW16/21/35 相关	与皮肤色素沉着的关联性较低，但与青春期和妊娠的关联性较高
可能是有症状的（疼痛，瘙痒）	通常无症状

重要致病因素，因此应额外注意伤口护理，并且尽可能不要使用复合丝线，而应使用单丝缝合线[9]。除了减轻张力和控制感染外，缝合技术也可能影响瘢痕的发展，水平和垂直褥式缝合线可以通过使皮缘外翻来有效地促进伤口愈合[10]。带有埋线结的深层真皮缝合线可以消除表面不连续缝合线的张力，可以较早拆此类线以防止交叉。

特殊的非手术预防策略

除了考虑上述的基本预防策略，必要时可以应用特殊的策略。抗瘢痕形成剂包括硅酮层、皮质类固醇、压力敷料、洋葱提取物、咪喹莫特、5－氟尿嘧啶（5-FU）和博来霉素等。这些方法不仅可以用于预防瘢痕，还用于治疗已有或正在发展的瘢痕，它们的使用在治疗章节中有所介绍。

伤口的负压治疗

最近，出现了另一种防止异常瘢痕形成的预防方法——负压伤口治疗（NPWT）（图 25.2）。Reddix 等对 235 例患者的回顾性研究中[11]，证明在原发性闭合伤口上实施 NPWT 可以将伤口感染率从 6.2% 降低到 1.3%。Stannard 等对 263 例患者的另一项回顾性研究中[12]，表明实施 NPWT 可使原发性闭合切口缝线开裂的发生率从 16.5% 降低至 8.6%。负压吸引的作用机制可能是由于降低了 50% 左右的切口、边缘机械张力，伤口边缘血肿和血清肿及微血管血流量的增加，这可以促进伤口愈合[13-16]，这是防止异常瘢痕形成的重要机制。

连续分次切除

良性皮肤肿瘤的连续分次切除是皮肤科手术中的一种基本方法，通常用于中小型先天性色素痣（CN）中。它主要指以 12~16 周的间隔在不同的阶段分次切除皮肤病变（图 25.3）。应遵循皮肤病变的纵轴和形状来设计切口，以便逐步切除病变而不会在伤口边缘造成过高的机械张力，进一步防止瘢痕裂开，降低感染的风险，最终避免发展成异常瘢痕。根据我们的经验，在下一次切除之前持续使用具有稳定抗张强度的皮下不可吸收聚丙烯缝合线可减少瘢痕裂开的发生，减少所需切除的次数并改善美容效果[17]。

激光治疗

激光不仅限于瘢痕修复和治疗，还可以用于预防瘢痕。预防性激光的有效性的最佳证据是脉冲染料激光（PDL）585 nm 和 595 nm[18]。例如，Conologue 和 Norwood[19] 证明，从拆线当天开始使用 595 nm PDL 可以改善手术瘢痕的外观。

另外，Capon 等研究表明，由于 810 nm 二极管激光器能够提高皮肤温度，从而改变伤口的愈合过程，因此在术后即刻使用可以防止异常瘢痕的发展[20, 21]。

分数激光还被用来防止增生性瘢痕的形成。例如，Choe 等[22] 证明在手术后 2~3 周使用 1 550 nm 的 Er-glass 分数激光抑制了增生性瘢痕的形成。Jung 等[23] 使用分数 CO_2 激光系统得出了同样的结果。然而，激光治疗对预防瘢痕的有效性，仍需进一步的研究。

开裂瘢痕的处理

瘢痕的伸展或开裂很常见，可能只发生在某些瘢痕的一部分，也可能涉及整个瘢痕。重新切除并缩小广泛的瘢痕区域是一种治疗选择。该方法也可以转变为连续分次切除较长瘢痕。

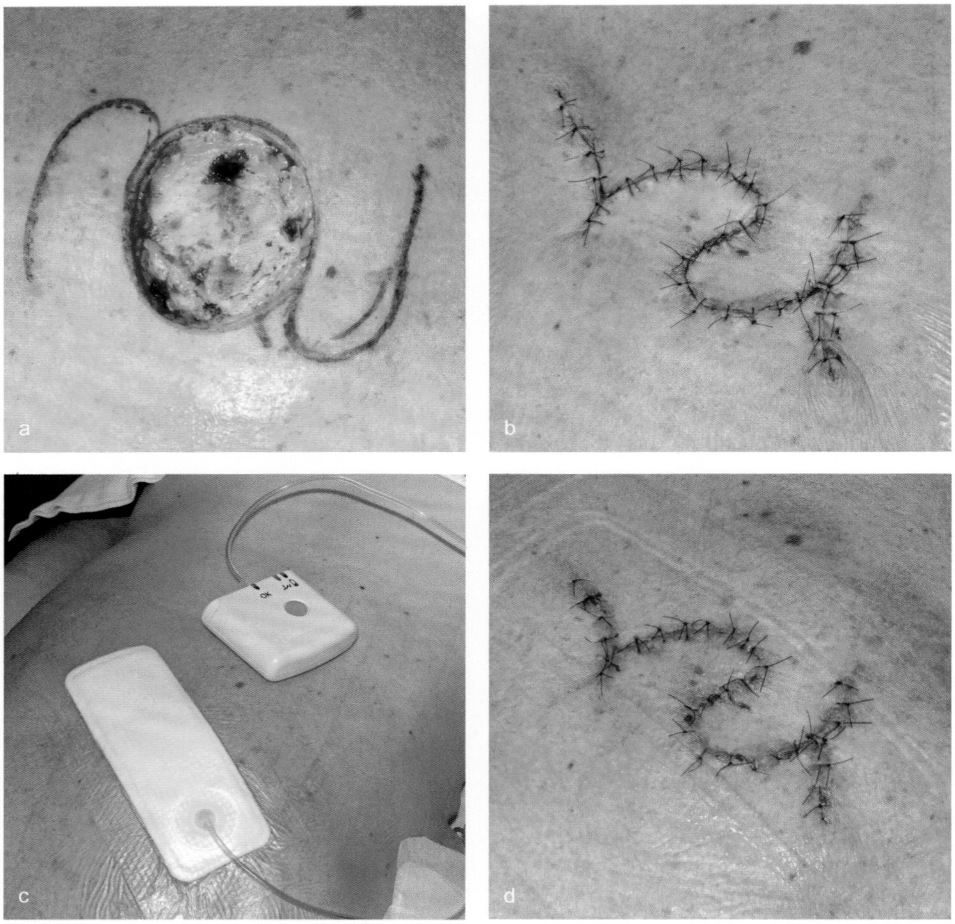

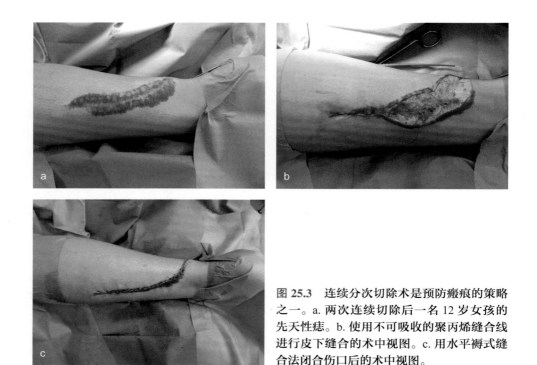

图 25.2　负压伤口疗法（NPWT）作为瘢痕预防策略。a. 恶性黑色素瘤后切除缺损。b. 转位皮瓣闭合皮肤。c. 安装一次性使用的 NPWT 装置（PicoTM，Smith&Nephew）。d. NPWT 3 天后的伤口情况。

图 25.3　连续分次切除术是预防瘢痕的策略之一。a. 两次连续切除后一名 12 岁女孩的先天性痣。b. 使用不可吸收的聚丙烯缝合线进行皮下缝合的术中视图。c. 用水平褥式缝合法闭合伤口后的术中视图。

增生性瘢痕和瘢痕疙瘩的处理

无症状的增生性瘢痕会随着时间的推移而改善，而瘢痕疙瘩一般不会自发性好转。此外，瘢痕疙瘩具有明显的种族倾向，深色皮肤人种的患病率最高，这种瘢痕的处理仍然非常有挑战性[24]。瘢痕疙瘩在身体的某些部位（如胸部、肩膀或耳朵）生长更加迅速。瘢痕疙瘩不仅给患者带来了生理上的不适感，包括瘙痒甚至疼痛，还产生了心理影响，严重影响患者的生活质量[25]。

与增生性瘢痕相反，瘢痕疙瘩术后容易复发甚至恶化。尽管目前针对这两类病变有许多的治疗方法，但当它们应用于个体时预后还不确定，特别是在瘢痕疙瘩方面仍然需要更多的循证医学研究来明确每种治疗的机制。此外，由于色素沉着或萎缩等副作用，治疗效果也受到了影响。

在大多数情况下，单一的一线治疗是不够的，而是需要多种治疗方法联合使用。在一线治疗失败的情况下，可以选择边缘修正手术联合术中和术后辅助治疗的二线治疗方法（图 25.4）。因此，必须结合个人情况和病史为患者定制合适的、符合实际情况的个体化治疗方案。

在早期阶段，增生性瘢痕一般可以自发改善，或者通过局部治疗促进其好转。在瘢痕发展的晚期和已经产生功能障碍的情况下，只能通过手术进行矫正[6, 24, 26-29]。

目前瘢痕疙瘩的治疗方式有压迫、局部外用药、皮损内注射、冷冻、不同类型激光、光动力治疗（PDT）或电刺激等，在难治患者中，可联合治疗或联合其他方式，如结合辅助手段分次手术治疗等。

局部治疗

在瘢痕疙瘩和增生性瘢痕的一线非侵入性治疗中，皮肤套、夹板、抗瘢痕凝胶或其他皮肤压迫方法等应用最为广泛。它们可以应用于许多情况，包括儿童，而且没有副作用。这些产品最好每天在瘢痕上使用 12~24 小时，至少连续 2~3 个月。硅弹性体片材（瘢痕贴）主要用于软化、抚平和淡化增生性瘢痕，并通过增加瘢痕弹性来增加其活动度。此外，有机材料制作的瘢痕贴已被证明可以减轻增生性瘢痕和瘢痕疙瘩的瘙痒症状[30]。当前市场上的某些有机瘢痕贴十分耐用且可以很好地黏附在皮肤上。目前其确切的作用方式尚不清楚，可能与增加瘢痕压力、固定并封闭瘢痕区域从而更好地保湿并减少瘢痕张力有关。这些治疗引起突出性瘢痕缓解的机制也可能与机械感受器反应有关[31]。有趣的是，甚至负压治疗似乎也对瘢痕疙瘩有效[32]。

尽管硅胶瘢痕贴常被用于改善或预防增生性瘢痕，但其在瘢痕疙瘩中的作用还远远不够，必须与其他治疗方式联合使用[33, 34]。在一项时长 6 个月后的短期对照实验中，与对照组相比，硅胶瘢痕贴被证明是有效果的[35]。但在一项包含 13 项试验的荟萃分析中，有机硅凝胶瘢痕贴与减少增生性瘢痕和瘢痕疙瘩的高危患者异常瘢痕形成的相关性较弱，其他作者强调说，瘢痕贴在瘢痕中的有效性缺乏一级证据[36, 37]。

瘢痕贴应每天使用至少 12~24 小时，且至少治疗 4~6 个月[38]。

瘢痕内注射治疗

瘢痕内注射皮质类固醇也是常用的一线治疗，一般用曲安奈德[39]进行注射。皮质类固醇会减少胶原蛋白的合成，抑制成纤维细胞的增殖，从而导致瘢痕消退、组织萎缩和瘢痕表面变平。

此方法在临床上最适用于伴有炎症且增生活跃的

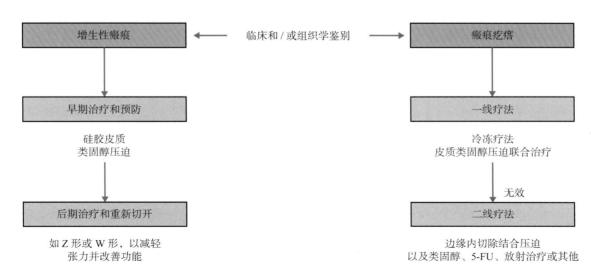

图 25.4 增生性瘢痕和瘢痕疙瘩的处理流程。

红色瘢痕。关于注射的最佳剂量或浓度尚无共识，而且单次和多次注射的疗效不同，此方法近期效果显著，但 5 年后复发率高达 50%[40-42]。在最近的一项研究中，Ud-Din 及其同事报道了 65 例瘢痕疙瘩患者注射曲安奈德的反应率为 77%[43]。

在临床使用时，将曲安奈德（10~40 mg）用利多卡因稀释（至多 1:4），并使用注射器或皮肤无针喷注器小心注入瘢痕组织中，一般 4~6 次一次。有研究者用 1.5 U/mL 博来霉素多点注射瘢痕疙瘩内，共 5 个疗程，成功将瘢痕疙瘩皮损变平，并且只有 2 例患者（共 13 例）在 12 个月后复发[44]。在另一项针对 14 例患者和长达 6 个疗程的试验中，在 19 个月的观察期内可见皮损变平且无复发[45]。

此外，抗代谢物和嘧啶类似物 5-FU（其底物干扰 DNA 合成）可用于抑制瘢痕疙瘩生长。但是，要注意其副作用包括注射区域疼痛、色素沉着甚至溃疡等[46, 47]，禁用于孕妇和哺乳期妇女以及免疫抑制的个体。一项双盲对照试验研究了 50 例患者中 5-FU 和局部用硅胶瘢痕贴的疗效，发现治疗组的瘢痕疙瘩较少复发和且改善更加明显[34]。一项更近期的双盲随机试验也支持这些结果，该实验表明瘢痕内注射 5-FU 比类固醇激素更有效[48]。

冷冻疗法

在增生性瘢痕和瘢痕疙瘩中经常使用液氮或冷冻探针进行低温冷冻治疗，可以每间隔 4~6 周单独使用，也可以与类固醇注射治疗结合使用。现在认为冷冻治疗的机制是引发瘢痕区域的缺血性损伤，导致细胞缺氧和组织坏死，促进瘢痕缩小，并诱导瘢痕疙瘩成纤维细胞向正常的表型分化[49]。无论在每个单独的疗程中采用何种技术（开放式冷冻喷雾或探针接触模式），整个瘢痕均应冷冻 2 次，持续 10~20 秒。在第一个循环之后，必须等冰冻的瘢痕完全融化再开始第二个循环。通常最多需要 10 个疗程。典型的不良反应包括操作后第二天的急性疼痛和水疱（二度烧伤），在重新长皮之前不断出现糜烂和结痂，在肤色较深的患者中还可能出现色素沉着。

一项针对 30 位瘢痕疙瘩患者的干预性试验显示，冷冻治疗是一种有效的治疗方式，尤其是对于近期发病的较小病变。瘢痕疙瘩的形成时间和厚度是最重要的预后因素[50]。

激光

剥脱性激光（Er:YAG，CO_2）在减少外生性瘢痕疙瘩体积方面可以替代电外科手术或瘢痕切除术。与用于治疗瘢痕疙瘩的所有外科疗法一样，这些激光疗法通常与其他治疗方式结合使用以防止复发。但是，最近 Nicoletti 及其同事在连续 50 例中度至重度瘢痕疙瘩患者中使用高能脉冲 CO_2 激光疗法作为单一疗法，该研究显示治疗后的瘢痕颜色、质地和外观都有显著的即刻和长期改善。在对治疗后瘢痕的组织学检查中也观察到皮肤重塑[51]。

同时，非剥脱性激光如 532 倍频的 Nd:YAG 也可用于瘢痕治疗。其中，闪光灯泵浦染料激光（波长 585 nm）疗效最好，高达 75%，并且只有极少的不适感[52]。但是，就像其他治疗方式[53]一样，我们无法确认其应用于个体时的疗效。目前的理论研究认为其作用方式是基于选择性光热解，激光发出的光能被血红蛋白吸收，进而产生热量并导致细胞凝结坏死，引发新胶原蛋白生成，二硫键解离释放的热量促进胶原纤维重新排布[54]。

光动力疗法（PDT）

除了用于治疗日光性角化症和早期皮肤癌，PDT 还越来越多的用于包括瘢痕疙瘩在内的疾病中。Mendoza 及其助手的实验证明了 PDT 对瘢痕成纤维细胞的细胞毒性作用[55]。

据一项成功使用 PDT 的阳性病例的初步报道[56]，20 例瘢痕疙瘩患者均证实了 PDT 对瘢痕血流和胶原蛋白的抑制作用，使得病灶体积缩小，且在 9 个月的随访中未复发[57]。

其他非手术疗法

近年来，研究显示低强度电波可能会下调瘢痕成纤维细胞中 Ⅰ 型胶原蛋白的表达，并且电刺激技术已成功用于异常瘢痕[58-60]。

总之，随着异常瘢痕和瘢痕疙瘩形成的潜在分子机制的研究逐渐加深，预计将来会开发出新的靶向疗法[61]。

手术切除

对于难治性和增生性瘢痕，以及其他功能受损的患者，通常选择简单的手术切除，必要时进行 Z 形或 W 形成形术（图 25.5）。然而，对于瘢痕疙瘩必须在瘢痕边缘内进行切除，并且必须与辅助治疗结合以防止复发。

联合治疗

在处理增生性瘢痕和瘢痕疙瘩时，可选择不同方

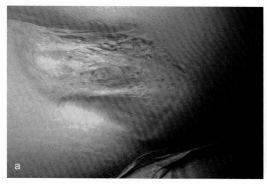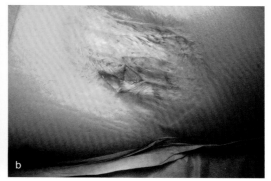

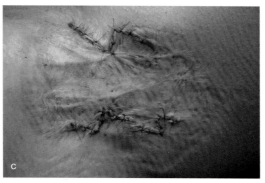

图 25.5 "Z"成形术在腋臭术后腋窝瘢痕形成中的应用。a. 术前的瘢痕位置。b. "Z"成形术释放张力。c. 完成手术。

式联合治疗，联合治疗尤其可以用作手术切除或 CO_2 激光剥脱后的序贯治疗。很多情况下甚至必须多种方法联合使用[62]。

手术 + 患区加压疗法

可以选择在术后进行伤口加压包扎。但是并不是所有位置都便于实施恒定压力，有时需要较为复杂的方式，比如应用于耳垂瘢痕的夹板[63]。

手术 + 局部应用咪喹莫特

咪喹莫特是一种广泛使用的免疫调节剂，可在应用部位通过诱导细胞因子的释放来抑制成纤维细胞胶原的产生，并已与瘢痕疙瘩切除术结合使用以防止复发。

对 12 例患者术后 8 周内[64]进行了预防性使用该方法，经过 24 周的观察得出了良好的效果。虽然此方法在耳垂瘢痕疙瘩的应用非常成功，但是在身体其他部位的效果则没有如此显著[65, 66]。另外，对于胸骨前瘢痕疙瘩，一旦停用咪喹莫特，就会出现复发[67]。

手术 + 局部注射 5-FU

在最近一项针对耳垂瘢痕疙瘩治疗的研究中，病灶内注射 5-FU 效果明显[68]。对实验组 28 例手术患者首先闭合伤口，然后以 50~150 mg 的剂量注射在切除

边缘和创面之间，而对照组 24 例共 32 个耳垂受累的患者每隔 2 周接受病灶内曲安奈德治疗。在接受 5-FU 治疗的 28 例患者中，只有 1 例患者有瘢痕增生，并且在 22 个月的随访中皮损无加重，而在对照组中，有 7 例瘢痕疙瘩复发。

手术 + 局部注射糖皮质激素

手术切除瘢痕疙瘩极易复发，并有可能发展成更大的病灶。因此，切除术应伴有辅助治疗[7]。建议在激光剥脱或与冷冻术相结合后再使用此方法。此外，高复发风险的瘢痕疙瘩患者（例如，发生在耳垂或在机械应力区域，及活动不足的区域如肩部）应在术后尽可能使用加压疗法。

外科手术的辅助治疗包括切除、CO_2 激光以及冷冻术，最常见的是在术中和术后病灶内以 4~6 周的间隔重复注射糖皮质激素[69, 70]。

手术 + 放射疗法

尽管放疗作为单一疗法的价值有限，但已有几项研究评估了其与手术相结合的成功率高达 98%[71]。在某些研究中，报道的剂量范围仅为 3~40 Gy，较大剂量可更有效地降低复发率。在一个巨大瘢痕疙瘩的病例报道中，使用辅助放疗后在 3 年的观察期内没有复发[72]。手术后可立即进行放疗[73]。它已经在富有挑战

性的耳垂瘢痕疙瘩的术后即刻使用获得了成功[74]。但是，在一项随机对照试验中，50个使用病灶内糖皮质激素注射的患者与术后放疗后的一组患者进行比较，复发率没有显著差异[75]。

痤疮瘢痕的处理

痤疮瘢痕是瘢痕治疗中很常见的一大难题。尽管用异维A酸早期治疗痤疮及炎症有助于预防痤疮瘢痕形成，但许多患者的瘢痕仍然很明显。考虑到它给患者带来自卑感和严重的心理影响，因此有效治疗至关重要。但是，目前仍然没有较为理想的治疗方法可以适用于所有患者。因此，治疗开始前必须仔细评估患者的情况以制订个体化治疗方案。

所有类型的异常瘢痕都有可能出现在痤疮患者身上，例如黄色或红色瘢痕斑、浅色或深色瘢痕、萎缩性或增生性瘢痕甚至是瘢痕疙瘩，最后这种类型主要出现在年轻痤疮患者的胸部或肩部。面部痤疮瘢痕还有一些特殊的类型会对治疗方法的选择有影响，比如最常见的萎缩性凹陷性病变，具有典型的"冰锥形、厢车形或碾压形/滚轮瘢痕"临床特征。有时，在同一位患者中会观察到三种不同类型的萎缩性瘢痕（图25.6），研究者已经提出了几种量表来区分这些类型，其中普遍使用的

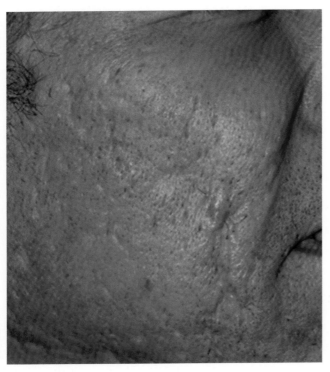

图25.6 男性，46岁，面部4级痤疮瘢痕伴有不同类型的色素萎缩性和增生性混合瘢痕。

表25.4 痤疮瘢痕的定性分级

级别	疾病程度	临床特征
1	轻微的斑点	红斑，色素沉着或色素减退的瘢痕。有颜色，但无轮廓问题
2	轻度	极度萎缩或肥大的瘢痕，通常可通过化妆覆盖
3	中度	萎缩或肥大瘢痕，在社交距离50 cm外可见，不容易被化妆覆盖，但如果是萎缩的，仍然可以通过人工拉伸皮肤而使皮肤变平
4	重度	严重的萎缩或肥大瘢痕，在社交距离50 cm外时很明显，不容易覆盖，不能通过人工拉伸皮肤而使皮肤变平

经允许引自 Goodman GJ and Baron JA, Dermatol Surg, 32, 1458, 2006。

是 Goodman 和 Baron 简单定性量表[76]。该量表将痤疮瘢痕分为4个不同的等级，如表25.4所示。

要对处于不同临床阶段的活动性痤疮进行适当管理以防止疾病进展和瘢痕形成，对已有的痤疮瘢痕的治疗主要由瘢痕的具体类型和严重程度决定。如今，可选的治疗方法有很多，包括化学剥离、磨皮/微晶换肤、激光治疗、微针技术、植皮、瘢痕贴、病灶内类固醇治疗或冷冻治疗等[77-80]。如本章所述，激光治疗更适用于炎症性红斑或色素沉着的痤疮瘢痕。

萎缩型痤疮瘢痕的治疗

化学剥脱疗法

化学剥脱可使用不同的羟基酸来治疗活动性痤疮和痤疮瘢痕，此方法在斑点类瘢痕中效果最佳。其中，乙醇酸的作用机制是（一种α-羟基酸）通过减薄角质层，分散基底层黑色素并刺激分泌IL-6来增加真皮胶原蛋白和透明质酸基因的表达。在治疗过程中只有最初使用时会产生刺激。药物剂量和治疗疗程与皮肤损伤的程度成正比，一般来说每2周进行5次连续的70%乙醇酸治疗以达到最佳治疗效果[78]。

另一种耐受性良好的制剂是 Jessner 溶液和水杨酸、间苯二酚和乳酸（另一种α-羟基酸）溶于95%乙醇形成的混合物，这是促进角质细胞脱离和角质层脱皮的极佳选择。禁忌证包括少见的过敏性接触性皮炎和对间苯二酚全身过敏。

德国皮肤科医生 P.G. Unna 早在1882年就发现三氯乙酸（TCA）可以引起蛋白质变性而形成"白色霜冻"，由此开始了将 TCA 用于化学剥脱。10%~20%TCA

只会导致表面剥脱而不会渗透到颗粒层下，25%~35% 的较高浓度 TCA 可使表层全层剥脱，40%~50% TCA 则会损伤真皮乳头。TCA 浓度超过 35% 可能带来未知的影响比如产生新的瘢痕。因此，即使对于深色皮肤，也应避免使用浓度大于 35% 的 TCA，因为使用后色素沉着的风险很高。

机械磨皮

机械磨皮是指使用机械设备进行的表皮打磨技术，包括微晶换肤术和磨皮术，此技术可以消除受累的皮肤区域，从而促进组织修复和刺激上皮再生。微晶换肤术是一种较浅的机械磨皮，仅能消除表皮的外层，从而加速了自然剥脱过程。所有的微型皮肤磨皮机都包括一个泵，该泵可以在真空状况下产生高速氧化硅或盐晶体流喷射在皮肤表面，然后由另一管道吸回，以达到焕新皮肤的效果。此操作可以短时间内重复进行，并且不需要麻醉。

微晶换肤术几乎没有副作用，但效果不如深度磨皮术。深度磨皮术完全去除了表皮，并渗透到真皮乳头层甚至网状层，引起操作区域的真皮结构蛋白重塑。大面积的磨皮首选全身麻醉下使用现代高速金刚石磨具进行[81]。根据皮肤磨损的深度，患者将经历不同程度的早期（直到上皮完全再生）和晚期并发症。术后的急性并发症包括疼痛、肿胀、出血和结痂，而早期并发症包括重症感染，红斑是一种持续较长的晚期并发症。另一个常见的并发症是炎症后色素沉着，它可能是暂时的，一般可以通过局部用药如壬二酸和对苯二酚来治愈。较深的皮肤磨削可能在术后 1 年出现永久性色素脱失。

微针疗法

微针作为一种较新的治疗方法，已用于治疗萎缩性痤疮瘢痕，尤其是聚合型或更浅的厢车样瘢痕[82]。它的操作简单、低廉且有效，而且使用的设备无需停机。对 36 例萎缩性面部瘢痕患者多次使用微针治疗后，有 34 例患者的瘢痕严重程度降低了 1~2 个等级，超过 80% 的患者认为其疗效"非常好"，所有患者均未发现明显的不良反应[83]。有研究发现微针疗法和乙醇酸剥脱疗法的顺序组合在治疗黄色皮肤（Ⅲ~Ⅳ型皮肤）炎症后色素沉着及瘢痕共存区域取得了很好的效果[84]。

激光消融

脉冲式 CO_2 激光和 Er:YAG 系统是治疗痤疮瘢痕中最常用的消融光源。它们的不同操作模式已经成功

应用于有色亚洲皮肤类型[85, 86]。它们以脉冲方式消融或汽化皮肤表面，并根据消融深度诱导皮肤炎症和胶原蛋白重塑。与机械换肤不同，它们不依赖于外科医生的技术，而仅取决于所使用的激光参数。因此，可以更好地控制组织损伤的深度，并且使操作区域效果更加均匀。同时，激光因为没有机械损伤，还可以用于娇嫩的皮肤区域，例如嘴唇或眼睛周围。与皮肤磨削一样，患者术后的"休养时间"及副作用的数量和严重程度以及可能出现的并发症主要取决于组织损伤的面积和深度。

第二代 Er 1 550 nm 分光热解激光器[87] 或改良的 CO_2 和 Er:YAG 激光系统（图 25.7）的非剥脱模式[88-90] 更加精确且对组织热损伤更少。在对使用剥脱性和非剥脱性分数激光系统治疗痤疮患者的 26 项研究，进行主观和客观的瘢痕外观、术前和术后治疗、副作用和疼痛评分的综合分析后，认为剥脱性激光的有效率为 26%~83%，而非剥脱性激光的有效率为 26%~50%。然而，小剂量剥脱性激光治疗会产生更多的不适感，并且副作用（红斑，炎症后色素沉着）更常见、更严重且持续时间更长[91]。

在伴有瘢痕炎症的活跃痤疮患者治疗中，部分激光治疗可以与强脉冲光（IPL）治疗相结合（连续 4~6 次 IPL 治疗，然后进行 2 次局部 CO_2 激光治疗）[92]，或者在 PDT（每间隔 10 天使用 15% ALA-PDT 共 4 次，然后每间隔 4 周进行消融 Er:YAG 激光治疗共 5 次）后使用[93]。

特殊的厢车样瘢痕，冰锥样瘢痕和碾压样 / 滚轮样瘢痕处理

图 25.8 是这些特殊瘢痕的结构示意图（也可比较图 25.6）。重复性表皮剥脱与再生（例如 Fraxel 激光消融），可能会改善这些特殊瘢痕，尤其是轻度至中度的 2~3 级瘢痕[94]。此外，对于厢车样和冰锥样瘢痕可以使用手术治疗。与水痘感染引起的瘢痕一样，对圆形和边界清晰的厢车样瘢痕可以在略高于邻近皮肤水平的打孔（图 25.8d），随后再进行表皮重铺或剥脱，或逐步破坏纤维化基底。相反，冰锥样瘢痕最好通过整个病变的多次小穿孔来消除（图 25.8e）。在更浅的滚动瘢痕中，可以用额外的填充剂，比如连续微滴硅酮注射剂来改善瘢痕外观，还可以考虑自体成纤维细胞填充[95, 96]。

增生性和瘢痕疙瘩痤疮瘢痕的治疗

前面提到的第一和第二种方法（也可比较表 25.4）也适用于年轻痤疮患者的瘢痕。

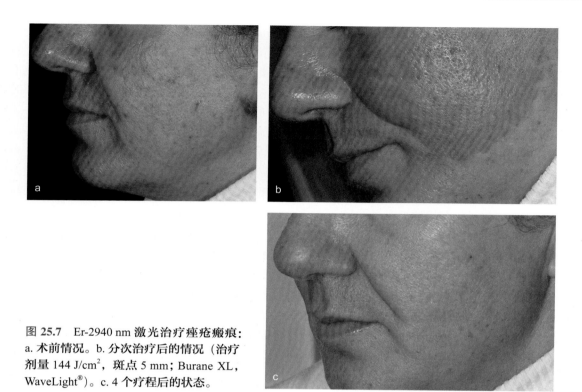

图 25.7　Er-2940 nm 激光治疗痤疮瘢痕：a. 术前情况。b. 分次治疗后的情况（治疗剂量 144 J/cm², 斑点 5 mm；Burane XL，WaveLight®）。c. 4 个疗程后的状态。

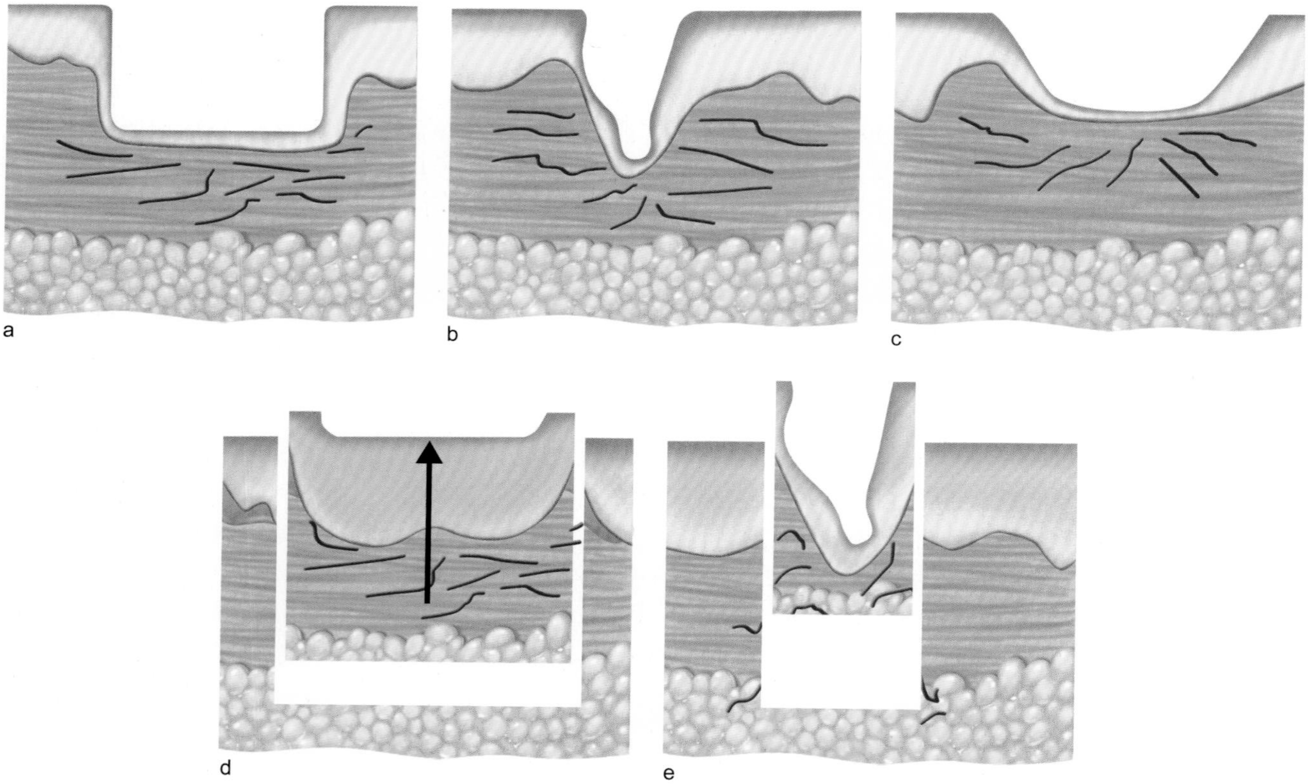

图 25.8　示意图显示三种主要类型的痤疮瘢痕和相应的治疗方案。a. 厢车样瘢痕。b. 冰锥样瘢痕。c. 压低的碾压样 / 滚轮样瘢痕。d. 环钻提升术。e. 穿孔切除。

红斑性瘢痕的处理

红斑性瘢痕通常在痤疮愈合后 1 年内产生，其治疗目标是通过靶向减少纤维化组织内的毛细血管，使肤色恢复正常，为此可以选择深度光凝（例如，二极管激光器、Nd:YAG 激光器）或更表浅的选择性光热解（脉冲染料激光器）。

色素沉着瘢痕的处理

与其他一些以色素增生性疾病相反（例如日光性雀斑样痣、太田痣），色素沉着瘢痕治疗效果通常较差。然而，它们是 Q 开关激光的适应证，例如倍频 Nd:YAG 激光（532 nm）和绿宝石激光（755 nm）。

瘢痕修复的困境

尽管用于异常瘢痕治疗的技术和装备多种多样，但目前瘢痕防治的仍然有一定局限性。

人工皮炎（DA），指患者自发伤害自身皮肤，是一种瘢痕治疗后的继发性疾病（图 25.9a、b）。DA 是原发性精神病的一种表现，患者为了满足心理需要，而自我造成皮肤损伤。各种精神病理疾病都容易导致 DA 的发展，例如边缘性障碍和神经性厌食症[97]。对于 DA 的治疗必须首先在心理层面上进行，只有心理治疗取得成功，瘢痕的治疗才有希望。

由于这种精神性疾病的特殊性，有时一些经典的治疗方法和技术也疗效甚微（图 25.10）。这时可以考虑一些非常规的治疗手段，例如电化学疗法。Manca 等用电化学疗法和博来霉素治疗 20 例患有巨大瘢痕疙瘩或对其他治疗无反应的患者，结果表明斑痕疙瘩的体积中位数减少了 87%[98]。因此，电化学疗法或是巨大瘢痕或对标准疗法无反应的瘢痕治疗的未来趋势。

色素沉着瘢痕的治疗也充满了挑战性，虽然表皮移植治疗有一定效果[99]，但由于该疗法成本高昂且成功率低，因此此类研究难以大量开展。替代方案包括使用 308 nm 准分子激光、掺 Er 的 1 550 nm 分段激光、在色素沉着区域文身或化妆（图 25.11）[100, 101]。激光治疗的效性尚待更多的研究来支持。

随着瘢痕形成的炎症、纤维生成反应和基质调节相关的病理生理学研究逐渐深入，新的治疗方法必然会研究出来，从而有望克服目前瘢痕防治的局限性。

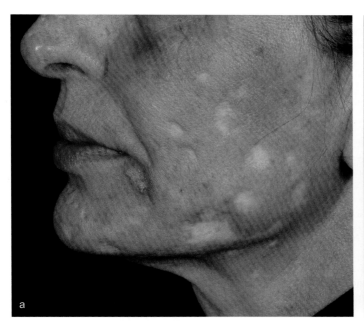
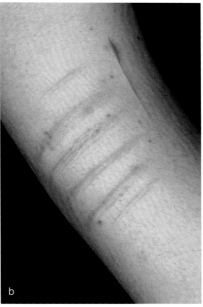

图 25.9 动脉瘢痕。a. 多年来有色素脱失瘢痕病史的患者。b. 有边缘性疾病的患者的前臂，用刀自残后的增生性瘢痕。

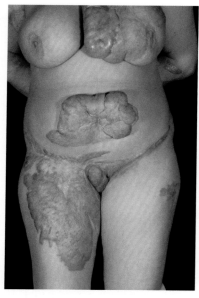
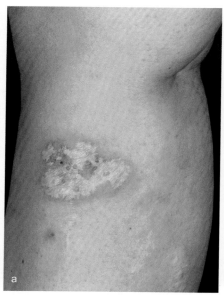
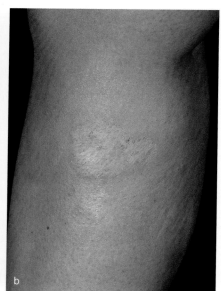

图 25.10　患者轻微外伤后长出了许多瘢痕疙瘩。

图 25.11　瘢痕修饰。a. 化妆前。b. 化妆后。

参考文献

[1] Velnar T, Bailey T, Smrkolj V. The wound healing process: An overview of the cellular and molecular mechanisms. *J Int Med Res* 2009; 37:1528–1542.

[2] Glim JE, van Egmond M, Niessen FB, Everts V, Beelen RH. Detrimental dermal wound healing: What can we learn from the oral mucosa? *Wound Repair Regen* 2013; 21:648–660.

[3] Ferguson MW, O'Kane S. Scar-free healing: From embryonic mechanisms to adult therapeutic intervention. *Philos Trans R Soc Lond B Biol Sci* 2004; 359:839–850.

[4] Greaves NS, Ashcroft KJ, Baguneid M, Bayat A. Current understanding of molecular and cellular mechanisms in fibroplasia and angiogenesis during acute wound healing. *J Dermatol Sci* 2013; 72:206–217.

[5] Köse O, Waseem A. Keloids and hypertrophic scars: Are they two different sides of the same coin? *Dermatol Surg* 2008; 34:336–346.

[6] Wolfram D, Tzankov A, Pülzl P, Piza-Katzer H. Hypertrophic scars and keloids—A review of their pathophysiology, risk factors, and therapeutic management. *Dermatol Surg* 2009; 35:171–181.

[7] Tziotzios C, Profyris C, Sterling J. Cutaneous scarring: Pathophysiology, molecular mechanisms, and scar reduction therapeutics. Part II. Strategies to reduce scar formation after dermatologic procedures. *J Am Acad Dermatol* 2012; 66:13–24.

[8] Atkinson JA, McKenna KT, Barnett AG, McGrath DJ, Rudd M. A randomized, controlled trial to determine the efficacy of paper tape in preventing hypertrophic scar formation in surgical incisions that traverse Langer's skin tension lines. *Plast Reconstr Surg* 2005; 116:1648–1656.

[9] Niessen FB, Spauwen PH, Kon M. The role of suture material in hypertrophic scar formation: Monocryl vs. Vicryl-rapide. *Ann Plast Surg* 1997; 39:254–260.

[10] Zuber TJ. The mattress sutures: Vertical, horizontal, and corner stitch. *Am Fam Physician* 2002; 66:2231–2236.

[11] Reddix RN, Jr, Tyler HK, Kulp B et al. Incisional vacuum-assisted wound closure in morbidly obese patients undergoing acetabular fracture surgery. *Am J Orthop* 2009; 38:446–449.

[12] Stannard JP, Gabriel A, Lehner B. Use of negative pressure wound therapy over clean, closed surgical incisions. *Int Wound J* 2012; 9 (Suppl 1):32–39.

[13] Timmers MS, Le Cessie S, Banwell P et al. The effects of varying degrees of pressure delivered by negative-pressure wound therapy on skin perfusion. *Ann Plast Surg* 2005; 55:665–671.

[14] Kilpadi DV, Cunningham MR. Evaluation of closed incision management with negative pressure wound therapy (CIM): Hematoma/seroma and involvement of the lymphatic system. *Wound Repair Regen* 2011; 19:588–596.

[15] Wilkes RP, Kilpad DV, Zhao Y et al. Closed incision management with negative pressure wound therapy (CIM): Biomechanics. *Surg Innov* 2012; 19:67–75.

[16] Valesky EM, Kaufmann R, Meissner M. Special indications for negative pressure wound therapy in dermatologic surgery. *Hautarzt* 2013; 64:585–591.

[17] Kaufmann R, Podda M, Landes E. *Dermatologische Operationen*, 4th ed. Stuttgart, Germany: Thieme, 2011, pp. 40–41.

[18] Vrijman C, van Drooge AM, Limpens J, Bos JD, van der Veen JP, Spuls PI, Wolkerstorfer A. Laser and intense pulsed light therapy for the treatment of hypertrophic scars: A systematic review. *Br J Dermatol* 2011; 165:934–942.

[19] Conologue TD, Norwood C. Treatment of surgical scars with the cryogen-cooled 595 nm pulsed dye laser starting on the day of suture removal. *Dermatol Surg* 2006; 32:13–20.

[20] Capon A, Iarmarcovai G, Gonnelli D, Degardin N, Magalon G, Mordon S. Scar prevention using Laser-Assisted Skin Healing (LASH) in plastic surgery. *Aesthetic Plast Surg* 2010; 34:438–446.

[21] Capon AC, Gossé AR, Iarmarcovai GN, Cornil AH, Mordon SR. Scar prevention by laser-assisted scar healing (LASH): A pilot study using an 810-nm diode-laser system. *Lasers Surg Med* 2008; 40:443–445.

[22] Choe JH, Park YL, Kim BJ, Kim MN, Rho NK, Park BS, Choi YJ, Kim KJ, Kim WS. Prevention of thyroidectomy scar using a new 1,550-nm fractional erbium-glass laser. *Dermatol Surg* 2009;

35:1199–1205.

[23] Jung JY, Jeong JJ, Roh HJ, Cho SH, Chung KY, Lee WJ, Nam KH, Chung WY, Lee JH. Early postoperative treatment of thyroidectomy scars using a fractional carbon dioxide laser. *Dermatol Surg* 2011; 37:217–223.

[24] Ud-Din S, Bayat A. Strategic management of keloid disease in ethnic skin: A structured approach supported by the emerging literature. *Br J Dermatol* 2013; 169 (Suppl 3):71–81.

[25] Bock O, Schmid-Ott G, Malewski P, Mrowietz U. Quality of life of patients with keloid and hypertrophic scarring. *Arch Dermatol Res* 2006; 297:433–438.

[26] Chike-Obi CJ, Cole PD, Brissett AE. Keloids: Pathogenesis, clinical features, and management. *Semin Plast Surg* 2009; 23:178–184.

[27] Marneros AG, Krieg T. Keloids—Clinical diagnosis, pathogenesis, and treatment options. *J Dtsch Dermatol Ges* 2004; 2:905–913.

[28] Reish RG, Eriksson E. Scars: A review of emerging and currently available therapies. *Plast Reconstr Surg* 2008; 122:1068–1078.

[29] Ogawa R. The most current algorithms for the treatment and prevention of hypertrophic scars and keloids. *Plast Reconstr Surg* 2010; 125:557–568.

[30] Beman B, Perez OA, Konda S, Kohut B, Viera MH, Delgado S, Zell D, Li Q. Review of the biologic effects, clinical efficacy, and safety of silicone elastomer sheeting for hypertrophic and keloid scar treatment and management. *Dermatol Surg* 2007; 33:1291–1303.

[31] Yagmur C, Akaishi S, Ogawa R, Guneren E. Mechanical receptor-related mechanisms in scar management: A review and hypothesis. *Plast Reconstr Surg* 2010; 126:426–434.

[32] Fraccalvieri M, Sarno A, Gasperini S, Zingarelli E, Fava R, Salomone M, Bruschi S. Can single use negative pressure wound therapy be an alternative method to manage keloid scarring? A preliminary report of a clinical and ultrasound/colour-power-doppler study. *Int Wound J* 2013; 10:340–344.

[33] Sidle DM, Kim H. Keloids: Prevention and management. *Facial Plast Surg Clin North Am* 2011; 19:505–515.

[34] Hatamipour E, Mehrabi S, Hatamipour M, Ghafarian Shirazi HR. Effects of combined intralesional 5-fluorouracil and topical silicone in prevention of keloids: A double blind randomized clinical trial study. *Acta Med Iran* 2011; 49:127–130.

[35] Gold MH. A controlled clinical trial of topical silicone gel sheeting in the treatment of hypertrophic scars and keloids. *J Am Acad Dermatol* 1994; 30:506–507.

[36] de Oliveira GV, Nunes TA, Magna LA et al. Silicone versus nonsilicone gel dressings: A controlled trial. *Dermatol Surg* 2001; 27:721–726.

[37] Durani P, Bayat A. Levels of evidence for the treatment of keloid disease. *J Plast Reconstr Aesthet Surg* 2008; 61:4–17.

[38] Karrer S. Therapy of keloids. *Hautarzt* 2007; 58:979–989.

[39] Jalali M, Bayat A. Current use of steroids in management of abnormal raised skin scars. *Surgeon* 2007; 5:175–180.

[40] Wu WS, Wang FS, Yang KD et al. Dexamethasone induction of keloid regression through effective suppression of VEGF expression and keloid fibroblast proliferation. *J Invest Dermatol* 2006; 126:1264–1271.

[41] Gauglitz GG, Korting HC, Pavicic T et al. Hypertrophic scarring and keloids: Pathomechanisms and current and emerging treatment strategies. *Mol Med* 2011; 17:113–125.

[42] Kill J. Keloids treated with topical injections of triamcinolone acetonide (kenalog): Immediate and long-term results. *Scand J Plast Reconstr Surg* 1977; 11:169–172.

[43] Ud-Din S, Bowring A, Derbyshire B et al. Identification of steroid sensitive responders versus non-responders in the treatment of keloid disease. *Arch Dermatol Res* 2013; 305:423–432.

[44] Espana A, Solano T, Quintanilla E. Bleomycin in the treatment of keloids and hypertrophic scars by multiple needle punctures.

Dermatol Surg 2001; 27:23–27.

[45] Saray Y, Gulec AT. Treatment of keloids and hypertrophic scars with dermojet injections of bleomycin: A preliminary study. *Int J Dermatol* 2005; 44:777–784.

[46] Apikian M, Goodman G. Intralesional 5-fluorouracil in the treatment of keloid scars. *Australas J Dermatol* 2004; 45:140–143.

[47] Gupta S, Kalra A. Efficacy and safety of intralesional 5-fluorouracil in the treatment of keloids. *Dermatology* 2002; 204:130–132, 2004; 30:54–56.

[48] Sadeghinia A, Sadeghinia S. Comparison of the efficacy of intralesional triamcinolone acetonide and 5-fluorouracil tattooing for the treatment of keloids. *Dermatol Surg* 2012; 38:104–109.

[49] Har-Shai Y, Amar M, Sabo E. Intralesional cryotherapy for enhancing the involution of hypertrophic scars and keloids. *Plast Reconstr Surg* 2003; 111:1841–1852.

[50] Barara M, Mendiratta V, Chander R. Cryotherapy in treatment of keloids: Evaluation of factors affecting treatment outcome. *J Cutan Aesthet Surg* 2012; 5:185–189.

[51] Nicoletti G, de Francesco F, Mele CM et al. Clinical and histologic effects from CO2 laser treatment of keloids. *Lasers Med Sci* 2013; 28:957–964.

[52] Alster TS, Williams CM. Treatment of keloid sternotomy scars with 585 nm flashlamp-pumped pulsed-dye laser. *Lancet* 1995; 345:11998–11200.

[53] Paquet P, Hermans JF, Pierard GE. Effect of the 585 nm flashalmp-pumped pulsed dye laser for the treatment of keloids. *Dermatol Surg* 2001; 27:171–174.

[54] Bouzari N, Davis SC, Nouri K. Laser treatment of keloids and hypertrophic scars. *Int J Dermatol* 2007; 46:80–88.

[55] Mendoza J, Sebastian A, Allan E et al. Differential cytotoxic response in keloid fibroblasts exposed to photodynamic therapy is dependent on photosensitiser precursor, fluence and location of fibroblasts within the lesion. *Arch Dermatol Res* 2012; 304:549–562.

[56] Nie Z, Bayat A, Behzad F, Rhodes LE. Positive response of a recurrent keloid scar to topical methyl aminolevulinate-photodynamic therapy. *Photodermatol Photoimmunol Photomed* 2010; 26:330–332.

[57] Ud-Din S, Thomas G, Morris J, Bayat A. Photodynamic therapy: An innovative approach to the treatment of keloid disease evaluated using subjective and objective non-invasive tools. *Arch Dermatol Res* 2013; 305:205–214.

[58] Sebastian A, Syed F, McGrouther DA et al. A novel in vitro assay for electrophysiological research on human skin fibroblasts: Degenerate electrical waves downregulate collagen I expression in keloid fibroblasts. *Exp Dermatol* 2011; 20:64–68.

[59] Perry D, Colthurst J, Giddings P et al. Treatment of symptomatic abnormal skin scars with electrical stimulation. *J Wound Care* 2010; 19:447–453.

[60] Ud-Din S, Giddings P, Colthurst J et al. Significant reduction of symptoms of scarring with electrical stimulation: Evaluated with subjective and objective assessment tools. *Wounds* 2013; 25:212–224.

[61] Mrowietz U, Seifert O. Keloid scarring: New treatments ahead. *Actas Dermosifiliogr* 2009 December; 100 (Suppl 2):75–83.

[62] Asilian A, Darougheh A, Shariati F. New combination of triamcinolone, 5-fluorouracil, and pulsed-dye laser for treatment of keloid and hypertrophic scars. *Dermatol Surg* 2006; 32:907–915.

[63] Hassel JC, Löser C, Koenen W, Kreuter A, Hassel AJ. Promising results from a pilot study on compression treatment of ear keloids. *J Cutan Med Surg* 2011; 15:130–136.

[64] Berman B, Kaufman J. Pilot study of the effect of postoperative imiquimod 5% cream on the recurrence rate of excised keloids. *J Am Acad Dermatol* 2002; 47:S209–S211.

[65] Stashower ME. Successful treatment of earlobe keloids with imiquimod after tangential shave excision. *Dermatol Surg* 2006; 32:380–386.

[66] Cacao FM, Tanaka V, Messina MC. Failure of imiquimod 5% cream to prevent recurrence of surgically excised trunk keloids. *Dermatol Surg* 2009; 35:629–633.

[67] Malhotra AK, Gupta S, Khaitan BK, Sharma VK. Imiquimod 5% cream for the prevention of recurrence after excision of presternal keloids. *Dermatology* 2007; 215:63–65.

[68] Khare N, Patil SB. A novel approach for management of ear keloids: Results of excision combined with 5-fluorouracil injection. *J Plast Reconstr Aesthet Surg* 2012; 65:315–317.

[69] Rosen DJ, Patel MK, Freeman KPH, Weiss PR. A primary protocol for the management of ear keloids: Results of excision combined with intraoperative and postoperative steroid injections. *Plast Reconstr Surg* 2007; 120:1395e400.

[70] Careta MF, Fortes AC, Messina MC, Maruta CW. Combined treatment of earlobe keloids with shaving, cryosurgery, and intralesional steroid injection: A 1-year follow-up. *Dermatol Surg* 2013; 39:734–738.

[71] Norris JE. Superficial x-ray therapy in keloid management: A retrospective study of 24 cases and literature review. *Plast Reconstr Surg* 1995; 95:1051–1055.

[72] Troiano M, Simeone A, Scaramuzzi G et al. Giant keloid of left buttock treated with post-excisional radiotherapy. *J Radiol Case Rep* 2011; 5:8–15.

[73] Ragoowansi R, Cornes PG, Moss AL, Glees JP. Treatment of keloids by surgical excision and immediate postoperative single-fraction radiotherapy. *Plast Reconstr Surg* 2003; 111:1853–1859.

[74] Wagner W, Alfrink M, Micke O et al. Results of prophylactic irradiation in patients with resected keloids: A retrospective analysis. *Acta Oncol* 2000; 39:217–220.

[75] Sclafani AP, Gordon L, Chadha M, Romo T III. Prevention of earlobe keloid recurrence with postoperative corticosteroid injections versus radiation therapy: A randomized, prospective study and review of the literature. *Dermatol Surg* 1996; 22:569–574.

[76] Goodman GJ, Baron JA. Postacne scarring: A qualitative global scarring grading system. *Dermatol Surg* 2006; 32:1458–1466.

[77] Rivera AE. Acne scarring: A review and current treatment modalities. *J Am Acad Dermatol* 2008; 59:659–676.

[78] Fabbrocini G, Annunziata MC, D'Arco V, De Vita V, Lodi G, Mauriello MC, Pastore F, Monfrecola G. Acne scars: Pathogenesis, classification and treatment. *Dermatol Res Pract* 2010; 2010:893080.

[79] Jansen T, Podda M. Therapie der Aknenarben. *J Dtsch Dermatol Ges* 2010; Suppl 1:S81–S88.

[80] Levy LL, Zeichner JA. Management of acne scarring, part II: A comparative review of non-laser-based, minimally invasive approaches. *Am J Clin Dermatol* 2012; 13:331–340.

[81] Kaufmann R, Podda M, Landes E. *Dermatologische Operationen*, 4th ed. Stuttgart, Germany: Thieme, 2011, pp. 53–56.

[82] Fabbrocini G, Fardella N, Monfrecola A, Proietti I, Innocenzi D. Acne scarring treatment using skin needling. *Clin Exp Dermatol* 2009; 34:874–879.

[83] Majid I. Microneedling therapy in atrophic facial scars: An objective assessment. *J Cutan Aesthet Surg* 2009; 2:26–30.

[84] Sharad J. Combination of microneedling and glycolic acid peels for the treatment of acne scars in dark skin. *J Cosmet Dermatol* 2011 December; 10:317–323.

[85] Lee SJ, Kang JM, Chung WS, Kim YK, Kim HS. Ablative non-fractional lasers for atrophic facial acne scars: A new modality of erbium:YAG laser resurfacing in Asians. *Lasers Med Sci* 2014; 29:615–619.

[86] Nirmal B, Pai SB, Sripathi H, Rao R, Prabhu S, Kudur MH, Nayak SU. Efficacy and safety of erbium-doped yttrium aluminium garnet fractional resurfacing laser for treatment of facial acne scars. *Indian J Dermatol Venereol Leprol* 2013; 79:193–198.

[87] Chrastil B, Glaich AS, Goldberg LH, Friedman PM. Second-generation 1,550-nm fractional photothermolysis for the treatment of acne scars. *Dermatol Surg* 2008; 34:1327–1332.

[88] Chapas AM, Brightman L, Sukal S, Hale E, Daniel D, Bernstein LJ, Geronemus RG. Successful treatment of acneiform scarring with CO2 ablative fractional resurfacing. *Lasers Surg Med* 2008; 40:381–386.

[89] Hu S, Chen MC, Lee MC, Yang LC, Keoprasom N. Fractional resurfacing for the treatment of atrophic facial acne scars in Asian skin. *Dermatol Surg* 2009; 35:826–832.

[90] Sobanko JF, Alster TS. Management of acne scarring, part I: A comparative review of laser surgical approaches. *Am J Clin Dermatol* 2012; 13:319–330.

[91] Ong MW, Bashir SJ. Fractional laser resurfacing for acne scars: A review. *Br J Dermatol* 2012 June; 166(6):1160–1169.

[92] Wang Y, Wu Y, Luo YJ, Xu XG, Xu TH, Chen JZ, Gao XH, Chen HD, Li YH. Combination of intense pulsed light and fractional CO(2) laser treatments for patients with acne with inflammatory and scarring lesions. *Clin Exp Dermatol* 2013; 38:344–351.

[93] Yin R, Lin L, Xiao Y, Hao F, Hamblin MR. Combination ALA-PDT and ablative fractional Er:YAG laser (2,940 nm) on the treatment of severe acne. *Lasers Surg Med* 2014; 46:165–172.

[94] Schweiger ES, Sundick L. Focal Acne Scar Treatment (FAST), a new approach to atrophic acne scars: A case series. *J Drugs Dermatol* 2013; 12:1163–1167.

[95] Halachmi S, Ben Amitai D, Lapidoth M. Treatment of acne scars with hyaluronic acid: An improved approach. *J Drugs Dermatol* 2013; 12:e121–e123.

[96] Munavalli GS, Smith S, Maslowski JM, Weiss RA. Successful treatment of depressed, distensible acne scars using autologous fibroblasts: A multi-site, prospective, double blind, placebo-controlled clinical trial. *Dermatol Surg* 2013; 39:1226–1236.

[97] Rodríguez Pichardo A, García Bravo B. Dermatitis artefacta: A review. *Actas Dermosifiliogr* 2013; 104:854–866.

[98] Manca G, Pandolfi P, Gregorelli C, Cadossi M, de Terlizzi F. Treatment of keloids and hypertrophic scars with bleomycin and electroporation. *Plast Reconstr Surg* 2013; 132:621e–630e.

[99] Açikel C, Ulkür E, Güler MM. Treatment of burn scar depigmentation by carbon dioxide laser-assisted dermabrasion and thin skin grafting. *Plast Reconstr Surg* 2000 May; 105:1973–1978.

[100] Massaki AB, Fabi SG, Fitzpatrick R. Repigmentation of hypopigmented scars using an erbium-doped 1,550-nm fractionated laser and topical bimatoprost. *Dermatol Surg* 2012; 38:995–1001.

[101] Alexiades-Armenakas MR, Bernstein LJ, Friedman PM, Geronemus RG. The safety and efficacy of the 308-nm excimer laser for pigment correction of hypopigmented scars and striae alba. *Arch Dermatol* 2004; 140:955–960.

26
毛发移植术

Pierre Bouhanna

近年来，治疗男性和女性雄激素性脱发或瘢痕性脱发的美容手术发展迅速。技术的多样性和对手术可靠性的评估可以使外科医生们更好地专注于他们的手术。

我们在本章节仅介绍众多头皮整形术中的毛发移植术，其核心技术是自体毛囊的获取和移植。本章主要讨论三种获取毛囊的技术，具体使用哪种应综合以下情况决定：脱发的面积和位置；患者的性别、年龄和种族；头皮和头发的特征和脱发的发展程度。对这些因素进行动态分析，加上照片对比有助于为患者选择适合的治疗方案。

毛囊移植的发展历史

- 1930 年，Sasagawa[1] 最先报道了植发方法。
- 1939 年，Okuda[2] 首次描述了自体毛发移植修复头发、眉毛和胡须的手术原理。
- 1943 年，Tamura[3] 介绍了在一个女性身上用头发移植重建阴毛。
- 1953 年，Fujita[4] 报道了一项在麻风患者中利用眉毛重建头发的技术。
- 1959 年，Orentreich[5] 发明了一种用直径 4 mm 的圆柱形解剖刀（"打孔器"）收集圆柱形自体移植物的方法。该方法在男性脱发的外科手术治疗中已经使用了 25 年，它的优点使得人们容易忽视其缺点：新生毛发类似绒毛（"娃娃毛"）导致外观难看且不自然，以及枕骨供发区域周围出现难看的瘢痕。
- 1976 年，Bouhanna 和 Nataf[3, 6, 7] 发表了一种毛发采样技术。
- Marritt[8] 在 1980 年提出使用微小移植物来修饰早期的发际线缺失。
- Limmer[9] 于 1988 年通过对微型移植物解剖，提出了"毛囊"的解剖学概念 [毛囊移植（FUT）]。

- 1989 年，Bouhanna[10] 发明了无须事先剃头的长发毛囊单位（FUL）技术。
- 2002 年，Rassman 和 Bernstein[11] 公布了毛囊单位提取的 FUE 过程，在剃发后用微圆柱体进行采集。

原理

主要原理是制备仅含 1~4 根头发的微移植物或毛囊单元。

- 通过使用小于 1 mm 的微穿孔器（手动或电动）提取毛囊[12]。
- 通过使用立体显微镜对提取物进行毛囊分离。

要点：男性的冠状区域和女性的枕骨中部区域的头发生长能力较强，可以考虑从此处取毛囊植入秃顶区或头发稀疏区域。

目标

该技术旨在通过对正常头皮区打孔获取（图 26.1）1~4 根头发组成的"毛囊单位"。

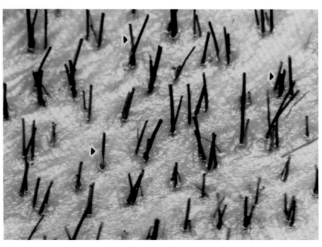

图 26.1 1 根、2 根或 3 根头发从同一毛囊中长出，称为一个毛囊单位。

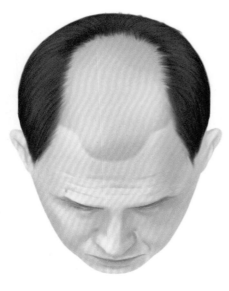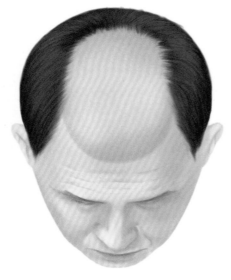

图 26.2　前额发际线设计示意图。

• 可用于脱发患者的秃头区域行后续的头发移植，最终达到较好的美学效果。

• 可用于修饰一些明显的瘢痕（如瘦脸、放疗、烧伤、假性皮疹等引起的瘢痕）。

• 使一些毛发区域（如眉毛、睫毛、胡须、胡子、阴毛）显得更致密。

术前准备

在进行任何整容手术之前，至少需要提前 15 天和患者进行术前谈话和沟通。可以用照片记录下面部的正视图、俯视图和毛发缺损区图。术前常规行血检验和心电图检查。

绘制发际线（图 26.2）

初步绘制发际线划定了要移植的区域。女性雄激素性脱发患者的发际线一般没有改变，但是男性雄激素性脱发的患者一般都有发际线后移。因此初步绘制发际线对于秃顶男性尤为重要，这其中不仅需要考虑到患者的审美、年龄和种族特点，还要考虑供体区域的容量、毛发特点以及最后的美学效果（正如 Leonardo Da Vinci 所说的，绘画是一种精神艺术，设计是一场头脑风暴）。患者以往的照片可能会有所帮助。考虑到额颞骨衰退程度差不多，因此发际线约为不规则的圆形。

局部麻醉[13, 14]

供体区域与受体区域的准备、消毒和麻醉与普通的皮肤科手术相似。避免在头皮上使用含有酒精的消毒剂。

可通过以下方法行头皮麻醉：

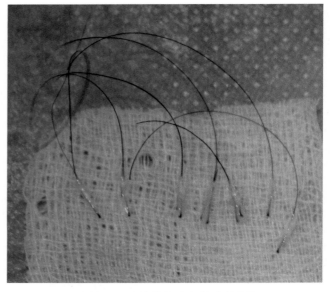

图 26.3　在显微镜下分离的带有头发的毛囊单位。

• 秃头或绒毛状头皮可用 1% 利多卡因与肾上腺素的行皮内浸润麻醉，可添加碳酸氢盐减轻注射过程的疼痛。

• 前额和枕神经可行神经阻滞术，麻醉前使用 EMLA 乳膏使注射点基本无痛。

• 吸入 NO（Kalinox-NO）和催眠疗法可为焦虑症患者提供明显的镇静作用。

操作方法

FUL[10, 13-15]（图 26.3）

• 由于没有剔除毛发，因此要连着头发一起移除。

• 自 1989 年来不断改进的 FUL 技术已经允许移除和植入各种形状大小的长发移植物。

• 在不剃发的供体区域，在显微镜下将毛囊条以微移植或 FUL 的方式切割。

• FUL 技术由于保留了头发，可以在手术后立即掩盖移植区域的瘢痕，从而减少患者术后美学上的尴尬（图 26.4）。

移植后的头发有两种发展趋势：

（1）头发会在手术后的第三周开始脱落，而在术后第三个月会重新长出来。

（2）可以通过药物例如米诺地尔洗剂[16]、非那雄胺片[17]或真皮内注射富血小板血浆（PRP），使全部或部分头发继续生长。

FUL 技术的优点

对于患者：

• 供体区域不用剃发。

• 效果立竿见影，虽然全部或者部分头发会在 2~3 周内脱落，但是"等待然后看见结果"的观念已被"看见然后等待结果"的观念所取代。米诺地尔、非那雄胺和 PRP 可以刺激毛发生长。

• 长发会遮盖住持续 10~12 天的血痂，因此，患者可以在 24~48 小时后迅速恢复职场和社交活动。

对于医生：

• 更好地评估头发的生长方向和角度（图 26.5）。

• 更好地选择发际线上头发的密度和颜色。

• 每个疗程可以收获大量头发（每个疗程大约 4 000 根头发）。

FUL 技术的缺点

该技术的唯一缺点是 FUL 有时会留下瘢痕线。为了避免这种情况，可以采用促进毛发生长技术。包括在移植条带的底部边缘去除约 1 mm 的表皮，头发将能够通过表皮向上端生长，以弱化瘢痕边缘。该方法源自用于额叶重建的皮瓣前缘的表皮下技术[7]。

无论如何，如果患者出于个人原因想要剃头，为了避免瘢痕显露，还可以二次植入少量 FUE。

供区准备 供体区域无需剃发，先用盐水湿敷枕骨供区，然后用 11 号手术刀片切除长 10~30 cm，宽 10~20 mm 的头皮条带，具体大小取决于所需的毛囊单位数[18, 19]（图 26.6）。

最后使用具有 3-0 可吸收线或皮肤钉缝合供区皮缘（图 26.7）。

将移植条置于含盐的培养皿中的纱布上，并将培养皿置于冷冻容器中。然后用 11 号刀片在木制压舌器上对其进行分割。保证光线充足，1~4 个助手使用放大镜或立体视显微镜分离头皮毛囊单位（图 26.8）。分离时一只手用细镊子压住头发，另一只手与移植带中的毛囊根茎平行，并根据所需毛囊单位的数量、大小

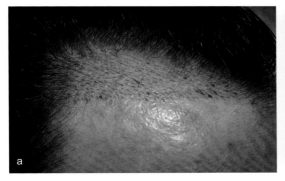
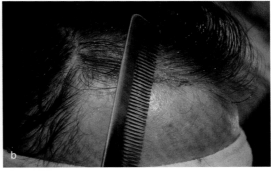

图 26.4 a. 额发际线的多个微切口。b. 插入 FUL 之后，可以立即梳理新植入的头发。

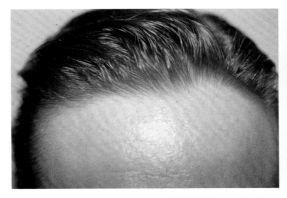
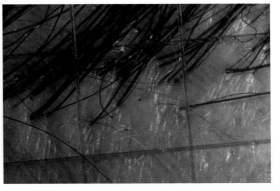

图 26.5 移植了 FUL 的额叶区域可以更好地选择头发的方向、大小和颜色。

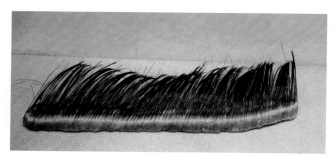

图 26.6　带有长发的移植条。

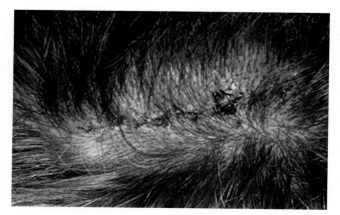

图 26.7　应用可吸收线缝合供区皮缘。

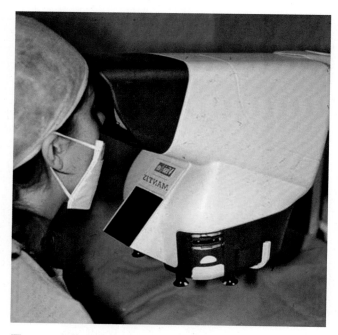

图 26.8　立体显微镜下行 FUL 毛囊分离。

和形状进行分离。

　　一般来说每次会切割 500~1 500 根移植物（1 000~4 500 根毛发），然后清理皮肤及毛发碎屑，再将其放入装有冷冻生理盐水的接收托盘中。

　　受区准备　在对供区切割过程中，可以让另一部分操作者对受区进行麻醉和穿孔准备[8, 15, 20]。

　　头皮打孔：不同的主刀者方法不同。大多数医生使用 Nokor 或 16-18 号常规针头或眼科显微手术刀片打孔（图 26.9）。还有一些则使用直径 1 mm 的手动或电动钻头。

　　毛囊植入：大多数医生使用无齿镊来分离毛囊，例如不锈钢镊子或末端弯曲的镊子。还有些医生喜欢用直镊子（图 26.10）。

　　用镊子夹住毛囊后植入预先打好的孔中。

　　目前，在一个疗程中可以移植多达 1 500 个毛囊单位。重建秃顶区域的发际线时，一般第一行仅移植一根头发的毛囊（18 号针穿刺），然后其他行移植（16 号针穿刺）2~3 根头发的毛囊。

　　使用放大镜分离毛囊时要控制好镊子的方向。患者术后应保持躺卧 1~2 小时。

FUT[8, 18]

　　将供体区域剃发后，后续操作与 FUL 相似，包括切除毛囊带和分离毛囊单位。

FUE[11, 21]

　　FUE 也需要预先剃发，然后用打孔器（直径 0.7~1 mm）刺激枕骨和颞骨供区以提高毛囊单位数。尽管取出毛囊的质量直接取决于操作者的经验，但是精良的仪器可以显著减少每个横切面的毛囊单位的损失。

　　操作步骤　剃掉供区的头发（图 26.11）。一般 100 cm^2（20 cm × 5 cm）头皮面积可以提供 500~1 500 个毛囊单位。

　　整个过程在局麻下进行。患者呈俯卧位，将头放在合适的垫枕上。然后使用 0.7~1 mm 的手动或者电动毛囊提取机（图 26.13b）逐个提取毛囊单位（图 26.12 和图 26.13a）。

　　植入前要仔细检查被移植的毛囊，并将其浸泡在冰盐水中（图 26.14）。平均 2~3 小时内可以移除 500~1 500 个毛囊单位。每个毛囊单位包含 1~3 根毛发，因此，1 000 个毛囊单位大约相当于 2 000 根毛发。取完所有毛囊单位后，使患者处于半坐位。受体区域用眼科显微手术刀片（刀尖）或 18 号针头打孔。然后，用钳子或 Choi 植入器重建受区的毛囊单位[22]，Choi 植入器可以在植入时将移植毛囊存储在微槽中（图 26.18）。该过程需要 4~6 小时，具体取决于疗程的长短。

　　有时，该过程被称为"打孔和放置"：一个操作员负责头皮打孔，另一个负责插入 FUE。

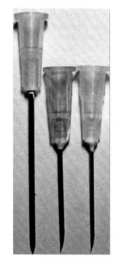
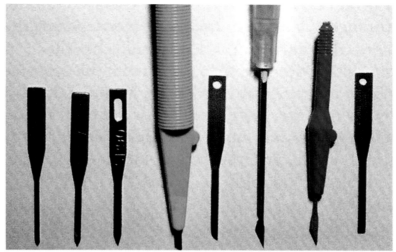

图 26.9　手术所需的器械：各种针头和显微手术刀片。

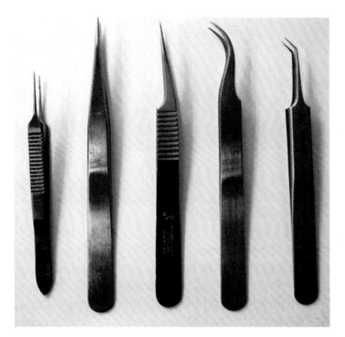

图 26.10　用于毛囊植入的显微镊（直头和弯头）。

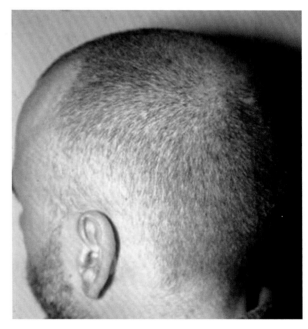

图 26.11　供区头发已剔除。

FUE 的适应证

• 脱发面积适中的男性及女性雄激素性脱发患者（图 26.15）。

• 有剃发习惯的患者（图 26.16）。

• 头皮弹性有限的患者（条带采样受限）。

• 供体区域毛发充足的患者。

• 不希望在采样带上留下瘢痕的患者，采样带瘢痕虽然很细，但是 FUE 可以进一步模糊瘢痕。

FUE 的优势

• 供体一般不会形成肉眼可见的瘢痕。

• 在枕骨和颞骨头皮区域的显微穿孔术后的几天内即可愈合。

• 无须缝合，减轻了术后疼痛。

FUE 的缺点

• FUE 通适用于中小型秃头，尤其是男性。

• 植入过程中，FUE 不利于选择最佳角度和方向。

• FUE 作为二次治疗时风险很高。

• FUE 禁用于发量稀少的女性，因为女性很少同意剃发。

• 术后植发区的痂不会被头发遮盖。

• 如果术后脱发继续发展，可能会演变为面积更大的秃头，而且供体区域的容量将降低。

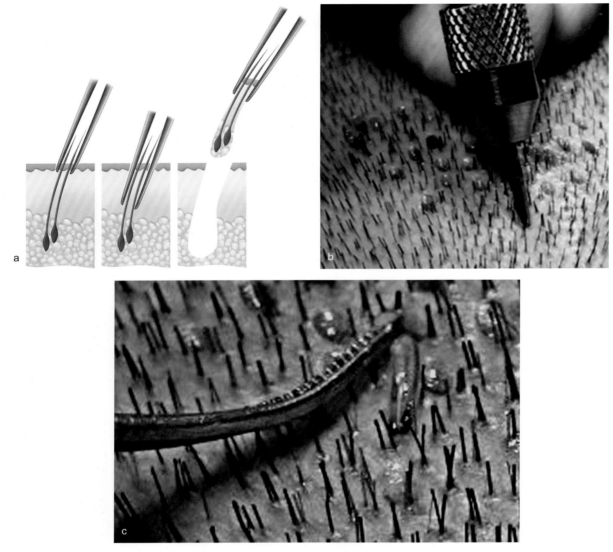

图 26.12　a. 切开提取毛囊单位。b. 用毛囊提取机提取毛囊。c. 毛囊单位提取。

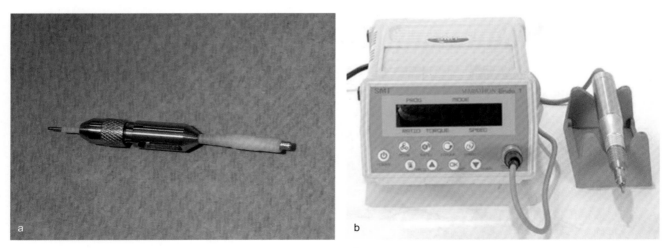

图 26.13　a. 0.7~1 mm 微小毛囊提取机。b. 电动微小毛囊提取机。

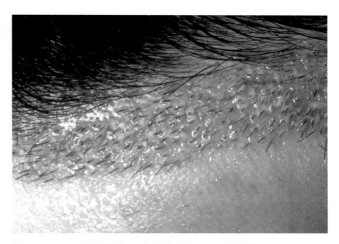

图 26.14 提取后立刻行毛囊单位分离。

图 26.15 在发际线植入毛囊单位的术后即刻外观。

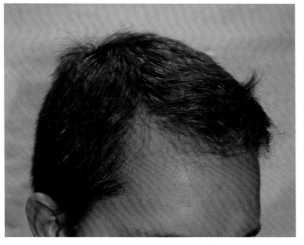

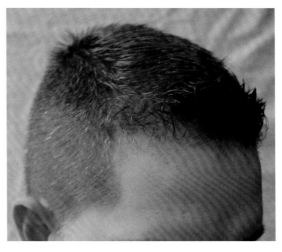

图 26.16 毛囊移植一个疗程后的发际线情况。

毛囊移植的术后处理

* 有时用绷带包扎一晚。
* 第二天可以用洗发水进行第一次清洁，并且可以用吹风机吹干头发。
* 术后 24~48 小时内可能会出现额头肿胀，一般需要 2~4 天才能消失。
* 植入的短小头发和皮屑大约需要 7~10 天才能脱落，长发可能仍会保留。
* 植入的发杆可能会随着外皮脱落。在术后的前 3 个月中，植入的毛囊单位可能会停止生长。
* 术后第 3~4 个月之间植入毛囊开始毛发再生。
* 虽然毛囊单位移植非常可靠，但有报道由于将皮肤碎片移植到孔中或二次毛发移植导致继发性头皮囊肿，这种特殊并发症可被认为寻常性痤疮的爆发，可以口服抗生素治疗，严重时还需要囊肿切开[20]。
* 术后 12 个月才能确定手术的最终结果。

促进移植毛囊的毛发生长

米诺地尔[10, 16, 17]

通常在毛发移植后 2~4 周，受区的皮肤碎屑和发干会脱落。这种掉发现象虽然短暂且一般在术后 3 个月后毛发会再生长，但有时美学效果欠佳。一项独立的个人研究表明，在移植前后使用 2% 的米诺地尔乳液能够维持多于 2/3 移植毛囊的部分或全部头发继续生长，并且只有不到 1/3 的移植毛囊有少于一半的头发脱落。因此，在术前和术后使用 2% 或 5% 的米诺地尔，或口服 1 mg 非那雄胺可能会使大量移植毛发持续生长。

富血小板血浆（PRP）[23, 24]（图 26.17）

血小板中含有生长因子。PRP 的技术包括从血液样本中分离浓缩血小板，然后将其注入头皮。各种评估表明，PRP 有可能会使每平方厘米的头发数量和直径增加。

毛发移植的新器械

近年来，出于不同的目的和需求，发明了许多用于毛发移植的器械和设备。

• Choi 移植器[22] 可以逐个移植微毛囊（图 26.18）。它甚至可以用于更精密的手术，比如用头发重建眉毛和前额发际线。

• 在没有 FUE 禁忌证的情况下，建议使用自动 FUE 移植设备（图 26.19）（Neograft-Safer）。与传统的手动 FUE 技术相比，它减轻了人力负担；但是，为了保证良好的术后效果，必须长期使用以达到熟练操作。它的缺点是在移植过程中机器可能发生故障，以及需要从公司获得一次性设备。

• 机器人 FUE（图 26.20）：即具备 FUE 功能的机器人。视频图像引导机械臂上的双同心冲头。机器人的优点在于减少由于疲劳导致的人为失误的同时，还可以比常规技术提取更多的移植毛囊（2 天内大约可以提取 2 000 个移植物）。受体区域的切口和插入移植

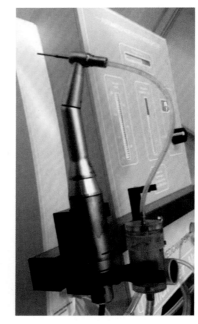

图 26.19　毛囊自动植入系统（Safer®-NeoGraft®）。

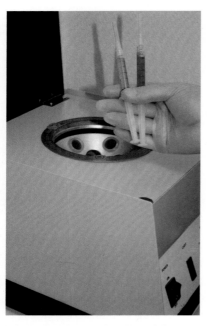

图 26.17　将血液样本离心后获得的血小板生长因子（富血小板血浆），可用于头皮注射。

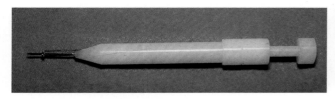

图 26.18　用于头皮穿孔和毛囊植入的 Choi 移植器。

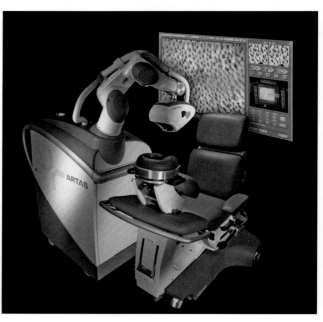

图 26.20　用于毛囊移植的机器人系统。

毛囊是人工完成的，因为不管怎样，也不能保证机器完全没有故障。

微移植物的获取[25]

根据患者的美学要求（诉求、年龄、种族、性别和心理）来调整需要获取的毛发移植物，同时还要参考各种客观指标、脱发的程度、供区毛发储备以及手术的技术可能性。

雄激素性脱发

不同类型的各种特征[26, 27]（图 26.21）

根据 Bouhanna 多因素分类进行测量，其中考虑了多个因素，例如相对于面部某些固定点的光秃和毛发覆盖的程度，头皮的弹性和厚度以及毛发覆盖物的强度，包括密度、大小、形状、长度、生长速度和颜色。

数字化毛发摄像图[28-30]（图 26.22）

这一概念由 Bouhanna 在 1983 年提出，他使用摄像机对毛发覆盖区、供体部位和受体部位进行了客观测量，由此可以记录头发生长的参数——密度、大小、微型化的头发数量、末端头发的数量和增长速度。

男性雄激素性脱发[27, 31]

雄激素性脱发包括以下 3 个阶段[7]（图 26.23），不同阶段手术方法不一样。

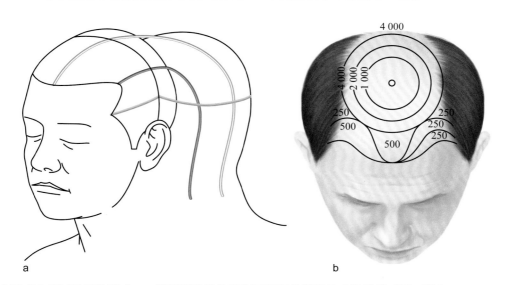

图 26.21 a. 多因素分类四轴评估模式。b. 根据脱发的位置和面积评估所需的毛发数量（图 a 引自 Bouhanna P. Multifactorial classification of male and female and rogenetic alopecia. *Dermatol Surg* 2000; 26:555–561）。

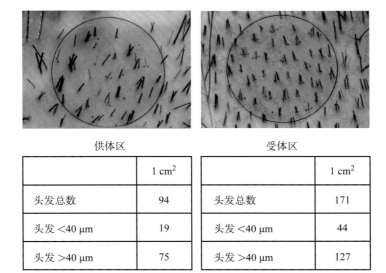

供体区

	1 cm^2
头发总数	94
头发 <40 μm	19
头发 >40 μm	75

受体区

	1 cm^2
头发总数	171
头发 <40 μm	44
头发 >40 μm	127

图 26.22 供体区（a）和受体区（b）的数据展示。

手术矫正包括微移植，根据以下步骤之一进行调查。

· 第 1 阶段（额颞凹陷加重，头顶可能有冠状脱发）：在 1~2 次疗程中植入 1 000 根毛发（存在冠状脱发时需要植入 2 000~3 000 根毛发）（图 26.24 和图 26.25）。

· 第 2 阶段（发际线向头顶凹陷，可能伴有冠状脱发）：1~2 次疗程中植入 2 000~3 000 根毛发（伴有冠状脱发时最多植发 4 000 根）（图 26.26）。

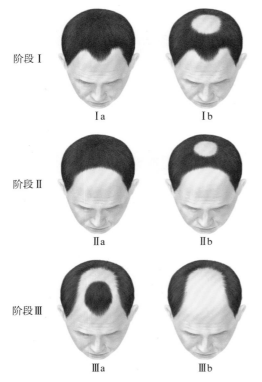

阶段 Ⅰ

Ⅰa　　　　Ⅰb

阶段 Ⅱ

Ⅱa　　　　Ⅱb

阶段 Ⅲ

Ⅲa　　　　Ⅲb

图 26.23 雄激素性脱发的 3 个阶段（经允许引自 Bouhanna P, Nataf J, *Rev Chir Esth*, 7, 17, 1976）。

· 第 3 阶段（又被称为"希波克拉底"秃发，头顶全秃或留有一小块头发）：2~3 个疗程内最多植入 7 000 根植发（图 26.27）。

植发可与局部抗脱发治疗（米诺地尔 5%）、皮内注射 PRP 或口服非那雄胺 1 mg 联合使用，目的是减少植发后的残留脱发，降低植发时的瞬时损失，并加速受区和供区的头发再生。

女性雄激素性脱发 [13, 14, 20, 27]

女性脱发或雄激素性脱发的程度可通过 Ludwig 分类进行评估，更准确一点的话，可以通过 Bouhanna 多因素分类评估。按照 Ludwig 分类将女性脱发分为以下 3 个阶段 [32]（图 26.28）。

· 第 1 阶段（头顶的中度秃顶，但未涉及发际线）：在一个疗程中植入 1 000 根头发（图 26.29）。

· 第 2 阶段（短发落发，波及发际线后 1 cm 处）：在 1~2 次疗程中植入 1 500~2 000 根头发（图 26.30）。

· 第 3 阶段（几乎完全脱发，仅额头上保留一小撮头发）：在 2~3 个疗程中植入 3 000~4 000 根头发（图 26.31）。

植发可与局部抗脱发治疗（米诺地尔 2%），皮内注射 PRP 和 / 或口服抗雄激素（例如醋酸环丙孕酮或螺内酯）联合使用。

在变性者中必须填充额叶凹陷，并赋予其细腻的女性额线。

其他形式的脱发

· 牵扯性脱发 [33]：反复拉扯（吹干、拉直、扎辫

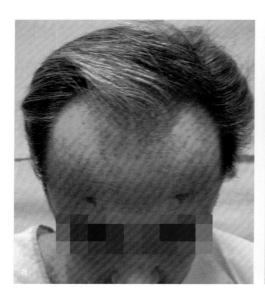

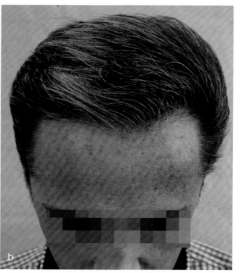

图 26.24 a. 男性前额脱发（第 1 阶段）。b. FUL 移植（1 500 根头发）1 个疗程后。

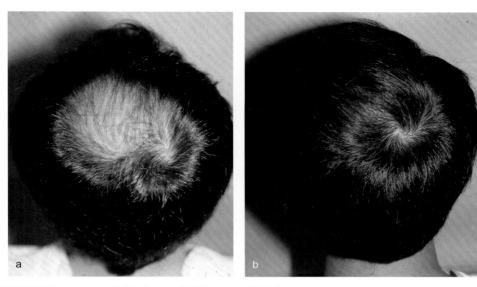

图 26.25　a. 男性冠状脱发。b. FUL 移植（1 600 根头发）1 个疗程后。

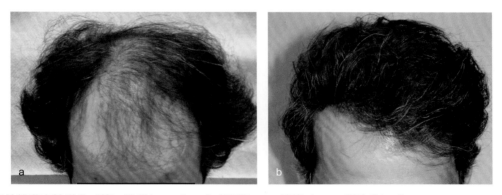

图 26.26　a. 男性雄激素性脱发（第 2 阶段）。b. 分 2 个疗程行 FUL 移植（5 100 根头发）后。

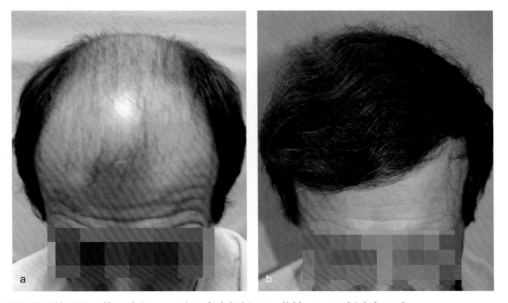

图 26.27　a. 男性雄激素性脱发（第 3 阶段）。b. 分 3 个疗程行 FUL 移植（7 400 根头发）后。

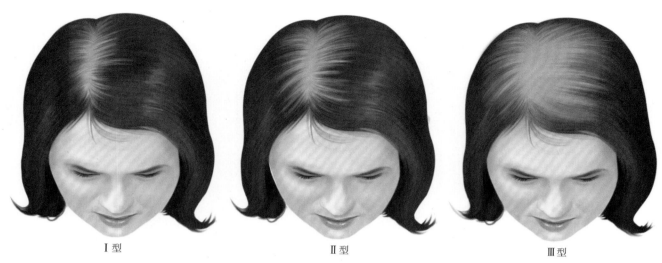

Ⅰ型　　　　　　　　　　Ⅱ型　　　　　　　　　　Ⅲ型

图 26.28　女性雄激素性脱发的 3 个阶段（分类按照 Ludwig E, Br J Dermatol, 97, 247, 1977）。

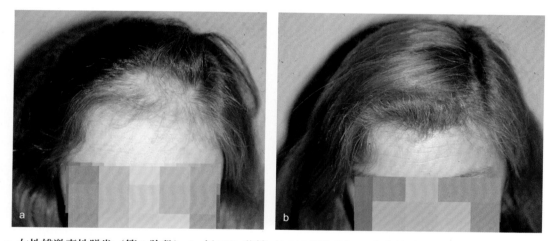

图 26.29　a. 女性雄激素性脱发（第 1 阶段）。b. 行 FUL 移植（1 200 根头发）一个疗程后。

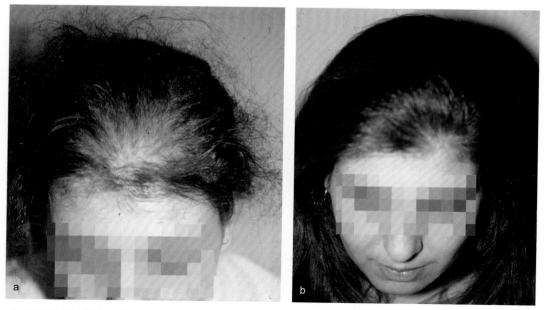

图 26.30　a. 女性雄激素性脱发（第 2 阶段）。b. 行 FUL 移植（1 600 根头发）一个疗程后。

子等），尤其是在非裔美国人患者中（图 26.32），可诱发额颞区脱发。在对此类患者植发前，必须停止牵引至少 6 个月以验证毛发是否再生长。

- 假性脱发，如果枕骨供体区域被保留下来，则这种脱发一般不会出现。
- 头颈部除皱术后容易出现脱发和瘢痕（图 26.33）。
- 烧伤、放疗、创伤后压力等导致瘢痕性脱发（图 26.34）。

体毛脱失 [34-36]

眉毛永久性脱失（图 26.35）

可以植入头发来重建眉毛。毛发的倾斜方向上至眉头，下至眉尾，水平方向要与眉体齐平。使用长发（移植 FUL）更容易达到这些修饰效果。

睫毛脱失（图 26.36）

通过微植可以"逐个"植入选定的毛囊，从而实现最终的美学重建。每 15~20 天将睫毛剪成所需的长度。

胡须脱失症（图 26.37）

人类的胡须脱失最常见于瘢痕形成后（唇裂手术或形成的瘢痕）。出于民族和宗教的原因，胡须的致密化显得越来越重要。此时，了解患者的心理非常重要 [37]。

阴毛缺失（图 26.38）

阴毛缺失可能是由于妇科手术或更年期激素水平下降所致。阴毛的致密化包括很多方面，其中植入物的倾斜向心对于获得自然的外观非常重要（图 26.38）。

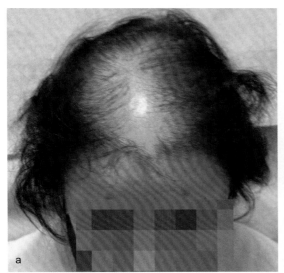
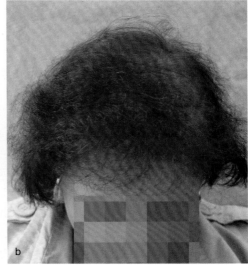

图 26.31　a. 女性雄激素性脱发（第 3 阶段）。b. 行 FUL 移植（1 700 根头发）一个疗程后。

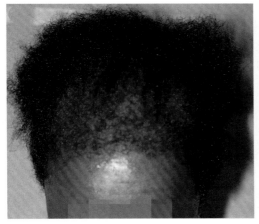
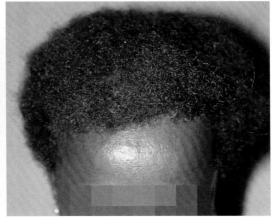

图 26.32　两名因牵引性脱发接受 FUL 移植（1 800 根头发）的非洲裔美国人。

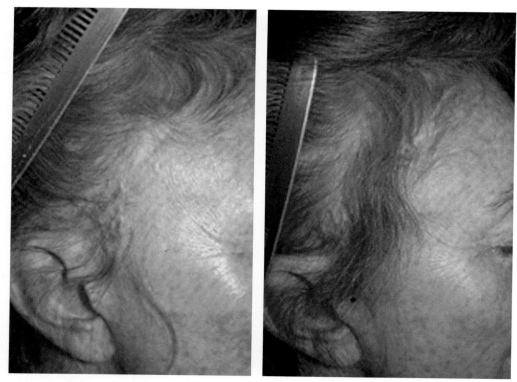

图 26.33　整容后的耳前脱发，实行了一个疗程的 FUL 移植（900 根毛发）。

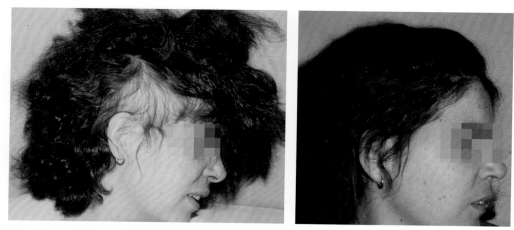

图 26.34　恶性脑肿瘤放疗后的脱发，进行了两次 FUL 移植（2 200 根头发）。

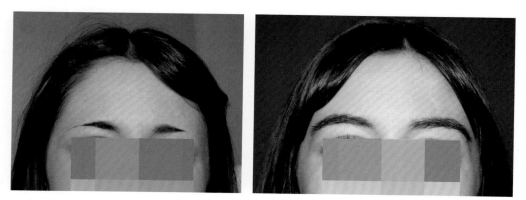

图 26.35　眉毛缺失的患者，实施了一个疗程 FUL 移植（由 Eric Bouhanna 提供）。

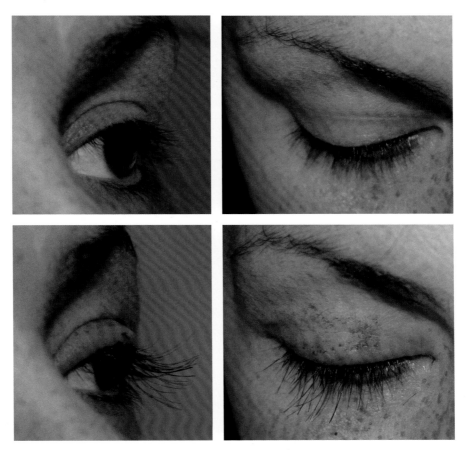

图 26.36　睫毛的 FUL 移植（由 Eric Bouhanna 提供）。

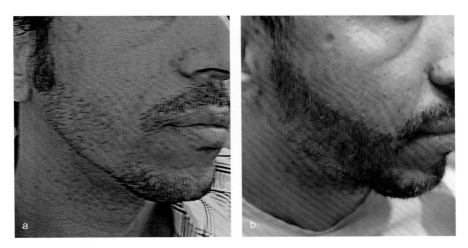

图 26.37　a. 胡须脱失。b. FUL 移植后 4 天。

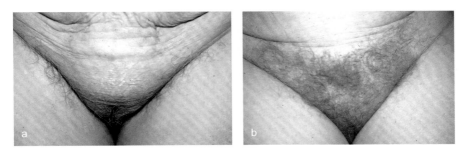

图 26.38　a. 阴毛脱失。b. FUL 移植术后 9 个月。

总结

在不管是男性还是女性的雄激素性脱发，毛发移植与各种头发生长药物（米诺地尔、非那雄胺、PRP皮内注射、激素治疗、抗雄激素等）合用都有助于永久性秃顶区域的毛发致密化。

FUL、FUT 和 FUE 可以解决大多数毛发稀疏的问题（头皮、胡须、眉毛或睫毛）。这些方法也可以治疗大多数其他来源的既定脱发，比如阴毛脱失。

介于头皮美容外科手术的特殊性，需要对头皮的解剖学、生理学和病理学有充分了解，并且熟练掌握所有的皮肤外科手术技术。

六大要点

（1）对患者（无论是男性还是女性）的心理状况进行准确分析。

（2）为患者的治疗计划提供指导，详细介绍每个技术的优缺点。

（3）使用数字化毛发摄像和多因素分类，可以推算受区和供区脱发过程的可能演变过程，从而对美学结果进行即时和前瞻性评估。

（4）不要实施任何不科学、不可靠或不成熟的技术。

（5）充分了解手术相关并发症以及避免或纠正它们的办法。

（6）告知患者每年都要复诊，以明确脱发过程是否进展，并决定是否需要进一步治疗。

参考文献

[1] Sasagawa M. Hair transplantation. *Jpn J Dermatol* 1930; 30:493 (in Japanese).

[2] Okuda S. Clinical and experimental studies of transplantation of living hairs. *Jpn J Dermatol Urol* 1939; 46:135–138 (in Japanese).

[3] Tamura H. Pubic hair transplantation. *Jpn J Dermatol* 1943; 53:76 (in Japanese).

[4] Fujita K. Reconstruction of eyebrow. *La Lepro* 1953; 22:364 (in Japanese).

[5] Orentreich N. Autografts in alopecias and other selected dermatological conditions. *Ann N Y Acad Sci* 1959; 83:463–479.

[6] Bouhanna P. Le cuir chevelu. Les alopécies définitives et leurs traitements. Thèse de doctorat en médecine, Université Paris XII, Paris, France, 1976.

[7] Bouhanna P, Nataf J. A propos des transplantations de cuir chevelu. Critiques et propositions. *Rev Chir Esth* 1976; 7:17–23.

[8] Marritt E. Single hair transplantation for hairline refinement: A practical solution. *J Dermatol Surg Oncol* 1984; 10:962–966.

[9] Limmer BL. Elliptical donor stereoscopically assisted micrografting as an approach to further refinement in hair transplantation. *J Dermatol Surg Oncol* 1994 December 12; 20:789–793.

[10] Bouhanna P. Greffes à cheveux longs immédiats. *Nouv Dermatol* 1989; 8(4):418–420.

[11] Rassman WR, Bernstein RM, McClellan R et al. Follicular unit extraction: Minimally invasive surgery for hair transplantation. *Dermatol Surg* 2002; 28:720–728.

[12] Bernstein RM et al. Standardizing the classification and description of follicular unit transplantation and mini-micrografting techniques. *Dermatol Surg* 1998; 24(9):957–963.

[13] Bouhanna P, Dardour JC. Autogreffes. In *Chirurgie de la calvitie*. Paris, France: Springer Verlag, 1994, pp. 109–167.

[14] Bouhanna P, Dardour JC. Autografts. In *Hair Replacement Surgery*. Paris, France: Springer Verlag, 1996, pp. 70–114.

[15] Bouhanna P. Newer techniques in hair replacement. In: Roenigk RK, Roenigk H, eds. *Surgical Dermatology. Advances in Current Practice*. Londres, U.K.: Martin Dunitz Publishers, 1993, pp. 527–553.

[16] Bouhanna P. Topical minoxidil used before and after hair transplantation surgery. *J Dermatol Surg Oncol* 1989; 15:50–53.

[17] Bouhanna P. Androgenetic alopecia: Combining medical and surgical treatments. *Dermatol Surg* 2003; 29:1130–1134.

[18] Limmer B. The density issue in hair transplantation. *Dermatol Surg*, 1997; 23:747–760.

[19] Unger WP. Density issue in hair transplantation. *Dermatol Surg* 1998; 24:297.

[20] Bouhanna P. Technique personnelle de minigreffes pour le traitement de l'alopécie de la femme ménopausée. In: Mole B, ed. *Actualités de Chirurgie Esthétique*, SOFCEP, Vol. 7. Paris, France: Masson, 1992, pp. 46–59.

[21] Harris J. New methodology and instrumentation for follicular unit extractions lower follicle transaction rate and expanded patient candidacy. *Dermatol Surg* 2006; 32:56–62.

[22] Choi YC, Kim JC. Single hair transplanting using the Choi hair transplanter. *J Dermatol Surg Oncol* 1992; 18:945–948.

[23] Greco J, Brandt R. The effects of autologous platelet rich plasma and various growth factors on non-transplanted miniaturized hair. *Hair Transplant Forum Int* 2009; 19(2):49–50.

[24] Bouhanna P, Amgar G. Platelet-rich plasma: A therapy for hair growth. *Prime* 2013; 3(4):20–31.

[25] Bouhanna P. Hair research and the newest micrograft techniques. *Prime* 2011; 1(2);44–57.

[26] Bouhanna P. Classification plurifactorielle des alopécies androgénétiques masculines et féminines. In *Pathologie du cheveu et du cuir chevelu*. Paris, France: Editions Masson, 1999, 350pp.

[27] Bouhanna P. Multifactorial classification of male and female androgenetic alopecia. *Dermatol Surg* 2000; 26:555–561.

[28] Bouhanna P. The phototrichogram and a macrophotographic study of the scalp. *Bioeng Skin* 1985; 1(3):265.

[29] Bouhanna P. Le tractiophototrichogramme, méthode d'appréciation objective d'une chute de cheveux. *Ann Dermatol Vénéréol* 1988; 115:759–764.

[30] Bouhanna P. The phototrichogram: An objective technique used in hair replacement surgery evaluation. In: Unger WP, Nordström REA, eds. *Hair Transplantation*, 3rd ed. revised and extended. New York: Marcel Dekker Inc., 1995, pp. 61–68.

[31] Bouhanna P. Traitements actuels des alopécies androgénétiques masculines et féminines. *Praxis* 1997, 86: 996–999.

[32] Ludwig E. Classification of the types of androgenetic alopecia (common baldness) arising in female sex. *Br J Dermatol* 1977; 97:247–254.

[33] Bouhanna P. Les greffes de cheveux chez les patients afro-américains. *Dermatol Pratique* 2010; 344:12–13.

[34] Bouhanna P. Alopécie frontale fibrosante post-ménopausique. *Revue Dermatologique du cheveu* 2005; 08:22–26.

[35] BOUHANNA P. Microgreffes de cheveux et de poils: les nouveautés. *Nouv Dermatol* 2010; 29:441–446.

[36] Bouhanna E. Traitement de l'alopécie du sourcil par greffes folliculaires. *Nouv Dermatol* 2011; 30(2):97–100.

[37] Bouhanna P., Bouhanna E. The alopecias: Diagnosis and treatments. Boca Raton, FL: CRC Press, 2015; 245pp.

27
慢性静脉功能不全的血管内治疗

Claude Garde

治疗静脉功能不全必须遵循以下四个基本原则：增强疗效，减少术后残疾，改善美学效果，以及最重要的减少副作用和并发症。在静脉功能不全的漫长治疗历史里，主要采用了经典的血管剥离和血管硬化疗法。随后相继出现了一些新技术，例如 19 世纪 80 年代的冷冻手术和 90 年代的静脉结扎手术，以及静脉内激光和射频消融手术（如 Closure 手术）。此外，硬化剂疗法也进行了一些改进，如 1985 年的回声引导硬化剂疗法和 19 世纪 90 年代的泡沫硬化剂疗法（FS）。

所有治疗静脉功能不全的非手术方法都要保证有效、安全，且保证静脉是通过化学或物理的方法被原位破坏而不是剥离。

确定治疗方案

静脉功能不全是由以下两大原因引起的：一是薄弱的静脉壁不能维持站立姿势下的静脉血压，尤其是有危险因素存在时，静脉更加容易扩张；二是深静脉网络通过深浅静脉交通支引起浅静脉系统血流量增加，最终导致所有浅静脉、支静脉和毛细血管扩张，形成静脉曲张。半个多世纪以前，人们已达成共识：为了达到静脉曲张的治疗效果，必须从最大到最小来处理原发性反流点以及主要的无功能隐性主干和支流。必须首先处理蓝色的静脉，然后依次是紫色和红色的静脉[1]。

为了获得良好的疗效，术前必须使用双功能彩色超声诊断仪来评估所有受累血管以制订合适的治疗方案。这一检查是必需的，以保证静脉曲张治疗的美学效果。使用静脉内非手术方法对于严重的静脉曲张也有一定效果。在本章中，我们将详细介绍这些方法，尤其是其适应证、禁忌证和后续处理。

隐静脉功能不全的治疗

对于我们在本章中探讨的所有技术，要考虑的一

个重要因素是如何避免经典手术的固有风险，并为高风险患者（老年人、肥胖患者、体弱患者）制订创伤较小的治疗方案，这样可以帮助到所有患有慢性静脉功能不全的患者。另一个要考虑的重要因素是如何有效处理大血管扩张和小血管扩张（即毛细血管扩张），由此打破了功能障碍性疾病和美学追求之间的界限。这对医疗保健行业和相关保险公司具有重大意义。

可以通过三种方式破坏静脉：物理方法（加热、冷冻）、化学方法（硬化剂注射疗法和 FS）和机械方法（即外科手术，在本章未介绍）。

静脉腔内激光治疗

FDA 在 2002 年批准了静脉腔内激光治疗（EVLT）[2]。热量通过 810 nm、940 nm、980 nm 或 1 470 nm 光纤传递到血管壁内腔。当波长达 1 470 nm 或更长时，水成为吸收热量的主要成分[3]。

适应证

根据经验，当距隐股静脉交界下 3 cm 处的血管内径不超过 8 mm 时，EVLT 治疗大隐静脉曲张的疗效最佳，同时还要考虑反流量：当交界处有大量血液反流时，手术才是更好的选择；若反流仅限于大隐静脉干，则可以使用 EVLT。当静脉功能不全延伸到膝以下时，由于存在神经损伤的危险（股神经及隐静脉支流附近的隐神经），不能使用 EVLT。可以使用小型血管抽剥器对较低部位的大隐静脉曲张行微创静脉剥离术。

一项综述显示，患者隐静脉的位置因人而异，该位置由静脉功能决定[4, 5]。实施 EVLT 的标准是站立时大腿的静脉直径为 5~13 mm，皮肤与静脉的间距超过 5 mm 且之间存在浅筋膜，并且最重要的是静脉弯曲的程度。一些医生在不太弯曲的小隐静脉及其支流上进行 EVLT，虽然神经损伤的风险较高，但与大隐静脉切除术相比，我们认为前者更好，因为前者无需进行

静脉切除或硬化治疗。

材料和方法

有很多不同波长的二极管激光器可供使用，其中最常用的是 810 nm 波长，这也是本章介绍的重点。但是 1 470 nm 或更长的激光似乎可以产生同样效果，并且减少术中的疼痛和副作用。

在评估静脉深度并确定静脉及其属支（特别是大属支）的直径之前，必须先了解静脉的走行。整个操作可以在诊室或门诊手术室进行，使用的是无菌操作的程序而不是经典静脉手术程序。将加有局部麻醉剂的肿胀液注入血管周围，不仅可以增加皮肤与静脉的距离，还可以对血管起到机械压迫作用，同时肿胀液中的辅助药肾上腺素可使静脉进一步收缩（图 27.1）。

这种麻醉方法使患者在治疗后不会感到疼痛。具体操作时一般使用 200 mg 利多卡因和 0.15 mg 肾上腺素加入 250 mL 盐溶液，肾上腺素用量在 0.10~0.20 mg 波动，具体取决于血管的直径[6]。

肿胀液的成分也许有所差异，但是是否含有肾上腺素至关重要。麻醉医生会麻痹患者的痛觉神经，以提高患者的舒适度并降低医生的紧张感；但是，这不是绝对的。

光纤的类型从 200 μm 到 600 μm 不等。它们可以裸露在外或者被包裹在导丝内。不同型号的光纤头可以用开角或闭角传递轴向射线或环形射线。根据既往治疗经验已经意识到血液碳化层会损坏直纤头，并且最重要的是会影响治疗质量，所以目前大多数设备使用放射状光纤头。通常在超声引导下或直接通过穆勒钩小切口将光纤导入静脉。对于大隐静脉，在距隐股交界 1.5~2 cm 处引入光纤；对于小隐静脉，在距小隐静脉和腘静脉交界 2 cm 处引入光纤，并且即使该交界处位置较高，也建议不要在腘窝上方引入光纤，因为穿刺点太上会靠近神经。能量密度和抽出速度取决于所使用的设备、血管直径的大小和静脉功能不全的程度[7]。射频值是 EVLT 和 Closure® 技术之间的主要区别，后者使用了另一种加热原理。实际上，可以给激光设置不同的参数：功率（10~14 W），能量密度（50~350 J/cm²）和退出速度（0.5~1 cm/s），这些参数必须根据血管的直径、深度及 Fitzpatrick 皮肤分型进行调整。激光器的参数设置太低会导致疾病复发，并很有可能导致皮肤凹陷或灼伤。这种方法最终会导致静脉胶原蛋白的转化和内皮损伤。

根据经验，激光剥脱后马上在术区用纱布、棉垫和自粘绷带进行加压包扎，并且术后保持一周（图

27.2），然后穿 2 级弹力袜 2 周或更长时间。有文献提供了一些不同的方案：棉垫和弹性绷带包扎 24 小时 + 穿 3 级弹力袜 3~4 周。

疗效、副作用和禁忌证

根据对大量文献进行回顾性研究，在治疗后 1 年和 2 年，静脉完全闭塞率超过 95%，静脉部分阻塞率为 90%。Rasmussen 对 EVLT（980 nm）和经典剥离技术进行了比较性研究，发现两种技术疗效相当。常见的副作用包括以下几项。

* 感觉异常：通常是由于未遵循安全原则或术中没有避开主要神经引起的。考虑到这一风险，由于腓肠神经与小隐静脉膝踝关节之间的大隐静脉伴行，所以不推荐对此类静脉行 EVLT 治疗。但是，仍然有许多医生通过 EVLT 对 SSV 治疗。而且隐神经在大腿内可能与隐静脉距离很近。

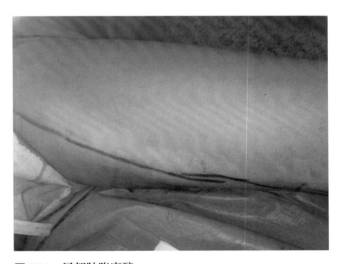

图 27.1 局部肿胀麻醉。

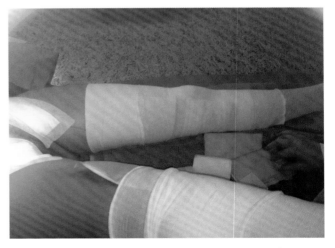

图 27.2 用棉垫和弹力绷带对操作血管区域进行压迫。

- 皮肤硬结和色素沉着：当静脉过于表浅时，肿胀麻醉的作用会被大大削弱，从而导致此类并发症。黑色人种（Fitzpatrick 3、4、5 型）的感染概率更大。术后即刻沿血管的选择性压迫可减少血管中的血块，减轻血管纤维化和炎症，从而减少硬结和色素沉着的发生。

- 深静脉血栓形成（DVT）和肺栓塞：这类并发症的风险很难预料，要特别注意既往有 DVT 或血栓形成性疾病病史的患者。对于此类患者术后必须使用低分子量肝素治疗 5~7 天，但是不同医生的用法不一样。当到达腹股沟时，不停止纤维尖端是危险的（距离 SF 结 1.5~2 cm），对于 SSV，它永远不应该超过腘窝褶皱使用 [8]。

- 瘀青和疼痛：这是由裸露的光纤造成的。用放射状光纤头和精确的术后血管压迫可以减轻这类副作用。

射频消融：Closure®

该技术已经使用了 16 年多，它与 EVLT 一样也是一种静脉内手术，只是用射频探针代替光纤。ClosureFast® 在 2007 年取代了 Closure®。后者由于技术缺陷会使探针边缘碳化而受损。改进后的射频探针长约 1~7 cm，可以达到 120 ℃，从而引发内膜破坏和胶原蛋白凝结。激光和 Closure® 之间的主要区别是使用"国产探针"代替光纤产生热量，后者的温度变化很大（纤骨膜现象）。目前有很多公司研发了不同的通过光纤直接加热静脉的技术，但都大同小异。

适应证

该技术与 EVLT 的适应证类似。有文献报道这种技术可治疗的最大静脉直径达 13 mm 及以上 [9]。在术后需要密切随访，以便于万一复发后可尽快使用硬化剂疗法治疗。EVLT 或 Closure 术不能重复进行，否则会带来不良后果以及并发症，例如损伤静脉周围结缔组织而导致淋巴漏。因此，对于直径大于 8 mm 或 9 mm 的静脉建议使用另一种技术。

材料和方法

此疗法的操作与上述的 EVLT 类似，即绘制静脉走行、术前谈话、注射带有局部麻醉剂的肿胀液，以及定位。也尽量不要用在过于浅表和弯曲的血管中。用相同的材料（导丝或裸探针）在相同的位置引入探针。在 SF 结和 SP 结附近开始治疗的平面也与 ELVT 相同，但是射频值不同。该程序是标准化的，无需考

虑要静脉的大小，并且以两个序列应用激光，每个序列持续 20 秒。对于最靠近 SP 和 SF 交界处的点，则需要一个 6 cm 的序列。如果血管直径很大，则可以加大两个序列上的能量。在撤回过程中，对探针的尖端施加轻微的压力以促进与血管的接触。探针每厘米传递的能量为 60 J/cm，快于 EVLT。此外，术后处理也与 EVLT 相同，主要是敷料包扎和低分子量肝素的应用。

疗效与并发症

在 1 年的随访观察期内，隐静脉的完全闭塞率约为 99%，而在 2 年观察期中则为 97% [10]。许多研究表明其可以达到与传统外科手术相同的疗效。一些生活质量分析研究表明，此技术与 EVLT 相比术后生活质量更高。根据我们的经验，发现射频消融与其他手术技术（如局部肿胀麻醉下的冷冻手术）具有同等可比的效果，然而后者属于破坏性手术。

副作用和并发症

Closure 技术与其他物理技术如 EVLT 具有的副作用和并发症大同小异。

血栓栓塞：加热的血液会转变为血凝块。这种血凝块主要要考虑的是其位置、变化能力以及黏附力和纤维化。一般认为因加热而产生的凝块具有黏性的和纤维性。因此 Closure 技术可以作为固定游离血块的替代方法。自发性 DVT 很少见，因为只对局部进行加热，但是对于我们来说，内侧隐静脉太靠近股浅静脉和动脉是物理治疗的禁忌证。建议术后处理与 EVLT 一样：使用 LMWH 和局部包扎来压缩血管和血凝块。禁忌证与 EVLT 一样。

感觉异常和感觉减退：产生的原因以及处理方案与 EVLT 相同。不用于膝关节下静脉治疗；记住小隐静脉与腓肠神经距离太近是禁忌证。

血肿：由于探头不会引起血管穿孔损伤，所以此类并发症较少。仅在穿刺水平和静脉摘除术区域可能发生淤青。

色素沉着：色素沉着的原因和处理与 EVLT 相同。探针的温度高达 120 ℃，并且每个区域的作用时间长达 20 秒，这可能会引起色素沉着。建议沿静脉进行选择性压迫，以减少血管剩余血块的体积，并完全闭合支流，从而阻断血液反流。

复发：如某些文章所述，一般由于操作血管的高压反流导致复发。为了避免这种并发症，术前必须使用双功彩色超声诊断仪来识别反流点并立即通过回声

引导硬化剂疗法处理反流点（我们一般使用 FS）。若硬化剂操作不当可能会导致浅层血管网的泄漏，所以最好在注射前使用 10~13 mHz 探头查看血管的支路，以清楚每条静脉的走行。

泡沫硬化剂注射疗法

第二次世界大战后，比利时和瑞士医生开始使用这项技术。先使用空气阻隔技术将空气和大剂量乙醇胺引入血管以推开血液，然后注射可以强烈作用于静脉壁的硬化剂。但是，在某些情况下，空气不能与液体溶液很好地混合。FS 技术已经使用了 20 年，并且已获得欧美卫生部门的批准。盐溶液与空气的比例可以在 1:3 和 1:5 之间变化。根据我们 15 年来的应用经验，空气量取决于硬化剂的浓度。聚十二烷醇和十四烷基硫酸盐含量与硬化剂的配方（张力活性剂）密切相关。在两个通过旁路连接的注射器中分别放入空气和液体，让其来回混合 10~30 次，由此产生所需的泡沫硬化剂[12]。因此，必须熟悉三个相关参数：产品浓缩得越多，泡沫越稳定且稠，并且产品搅拌次数越多，泡沫的致密性就越强，产品浓缩得越少，泡沫的稳定性就越差。并且，所有泡沫 2 分钟后作用都会降低。一些学者建议用 CO_2 或 O_2 代替空气，但是用 CO_2 所产生的泡沫质量不好（半衰期更短），而药理学家不推荐 O_2。

材料和方法

一些研究已经证明 FS 优于液体硬化疗法（LS）。84% 的医生认为，FS 的最佳指征是大隐静脉和较大支流静脉功能不全。但是，FS 也可用于治疗其他属支、网状血管和其他静脉疾病（例如先天性畸形、血管瘤等）[12]。

FS 还可以与 EVLT、Closure 技术和其他经典手术方法相结合提高成功率，有时还可以取代手术治疗。

FS 适用于大隐静脉和直径在 7~8 mm 的血管。有报道称可以用于更大的血管，但我们不建议，除非 FS 是唯一选择。可注入的泡沫硬化剂量不能超过 7~8 mL。也有文献称使用 40~50 mL 的泡沫量。我们建议在超声引导下注射。

从膝后 15 cm 和腹股沟下方 10 cm 处分别注射一次。对于肥胖患者，超声检查可以看到较深的血管及股浅静脉和动脉的附近区域，对瘦弱患者的内侧大隐静脉和腘窝处穿刺时，超声引导可以避免损伤腓肠肌动脉和皮肤动脉。

泡沫具有回声作用，必要时可以用探头推动泡沫，但我们必须知道，就算看见了泡沫，泡沫也会很快释放出硬化剂而失效。让患者平卧然后缓慢注射，以免大量空气进入血液。为了使泡沫与静脉壁更好接触，可以让患者抬高肢体以推动泡沫流向心脏（泡沫比血液的密度低）。可以用超声探头局部压迫血管以减慢血流，从而增加硬化剂与静脉的接触。

操作结束时必须对操作血管进行压迫。根据不同的血管压迫方法[13]，可以应用棉垫对血管局部压迫，或者对患肢进行固定包扎几天或穿弹力袜压缩 1~3 周。一项随机研究显示，对静脉实施 3 级压迫和中心压迫提高了硬化剂的功效和质量，并减少了局部疼痛和炎症。根据我们的经验，认为可以根据以下几点来选择压迫方法：需要注射的血管大小、深静脉血栓形成的风险、注射点在腿上的位置、血管在脂肪层中的深度以及患者皮肤的 Fitzpatrick 分类。

疗效

经过 2 年的观察，FS 对隐静脉网的疗效显著，并且接近于静脉消融技术。不同的研究显示 FS 在大血管上的有效率为 76%~85%。这种技术的主要优点是操作简单，而且没有明显的禁忌证，获得性卵圆孔未闭和先兆性偏头痛等患者也可以使用。

随访

合适浓度的泡沫注射后会立即引起血管痉挛，这种现象可以用血管超声观察到。根据我们的经验，可以通过选择性压迫血管以增加泡沫与血管壁的接触而增强硬化剂的作用。过程中可能会伴有注射点外其他部位的疼痛。注射后数周血管会发生硬化，必须告知患者可能会出现突发的疼痛，同时应使用局部非甾体抗炎药治疗。血管压迫可以减少这种常见的副作用。浅表的血管可能会出现红色的放射状色素沉着，特别是皮肤分型为 Fitzpatrick 3、4、5 型的患者。对主干进行 FS 治疗后，支流可以选用 LS 治疗。一些医生也将泡沫浓度较低（0.5%~1% 多酚醇或十四烷基硫酸盐）的 FS 用于所有静脉网络。但是我们必须明白，如果泡沫反应速度过快，则可能导致局部副作用，如血凝块或色素沉着。

副作用和并发症[14]

神经系统事件（发生率 1.2%）：包括视觉障碍，如数分钟内失明、癫痫发作、肢体或面部感觉异常、脑血管事件以及伴或不伴视觉障碍的偏头痛。一致认为主要原因是泡沫剂通过动脉网中的卵圆孔泄漏。因此，我们建议此方法不用于卵圆孔未闭、间隔缺损、先天性心脏病和冠心病的患者。

深静脉血栓形成（发生率 1%）：通过血管彩超可以观察到泡沫剂所经过的路径。泡沫剂是可以通过深浅静脉交通支进入深静脉网的，特别是在腿的下部和支流处。通过泡沫剂的快速稀释和增加流速可防止 DVT。不建议 FS 用于既往有 DVT、肺栓塞病史或患有血栓形成性疾病的患者以及久坐或老年患者。我们认为对操作后血管持续压迫有助于降低 DVT 的发生。对于有 DVT 风险的患者，术后常规注射低分子量肝素。

还有文献中报道了胸痛、心肌梗死和 1 例死亡，在我们超过数千次注射中发生了 2 例心绞痛综合征。我们认为主要原因是动脉痉挛或血栓形成。

副作用

皮肤色素沉着（发生率 18%）：最常见的副作用是皮肤色素沉着（约 18%）。FS 治疗大隐静脉导致色素沉着的原因是：血管未完全硬化、血管上部反流、过于强烈的硬化反应、血管过于表浅和皮肤分型为 Fitzpatrick 3、4、5 型。在后面的内容中我们会讨论硬化剂疗法中色素沉着的所有原因。我们建议采取一些措施来减少这种副作用：在大腿上部的前半部分开始第一次注射，增加注射部位的数量而不是对下腿部施以大剂量推注，并选择性地沿整个血管进行局部持续性压迫。血管硬化必定伴随着炎症的发生，而炎症也是色素沉着的原因之一，最好找到合适的泡沫浓度以减轻炎症和色素沉着。

皮肤坏死（发生率 1%）：皮肤坏死是由于血管中泡沫的泄漏到结缔组织造成的。在 LSV 或 SSV 的治疗过程中，这种副作用非常少见，因为操作血管很深，并且可以通过血管超声看到外渗。标准化的操作可以减少皮肤坏死：明确目标静脉的位置走行，引入针头，控制反流（血液的颜色）以及单手注射、抽吸。熟练的技术是成功的关键。对于初学者或静脉位置过深或过于曲折时，应该要有操作指导者。

中静脉和蜘蛛状静脉的硬化剂治疗

硬化剂治疗技术已有一百多年的历史了，甚至成为治疗所有类型静脉曲张的金标准。通过多普勒、PPG、双工扫描、回声引导下硬化剂注射和 FS 改善了患者的预后，增加了其适应证、安全性和有效性。然而，尽管它的适用范围很广[1]，但它不能解决所有问

题。当所有其他方法均失败或无法使用时，才会最后选择硬化剂疗法。

硬化剂治疗技术的原理包括将腐蚀剂注入要破坏的静脉中，看似简单但实施起来却很复杂，因为需要对武器（硬化剂）、目标（静脉）以及血管的周围情况进行严格设定：包括血管大小、深度，要治疗的静脉处于腿的哪个水平位置、血管扩张区域及引起其扩张的主要反流点、皮肤质量、患者体重以及健康水平和肤色。最开始尝试了许多试剂：高渗葡萄糖（66%），水杨酸钠（12%~20%），碘和腐蚀剂如铬酸甘油。经过一百多年的实践目前仍在使用的三种试剂是：聚多卡醇、十四烷基和铬酸甘油。

在制定使用指南之前，我们必须回顾慢性静脉功能不全的生理病理学[15]。隐静脉网和及其属支的大部分血管都有静脉瓣，这些静脉瓣阻止了静脉反流。而网状静脉中瓣膜系统与血流方向无关（图 27.3）。

隐静脉网和网状静脉之间以及深层静脉网和浅层静脉网之间存在多个永久性交通支。最新的研究进展显示，治疗的效果与从深层静脉网到浅层静脉网，即隐静脉网及其属支支流（系统化的血管网）及网状静脉（非系统化的）是否完全封闭相关。

为了获得良好的治疗效果，我们必须了解以下几点：

· 所有操作血管和表皮之间不适当的连接都有可能导致硬化剂泄漏。

· 必须考虑重力因素的影响，因为静脉反流是从上到下进行，所以必须首先处理较高的反流点和没有功能的穿支（对于 LSV 区域为隐股静脉交界处，对于小隐静脉区域为隐足静脉交界处）。

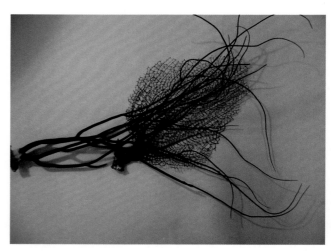

图 27.3 两种类型的静脉网：一种是主要静脉网络及其分支，另一种是复杂的网状静脉。

- 闭合较长的反流血管，因为它充当了压力柱。
- 考虑到重力的作用，关闭较短的反流血管和小支流。
- 闭合一般与此疾病有关的网状血管，对此我们建议从大腿上方再向下至脚进行。

考虑到静脉系统化和网状血管的作用，在治疗毛细血管扩张或蜘蛛状静脉时，必须先从蓝色和较大的扩张毛细血管开始，然后是紫色，最后是红色。

为了达到的最佳治疗结果，建议遵循图 27.4 所示的程序。

关于硬化剂的注射量和浓度，本章主要讨论世界范围内最常用的两种硬化剂：硫酸十四烷基酯（STS®，Fibrovein®，Trombovar®）和聚多卡醇（Aetoxisclerol®）。这两种产品都是能改变血管内膜和内皮细胞层的张力活性溶液。相比起来铬酸甘油（Scleremo®）或纯甘油腐蚀能力较弱，常用于治疗毛细血管扩张或蜘蛛状静脉。注射硬化剂后血管马上产生炎症，并且形成丰富的纤维蛋白凝块，之后 3 个月内，血管被纤维化，或者变细而消失。对于试剂的选择没有最好的，只有最合适的，但是在最开始要对所有这些试剂进行过敏性

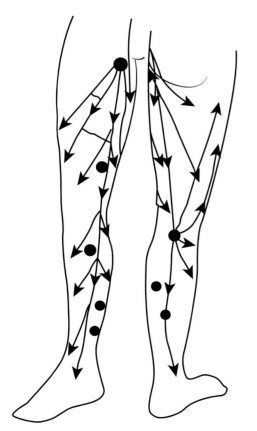

图 27.4 浅表静脉反流区域示意图（前面观和后面观）。必须从箭头所示的反流点开始进行处理，逐渐降低硬化剂的浓度。

实验，以避免下次使用时发生过敏反应。

产品特征如下：

- 液态的硫酸四氢呋喃酯（0.2%~3%）是上述产品中效果最好的（相当于泡沫硬化剂中的 Aetoxisclerol）。整个注射过程中没有疼痛，但如果液体外渗会引起严重疼痛；如果不慎将其注射到血管外，则有组织坏死的风险，并有可能导致超敏反应。产品的注入量取决于其浓度。在"革命性泡沫硬化剂疗法"之前，一般注入浓度为 3% 的硬化剂来处理 LSV 和 SSV，且很少超过 3 mL。若浓度低于 1% 或 0.2% 以下，可以在双腿中注入 10 mL。
- 液态的聚二十二烷醇（0.25%~3%）硬化能力较低，但泡沫化后可以用于治疗 0.8 cm 直径的静脉，如果没有渗出，注射过程中不会产生疼痛。它会引起血管的快速痉挛。因此需要操作者以熟练的技能一次完成整条血管的注入。此法用于治疗小静脉和毛细血管扩张或蜘蛛状静脉时会产生疼痛，有两种方法可以减缓疼痛：从几个点分别注入较少量的产品以分散疼痛；或者加入 0.1 mL 的利多卡因，以抑制疼痛并阻止痉挛。相同浓度的此种试剂致组织坏死的风险与十四烷基相当，并且偶发过敏反应。
- 铬酸甘油：该产品的硬化能力低，不能用于治疗直径大的静脉曲张。与等渗盐水或无菌水对半稀释注入血管会引起血管痉挛；如果注射剂从血管中漏出，则会灼伤组织。为了消除这种操作中的不适感，必须在 9 mL 的稀释溶液中加入 1% 1 mL 的利多卡因。有病例报道患者注射后会产生血尿，仅报道了几例注射后组织坏死，此试剂也可能会导致过敏反应，尤其是患者身上有镀铬物质的情况下。

并发症和副作用

并发症分为主要和次要两大类。

以下主要并发症很少见。

- 血栓栓塞：既往有深静脉血栓形成、浅静脉血栓形成和血液高凝状态（如 AT III、ProtC、ProtS、RPCA、FV 和 FII 突变）的患者，以及具有抗心磷脂抗体、狼疮、高半胱氨酸血症和其他凝血障碍、患有癌症、喜欢久坐和肥胖症的患者容易发生此类并发症。在这些情况下，允许进行低浓度的硬化剂疗法，随后进行 LMWH，并且术后穿弹力袜超过 1 周，或长时间卧床休息或制动。
- 不慎注入动脉：一般会出现皮肤或肌肉坏死，严重时导致截肢。尤其要注意在隐股静脉交界处和隐足静脉交界处注射时，必须采用超声引导；特别是在

瘦弱的患者中，双腿内侧大隐静脉的注射点与股浅血管距离很近，而在隐足交界处有腓肠肌动脉（损伤后有肌肉坏死风险）和皮下动脉（损伤后有皮肤坏死风险）。通过回声引导在据腘窝的安全距离处进行注射，可以避免硬化剂注入动脉（FS），因为超声可以发现穿支附近的小动脉。

• 有报道称因硫酸十四烷基酯过敏而导致心力衰竭的报道。必须记住一般情况下过敏的首发症状是皮疹或呼吸困难，而不是患者的本体感觉。一旦发生过敏，今后就不能再使用该产品。

与操作相关的轻微副作用

（1）**色素沉着**：这是硬化剂注射最常见的副作用（在 1 000 病例中发生率约为 3.5%），也可能发生于手术后（特别是在静脉反流治疗不完全的情况下进行静脉摘除术）。原因是由于静脉曲张非常表浅或者静脉突出后导致的微血栓形成，从而引起操作后血管上出现褐色斑点，形成色素沉着。

可以针对性的减轻色素沉着。要点如下：

有时操作者根据自己的偏好来选择硬化剂。产品浓度过高是斑点形成的原因之一，必须根据双下肢的注射水平来调整产品浓度，同时从腹股沟到脚踝的浓度要逐渐降低。即使大静脉没有反流，膝盖和小腿的中部（大隐静脉区域）和小腿的后部（小隐静脉区域）也始终是色素沉着的好发区域。为了尽可能压迫穿支及微小属支，建议在敷料上增加 48 小时的局部压迫。色素沉着可能是暂时性的（由于激素或神经营养的影响），也可能是永久性的。可以通过用手指局部压迫后迅速变色来发现色素沉着区域。形成色素沉着的原因包括：产品浓度过高、微血凝块形成等。

硬化剂的浓度还要根据患者的皮肤 Fitzpatrick 分型进行调整。Ⅰ型和Ⅱ型发生色素沉着的风险不高，但是Ⅲ型（尤其是Ⅳ型）必须以较低的浓度注射。

对于出现"网状肌动症"的患者，尤其是大腿内侧、膝盖和小腿的微血管网络必须加以考虑。这些患者有特殊的色素沉着风险。在这种情况下，我们必须降低注射的浓度和体积。

对不同的静脉曲张类型选择不同的注射方法。如果是系统性的静脉曲张，这些静脉的扩张会增加其血流量。此时，对于较大的静脉，必须选择较高浓度的硬化剂，而对于较小静脉则必须减少注射量。

有时，一些非系统性的毛细血管扩张呈紫色或红色，看上去像石楠花。这种情况下硬化在同一区域内注射范围不能超过 1 cm² 或 2 cm²，并且术后要使用局部压迫。

色素沉着的治疗：色素沉着是由于皮肤深处含铁血黄素沉积导致黑色素生成增加。它可能在几个月内自愈，也可能会永久性存在。有很多办法可以减轻色素沉着，但是效果差强人意。

必须用穿刺针或 18 号针头将血管内微血凝块抽空，然后用盐水和利多卡因溶液冲洗血管（主要是冲洗血凝块、血管壁和脂肪组织）。

如果血管内没有血块，只有血管壁有斑点，我们可以使用 Kligman 经典疗法和视黄酸进行治疗。

• 去除表皮：在滚筒上包上用利多卡因溶液（2%）浸湿的 280/800 mm 无菌湿砂纸卷，用来打磨表皮至红白相间的真皮层，然后用凡士林纱步覆盖。在最后的漫长愈合过程中需要小心护理才能获得好的效果。也可以通过外科手术去除表皮（L.Tretbar），此方法虽然效果好但是术后表皮恢复时间长，而且有时会留下瘢痕（色素沉着或色素脱失）。

• TCA 换肤（E Bernier）：TCA 换肤是一种化学换肤术。根据经验，在术前 3 周用视黄酸和皮质类固醇处理皮肤后，操作时在皮肤上涂抹 30%TCA，当要处理的区域结霜时，死皮去除，疗程为 3 周。此方法有时会导致色素脱失或色素不均的情况。

在治疗前使用调 Q 开关绿宝石激光器和 QS Nd:YAG 激光器，将 EMLA 贴片贴在每个要去除的斑点上。必要时可以使用 Mno4K 或 lode 来增强效果。如果操作后色素沉着未完全去除，后续还可以进行表皮打磨。此疗法一般需要 2~3 个疗程。

• 皮内注射少量去铁胺（铁螯合剂）对治疗褐色斑点有意想不到的效果。注射前必须使用利多卡因进行局部麻醉。在我们的治疗过程中，在接近 30 名患者中出现了 2 例过敏（皮肤瘙痒）。

值得注意的是，下肢皮肤与脸部不同。下肢静脉曲张的患者一方面由于血液淤积会引起含铁血黄素的外渗而刺激黑色素生成，另一方面其网状内皮的局部净化能力也较低。即使没有静脉曲张反流，脚色素沉着的恢复时间也比大腿色素沉着更长。腿上的色素沉着程度越低，就越难治疗。

（2）**血肿引起的色素沉着**：即使血肿清除后，色素沉着仍然存在。

患有毛细血管无力而导致凝血功能障碍的患者有时会服用皮质类固醇和非甾体抗炎药（如波立维、阿司匹林和双香豆素）。对此类患者需要两个人同时操作，一个人注射药物，而助手要立即对已注射血管进行局部压迫（使用牙科辊和医用胶带）。此类患者行网状静脉治疗更易导致皮下血肿，最常发生于大腿外侧部，此时皮肤呈透明样改变，造成这种情况的主要原因是不恰当的操作增加了网状静脉的血管压力，从而导致其破裂（通过浅静脉穿支或浅静脉流向深静脉网络）。一旦发生皮下血肿，只能闭合网状静脉。治疗后残留的反流点（交通支、穿支静脉）也可以诱发皮下血肿，为了避免这种情况的发生，建议在治疗前对血管行双工超声扫描。还可以通过硬化剂疗法来处理残余的反流点。此种色素沉着很容易消退，在此之前要避免日晒。

（3）**皮肤坏死**：皮肤坏死的特征是皮肤发黑（图27.5），发黑区域可能位于注射区域或更高水平（距注射部位 >10 cm）。

在皮肤坏死的早期阶段，组织细胞会发生非常剧烈且痛苦的炎症反应。通常情况下，可以通过硬化剂错误注入血管外来解释皮肤坏死的原因（操作失误），然而情况并非总是如此（非操作失误）。

何时这种风险最高？ 即使注射无误，一些蜘蛛状静脉也会坏死（例如，它们非常表浅可能会反复出血、静脉壁高度无力，位于下部腿、脚踝等血流压力高区域或存在大量未知的反流）。对于这些蜘蛛状静脉的治疗，可以用高度稀释的硬化剂，并且在注射过程中尽量降低血流压力，且术后必须用弹性黏性绷带压迫治疗部位。

有时会涉及一些微循环问题：患有网状青斑和肢端青紫病的患者更易在注射过程中或注射后几秒钟内发生血管痉挛。首先，注射区域会变白（通常超过5~8 cm），然后当血管回缩后会变成紫色区域，1周

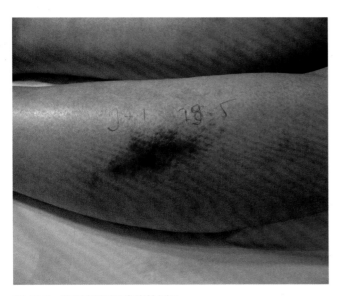

图 27.5 注射部位距膝盖外侧 7 cm。

内形成黑色坏死区。对于患有此类疾病的患者，最好不要使用会引起痉挛的硬化剂（聚多卡醇[+++]和硫酸十四烷基酯[++]），如果一定要用，也要使用小剂量，否则可能会导致大面积（最大 3~4 cm^2）的皮肤变白。目前没有针对该现象的明确的病理生理学解释，但是网状青斑和肢端青紫病的病理生理学已经通过毛细血管镜阐明了（主要是血管痉挛和动静脉分流支张开）。

虽然有些产品更易引起皮肤坏死，但是，任何一种产品血管外注射都可能导致这种并发症，并且注射范围在 3~4 cm^2 的规定并不是绝对的，因为注射过程中的电阻率或多或少会影响可见区域的同质性。注射时最好注意蜘蛛状静脉周围区域同质性和注射区域变白（此时必须停止注射）。注射过程中的疼痛通常预后不良，因为蜘蛛状静脉内注射聚多卡醇时一般会产生疼痛，但注射大量十四烷基硫酸盐时恰好相反，有时甚至没有疼痛，由此说明疼痛并非必定存在于注射过程中。

皮肤坏死的治疗：这种并发症很难处理，也很难治愈，因为有时很难向患者解释。处理的要点是要持续监测患者的皮肤状态，直到完全康复为止，同时要向患者解释愈合后可能会有瘢痕且外观难看。该并发症的治疗有两个目标：①治愈溃疡；②消除瘢痕。

坏死组织的清创：用高度稀释麻醉剂如不含肾上腺素的利多卡因行局部麻醉后，用刀片去除坏死组织。清创后无菌敷料覆盖，然后用自黏绷带包扎压迫。愈合后该区域呈现为白色或粉红色的萎缩区域，周围是棕色环。

首先要去除萎缩区。如果发红或过深，可以用纯脂肪（不添加血细胞）进行来遮盖。之后用上一节所述的经典方法来处理周围的褐色色素沉着区域。在红色萎缩区上局部应用皮质激素是不安全的。在某些紧急情况下，也可以使用"Z"形瘢痕切除术或完全通过脂质填充以彻底去除瘢痕[17]。

（4）**毛细血管丛生**："丛生"一词最初是由美国医生提出的，用于描述非系统化的毛细血管扩张，其颜色为蓝紫色和红色。这是通过外科或非外科手术去除扩张的血管主干、支流、网状静脉，甚至是毛细血管（例如，静脉内激光、VNUS、硬化剂疗法）。了解毛细血管丛生的病理生理学有助于降低其发生的风险。本节仅介绍在小血管硬化疗法和毛细血管硬化治疗后发生的毛细血管丛生。

危险因素：常见的危险因素包括血液淤滞、静脉网络高压、毛细静脉壁薄弱[17]，以及由既往治疗引起的血管炎症。最初并没有明显的毛细血管增生，随着

内皮因子和促红细胞生长因子的分泌刺激血管再生，最终导致毛细血管丛生。

静脉高压引起血管丛生的机制：所有的静脉隐性反流、未处理的穿支或隐藏的静脉网都有可能导致血管丛生。因此在使用硬化剂疗法前，必须评估操作血管与浅静脉网络的所有交通支（图27.4）和可能存在的静脉网，因为节段性静脉功能不全会在其受累支流上引起局部静脉血压变化，此时实施硬化疗法或血管结扎不当会导致血管破裂。

有两种情况更易引起毛细血管丛生：一种是重要的网状静脉网络和未治疗的受累血管之间的短暂反流。

网状静脉网位于皮肤和真皮组织之间，它的设计看起来像网的缝线。它通过以下三种方式回流：直接回流入深静脉系统，回流至隐静脉以及回流入浅静脉的支流。有几篇文章证实了网状静脉网络在毛细血管丛生中的作用，但是，很难明确网状静脉的血管走行。当该网络发生静脉反流时会引起新的流量分布，导致周围小范围内的血管扩张。有两个可能引起毛细血管丛生的因素：网状静脉网络中的多个硬化剂渗漏点和静脉主干的不适当硬化。正因为此，对于蜘蛛状静脉网状静脉网络的治疗一直存在争议。尽管存在毛细血管丛生风险，但硬化剂疗法是治疗毛细血管扩张较好且效果持久的唯一技术。

对隐静脉区域（膝盖和小腿中部的大隐静脉，大腿外侧和大腿中部的小隐性静脉）的蜘蛛静脉行硬化剂注射后容易出现毛细血管丛生。大隐静脉主干可能存在短暂性反流[18]，就算双工超声扫描也发现不了。在长期维持站立姿势、长时间运动、怀孕期间以及在其他情况下导致静脉扩张，容易出现短暂性反流。对此类患者需行多次双工超声扫描，以发现这些短暂性反流。若发现节段性反流，是否需要因为很小的美学缺陷而破坏隐静脉？答案取决于患者的意愿。

另外，在某些情况下，由于引入了多个蜘蛛状静脉血流后网状静脉网络血管压力增加，此时一般的静脉切除术可能效果较差，坚持硬化剂疗法是唯一的解决方案。

发生血肿的患者也有毛细血管丛生的风险，原因已在上一节中提到。硬化性注射后发生血肿时，静脉压高而且存在未知反流点，这种情况可能导致蜘蛛状静脉破裂出血。这对于毛细血管收缩无力的患者反而有益，因为此时蜘蛛静脉的区域血肿就转变为了创伤后血肿，这会刺激血管内皮释放生长因子，引起新的血管生成。如果在手术后明显发现血肿，则属于手术的局部并发症，这种情况下局部炎症会引起血管消融。

毛细血管丛生的处理：操作前使用13~20 mHz的射频探头通过双工扫描进行局部评估，以找到所有的反流血管，它们一般是相通的。如果找不到，必须用先前提出的基于两种模式的处理方法替换这些区域。只有处理了所有的网状血管，毛细血管丛生才有可能被治愈。经典的治疗方式是先从蓝色血管开始，然后是紫色，最后是红色。目前广泛使用的是Nd:YAG激光，可以针对性处理很小的毛细血管扩张。但是，如果存在反流血管或高静脉压（产生新的毛细血管、破裂、色素沉着），疗效可能会很差。

在治疗并发症时，我们需要首先找出造成这种并发症的所有原因，然后确定适当的解决方案。因此，需要不断学习皮肤病学、美容医学和手术的有关知识。

当类似的治疗方法产生同样的不良结局时，肯定是因为我们忽视了某些情况，因此操作前必须由医生进行全面评估，比如可以用双工血管彩超作为辅助工具。

参考文献

[1] Garde C. Comment gérer la maladie veineuse? Montrouge, France: John Libbey Eurotext, 1996.
[2] Min RJ, Khilnani NM. Endovenous laser ablation of varicose veins. *J Vasc Surg* 2005; 46:395–405.
[3] Panier F, Rabe E, Maurins U. First results with a 1470 nm diode laser for endovenous ablation in incompetent saphenous vein. *Phlebology* 2009 February; 24(1):26–31.
[4] Jung IM, Min SI, Heo SC et al. Combined endovenous laser treatment and ambulatory phlebectomy for the treatment of saphenous vein incompetence. *Phlebology* 2008; 23(4):172–178.
[5] Elmore FA, Lackey D. Effectiveness of endovenous laser treatment in eliminating superficial venous reflux. *Phlebology* 2008; 23(1):21–32.
[6] Garde C. l'anesthésie tumescente en chirurgie veineuse superficielle. *Phlébologie Mars* 2014; 1:64–71.
[7] Elmore FA, Lackey D. Endovenous laser treatment of truncal reflux can be 100% successful when sufficient energy is utilized. *Phlebology* 2008; 23 Suppl 1:4.
[8] Testroote MJG, Wittens CHA. Prevention of venous thromboembolism in patients undergoing surgical treatment of varicose veins. *Phlebology* 2013; 28 (Suppl 1):86–91.
[9] Fassiadis N, Kianifard B, Holdstock JM et al. A novel endoluminal technique for varicose vein management: The VNUS closure. *Phlebology* 2002; 16:145–148.

[10] Das SK, Sahoo N, Shanaz M. Experience with radiofrequency closure of varicose veins (VNUS). *Phlebology* 2005; 20(2):82–86.

[11] Breu FX, Guggenbichler S, Wollman JC. *Second European Consensus Meeting on Foam Sclerotherapy 2006*, Vasa Tegensee, Germany, 2008, pp. S/713–S/729.

[12] Rathbun S, Norris A, Morrison N et al. Performance of endovenous foam sclerotherapy in the USA. *Phlebology* 2012; 27:59–66.

[13] Coleridge-Smith P. Sclerotherapy and foam sclerotherapy for varicose veins. *Phlebology* 2009 December; 24(6):260–270.

[14] Guex JJ. Complications and side effects of foam sclerotherapy. *Phlebology* 2009; 24(6):270–275.

[15] Garde C. Physiopathologie de la maladie veineuse. *Angiologie* 2008; 60(5):29–37.

[16] Goldman MP. Complications and sequelae of sclerotherapy. In: Goldman MP, Weiss RA, Bergman JJ, eds. *Varicose Veins and Telangiectasias: Diagnosis and Treatment*. St. Louis, MO: Quality Medical Publications, 1999.

[17] Albanese AR, Albanese AM, Albanese EF. Lateral subdermic varicose vein system of the legs: Its surgical treatment by the chiseling tube method. *Vasc Surg* 1969; 3:81–89.

[18] Garde C. Signification d'une veine sentinelle dans le tiers supero interne de la face interne de la jambe étude sur 100 cas. *Phlébologie* 2002; 4:32–38.

28
静脉摘除术

Albert-Adrien Ramelet

静脉摘除术（AP）是一种安全可靠的手术，它可以去除功能不全的曲张静脉、穿支静脉和网状静脉，甚至包括扩张的毛细血管。静脉切除术也可用于治疗曲张静脉炎和浅静脉炎或其他部位的静脉扩张，例如眶周、口腔或额叶静脉网，以及腹部、手臂或手背静脉等。

发展历史

静脉切除术历史悠久，最早由 Cornelius Celsus（约公元前 25 年—公元 50 年）创立了这种手术方式，后来 Plutarch（46—125 年）进行了完善[1-3]。

外科先驱 Serefeddin Sabuncuoglu 重新定义了静脉摘除术，他于公元 1465 年在用土耳其语撰写的书——*Cerrahiyyetu'l Haniyye* 中提及了这种手术方式[4]。

瑞士皮肤科医生 Robert Muller（1919—2012）重新对此术式进行了解释说明，并逐渐应用于全世界[1, 5-8]。

科学基础

近年来我们对慢性静脉疾病（CVD）和静脉曲张的理解逐步加深，但仍不完善。两者都涉及宏观及微观血液循环，比如静脉回流和静脉高压及其导致的静脉壁和瓣膜炎性损伤。慢性静脉疾病可能是无症状的，也可能伴有所谓的静脉症状，如疼痛、肿胀、静脉收缩无力、血管痉挛、瘙痒、感觉异常，甚至还有不宁腿综合征和夜间抽筋。CVD 并不仅仅是皮肤美容学的问题，也是医学上的问题[9]，因为它会降低患者的生活质量，并可能导致更严重后果——慢性静脉功能不全（CVI）：水肿、瘀滞性皮炎、色素沉着、青斑样血管炎、脂肪性皮肤硬化症和静脉溃疡。静脉曲张也是导致深静脉血栓的危险因素[10]。

CVD 的治疗目标是抑制正常和扩张血管交界处或节段性扩张的反流点，并去除受损的静脉。保守治疗包括血管加压和应用静脉活性药物（VAD），虽然可有效治疗相关的症状和并发症，但不能完全治愈或长期缓解 CVD。因此，摘除曲张静脉是治疗慢性静脉疾病的要点，可以用化学性方法（如硬化剂疗法、氰基丙烯酸酯胶），或物理方法（如静脉激光、射频或蒸汽）和外科手术（静脉和穿支的平整结扎，剥离和静脉摘除术）。若有使用指征，静脉摘除术是一种安全有效的去除静脉曲张的技术[5, 7]，其长期效果是优于硬化剂疗法的[11]。

手术指征

几乎所有患者（包括老年人）都可以用到 AP。对于 CVD 的大多数治疗都可以在门诊进行，但静脉摘除术可以结合其他外科手术（筋膜疗法）或化学消除术在手术室进行。

几乎所有类型的静脉曲张都可以用到 AP，以去除病变的大隐静脉（除了隐股静脉交界处和隐腘静脉交界处及隐筋膜内静脉）及其主要支流、穿孔以及扩张的毛细血管、网状静脉，甚至蓝色毛细血管扩张。AP 也可用于治疗精索静脉曲张和浅静脉炎或其他地方的静脉扩张如眶周、颞叶或额叶静脉网扩张以及腹部、手臂或手背的静脉扩张（表 28.1）。

AP 的目的是确保静脉曲张治疗的安全性，因为一旦操作后引起反流就需要再次治疗。因此，术前必须使用超声进行血管评估。

在某些情况下，可能只会进行一些辅助治疗以获得短期内的症状改善。例如对于年轻妊娠期女性无法行静脉消除时就需要别的方案来控制静脉曲张疼痛，或者对于老年患者，哪怕对单个症状性静脉曲张治疗也会引起皮肤改变（如湿疹、溃疡），则不适合广泛摘除受累静脉。

表 28.1　AP 的一般指征

- 隐静脉和隐侧支静脉曲张
- 腿外侧静脉曲张
- 网状静脉曲张
- 会阴静脉曲张
- 足背的静脉
- 血管穿支（有一定限制）
- 串珠样静脉曲张（小腿远端的壶腹样扩张，距表皮很近，容易出血）

隐静脉的孤立部分应行静脉摘除术，如果结点不足，则不进行。静脉摘除术中要谨慎处理穿支静脉，此方法用于大腿和小腿外侧的穿支效果优于应用于小腿内侧

其他的禁忌证如下：
- 毛细血管扩张症的刮除术后
- 美学方面的禁忌证：面部、睑板、手臂和手静脉

禁忌证

相对禁忌证：严重的动脉缺血，感染，对局部麻醉药过敏，长期卧床和血液高凝状态或免疫力低下。

心律失常和心脏病患者要谨慎使用局部麻醉。

妊娠期或围产期妇女不宜行 AP。

术前准备

每个患者术前都要进行仔细的访谈和检查，让患者处于仰卧位，然后用双工超声（DUS）扫描或者多普勒超声来评估受累静脉以制订最合适的治疗方案。血管透视可以用来检测曲张的网状静脉及相关的毛细血管扩张 [5, 12]。

在术前应告知患者手术的方式和风险，手术的主要步骤包括：备皮（术前脱去腿上的毛），标出静脉曲张路径，麻醉，手术和包扎。

流程

标记静脉曲张

让患者处于站立位，然后对其所有曲张静脉进行标记（用不掉色的笔）。再使用血管透视确定曲张静脉的位置（图 28.1a、b）。回波引导术有助于标记透视无法发现的曲张静脉网络（图 28.2）。如果超声引导使用的凝胶打湿来皮肤使得记号笔不易上色，可以用特殊铅笔来标记血管走行。消毒时要注意不要抹掉术前标记。

局部麻醉

按照肿胀麻醉方法（图 28.3），将盐酸利多卡因与肾上腺素用林格液（表 28.2）稀释后沿静脉走行旁注入，此技术的优势也在表 28.2 中展示 [5]。

可能会出现局麻的并发症，因此应在旁边备有复苏设备。

毛细血管扩张硬化疗法的术前准备和术后处理

为确保术后即刻的美学效果，可以利用肿胀麻醉引起的组织内高压进一步增加硬化疗法的疗效。这种

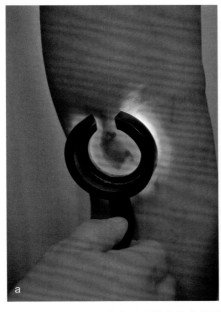
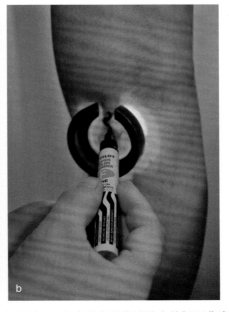

图 28.1　a. 血管透视（侧面照明）可以准确显示静脉曲张的浅表走行。b. 在麻醉和静脉摘除术前标记曲张的浅静脉。

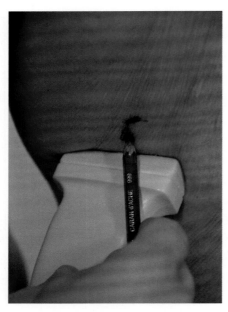

图 28.2　用超声引导术标记肉眼不可见的静脉曲张。在被超声凝胶湿润的皮肤上用特殊的铅笔进行初步标记。

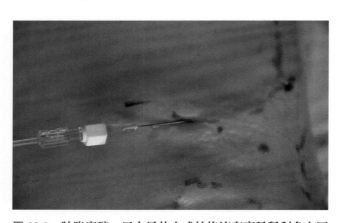

图 28.3　肿胀麻醉。用大量盐水或林格液高度稀释利多卡因和肾上腺素后，对目标血管周围进行皮下浸润麻醉引起组织肿胀。此图中通过电泵完成注入，保证过程的快速有效且减缓疼痛。

表 28.2　局部肿胀麻醉

• 利多卡因（1%）– 肾上腺素：50 mL
• 8.4% 碳酸氢钠：5 mL
• 生理盐水或林格液：500 mL

这种技术的优点：
• 几乎无痛的注射
• 即使有大量液体，毒性风险也较低
• 通过血管旁注射进行静脉水解剖
• 压迫充血的邻近组织以减少出血并预防血肿
• 在手术后的几小时内，当溶液通过切口滴落时，"冲洗"血液
• 延长镇痛作用

注：修改后的 Klein 公式。

START 技术（硬化疗法治疗网状静脉和毛细血管扩张中的肿胀麻醉技术）在难治性毛细血管扩张治疗方面尤其有效[13, 14]。对于难治性毛细血管扩张，我们一般使用聚多卡醇（0.25% 和 0.5% 的激素或泡沫状乙氧硬化醇），有时也使用铬酸甘油。

手术器械及设备

不同种类的静脉剥离钩是手术必不可少的。理想的静脉剥离钩应能通过微型切口，并且牢牢钩住静脉外膜（图 28.4）。两种尺寸的剥离钩足以完成所有类型的静脉剥离术：可以用较粗的抽剥钩剥离血管主干、支流和穿支；用较细的剥离网状静脉网络并刮除毛细血管扩张。

剥离钩的圆柱形握把允许其在手指间轻轻滚动，减少了操作过程中手腕的旋转次数并最大限度减轻了手腕和手的压力，同时钩杆应短：这样可以减轻工作强度以及血管强劲的牵引力[5, 15]。

较少用到的一些其他器械和设备：11 号手术刀片，18 号针，1~2 mm "punch" 打孔器，止血钳，无菌纱布，无菌手套，口罩和敷料（纱布或其他吸收垫要放在手术部位上，然后用弹性绷带包扎）。

手术过程

首先让患者保持仰卧，通过外科手术切除难以通过敷料止血的区域（腘窝、大腿、腹股沟、主要穿支），等待血凝块形成。

用手术刀尖端（图 28.5）或针头沿腿的长轴行皮肤切口，但膝盖和脚踝处的切口应垂直于该轴。对于较大的静脉曲张，可以用 1~2 mm 剥离钩切开（图 28.6），这样可以减轻瘢痕形成[16]。

将钩轻轻插入皮下游离静脉周围组织。然后，将钩子尖锐的边缘朝下再次插入，然后旋转钩子，目的是用倒刺钳住曲张静脉的外膜。此时左手握住止血钳（图 28.7），右手轻轻拉出静脉，左手用止血剂沿静脉反向推进以防止其过早撕裂，同时保持血管牵引力帮助术者确定下一个切口。

通过 2 个切口可以去除整段无功能的静脉曲张（图 28.8）而不需要静脉结扎或缝合皮肤，采用轻柔而有规律的牵引可以使穿支消失（图 28.9a 和 b）。利用静脉剥离钩行皮下刮除术也可能轻度破坏毛细血管扩张。最后通过压迫止血，切口无需缝合，可以用 Steri-Strips 胶带。

无菌敷料

手术结束时，用过氧化氢消毒患肢，然后用无菌

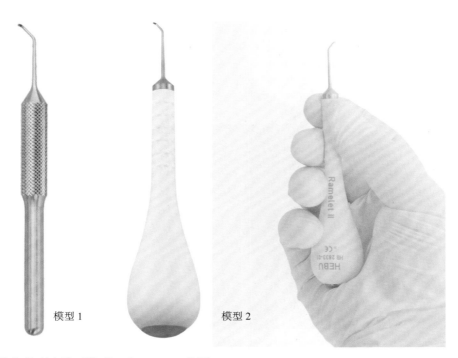

模型 1　　模型 2

图 28.4　Ramelet 的血管剥离钩（模型 1 由 Maillefer 制造 , Salzmann MEDICO, Rorschacher Strasse 304, CH-9016 St. Gallen, medico. order @ salzmann-group. ch; 模型 2 由 HEBUmedical GmbH 制造 , Badstrasse 8, D-78532 Tuttlingen, www. HEBUmedical. de; 经许可后转载）。

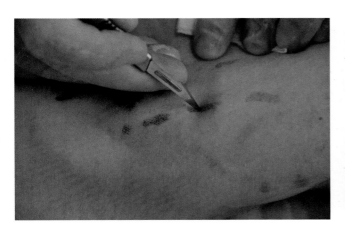

图 28.5　用手术刀尖端切开皮肤。

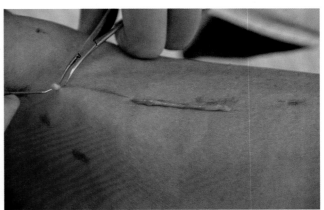

图 28.7　剥离钩可刺入静脉，止血钳已准备好抓住静脉。

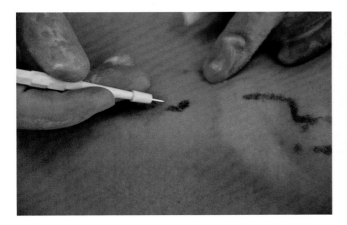

图 28.6　用 1 mm "punch" 打孔器切开皮肤。

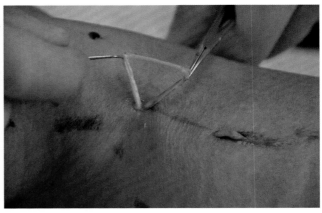

图 28.8　使静脉环外露并用左手握着止血钳夹住。

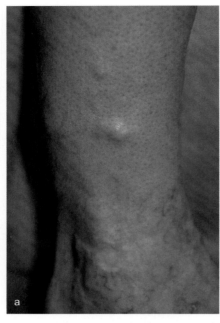
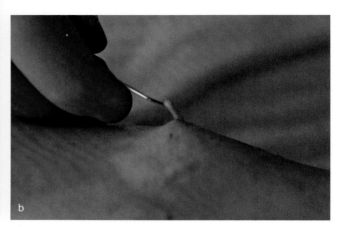

图 28.9　a. 腿外侧的穿支。b. 用 Ramelet 钩对穿支静脉行静脉摘除术。

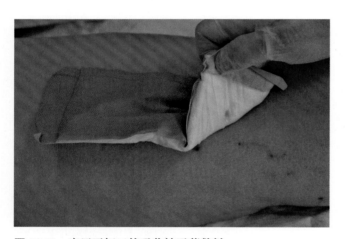

图 28.10　应用于切口的吸收性无菌敷料。

敷料覆盖切口，外面可以穿弹力袜（图 28.10）。可以在踝关节、踝后沟、腘窝处放置棉垫来缓冲压力。用绷带包扎时可从脚趾关节（即使只对大腿进行了手术）向上沿整个腿部进行加压包扎，这种包扎方法可防止术后出血、疼痛和并发症。如果包扎太紧，可能绷带会在夜间松动，需要在早晨起床之前更换。

术后护理

活动至关重要。患者必须经常走动，也可以工作，但是为了避免由于长时间的麻醉影响神经特别是腘窝神经，术后几小时内应避免驾驶汽车。

在行肿胀麻醉后，术后疼痛很少见。也可以给予轻度止痛药（扑热息痛）。在术中移动并在术后使用绷带加压包扎的患者不适合使用预防性抗凝。某些特殊情况下（如病态肥胖、血栓形成后综合征、血栓形成症）的患者可以考虑。

在 24 小时或 48 小时后需要更换敷料，然后用消毒液清洗伤口并使用抗感染喷剂。如果切口的尺寸很小，则可以去除敷料，但使用加压疗法（建议使用弹性绷带或压力袜）的使用的天数取决于术中所去除的血管大小、反流程度和经验性判断，一般是 3~21 天[17, 19]。术后 3 天允许伤口沾水。在瘢痕萎缩前应避免阳光直射。

疗效

好的术后效果不仅需要术者有丰富的手术经验，还要熟练掌握所有手术步骤，包括术前评估、标记和术中技巧（图 28.11~ 图 28.13）。在年轻和肤色较深的患者身上，可能会出现暂时性的瘢痕。

不良反应

血肿是任何外科手术的常见并发症。使用肿胀麻醉不仅可以大大降低血肿的发生率，还可以像绷带一样起到压迫效果。

AP 的并发症如下[5, 17, 20, 21]。

•皮肤异常：如水疱、暂时性色素沉着或过度色素沉着以及瘢痕（通常会随着时间延长而消失，但在术后几个月的年轻患者中很明显）。还有一些特殊的并

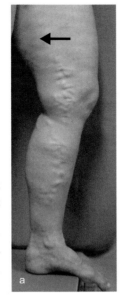
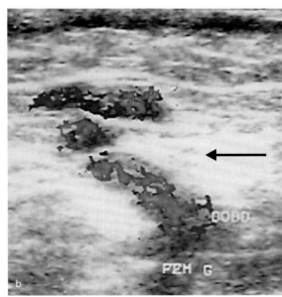
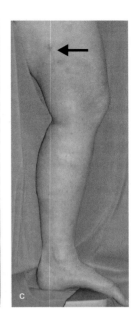

图 **28.11** a. 沿大隐静脉的浅支流的静脉曲张（剥离后复发）。b. 在切除整个静脉曲张之前，无法用电子显微镜充分显示穿支。c. 术后 6 周后的效果。

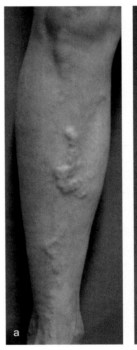
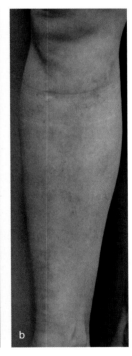

图 **28.12** a. 胫前静脉曲张（大隐静脉属支）。b. 静脉摘除术后 6 周的结果。

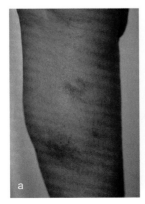
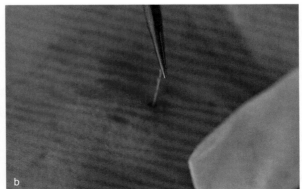
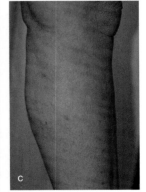

图 **28.13** a. 难治性毛细血管扩张，下方有穿刺孔。b. 穿支静脉摘除术。注意静脉是由于先前无效的硬化疗法导致纤维化。c. 术后 6 周后。

发症如伤口感染、瘢痕疙瘩形成、koebner 现象（银屑病、扁平苔藓和白癜风）和皮肤花纹。

• 血管问题：如术后出血或毛细血管丛生。使用静脉摘除术或硬化剂治疗静脉曲张后毛细血管扩张很常见，它可能会持续几个月甚至更久。二次硬化疗法或激光治疗可能有效。如果是由于少量未摘除彻底的曲张静脉导致的，还可以行二次静脉摘除术。虽然毛细血管扩张很常见，但是处理起来却很麻烦，因为它会影响外观。

浅表性血栓性静脉炎主要发生在术中未彻底切除的曲张静脉。可以使用 11 号刀片来切开静脉炎发生区域。上行的血栓性静脉炎可能与（或诱发）深静脉血栓形成（静脉摘除术罕见的并发症之一）相关，因此必须行回波描记术以排除深静脉受累。静脉炎的治疗包括静脉切开（见后续内容），局部和全身性使用非甾体抗炎药治疗 1 周，以及如果静脉炎延伸至深浅静脉交界处附近则进行抗凝治疗。极少数情况下会发生淋巴假性囊肿（特别是在足背和前胫骨上）[22]，淋巴渗漏和术后水肿（足背）。大血肿罕见，最近观察到了一例骨筋膜室综合征[23]。

• 神经系统：由于术中损伤或术后适应异常而造成的感觉神经暂时或永久性受损。麻醉状态下会观察到暂时性足下垂，但根据经验，使用肿胀麻醉可防止这种并发症[17, 18]。绷带松紧度不合适也可能会导致骨筋膜室综合征[24]。

• 全身不良反应：自从使用肿胀麻醉技术以来，极少出现由于局部麻醉或血管迷走神经反应引起的不适。对麻醉剂或保护剂过敏的情况极为罕见，但是手术必须备有复苏设备。

与任何治疗措施一样，必须告知患者可能的不良结果和潜在的并发症，尤其是当患者对外观要求较高时。

应避免的事项

大多数不良结果是可以避免的，因为它们一般是由于术者的失误引起的：

• 没有充分诊断所有的曲张静脉。术者必须意识漏诊所产生的并发症（尤其是潜在的静脉回流）。

• 手术技能不足。切口不当时会引起皮下组织和伤口边缘疼痛，并且增加感染和瘢痕的风险。

• 足背和胫骨前区域有淋巴损伤的风险。可以适当增大切口以免损伤淋巴结构。

• 术后压迫不当可能会引起疼痛、水肿和更严重

的并发症，例如组织坏死或骨筋膜室综合征。

毛细血管扩张症刮除的特殊并发证

毛细血管扩张症的治疗差强人意。治疗方法包括应用 AP 切入口静脉或对毛细血管行硬化治疗。然而，入口静脉很难被发现，可能需要通过血管透视（侧面照明）。用 1 号 Ramelet 钩可以对较大的毛细血管扩张行轻度的皮下刮除术以破坏毛细血管（图 28.14），并通过微小的切口将产生的碎组织清除。该技术尚未广泛使用，但经验丰富的血管外科医生可以难中取胜（图 28.15a、b）。

血栓性浅静脉炎

静脉摘除术还可以用于治疗部分血栓性浅表静脉炎。手术可以清楚血管内血凝块（图 28.16），并且可以通过同一切口摘除受累静脉段。术后患者的症状可以得到迅速缓解。

其他部位的静脉

AP 可以用于腿以外的其他解剖区域[25, 26]：

• 眶周、颞或额叶静脉网扩张。

• 胸部和腹部的静脉扩张（问题静脉不与深静脉直接相通）。

• 手臂静脉，手背静脉扩张（图 28.17a 和 b），或者阴茎静脉。然而，单纯出于美学原因摘除功能静脉仍然存在很大争议（图 28.18）。

静脉剥离钩的其他用途

Ramelet 钩也被用来取出药物输入系统如 Norplant，并且瘢痕极小[27]。

静脉活检也可以根据 AP 的步骤进行[28]，例如去除口唇的静脉湖[29]或多发性脂肪囊瘤和皮肤囊肿[25, 26, 30]。

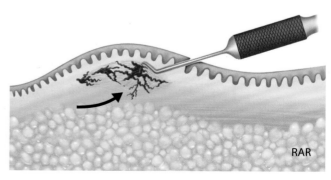

图 28.14　较大的毛细血管丛生可用 1 号 Ramelet 钩刮除。围手术期硬化疗法耐受性良好，可改善单次治疗的结果。

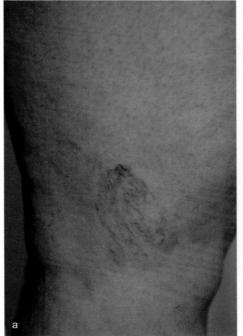
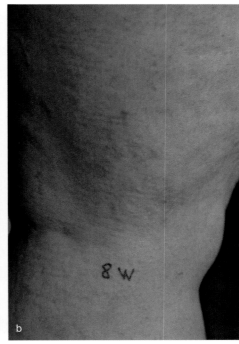

图 28.15　a. 毛细血管扩张。b. 刮除术和手术硬化治疗后 8 周（一个疗程）。

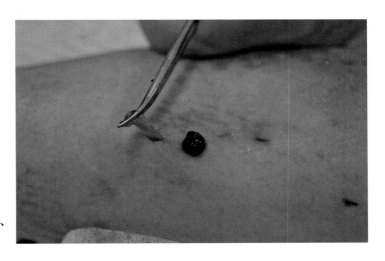

图 28.16　血栓性浅表静脉炎。局部麻醉、切开血管、清除血凝块和剥离静脉曲张。

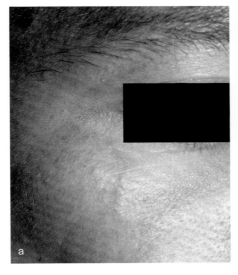
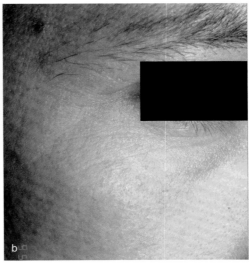

图 28.17　年轻人的眶静脉创伤后扩张。a. 术前。b. 术后 6 周。

总结

经验丰富的血管外科医生可以在排除或抑制潜在的静脉反流后，根据适应证恰当地使用静脉摘除术以获得持久的良好的疗效。

声明

作者在本文中没有利益冲突，他们没有通过 Ramelet 静脉摘除术获得任何利益或特权。

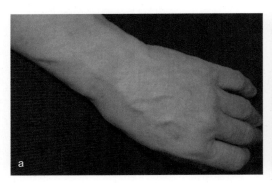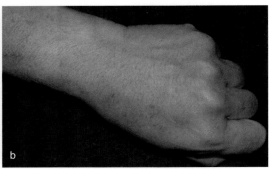

图 28.18　手背静脉扩张。a. 术前。b. 术后 6 周。

参考文献

[1] Muller R. Traitement des varices par la Phlébectomie ambulatoire. *Bull S Fr Un Phlébol* 1966; 19(4):277–279.

[2] Muller R. La Phlébectomie Ambulatoire. *Phlébologie* 1978; 31(3):273–278.

[3] Olivencia JA. Interview with Dr. Robert Muller. *Dermatol Surg* 1998; 24:1147–1150.

[4] Darcin OT, Andac MH. Surgery on varicose veins in the early Ottoman period performed by Serefeddin Sabuncuoglu. *Ann Vasc Surg* 2003; 17(4):468–472.

[5] Ramelet AA. Ambulatory phlebectomy. In: Alam M, Silapunt S, eds. Treatment of leg veins, 2nd ed. Philadelphia, PA: Elsevier, 2010.

[6] Ramelet AA. La phlébectomie selon Muller, description de la technique sous sa forme actuelle. *Phlébologie* 2004; 57:309–317.

[7] Muller R. Mise au point sur la phlébectomie ambulatoire selon Muller. *Phlébologie* 1996; 49(3):335–344.

[8] Ramelet AA, Perruchoud D-L. Phlebektomie nach Muller. *Phlebologie*. 2014; 43(6):326–333.

[9] Darvall KA, Bate GR, Adam DJ, Bradbury AW. Generic health-related quality of life is significantly worse in varicose vein patients with lower limb symptoms independent of CEAP clinical grade. *Eur J Vasc Endovasc Surg* 2012; 44(3):341–344.

[10] Muller-Buhl U, Leutgeb R, Engeser P, Achankeng E, Szecsenyi J, Laux G. Varicose veins are a risk factor for deep venous thrombosis in general practice patients. *Vasa* 2012; 41(5):360–365.

[11] de Roos KP, Nieman FH, Neumann HA. Ambulatory phlebectomy versus compression sclerotherapy: Results of a randomized controlled trial. *Dermatol Surg* 2003; 29(3):221–226.

[12] Ramelet A-A. Phlébologie esthétique. Varices tronculaires et réticulaires. *Cosmétologie et Dermatologie esthétique*. Paris, France: EMC (Elsevier Masson SAS), 2010.

[13] Ramelet AA. Sclerotherapy in tumescent anesthesia of reticular veins and telangiectasias. *Dermatol Surg* 2012; 38(5):748–751.

[14] Ramelet AA. La technique START (Sclerotherapy in Tumescent Anaesthesia of Reticular Veins and Telangiectasias). *Phlébologie* 2012; 65(2):13–17.

[15] Ramelet AA. Muller phlebectomy. A new phlebectomy hook. *J Dermatol Surg Oncol* 1991; 17(10):814–816.

[16] Gajraj H. Phlebectomy without surgical scars: A new technique. *Phlebology* 2011; 26(6):263.

[17] Ramelet AA, Monti M. *Phlebology, the Guide*. Paris, France: Elsevier, 1999.

[18] Otters EF, van Neer PA. Drop foot, a rare complication following Muller's phlebectomy. *Phlebology* 2012; 27(6):303–304.

[19] de Roos K, Bruins F, Neumann H. Compression therapy following ambulatory phlebectomy. A prospective study. *Phlebologie* 2008; 37:3–6.

[20] Ramelet AA. Complications of ambulatory phlebectomy. *Dermatol Surg* 1997; 23(10):947–954.

[21] Olivencia JA. Complications of ambulatory phlebectomy. Review of 1000 consecutive cases. *Dermatol Surg* 1997; 23(1):51–54.

[22] Elvy M. Post ambulatory phlebectomy: Chronic peripheral lymphocoele. *Phlebology* 2010; 25(3):158–160.

[23] Malskat WS, De Maeseneer MG. Extensive hematoma in the superficial posterior compartment with threatening compartment syndrome after ambulatory phlebectomy. *Dermatol Surg* 2012; 38(12):2035–2037.

[24] Hinderland MD, Ng A, Paden MH, Stone PA. Lateral leg compartment syndrome caused by ill-fitting compression stocking placed for deep vein thrombosis prophylaxis during surgery: A case report. *J Foot Ankle Surg* 2011; 50(5):616–619.

[25] Ramelet AA. Phlébectomie: indications en dehors des membres inférieurs. *Phlébologie* 2012; 65(3):9–14.

[26] Ramelet AA. Phlébologie esthétique: phlébectomie hors membres inférieurs. *Cosmétologie et Dermatologie esthétique*. Paris, France: EMC (Elsevier Masson SAS), 2011.

[27] Lam M, Tope WD. Surgical pearl: Phlebectomy hook Norplant extraction. *J Am Acad Dermatol* 1997; 37(5 Pt 1):778–779.

[28] De Roos KP, Neumann HA. Vein biopsy. A new indication for Muller's phlebectomy. *Dermatol Surg* 1995; 21(7):632–634.

[29] Fays-Bouchon N, Fays S. Un traitement simple, efficace et esthétique de l'angiome sénile: l'exérèse au crochet de phlébectomie de Muller. *Nouv Dermatol* 1997; 16:117–118.

[30] Lee SJ, Choe YS, Park BC, Lee WJ, Kim do W. The vein hook successfully used for eradication of steatocystoma multiplex. *Dermatol Surg* 2007; 33(1):82–84.

29
指甲外科

Eckart Haneke

指甲的美是由指甲的大小、形状、光泽、一致性和完整性来定义的，与成形良好的远端趾骨和全手相互映彰。许多指甲美的标准，如一致性、光泽或指甲和手指的美学平衡，并不能用外科手术来达到，因此很少进行纯粹的指甲美容手术，但手指尖端手术的一个最重要的原则是要按照一般美容手术的规则来进行。

解剖生理基本因素

指甲单位是指尖的一个整体部分[1, 2]。它与远端手指趾骨的其他成分功能上和解剖上都存有联系[3]；指甲的手术可视为远端指骨的手术，反之亦然。解剖结构上，指甲毗邻共同形成远端指间关节的背侧神经元的伸肌肌腱和外侧韧带，同时也毗邻关节本身，关节膜以及甲周连接组织（图 29.1）。指甲这个器官包括近端和两侧侧端的甲襞。近端甲襞是一片狭窄、覆盖大部分甲母质的组织，背面表层有正常表皮和外分泌汗腺，但不具有毛囊皮脂腺，同时游离边缘呈锐角，且末端附有甲小皮。它紧贴于下方的甲板，形成一个封闭的指甲袋，大部分甲小皮来源于近端甲襞的腹侧表面的角质层，与下方的甲板紧密相连并随着指甲的生长向远心端延伸（图 29.2）。因此，如在黄甲综合征中，指甲不再生长常伴随着甲小皮的缺失，同时伴随甲襞的游离边缘收拢。然而，当近端甲襞的游离边缘增厚时，角质层（甲小皮）也会出现缺失，例如慢性甲沟炎。根尖甲母质起于甲袋的深处或盲端（图 29.3），且延续到甲袋的底部，可形成甲板的最浅表层。这给了指甲光泽；因此，任何对于尖端甲母质的损害都会造成指甲粗糙无光。其余大部分甲母质分化形成甲板中层。对于角质化生理过程的干预会导致白甲病，指甲脆弱或指甲损伤。甲母质远端是甲床，与甲母质的牛奶白色不同，甲床看起来像与甲半月连接的粉色区域。甲床与甲板紧密相连，并形成了非常薄的一层角质层，使

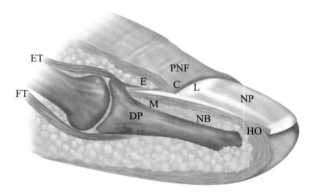

图 29.1 远端指骨矢状切面。C，甲小皮；DP，远端指骨；E，甲上皮；ET，伸肌腱；FT，屈肌腱；HO，甲下皮；L，甲半月；M，甲母质；NB，甲床；NP，甲板；PNF，近端甲襞（版权：E. Haneke）。

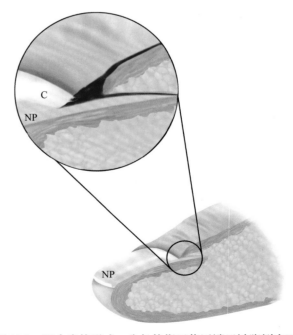

图 29.2 甲小皮的形成。生长的指甲将近端甲襞腹侧表面的附着角质层拉向远端，形成约 75% 的甲小皮。C，由甲上皮（近端指甲壁的腹侧）和近端甲襞背侧角质层形成的甲小皮；NP，甲板。

得甲板无需解开与甲床的附着便可滑动。甲床的最远端形成颗粒层，并称为甲峡（图29.4）。甲峡的远端即指甲与甲床的生理分界。它如甲小皮一样是密封指甲和甲床之间的虚拟空间的一个至关重要的结构，侧甲襞是升高的软组织凸起，使指甲向两侧稳定。母质和甲床具有丰富的神经支配，包含大量相对应的神经末端器官，因此指甲不仅是防御和保护最有用的工具，同时对指尖的感觉功能有帮助。甲板对移动两点的感觉鉴别在临床上与指腹完全一致[4]。血液供应来自于配

对的掌侧固有动脉与指背动脉，两条动脉在近端指间关节附近汇合，并形成三个动脉弓，继而发出在动脉弓之间垂直走行的动脉和手指端无数的小血管（图29.5）。骨间韧带起到保护远端动脉弓的作用，同时这个独特的结构也桥接第3指节骨的外侧髁与冠状甲粗隆的侧向延伸。而血管淋巴回流结构没有动脉系统复杂。

甲母质是形成指甲板角蛋白的唯一结构。指甲生长的速度大约是趾甲的3倍，其中惯用手中指的指甲生长速度最快，每月生长大约3~4 mm（图29.6）。大

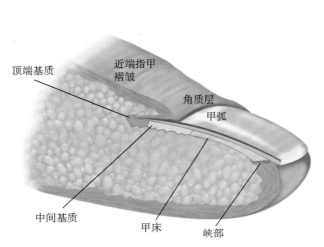

图29.3　甲母质与指甲各层均源于根尖甲母质。根尖基质生成甲板最表浅的一层。根尖甲母质的任何变化都可致指甲表面的改变；破坏最终会致翼状胬肉。

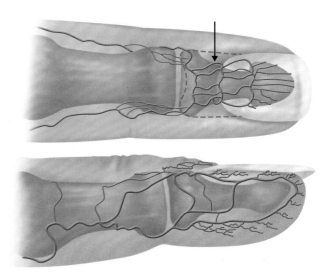

图29.5　甲单位的动脉血供。3个动脉弓廊持续供应动脉血。骨间韧带用箭头标出。

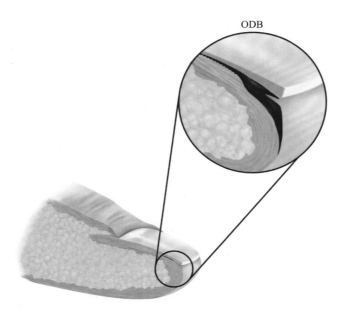

图29.4　甲下皮和甲峡部。甲下皮封闭了甲板最远端下的虚拟空间。它是由峡部（蓝色）和远端沟的表皮形成的。ODB，甲真皮带，在组织学上指甲峡部。

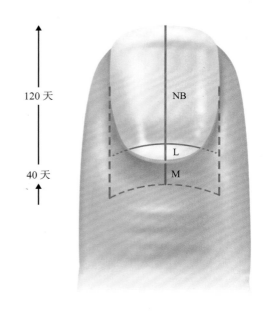

图29.6　指甲生长示意图。L，甲半月；M，甲母质；NB，甲床。

脚趾趾甲大约需要 18 个月才能生长完全。然而，将指甲撕脱之后，指甲生长速度较正常略加快。在温度较高的夏季，以及身体活动和某些药物，如唑类抗真菌药和一些维甲酸的作用下，指甲生长加快；在冬季，高海拔，人体活动不活跃以及在细胞毒性化疗等情况下，指甲生长较慢。

重点强调，正常的甲母质和指甲在甲床上的牢固附着是一个健康的指甲的先决条件。任何对于这个平衡的破坏都将造成一个缺损的指甲。

美甲手术

患者选择

正如前面提到的，只有小部分的不雅观的指甲情况可以通过手术来改善，因此，患者必须在手术前接受检查，包括全身检查，以检查全身和皮肤疾病。病情情况需讨论之后再制订实际可行的目标。医生需向患者说明大部分指甲手术需等到 1 年后才能评估最后的手术效果，而指甲手术需 2 年。手术无法改善指（趾）甲粗糙脆弱等情况。

患者准备

良好的血液供应是伤口愈合良好的先决条件；因此，患者必须在手术前 2 周开始和整个愈合过程中戒烟[5]。声称不能戒烟的患者不适合做指甲美容手术，就算要做，也要向患者明确说明伤口延迟和 / 或愈合不佳的风险。

无菌是伤口愈合的另一个先决条件。患者被告知术前需在晚上和早晨均用肥皂如一位外科医生洗刷手或脚。在局部麻醉注射之前和之后都需进行彻底的消毒。在手术中，用 3% 的过氧化氢清洗术野，既能去除血液，又能起到强力消毒剂的作用。

甲单位的消毒

对于指甲手术来说，完全麻醉是必需的。麻醉剂需及早给予，当患者仍然感到疼痛时，外科医生不应开始手术。然而，一些深度的感觉仍然存在，因此患者就会意识到"指甲被做了什么"。局麻药类型取决于个人习惯。然而，从 15 年前起我们使用罗哌卡因都十分成功，因为它起效迅速，且持续时间长达 8~12 小时。手术几乎都是用止血带进行的，不需要肾上腺素，尽管它可以稀释 1:20 万的浓度用于正常外周血液循环的人。罗哌卡因的替代剂有利多卡因、美哌卡因、丙胺卡因、阿替卡因，或任何其他局麻醉剂。常用浓度为 1%~2%，若使用浓度较高，麻醉持续时间也对应延长。同样，剂量增加，也会使效果增强。阻滞麻醉最常用，利用了手指的特殊神经支配（图 29.7）。对于拇指、小指选用近端手指阻滞，而对于示指、中指和

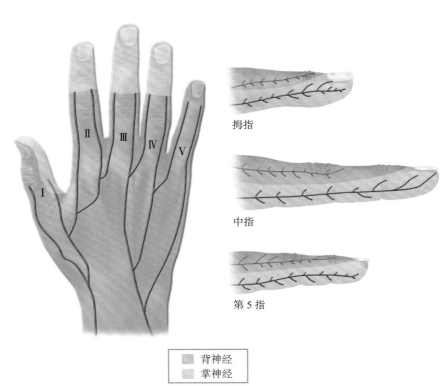

拇指

中指

第 5 指

| | 背神经 |
| | 掌神经 |

图 29.7 指甲的神经支配。第 2~4 指的指甲由掌神经支配，这是经鞘阻滞的解剖基础（参见图 29.8c）。

无名指偏向选用经鞘阻滞[6]，其他作者更喜欢远端麻醉（图 29.8）[7]。如果需对相邻的手指进行手术，可以从掌骨或跖骨阻滞麻醉来麻醉相对的两侧。预先灭菌消毒。

止血带

指甲美容的手术常规需要一个尽量无血的术野。这可以用无菌的外科手套来实现。在麻醉和最后消毒后患者穿上手套，在手套各个的指尖上剪出一个小孔，然后把这个小孔拉过患者指尖下，把手套卷到底，可进行完美的抽血。一般来说，手指止血带应该在 20 分钟后松开，这是很容易做到的，只需把指套卷回超过手指的尖端。手套止血带的替代方法如 Penrose 引流或使用弹性带。

当止血带松开时，出血是正常的。脚趾手术后，最好让患者自行伸展至少半小时，以便能自发减少出血。

术后护理

在手术结束后，建议铺一层厚厚的填充敷料，既能吸收血液，又能吸收撞击。手术的肢端应保持敷料 24~48 小时。对于脚趾甲手术，应指示患者带一只大的开口鞋，并在回家路途中小心。术后给予止痛药。扑热息痛通常是满足需求的，但有些术后需要更强力的止痛药。

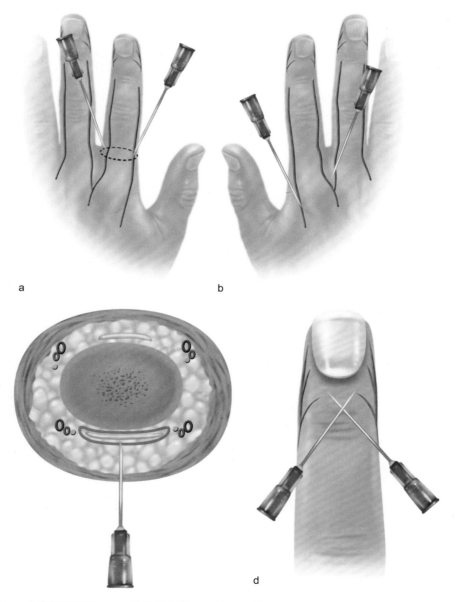

图 29.8　指甲手术麻醉。a. 近端远端阻滞。b. 经掌骨阻滞。c. 第 2~4 指甲的经鞘阻滞。麻醉药从腱鞘扩散到神经血管束。d. 远端麻醉，又称"翼状阻滞"。

手术步骤

球拍状甲

一种经典的指甲美容手术是缩小球拍状甲。其特点是指甲过短过宽，通常非常扁平，但可能会随着年龄的增长而过度弯曲，并引起不适，甚至严重疼痛。在指甲的两侧进行侧向纵向指甲活检（图 29.9）。切除的近端部分需轻微倾斜，以便将整个外侧基质角纳入外科标本中，而不需要切除甲母质。大多数球拍状甲的患者，侧面甲皱均是典型的扁平状，通过在背面组织缝合以抬升组织[8]。简单缝合在甲下皮处进行。

在局部麻醉减弱后，这种手术干预是相当痛苦的，必须进行充分的术后疼痛管理。

双甲

如果不是因为畸形常在 40 岁之后引起疼痛，小脚趾的双趾甲可被认为是一个可以忽略的微小异常[9]。病变通常被忽略，因为它只发生在异常宽的小趾甲或被误认为是（脚趾上的）鸡眼。然而，仔细检查可发现，患者或在内侧较宽的部分和较窄的外侧部分之间有一个缺口，或在普通的指甲下出现了第二个指甲。额外的指甲可能会缠住勾绕袜子，令人烦心；实际上关于"裂开的小脚趾甲"的讨论持续了 4 年多。当患者的脚张开时，小脚趾会向外旋转，大脚趾会向内旋转，这会导致小指甲几乎直立，就像患了痛苦的鸡眼。有时，女性患者也会抱怨脚指甲的不美观。病变是由不同的基因表达和外显子遗传决定的[10, 11]。放射性图像显示出一个与双甲对应的尖刺样骨疣增生。因此，这种情况可能不仅仅是裂开的，而是一个亚甲的六面体。

治疗方法是选择性切除附件甲。这可以通过节段性切除（图 29.10）、化学剥脱、射频剥脱或激光剥脱进行选择性甲母质移除[11]。

垂直植入指甲

偶尔，会出现一个几乎垂直生长的小脚趾甲。它是难看和令人不安的，同时还易勾住袜子。因为这个指甲通常是不会被人看见的，我们可以选择全甲消融[12, 13]。完全化学甲床切除术可作为一种替代。楔形切除在治疗远端甲皱上通常是无效的，因为骨头是向上的（图 29.11）。

梯形指甲

梯形指甲在远端非常宽，但其近端外侧部分被外侧甲皱所遮蔽，从指甲上方狭窄的近端甲皱延伸到游离边缘（图 29.12）。它们往往倾向于远端外侧生长，而且由于其宽度和短度显得不美观。这很容易通过以斜面切除甲皱近端外侧部分来治疗[13]。

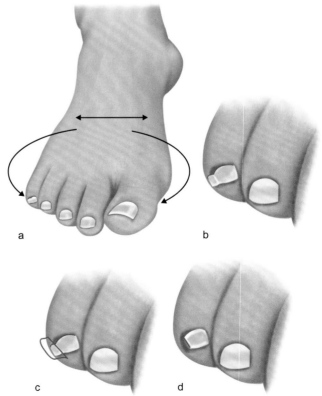

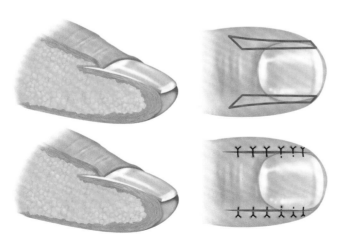

图 29.9 缩窄不成比例的球拍状甲的示意图。两次外侧纵向切除缩小指甲。

图 29.10 双小趾甲的手术（"分裂小趾甲"）。a. 由于小脚趾向外旋转，趾甲越来越垂直地站立，产生类似于鸡眼的疼痛。b. 特写显示裂开的指甲伴有一个额外的甲小皮弓。c. 切除标记的附件甲。d. 手术后（版权：E. Haneke）。

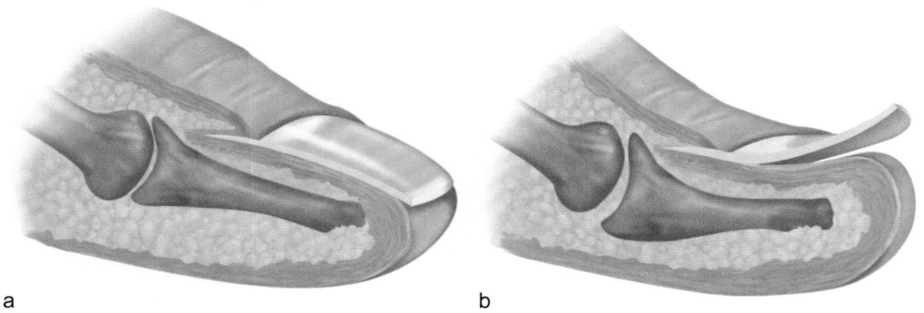

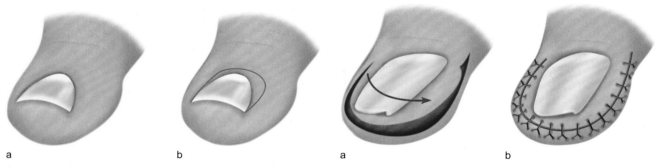

图 29.11 垂直植入趾甲的示意图。a. 正常趾甲。b. 由于第 3 节指骨向上，"垂直植入"趾甲指向向上。

图 29.12 梯形甲手术。a. 梯形指甲。b. 按划线切割（版权：E. Haneke）。

图 29.13 大趾甲先天性畸形。a. 划定切口。b. 手术结束。

先天性大脚趾甲对位不良

大多数儿科医生和许多皮肤科医生都不知道这种情况，尽管这种情况远非罕见。患儿要么生来就有一个大趾甲长轴的侧偏，要么在出生后的头 2 年内出现这种情况。指甲厚、变色，呈三角形，在内侧急剧弯曲，表面是牡蛎壳样，并且与甲床附着不紧密，易脱落。指甲似乎没有生长，大多数母亲都表示她们无须剪指甲。然而，当如此做时，指甲会破裂至弓状薄层。此过程并不疼痛，所以大部分儿童，特别是女孩，因其抱怨这些指甲不美观时才来寻求医疗帮助。但可惜的是，此时对于治疗已经太晚了。体格检查常提示大拇趾甲向外侧偏移，同时整个第 3 节趾骨的偏移。影像检查示拇趾外翻，第 1 跖骨内偏，近端及远端趾骨外偏。这两个指骨的近端骨芯不是对称的棱镜形，而是楔形的，且底部宽。此外，末梢趾骨的远端常表现为向上其实是假的远端甲襞，这是因为此处甲襞没有附着的甲板。当早期诊断时，可选用保守疗法来修正，如将整个大拇趾用胶带系紧。这样也可以改善趾甲的情况。然而，当尚未诊断时，脚部第一线的畸形会因生长修正，骨化和肌腱的牵拉会使趾甲情况恶化。

手术在 2 岁前进行是最有效的。最重要的预后因素是指甲与甲床之间的附着，这对于矫正指甲轴手术之后指甲与甲床的黏合度是决定性因素。

当指甲在手术过程中缩短时，通常会看到过曲的内侧指甲边缘压入脚趾背内面。甲床明显收缩到所谓消失的甲床的程度。当孩子行走和奔跑时，这个脚趾尖没有了甲板的反作用力，它的软组织逐渐向背侧偏移形成一个假的远端甲襞。甲床被视为一个小而深的压陷的区域，恰好在甲母质之前。此时患儿的骨头仍然是韧性的，侧面影像可示附着于远端背丛的软组织将骨尖拉起。

外科手术的目的是纠正甲板的错位长轴，并将指甲重新附着到甲床上，因为只有完整的基质加上一个功能齐全的甲床才能保证甲的正常形态。在距甲床水平大约 6~8 mm 下围绕第三节指骨切一个切口，再在相同的开始点和结束点切第二个切口，产生一个新月形的软组织楔子，内侧径比外侧径宽。将整个甲附件从骨节指骨小心解剖，注意不要穿透甲床。在外侧基质角的水平，必须将第三节指骨底部髁完全游离出来，这一步是比较困难的。只有这样，指甲附件才能旋转到正确的轴（图 29.13）。当骨头呈现出向背侧延伸偏向，需把骨头调至平整，从而使指甲单元正向缝合到指尖。针线需保留 15~20 天。尽管这对于脚趾是个大手术，但小孩子很少出现术后的过度疼痛。

在我们的经验中，手术成功多取决于甲床上皮的恢复能力和甲板在甲床上的附着力。为了支持这一点，用圆形胶带将指甲固定在甲床上，然后用纵向胶带从远端甲床上越过指体至第3节指骨和中足内侧缘加压包扎是必要的。然而，指甲并不是在所有情况下都能恢复的。近年来，我们在手术中将整个脚趾贴到跖骨中以预先矫正脚趾的位置，如图29.14所示。令我们惊讶的是，这在许多情况下改善了指甲的外观。

如果大脚趾甲的不对齐不能得到纠正，那么在幼儿期会出现类似钩甲的情况。除非彻底根除指甲，否则无法再次成功治疗。

裂甲畸形

裂甲在功能上和美观上都是令人尴尬的存在。在

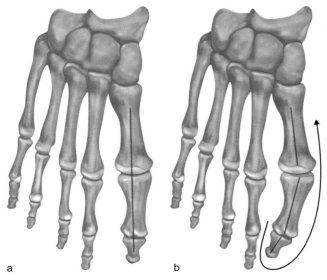

图29.14 大脚趾甲的先天性畸形常伴有前脚骨的改变和捆扎修整。蓝线：跖骨、近端和远端指骨的轴线。a. 正常。b. 先天性畸形。

大多数情况下，是由于外伤造成的瘢痕性翼状胬肉或扁平苔藓造成的。其原因是近端甲襞和甲母质-甲床下表面的伤口，使这些结构愈合阻碍了指甲口袋的形成。此区域内没有指甲形成。

推荐两种不同的技术：瘢痕切除和直接缝合（图29.15）适用于狭窄的裂痕或瘢痕；切除和基质移植适用于较宽的裂痕[14]。

为了识别翼状胬肉或瘢痕区域，在分裂两端轻轻地从上覆的近端甲襞中分离指甲出来。这被切除到骨头上，因为纵向活检在远端逐渐变窄。用弯头剪刀或手术刀在甲母质和甲床的两侧剪出一个大的伤口。有缺陷的甲板的两个边缘被纵向切割，以扩大指甲缺口。伤口边缘用6-0可吸收线按边对边精细缝合；推荐使用双针或三针缝合，这样在打结时可以提供更大的张力（参见第28章）。然后用4-0针线缝合裂隙宽的甲板，接着缝合甲母质和甲床。2~3周后拆线，愈合顺利。然而，这种方法的缺点是，在甲母质会残留一个纵向瘢痕，虽然较之前狭窄得多，但会导致甲板的轻微变薄。此外，无论是完整的甲板或是硅树脂薄片都需插入甲袋深处，以防其顶部与底部的粘连。

如果裂痕过宽以至于瘢痕切除后的伤口边缘不能很好地进行包扎，则考虑甲母质移植。水平切割翼状胬肉，切除多余的瘢痕组织。当瘢痕位于甲母质的一侧时，取一薄片基质上皮，约0.7 mm基质真皮，放置在切除的瘢痕部位，注意移植物的正确方向，并用6-0或7-0可吸收材料缝合。当剩余的完整甲母质的大小达不到作为移植物的要求，可选用大拇趾的甲母质。指甲被轻轻地剥离，与瘢痕缺损大小相对应的基质面积被表面切开，然后水平切除，并转移到缺损处

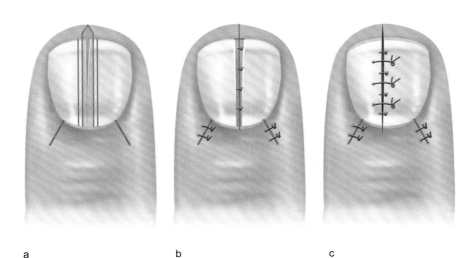

图29.15 刀疤切除术和缝合矫正裂隙甲。a. 扩宽指甲裂，剪掉纵向瘢痕。b. 用6-0针缝合基质甲床缺损。c. 甲板最后用4-0缝合材料缝合。

缝合。大脚趾甲在修建至接受者指甲大小后，可作为基质移植的夹板，并用针线固定于接受者手指，3周后移除。捐献者和接受者的指甲都可以大致恢复，不会出现指甲营养不良，但甲面的些许不规整是可能出现的。

内生甲

脚趾与指甲很少会出现内生甲，且常为外侧。对于学龄儿童、青少年和年轻人来说，内生甲是一种常见的疾病。几乎所有的患者都有明显的大脚趾甲弯曲，而且许多年轻人往往患有脚多汗症。相关治疗方法超过100种不同的方法，且有证据表明并不存在适用于所有病情的唯一方法[15]。

对于轻度和中度的病例，可以保守治疗，在指甲的内生长边缘下面塞入棉花（图29.16a），通过胶带拉外侧甲襞以远离内生边缘（图29.16b），用人造指甲加厚外侧指甲边缘，或者用形状记忆合金夹、超弹性钢丝或矫形器来撑平打开指甲。造沟是一种半保守的方法，因为需要局部麻醉和一些手术技巧才能将沟道沿着外侧指甲边缘移动到甲袋深处（图29.16c）。当这些处理方式都失败时，建议采取手术。

根据指甲或甲襞是否有缺损，建议使用不同的方法；每种方法都有其优点和缺点。当一个肥大的甲襞被认为是内生甲的罪魁祸首时，它就会被移除以保证甲母质不受损害。侧甲襞的切除范围可能仅限于发炎的区域，或从近端甲襞深处切除至指尖包括1/3的甲下皮。Vandendos术式的患者需要花费几周时间去痊愈，但据说从未出现复发的情况，且指甲不会缩窄。一项名为super-U的技术可将侧甲襞和整个甲下皮区域去除，同时可治疗远端甲襞（图29.18）。这些治疗方法多用于严重且长期的病情，但治愈率十分可观，且预后指甲十分美观。

当指甲长期内生长，外侧甲襞可能出现肥大硬化的情况。从脚趾的外侧进行棱形切除可能会减少这种难看的情况（图29.19）。

当指甲被认为病变时，就会把它缩窄[16]。许多技术都已用于内生甲的治疗，其中一些尽管从致病机制上理解是错的，但仍被广泛使用。楔形切除，尽管是内生甲的主要治疗手段，但极少被正确地实施，复发率达20%~60%（图29.20a）。除此之外，大脚趾也被损伤，且大脚趾甲再也无法正常生长。这在外观上极其不美观，尤其是对于年轻的女士。因此，楔形切除被认为是过时的。推荐的方法是选择性侧基质角祛除术[17]，可通过手术切除（图29.20b）、激光汽化、射频消融、液化苯酚化学治疗（图29.20c）或用10%氢氧化钠溶液完成。无论使用哪种方法，目标都是祛除侧基质角里所有可见的上皮细胞。我们推荐使用液化苯酚（88%），有3个原因：苯酚是一种非常有效的蛋白质凝血剂，能安全地破坏基质上皮；同时它也是极佳的抗感染药物，从而无需给予多余的抗生素治疗；并且预后十分美观，备受患者推崇。甲板的外侧内生带被纵向切除。运用止血带和一个很小的浸满了液化苯酚的脱脂棉在无血的甲母质上用力擦拭3次，每次1分钟。打开止血带，用薄纱和大量抗生素软膏敷上厚厚的敷料24~48小时。患者在此期间要一直保持脚抬高。患者在1~2天后清洗足部并洗掉血液的残留之后可移除敷料，再涂上软膏，上面再覆盖上胶带。每天用自来水清洗小伤口2次并更换敷料，以防止结痂和

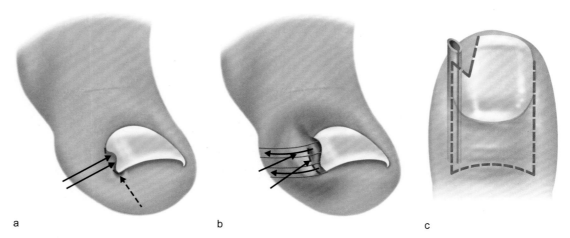

图29.16　内生甲治疗。a.用一缕棉花包裹。棉花被推到甲板的外侧—远端边缘，以防止指甲角陷入皮肤。b.用胶带使外侧甲襞远离病变指甲。用胶带将肿胀的外侧指甲褶皱拉离病变的指甲边缘。c.在外侧指甲沟置引流道以防其受外侧指甲边缘的感染。

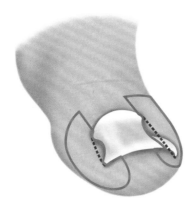

图 29.17 Vandenbos 术式——广泛切除外侧甲襞而不损伤甲母质。切除范围包括整个外侧甲襞与一部分近端甲襞和 1/4~1/3 的两侧甲下皮。

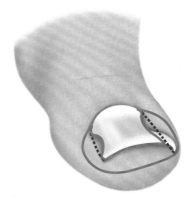

图 29.18 Super-U 技术治疗肥厚性甲襞。Super-U 技术去除外侧甲襞加上整个甲下皮。

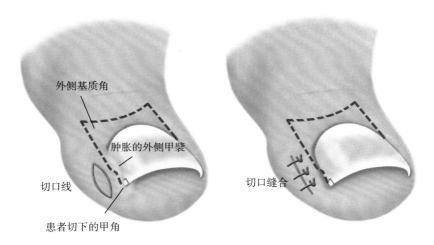

图 29.19 从脚趾的外侧面行纺锤形切除术，以治疗硬化增生的外侧甲襞。

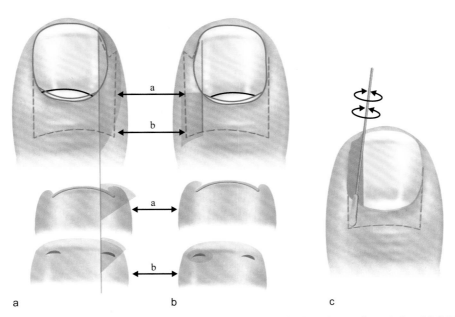

图 29.20 甲母质切除以治疗内生甲。a.最常进行的楔形切除：保留基质角的尖端于原位，易致甲刺或复发。这项技术是过时的，因其具有非常高的复发率和会发生非常频繁的脚趾损伤。b.选择性节段性基质角切除术，使外侧甲襞和脚趾形状完全完整。c.甲母质角用苯酚剥脱基质上皮。

清除化学伤口的残留。伤口愈合需要在 2~3 周内完成愈合，但身体功能 2 天后即可恢复。指甲会稍变窄，且因内生甲一般呈严重弯曲，这种程度的缩窄不易发觉。直立位置的外侧甲是缺失的，无法见到。此术式预后良好，未见软组织损伤或缺损，无脚趾损伤，无指甲偏移。

趾甲过度弯曲

趾甲过度弯曲，也叫趾甲钳、欧米伽趾甲、管状趾甲、喇叭趾甲、蹄状收缩等，是一种常见的疾病。不同类型的疾病必须加以区分：遗传性，足畸形，皮肤病，指甲过度弯曲。指甲过度弯曲主要是由于远端指间骨性关节炎伴 Heberden 结节。遗传类型是最常见的，并且在两个大脚趾的表现上一样，合并有第 3 节趾骨和甲板的侧偏。当小脚趾甲也出现病变时，它们的表现也是对称的，且都表现为内偏。影像展示出第 3 节趾骨的不对称性，内侧髁高于外侧髁，和朝向远端的钩状骨疣；这可能是骨间韧带在近端插入形成的。第 3 节趾骨的骨干位于骨骺正中线的外侧。指甲的近端很宽，且从甲母质向内卷入甲床，从而在远端加剧过度弯曲的程度，甚至可达 360° 甚至更甚。特别是当弯曲不是太极端时，外侧甲缘会压入甲沟导致疼痛。

甲床因甲游离缘被挤压而过于紧张。手术的目的是缓解疼痛并改善外观。在病情轻微的情况下，双侧选择性祛除基质角以缩窄趾甲也是十分有效的。

在严重的病情下，必须完成一个指甲床成形术，目的是使受挤压的甲床变得平整。在部分或全部趾甲撕脱术后，从远端甲母质到甲下皮切一个纵向正中切口。在切至甲下皮的结束端前，手术刀片可感觉到一个小的驼峰，即远端背侧丛的牵引骨赘。它需被完全移除。整个甲床被从下面的骨中解剖分离，直到它完全分离出来，然后可以被伸展展平。正中切口用 6-0 号可吸收线缝合，同时用反向连接缝合来保持外侧甲襞分离（图 29.21）。2.5~3 周后拆线。稍窄但弯曲程度较小的会重新长出。

后生甲

这个近期常被提起的病症表现为伴有疼痛的甲向后内生，常发生于大脚趾角，有时也发生于其他脚趾甲和手指甲[18]。临床上，指甲的近端甲襞肿胀、发红。指甲下面有轻微的压力，肉芽组织从甲襞下长出。指甲显著后生时，使其可通过行走和其他运动活动向后移动。这导致在基质的基底室和角化区的水平不完全破裂。一个新的指甲开始在旧的下面形成，在近

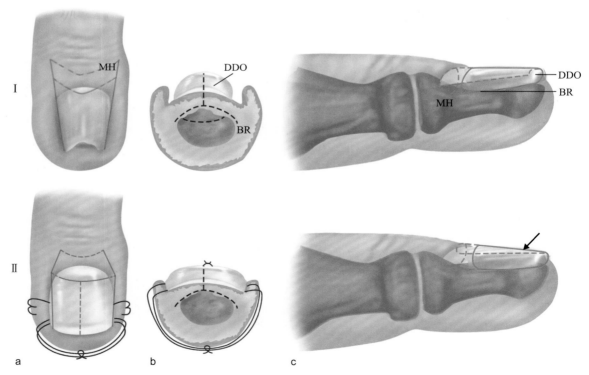

图 29.21　大趾甲的过度弯曲及其治疗。BR，骨切除水平；DDO，远端背侧牵引性骨赘；MH，基质角。基质角被切除以缩小指甲，指甲床被纵向切开，指甲床从下面的骨中被解剖分离，使其可伸展。它是通过反向连接缝合保持在适当的位置。a. 背面视角。b. 横截面。c. 纵截面。上排：手术前。下排：手术后。

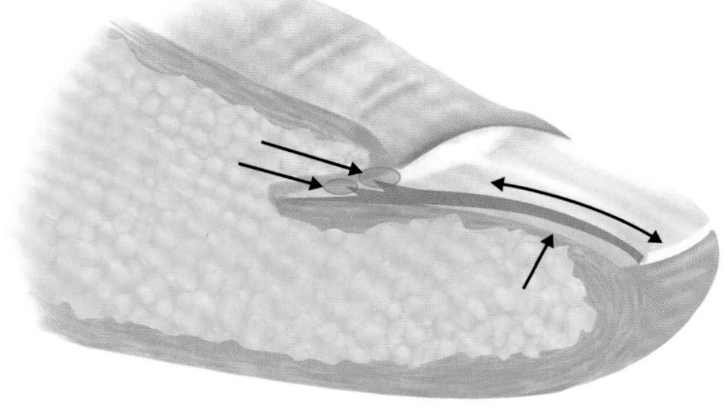

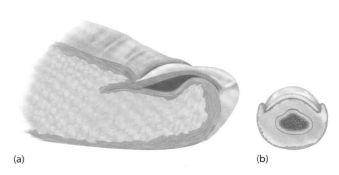

图 29.22 后生甲发病机制的示意图。

(a) (b)

图 29.23 美洲鲎甲畸形。a. 矢状面。b. 指甲的横截面。

端甲板上产生几层指甲。最上层指甲有一个非常坚硬和尖锐的近端边缘，且切入了近端甲襞的腹侧面（图29.22）。治疗方式是仔细撕脱近端甲。

一种慢性隐匿性后生甲被称为美洲鲎甲[20]。此类指甲通常明显地过弯，显著后生。有许多横向的甲脊平行于甲半月的边缘，使它看起来像美洲鲎的背部（图 29.23）。这种情况是由于不断的向后挤压，也称为"压力甲"。

普通疣

甲部的病毒疣主要集中在甲部周围，很少分布在甲部下方。甲下方疣可能会引起像鸡眼一样的疼痛。所有疣都是不美观的，患者会迅速寻求有效的治疗。然而，虽然普通的病毒疣对大多数治疗方法有抗药性这点已臭名昭著，但手术仍很少被推荐。我们强烈反对对甲疣进行侵入性手术，因为这通常会留下瘢痕，而这些瘢痕也可能是难看的。当对常见疣治疗无效时，使用高浓度水杨酸或 40% 尿素药剂积极进行角质层溶解以治疗角质层增生，接着每日再使用 5% 咪喹莫特闭合伤口。这种超出说明书的使用方法可能导致会严重的炎症，但这几乎总是表明该治疗有效。

激光治疗是另一种选择[21]。二氧化碳激光器可被用来治疗疣。这必须小心进行，以防止出现瘢痕。用钕缓慢加热疣：YAG[22] 和用脉冲染料激光干燥疣[23]是其他治疗方法。因为疣病毒 DNA 可以在疣周围高达 15 mm 范围内发现，复发是可能的，并建议密切随访。

甲纤维角化瘤

甲纤维角化瘤是指甲襞、甲母质或指甲床的蒜瓣样或香肠样肿瘤。根据甲附件内的确切定位，会看到

不同的指甲变化。当它们从根尖基质区域爆发时，它们长在指甲上并造成甲板上的纵向凹陷。起源于基质中部的肿瘤，产生了一个不完整的病变，从正常甲床进展为甲下纤维状角化瘤。多发性纤维角化瘤，也称为 Koenen 肿瘤，是一种结节性硬化的迹象。治疗单发性纤维瘤通常不困难。在香肠样肿瘤的延长部分中，需在底部周围切一个切口一直切到骨头（图 29.24）。再用尖端锋利的虹膜剪分离病变部位。这个伤口的愈合并不是第一要务。在大部分情况下，一个正常外观的指甲会再次长出来。在多发性 Koenen 肿瘤的情况下，肿瘤的切除水平需比周边上皮稍低。然而，这些患者来就诊时已经是晚期，外观美观的预后不再可能实现。

黏液样假性囊肿

这种中老年人的常见病变还有几个其他的名称：指背囊肿、远端指骨背侧指间腱鞘囊肿、黏液囊肿等。在 A 型中，在近端指甲折叠处看到一个圆顶状，皮肤色至灰白色玻璃状的病变，在甲板上有一个纵向凹陷，

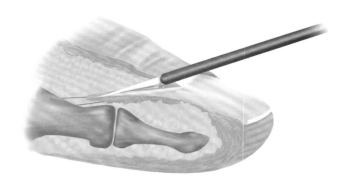

图 29.24 甲纤维性角化瘤的切除。这种表皮纤维性角化瘤导致甲板的纵向凹陷。一个细尖的手术刀刀片围绕纤维性角化瘤切除一直下切到骨，再用细尖剪刀使基部可与骨分离。

反映了病变对基质的压力（图 29.25a）。在 B 型中，近端甲襞出现肿胀，其游离缘呈圆形；甲板在纵向排列上表现出不规则的凹陷，由于病变反复破裂，其内容物被释放到甲袋中，导致甲部压力的平摊使甲母质上的压力暂时降低。C 型是较少出现的甲下假性囊肿。组织学和电子显微镜检查显示，它不是一个真性的滑膜囊肿，没有滑膜衬里层；与之相反，它起于近端甲襞结缔组织的黏液样变性，类似于结节样黏液病。随着时间的推移和越来越多的黏蛋白的产生，黏蛋白的堆积使得边缘被推聚到一起，类似于纤维囊肿壁。手指中的病变常伴有退行性远端骨间关节炎和 Heberden 结。通常上，与下层关节的二级连接可通过关节内注射过氧化氢和无菌亚甲基蓝的混合物并通过关节的掌侧皱褶使其可见。推荐的治疗方法有很多，其中大部分复发率极高。不断的针刺和挤压，注射硬化剂或皮质类固醇，冷冻疗法，通过红外线凝聚或激光的热疗法，各式各样的冷钢摘除技术，从简单的切除到完全切除和皮瓣修复，都有被提及。手外科医生有时只能去除 Heberden 结的骨赘生物。

我们的方法是完全切除变性的组织。这取决于上覆皮肤的质量，要么在病变区及周边切开一个底部宽的 U 形皮瓣（图 29.25b），要么当皮肤太薄时，在假性囊肿周围切一个切口，将病变完全从下面的背腱膜上剥离。向关节内注射亚甲基蓝的大部分适合，但并不总是，将结缔组织染成浅蓝色，将与关节的潜在连接染为深蓝色，有时看到不止一个连接[24]。这些都使用 6-0 可吸收线缝合，如 6-0 多聚甘氨酸。将 U 形皮瓣翻起或从周边皮肤切取的转位皮瓣去覆盖原发性缺损区域（图 29.25c）。继发性缺损的大小通过双针缩小（见第 28 章）。在缺损处敷上厚厚的薄纱，涂上厚厚的软膏，次日换药。10~12 天后拆线，无需夹板。继发性缺损的愈合迅速，通常在 2~3 周后完成。6 个月后近端甲襞的伤疤几乎已看不见。与骨切除术相比，这种手术没有永久性关节僵硬的风险。

纵向黑甲

甲上的棕色条纹可能是甲黑色素瘤的标志，尤其易发于 30 岁及以上的患者。大多数甲黑色素瘤发生在 40~60 岁，但它们也出现在儿童和 90 岁及以上的老年人身上。超过 100 多名甲黑色素瘤患者的大型队列研究通过 Breslow 法显示统计平均厚度超过 4 mm 且相关的预后很差。这是由于患者和医生的忽视，且害怕进行活检，因活检可能会导致一些不适和活检后营养不良症，最后导致晚期诊断。最终一些患者因其甲上色彩斑驳的条带感到不适才来就诊寻求祛除的方法。

我们开发了一种技术，可以进行组织病理学诊断且不会出现术后甲营养不良，同时这种技术在大多数良性纵向黑色素瘤的治疗中也是有效的（图 29.26）。近端甲襞从下面的甲板上分离出来并收回。当棕色带波及甲襞之下，近端甲襞在两侧被切割，并将其反折，以显示棕色带的起源。先将甲板从一侧的甲母质上分离出来，大约在近端甲板和第 3 指节骨中线之间的边界处横向切割，并以一种如"活板门"的方式打开甲板。发现黑色素细胞集中于甲母质，在纵向上呈椭圆形分布，范围比甲板上的棕色条带更大。使用 15 号手术刀，在距病变处 2~3 mm 的安全距离处切一个浅切

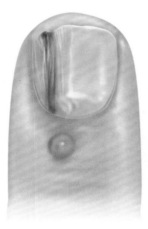
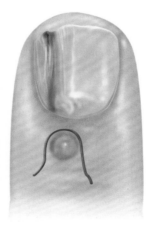
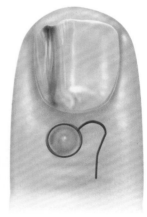

a   b   c

图 29.25 黏液样假性囊肿。a. 甲型黏液样假性囊肿，指甲内有纵向凹陷。b. 切除具有正常上覆皮肤的黏液样假性囊肿。一个 U 形的皮瓣包含病变区，使其可被解剖和切除。c. 切除具有非常薄的上覆皮肤的黏液样假性囊肿。由于上覆皮肤不能保存，切出一个 U 形转位皮瓣，以包涵原发性缺损；供体缺损留待二期愈合（版权：E. Haneke）。

口，然后如锯齿样移动切向祛除病变区。标本大约为 0.7~0.8 mm 厚；大约就是可透过标本看到手术刀的厚度。将标本铺展于滤纸上，以 4% 福尔马林固定，并提交到组织病理学实验室，并标记好标本取得的位置和如何切割标本。苏木精和伊红以及免疫组织化学染色剂可用于染色，以期达到正确的诊断。甲板被放置回去，用一针固定，近端甲襞也是同样处理。在超过 60 例病例中，只有一个离散的指甲营养不良。在原位瘤或早期侵袭性黑色素瘤的情况下，保留骨头和指腹下，以距 6 mm 的安全距离完全切除甲单元，从而保持无指甲的手指的正常功能。

甲乳头状瘤

这种指甲特异性的病变最近才被鉴定为一个实体。它起源于远端的甲半月，是一个狭窄的粉红色楔形，它延续到甲床上表现为黄色到浅褐色或红色的条纹，宽度为 2~6 mm，在游离的甲缘下面可以看到一个角化边缘。此病通常伴有一个 V 形的远端甲脱离，甲缘常表现为裂开。这是可以用人工指甲加固的。然而当有细菌或真菌感染时，这种情况都会因人工指甲而加重，必须进行手术。指甲在病变侧小心从甲床上分离，将病变区从甲半月切向分离，直切到甲下皮。之后将甲板放回原位，用两针法或三针法固定，2~3 周后拆线。预后良好，无甲营养不良。

侧位肿瘤

侧甲襞和侧部甲床的肿瘤可用外侧纵向指甲活检术切除。多达 20% 的甲床肿瘤可直接通过此法切除，并直接缝合。若有更大的病灶或波及侧甲襞需要

采用皮瓣修复术。我们最好的方法是在指腹上切一个松弛的切口以形成一个皮瓣。这样就能在近侧和远侧各处形成一个组织桥。从第三节指骨的外侧到骨间韧带，切开皮肤，使其包涵病灶。反向缝合抬高外侧伤口边缘以再造外侧甲襞（图 29.27）。缝合线可在大约 12~14 天后拆除。若分别可达到正常指甲或指尖周长的一半，则可修复到拥有良好的功能和非常好的美学效果[25]。

近端甲襞的良性肿瘤

近端甲襞对指尖的美容外观很重要。任何不规则都会立即被发现，令人尴尬。因此，切除肿瘤时必须保证其边缘的完整性。

对于位于甲襞游离边缘的中小型肿瘤，进行楔形切除，且其切口底部应在游离缘。同时在切除物两侧切两道纵向切口，与下方的甲板分离，并由此产生皮瓣。它们相互移动并缝合，留下两个狭窄的继发性缺损，可迅速治愈且不留明显的瘢痕（图 29.28a）[26]。对于较宽的病灶，可切出 2 个旋转皮瓣，相互移动并缝合（图 29.28b）。继发性缺陷可能会被缝合线缩小，但在几天内，它们的大小会自发缩小，6 个月后几乎看不到瘢痕[27]。

慢性甲沟炎

长期存在的甲沟炎往往会导致近端甲襞皱厚；近端甲襞的游离缘与下方甲板分离，无法形成甲小皮。这可能是非常难看的。当保守治疗不能改善美学外观时，甲襞可能会被切除成半月形。标记切除范围，斜握手术刀，达到斜面切除的结果（图 29.29）。术后疼

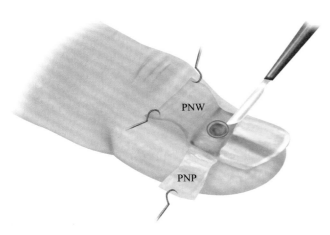

图 29.26 甲母质黑色素细胞病变区的水平（切向）切除以诊断纵向黑甲。PNW，近端甲壁；PNP，近端甲板部分。

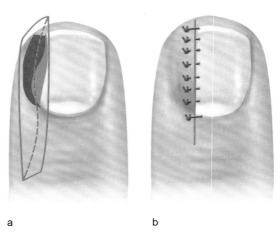

a   b

图 29.27 反向缝合可抬高第 3 节指骨的外侧面，以重建侧甲襞。这个插图显示了为治疗 Bowen 病从第 3 节指骨的外侧面切出桥瓣，继而切除侧甲襞和甲床（版权：E. Haneke）。

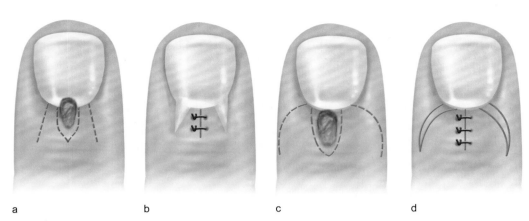

图 29.28　近端甲襞肿瘤切除后的缺陷修复。a~b. 一个狭窄的缺损可以用相邻皮肤的两个皮瓣闭合（b）。c~d. 较宽的缺损需要旋转皮瓣才能闭合缺损（d）。一个狭窄的肿瘤可以用两个皮瓣缝合在中线（a、b），而一个更宽的肿瘤需要一个底部更宽（c、d）的皮瓣。

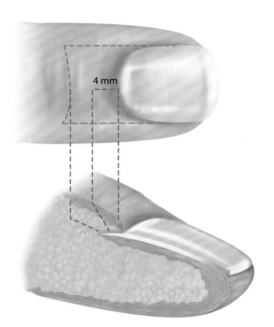

图 29.29　慢性甲沟炎的外科治疗。慢性甲沟炎的一个特征是近端甲襞的增厚，没有甲小皮，并且失去了与甲板的附着。

痛很少，愈合可在 2~3 周内完成。甲襞边缘重为锐角，可形成新的甲小皮。

这项技术也可用于新月形切除术，用于其他适应证，例如远端的黏液样假性囊肿。

甲撕脱术

不幸的是，对于许多医生来说，甲撕脱是他们唯一会处理的指甲手术。在大多数情况下，甲撕脱的伤害很大，而且它本身几乎从来都不是一种治疗方法，除了倒甲和压迫甲外。有不同的去除指甲的方法，然而不幸的是，最粗糙的方法仍然是由大多数外科医生进行的：一个坚固的止血钳的分支一端在一侧的指甲下，一端在近端甲襞下，这样指甲被牢牢地抓住，接着旋转夹子撕裂指甲。此方法也破坏了许多甲床上皮，对甲单位造成极大损伤，会导致甲床瘢痕和永久的甲松解症。如果为了实施治疗或切除甲下肿瘤必须撕脱指甲，近端和远端入路都可。

远端甲撕脱术

甲抬高器用于此项技术。这是一种稍微弯曲的仪器，它被轻轻地插入指甲下面，然后使其弯曲，亮出甲板。随着前后运动，它从一侧引导到另一侧，直到甲板完全脱离甲床和甲母质。然后取出抬高器，旋转 180°，并推到近端甲下，轻轻地将其与指甲分离（图 29.30a）。用镊子将指甲取出甲袋。这种方法比用止血钳或指甲撕脱针进行甲撕脱术的创伤小得多。

近端甲撕脱术

抬高器被插入近端甲襞下，将其与指甲分开。然后抬高器被翻转大约 145°，使其尖端能滑到甲近端终端的下面，向前推进，将指甲与甲母质和甲床分开（图 29.30b）。这种近端入路导致的创伤甚至比远端入路更小。

当指甲被撕脱，以使甲下的病灶可被取出时，通常生理敷料和夹板需放置回伤口处。它保护甲母质和甲床不被剥离，并促进更快愈合，且术后的不适感大大减少。它还可以防止指甲撕脱最常见的不良后遗症之一，形成远端甲襞。当撕脱指甲是用来治疗甲后生的时候，应该用胶带把指甲的尖端绑起来，以防止它从背侧脱落。

创伤性甲损伤

创伤会严重损坏指甲。即时修复通常在急诊室完

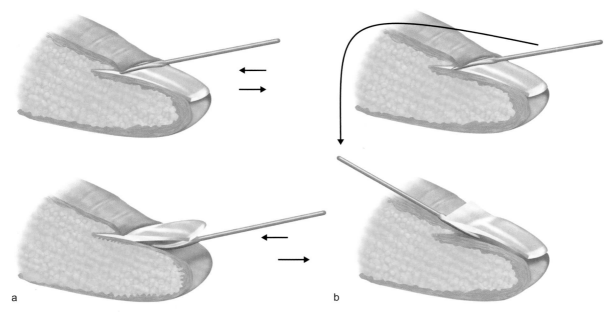

图 29.30 指甲撕脱术的首选方法。a. 远端入路。左上角：近端甲襞的下表面与下方的甲板分离。左下方：抬高器被插入指甲的远端边缘下面，将其从甲床和甲母质中分离出来。b. 近端入路。右上角：将近端甲襞剥离后，将甲抬高器翻转，使其尖端滑入甲板的近端缘下。右下角：抬高器然后将甲板与甲母质和钉甲床从近端到远端分开。

成，然而急诊室的外科医生有时没有足够的精力和能力去花费足够的时间分析病情和其后遗症。因此，患者经常从那之后指甲呈扭曲的状态。必须承认，当指甲到这一步，往往是不能完全修复的。然而，全甲去除有时对于外观美观是更好的选择，需与患者说明。另一个选择是自体脚趾—手指甲移植或来自捐献者的趾甲供体。太宽的甲单位可在第二阶段手术时被修整。许多患者要求使用人造指甲。尽管这对于手指甲也是一种选择，但对于大脚趾角几乎是不可能的，因为大脚趾角需要非常牢固的联系。然而，也可以选择在指尖给指甲涂上漆，原损伤只在很短的距离内才能看到。

比起创伤性损伤的指甲更常见的是内生甲的失败手术。楔形切除仍被广泛使用，其预后更像是一场美学灾难。外侧甲襞消失；甲床太短；出现肥大的远端甲襞；残余的甲板增厚，变色，甲脱离，错位；甲刺在外侧边缘长出来。这些指甲肯定会被破坏，而且没有手术可以再改善它们了。同样的，我们也可以选择用指甲漆掩盖损伤。

总结

指甲美容手术是一个尚不发达的皮肤外科领域。比前面简要描述的情况，实际有更多的情况可以进行手术，且预后具有非常好的功能和美容效果。当用手术无法改善时，我们可以使用伪装漆和人工指甲来掩盖损伤。假体现在已经非常完美了，它们完全模仿了指尖[28]。

参考文献

[1] Morgan AM, Baran R, Haneke E. Anatomy of the nail unit in relation to the distal digit. In: Krull EA, Zook EG, Baran R, Haneke E, eds. *Nail Surgery: A Text and Atlas*. Philadelphia, PA: Lippincott Williams & Wilkins, 2001, pp. 1–28.

[2] Haneke E. Surgical anatomy of the nail apparatus. *Dermatol Clin* 2006; 24:291–296.

[3] Langner I, Krüger P-C, Evert K, Zach A, Hadlich S, Ekkernkamp A, Eisenschenk A, Hosten N, Langner S. MR microscopy of the human finger and correlation with histology—A proof-of-principle study. *Clin Anat* 2013; 26:719–727.

[4] Seah BZ, Wu CC, Sebastin SJ, Lahiri A. Tactile sensibility on the fingernail. *J Hand Surg Am* 2013; 38:2159–2163.

[5] Goldminz D, Bennett RG. Cigarette smoking and flap and full-thickness graft necrosis. *Arch Dermatol* 1991; 127:1012–1015.

[6] Chiu DT. Transthecal digital block: Flexor tendon sheath used for anesthetic infusion. *J Hand Surg Am* 1990; 15:471–477.

[7] Richert B. Anesthesia of the nail apparatus. In: Richert B, Di Chicacchio N, Haneke E, eds. *Nail Surgery*. London, U.K.: Informa Healthcare, 2010, pp. 24–30.

[8] Haneke E. Reconstruction of the lateral nail fold after lateral longitudinal nail biopsy. In: Robins P, ed. *Surgical Gems in Dermatology*. New York: Journal Publishing Group, 1988, pp. 91–93.

[9] Haneke E. Therapie von Nagelfehlbildungen. In: Landthaler M, Hohenleutner U, eds. *Fortschritte der operativen Dermatologie*.

Berlin, Germany: Blackwell Wiss.-Verl, 1997, Vol. 12, pp. 180–187.

[10] Chi CC, Wang SH. Inherited accessory nail of the fifth toe cured by surgical matricectomy. *Dermatol Surg* 2004; 30:1177–1179.

[11] Haneke E. Double nail of the little toe. *Rom J Morphol Embryol* 2014; 55:235–256.

[12] Baran R, Haneke E. Matricectomy and nail ablation. *Hand Clin* 2002; 18:693–696.

[13] Richert B, Choffray A, de la Brassinne M. Cosmetic surgery for congenital nail deformities. *J Cosmet Dermatol* 2008; 7:304–308.

[14] Haneke E. Advanced nail surgery. *J Cutan Aesthet Surg* 2011; 4:167–175.

[15] Haneke E. Controversies in the treatment of ingrown nails. *Dermatol Res Pract* 2012; 2012:1–12.

[16] Haneke E. Surgical treatment of ingrowing toenails. *Cutis* 1986; 37:251–256.

[17] Haneke E. Segmental matrix excision for the treatment of ingrown toenails. In: Robins P, ed. *Surgical Gems in Dermatology*. New York: Journal Publishing Group, 1988, pp. 94–95.

[18] de Berker DA, Richert B, Duhard E, Piraccini BM, André J, Baran R. Retronychia: Proximal ingrowing of the nail plate. *J Am Acad Dermatol* 2008; 58:978–983.

[19] Baumgartner M, Haneke E. Retronychia: Diagnosis and treatment. *Dermatol Surg* 2010; 36:1610–1614.

[20] Kowalzick L, Schell B, Eickenscheidt L, Ziegler H. Pfeilschwanzkrebs-Onychodystrophie. *Akt Dermatol* 2008; 34:26–28.

[21] Kimura U, Takeuchi K, Kinoshita A, Takamori K, Suga Y. Long-pulsed 1064-nm neodymium:yttrium-aluminum-garnet laser treatment for refractory warts on hands and feet. *J Dermatol* 2014; 41:252–257.

[22] Pfau A, Abd-el-Raheem TA, Bäumler W, Hohenleutner U, Landthaler M. Nd:YAG laser hyperthermia in the treatment of recalcitrant verrucae vulgares (Regensburg's technique). *Acta Derm Venereol* 1994; 74:212–214.

[23] El-Mohamady AE, Mearag I, El-Khalawany M, Elshahed A, Shokeir H, Mahmoud A. Pulsed dye laser versus Nd:YAG laser in the treatment of plantar warts: A comparative study. *Lasers Med Sci* 2014 May; 29(3):1111–1116.

[24] Haneke E. Operative Therapie der myxoiden Pseudozyste. In: Haneke E, ed. *Gegenwärtiger Stand der operativen Dermatologie*. Fortschritte der operativen Dermatologie 4. Heidelberg, Germany: Springer, 1988, pp. 221–227.

[25] Haneke E. Epidermoid carcinoma (Bowen's disease) of the nail simulating acquired ungual fibrokeratoma. *Skin Cancer* 1991; 6:217–221.

[26] Haneke E. Cirugía dermatológica de la región ungueal. *Monografias de Dermatología* 1991; 4:408–423.

[27] Haneke E, Richert B, Di Chiacchio N. Surgery of the proximal nail fold. In: Richdert B, di Chiacchio N, Haneke E, eds. *Nail Surgery*. London, U.K.: Informa Healthcare, 2010, pp. 42–54.

[28] Pillet J, Didierjean-Pillet A. Les prothèses unguéales. In: Dumontier C, ed. *L'Ongle. Monographie de la Société Française de Chirurgie de la Main*. Paris, France: Elsevier, 2000, pp. 242–246.

30

浅中层化学换肤

Nicolas Bachot, Christopher M.E. Rowland Payne, and Pierre André

本章的目的是介绍各种浅中层化学换肤的基本使用原则，帮助医生为不同的适应证选择正确的换肤方式。

化学换肤指的是在皮肤上涂上一种腐蚀性药物，使表皮和／或真皮受到有限的破坏，以改善病症和美学瑕疵。

化学换肤是最古老的皮肤修复技术之一，根据操作的深度，通常将其分为三类：浅表换肤、中层换肤和深层换肤。这个分类方法虽有限制，但提供了一个实用性强的易于定义的模板。

如果是浅表换肤，皮肤再生起源于残留的角质形成细胞；如果是中层换肤或深层换肤，皮肤再生起源于角质形成细胞和皮肤附件（毛囊皮脂腺单位）。

皮肤的再生取决于身体不同部位的毛囊皮脂腺单位的数量（面部有大量的毛囊皮脂腺单位，而且愈合速度比起附件较少的手背部要快）。

愈合阶段的重要特征是产生新的胶原蛋白、弹性纤维和葡萄糖胺聚糖（GAG）。

历史发展

换肤是一种非常古老的技术，早在埃及就已出现使用腐蚀性制剂进行换肤，而这一技术可追溯到埃伯莎草纸出现的时间（公元前 3500 年），希腊人、罗马人、土耳其人和来自匈牙利的吉普赛人也使用了这种技术，并将他们的方法传承数代。据维也纳的 Hebra 的研究发现，1800 年皮肤科医生已经开始使用换肤技术来治疗晒伤的黑斑和黄褐斑。

1882 年，德国皮肤科医生 Unna 描述了水杨酸、间苯二酚、苯酚和三氯乙酸（TCA）的性质。1952 年，George MacKee 报道使用苯酚溶液治疗痤疮瘢痕[1]。1961 年，Thomas Becker 描述了他的换肤配方，并科学地创造了这个方法[2]。在 20 世纪 80 年代，使用 α-羟基酸（尤其是乙醇酸）进行浅表换肤的方法

已经较为完备而且非常受欢迎。从那时起，基于许多科学著作和组织学研究，以上方法都逐渐得到了改进。目前，欧洲市场上已有 50 多种换肤技术。

适应证

皮肤老化，特别是光老化： 换肤技术可能改善晒斑，光化性角化病。

纹理方面： 细纹和皱纹。浅表层换肤和中层换肤主要作用于表皮和乳头状真皮上。若用苯酚换肤，真皮也会有收紧作用，效果可持续多年。

色素沉着： 黄褐斑、雀斑样痣、雀斑和炎症后色素沉着（PIH）。对于日晒皮肤较黑类型的黄褐斑的治疗是有风险的，必须充分告知患者 PIH 出现的可能性。

痤疮： 浅表层换肤可有助于更快地清理皮肤瑕疵。

痤疮瘢痕： 换肤不是最好的方法，但多次换肤也可以改善病情。一些换肤组合（如 TCA 或二氧化碳）效果更佳。

禁忌证

禁忌证取决于换肤深度。

对于浅表层换肤，没有禁忌证，除了皮肤感染和期望值过高的患者。

对于中层和深层换肤，必须向患者解释，换肤后会出现一段时间皮肤状态不佳，且术后的治疗也至关重要。

一般健康欠佳的患者，如不稳定心绞痛、控制不佳的糖尿病、免疫抑制和精神疾病绝对不可进行手术。

近一年内使用异维甲酸的患者最好不要用中层或深层换肤治疗，因为会出现皮脂腺萎缩带来愈合不良的风险。

感染单纯疱疹的患者应该接受预防性抗病毒治疗

（如阿昔洛韦、瓦拉昔洛韦、法昔洛韦）。

选择正确的换肤技术

换肤技术的选择取决于适应证、患者的日晒后皮肤类型和医生的专业建议。

适应证见前。

日晒后皮肤类型，根据 Fitzpatrick 分类法分类。

有些区域的换肤较为危险，例如颈部和手背部，只能耐受程度较轻的换肤技术。

浅表层换肤： 多种药物可用于浅表层换肤，包括 AHA、10%~25% TCA、间苯二酚、Jessner 溶液和冷冻剂。上述药物都可通过持续加速细胞周期而促进表皮脱落，主要作用于表皮和 / 或乳头状真皮，可治疗浅表层色素沉着和其他浅表层皮肤瑕疵。愈合时间取决于使用的表面剥离剂。在用乙二醇酸换肤后，会出现一段时间皮肤状态不佳。若用 Jessner 溶液和间苯二酚换肤后该现象可持续几天。

中深层换肤： 30%~50% TCA 会使表皮和真皮坏死且无全身性风险。TCA 浓度越大，针对真皮表皮结构的作用越大。最好的适应证是对光老化和有细纹的肌肤，使其重回白皙皮肤。愈合时间从 7~10 天不等。

深层或苯酚换肤： 苯酚已经广泛应用于恢复面部皮肤年轻化。苯酚凝结蛋白，其作用比 50% TCA 更明显。

临床研究报道了换肤技术对于皮肤纹理和皱纹的惊人治疗效果，且还表现出皮肤紧致的效果。在全脸苯酚换肤过程中，必须非常仔细地遵守操作程序，以避免全身不良反应，包括心律失常。推荐术前先做一个心电图。

由于术后的外观改变较大，患者必须在术前充分了解相关事宜。治疗时间从 10~12 天不等，治疗后可能会发生色素沉着，有时会在 18 个月后才出现。

对于治疗上唇的皱纹，这是最好的治疗方法之一。

换肤非常依赖技术工具。若使用精准的技术工具，浅表层换肤可能可表现为中深层换肤的治疗效果：预皮的相对活力使皮肤表面脱脂，TCA 较弱的 Jessner 溶液的涂层数以及乙醇酸皮的施用时间将影响苯酚换肤是否被遮挡。

在抗衰老治疗疗法中，换肤拥有当之无愧的位置。众所周知，浅表层换肤的风险最小，而中深层换肤需要更多的专业知识，只能由训练有素的医生来进行。

如何换肤

换肤有三个阶段：换肤前准备、换肤和换肤后处理。

换肤前准备： 皮肤准备是必不可少的，根据选择换肤的类型和需要换肤的皮肤的类型。在手术前 1 个月就开始应用光保护和美白剂，减少 PIH 出现的风险。运用维甲酸削薄表皮厚度，促进换肤剂的渗透，并刺激角质形成细胞的更新。

在进行苯酚换肤之前，不需要任何预处理（除了告知患者需换肤后处理）。

在中深层换肤之前，复发性单纯疱疹患者在手术开始前需先进行 5 天的抗疱疹预防措施（阿昔洛韦、瓦拉昔洛韦）。

换肤： 在相应的章节中详细描述了各个换肤技术。

换肤后处理： 在中层换肤或深层换肤的情况下，一天涂两次防腐剂，然后是保湿霜或乳液，以避免出现厚皮，否则会增加伤口愈合的时间，增加继发感染的机会。

对于所有的换肤类型，随着表皮层皮肤厚度的减少，黑色素细胞更容易暴露在太阳照射下，可能更易出现 PIH。因此需要良好的光保护，即使用防晒霜并避免暴露在阳光下。

并发症

不良事件的发生率很高，但通常可纠正。

换肤深度越深，风险越高。

并发症将在每个相应的章节中详细描述。

在开始手术之前，必须告知患者所有可能出现的情况。

总结

在所有的美容手术中，换肤是最有效和最有价值的。选择正确的换肤技术并获得一个好的结果，需要大量的专业操作，特别是在中、深层换肤方面。

在手术之前、期间和之后，患者的全面支持有助于取得最佳结果。

浅表层换肤

定义

浅表层换肤是一种剥离表皮的技术，它使用化学或物理方法对浅表皮肤层进行有限和有控制的破坏。通常需多次进行以达到预期的结果。常规地说，这些换肤方式不会破坏到基底皮肤层。但是，它们可能作用于乳头真皮，并诱导形成新的胶原蛋白、弹性纤维和GAGs。这些换肤方法包括不同强度的脱皮，以及从残留的角质形成细胞中再生皮肤。浅表层换肤可以在身体的各个区域使用，包括大多数危险区域，如颈部或肩颈部。

选择浅表层换肤的原因

改善光老化的迹象[3-6]：通过祛除已死亡的角质形成细胞和不规则的色素沉着，浅表层换肤会增加皮肤的光泽程度。伴有毛孔扩张的暗淡肤色也可能得到改善。同时，细纹也可得到改善，但深皱纹需要中层或深层换肤。

治疗黄褐斑（图30.1）：治疗表皮黄褐斑（Wood灯下证实），浅表层换肤与Kligman的三重试剂共用效果最好[7]。有些操作（如用乙醇酸换肤）需要间隔1~2周的时间进行。对于混合型黄褐斑，结果表现为局部改善，因为换肤和克利格曼的三重配方的作用本质上都是作用于表皮。

美白剂（曲酸、对苯二酚、壬二酸）可与某些乙醇酸换肤共用，可呈现出更好的美白效果[8]。

治疗后虽有改善但并不能防止其复发。因此，包

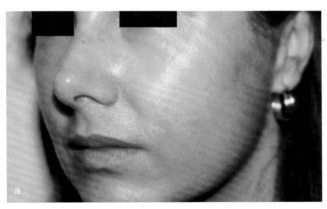

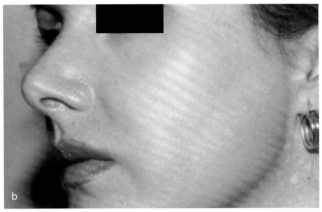

图30.1 a.乙醇酸换肤前。b.6次乙醇酸换肤后。

括防晒霜和美白剂在内的后续治疗是必不可少的。

治疗PIH：联合使用乙醇酸换肤和美白剂效果最佳[9]。

治疗痤疮：浅表层换肤建议作为治疗痤疮的一种辅助手段。使用水杨酸、乙醇酸或Jessner溶液可得到类似的结果[10]。这些换肤技术可以用于所有类型的皮肤，并有助于减少黑头、丘疹、脓疱以及毛孔粗大。它们有助于排出微囊和粉刺。这种治疗有很好的耐受性，仅有5.6%的患者出现不良反应[11]。需要几个疗程才能呈现出很好的改善效果。

暂时性PIH可能发生，但会逐渐消失。

这些换肤方式还能改善剥脱性痤疮，并有助于患者在治疗过程中保持身心健康[12]。

尽管有一些报道支持其有效性，但对于痤疮瘢痕的治疗结果仍旧不理想。对于痤疮瘢痕，最好选择二氧化碳或苯酚换肤联合中深度换肤。

10%~30% TCA

TCA早已被使用，并广泛使用。

TCA是醋酸（$CCl\text{-}COOH$）的氯化衍生物，以无色晶体形式存在。它溶于水、醚和醇。由于酒精类溶液不能穿透皮肤，所以必须使用水溶液来进行皮肤试验。它是通过混合晶体来制备的，以克为单位测量，蒸馏水则以毫升为单位测量（例如，20% TCA=20 gTCA+100 mL水）。此试剂无光敏性，可在室温下储存，在特定的塑料容器中可保存更久（大于2年），在玻璃容器里保存不久（6个月）。然而，因溶剂的效力随着时间变化，需在瓶子上标记好配置溶剂的时间。

身体皮肤不同区域的反应和穿透力各不相同。

渗透效果并不总是均匀的，因此皮肤制备十分重要。一些作者倾向于添加甘油或皂甙，以能更好控制达到理想的渗透深度。

TCA通过沉淀表皮蛋白而起作用，引起皮肤坏死和脱皮。它没有全身毒性，且不会引起过敏。

技术

浅表层换肤不需要麻醉。

在开始手术之前，皮肤必须洗净并轻柔地去脂（用乙醚或丙酮），然后用棉尖敷抹器或纱布将TCA涂在整个面部。可能涂抹2~3层以达到皮肤呈均匀的发红和轻微发白的状态（如霜白）（图30.2）。几分钟后，霜白消失只留下红色。在涂抹过程中，患者可能首先感到刺痛，然后在2~3分钟左右有强烈的烧灼感。TCA是不能中和的，所以可使用冰冷的物体贴近皮肤或用风扇近距离吹风来散热效果都很明显。

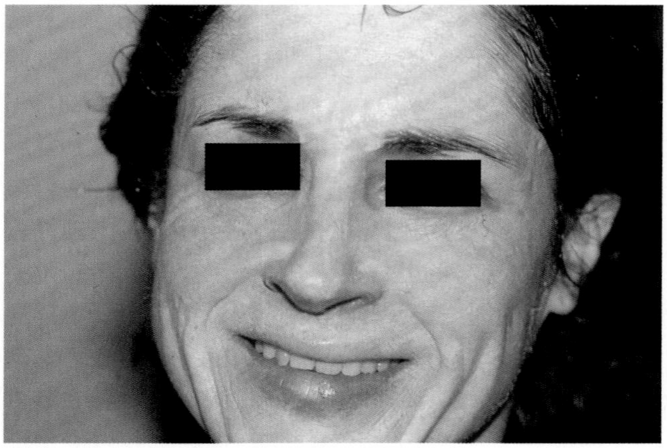

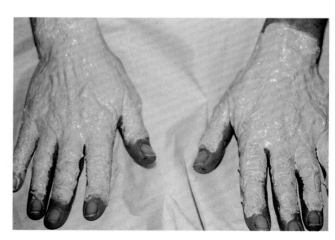

图 30.2 TCA 换肤后霜白的皮肤。

TCA 用于眼睑：取一个棉尖敷抹器，必须干燥，以避免不必要的滴水。告知患者若药剂入眼，会有刺痛，但眼泪会立即稀释药剂，保护眼睛不受损害。但仍需用盐水润湿眼睛。因此，在手术过程中，需持有一支 5 mL 或 10 mL 的盐水注射器。

组织学方面

在低浓度（<30%）时，TCA 会在第三天诱发皮肤裂痕，并伴有非常微弱的皮肤炎症。30 天后，会出现皮肤增厚。

TCA 的不同种类

Obagi Blue 换肤[13]：使用膏剂涂抹。

TCA 溶剂以黏土作为载体。涂抹一层，药剂就可扩散到皮肤表面。2~3 分钟后，在前额上做一个小开口，以检查效果。如果认为美白程度已达到要求，则用湿润的海绵将面膜洗掉，如果不够，则多留几分钟。

Unna 膏剂：Unna 是 19 世纪后期使用的间苯二酚作为一种换肤剂。间苯二酚（二羟基苯）在结构和化学上与苯酚有关，是一个刺激性药物和角质溶解剂。

Serge Letessier[14] 修改了配方，加入了脂肪类物质和硅藻土。

Letessier 公式	
间苯二酚	40 g
氧化锌	10 g
硅藻土	2 g
安息香脂类	28 g

技术

必须在耳后进行皮肤测试，以检测是否对间苯二酚过敏。

患者仰卧。第一天将膏涂在全脸上，停留 30 分钟（图 30.3 和图 30.4）。第二天再敷一次。30 分钟后，用压舌板将膏擦掉，然后用干纱布擦去灰色的间苯二酚膜。不需要局部护理，直到表皮更新，这一过程需要 7 天。

不应在较大的身体部位使用和 / 或使用太多次药剂，以避免引起头晕或甲状腺功能减退。

Jessner 溶剂：是由 Max Jessner 创造的，大约在 20 世纪 60 年代，在纽约。它是基于 Unna 的研究，是不同药剂的组合，降低各自的毒性（水杨酸和间苯二酚），并提高它们的角蛋白溶解效果。

溶剂必须保存在暗瓶中。

水杨酸	14 g
间苯二酚	14 g
乳酸（85%）	14 g
乙醇（95%）q.s.ad	100 mL

Jessner 的溶剂和 Coombs 的配方非常相似，它们将酒精中不同的角蛋白溶解剂结合在一起。

作用方式

这种溶液的作用是通过降低间苯二酚和水杨酸的毒性来增强不同活性药物的影响，是一种非常稳定的操作。涂抹技术和层数决定换肤作用。它可以单独使用，也可以作为佐剂添加到其他换肤方法中。在这种情况，应用它来准备皮肤，以有利于下一种药剂（如乙醇酸、TCA）更均匀和更完整地渗透。

图 30.3 Unna 膏剂和治疗时的手。

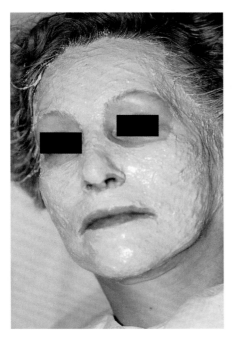

图 30.4　Unna 膏剂和治疗时的脸。

技术手段

涂抹药物可以用棉头敷抹器、棉球、画笔或纱布来完成。

这种方法的有效程度，取决于涂层的数量和施加的压力或摩擦。

涂抹每层药物之间需要间隔 10 分钟。最多可在一次治疗中涂抹三层药物。增加涂抹药物的层数和施加的压力可增加药物效用。

不需要中和或稀释。

几分钟后，患者感到烧灼感。脱皮会持续 5~7 天。可每 3 周进行几次重复疗程。

适应证

对痤疮患者和轻度光老化患者效果极佳。

禁忌证

对间苯二酚过敏：在手术前可能会提出在耳后进行皮肤测试。

为避免水杨酸出现全身性副作用，这种换肤药剂不宜用于大面积的身体区域（只在整个脸部和颈部，而不是同时在背部）。

水杨酸

Swinehart 的技术包括使用 50% 的水杨酸软膏对手背和前臂皮肤覆盖封闭[15]。48 小时后祛除敷料。愈合期会持续几周。

自从发现了新的皮肤再生技术，如激光和强脉冲光之后，这种换肤方式就不再使用了。

AHA 换肤

这些是天然存在的有机酸，在 α 位置上含有羟基。最常使用的是乙醇酸，常来源于甘蔗。其他包括酸奶中的乳酸、柑橘类水果中的柠檬酸、苹果中的苹果酸、葡萄中的酒石酸和大米中的植酸。一些 AHA 来源于水果，被称为果酸。

AHA 诱导去角质，加速细胞周期，对角质化过程有很强的影响。其作用于颗粒层之上，降低角质细胞的内聚力。延长使用时间可能引起表皮溶解。角质层变薄，老化的皮肤中减慢的细胞周期反而出现加速。

历史发展

多年来，AHA 是以经验用药的方式使用的。据悉，克利奥帕特拉曾在驴奶（乳酸）中洗澡，在法国大革命之前，宫廷中的妇女喜欢在脸上涂苹果酒（酒石酸）。在西印度群岛，应用柠檬来改善肤色仍然很常见。1984 年，Van Scott 和 Yu 发表了 AHA 在治疗干燥皮肤或角蛋白疾病上应用于皮肤的结果[16]。因 Van Scott、Yu、Mene、Moy、Smith 和 Rubin 的文献报道，自 90 年代起，乙醇酸开始得到广泛使用。

组织学

乙醇酸换肤可引起真皮层皮肤厚度增加、产生新的胶原蛋白、弹性纤维和 GAG[17]。一些研究报道表明，乙醇酸换肤可使成纤维细胞的体内或体外活化以及胶原蛋白的产生[18]。

适应证

对适用浅表层换肤的病症都适用。

对于痤疮、光老化、黄褐斑和 PIH，这是最好的适应证。

效果稳定，几次疗程可以每间隔 1 或 2 周执行。

AHA 换肤的基本原理

市场上有许多 AHA 换肤方式，每一种都是不同的。通常选择乙醇酸换肤。浓度（通常从 20%~70% 变化）、pH（越低，酸越多）和承载方式可以增加渗透性或降低对酸的敏感性。

当 pH 较高时，换肤效果欠佳。一些配方是用碱"缓冲"的，如用碳酸氢钠增加患者的耐受性。但他们效用也变差，需要更长的使用时间才能取得好的效果。

AHA 换肤剂需要通过中和停止作用，从而避免表皮溶解，而表皮溶解总是不均匀的。碳酸氢钠可中和AHA。一些医生更喜欢在水中稀释 AHA 换肤剂，加强换肤的作用。

某些酸也可以添加到 AHA 中，如曲酸或丙酮酸，提高药效或美白效果。

建议用低 pH 治疗痤疮或光老化；建议用高 pH 治疗黄褐斑，避免出现 PIH。

技术手段

第一次会诊，医生需要让患者充分了解了手术过程，需向患者解释术前准备阶段。这个阶段对肌肤状态很重要。

可在 2 周前使用维甲酸或乙醇酸乳膏，使角质层均质化，有利于 AHA 的作用。如果皮肤易受刺激，最好在换肤操作前等几天，否则可能会因作用过强，诱发表皮松解。

防晒和美白剂在术前 3 周开始使用，以减少黑色素细胞的活性，并帮助避免 PIH 出现。

需清洁皮肤上所有的化妆品，再轻轻地用乙醚、丙酮或特定的溶液脱脂。

用刷子或压缩纱布来涂抹药剂。使用时间取决于患者、适应证和所选配方的特点（70% 的溶液比 30% 的溶液起效更快，低 pH 溶液比高 pH 溶液起效更快）。

过程中，患者会感到轻微的烧灼感或刺痛感。

当出现发红时可用水中和或稀释（在烧灼感消失前，燃烧的感觉增强会持续几分钟）；否则会出现表皮溶解（皮肤美白不均匀）（图 30.5）且伴发 PIH（图 30.6）、皮肤色变（图 30.7），甚至出现瘢痕。

治疗后可立即涂抹保湿霜。

通常情况下，第二天只会出现轻微的发红。在表皮溶解的情况下，一天涂抹几次油膏如白色软石蜡以避免硬皮的形成，直到完全愈合。

为了获得好的结果，需要每隔 1~2 周安排 4~6 次治疗。

疗程之间，需使用防晒霜，避免日晒。

物理式换肤

干冰（二氧化碳）

将丙酮和冰的混合物以麂皮保持于皮肤上，或使用 Lortat-Jacob 冷探针。将混合物缓慢涂在皮肤上，直到出现红斑，而不至于到皮肤结冰的程度。第二天，皮肤出现色素沉着，之后再进行换肤。

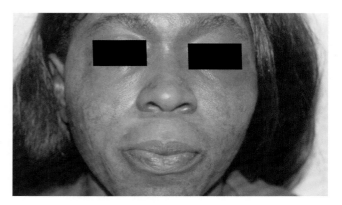

图 30.5　70% 的乙醇酸换肤后出现的不均匀的表皮溶解。

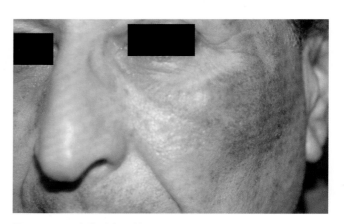

图 30.6　乙醇酸后出现的 PIH。

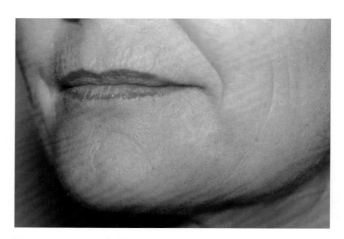

图 30.7　70% 乙醇酸换肤后皮肤色变。

这是一项古老的技术，依赖于操作者的技术，可使肤色变亮，改善痤疮瘢痕。

液氮

这是一种很好的技术，特别是治疗 Fitzpatrick Ⅰ型和 Ⅱ 型皮肤的棕色斑点。可以用棉花絮或用低温喷雾剂来使用液氮。使用方式与干冰相同。适应证和促进愈合的程度是相同的。

手术过程会有些许不适。

这些物理技术在北欧很常用，但在南欧则不常见，因为它们有导致皮肤色变的风险。

并发症

浅表层换肤是最低风险的换肤方式。但是，副作用仍可能会发生。

PIH 可能是最常见的副作用，特别是在深色皮肤中，因此避免日晒和充足的皮肤准备十分重要。

使用间苯二酚、药物可能通过经皮全身吸收引起过敏和头晕。瘢痕和色素减少少见，但可能发生在过度应用 Jessner 的溶剂或乙醇酸之后。

单纯疱疹可能出现，可使用抗疱疹药物预防。

总结

浅表层换肤便宜且较易进行。浅表层换肤是美容皮肤科的一个重要的手术操作。

尽管它们的操作看似容易，但为了得到最好的效果，治疗周期是很长的。

中深层换肤

浓度 >30% 的 TCA 溶液换肤

摘要

多年来，TCA 换肤在治疗光损伤性皮肤（特别是光斑和皱纹）、色素沉着和一些痤疮瘢痕方面得到了广泛的应用。选择患者，准备皮肤，掌握技术并实现良好的康复效果，将优化治疗结果，减少并发症的风险。

TCA 的浓度 >30% 为皮肤科中基础的中-深层换肤技术。

它主要用于面部，也用于其他身体部位。

选择中-深层换肤的原因

适应证与浅表层换肤相同。

改善光老化的迹象： TCA 不仅改善了表皮缺损和皮肤光泽，还可引起真皮结构改变，从而改善皱纹和深纹。虽然 40% 或 50% TCA 可以改善上唇的深层皱纹，但这并不是最好的治疗方法。最好是机械去角质、剥脱性激光重塑表皮或深层苯酚换肤。在口腔周围使用苯酚换肤结合全脸使用 TCA 效果卓越，还不会出现全脸使用苯酚换肤时的全身系统性风险（图 30.8）。

对于光照损伤的松弛皮肤也有紧致效果（苯酚效果好于 TCA）。

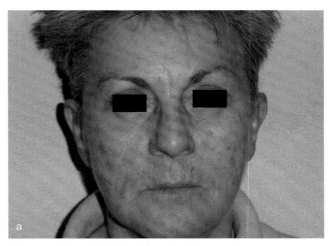
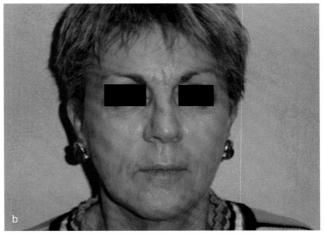

图 30.8　a. 口腔周围苯酚换肤联合面部应用 40% TCA 换肤治疗前。b. 口腔周围苯酚换肤联合面部应用 40% TCA 换肤治疗 2 个月后。

治疗黄褐斑（图 30.9）：但只能用于白皙的皮肤，因为在深色皮肤中使用会有 PIH 的风险。

改善下陷型痤疮瘢痕： 结合固体二氧化碳使用效果最好。

限于了解治疗阶段并理解和接受风险的患者。

禁忌证

相对禁忌证

Fitzpatrick IV 型和 V 型。

经常受到光照影响。

服用一些感光药物。

抽烟。

对治疗效果抱有不切实际的期望。

复发性单纯疱疹（患者必须服用预防性抗疱疹药物）。

绝对禁忌证

怀孕。

一般健康状况差（不稳定心绞痛、不平衡糖尿病

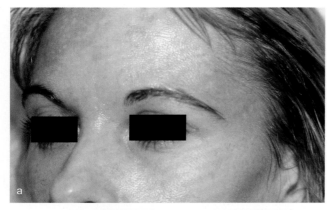

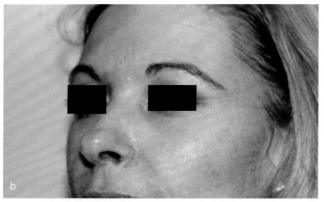

图 30.9 黄褐斑。a. 治疗前；b. TCA 换肤治疗后。

和免疫抑制）。

精神疾病。

最近一年内接受异维甲酸治疗。

瘢痕体质。

历史发展

1882 年，由德国皮肤科医生 Unna 首次介绍了该操作。20 世纪 90 年代，许多关于 TCA 的出版物对其用途做了进一步全面和准确的解释[19-22]。

准备工作（见前文）

最重要的是始终使用相同的配方。

作用机制

TCA 的浓度 >30% 会引起表皮皮肤蛋白沉淀和真皮坏死。

100% TCA 比纯苯酚更有腐蚀性。高于 50% 浓度的 TCA 需尽量避免使用，因为有可能产生瘢痕。50% TCA 必须在预防风险的情况下使用（瘢痕产生风险，特别是口腔周围的风险）。

浓度 35%~45% 的 TCA 是中 - 深层换肤的标准溶液。

TCA 连续涂层的应用加大了换肤作用的深度。

TCA 不能被中和，但可以用水稀释，停止其作用。

闭塞性敷料不会增加 TCA 的效用。也许这是因为封闭可以防止经皮失水，从而增加间质液体含量，从而稀释 TCA。使用油腻的乳膏或其他现代敷料都不能改变换肤的深度[23]。

技术手段

换肤前准备： 对患者进行了仔细的检查并详细解释了过程，签署知情同意书。

术前拍照。

手术前 3 周开始涂抹防晒和美白剂，避免 PIH 发生（特别是对于深色皮肤）。

维甲酸乳膏在手术前 2~3 周的应用可使表皮均匀，加速愈合期[24]。

换肤： 中 - 深层换肤虽痛但可承受。

在换肤操作前 1 小时，使用 Emla 乳膏（利多卡因 2.5%，丙胺卡因 2.5%）进行表皮麻醉，不会影响换肤的效果[25]。在表皮换肤的情况下，可使用口腔周围的神经阻滞。全身麻醉一般不推荐。

手术开始，用乙醚或丙酮清洗和皮肤脱脂。

对极恐惧的患者，手术台旁需要有风扇，如果患者要求，可在舌下给安定或溴西泮。

此方式和浅表层的 TCA 换肤方法一样（见上文）。但是结霜更严重，人的面部像幽灵一样，需要更长时间重显红润。

用按压的方法保护眼睛，眼泪需及时擦掉，以防影响到周围的皮肤。眼泪会稀释 TCA 溶液，降低其效用，且留下条痕。

在边缘处羽化来避免界线的出现，所以在下颌线下换肤，也可以对耳垂和耳背皮肤换肤。

此方法出现燃烧的感觉要较强烈，可通过冷敷或冷凝胶包来缓解。

换肤后处理： 在 1 小时内，结霜变成红斑，皮肤逐渐变成褐色（图 30.10）。第二天，出现广泛的红色和水肿，并持续 48 小时。患者最如保持仰卧，以避免过度面部挤压。1~2 天后，皮肤会逐渐出现开裂，3~4 天后出现剥皮情况，且裂缝可能再次出现。每天要涂上两次抗菌剂和舒缓保湿的药膏，以避免硬皮的出现，降低感染和瘢痕出现的风险。

第 7~10 天治疗通常完成，新皮肤如婴儿皮肤一样干净。

轻微的水肿和红斑将持续几周，特别是白皙的皮肤。PIH 可能发生在治疗的第 3 周，因此必须要防晒和避免日晒。

愈合完成后即可化妆，但需要防晒 6 个月。

由于患者并不总能做好对自己的护理，所以最好让他们在第三天和第十天再到医生处进行护理。

非常焦虑的患者，可以随时和医生保持联系。

组织学方面

TCA 可引起表皮坏死、毛细血管水肿、中网状真皮中少量淋巴细胞浸润。3 个月后，毛细血管真皮层增厚，伴有新产生的一条新的胶原带、弹性纤维和更多的 GAG。这个带子的厚度取决于伤口药剂的强度[26]。

并发症[27]

可能会出现许多副作用，但大多数副作用是可以用时间和治疗来控制的。

在愈合阶段： 任何感染都必须尽快确诊，并应用局部和 / 或全身抗生素来快速治疗。发生疼痛情况时，应怀疑是否是单纯疱疹的发生，使用阿昔洛韦或瓦拉昔洛韦或氟氯西林的继发性双侧浸润进行系统治疗。若有烧灼感并伴有瘙痒，应怀疑接触性皮炎（图 30.11）。

完全治愈后： 最常见的副作用是颜色变化。PIH通常在第三周左右出现，并在几周内消失；有时它会持续几个月或几年（图 30.12），那时就需要美白处理。该情况在地中海或亚洲人种皮肤中更常见。中深层换肤伴有色素沉着较罕见，可能发生在 6 个月后（图30.13）；如果发生，色素沉着通常是永久性的，但有时会随着阳光照射而改善。分界线是另一个潜在造成效果不完美的点，而这一点取决于操作技术。

持续性红斑在白皙的皮肤上更常见，可能出现突出纹理异常或瘢痕（图 30.14 和图 30.15）。表皮应用皮质类固醇或血管激光（脉冲染料激光）有助于清除。

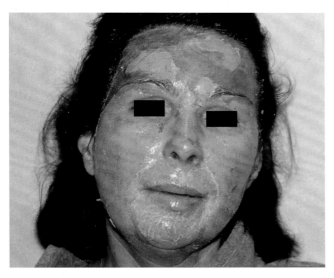

图 30.10 几天后呈褐色，伴有脱皮。

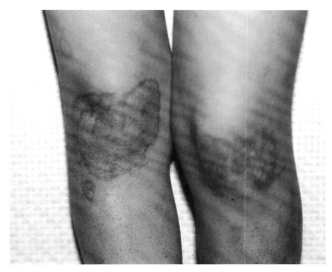

图 30.12 TCA 换肤术后亚洲人种皮肤中的 PIH。

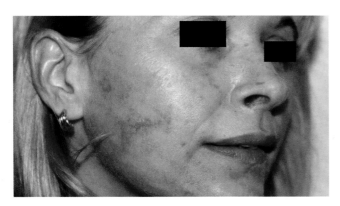

图 30.11 表皮治疗后出现接触性皮炎。

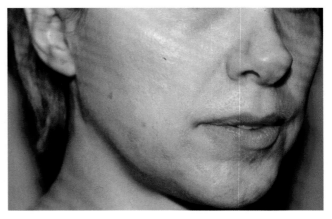

图 30.13 TCA 换肤术后纹理异常和皮肤色变。

瘢痕不常见，但很难治疗。持续性红斑伴瘙痒可能预示着纹理异常和增生性瘢痕，最好用强效皮质类固醇表面涂抹治疗。增生性瘢痕最有可能发生在上唇或颌角，即后悔线；它要么在 6 个月内自发消失，要么变成瘢痕。

强效外用皮质类固醇、硅胶、病灶内应用曲安奈德或博莱霉素都通常可改善这些瘢痕。血管激光器，如脉冲染料或 Nd:YAG 也可以起到一定作用。

下眼睑外翻比较可能发生在皮肤弹性差的患者身上。

毛细血管扩张症可能出现。

如果长期使用皮质类固醇乳膏，可能易发口腔周围皮炎（图 30.16）。

不同品牌的 TCA

许多公司推出了自己的现成的 TCA，晶体稀释后 TCA 的占比可能会发生变化：w/v 与 w/w（见上文）。一些公司添加了美白剂，如曲酸和植酸。

Obagi[13] 报道了一种新的技术，标准化 TCA 换肤技术，提供换肤作用深度的指标。这种 TCA 试剂与甘油、皂甙和蓝色基底混合，涂上多层涂层。捏压皮肤时，霜冻的强度、皮肤的蓝色和皮肤起皱的强度有助于估计换肤作用的深度。

TCA 可组合成黏土面膜（见上文）[28]。

身体换肤

除了面部换肤外，TCA 还可应用于其他身体部位。

因为非面部皮肤的皮脂腺不那么丰富，愈合较慢，危害较大。

TCA 用于背部改善痤疮瘢痕，用于手背部祛除晒斑和光化性皮肤角化病。

总结

用 TCA 进行中－深层换肤对于面部年轻化有效。即使在今天，尽管有新技术的发展（激光、闪光灯），在美容领域，它仍保持着一个非常有价值的位置。

手术过程很简单，但是为了获得最好的预后，治疗周期很长。

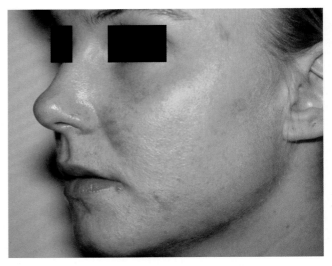

图 30.14　TCA 换肤术后纹理异常和发红。

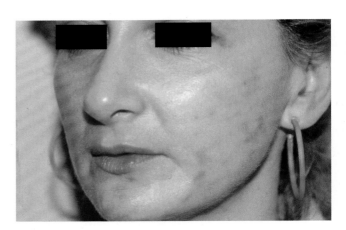

图 30.15　TCA 换肤术后增生性瘢痕。

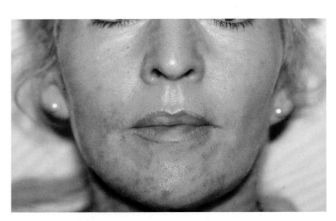

图 30.16　皮质类固醇应用引起的口腔周围皮炎。

参考文献

[1] Mackee GM, Karp FL. The treatment of post acne scars with phenol. *Br J Dermatol* 1952; 64:456–459.

[2] Baker TJ, Gordon HL. The ablation of rhytides by chemical means: A preliminary report. *J Fla Med Assoc* 1961; 48:451.

[3] Newman N, Newman A, Moy LS et al. Clinical improvement of photoaged skin with 50% glycolic acid. A double-blind vehicle-controlled study. *Dermatol Surg* 1996; 22:455–460.

[4] Berson DS, Cohen JL, Rendon MI et al. Clinical role and application of superficial chemical peels in today's practice. *J Drugs Dermatol* 2009; 8:803–811.

[5] Okano Y, Abe Y, Masaki H et al. Biological effects of glycolic acid on dermal matrix metabolism mediated by dermal fibroblasts and epidermal keratinocytes. *Exp Dermatol* 2003; 12(Suppl. 2):57–63.

[6] Mangat DS, Tansavatdi K, Garlich P. Current chemical peels and other resurfacing techniques. *Facial Plast Surg* 2011; 27:35–49.

[7] Gupta AK, Gover MD, Nouri K et al. The treatment of melasma: A review of clinical trials. *J Am Acad Dermatol* 2006; 55:1048–1065.

[8] Cohen JL, Makino E, Sonti S et al. Synergistic combination of an in-office procedure and home regimen for the treatment of facial hyperpigmentation. *J Clin Aesthet Dermatol* 2012; 5:33–35.

[9] Callender VD, St. Surin-Lord S, Davis EC, Maclin M. Post-inflammatory hyperpigmentation: Etiologic and therapeutic considerations. *Am J Clin Dermatol* 2011; 1:87–99.

[10] Kim SW, Moon SE, Kim JA et al. Glycolic acid versus Jessner's solution: Which is better for facial acne patients? A randomized prospective clinical trial of split-face model therapy. *Dermatol Surg* 1999; 25:270–273.

[11] Cassano N, Alessandrini G, Mastrolonardo M et al. Peeling agents: Toxicological and allergological aspects. *J Eur Acad Dermatol Venereol* 1999; 13:14–23.

[12] Wang B, Carey WD. Chemical peeling as adjuvant therapy for facial neurotic excoriations. *J Am Acad Dermatol* 1994; 30:669–670.

[13] Obaji ZE, Obaji S, Alaiti S et al. TCA-based blue peel: a standardized procedure with depth control. *Dermatol Surg* 1999; 25:773–780.

[14] Letessier SM. Chemical peel with resorcin. In Roenigk RK, Roenigk HH, eds. *Dermatologic Surgery*. Marcel Dekker Inc.: New York, 1989, p. 1017.

[15] Swinehart JM. Salicylic acid ointment of the hands and forearms: Effective non surgical removal of pigmented lesions and actinic damage. *J Dermatol Surg Oncol* 1992; 18:495–498.

[16] Van Scott EJ, Yu RJ. Hyperkeratinization, corneocyte cohesion and alpha hydroxy acids. *J Am Acad Dermatol* 1984; 11:867–879.

[17] Ditre CM, Griffin TD, Murphy GF et al. Effects of alpha hydroxyacids on photoaged skin: A pilot clinical, histologic, and ultrastructural study. *J Am Acad Dermatol* 1996; 34:187–195.

[18] Kim SJ, Park JH, Won YH et al. Increased in vivo collagen synthesis and in vitro cell proliferative effect of glycolic acid. *Dermatol Surg* 1998; 24:1054–1058.

[19] Brody HJ, Hailey CW. Medium-depth chemical peeling of the skin: A variation of superficial chemosurgery. *J Dermatol Surg Oncol* 1986; 12:1268–1275.

[20] Bridenstine JB, Dolezal JF. Standardizing chemical peel solution formulations to avoid mishaps: Great fluctuations in actual concentration of trichloracetic acid. *J Dermatol Surg Oncol* 1994; 20:813–816.

[21] Coleman WP, Brody HJ. Advances in chemical peeling. *Dermatol Clin* 1997; 15:19–26.

[22] Dinner MI, Artz JS. The art of the trichloracetic acid chemical peel. *Clin Plast Surg* 1998; 25:53–62.

[23] Peikert JM, Kaye VN, Zachary CB. A reevaluation of the effect of occlusion on the trichloroacetic acid peel. *J Dermatol Surg Oncol* 1994; 20:660–665.

[24] Hevia O, Nemeth AJ, Taylor JR. Tretinoin accelerates healing after trichloroacetic acid chemical peel. *Arch Dermatol* 1991; 127:678–682.

[25] Koppel RA, Coleman KM, Coleman WP. The efficacy of EMLA versus ELA-Max for pain relief in medium-depth chemical peeling: A clinical and histopathologic evaluation. *Dermatol Surg* 2000; 26:61–64.

[26] Nelson BR, Fader DJ, Gillar M et al. Pilot histologic and ultrastructural study of the effects of medium-depth chemical facial peels on dermal collagen in patients with actinically damaged skin. *J Am Acad Dermatol* 1995; 32:472–478.

[27] Nikalji N, Godse K, Sakhiya J et al. Complications of medium depth and deep chemical peels. *J Cutan Aesthet Surg* 2012; 5:254–260.

[28] Chiarello SE, Resnik BI, Resnik SS. The TCA masque: A new cream formulation used alone or in combination with Jessner's solution. *Dermatol Surg* 1996; 22:687–690.

31
深层换肤

Nicolas Bachot, Philippe Evenou, and Pierre André

人们都知道苯酚换肤的优点，它是最深层的换肤方式，也可达到最显著的结果，但也是最危险的方式，需要对皮肤和愈合过程有很好的了解，而且必须由训练有素的医生来进行。

苯酚渗透到网状真皮层，改善最严重的皮肤损伤。适应证有限，仅限于其他换肤方式无法治疗的病例。严重的光老化（图 31.1）伴有 I 型、II 型和 III 型皮肤光型是主要的适应证。

历史发展

1882 年，德国皮肤科医生 PG Unna 介绍了间苯二酚、水杨酸、三氯乙酸（TCA）和苯酚的特性。第一次世界大战期间，法国医生 La Gasse 用苯酚处理枪弹火药烧伤。他的女儿 Antoinette 20 世纪 30 年代搬去了美国，在旧金山实施非专业换肤的操作。与此同时，Francis 和 Miriam Mascheck 在佛罗里达开了一家非专业换肤美容沙龙。

1952 年，Mackee 报道了他用苯酚治疗痤疮瘢痕的临床研究。与此同时，非专业换肤操作者使用了许多不同的苯酚配方，直到 20 世纪 50 年代末，苯酚毒性和组织学方面的详细研究被报道[1]。

在 20 世纪 60 年代初，T Baker 和 H Gordon 用他们的配方报道了他们的个人使用经验。从那时起，医生逐渐对苯酚产生兴趣[2]。一大批主要由美国外科医生和皮肤科医生出版的出版物，让人们清楚地了解了今天的苯酚换肤所取得的优异效果背后的机制[3-5]。

苯酚特性

苯酚是通过水解氯苯得到的。
液态苯酚指 88% 苯酚水溶液。
大多数商用苯酚的纯度为 98% C_6H_5OH（碳酸）。

苯酚的抑菌力可达 1%，杀菌力可达 1% 以上。
苯酚晶体为白色或粉红色，具有某种特征气味。
它溶于油和脂肪，50% 的酒精可以迅速将其从皮肤上祛除。

苯酚毒性

苯酚有毒。

摄入 10 g 以上的苯酚足以导致系统立即"崩溃"致死。

苯酚可被皮肤和黏膜迅速吸收，可导致全身中毒。最常见的症状是心律不齐。肝肾系统、中枢神经系统失常以及心肺功能衰竭也有被报道。

在最近的一项研究[6]中，181 例全脸苯酚换肤患者通过心脏监测检测到 12 例心律失常（66%）。糖尿病、高血压和抑郁症是心律失常的危险因素。4 例患者自发解决了心律失常。在其他 8 例中，静脉注射 100 mg 利多卡因可纠正心律失常。这种毒性与治疗表面积、应用持续时间成正比，而且与使用的配方相关。肾脏可消除 75% 的苯酚，剩余的 25% 直接通过肺代谢成水和二氧化碳[7]。

在小范围（嘴唇或眼睛周围）使用苯酚从不会导致心律失常，必须在 15 分钟内需消除苯酚。

在进行全脸的应用之前，必须检查肾脏和肝功能。通常情况下，在手术前用 500 mL 的乳酸林格溶液水化，在换肤过程中使用 1 000 mL 确保良好的肾功能，并防止苯酚毒性。一些苯酚配方证明没有全身毒性，但无论如何，心脏监测应在手术期间和 30 分钟后进行（手术持续约 90 分钟）。

巴豆油

巴豆油是一种刺激物，它能加速表皮松解，增加皮肤对苯酚的渗透，也可促皮肤炎症。巴豆油是一种

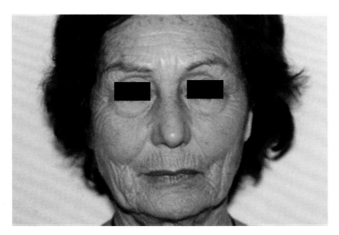

图 31.1　Glogau 分类第 IV 类。

致癌物质[8]。但是单一应用含有 1% 或 2% 巴豆油的苯酚配方从未引起皮肤癌。相反，组织学研究表明苯酚（即使配方中含有巴豆油）对皮肤癌也有预防作用[9]。

性质和组织学特征

重要的是要了解，纯 88% 液化苯酚的强度稀释到 50%~60% 的苯酚的强度。纯苯酚的作用更多的是中至深层换肤，而不是深层换肤。

这种自相矛盾是由于苯酚浓度高于 80% 会导致表皮角蛋白立即凝固。苯酚沉淀皮肤蛋白会产生生物屏障，从而阻止更深的渗透。降低苯酚溶液的浓度（50%~60%）会使其在局部和系统上更加危险[10]。

塞普尼索是一种表面活性剂，它能降低表面张力，促进更均匀的换肤效果。

当医生希望渗透到网状真皮层更深的时候，封闭作用可以用来增加苯酚换肤的作用深度。在手术结束时使用封闭敷料可以增加潮湿度，从而促进苯酚的渗透。

非封闭性的 Baker 的配方可能会对有较轻光老化的患者产生一个很好的治疗结果，而且治疗过程更舒适。

许多组织学研究表明，应用苯酚后真皮发生改变[11-13]。

一旦应用苯酚后，整个表皮立刻出现坏死的迹象，乳头和网状真皮的变化取决于配方的水平。

1 个月后，表皮增厚；真皮浅层形成新的胶原，形成厚厚的水平带。新的胶原合成会持续到 120 天[14]。

1 年后，仍有密集水平排列的新胶原[15]。成纤维细胞受到强烈刺激，分泌细胞外基质的所有成分（基质物质、胶原、弹性蛋白）[16]。这些组织学结果在 15~20 年后的研究中得到证实[12]。

不同的配方

纯 88% 浓度的苯酚可以作为中-深层的换肤方式之一，它对于眼睛周围皮肤和 Glogau 分类的 II 和 III 组皮肤类型有用。

为了加强纯苯酚的作用，人们提出了许多不同的苯酚配方（表 31.1）。有些更强效，有些必须在手术之前准备，有些是稳定的，有些具有较小的全身毒性。总之，最好是使用相同的配方，以确保了解其性质。

表 31.1　苯酚的配方

Baker-Gordon: 48.5%	
液态苯酚 USP[a] 88%	3 mL
蒸馏水	2 mL
巴豆油	3 滴
Septisol®	8 滴
这是最常用的配方	
Litton: 50%	
苯酚晶体	1 lb[b]
蒸馏水	8 mL
甘油	8 mL
液态苯酚	4 oz[c]
巴豆油	1 mL
蒸馏水	4 oz[c]
需要花费更长时间准备，但乳液可存储在一个琥珀玻璃瓶很长时间	
Venner-Kellson: 67%	
浓缩来苏儿®	1 oz[c]
橄榄油	0.5 oz[c]
蒸馏水	1.5 oz[c]
巴豆油	10 滴
熔失酚晶体	8 oz[c]
试剂可保存非常久	
Truppman-Maschek: 53%	
也可以保存非常久，但比 Litton 试剂含有更少的巴豆油	
Fintsi（Exoderm*）	
未知的配方。声称无全身毒性	
Gradé: 49.5%	
巴豆油	12 滴
橄榄油	3 滴

（续表）

苯酚晶体	4 oz[c]
蒸馏水	4 oz[c]
在玻璃瓶中混合，使用前等待 6 周	
可保存很久	
Soria: 44%	
苯酚	44%
甘油	1 勺
巴豆油	14 滴
DMSO	5~10 滴
蒸馏水	q.s.ad[d] 100%
Hetter 试剂	
中层−轻度试剂	
苯酚 88%	4 mL
水	6 mL
Septisol®	16 滴
巴豆油	1 滴
轻度效用试剂	
取上述混合物 3 mL，加入 2 mL 88% 苯酚和 5 mL 水	
最重的试剂	3 mL
88% 苯酚	2 mL
水	8 滴
Septisol	3 滴
巴豆油	

这个配方与 Bakere-Gordon 配方相对应，在每个精确的情况（嘴唇周围，皮肤光型Ⅰ型、Ⅱ型、Ⅲ型）下都应谨慎使用

注：a，USP：美国药典。

　　b，一磅（lb）对应 453.59 g。

　　c，一盎司（oz）相当于 28.35 g。

　　d，q.s.ad= 数量总计。

　　e，Septisol® 是一种六氯苯肥皂，广泛用作苯酚果皮配方中的润湿剂。

适应证

苯酚换肤是最深层的换肤方式，其适应证精确，仅限于其他换肤方式无法处理的情况。苯酚换肤的主要适应证是深度光老化伴有严重皱纹（Glogau 分类的Ⅲ和Ⅳ型以及皮肤光型Ⅰ、Ⅱ、Ⅲ型）。

给Ⅳ型、Ⅴ型和Ⅵ型患者服用苯酚脱皮是有风险的，他们可能会发展为炎症后色素沉着（PIH）和 / 或可见分界线。

它可以局部的方式使用：围绕嘴和眼睛或用于全脸[17, 18]。

痤疮瘢痕治疗是另一个适应证，但是它不如去角质有效。

禁忌证

妊娠、全身性疾病、不稳定期糖尿病、严重心血管疾病、免疫抑制、服用异维他素的患者、瘢痕疙瘩患者和精神疾病是绝对禁忌证。

复发性单纯疱疹的患者在手术前必须使用抗疱疹药物（阿昔洛韦、瓦拉昔洛韦）。

吸烟者可能会延迟愈合，过多的口部运动会导致瘢痕的风险。

干扰凝血的药物应避免使用。

最后，怀着不切实际的期望且恐惧的患者应该拒绝手术。

换肤前准备

对患者的询问必须检查是否有面部隆起（对受损部位要小心）和是否做过眼睑成形术（检查是否有小的外翻，会因换肤加重）。

在仔细检查患者后，你需要告诉他或她所有的风险和并发症。此时，拍照且必须签署知情同意书。

生活方式很重要，必须禁止阳光照射 6 个月。

如果是皮肤光型Ⅲ型或Ⅳ型，请患者在术前 3 周使用美白霜和防晒霜比较安全。

术前提前 3 周开始使用维生素 A 酸乳膏，可使表皮均匀化，加速愈合期。通常，它不是在苯酚之前使用的，就像 TCA 一样。

换肤

手术（以坐姿）最好是在早晨进行，这样可以防止患者在夜间受苦，减少焦虑。燃烧的感觉会持续 6 小时。患者必须在手术前购买止痛药。

在治疗整个面部的情况下，静脉注射液体和镇静剂。

患者在手术前用 500 mL 的乳酸林格溶液，手术过程中用 1 000 mL（以防止任何全身毒性）。

镇静可以通过口服（地西泮、溴西泮）、肌内注射或静脉注射。神经阻滞也可以使用。术中必须使用心脏监测设备和脉搏血氧计。

在局部治疗（图31.2）（口周、眶周）没有全身风险，不需水化和心脏监测。神经阻滞口腔周围（眶下、神经）。利多卡因不伴用肾上腺素（以避免心律失常）是麻醉的最佳选择。

然后，给皮肤剃毛（如有必要），清洗干净，并涂上防腐剂。小心地用拭子给整个区域脱脂，拭子要提前浸泡在丙酮（或乙醚）中。

操作时患者要尽量处于一个舒适的位置，在一个适当通风的房间里（以消除苯酚蒸气）。然后用外科皮肤标记来画线，标记换肤范围的下限。这条线将隐藏在下巴的阴影中，让患者保持坐姿，尽量减少可能的分界线的出现。

在局部麻醉下，最好为患者准备抗焦虑药物（地西泮、溴西泮）和/或镇痛药（扑热息痛、丁丙诺啡）。面部神经阻滞迅速且容易进行全脸麻醉（额叶和上睑阻滞、轨道下、神经）。

全脸苯酚换肤分为5个美容单位：前额、脸颊、口周、眶周和鼻子区域，每个区域分开处理，预计10~15分钟后再处理下一个（以消除苯酚）。这个过程大约需要90分钟。

用棉尖涂抹器完成操作步骤。涂抹器必须在皮肤上来回涂抹；左手撑开皮肤使结霜均匀。为避免在前额皮肤和头发之间形成明显的分界线，溶液应在前发际线涂抹描边。助手应准备好海绵擦除眼泪，防止其稀释苯酚（否则会有条纹残留）。耳垂部分也需要换肤。在处理上唇时剥离，不要忘记在上红唇上描边。

上、下眼睑的皮肤非常薄，不需要深层换肤，而常选择中－深度换肤（纯酚或TCA）。

换肤中最常见的技术包括24小时的封闭（图31.3）。助手准备封闭带条，将其切割到合适的大小（1.5~

4 cm），以便封闭面罩可以立即使用。Micropore® 或同等的产品（胶带的选择取决于手术者）覆盖两层，以提高苯酚的功效。面部都需覆盖，除了眼睑之外。

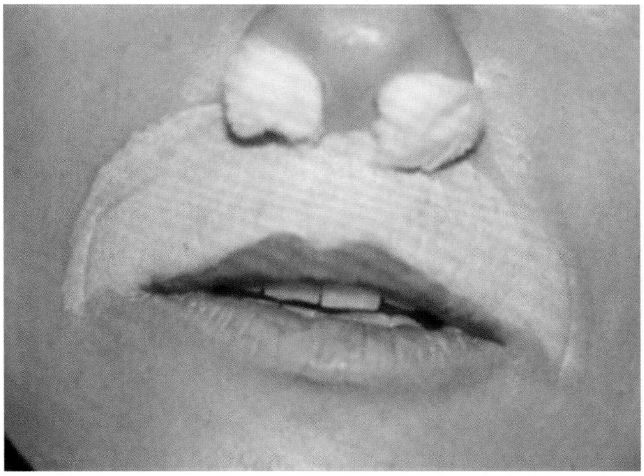

有些医生更喜欢使用油膏或其他特定的药膏而不是胶带。该方法对强烈的光老化治疗不是那么完美，但手术过程对患者来说也要舒服得多。

换肤后处理

手术后疼痛持续6小时，患者需要使用止痛药。

应用苯酚后，很快会发生严重的水肿；在使用过程中可以使用皮质类固醇来减少水肿。

在术后48小时内，患者必须用吸管进食和饮水，并睡在半躺卧位上。

48小时后摘下口罩往往比较容易，也比较无痛。

摘下口罩（图31.4）后，面部非常肿胀，看上去像严重烧伤，此时需要涂上厚厚的液体。此时，患者

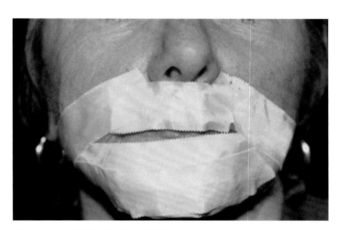

图31.3 口周苯酚换肤后闭塞。

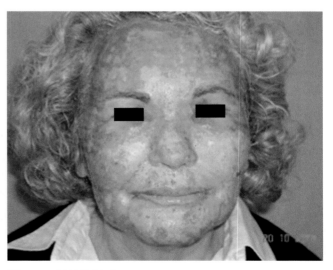

图31.2 保护鼻孔不受苯酚蒸气的影响。

图31.4 拆掉胶带后。

疼痛感减弱。

与剥脱激光不同的是，换肤不会从物理上去除皮肤，即使它使皮肤完全去角质。使用防腐和保湿的面霜，让皮肤状态更适宜做湿敷料。通过重复使用润肤剂来避免结痂，降低感染风险和瘢痕出现。切忌撕开硬皮！

我们采用水雾化，氯己定水消毒，并合理应用氧化锌和硫酸铜软膏。

8~10天后，表皮层恢复正常。一旦硬皮消失，患者可能会需要通过化妆以掩盖皮肤不正常的粉红色。需要完全的避光并严格防晒3~6个月。

应在治疗开始时和3个月时定期观察患者的最终治疗结果（图31.5和图31.6）。

这种显著的变化会持续很长一段时间。在苯酚换肤15年后的组织学切片中，治疗和未治疗皮肤之间的差异是非常显著的。术后3个月内，患者应该积极保护他们的"新皮肤"，可以进行户外活动。那些宣称肌肤永远无法晒黑的理论是错误的。

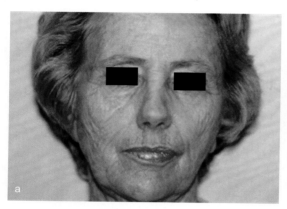
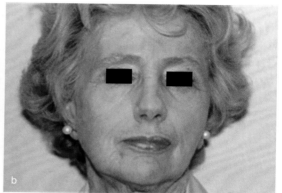

图 31.5　a.苯酚换肤之前。b.苯酚换肤之后。

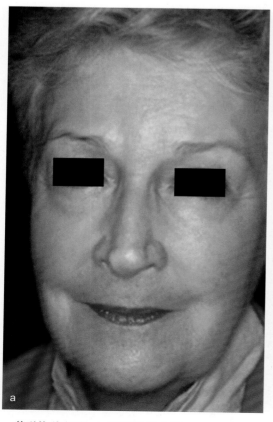
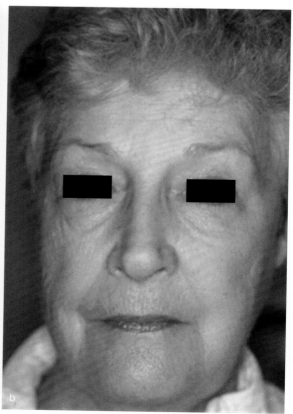

图 31.6　a.苯酚换肤之前。b.苯酚换肤之后。

并发症

掌握症状学、应用规则和剥脱后护理，不可"即兴发挥"，才能减少并发症的发生。在实践中，并发症的发生较罕见，一般来说与手术的侵入性有关 [19, 20]。用贝克-戈登配方并发症更常见。

皮肤颜色的改变

皮肤光型Ⅳ、Ⅴ和Ⅵ型在皮肤换肤手术后 2 或 3 周内发生 PIH 的风险较高。必须避免阳光照射，使用有效的防晒措施，最后还需使用漂白剂和外用皮质类固醇。这种不良反应最多持续 3 个月。

一般来说，发生轻微的色素脱失较常见，这不是一种并发症。深色皮肤的患者可能会出现脱色素的情况。现今，对于已脱失的皮肤颜色，尚未有较好的治疗恢复方法。

皮肤光型Ⅳ和Ⅴ型中出现分界线的风险较高，因此必须在边界上描边。

色素沉着和色素脱失很少同时出现。

持续性红斑

在深度换肤后较易出现红斑，会在 3 个月内逐渐消失。但有时，也可持续多年（图 31.7），此时就需要特定的治疗（血管激光），但治疗效果并不是很稳定。红斑在白皙皮肤中更易出现。

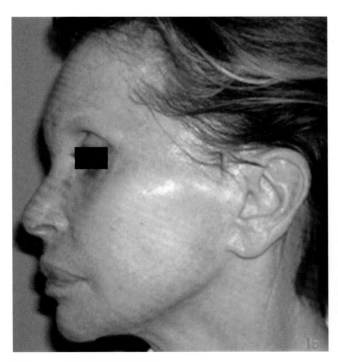

图 31.7　多年后持续性红斑。

瘢痕

术前的脸部提拉，换肤和异维甲酸使用都可能是导致瘢痕出现的危险因素。

纹理异常主要发生在眼睑或颞部上；它们通常引起增生性瘢痕。严重的瘙痒和发红可能导致增生性瘢痕，此时必须表皮用皮质类固醇治疗。

肥厚型瘢痕在深色皮肤和上唇部位更常见（图 31.8）。

在这种情况下，表皮使用皮质类固醇或注射稀释的曲安奈德，联合应用硅胶斑块或硅胶治疗整整一天。

脉冲染料激光以及 YAG 长脉冲或强脉冲光可能改善发红并抚平瘢痕。

增生性瘢痕 6 个月后可能转化为瘢痕疙瘩，治疗难度大得多。

如果换肤是在下眼睑成形术后进行的，则会发生眼睑外翻，需要手术治疗。

感染

因为苯酚是杀菌的，所以感染较罕见。

硬皮的存在有利于感染的发生。最好的预防方法是每天涂抹几次润滑油腻的药膏，尽量减少硬皮的产生。

也有报道称在全脸使用苯酚后出现假单胞菌感染和中毒性休克综合征。

进行鉴定和敏感性培养后给予患者适当的抗生素治疗。

若患者术前已用抗疱疹药物治疗，单纯疱疹的爆发不会出现 [21]。

接触性皮炎

与使用过的产品有关，这些产品被涂在脸上，瘙痒、发红和延迟愈合是发病迹象。

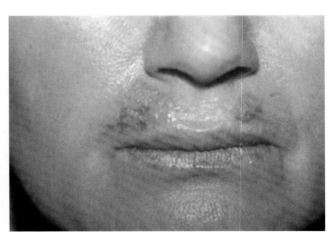

图 31.8　上唇的瘢痕。

心脏心律失常

苯酚具有心脏毒性，但如果遵守应用规则，就不会有心脏方面的影响。

总结

苯酚换肤技术已经沿用至今，也有许多临床和科学报道。

这是一项复杂的技术，必须由训练有素的医生来完成。

它在整个面部的应用比局部应用（口周或眶周）更危险；这就是为什么与 TCA 联合使用更容易和更安全。

对于上唇的深层皱纹，它比激光美容更有效，而且价格便宜。

参考文献

[1] Brody HJ, Monheit GD, Resnik SS, Alt TH. A history of chemical peeling. *Dermatol Surg* 2000; 26:405–409.

[2] Baker T, Gordon H, Mosienko P, Sekinger D. Long-term histological study of skin after chemical face peeling. *Plast Reconstr Surg* 1974; 53:522–525.

[3] Alt TH. Occluded Baker Gordon chemical peel: Review and update. *J Dermatol Surg Oncol* 1989; 15:980–993.

[4] Brody H. Update on chemical peel. *Adv Dermatol* 1992; 7:275–289.

[5] Edison RB. Phenol peeling: New standards of excellence. *Aesthet Plast Surg* 1996; 20:81–82.

[6] Landau M. Cardiac complications in deep chemical peels. *Dermatol Surg* 2007; 33:190–193.

[7] Koopman C. Phenol toxicity during face peels. *Otolaryngol Head Neck Surg* 1982; 90:383–384.

[8] Bertolini TM. Is the phenol-croton oil peel safe? *Plast Reconstr Surg* 2002; 10:715–717.

[9] Baker TJ. Is the phenol-croton oil peel safe? *Plast Reconstr Surg* 2003; 112:353–354.

[10] Stone PA. The use of modified phenol for chemical face peeling. *Clin Plast Surg* 1998; 25:21–44.

[11] Giese SY, McKinney P, Roth SI, Zukowski M. The effect of chemosurgical peels and dermabrasion on dermal elastic tissue. *Plast Reconstr Surg* 1997; 100:489–498.

[12] Kligman A, Baker T, Gordon H. Long-term follow-up of phenol face peels. *Plast Reconstr Surg* 1985; 75:652–659.

[13] Nelson B, Fader D, Gillard M. Pilot histologic and ultrastructural study of the effects of medium-depth chemical facial peels on dermal collagen in patients with actinically damaged skin. *J Am Acad Dermatol* 1995; 32:472–478.

[14] Stegman S. A comparative histologic study of the effects of three peeling agents and dermabrasion on normal and sun damaged skin. *Aesthet Plast Surg* 1982; 6:123–135.

[15] Ayres S. Dermal changes following application of chemical cauterants to aging skin. *Arch Dermatol* 1960; 82:578–585.

[16] Bell E, Sher S, Hull B. The reconstitution of living skin. *J Invest Dermatol* 1983; 81:2–10.

[17] André P. Peeling au phénol de la région péri-buccale. *J Méd Esthét Chir Dermatol* 1995; 87:161–167.

[18] Baker T, Gordon H. Chemical peeling as a practical method for removing rhytides of the upper lip. *Ann Plast Surg* 1979; 2:209–212.

[19] Alt TH. Avoiding complications in dermabrasion and chemical peel. *Skin Allergy News* April 1990; 2.

[20] Maloney BP, Millman B, Monheit G, McCollough EG. The etiology of erythema after chemical peel. *Dermatol Surg* 1998; 24:337–341.

[21] Prekins SW, Sklarew EC. Prevention of facial herpetic infections after chemical peel and dermabrasion: New treatment strategies in the prophylaxis of patients undergoing procedures in the perioral area. *Plast Reconstr Surg* 1996; 98:427–433.

32
化学换肤组合

Philippe Deprez and Evgeniya Ranneva

组合种类

加强渗透的组合

定义：为了达到更深的渗透，换肤溶液与另一种技术或另一种换肤方式联合使用。

Mosaic 换肤法和 Pixel 换肤法

定义：同一疗程期间不同深度换肤方式的组合。

Mosaic 剥离：在同一区域使用不同类型的换肤技术。局部深层换肤，加上周围应用轻度的换肤，从而使肤色更均匀。

Pixel 剥离：在使用换肤药物之前，对皮肤进行微穿孔，以加深酸的渗透，从而在减少酸用量的情况下达到更好的效果。

有些区域将被深度处理，主要是为了去除局部皱纹或严重晒斑，而其他区域将在同一时间进行浅表层换肤，在同一换肤疗程中，主要是为了平衡光老化皮肤的结果。如果一个区域的皱纹很严重，但面部其余部分外观正常，则不需要向患者施加全脸深层换肤，因为局部深层换肤就足够了，只需作用于局部，就可解决问题。当一些大的晒斑残留皮肤时，它并不总是需要在全脸进行中−深层换肤或深层换肤，也不需要在面部表面上进行深层换肤，可更安全使用"pixel 换肤"或"mosaic 换肤"的技术。这样可以更深层更局部治疗晒斑，且换肤技术更规范。

换肤技术与其他非磨蚀或穿孔美容手术步骤的组合

填充剂、美塑治疗、肉毒毒素，以及更多的方法可以和换肤相结合。

加强渗透的组合

角质层是任何产品在皮肤上的主要屏障，也是伤害剂渗透的主要屏障：去除、破坏或多次渗透角质层会导致更快、更深的换肤剂渗透。在对抗外部攻击的这个方面，我习惯于比较角质细胞和保护内层——角质形成细胞的可塑化表面角质细胞。第一种技术描述了一种轻度损伤剂（α-AHA 酸或水杨酸），以增加表皮渗透性。在伤口后，使用更强力的换肤试剂。

AHA 和 TCA 的联合使用

最有效和最短的 AHA 是众所周知的甘醇酸。甘醇酸可以在几个浓度和几个 pH 下使用。甘醇酸的强度取决于浓度和 pH，但它的作用也取决于如何使用。

适应证

换肤组合试剂（乙醇酸 +TCA）对细纹、雀斑、晒斑和角化病治疗效果佳，即 20%~25% 的 w/w TCA 换肤溶液（如 Unideep 23% w/w TCA-Skin Tech，Spain）在 70% 浓度乙醇酸换肤后使用。在使用乙醇酸换肤之后使用 Easy TCA（15w/w TCA/-Skin Tech，Spain），雀斑、小晒斑、角化病和表皮及交界区色素沉着得到了极大改善。

痤疮瘢痕、深皱纹、褶皱和松弛的皮肤并不能很好地适应这项技术，因为这些病症需要真皮网状层换肤来治疗。

如何应用乙醇酸

使用棉球或任何方便的涂抹器在皮肤上涂抹 70% 非缓冲的（天然 pH 1）甘油酸。根据皮肤的厚度和油性，可能需要几层涂层来诱导第一个红斑出现，这是乙醇酸表皮作用的标志，是这部分脱皮的终点。

乙醇酸冲洗

一旦出现红斑，就必须用大量的水冲洗乙醇酸，但不应中和。事实上，使用中和剂会改变皮肤的 pH，并对在 AHA 之后要涂抹的 TCA 进行"预中和"。一直冲洗直到患者声称他或她不再感到任何烧灼感为止。如果一些霜点出现，应谨慎处理：在这些区域 TCA 的渗透会加快。冲洗后，用柔软的纱布干燥肌肤，以避免出现擦伤。

如何应用 TCA 试剂

在冲洗完 AHA 试剂后，根据所需的换肤深度，我可能会将两种不同的 TCA 换肤试剂与标准化的 w/w 浓度试剂结合起来：皮肤应用温和浓度 15% 的 TCA，通常用于诱导换肤试剂渗透到基底层或交界区；或皮肤应用单一浓度 23%，通常当换肤深度当需要深到真皮乳头层时。对于非面部皮肤（包括颈部），优先使用 15% TCA，因为人体皮肤在结合较高浓度时可能会出现意想不到的反应。面部在使用乙醇酸后可耐受 20%~25% 的 TCA（w/w）。在任何情况下，只有在小范围进行个体测试后才可谨慎使用。皮肤损伤的深度和再生的深度取决于皮肤的透皮渗透性（皮肤的渗透性），也取决于涂抹的层数：层数越多换肤深度越深。由于先前的乙醇酸应用，将加深对 TCA 的渗透。选择的 TCA 试剂也会用以往相同的方式涂抹，但操作结束的提示点比之前的提示点要久：举例来说，在几分钟后，温和 TCA 的第一层可轻易使换肤作用到交界区（终点：霜云），而单一强度会诱导出一种均匀的粉白霜。

在 TCA 应用结束后要做什么

在换肤期间，主要是在 TCA 应用期间，患者会有烧灼感，在用 SkinTech Unideep 23% 之后，这种感觉比 SkinTech Easy 15% TCA 强烈。经典技术建议使用风扇或使用冷包来缓解烧灼感或刺痛感，但许多患者使用这些方法后仍然没有任何缓解。幸运的是，这两种换肤方式（Easy TCA 和 Unideep）都同时应用一种"换肤后面膜"的面霜，这种面霜在霜冻出现后立刻应用于面部，几乎立即抑制疼痛和炎症反应。换肤后面膜由医生使用并只能使用一次，一结束换肤操作应立马使用。这不是一种中和剂，且需一直留在皮肤上直到次日清晨，才可清洗。

换肤后治疗

参见一般建议，具体取决于合并换肤的深度。

联合使用二氧化碳在 TCA 换肤后使用

施加在皮肤上的二氧化碳破坏了皮肤的自然通透性，并使 TCA 溶液能更深更快地穿透皮肤。寒冷造成的伤口深度直接取决于接触时间：接触持续时间 2~5 秒被认为是 1 级（薄皮肤 2 秒，厚皮肤 5 秒），接触持续时间 4~8 秒为 2 级，9~15 秒为 3 级。

技术

皮肤消毒（酒精）和脱脂（丙酮）。

二氧化碳存在于特殊的罐中，很容易获得铅笔形状的固体二氧化碳。二氧化碳如果直接涂在上面，就会附着在皮肤上。因此，通常情况下，将该块浸入溶液（2/3 丙酮 +1/3 醇）中，这样就有可能使其在皮肤上滑动。大部分患者都会需要一个风扇，因其至少会有快速蒸发令人不适的丙酮和醇。术前 30 分钟服用一片乙酰氨基酚 + 可待因片以减少不适。

二氧化碳将主要应用于小区域，在那些区域我们需要一个更深的 TCA 渗透。我们从来不使用二氧化碳在大区域，因为我们实际上有可替代这项技术的小型激光器、皮肤研磨技术或微细加工设备，比二氧化碳多许多优点。

二氧化碳接触时间

痤疮瘢痕：3 级接触（坚持即使是瘢痕的边缘也抚平它）。

脂溢性 / 肌动蛋白性角化：2 级接触。

口腔周围皱纹：2 级接触。

眼部周围皱纹：1 级接触。

TCA 的应用

应用二氧化碳后，皮肤用纱布干燥，TCA 均匀地应用。我们用 TCA 浸泡在 2 个棉签上。Easy TCA（15% w/w）或 Unideep（23% w/w）可以安全地应用二氧化碳后。换肤深度分别到达真皮乳头层和网状层。较高的浓度应该非常小心地使用（主要是深层痤疮瘢痕或浓厚的角化病），因为有形成瘢痕的风险（主要是肥大性的，因为萎缩性瘢痕只会发生在更深的伤口上）。我们宁愿分两次使用 TCA，也不愿增加 TCA 的浓度。

TCA 换肤或 AHA 换肤后联合使用 Jessner 换肤

Jessner 溶剂配方详见表 32.1（在美国，也称为 Combe 溶剂）。

表 32.1　Jessner 溶剂配方

间苯二酚	14 g
水杨酸	14 g
乳酸	14 g
乙醇 95%	100 mL

Jessner 的溶液应该储存在一个棕色的玻璃密封瓶里，它可以存放在冰箱里 2 年以上。溶液的氧化使 Jessner 的溶液呈粉红色。与指甲接触使其变色，并使其呈黄橙色。Jessner 溶剂的作用深度由涂抹层数来控制。一层只能诱导非常浅表的换肤，而 3 层或 4 层可祛除整个表皮厚度。

Jessner 换肤用于 AHA 换肤之前

众所周知，AHA 换肤的渗透力通常不均匀。Jessner 换肤将均匀改善 AHA 的皮肤渗透。Moy 描述该技术如下：在准备和常规清洁皮肤后，应用接触 Jessner 的溶液达到"1 级"；只涂上一层药物。一层疹子出现，伴有最多几个点的局部"结霜"。在皮肤很厚又油腻的情况下，可以用刷子、棉花絮或其他适合的涂抹器涂抹几层。允许在每层涂层之间停止 5 分钟。涂抹上最后一层。无须中和，但因水杨酸而产生的皮肤白色涂层可被轻轻擦除，并用水洗净，之后擦干皮肤，涂上 TCA 试剂。Jessner 溶剂会破坏皮肤正常的渗透性，使 AHA 溶剂渗透更快更深。对于乙醇酸浓度的选择（从 50%~70%；pH 1~2.5），遵循此章节之前提到的安全原则。然后均匀涂抹乙醇酸，直至出现红斑后中和。这种联合使用的问题是，在一般情况下，一旦出现红斑，就应该中和乙醇酸。不幸的是，由于 Jessner 的溶液而已经存在红斑使人无法正确估计 AHA 的演变，而且因意外溢出而致的霜化是常见的。这种技术更困难，可以用于治疗非常油性和厚的皮肤，这些皮肤对中和前长期存在大量的 AHA 浓度具有抵抗力。

注意：在我们的实践中，我们停止使用这种困难的技术，取而代之的是使用 Easy Phytic 溶液，它是一种由 60% 的 pH 为 1 的乳酸、乙醇酸、扁桃酸和植酸的混合物。这种溶液慢慢释放，允许 100% 的换肤溶液分子进行渐进式无害驱动。溶液也是自中和的，避免了任何由于中和时机不当的错误。与临床体征相关的应用方案，可轻松渗透到每种皮肤类型的基底层，而不会出错。对于 Easy Phytic 溶液，无需进行换肤前准备，因为需要角质层的完整性来保证缓慢渗透。祛除整个角质层会诱导此溶剂极快渗透，增加产生副作用的风险，且增加一步本可不需要的中和步骤。

Jessner 换肤用于 TCA 换肤之前

Jessner 溶剂可以作为 TCA 换肤的准备。Monheit 描述了以下技术：在准备和常规清洁皮肤后，应用接触 Jessner 的溶液达到"1 级"；只涂上一层药物。一层疹子出现，伴有最多几个点的局部"结霜"。如果皮肤又厚又油腻，可以用刷子、棉花絮或其他适合 MD 的涂抹器涂抹几层涂层。允许在每层涂层之间停止 5 分钟。涂抹上最后一层。无须中和，但因水杨酸而产生的皮肤白色涂层可被轻轻擦除，并用水洗净，之后擦干皮肤，涂上 TCA 试剂。Jessner 溶剂会破坏皮肤正常的渗透性，使 AHA 溶剂渗透更快更深。TCA 的选择与和乙醇酸共用时的选择相同，我们可选择 Easy 15% TCA 或 Unideep 23% TCA，取决于 MD 所需的治疗深度。

应用所选的渗透较快的 TCA 溶液——当厚厚的油性皮肤被治疗时也更均匀——这是因为表皮屏障有效性的破裂。穿透过程将比通常更痛苦。这种技术可以用于油性和厚性皮肤的患者，以期 TCA 更好地穿透。

在 TCA 换肤后出现皮肤霜化后，立即使用可在 Easy TCA 或 Unideep 去皮试剂盒中可找到的"换肤面膜"，其数量为所需数量（见说明书），以减轻疼痛和炎症反应。换肤后面膜持续作用于皮肤直到第二天早晨，然后清洗并涂上润肤霜，或滋养或美白。

注意：多年前我们就不再使用这种技术了，因为实际上存在着更简单、更安全的技术。

"激光 Pixel 换肤"或"Fraxpeel"：点阵激光与 TCA 的联合使用

定义

因为会产生不必要的不良反应的风险，如长期残留红斑、炎症后色素沉着、疼痛、感染和瘢痕，使烧灼激光的吸引力大大降低。技术上的进步使激光更像微米级激光技术，然后使"点阵激光"的建立成为可能：激光束被分成许多窄束，这种像素化的烧灼不会去除一块大的皮肤表面，反而会引起深而窄的"渗透孔"。只要一块大的皮肤表面不被烧灼，皮肤再生就会快得多，问题就会少得多。同时，皮肤刺激和皮肤张力紧张都发生在"渗透孔"周围。当使用"Pixel 换肤"技术时也会发生这种情况，下文会有描述。

总之，点阵激光彻底改变了皮肤修复治疗：取得的显著的临床效果（但不如全消融技术），具有较低（但不是没有）副作用风险。铒掺杂钇铝石榴石（Er:YAG）的点阵激光似乎是实际最好的激光，可以减少皱纹和缩小毛孔，改善皮肤纹理和改善痤疮瘢痕。色素沉着病变似乎不是点阵激光的良好适应证，因为在"渗透孔"中没有被杀死的黑色素细胞会被气温变化和潜在的感染激发，从而诱发 PIH。"Pixel 换肤"技术已被 Er:YAG 点阵激光所取代。Han 医生（韩国）

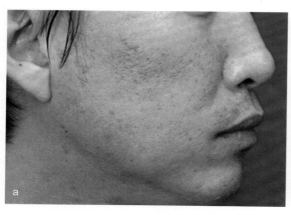 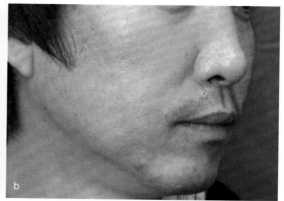

图 32.1 点阵激光之后行 Easy TCA 换肤的 (a) 之前和 (b) 之后。

提出 Er:YAG 点阵激光（皮纹效应）和 Easy TCA 换肤（皮肤技术）相结合的治疗方法，取每种治疗方法的特长。Er:YAG 点阵激光产生的深激光"渗透井"与使用 Easy TCA "基底层"（结霜点）换肤相结合（图 32.1）。Easy TCA 的换肤后面膜可迅速停止治疗后疼痛，感染和红斑。此联合治疗方式不但治疗效果更好，副作用的风险也大大减轻，甚至在亚洲人的皮肤上也一样。

如何结合 Er:YAG 点阵激光与 Easy TCA 换肤

通常先行激光处理。在点阵激光后立即应用 Easy TCA 换肤处理。酸将渗透到点阵激光诱导产生的小孔中，并产生"二次蛋白凝固孔"（图 32.2）。"初级凝结"已由激光束制造。对于麻醉霜，如局部麻醉剂的共晶混合物（EMLA），在激光处理前已应用，我们应在换肤操作之前将其小心去除，因为它的基本 pH（9.4）会中和 TCA 换肤剂的效果以及它自身的效果。因此，EMLA 需用水和肥皂祛除。接着需用 Skin Tech 清理泡沫（pH 5.5）来中和皮肤 pH，在 TCA 换肤之前。

在点阵激光应用后，皮肤立即被多孔穿孔，集中形成无数由死细胞制成的井，这些井不会影响皮肤生理上的抗渗性。Easy TCA 溶剂将很容易通过这些高渗透性井，在激光产生的井的近端附近产生次级蛋白质凝固。同时，全表皮被 TCA 处理，诱导刺激表皮更新和表皮翻转。这是与激光应用相比结果加强的方法。

幸运的是，Easy TCA 结合了一种控制换肤后炎症的换肤后面膜，在这种特殊情况下，将控制联合治疗后的炎症。在换肤结束时，操作者应该立即使用"换肤后面膜"，这将非常快地消除治疗后的疼痛、炎症感觉和发红。换肤后面膜只能使用一次，并持续到第二天早晨。然后用柔和洁面液清洗，换肤后的日常家庭护理可以开始：在存在炎症后色素沉着（PIH）风险的情况下混合美白霜，用联合二甲氨基乙醇（DMAE）

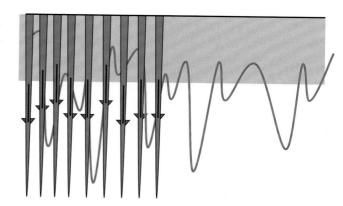

图 32.2 点阵激光在表皮开孔。换肤通常是为了执行基底层换肤（Easy TCA），将以"像素化"的方式更深地渗透到真皮。Easy TCA 换肤后面膜也可立即控制治疗后的炎症。

的紧致霜，需要以防止皮肤下垂等。

治疗后防晒。

Er:YAG 点阵激光和 Easy TCA 的联合应用治疗效果佳，且可明显降低治疗后炎症和疼痛，从而降低副作用的发生。

"微针 Pixel 换肤"：微针和 TCA 换肤
定义

"微针 Pixel 换肤"是一种新近出现的方法，它包括在应用 TCA 换肤溶液之前，用一个由"滚筒"支撑针或"印章"样（对于非常小的区域）大小的终端对皮肤进行微穿孔（图 32.3）。换肤实际会穿透由针产生的小井，深度取决于针的长度。因此我们利用微针本身所产生的刺激，TCA 渗透将增强这种刺激。与常规换肤的不同之处，酸必须均匀地穿透皮肤，直到所需的深度。Pixel 换肤允许某种"深微塔换肤"，通过针头对孔壁进行凝结。它导致更深的纤维化诱导，如果针很短，且没有长期分离，可致皮肤更紧致，且不会增加明显的表皮损伤。这就是换肤联合点阵激光。

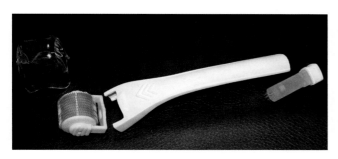

图 32.3 美学 Dermal AD ROLL TD 专用微针（版权）设备，600 针，包含在一个手大小的"印章"里，以行小面积微针处理（围绕眼睛嘴唇，围绕耳朵等）。针长可由用户选择。

针长的选择

针的长度选择将取决于我们想要的酸的穿透深度。通常的表皮厚度是 0.5 mm。一个 0.25 mm 长的微针装置会在表皮内部形成"井"，使 TCA 很容易穿透到基底层。一个 0.5 mm 长的针头装置会穿透整个表皮厚度，使酸达到 grenz 区的水平。长针更深地穿透皮肤，刺激更深的层，理论上也允许更深的酸渗透。然而，我们能推测酸的渗透深度并不是精准与针的长度相对应。实际上，当 TCA 渗透入小井，会使井壁发生蛋白凝固，使其无法渗透入孔底。因此，我们将利用两种刺激：一种是针本身引起的刺激，这种刺激更深，另一种是针与 TCA 的结合引起的刺激。

适应证和针的长度选择

主要的适应证是皮肤抗衰老治疗，因为与换肤一起使用的针刺会引起强烈的皮肤刺激。适应证取决于针的长度：一根 0.25 mm 的针将有助于治疗表皮问题，0.5 mm 的针将有助于治疗需要在基底层或交界区水平作用的问题，1 mm 的针将用于刺激真皮乳头层，较长的针将有助于刺激真皮乳头层和真皮网状层。

微针是一种穿孔治疗方法，当针头长度超过 0.25 mm 时，它可以相当具有侵略性。因此，该装置应该是无菌的。我们强烈建议只使用一次性微针装置，并在使用后丢弃它。

面部和身体都可以接受治疗。只要在微针后不使用有潜在毒性的产品，表面就不会有任何限制。因此，Pixel 换肤是治疗颈部、手臂、腿部和腹部皮肤松弛的一种有趣的选择。

如何治疗

经过仔细的皮肤消毒后，在 4 个不同的方向上使用 4 次微针装置。施加的压力类似于划伤的压力。"滚筒"必须从每个通道的皮肤上抬起，以避免在相同方向扎出重复相同的孔，这将减少最终的有效穿刺次数。使用 0.25 mm 和 0.5 mm 针通常不会引起任何出血，除非在薄皮上使用 0.5 mm，若使用更长的针头出血点也会发生。出血根本不是什么问题。0.25 mm 的针头是痛苦的，0.5 mm 的针头更是不能忍受。长针头会诱发剧烈疼痛，与针的长度直接相关。2.5 mm 的针头比 1 mm 针头更痛苦。微针治疗只需一种简单的表面麻醉：角质层上打孔，使麻醉液很容易通过表皮基底层和真皮乳头层，即敏感的神经终端。因此当使用 Pixel 换肤技术时，我们建议将滚筒在浅表层皮肤滚动几次，以便微穿孔角质层，并直接用 2% 的肾上腺素及利多卡因溶液浸泡的纱布敷于微穿刺区域。同时起到麻醉与止血的作用。若无局部疼痛，可使用长针头或更用力的挤压。与此同时，在皮肤局部麻醉下，TCA 进一步应用不会再痛苦（图 32.4）。

由于皮肤的弹性特性，针扎的孔有一个快速的自然关闭倾向，我建议依次治疗该区域：微针装置先在第一个区域（例如，50% 的前额）使用，微针后立即应用 TCA 换肤，趁着孔仍然打开时。下一个区域也是这样处理。我们通常使用 Easy TCA 换肤（15% w/w Skin Tech）进行这种联合治疗。TCA 涂层的数量取决于用酸后几分钟在视觉上出现的症状：操作终止点是在每个皮肤穿孔的水平上出现白色或灰色的白色结霜点。然后，使用"换肤后面膜"（Easy TCA 换肤后面膜有很强的抗感染效用，防止副作用的发生）。

换肤后

用短针（0.25 mm）完成的 Pixel 换肤技术的换肤后操作与不用微刺的换肤技术的换肤后操作相同。当使用 1~2.5 mm 的针头完成微针后，换肤后操作在第 3 天或第 4 天出现痂皮，但在第 1 周结束时皮肤会迅速愈合（图 32.5）。

如果需要 Pixel 换肤技术到达网状真皮层，那么我们建议用一种名为"Yelskreen"（Skin Tech SL，Spain）的产品覆盖皮肤，该产品含有亚没食子酸铋粉，这是一种消毒剂，可以加速皮肤愈合。

第 3 天，应在处理区域的边缘涂上无菌的石精果冻，防止炎症发生。第 6 天，应该在整个痂上涂上膏状果冻，使它在第 7 天自然掉落。本章引言中写的一般换肤后操作的建议必须遵守。

磨皮类技术手段合并换肤

定义

痤疮瘢痕和膨胀纹是常见的问题，治疗往往被认

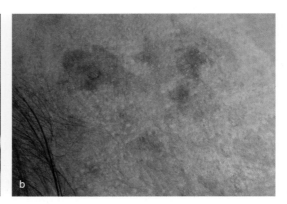

图 32.4　2 mm 微针后立即行 Easy TCA 换肤的像素样渗透的（a）之前和（b）之后。适应证：大晒斑（会消失）以及周围的**疣状角化斑（不会消失）。**

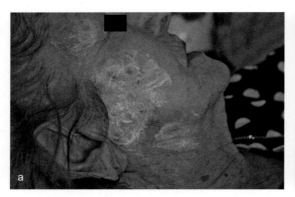

图 32.5　a. 即刻换肤后操作：涂上一层厚厚的换肤后面膜，这都包括在 Easy TCA 换肤工具包中。b. 在第 4 天，有正常结痂。

为是不太理想（图 32.6）。

痤疮瘢痕不容易被化学换肤治疗。深层苯酚换肤并不总是给出好的治疗结果，因为换肤溶液无法渗透到瘢痕底部，即使是使用了一个小小的棉棒或一根牙签来尝试到达底部。化学磨皮技术也能让你获得满意的结果，使用可控制的（即使是困难的）技术。

膨胀纹同样也不易通过化学换肤治疗。激光在治疗上很大程度上也是令人失望的。前部化学磨皮对于非常陈旧、萎缩和大的皱纹可以给出一个较好的解决方案，且可对此情况改善 75%。

在局部感染、胰岛素依赖性糖尿病、免疫缺陷、皮肤感染、自身免疫疾病等情况下，禁用化学磨皮。

对于病情严重的问题，磨皮技术可以与换肤相结合，以提高治疗效果。

我们区分如下：

（1）"后"化学磨皮：换肤操作完成后立即进行磨皮操作。这种磨皮可以在 TCA 或苯酚换肤后立即进行。

（2）"前"化学磨皮：磨皮是在选定的深度（通常是 grenz 区域或最大深度即真皮乳头层）进行的，磨皮后涂抹 Easy TCA 换肤（Skin Tech SL，Spain）一

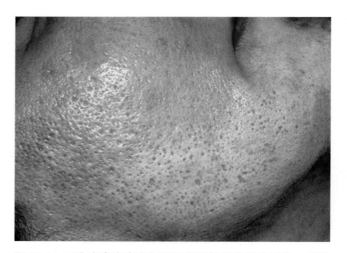

图 32.6　因治疗痤疮瘢痕行深层苯酚换肤出现的霜化。苯酚明显没有渗透到痤疮瘢痕的底部。结果是不满意的，即使一些黄色斑点显示苯酚的渗透已达最大。

层。可以使用无菌砂纸或更深的金刚石钻头进行磨皮。我们在磨皮后只使用 Easy TCA 换肤，因为换肤后面膜的强效保护性抗感染作用，可保证换肤后疗程，且无副作用，当然操作规范要严格遵守。注意，"前"磨皮技术是作用最深的换肤方式，应当由熟练和训练有素

的专业人员操作。

注意：前化学磨皮操作不能使用高于 15% w/w 浓度的 TCA。前部磨皮因毒性原因不能在苯酚换肤之前进行；磨皮会使苯酚很快渗透到皮肤和血液循环中，从而超过人体的解毒潜力，有很高的中毒风险，并最终导致患者死亡。

前化学磨皮

Skin Tech 皮肤磨砂套件（用砂纸磨皮）包括：

（1）一次性砂纸，经伽马射线消毒（P220 颗粒，湿或干型）。

（2）碱式没食子酸铋、愈合剂和消毒粉，装在一个罐子里，供患者医疗使用，并装在小信封里，作为磨皮换肤后第二天日常护理。

砂纸与 Easy TCA 联合使用 皮肤用酒精消毒，丙酮脱脂。

磨皮步骤的准备和执行 把一张砂纸卷起来包裹住圆形的物体周围，把它牢固地夹在手指之间。用一只手伸展皮肤，用砂纸轻轻地、仔细地来回摩擦整个区域。这种磨砂通过祛除角质层使皮肤渗透性增强。

在皮肤磨砂后，操作步骤分为以下两种。

（1）不含酸：更浅、风险更小（脱夹头的处理）。在磨皮后直接用上换肤后面膜，不含酸溶液，然后封包。

（2）酸性药物：在使用 Easy TCA 换肤液前进行作用深层的表皮麻醉。封包（治疗细纹）操作可用于加深换肤的作用。

亦可选择不封包。

如何选择正确的治疗深度

0 级磨砂

主观上：患者感觉不到疼痛。

客观上：触摸表皮会有一种"角质层触诊"的感觉，即手指在脱水和死亡的角质层上滑动，如果磨砂仅限于这一水平，效果较差，换肤深度过于浅表，效力不够。因此看不出出血。

I 级磨砂

主观上：对患者来说磨砂是不舒服的，但没有疼痛。

客观上：表皮触诊仍有"角质层触诊"的感觉，如果砂磨仅限于此水平，麻醉就会不足，换肤过于浅表，不可见出血。

*II 级磨砂：*治疗妊娠纹所需的治疗水平。

主观上：患者第一次感觉到疼痛。磨损和出血出现；磨皮操作通常必须在此时停止，尽管疼痛阈值确实因患者而异（因此强调触摸的重要性）。

客观上：表皮触诊给人一种"角化细胞触诊"感：手指在通过由擦伤所显示的活的、水合良好的角质形成细胞时，感觉到一种缓慢的感觉，是与相邻的、未磨损皮肤的脱水和光滑的角质细胞相比。

角蛋白细胞触诊：手指摸过无磨损皮肤的脱水角质细胞，当摸到由擦伤引起的良好的水合角质形成细胞时停止。

根据所选协议，应用 Easy TCA 试剂和换肤后面膜或只用换肤后面膜。按所选协议的建议进行闭塞。

*III 级磨砂：*达到 2 级后继续磨皮。

主观上：患者认为磨皮是痛苦的。小心进行：一直磨皮磨到真皮乳头层。

客观上：出现更多滴血，均匀出血。在此之前应该停止磨皮。在 3 级磨皮后使用 Easy TCA 酸可能是有害的。

闭塞 换肤液和换肤后面膜的封闭会刺激萎缩区，而磨皮过程会使正常皮肤在皱纹间重生。

使用亚胆酸铋 亚胆酸铋有助于换肤后治疗，并防止患者不得不进行复杂的局部护理。将粉末撒在潮湿、深部真皮的区域。用棉签或手指涂抹粉末。在前两天，在潮湿的区域重新涂抹上粉末。患者一定不能抓挠此区域。用不粘在伤口上的敷料来保护治疗区域（如 Smith 和 Nephew 的梅洛林）。在第六天左右，涂抹凡士林以助脱毛和预防瘙痒。

按规定每日使用护理面霜。

前部化学研磨，TCA 易用于膨胀纹 Striae 治疗

剥离必须由有经验的医生进行，只有医生必须仔细监测患者的进展，严格的观察是必要的。

皮肤换肤前准备 手术前两周，每天使用两次混合美白膏，以避免手术后色沉的出现。

服用止痛药：患者可在抚纹术前 1 小时和术后几小时服用可待因＋扑热息痛。

皮肤准备 清洁（Skin Tech 公司的换肤前清洗剂）；用酒精消毒；晾干；用丙酮脱脂；晾干；将待处理区域划分为 10 cm × 10 cm 的亚区域。

砂纸磨砂 操作时戴手套。在塑料瓶周围卷起砂纸。进行无痛的、缓慢的、温和的、均匀的磨砂，对整个范围进行 II 级磨损。

II 级磨损 砂纸的磨皮效果比 Coridon 颗粒或铒激光更均匀，但 Coridon 颗粒和铒激光最终可以取代砂纸。一直进行皮肤磨砂，直到血点出现为止。在这一刻立刻停止磨砂。

麻醉 磨砂手术步骤不痛苦。但是，在以前的磨

砂区域上涂上酸性换肤液会非常痛苦，所以需要麻醉。方法是用 2% 利多卡因和肾上腺素浸泡纱布麻醉（每 10 cm×10 cm 区域大约 5 mL）。在塑料薄膜下放置 10~15 分钟，麻醉开始时会发生血管收缩。

应用 Easy TCA：应用 Easy TCA 换肤液的方法如下：先涂抹一层 Easy TCA，以圆圈样涂抹。由于表面麻醉，应用 Easy TCA 换肤液不应产生疼痛或不适，除非是周围没有足够麻醉的区域。

一般来说，浅粉白色的结霜很快就会出现，通常只出现在皱纹间的正常皮肤上（而不是皱纹）。Easy TCA 换肤和磨皮操作的联合使用会对皱纹间的正常皮肤产生重铺作用，并刺激残余正常的成角质细胞和肌肤的重塑。

使用换肤后面膜和封闭 在每 10 cm×10 cm 的表面积的区域使用约 0.5 g 的换肤面膜（使用 Easy TCA 试剂盒中的"蓝卡"）。在用塑料封闭下，敷换肤后面膜 6~24 小时。封闭的换肤后面膜会在萎缩皱纹底部引起严重但可控的炎症。它可以刺激真皮细胞分裂，加快真皮细胞的新陈代谢。医生应该记住当封闭时间越长时，换肤作用深度越深：长期封闭意味着深层换肤。

如何选择合适的作用深度 换肤深度将取决于不同的因素：

（1）磨皮深度：换肤深度随着磨皮深度而变得更深。更深的磨损意味着更深的换肤操作。保守来说：应从表面处理开始。当有疑问时，选择表面处理。

（2）涂抹 Easy TCA 溶液的层数：看皮肤霜化情况。对于浅表层非萎缩性条纹来说，结霜应该是均匀的粉白色。对于深而萎缩的条纹来说，霜化应该只出现在条纹之间的正常皮肤上；它必须是粉白色的，而不是纯白色的。对于皮肤薄的患者，只需敷上换肤后面膜（不含 Easy TCA 酸）和进行封闭。

（3）封闭持续时间：使用不透气的塑料薄膜。在 6~24 小时后祛除塑料：6 小时封闭，浅表层治疗（但更易出现 PIH）；12 小时封闭，中-深层治疗；24 小时封闭，深层治疗。避免对乳房或大腿上部进行深层治疗。

去除封闭后的护理 如果表皮液化发生在 24 小时闭塞后，用亚没食子酸铋擦拭皮肤，只要皮肤保持湿润（通常为 48 小时）。用不粘在伤口上的敷料来保护治疗区域（如 Smith 和 Nephew 的"Melolin"），以防止敷料粘在皮肤上。

当皮肤和粉末干燥后，应等待 24 小时，然后再涂上凡士林（石油冻），用于协助脱痂和防止瘙痒。从第 4~5 天到第 7 天，凡士林应用于协助脱痂。

如何运作

（1）Easy TCA+磨砂可显著刺激条纹萎缩底间正常角质形成细胞的生长。使皮肤看起来更光滑，使其逐渐变得更均匀和柔软。

（2）换肤后面膜在封闭下会产生很强的皮肤刺激，使松弛的皮肤看起来如新生，并使其紧致。医生必须仔细监测患者的进展，严格观察是需要的。

去皮操作前后的 PIH 预防 总是对 PIH 进行预防性治疗：每天 2 次，在换肤前 2 周涂上混合美白霜。

在换肤操作后，继续使用混合美白霜至少 6 周，每天 2 次，避免暴露在阳光下，如有需要，可使用氢醌霜。

实用小贴士 避免感染和长时间红斑（第一周后随访，使用 IPLASE 乳膏）。如果局部红斑存在超过 15~21 天，外用皮质激素。在第一天使用止痛药以减轻疼痛。避免在第一周接触水（它可能导致疼痛和感染）。必要时使用抗生素，在 3 个月后避免阳光照射，小心 Koebner 现象（银屑病、白癜风等）。

并发症通常随着换肤的深度增加而出现。总是从一个浅表层操作方案开始，然后逐渐向深层操作。换肤深度越深，医生就必须越专业和小心。患者必须始终被告知他们将接受的换肤后治疗的类型。不要治疗"角质松弛"患者。

表 32.2 列出治疗中的变量，视条纹类型而定。

表 32.2 治疗频率和治疗次数

	纹 型	治疗次数
每月一次	小浅表条纹	1~3
每月一次	萎缩而老、宽而深的皱纹	2~5

33

皮肤磨削术

Anthony V. Benedetto

历史发展

自古埃及以来，人类就开始使用不同的磨皮工具，如浮石和雪花膏来祛除皮肤表面的不同类型的瘢痕和瑕疵 [1, 2]。20 世纪初，Kromayer 认为，可以使用圆柱形刀、锉和毛刺附着在自动驱动的牙科仪器上，采用顺时针或逆时针旋转的方式去除瘢痕 [3]。Iverson 在 1974 年就报道说可用砂纸磨皮成功祛除创伤性文身，偶尔会导致异物性硅肉芽肿 [4]。正如我们今日所知的，磨削皮肤术于 1952 年起源于 Kurtin 和 Robbins[5]。他们在电机驱动的旋转牙科设备上安装一根金属丝刷，在麻醉剂喷雾剂的帮助下，他们能够用磨砂或刨皮的方法将皮肤表面祛除。因此，磨削皮肤可描述为对皮肤表面的机械性刨皮，即用钢丝刷或钻石铰刀来祛除表皮和真皮上层 [6-8]。

用于磨皮的钢丝刷是一个 3.0 mm × 17.0 mm 的砂轮，它是由一个圆形的斜面不锈钢丝组成，从砂轮的中心向外凸出一个角度。一个钻石铰刀是一种尺寸相似、形状各异的不锈钢轮状物品，表明镶有多块不同粗糙度的金刚石片。

目前皮肤磨削术的适应证是表皮和真皮乳头层的病变，这些病变可以通过磨皮来改变或祛除，包括由于痤疮、水痘和任何其他疾病过程中出现的瘢痕或瑕疵皮肤表面的瘢痕（表 33.1）[9, 10]。Benedetto 等还将皮肤磨削术描述为一种预防和治疗手段，以抑制面部癌前病变和恶性病变的持续发展 [11]。很快，其他人随后还进行了类似的观察 [12]。皮肤磨削术的其他适应证包括修复创伤性瘢痕和手术瘢痕，特别是用于修复缝合皮瓣或移植皮肤的不规则皮肤 [13-15]。皮肤磨削术通过对深部红斑从浅到深的刨皮以修复肌肤，红斑常为日光性弹性组织变性或光损害 [16, 17]。创伤性文身和装饰性文身同样也可以通过电刷或钻石铰刀磨皮祛除 [18, 19]。

科学背景

通过机械方式去角质使表皮层和真皮层上层皮肤重新生长而带来的来自二期创面愈合的微细胞机制，即用新的健康组织取代旧的和退化的胶原、弹性蛋白

表 33.1　皮肤磨削的适应证

痤疮酒渣鼻	瘢痕疙瘩
活动性角化病	晒斑
活动性受损肌肤	地衣性皮肤病
活动性痤疮	上皮线性痣
年老和光老化皱纹	黑斑病
成熟性文身（黑墨样）	传染性软疣
结节性硬化症血管纤维瘤	多发性毛上皮瘤
基底细胞痣综合征	神经性剥脱
爆发性文身	汗孔角化病
水痘瘢痕	米贝尔角化病
黄褐斑	痤疮后瘢痕
慢性放射性皮肤炎	术后瘢痕
胶样粟丘疹	胡须样假毛囊炎
Darier 病	耐药型或慢性痤疮
装饰性文身	肥大性酒渣鼻
发部乳头状皮炎	脂溢性角化病
毛发移植受体部位升高	小水痘瘢痕
Favre-Racouchot 综合征	光化性弹性组织变性
Fox-Fordyce 病	毛细血管扩张
雀斑	创伤性瘢痕
Hailey-Hailey 病	创伤性文身
瘢痕性汗腺炎	多发性毛发上皮瘤
肥厚性化脓	疣状痣
增生性瘢痕	

和基底物质。衰老的和光损伤的上皮组织可由毗邻的完整的皮肤附件移植来的新上皮细胞代替。光化弹性的真皮乳头层可由水平排列的更丰富、更新、更厚的胶原纤维束组成的加宽的 Grenz 区域所代替，平行于皮肤表面，并最终重新出现细枝弹性纤维。皮肤擦伤后观察到的治疗后组织学改变，类似于对非光损伤的健康皮肤的组织学观察[11]。Nelson 等用免疫组化和生化检测方法分析使用了钢丝刷和钻石铰刀磨皮后皮肤，发现了Ⅰ型前胶原、Ⅲ型前胶原和转化生长因子 β_1 在真皮乳头层中的大量的表达增加。这些发现和真皮乳头层Ⅰ型和Ⅱ型胶原沉淀的继发增加都能用于解释在皮肤磨削后可见的临床改善[17]。此外，Harmon 等也认为磨削皮肤后的真皮乳头层中张力蛋白的表达增高可促进成纤维细胞的活性增加[20]。肌腱蛋白在伤口上的表达定位的改变与 α_6/β_4-整合蛋白亚基在整个表皮上的修饰与分散表达一致，这种改变可通过免疫组化和超微结构检查探测到。Harmon 等得出结论，这些发现表明表皮细胞间的相互作用和真皮细胞与基质的相互作用的改变会降低瘢痕形成的可能。当为了祛除伤疤而磨削皮肤时，真皮细胞外配体的表达改变和结缔组织潜在的重组机制至关重要[13, 20]。

一般使用方法

皮肤磨削术已证明对减少由痤疮、水痘、创伤和外科手术造成的瘢痕是有益的[13, 21]。磨削皮肤可以用来减少因缝合而造成的瘢痕的突出外观[14, 20]。这是一种非常有用的辅助手术，用于在面部和身体上任何地方进行全层移植之后，特别是在鼻子和脸颊上进行移植后[15]。在激光剥脱手术出现之前，皮肤磨削术也可被用来修复和恢复光损伤的面部皮肤[11, 12, 16, 17]。事实上，对于某些人，仍使用钢丝刷磨削皮肤以祛除大部分弹性组织变性的光损伤的和起皱的皮肤。若联合使用二氧化碳烧灼或 Er:YAG 激光进行皮肤重塑以对光损伤皮肤有更完整的祛除[6]。

皮肤磨削术其他被报道的用途可见于表 33.1。在这些适应证中，面部的增生样改变，如鼻部瘤和额部增生瘤，是三类最常见的用钢丝刷进行皮肤磨削治疗的疾病[22]。事实上，皮肤磨削是对鼻赘皮肤的重塑的最好方法，正确操作时出现的不良反应很少[23]。

随着艾滋病的出现，以及认识到 HPV、HSV、HIV、HBV、HCV 和其他类型病毒和朊病毒的雾化病毒颗粒的危险性，皮肤磨削的流行程度已经减弱。事实上，在任何形式的患者管理和护理过程中，无论是在手术或剥脱性激光手术过程中，还是在任何患者的术后或日常护理过程中，各种针对此类感染的预防措施都需实施。常规来说，在皮肤磨削的过程中，外科团队都必须穿着防护服、手套、面罩和防护衣[6]。除此之外，正确的评估和对患者的选择对于实施皮肤磨削操作都至关重要。

在术前评估过程中，还有其他类型的条件和情况可能需要暂时推迟或禁止手术，其中一些条件和情况列于表 33.2。

随着肿胀麻醉的引入，许多常规在医院手术室中做的手术现在可以在急诊或门诊办公室进行，包括广泛的切除手术、抽脂和皮肤磨削术[24]。肿胀麻醉减少了术中出血量和组织飞溅，尽量减少了潜在有害组织产品的环境雾化总量[25]。

对于那些接受过一个疗程的口服异维 A 酸治疗的患者来说，必须经过至少 6 个月的时间才能考虑任何皮肤磨削手术，以防止可能出现的愈合不佳和意外的、不可预测的瘢痕[26, 27]。对于那些最近接受过任何需要广泛破坏组织的手术的患者来说，也是如此，例如，整容手术或皮瓣移植重建手术。

一旦患者被认为是良好的皮肤磨削候选者，术前医疗许可和血化学分析必须在术前提前 4~6 周获得（表 33.3）。然后，给予患者术前和术后预防性药物，其中必须包括抗生素、抗病毒药物、镇痛药、消炎药（表 33.4）。

在准备手术时，使用眶上、肱上、颧面、颧骨、眶下、精神和大耳神经的神经阻滞与双颊肿胀麻醉联合使用麻醉是理想的，并建议在全脸磨削之前进行完全面部麻醉[25]（表 33.5）。

在膨胀麻醉出现之前，通常使用含有氟利昂 114（Frigiderm™）的制冷剂喷雾来麻醉和固化皮肤表面，

表 33.2　在进行面部磨削之前，确定一位患者的病史细节

- 过去一年内接受过胰岛素治疗
- 整容或其他大皮瓣手术
- 曾做过面部皮肤重塑：皮肤磨削、激光剥脱或化学换肤
- 曾用 X 射线治疗痤疮和其他皮肤病
- 长期使用类固醇
- 免疫状况：存在糖尿病、抑郁或服用免疫抑制药物
- 皮肤病：如扁平苔藓、银屑病、白癜风、慢性活动性湿疹等
- 瘢痕疙瘩形成
- 有 HPV、HSV、HIV、肝炎（HAV、HBV、HCV）病史

表33.3 全脸磨皮之前需获得的实验室研究结果

- 全血细胞计数、差异比和血小板计数
- 代谢参数
- HIV
- 肝炎相关参数
- ANA
- 尿分析

表33.4 术后用药

抗生素	头孢类或喹诺酮类药物每日 1 g，手术前 1 天开始，用药 7~10 天
安眠药	每天 1 mg 劳拉西泮，从术后当晚开始服用，按需求服用 5 天
镇痛药	阿片制剂或阿片衍生物自手术当天起开始使用，使用 5 天
抗病毒药	治疗剂量的胸腺嘧啶激酶抑制剂，手术前 2 天开始服用，持续服用 15 天
抗炎药	普瑞德尼索酮 20 mg 仅用 5 天

表33.5 全脸磨皮术前药物和麻醉（神经阻滞和肿胀麻醉）

- 酮咯酸 60 mg 或双氯芬酸 100 mg
- 劳拉西泮 1 mg
- 用于神经阻滞：10 mL 注射器（4 个注射器）
- 6 mL 的 2% 利多卡因加肾上腺素
- 4 mL 的正常生理盐水
- 用于肿胀麻醉：10 mL 注射器（4 个注射器）
- 4 mL 的 1% 利多卡因加肾上腺素
- 6 mL 的正常生理盐水
- 表皮麻醉：以利多卡因为基础的乳膏，根据需要在手术当天使用

然后再进行磨皮[28]。特别是现在普遍禁止使用氢氟碳化合物，那些含有氟利昂的产品不再是必要的，特别是在使用麻醉时。

然后，用龙胆紫罗兰（龙胆紫）涂整个皮肤表面[6]。此颜料会标记要处理的组织，以确定在多大程度上可以完成磨皮操作，且可以保证在术中清楚地看到手术区域，即便此区域有潜在的出血可能（图33.1）。凡士林（如凡士林油、优色林）和 KY 果冻，或相似准备剂可涂抹于发际线和眉毛上，以防头发缠绕到旋转的皮肤磨削尖端。

一旦整个面部被麻醉，并且术前药物已经生效，

就可以使用电驱动的高扭矩旋转装置或 RAM® 电动装置（Rampower，Inc，East Brunswick，NJ）对皮肤表面进行磨削 [如 Bell Hand Engine®（Bell Handengine，Inc.，Grant Pass，Oregon）]（图 33.2）。钢丝刷的形状

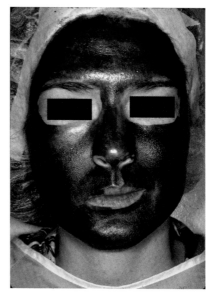

图33.1 在全脸磨皮术前，用龙胆紫涂患者脸的术前视图。

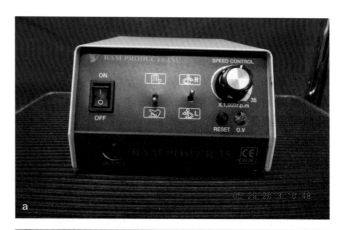

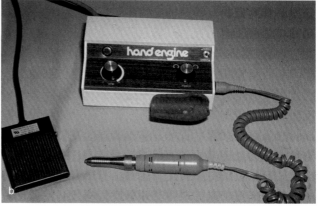

图33.2 RamPower35（a）和 Bell Hand Engine（b）旋转磨皮机，为用于磨皮的钢丝刷或钻石铰刀提供动力。

只有轮状，宽度不同，而钻石铰刀的形状和粗糙程度不同（图33.3）。

在皮肤磨削过程中，适当的磨削或磨砂皮肤表面的操作，是以垂直于磨皮装置手柄和尖端的旋转方向的来回运动来进行的。操作装置可以是钢丝刷或钻石铰刀。旋转发动机的每分钟旋转速率（RPM）可以设置在20 000~30 000 RPM。钻石铰刀的钻头既可顺时针也可逆时针旋转。然而，一根钢丝刷是由多根辐射状不锈钢刷毛组成的，刷子方向可与辐射状钢毛方向一致或相反。钢丝刷每次从皮肤表面上刷过时，可通过钢丝刷旋转的方向预测刨皮的程度和祛除组织

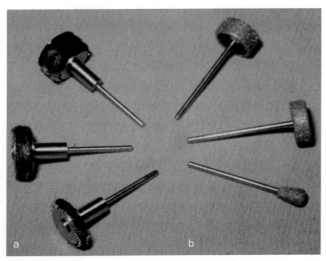

图33.3 不同宽度、形状和粗糙度的磨皮器尖端。a. 左边的钢丝刷。b. 右边的钻石铰刀。

的深度。

钢丝刷顺时针旋转的方向（即相反于辐射刷毛的角度），磨削皮肤更具侵略性和深度，而逆时针旋转（即与辐射刷毛的角度相同），磨削皮肤不具侵略性并更浅。

削皮的深度肉眼决定并控制。龙胆紫染色皮肤的消失是达到合适的组织祛除深度的第一指征（图33.4）。另一个肉眼达到合适的组织祛除深度的指征是出现点状出血。这表明是达到了真皮乳头层。当磨损的真皮组织条（即胶原纤维束）暴露并伴有大量出血，表明进入了上网状真皮层，需立刻停止进行磨皮操作（图33.4）。用钢丝刷进行磨皮的区域的周边皮肤需绷紧，以防旋转的钢丝刷意外地在皮肤表明撕裂或剔除一个深伤口（图33.5）。当使用钻石铰刀磨皮或用皮肤制冷剂固化皮肤表明时，上述情况不易出现。一旦手术完成，由于肿胀麻醉的血管收缩特性，出血在几分钟内可停止（图33.6a）。伤口敷料通常与吸收剂、不黏无菌手术敷料一起使用，敷料的种类可根据手术医生和护士的偏好来选择[29-31]（图33.6b）。

在进行全脸磨削术前可先行其他辅助外科技术如皮下切开术[32]和穿孔移植[33]。通常在全脸磨削术前2~3个月完成对小而深的面部瘢痕的切开。使用16 in或18 in的NoKor针穿过皮肤表面，然后向下插入真皮深部中以行皮下切开术（图33.7）。平行于皮肤表面以NoKor针的直角刀尖，行来回切割切开胶原粘连和挛缩。这种粘连与挛缩将面部皮肤表面的微小区域向

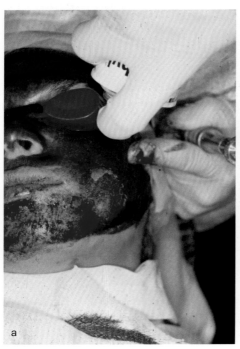
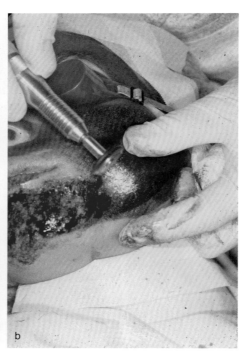

图33.4 a. 术中钢丝刷磨皮无肿胀麻醉，使用Frigiderm麻醉和固化皮肤表面。b. 注意到磨皮过程中皮肤表面的霜化和过度出血。

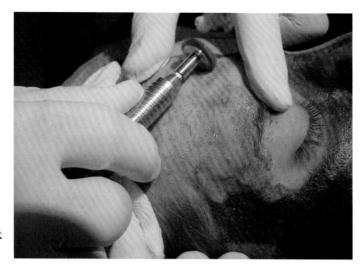

图 33.5 患者接受全脸钢丝刷磨皮与肿胀麻醉时的手术情况，注意有无出血。

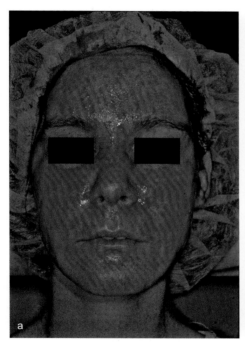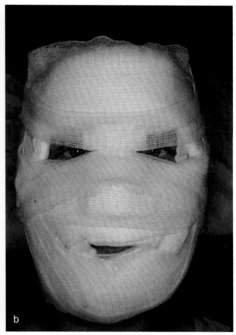

图 33.6 a. 患者刚在肿胀麻醉下行全脸钢丝刷皮肤磨削术后。b. 同一患者在全脸行皮肤磨削术及应用术后敷料后。

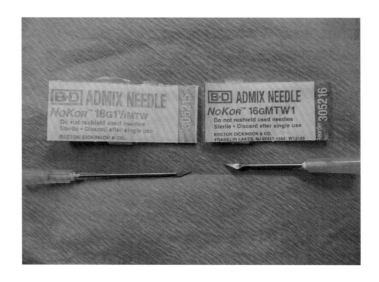

图 33.7 NoKor 针，16 号规格和 18 号规格。

下拉，形成典型的盒状瘢痕和滚动瘢痕[34]，一般是由严重的丘疹、囊性痤疮和水痘感染引起的[32]（图 33.8）。

冰锥瘢痕的穿孔移植[35, 36]也是在全脸磨皮前 2~3 个月完成的。狭窄但深的冰锥瘢痕（图 33.9a、b）被穿孔（图 33.10a），此缺陷被一个圆柱状的正常全层厚度皮肤替换，常从乳突区的无毛耳后皮肤取得（图 33.10b）。供体穿孔应该比接受者的缺陷直径宽大约 0.5 mm。这种更大和更宽的全层厚穿孔移植物紧密地结合到接受者缺陷部位，有助于防止意外的脱落，因

为供体移植物在术后只使用 Steri-Strip 敷料胶带固定（图 33.11）。这种技术的移植物损失是最小的，它可以在 2 个月或 3 个月后与面部皮肤的其余部分一起进行皮肤磨削（图 33.12a~c）。

磨皮术后用"磨痕"[37]进行术后修痕术，仍经常使用钢丝刷或钻石铰刀行磨痕操作，以减少瘢痕带来的困扰，特别是脸上的瘢痕。这项技术的一个最好的例子是用于鼻部皮肤的全层厚植皮（图 33.13）。

皮肤磨削可以作为去除文身的一种辅助方式。取

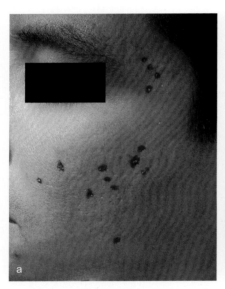 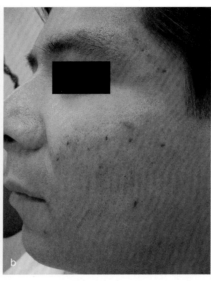 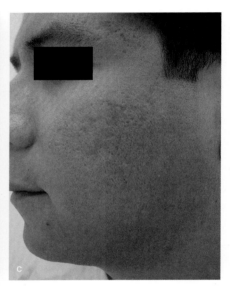

图 33.8　a. 对车厢样瘢痕和滚动型瘢痕皮下分离前用龙胆紫标记。b. 同一位患者皮下分离后留下的红色的 NoKor 刺痕，这是由 NoKor 针刺穿皮肤表面造成的。c. 皮下分离后 8 周，正好在全脸皮肤磨削前。

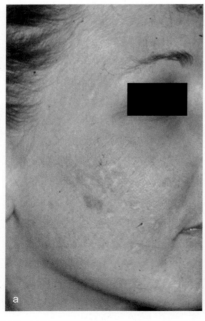 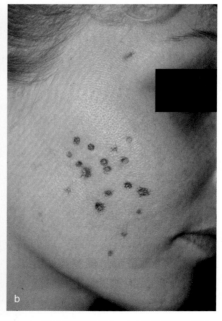

图 33.9　在穿孔移植之前，对冰锥瘢痕和车厢样瘢痕的术前观察。a. 有龙胆紫标记。b. 无龙胆紫标记。

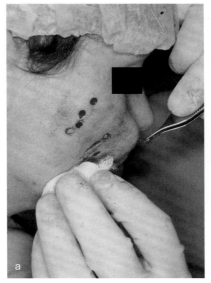
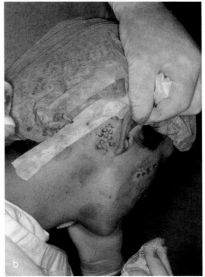

图 33.10 a. 全厚穿孔切除冰锥瘢痕。
b. 移植前的全厚供体穿孔。

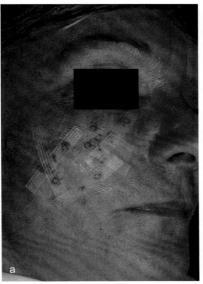
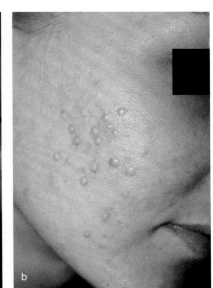

图 33.11 a. 患者在穿孔移植后，供体
穿孔皮肤已经植入受体缺陷部位，并
敷上 Steri-Strip 敷料。b. 另一名患者在
移植后 10 周，全脸钢丝刷磨皮之前。

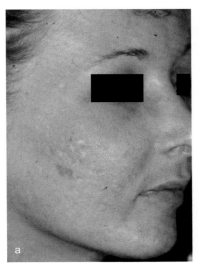
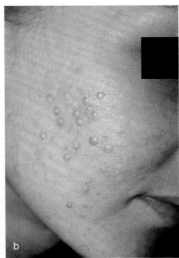
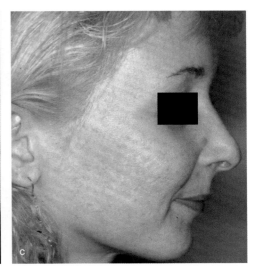

图 33.12 a. 在穿孔移植之前，冰锥样和车厢样瘢痕的术前视图。b. 同一患者在穿孔移植后 10 周，全脸皮肤磨削前。
c. 同一患者全脸钢丝刷磨皮 6 个月后。

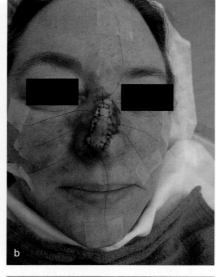
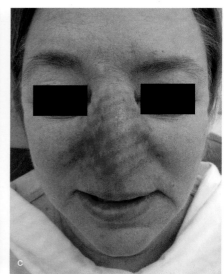
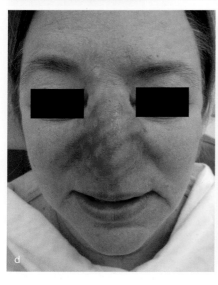
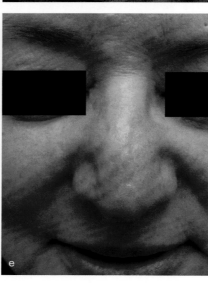

图 33.13　a. Mohs 切除后复发性鼻背基底细胞癌的患者。b. 同样的患者，全厚层植皮后。c. 同一患者在全厚层植皮后1 年，皮肤磨削前。d. 同一个患者刚用钢丝刷磨皮后。e. 同一患者在磨皮后 4个月。

决于创伤性文身异物颗粒的深度或装饰性文身的色素的深度，作用达上层真皮网状层的皮肤磨削术可以帮助甚至加速经皮的色素消除，抗激光文身异物颗粒的祛除。如果文身比真皮网状层更深，就不应该尝试在此深度进行皮肤磨削术，因为术后可能会出现磨皮术后瘢痕。

术后注意事项和副作用

当患者术前充分进行抗病毒药物和抗生素治疗，术后疗程应会平稳进行。然而对术后的紧密观察仍是必要的。上皮再生化通常发生在深层全面磨皮术后7~10 天。

患者在术后应同时服用抗生素和抗病毒药物最少 14 天。对于一些有念珠菌感染倾向的患者来说，10~14 天的抗生素治疗过程不仅可诱发黏膜念珠菌病

的超级感染，而且还可诱发面部磨皮区域表面的急性酵母菌感染。在皮肤磨皮区域和周边皮肤内可出现进行性的、越来越疼痛的红斑，伴有点脓疱和微斑疹，以及渗出性金黄色分泌物（图 33.14）。

立即口服和外用抗念珠菌药物进行干预，将防止深度侵蚀和继发瘢痕出现。同样，如果患者患有 HSV感染，可出现弥漫性深形瘢痕。深层糜烂性 HSV 溃疡也可以在整个未上皮化的磨皮后皮肤上迅速扩散（图33.15）。因此，当所有磨皮后面部皮肤已经完全重新上皮化，仍有理由继续用治疗剂量的抗病毒药物治疗2 周或至少治疗 5 天[38]。

术后 3~4 周，当亮红、发亮（萎缩性）红斑持续存在于骨性"日珥"或薄皮肤区域，特别是下颌骨边缘时，这可能表明对这些区域的磨皮过深，术后增生性瘢痕可能出现（图 33.16）。在这种情况下，需外用高效力的皮质类固醇，并在病变区内注射稀释皮质类

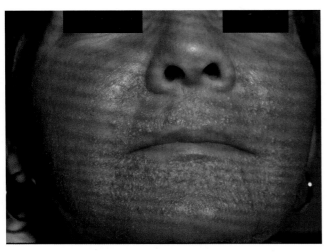

图 33.14　患者在全脸钢丝刷磨皮后 10 天出现念珠菌病的体征和症状。这位患者为糖尿病前期。

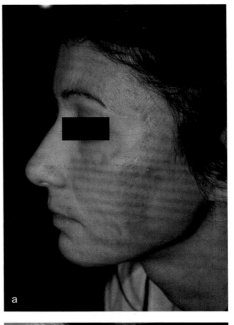

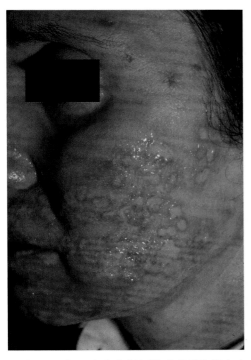

图 33.15　在 1980 年，尚未有任何抗病毒药物的存在，患者出现严重疼痛的糜烂性溃疡，且会扩散到整个地区的未上皮化的磨皮后面部皮肤。当时只能进行对症治疗，感染最终在她的整个面部留下了多处、不规则的萎缩性和肥大性瘢痕。

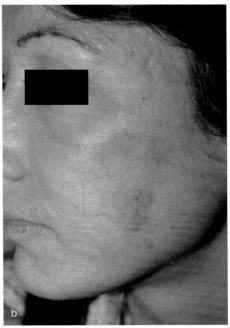

图 33.16　a. 钢丝刷全面部磨皮后 4~5 周出现持续发红。b. 初期增生性瘢痕。

固醇，以避免进行性瘢痕的形成。

　　无论红斑是否持续存在，用 585 nm 或 595 nm 脉冲染料激光治疗可以帮助减少顽固性红斑和可能由此产生的瘢痕后遗症[39]。

　　任何换肤手术，包括剥脱性激光治疗和化学剥脱治疗在内的不良影响中，包括术后 2 个月至多 6 个月出现的持续性红斑[40]。皮肤重塑手术过程中产生和

传导的热量越多，术后红斑持续时间越长，越可能出现早期术后 PIH，这不可避免会出现色素脱失，通常是在术后 12~18 个月之后。这可能是由于在皮肤重塑过程中，热传导对于黑色素细胞破坏所致。对于出现 PIH 的患者，美白方案可以从使用不同的可用于表皮的外用药物开始。对于出现炎症后色素脱失的患者，用 308 nm 准分子激光治疗似乎很有希望重新建立皮肤

颜色以匹配周围皮肤的正常颜色[41]。

在磨皮后区域皮肤完全上皮再生化的几天内，术后区域内皮肤会出现瘙痒。口服或外用止痒药物进行对症治疗是有帮助的。而且，在术后 4~6 周内，易感患者可以在整个磨皮后皮肤区域广泛地出现粟粒疹。只有在罕见的情况下，这些病症需要积极的对症治疗，因为它们通常在出现后 4~6 周内自行缓解（图 33.17）。

随着各种不同来源瘢痕的消失（图 33.18）和光损伤、皱纹、老化皮肤的重塑（图 33.19），面部赘肉性皮肤（如鼻赘和额头）的减少是可被皮肤磨削术最佳治疗的下一个最常见情况（图 33.20）。

总结

在熟练的皮肤科医生的手中，用钢丝刷进行的全脸重塑操作是一种全面的治疗性和微创的操作。没有任何其他的皮肤重塑技术能这般全面有益和持久。在目前正在使用的所有皮肤重塑手术中，钢丝刷磨皮仍然是衡量所有其他皮肤重塑操作的标准。

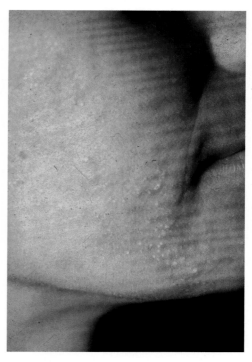

图 33.17　患者在行全脸钢丝刷磨皮 5 周后出现粟粒疹，但可自发于 4~6 周后消退。注意炎症后色素沉着的存在，外用对苯二酚治疗后可缓解。

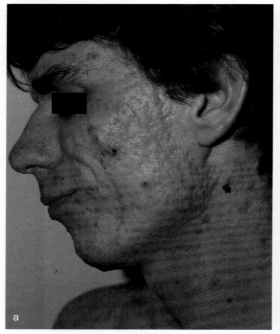 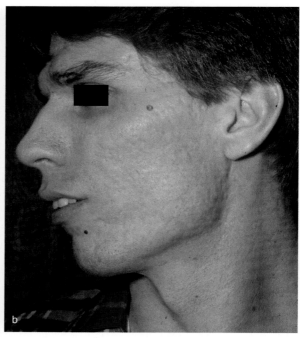

图 33.18　钢丝刷磨皮治疗痤疮瘢痕前（a）和皮下切开 6 个月后（b），穿孔移植，全脸磨皮。

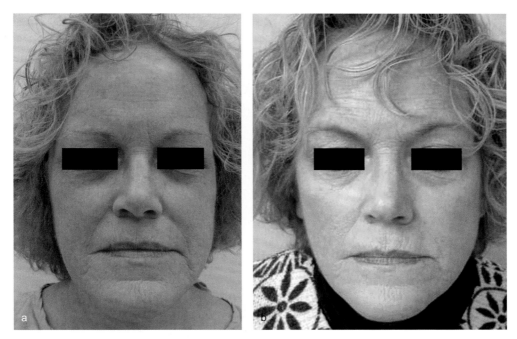

图 33.19 全脸钢丝刷磨皮术用于面部年轻化前（a）和 1 年后（b）。

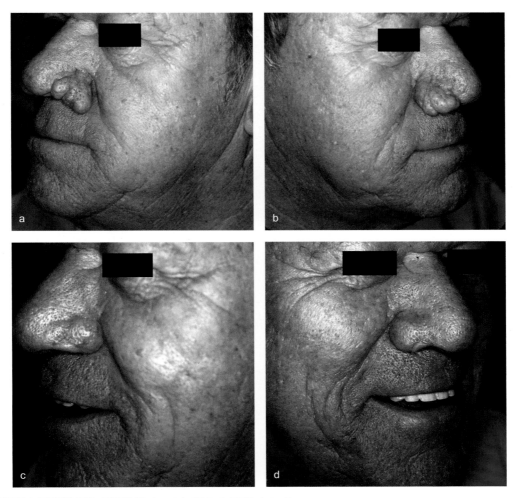

图 33.20 钢丝刷皮肤磨削术治疗鼻赘前（a、b）和 2 个月后（c、d）。

参考文献

[1] Ebell B. (Trans.). *The Papyrus Ebers: The Greatest Egyptian Medical Document.* Copenhagen, Denmark: Levin & Munksgarrd, 1937.

[2] Lawrence N, Mandy S, Yarborough J et al. History of dermabrasion. *Dermatol Surg* 2000; 26:95–101.

[3] Kromayer E. Rotationsinstrumente; Ein Neus Technisches Verfahren in der Dermatologischen Kleinchirurgie. *Dermatol Z* 1905; 12:26.

[4] Iverson PC. Surgical removal of traumatic tattoos of the face. *Plast Reconstr Surg* 1947; 2:427.

[5] Kurtin A. Corrective surgical planning of skin. *Arch Dermatol Syphil* 1953; 68:389–397.

[6] Roenigk HH Jr. Dermabrasion: State of the art 2002. *J Dermatol* 2002 July;1(2):72–87.

[7] Yarborough JM. Dermabrasion by Wire Brush. *J Derm Surg Oncol* 1987 June; 13(6):610–615.

[8] Alt T. Facial dermabrasion: Advantages of the diamond fraise technique. *J Derm Surg Oncol* 1987; 13:618.

[9] Goodman G. Treating scars: Addressing surface, volume, and movement to optimize results: Part 1. Mild grades of scarring. *Dermatol Surg* 2012; 38:1302–1309.

[10] Goodman G. Treating scars: Addressing surface, volume, and movement to expedite optimal results. Part 2: More-severe grades of scarring. *Dermatol Surg* 2012; 38:1310–1321.

[11] Benedetto AV, Griffin TD, Benedetto EA, Humeniuk HM. Dermabrasion: Therapy and prophylaxis of the photoaged face. *J Am Acad Dermatol* 1992; 27:439–447.

[12] Coleman WP III, Yarborough JM, Mandy SH. Dermabrasion for prophylaxis and treatment of actinic keratoses. *Dermatol Surg* 1996; 22:17–21.

[13] Yarborough JM Jr. Ablation of facial scars by programmed dermabrasion. *J Dermatol Surg Oncol* 1988; 14:292–294.

[14] Collins PS, Farber GA. Postsurgical dermabrasion of the nose. *J Dermatol Surg Oncol* 1984; 10:476–477.

[15] Robinson JK. Improvement of the appearance of full-thickness skin grafts with dermabrasion. *Arch Dermatol* 1987; 123:1340–1345.

[16] Nelson BR, Majmudar G, Griffiths EM et al. Clinical improvement following dermabrasion of photoaged skin correlates with synthesis of collagen I. *Arch Dermatol* 1994; 130:1136–1142.

[17] Nelson BR, Metz RD, Majmudar G et al. A comparison of wire brush and diamond fraise superficial dermabrasion for photoaged skin: A clinical, immunohistologic, and biochemical study. *J Am Acad Dermatol* 1996; 34:235–243.

[18] Clabaugh W. Removal of tattoos by superficial dermabrasion. *Arch Dermatol* 1968; 98:515–521.

[19] Notaro WA. Dermabrasion for the management of traumatic tattoos. *J Dermatol Surg Oncol* 1983; 9:916–918.

[20] Harmon CB, Zelickson BD, Roenigk RK et al. Dermabrasive scar revision. immunohistochemical and ultrastructural evaluation. *Dermatol Surg* 1995; 21:503–508.

[21] Burks JW. Abrasive removal of scars. *South Med J* 1955; 48: 452–459.

[22] Jansen T, Plewig G. Clinical and histological variants of rhinophyma, including nonsurgical treatment modalities. *Facial Plast Surg* 1998; 14(4):241–253.

[23] Rohrich R, Griffin J, Adams W. Rhinophyma: Review and update. *Plast Reconstr Surg* 2002; 110(3)860–869.

[24] Coleman WP III, Klein JA. Use of the tumescent technique for scalp surgery, dermabrasion, and soft tissue reconstruction. *J Dermatol Surg Oncol* 1992; 18:130–135.

[25] Goodman G. Dermabrasion using tumescent anesthesia. *J Dermatol Surg Oncol* 1994; 20:802–807.

[26] Rubenstein R, Roenigk HH Jr, Stegman SJ, Hanke CW. Atypical keloids after dermabrasion of patients taking isotretinoin. *J Am Acad Dermatol* 1986; 15:280–285.

[27] Roenigk HH Jr, Pinski JB, Robinson JK et al. Acne retinoids and dermabrasion. *J Dermatol Oncol* 1988; 11:396.

[28] Hanke CW, O'Brien JJ, Solow EB. Laboratory evaluation of skin refrigerants used in dermabrasion. *J Dermatol Surg Oncol* 1985; 11:45–49.

[29] Pinski JB. Dressings for dermabrasion: Occlusive dressings and wound healing. *Cutis* 1986; 37:471–476.

[30] Mandy SH. A new primary wound dressing made of polyethylene oxide gel. *J Dermatol Surg Oncol* 1983; 9:153–155.

[31] Mandy SH, Gross KKG, Yarborough JM. Guidelines of care for dermabrasion. *J Am Acad Dermatol* 1994; 31:654–657.

[32] Alam M, Omura N, Kaminer MS. Subcision for acne scarring: Technique and outcomes in 40 patients. *Dermatol Surg* 2005; 31:310–317.

[33] Lowenthal L. Punch biopsy with autograft. *Arch Dermatol Syphil* 1953; 67:629–631.

[34] Jacob CF, Dover JS, Kaminer MS. Acne scarring: A classification system and review of treatment options. *J Am Acad Dermatol* 2001; 45:109–117.

[35] Solotoff S. Treatment for pitted acne scarring-postauricular punch grafts followed by dermabrasion. *J Dermatol Surg Oncol* 1986; 12:1079.

[36] Johnson W. Treatment of pitted scars: Punch transplant technique. *J Dermatol Surg Oncol* 1986; 12:260.

[37] Katz BE, Oca AG. A controlled study of the effectiveness of spot dermabrasion ("scarabrasion") on the appearance of surgical scars. *J Am Acad Dermatol* 1991; 24:462–466.

[38] Silverman AK, Laing KF, Swanson NA, Schaberg DR. Activation of herpes simplex following dermabrasion: Report of a patient successfully treated with intravenous acyclovir and brief review of the literature. *J Am Acad Dermatol* 1985; 13:103–108.

[39] Alster T. Laser scar revision: Comparison study of 585-nm pulsed dye laser with and without intralesional corticosteroids. *Dermatol Surg* 2003; 29:25–29.

[40] Stegman SJ. A comparative histologic study of the effects of three peeling agents and dermabrasion on normal and sundamaged skin. *Aesthetic Plast Surg* 1982; 6:123.

[41] Grime PE, Bhawan J, Kim J et al. Laser resurfacing-induced hypopigmentation: Histologic alterations and repigmentation with topical photochemotherapy. *Dermatol Surg* 2001; 27:515–520.

34
激光皮肤病学

Serge Mordon and Geneviève Bourg-Heckly

引言

自 1960 年发明激光以来，激光已经成为医学上潜在的有趣光源，因为它们具有的三个特点，使它们不同于传统的光源：方向性、可在脉冲模式下以很短的脉冲波进行操作和单色性。后一种特性在医学上无疑是最无用的，因为生物分子具有扩展的吸收光谱，它们的激活不需要非常窄谱的光源。

1963 年，Leon Goldman 博士是第一位使用红宝石激光器的皮肤科医生[1]。由 Polanyi 于 1970 年[2] 和 Kaplan 于 1973 年[3] 提出的二氧化碳激光器是第一次向外科医生提出"光学"手术刀的概念，此后在许多方面都得到了应用，特别是在皮肤科。

激光的治疗应用利用了光束照在生物组织上会产生一个定量的影响效应。无论这效应如何被利用，作用机制总是从光束向组织传递能量开始。常考虑到的四种效应如下。

- 热效应：能量在局部转化为热。
- 光消融作用：组织吸收的能量导致一定数量的分子键破裂。
- 光化学效应：光能被一种外源化学剂吸收，因此具有活性，并能诱导细胞毒性化学反应。
- 机电效应：极短光脉冲传输能量，在冲击波的起源处诱导等离子体形成，从而导致组织结构的机械破坏。

光与生物组织的相互作用

理解和掌握组织中某一特定位置的治疗效果需要知道激光束所沉积的能量数量。然而，这同时取决于表征激光源（脉冲激光的功率、光束直径、波长、重复频率和每个脉冲的能量）的辐照参数和组织的光学特性，如果使用者很好地了解和控制可用激光源的特性，那么对于难以达到的组织的光学特性就不一样了。

事实上，组织是复杂的环境，高度异质性，由散射和吸收光线的结构和细胞器组成的。它们的光学特性不仅在不同的组织中变化，而且在同一组织中也可能变化，因为其局部非同质性。与任何物质介质一样，光—组织相互作用涉及三种不同的现象：反射、吸收和散射。这些现象是借助构成介质光学特性的参数来进行定量描述的。

反射

首先，让我们回顾一下关于反射现象的一些基本概念。材料介质的折射率，表示为 n，定义为光在真空中的传播速度与所考虑的介质中光的速度之比（式 34.1）

$$n=c/v \qquad (式 34.1)$$

根据表面光滑或粗糙的性质，反射将是镜面的或散射的（图 34.1 和图 34.2）。

反射是镜面的（图 34.1），如果表面是光学光滑的，即不规则的高度小于 $\lambda/10$。入射到光学光滑表面上的光束，表面两侧是具有不同折射率 n_1 和 n_2 的两个介质。光束发生部分反射；即入射能量通量的一小部分 R 被送回第一个介质，其余的部分进入第二个介质。

笛卡儿的下列定律介绍了入射角 i、反射角 r 和折射角 t 之间的关系。

- 反射光线相对于法线的角度等于入射光线的角度（$i=r$）。
- 入射角和折射角满足以下关系（式 34.2）。

$$n_1 \sin i=n_2 \sin t \qquad (式 34.2)$$

反射系数的数值如下（式 34.3）。

$$R= 反射能量通量 / 入射能量通量 \qquad (式 34.3)$$

取决于：

- 入射角。
- 两种介质指数之比。

对于非极化光，R 由菲涅耳公式（式 34.4）给出。

$$R=\tfrac{1}{2}\{[tg^2(i-t)/tg^2(i+t)]+[\sin^2(i-t)/\sin^2(i+t)]\}\quad（式 34.4）$$

因此，对于空气—玻璃反射的一般入射光线（$n_1=1$；$n_2=1.5$），$R=0.04$，入射通量的 4% 被反射。

指数差距越大，反射系数 R 越高。

图 34.3 给出了非极化光束的 R 随入射角的变化关系：入射角越大，反射的入射通量越多。

当界面呈现出尺寸大于 $\lambda/10$ 的不规则性时，反射是分散的（图 34.2），即对于相同的入射方向，光被反射到许多方向。

生物组织的折射率为 1.35~1.45；其值主要取决于它们的含水量，水的折射率等于 1.33。对于完全脱水的组织，折射率为 1.55。表 34.1 给出了生物分子和细胞器在可见光下测量的折射率的典型值。应该注意的

是，在细胞水平上，折射率在不同的细胞器之间变化很大。

细胞膜的折射率几乎等于脂质的折射率，细胞膜也主要是由脂质构成的；而细胞质的折射率接近于水的折射率。与其他物质介质一样，组织的折射率取决于波长，并随着波长的降低而降低。例如，在牛肉肌肉上进行的测量，折射率在 390 nm 波长下的 1.43 变化到 710 nm 波长下的 1.38。

如果光源是准直的，且垂直射入组织，那么空气-组织界面的反射系数在 300~3 000 nm 时约为 4%~7%。对于各向同性和散射点源为 8%~10%。

我们应该指出，对于处于非润滑状态的皮肤，不符合镜面反射的条件；对于波长为 600 nm 的皮肤，不规则的高度应小于 $\lambda/10$ 或 60 nm，而角质层死细胞的典型厚度为 600~800 nm。因此反射是分散的，这就解释了皮肤的无光泽外观。另一方面，在黏膜湿润的情况下，不规则性减少，反射可以被认为是镜面反射。

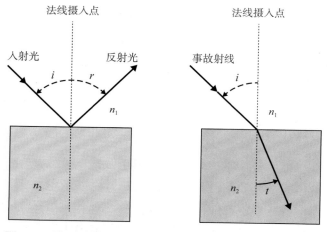

图 34.1　镜面反射。反射和折射光线的 Snell-Descartes 定律（$n_2>n_1$）。

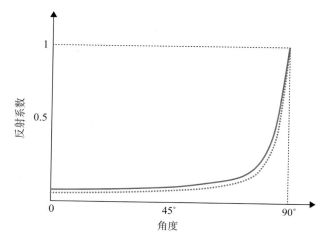

图 34.3　反射系数随空气-水界面（虚线中的 $n_2=1.33$）和空气-玻璃界面（实线中的 $n_2=1.5$）的入射角而变化。

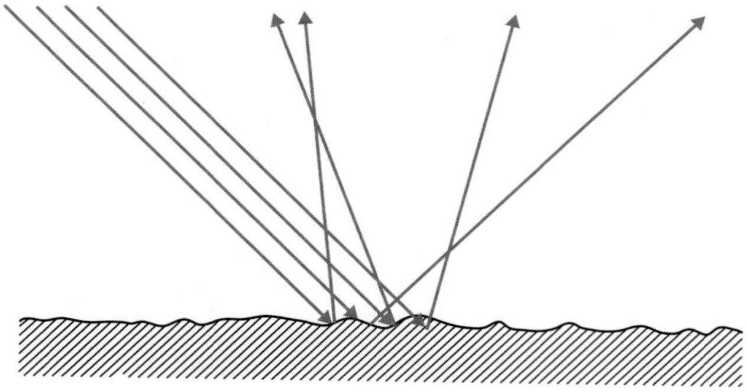

![散射反射图]

图 34.2　散射反射。

表 34.1　某些生物分子和细胞器的折射系数

介 质	系 数
水	1.33
蛋白质	1.6
脂质	1.46
黑色素	1.7
细胞质	1.37
细胞膜	1.46
细胞核	1.39

吸收

基本原理

吸收在激光治疗中起主要作用，因为它是向组织传递光能的第一步。

一个分子只能存在于一定数量的离散能态中，与给定的电子构型相对应。图 34.4 给出了这些能级的示意图，称为 Jablonski 图。

电子状态有两种：

(1) 多重态 1，称为单态，由 S 指定，其中所有的电子都成对排列，即成对的自旋，因此分子的总自旋为零（$S=0$）。

(2) 多重态 3，称为三重态，由 T 指定，其中有两个未配对的电子在同一方向上具有自旋。

在给定的电子状态下，分子具有与原子核的振动和旋转相对应的许多自由度，每个振动-旋转状态的特征是一个能级；旋转能级之间的能隙与振动能级之间的差异相比较小，后者本身与电子能级之间的差异也比较小（表 34.2）。

因此，每个电子状态被划分为非常接近的振动能级，它们本身被划分为旋转能级。在电子能级中，不同的振动能级由它们的振动量子数 $v=0$、1、2……定义，其中 $v=0$ 对应于最低振动能级状态。当分子处于

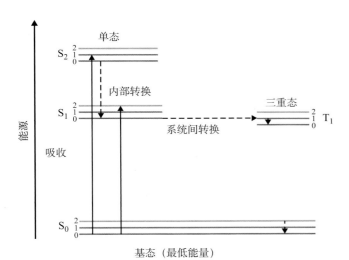

图 34.4 Jablonski 分子能级及吸收机制图。

表 34.2 分子不同能量水平之间的能量差距

	各级之间能量差距	波长域
旋转	约 10 J/mol	微波
振动	1~40 kJ/mol	红外
电子	150~600 kJ/mol	紫外-可见光

凝聚相时，它们之间存在着非常强的相互作用，从而导致振动能级的扩大。因此这些能级有很大的重叠，离散能级的序列构成电子能级的结构，被命名为一个统一能级。

能量最低的电子状态被称为基态。在大多数情况下，它是一个单线态，用 S_0 代表。在室温（300 K）下，所有的分子都在基态的较低振动水平上被发现。

一个频率为 $v_a = c/\lambda_a$ 的光子的能量能被分子所吸收，如果其分子能量 hv_a 等于 S_0 态的较低振动能级与激发单态的一个能级之间的能量差（图 34.4）。电子态 S_1（或 S_2）多个振动能级都可以从同一基态达到；因此，分子不会吸收单个频率，但会出现几条吸收线。在凝聚相中，每个 S 态的振动能级形成一个实际上连续的能级，其结果是分子能够吸收连续的波长域，称为吸收带。吸收带位于可见光和紫外光里（100~750 nm，对应于 1.2~1.7 eV 的能量跃迁），对应于在电子级 S_0 到电子级 S_1 或 S_2 的能量跃迁。振动能级之间的跃迁仅需低能量，所需数量级约为电子压的几百分之一，跃迁的起源见于红外线中的吸收带。因此，一个给定的分子呈现出几个代表它的吸收带。

如果我们现在在考虑一种均匀的、吸收的和不散射的介质，每单位体积包含 n 个相同的分子，一束波长属于分子吸收带的光束，穿过此介质，从而丢失它的一部分能量。事实上，根据之前描述的量子过程，光束的一定数量的光子将被分子吸收，同时所有这些吸收的宏观效应将在光束的强度上减小，因为它的传播到介质中。让我们考虑以 z 方向沿介质传播的光束的单色 I（W/ 平方米）、$z=0$ 时射入介质（图 34.5）。

厚度 dz 层的交叉引起的强度 dI 的下降与射入该层上的强度 $I(z)$ 和该层中存在的分子数成正比，即 $n\,dz$。

dI 计算公式可参考式 34.5。

$$dI = -\sigma I(z)\,n\,dz \qquad (式 34.5)$$

这里用 σ 表示的比例系数是给定分子的特征，并且取决于波长。它被称为效率吸收截面，并且具有表面的数值。经数据整合，我们获得了通过厚度 d 之后的残余强度，被写为 $I(z=0)=I_0$，详见式 34.6。

$$I(z=d) = I_0 \exp{-\sigma nd} = I_0 \exp{-\mu_a d} \qquad (式 34.6)$$

其中 $\mu_a = \sigma n$ 定义了吸收的线性系数，其数值与长度成反比，一般用 cm^{-1} 或 mm^{-1} 表示。

因此，强度随着 z 的函数变化呈指数级下降（图 34.5b）。这一定律被称为 Beer-Lambert 定律。渗透深

度被定义为入射强度 I_0 除以 e 时的深度，换句话说，它保持在强度为初始强度的 37% 时的深度。

Beer-Lambert 定律经常以这种形式表述出来（式 34.7）。

$$I(z=d)=I_0 10^{-\varepsilon Cd} \qquad (式 34.7)$$

其中：

C 指的是 mol/L 的单位浓度。

d 指的是以 cm 为单位的厚度。

ε 是在给定波长下的摩尔吸收系数，以 mL/(L·cm) 来表示。

强度 I 的两个表达式之间的比较表明，μ_a 和 ε 是由 $\mu_a=2.3\varepsilon C$ 的关系连接起来的。

吸收光谱用图表展示，以吸收系数 μ_a 或摩尔消光系数 ε 作为波长 λ 或波数 $1/\lambda$ 的函数。

生物组织对光的吸收

吸收光的化合物被称为发色团。了解不同组织的内源性生物发色团的吸收光谱是必不可少的，因为它使我们能够确定对于指定的目标使用哪种波长，即使用哪种激光。图 34.6 显示了组织的主要发色团的吸收光谱。

在生命组织中的吸收主要取决于它主要成分——水（大脑中含有 85%，肌肉 75%，肾脏 82%，骨骼 22%），以及血管中含有的血红蛋白。黑色素也有必要加入考虑，因为其吸收光谱从紫外到近红外。在紫外线中，对于波长不到 290 nm 的光线吸收是由蛋白质（氨基酸）、DNA 碱基和水蛋白完成的。蛋白质在 280 nm 下达到吸收高峰。

一般来说，大多数大的有机分子在紫外光和可见光谱的短波长（从紫色到绿色）域内具有很强的吸收能力。吸收越显著，光能越"消耗"越快，因此穿透力越弱。因此，紫外光的穿透深度极低，约为几微米。

在可见光域进行吸收的主要发色团是血红蛋白和黑色素。

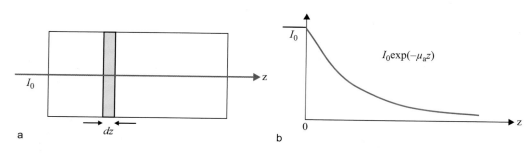

图 34.5　Beer-Lambert 定律：a. 辐照度 I（Watts m^{-2}）沿 z 方向传播并在 $z=0$ 时进入介质的单色光束；b. 强度随 z 的函数变化而减小。

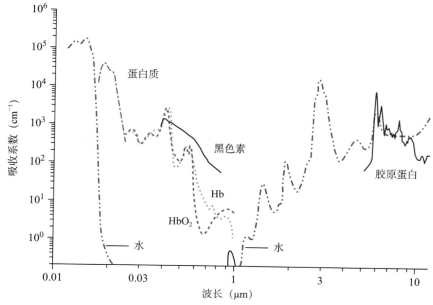

图 34.6　主要组织发色团的吸收光谱 [经允许引自 Vogel A and Venugopalan V, Chem Rev, 103(2), 577, 2003. 2]。

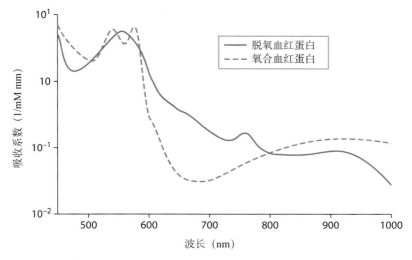

图 34.7 氧合血红蛋白和脱氧血红蛋白从 450~1 000 nm 的吸收系数曲线（经允许引自 Mordon S, La Physics des laser, in Dahan TM, ed., Les Lasers en Dermatologie, 2 ed, Doin, Paris, France, 2006 pp. 3–32）。

脱氧血红蛋白（Hb）和氧合血红蛋白（HbO_2）在 415 nm 左右的蓝色光中呈现一个主要的吸收峰，这解释了血液为红色的原因。它们的吸收系数随波长的变化而强烈下降，但在 1 000 nm 左右的近红外光线下仍有一个不可忽略的吸收（图 34.7）。

脱氧血红蛋白和氧合血红蛋白的吸收光谱差异很大，特别是在红色和近红外区域，这一特征在血氧测定中被利用，特别是在测量氧饱和度的脉搏血氧计中被利用。这两个蛋白之间的吸收差异解释了动脉氧合血的鲜红色，氧饱和度在 98%；较深红的静脉血，氧饱和度在 75% 左右。当血液加热到 50℃ 左右时，脱氧血红蛋白和氧转化为高铁血红蛋白（Met-Hb），这是由于亚铁离子（Fe^{2+}）氧化为铁离子（Fe^{3+}）。高铁血红蛋白的吸收光谱不同于血红蛋白，特别是在 1 000 nm 左右下高铁血红蛋白有更大的吸收。此特性可用于一种 Nd:YAG 的激光热处理，激光波长为 1 060 nm[6]。

黑色素是由黑色素细胞在表皮基底层末端产生的一种蛋白质，然后以小色素的形式转移到相邻的细胞中，称为黑色素小体，其大小为微米级。黑色素的吸收光谱从紫外延伸到近红外区，其吸收系数随波长从 200~1 300 nm 单调下降。

对于红外域，水是主要的发色团（图 34.8）。在可见光中实际上是透明的，但在红外光线中水的光线吸收是占有大比重，且从近红外域到远红外域，吸收不断增强，在 2 000 nm 和 3 000 nm 处有两个吸收高峰。这些高峰的存在是钬 YAG 激光（2 120 nm；δ~400 μm）和铒 YAG 激光（2 940 nm；δ~1 μm）发展的起源。

水的吸收系数在 1 300~10 000 nm 增加了 1 000 倍，从 1 000 nm 的 $\mu_a=1\ cm^{-1}$ 到 10 000 nm 的 $\mu_a=1\ 000\ cm^{-1}$。

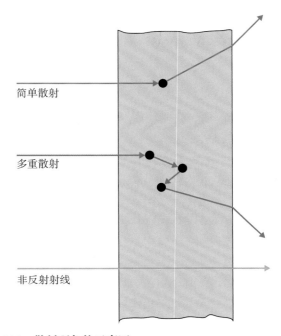

图 34.8 散射现象的示意图。

在 1 300 nm 的波长下，需要 10 mm 的水厚度才能将入射辐照度降低到其初始值的 37%，而在 10 000 nm 时，仅需 0.01 mm 的厚度即可。这种吸收系数数值间的巨大不同解释了为什么虽然两者都在热作用模式下工作，但 Nd:YAG 激光器（1 060 nm）和 CO_2 激光器（10 000 nm）对组织的影响有很大差异。

散射

如图 34.8 所示。让我们考虑一种非均匀介质，它由任意形状的指数 n_s 的相同粒子集合组成，随机分布在透明介质中，均匀且各向同性，折射率为 n_m。如果粒子的大小小于或与λ的数量级相同，我们观察到，射到这种介质上波长为λ的光束可以：

- 要么沿着其初始方向在介质中传播。
- 或从其初始方向偏转一次（简单散射）或几次（多次散射）。

光束在不损失能量的情况下发生偏转，即在不改变辐射频率的情况下，构成弹性散射现象。它是电磁光波与粒子电荷相互作用的结果：在入射波电场的影响下，粒子的电荷开始振荡，转变为振荡偶极子，再以与入射波相同的频率射向空间的各个方向。然后粒子可作为二次光源；发射的光功率及其在空间中的角分布取决于入射辐射的波长，粒子的形状和几何形状。

组织是非常不均匀的，由许多不同大小和折射率的散射粒子组成：细胞和亚细胞器，如细胞核、线粒体和血管。亚细胞器种类的大小为几微米，产生 Mie 散射，而膜的厚度从几纳米到大约 10 nm 不等，以及分子聚集体和胶原纤维均产生散射。图 34.9 显示了散射结构的层次结构，表 34.3 描述了人类皮肤的一些散射体。

对于给定的组织，存在的每个散射结构都构成了其散射的总体性质，且存在其单个散射参数（μs 和 g）及其相对浓度的函数关系。为描述这种全局散射。我们将考虑该组织相当于一组具有平均散射系数和径向对称 p（$cos\theta$）的平均相位函数的散射体，表示散射的平均角分布。

散射光的角分布表现出很强的各向异性。对于大多数人体组织来说，各向异性因子 $g=<cos\theta>$（散射角的平均值）包括介于 0.7 和 0.97 之间的值，这意味着散射将"指向"前面，因此，辐照体积呈长圆形，随着 g 的增加逐渐呈现出火焰的外观（图 34.10）。

组织散射系数 μ_s 随波长的变化而减小。在 400~1 200 nm 的可见光和近红外中，μ_s 为 5~20 mm^{-1}；因此，光子在两个散射之间的平均距离为 0.2~0.05 mm。因此我们可以考虑在大多数组织中，所有到达深度大于 1/10 mm 的光子都可成为多次散射的对象。表 34.4 给出了一些组织在体外测量的 μ_a、μ_s 和 g 的值。

读者可在参考文献[8]中找到在不同波长的多种组织上进行的组织光学系数测量的集合。必须知道，对于同一个组织，在给定的波长上，这些系数的值在不同出版的书之间可能有很大的差异；事实上，它们是通过借助于分析或数值表达式的不同方法进行的测量间接得出的。最后，组织的生理状态可能因实验而异。

对于 μ_s 和 g，一个形成一个新的量，其减少的散

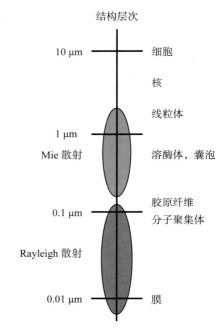

图 34.9　组织散射结构（经允许引自 Jacques S and Prahl S, Optical properties，1998）。

表 34.3　人体皮肤的一些散射体

散射结构	尺寸（μm）
角质层核细胞细胞结构	厚度，0.6~0.8
表皮黑色素颗粒	0.3~0.8
真皮胶原纤维	0.02~0.1
红细胞	7~8
白细胞	9~40
血小板	1~3

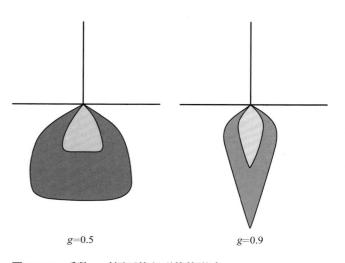

$g=0.5$　　　　$g=0.9$

图 34.10　系数 g 对辐照体积形状的影响。

表 34.4　某些组织的光学系数值

组织	波长（nm）	吸收系数 μ_a（cm^{-1}）	散射系数 μ_s（cm^{-1}）	各向同性系数 g
表皮	337	32	165	0.72
表皮	577	10.7	120	0.78
表皮	633	4.3	107	0.79
真皮	337	23	227	0.72
真皮	577	3.0	205	0.78
真皮	633	2.7	187	0.82
血	450	381	2 940	0.997
血	665	1.30	1 246	0.995

经允许引自 Tuchin V, Chapter 1: Optical properties of tissues with strong (multiple) scattering, in Tuchin V, ed., *Tissue Optics: Light Scattering Methods and Instruments for Medical Diagnosis*, SPIE, Bellingham, WA, 2007。

射系数 μ'_s 参考式 34.8。

$$\mu'_s = \mu_s(1-g) \qquad (式\ 34.8)$$

系数 μ'_s 是基于散射近似的光传播理论中的一个基本参数。

它的逆 $l'_s = 1/\mu_s \times (1-g) = l_s/(1-g)$ 是传输平均自由路径。它表示光子在经历了大量散射后以至于失去了初始方向的记忆距离；这个距离是生物组织类的特定数值 500 μm。在深度等于 l'_s 的情况下，光的传播可被认为是各向同性的，但有一条平均自由的散射路径 l'_s。换句话说，散射 l_s 的平均自由路径和各向异性系数 g 和以传输平均自由路径 l'_s 和 g=0 为特征的各向同性传播，三者之间是等价的。举个例子，图 34.11 说明了 g=0.9 的等价性，即 $l'_s = 10\ l_s$ 的平均自由传播路径。在两种散射之间，光子的方向变化不大，因为 g 值很高。在经过十条平均自由路径后，光子失去初始方向的记忆；它的总轨迹相当于两个步骤之间的具有随机散射的步骤长度 l'_s。如图 34.11 所示，在各向异性散射中，非常多的小步骤相当于各向同性散射中小得多的步骤。

光在生物组织中的穿透力

吸收和散射的同时作用决定了一个光谱范围（600~1 200 nm），这被称为治疗窗口，其中组织中的传输最大，光束的穿透可以达到几毫米。例如，图 34.12 显示了通过口袋灯照明穿透人的手的光。

光线波长在 600 nm 以下，穿透深度总是小于 1 mm。光线波长在 1 100 nm 以上，穿透力受水的吸收而被限制。举一个例子，图 34.13 给出了光穿透皮肤的深度与波长关系的函数。

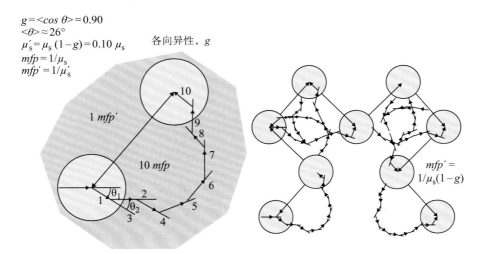

$g = <cos\ \theta> = 0.90$
$<\theta> \approx 26°$
$\mu'_s = \mu_s(1-g) = 0.10\ \mu_s$
$mfp = 1/\mu_s$
$mfp' = 1/\mu'_s$

各向异性，g

$mfp' = 1/\mu_s(1-g)$

图 34.11　散射和传输平均自由路径（经允许引自 Jacques S and Prahl S, Optical properties, 1998. Available from: http://omlc.ogi.edu/classroom/ece532/class3/index.html. Accessed 2012）。

在从红色到近红外（从 600 nm 到 200 nm）的范围内，组织的整体吸收较低，μ_a 的典型值为 0.01~1 mm^{-1}，散射比吸收作用强得多，因此起着主导作用。因此，组织中光的空间分布将与纯吸收介质产生的空间分布有很大的不同。如果一个组织只显示吸收，则落在它上面的准直光束将保持准直，并遵循 Beer-Lambert 定律指数衰减。由于散射，光束将不会"准直"，光子的外向散射使辐照体积的截面相对于光束截面的初始几何形状扩大（图 34.14）。

最后，如果简单散射是高度各向异性的，并且在入射光束的方向上存在比重较大的分量，那么当光进入组织时，多次散射就会使光子的空间分布越来越趋向各向同性。

当散射大大超过吸收量（$\mu_a \ll \mu_s$）时，在 600~1 100 nm 的治疗窗口的情况下，当深度 1 大于传输平均自由路径 l'_s，（$l > l'_s$）时，散射可以被认为是各向同性的。然后光在组织中的传播可以被视为扩散过程——对于扩散的理解，可以举热扩散的例子。

我们可以证明通量率 Φ 与深度 z 之间的函数演化受参数 μ_{eff} 的控制，该参数称为有效衰减系数（式 34.9）。

$$\mu_{eff}=[3\mu_a(\mu_a+(1-g)\mu_s)]^{1/2}=[3\mu_a(\mu_a+\mu'_s)]^{1/2} \quad (式 34.9)$$

然后给出沿 z 轴传播光束中心的通量率（式 34.10）。

$$\Phi(z)=A\,exp(-\mu_{eff}z) \quad (式 34.10)$$

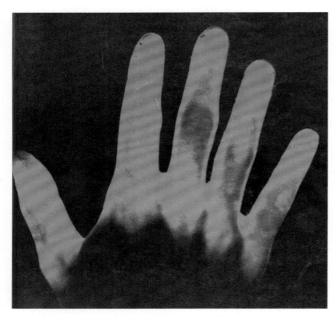

图 34.12　口袋灯发出白光穿透人的手。

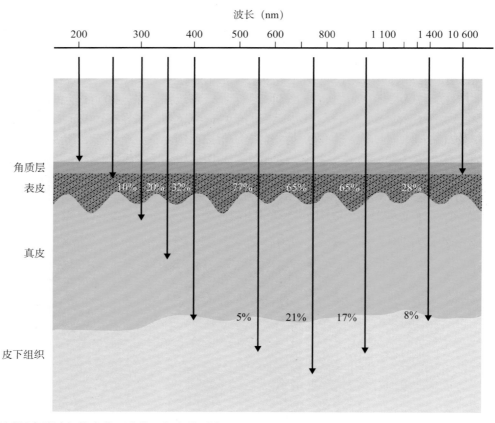

图 34.13　皮肤穿透深度随波长的变化而变化（经允许引自 Mordon S, La physique des lasers, in Dahan TM, ed., *Les Lasers en Dermatologie*, 2nd ed., Doin, Paris, France, 2006, pp. 3–32）。

应该注意的是，常数 A 不等于初始辐照度 I（$z=0$）。有效穿透深度 μ_{eff} 由 $\mu_{eff}=1/\mu_{eff}$ 定义，通常被用作估计光穿透组织深度的参考值。

激光的治疗作用

可以根据四种影响与所施加的辐照度和所使用的照射时间的关系函数，对激光与生物组织之间的相互作用进行分类（图 34.15）：

- 机电效应（破坏作用），脉冲为 10 ps 到 10 ns，辐照度为 $10^7 \sim 10^{12}$ W/cm^2。

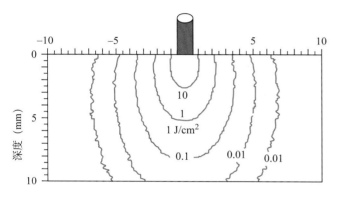

图 34.14 通过蒙特卡洛模拟获得的受准直光照射的组织内的等值线（J/cm^2）。光束直径为 1.2 mm。**组织的光学特性**：$\mu_a=0.1$ mm^{-1}，$\mu_s=1$ mm^{-1}，$g=0.9$，$n=1.33$（**经允许引自** Jacques S and Prahl S, Optical properties, 1998. Available from http://omlc.ogi.edu/classroom/ece532/class3/index.html. Accessed 2012）。

- 光烧灼效应，脉冲为 10~100 ns。在这种情况下，比辐照度更重要的是光谱区，因为它需要能量光子。
- 热效应，脉冲为 1 毫秒到几秒，辐照度为 $10^1 \sim 10^6$ W/cm^2。
- 光化学效应，只与光敏剂结合才能作用，光照时间从几十秒到几十分钟不等，辐照度一般很弱。

热效应
热效应构成了激光治疗应用的主要作用方式。

热作用机制
热效应聚在一起形成的广泛的相互作用类型的特点是在激光照射的组织内温度的显著变化。热效应也可以通过激光连续发射或脉冲激光来实现。激光的热效应是一个复杂的过程，由三种现象组成：激光转化为热（第一阶段）、热量转移到组织（第二阶段）和组织反应依赖性温度（第三阶段）。

根据加热的持续时间，以及与对应的组织温度上升的函数关系，我们可以获得给定体积的组织的高温、凝固或挥发状态[9]。

第一阶段：光转化为热 这种转化始于一个分子对光子的吸收，它将光子带入一个振动激发态，然后与另一个分子发生非弹性碰撞，从而增加动能，提高温度。我们可以认为，光能转化为热的深度等于有效穿透深度 $\delta_{eff}=1/\mu_{eff}$。

根据目标的尺寸、位置及其光学系数，正确地选

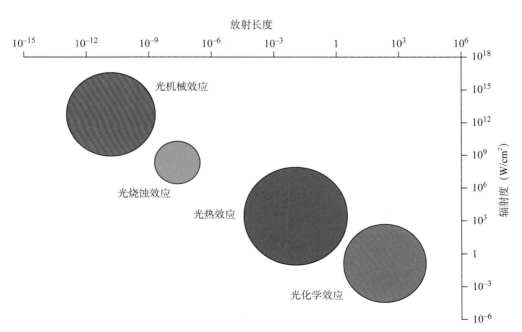

图 34.15 激光对组织产生的影响，按与辐照度和曝光时间的关系函数分类（**经允许引自** Mordon S, La physique des lasers, in Dahan TM, ed., *Les Lasers en Dermatologie*, 2nd ed., Doin, Paris, France, 2006, pp. 3–32）。

择波长对于热作用的结果是十分重要的。波长的选择取决于我们希望达到的目标：蓝绿色光用于血红蛋白，红外光用于水（1 000 nm）；对于黑色素，通过放置在可见光中，吸收将比在近红外中更显著，但光穿透较浅。如果已经明确作用目标，如一段深血管，我们会寻找一个可以完全被血红蛋白吸收的光的波长，但其在周围组织中较少吸收，以在其深度达到最佳效果。

第二阶段：热转移 热量转移是第二阶段。这一步起着至关重要的作用，因为它在很大程度上将通过在组织内产生的温度变化率来确定热作用的重要性。事实上，活组织能够将很大一部分能量转化为热量的形式，因为特定温度的维持决定了组织的生命。生物组织的热转移有两种主要机制：对流和传导。热量的对流是由质量的传输来实现的，而热传导的特征是热量的传输而非质量的传输。

对于温度的计算，初始条件的定义需要了解活组织中支配传递的机制。在激光照射的情况下，通过血管传递热量，通常被认为是对流传递的一个重要方式，如果加热持续时间不到 10 秒，则不会发生热传递，从而宏观对流也不会出现。细胞膜在微观上限制热对流。因此，热传导的主要机制地位被组织颗粒相互作用而取代。这种传递是随机从最高能粒子到相对能量较低的粒子，取决于组织的热能系数。组织通过传导转移能量的能量的特征是稳态，即热导率和过渡状态，即热扩散率 k，用 cm^2/s 来表示。接下来请允许我们引入一个重要术语，即热松弛时间 τ。这个时间对应于目标中心的温度降至最高温度的 50% 所需的时间，并可在目标物体外进行传热观察。因此，这种热转移现象的后果是目标的冷却和邻近组织温度的升高。热弛豫时间取决于热源的强度（以及目标的大小）和体积（表 34.5）。

它可以用以下等式表示（式 34.11）。

$$\tau = D^2/C \cdot k \qquad \text{（式 34.11）}$$

其中：

D 是目标的直径。

k 是细胞的热扩散率（细胞表皮为 1.3×10^{-3} cm^2/s，血液为 1.7×10^{-3} cm^2/s）。

C 是目标的几何系数（球体 $C=27$，圆柱 $C=16$，平面 $C=4$）。

根据热松弛时间与加热时间的函数关系，可以区分以下三种情况：

• 脉冲持续时间比目标的热松弛时间 τ 短得多：在这种情况下，目标被热机械效应分解（图 34.16）。在处理血管时通常是这样的，它也被称为选择性光热作用。

表 34.5 热弛豫时间 τ 与结构大小之间的关系

生物结构	平均大小	弛豫时间 τ[a]
碳颗粒/黑素小体	1 μm	1~10 μs
细胞	3~10 μm	10~100 μs
血管	30~300 μm	1~100 ms
毛囊	0.3~1 mm	0.1~1 s

注：a，时间随扩散率和目标几何形状的变化而变化[9]。

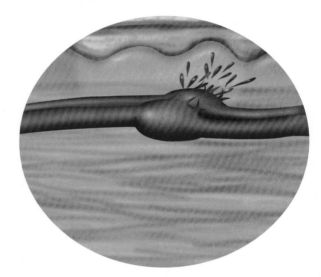

图 34.16 脉冲持续时间远小于 τ。热机械脉效应使血管破裂：选择性光热作用（经允许引自 Mordon S, La physique des lasers, in Dahan TM, ed., *Les Lasers en Dermatologie*, 2nd ed., Doin, Paris, France, 2006, pp. 3–32）。

• 脉冲持续时间类似于目标的热松弛时间 τ。在这种情况下，目标有一个加热效果（图 34.17）。这种加热仍然局限于目标，并且几乎不存在向周围组织结构的转移，也就是我们说的选择性光凝固作用。

• 脉冲时间远长于目标的热松弛时间 τ。在这种情况下，没有更多的加热控制，由此产生的热转移会对周围的组织结构造成损害。人们也明白，不适当地选择脉冲持续时间会导致失去光学选择性的所有优点。因此，具有热能选择性也是有必要的。

例如，让延长脉冲持续时间超过热松弛时间也可以是一个很好的方法，就可以从远处加热目标，以获得更显著的凝固效果（图 34.18）。

第三阶段：组织变性 组织变性（或破坏），或更确切地说是组织成分的变性（或破坏）是由组织对激光的吸收所引起的加热决定的。了解这种转化的动力学对于理解坏死的过程是必要的。动力学取决于组织中的温度和时间的演变。组织变性的速度取决于要转化组织的

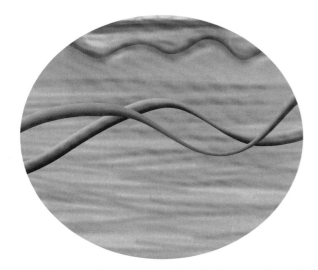

图 34.17 脉冲持续时间 =τ。加热仍然局限于血管：选择性光凝（经允许引自 Mordon S, La physique des lasers, in Dahan TM, ed., *Les Lasers en Dermatologie*, 2nd ed., Doin, Paris, France, 2006, pp. 3–32）。

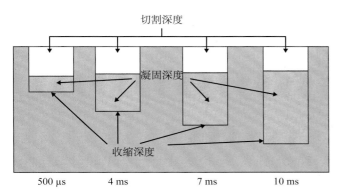

图 34.18 用于皮肤表面的 CO_2 激光（τ=0.8 ms）。在这个例子中可以看到，脉冲持续时间的延长可达 10 毫秒，以获得一个效果更显著的加热区，导致凝固，从而收缩（经允许引自 Mordon S, La physique des lasers, in: Dahan TM, ed., *Les Lasers en Dermatologie*, 2nd ed., Doin, Paris, France, 2006, pp. 3–32）。

分子结构。由于大多数生物组织分子中存在大量可达到的振动态，变性速度非常快，对于几立方毫米到几十立方毫米的体积，变性速度在几十毫秒到几秒之间。

因此，对组织的不同成分的修饰需要转化动力学和活化能，彼此之间差异较大。为了对所涉及的不同组织，用一个统一方式表达这种修饰，提出了一个方程，以用温度和时间的函数来定义组织转化状态。组织对温度升高的敏感性（热敏性）对研究特定热作用也很有价值。

这个等式写为：

$$\Omega = P \int exp\,(E/R \cdot T(t)) \cdot dt \qquad (式\ 34.12)$$

其中：

$d\Omega/dt$ 是热变性的动力学。

t 是时间，单位秒。

R 为气体常数 =83（J · mol）/K。

$T(t)$ 是组织的温度 K，与时间 t 和在作用深度 z 有关。

P 和 E 是从实验数据中评估的常数。

P 被定义为组织的热敏性 S^{-1}。

E 是组织每摩尔 / 摩尔常数的活化能 kJ/mol。

通过实验确定每个组织的 E 和 P。

这种数学公式化使我们能够一方面量化组织损伤，另一方面以等距曲线的形式表示热损伤，这些损伤可以很容易地与组织学研究的结果相关联。

等损伤 Ω=1 对应于组织凝固的出现。动力学加热对组织损伤的作用详见图 34.19。损伤的定量可表明，发生了时间－温度组合作用不够的可逆损伤：例如对于皮肤，在 20 分钟内保持 45℃ 的温度，或甚至 90℃ 的温度施加小于 1 ms，其导致损伤均小于 1，是可逆损伤。

由于组织的异质性，许多组织成分的比例因组织的不同而有很大差异，因此很难对激光的热作用提出严格的分类。然而，根据所达到的组织温度，一些成分的改变是值得注意的，如表 34.6 所示。

因此，在 5 秒的加热时间内，在 50℃ 出现第一个现象——血管扩张和内皮损伤，导致细胞死亡。在 55℃ 时，细胞膜的酶活性消失。在 60℃ 时，细胞膜破坏，某些蛋白质变性。

事实上，蛋白质是由多肽链形成的，其三级结构由强作用键（二硫键）和弱作用键（氢和疏水键）组成。热量既不改变二硫键，也不改变共价键，但它破坏了氢键。因此，变性蛋白质表现出较高的轴比，结构被拉长。这使得它在溶液中更黏稠。基质蛋白在 60~70℃ 之间的温度下变性，从而增加血液的黏度。这些机制的完成可能只需要较短的时间，但所需的温度必须要略高一些。

胶原蛋白也是一种蛋白质，但它对温度的抵抗力更强，因为它的结构更有层次性。前胶原显示出由氢键固定的多肽三螺旋的形状。通过共价键，几个单位的原胶原蛋白的结合形成了胶原纤维。由于水（组织间隙里的液体）的存在，通过离子和氢键作为中介将几个纤维联合在一起，形成胶原纤维束。加热使组织间隙里水分蒸发。纤维间的氢键，由于液体的存在而产生，因此与水一起消失。最后，热量导致易形成疏水键的反应基团暴露出来。这意味着疏水键和糖蛋白键的大量增加，形成"胶水"：纤维连接蛋白。

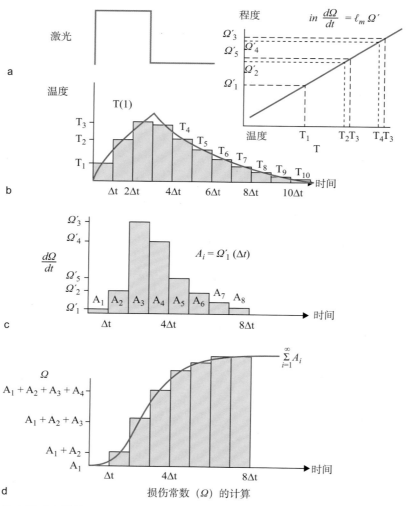

图34.19 加热在组织变性中的动力学作用。a. 对于每个组织，对应一条曲线，表示热损伤与温度的函数关系。b. 组织的温度升高。停止脉冲后，温度衰减。c. 对于每个温度，人们可以使用a的曲线将由此产生的损害联系起来。温度越高，损伤越严重。d. 最后损害是每个温度下的损害总和。注意到激光被关闭后产生的伤害更大〔经允许引自 Serge Mordon from Welch AJ et al., *J Biomech Eng*, 111(1), 62, February 1989〕。

表34.6　温度对各组织组分的影响

温度（℃）	改变
45	血管扩张，内皮损伤
50	酶活性消失
60	破坏细胞膜，蛋白质变性
70	胶原变性 膜穿透
80	凝血坏死 胶原纤维收缩
100	水分蒸发 完全脱水
>100	有机成分的挥发

经允许引自 Mordon S, Actions thermiques des lasers, in SFLM, ed., *Encyclopédie des lasers en Médecine et en Chirurgie: Bases physiques et principes fondamentaux*, Piccin, Padoue, Italie, 1995, pp. 199–214。

光剥脱效应

光剥脱效应，也称为烧灼光分解，是基于使用能量大于生物分子键能的光子。光烧灼过程包括物质的解离或击穿，以及超音速光子碎片的排出。光子的能量级为3~5 eV，易于解离肽键或多肽链的碳－碳键，因此，激光在紫外光中发射，如准分子激光（ArF，193 nm，6.4 eV，或 XeCl，308 nm，4 eV），甚至4倍频率的 Nd:YAG 激光（266 nm，4.7 eV）都适合激光光烧灼。

这种效应特别用于眼科的角膜屈光手术，可以矫正近视、轻度至中度散光和轻度远视。激光辅助原位角膜磨镶术逐渐取代了最早提出的激光的光折射性角膜切除术。这种方法是用微型角膜刀切割一个暂时抬起的薄角膜瓣，然后对角膜基质进行治疗。然后，膜被重新放置于治疗区域上，测得新的角膜曲率。在21

世纪 10 年代末的时候，出现 IntraLASIK，即飞秒激光，取代了微型角膜刀。

光化学效应或光动力学效应

光动力疗法，通常称为 PDT，是通过光化学反应破坏病变组织。图 34.20 所示的原理是用外源化学剂（光敏剂）标记病理组织，然后用适当波长的光照射，以诱导一系列光化学反应，导致需治疗的病变区域的破坏。

此方法基于两步过程：①首先，应用或注射光敏剂或诱导产生这种光敏剂的物质，使我们能够在被处理的区域内实现后者的积累；②然后用波长能被光敏剂吸收的光对该区域进行照射。治疗效果是通过低辐照度（几十 mW/cm²）和长时间（长达 10 分钟）的光照达到，而不产生热效应，促进激活光敏剂，在有氧的情况下产生毒性化合物。这就是光动力效应。

光动力效应的原则

正如我们之前所看到的，通过在其吸收光谱对应的光谱范围内吸收光，分子被携带到激发电子态 S_1 或 S_2 的不同振动态，从而获得相对于基态的过剩能量。该分子通过非辐射性松弛迅速失活到激发单态最低能量 S_1 的低振动态，后一种态比前一种态更稳定，其寿命为纳秒级，可以通过图 34.21 中所示的 3 个过程失去能量：

* 以热量的形式向周围环境释放能量。

* 荧光的发射（如果你想观察组织中光敏剂的存在，这方面你可能会感兴趣）。

* 过渡到一种称为三重态的中间态。三重态向基态的衰变要比单重态的衰减慢得多，单重态-三重态的转变难以达到；例如，转变呈现出很低的概率。正

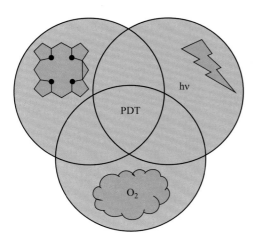

图 34.20 光动力疗法原理。

是从三重态开始，光敏剂分子将有时间与组织介质的其他分子相互作用，从而产生光动力效应。

由于三重态的能量过剩，可以通过两种主要方式诱导这些化学过程：

* 在 I 型机制中，光敏剂在直接相互作用中与分子发生化学反应。氧化还原反应导致自由基物质的形成，并通过通常涉及氧气的复杂过程，降解相邻分子。光敏剂通常在这些反应中被破坏。

* 在 II 型（图 34.22）机制中，对氧进行能量转移使后者进入单激发态 $^1O_2$。光敏剂恢复到基态，为新的光能吸收做好了准备。单氧是高度活性的种类，能够氧化许多生物分子。氨基酸、某些核苷酸和构成膜的脂链，对单氧的作用特别敏感。II 型机制是光动力效应的主要机制。

主要的细胞靶点是细胞质和线粒体膜。细胞死亡主要是由坏死引起的。氧化应激可能通过细胞膜和线粒体上的细胞凋亡机制来传递。单线态氧的短暂寿命限制了它的扩散范围，使其范围限制在几十纳米左右，因此影响也是局限性的。除了直接的细胞改变外，光动力效应还会导致血管网络的破坏，从而导致缺氧坏死。最终对 PDT 的免疫反应会导致炎症反应，将损害

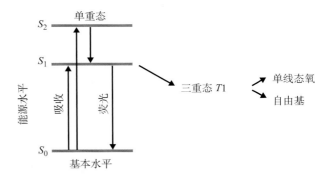

图 34.21 分子的能级以及导致荧光发射和光敏化过程的不同途径（经允许引自 Barberi-Heyob M et al., L'Actualité Chimique, 308–309, 26, 2007）。

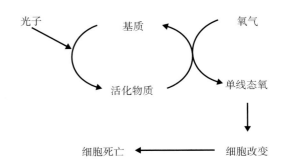

图 34.22 第二类机制是光动力过程中的优势机制（经允许引自 Barberi-Heyob M et al., *L'Actualité Chimique*, 308–309, 26, 2007）。

微循环，导致血管损坏。

光动力效应要求分子处于三重态 T1；光敏剂是一种具有高量子效率的三重态形成的分子。目前使用的光敏剂是卟啉衍生物或卟啉前体 [氨基乙酰丙酸（ALA）及其衍生物]。目前市场上有几种药物，使用取决于适应证和医学学科，而其他分子正在开发中，并已经接受临床评估。

照明波长的选择是两种要求之间的折衷：要在光敏剂能吸收很多光的光谱区域照射，同时又要确保足够的光穿透到组织中。因此，常在红光或近红外光线下选择。

使用激光作为光源的理由是，需要利用光纤进行内镜或间质治疗，因为激光束的低散度使我们能够向原来使用的、重量较大的光纤染料激光器注入更高的功率，这些激光器已被二极管激光器所取代，二极管激光器紧凑、易于使用，且只需最低限度的维护。在皮肤科中，常直接进行照明治疗，过滤灯和 LED 面板已经取代激光，因为如前所述，辐照度需要相对较低。PDT 治疗成功的关键之一，是对光剂量测量的严谨对待（单位组织面积的总能量沉积）；它的控制使得必须开发不同类型的光扩散器，以适应所处理器官的形态并提供均匀的光线轮廓。

在皮肤科，目前的适应证是，光敏剂（来源于 ALA）作为乳膏在局部应用，涉及光化角质层和某些癌；其结果与经典技术相比较，具有优越的美容效果。基底细胞癌占恶性皮肤肿瘤的 75%。其中不到 1% 是 CBC giants，其直径大于 5 cm，危险因素包括侵袭性组织学类型、治疗后复发、辐射史或被忽视。光动力疗法是非常有利的手术替代疗法。正如图 34.23 所示，PDT 治疗可保留耳垂，而手术治疗可能必须切掉耳垂末端。

机电效应

当超短激光脉冲（ns 及以下）聚焦于目标组织，从而产生高辐照度（量级为 $10^{10} \sim 10^{12}$ W/cm^2），有可能获得与原子或摩尔内部相当的局部强电场（$10^6 \sim 10^7$ V/m）。这种场引起了目标材料的电子击穿，形成等离子体。与等离子体膨胀相关的冲击波，产生极大的压力波，继而机械地破坏组织结构。这种机电效应通常在 Q 开关模式（ns）或锁定模式（ps）下使用 Nd:YAG 激光器达到。在眼科手术中，我们使用激光来破坏眼球膜，尤其是在人工晶状体植入术后。在皮肤科，我们调至 Q 开关模式使用激光（红宝石、绿宝石和 Nd:YAG）来治疗色素病变并可用于祛除文身。在后一种情况中，将大分子的色素（皮肤耐受佳）毁坏并产生较小的分子，之后会被真皮的巨噬细胞吸收。此外，色素微粒的爆炸在真皮中产生微开口：这些开口有助于激光透皮消除部分色素。通常需治疗几个疗程。

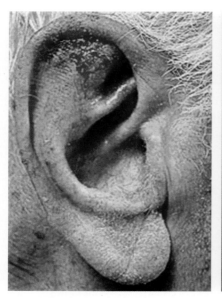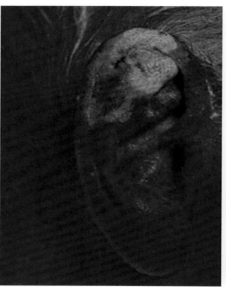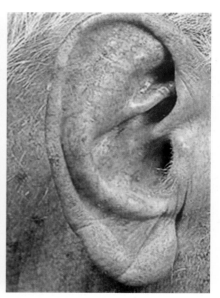

图 34.23　一例 72 岁的耳廓癌患者。在应用 ALA 和伍德灯照明后，可以观察到原卟啉Ⅸ的荧光。右图：3 个疗程后 18 个月后的图像 [ALA，然后用 180 J/cm（2 570~750 nm）照明][经允许引自 Fritsch C et al., *Skin Pharmacol Appl Skin Physiol*, 11(6), 358, November–December 1998]。

参考文献

[1] Goldman L, Blaney DJ, Kindel DJ Jr, Franke EK. Effect of the laser beam on the skin: Preliminary report. *J Invest Dermatol* 1963 March; 40:121–122.

[2] Polanyi TG, Bredemeier HC, Davis TW Jr. A CO_2 laser for surgical research. *Med Biol Eng* 1970 November; 8(6):541–548.

[3] Kaplan I, Ger R, Sharon U. The carbon dioxide laser in plastic surgery. *Br J Plast Surg* 1973 October; 26(4):359–362.

[4] Vogel A, Venugopalan V. Mechanisms of pulsed laser ablation of biological tissues. *Chem Rev* 2003 February; 103(2):577–644.

[5] Mordon S. La physique des lasers. In: Dahan TM, ed. *Les Lasers en Dermatologie*, 2nd ed. Paris, France: Doin, 2006, pp. 3–32.

[6] Mordon S, Brisot D, Fournier N. Using a "non uniform pulse sequence" can improve selective coagulation with a Nd: YAG laser (1.06 micron) thanks to Met-hemoglobin absorption: A clinical study on blue leg veins. *Lasers Surg Med* 2003; 32(2):160–170.

[7] Jacques S, Prahl S. Optical properties. 1998. http://omlc.ogi.edu/classroom/ece532/class3/index.html. Accessed 2012.

[8] Tuchin V. Chapter 1: Optical properties of tissues with strong (multiple) scattering. In: Tuchin V, ed. *Tissue Optics: Light Scattering Methods and Instruments for Medical Diagnosis.* Bellingham, WA: SPIE, 2007.

[9] Mordon S. Actions thermiques des lasers. In: SFLM, ed. *Encyclopédie des lasers en Médecine et en Chirurgie: Bases physiques et principes fondamentaux.* Padoue, Italie: Piccin, 1995, pp. 199–214.

[10] Welch AJ, Pearce JA, Diller KR, Yoon G, Cheong WF. Heat generation in laser irradiated tissue. *J Biomech Eng* 1989 February; 111(1):62–68.

[11] Barberi-Heyob M, Frochot C, Bezdetnaya-Bolotine L et al. La thérapie photodynamique. *L'Actualité Chimique* 2007; 308–309:26–34.

[12] Fritsch C, Lang K, Neuse W, Ruzicka T, Lehmann P. Photodynamic diagnosis and therapy in dermatology. *Skin Pharmacol Appl Skin Physiol* 1998 November–December; 11(6):358–373.

35

手术激光：剥脱和点阵装置

Krystle Wang and Nazanin Saedi

引言

非手术性皮肤年轻化的概念诞生于 20 世纪 80 年代，伴随着二氧化碳（CO_2）激光器的引入。以最小的风险和快速恢复逆转皮肤老化的外部迹象的可能性激发了激光皮肤换肤的领域发展。随着人口老龄化，人们对光子嫩肤的有效治疗方式的需求持续增长。自从最初的 CO_2 激光器被引入以来，新的发展，如点阵重塑，改变了竞争环境，以其最小的不利影响和更短的恢复时间，给人们带来了令人印象深刻的效果。此外，这些激光的适应证范围除了光老化外，仍在不断扩展。此章将重点关注两个主要模式——剥脱性激光换肤和点阵激光换肤。

剥脱性激光皮肤重塑

历史发展

在 20 世纪 80 年代，连续波（CW）CO_2 激光器被首次引入。在皮肤表面修复领域，传统上仅限于皮肤磨削和化学剥脱，将因为皮肤科激光手术的出现发生改变。尽管 CW CO_2 激光对严重破坏的病变区的治疗是有效的，但不可预测的瘢痕和色素沉着的高发生率是不能接受的。

由于高能、脉冲和扫描的 CO_2 激光系统的出现，导致放弃使用 CW 系统。这些技术的基础是 Anderson 和 Parrish 的选择性光热解原理[1]。简而言之，如果选择一个吸收特定组织发色团的波长，对目标发色团的精确热破坏可以在不影响周围结构的情况下实现。此外，使激光脉冲持续时间短于发色团的热弛豫时间（TRT），其中 TRT 被定义为在激光照射后靶色基冷却到峰值的一半温度所需的时间。利用这些原理，可以在更高的能量密度下更可靠地消融皮肤层，同时仍然使其可进行细化调整和可控的组织破坏。第二代 CO_2

激光彻底改变了皮肤换肤领域。

短脉冲铒：钇铝榴石（Er:YAG）激光的发展随之很快出现。在 2 940 nm 的发射波长上，Er:YAG 激光器将水作为发色团，类似于 CO_2 激光器。然而，Er:YAG 的波长更好地近似于 3 000 nm，即水的吸收峰。这种更密切的关系允许更精确的消融，即穿透深度更浅，热损伤更小。虽然 Er:YAG 有关的不良反应较少，但是 Er:YAG 与 CO_2 之间的比较研究显示后者的优势更明显[2, 3]。因此，CO_2 激光可以说仍然是激光皮肤换肤的"金标准"，直到出现点阵激光。

作用机制

CO_2 激光

CO_2 激光以在远红外电磁谱（106 000 nm）的波长传递能量至目标组织里含有的水。在如此高的波长下，与黑色素和血红蛋白的相互作用最小。CO_2 激光穿透深度约 20~30 μm，而残余热损伤则进一步扩展到 100~150 μm，脉冲持续时间小于 1 ms。计算表明，5 J/cm^2 是实现组织汽化所需的能量密度[4]。如果是更低的能量被传递，组织凝固并脱水。

光束也可以直接影响能量。小直径光束（100~300 μm）可以获得较高的能量，从而导致组织快速汽化。当光束在皮肤表面上迅速移动，热量的扩散以及随之而来的组织碳化和干燥就会减至最小。另一方面，直径较大的光束（>2 mm）往往不能引起快速汽化。使用直径较大的光束也会增加出现深部热损伤的风险，因为当在较低的通量下，若需达到组织汽化需进行较长时间的处理。

基于这些考虑，开发了两个 CO_2 激光系统来实现组织消融——高能脉冲 CO_2 激光系统和低能快速扫描 CW CO_2 激光。UltraPulse（Coherent Laser Corporation，PaloAlto，CA）和 TruPulse（Tissue Technologies，Albuquerque，NM）是脉冲类型的两个例子。UltraPulse 使用小

于 1 ms 的脉冲持续时间，以达到 500 mJ 的能量传输。3 mm 的光斑尺寸是标准的，但计算机模式发生器（CPG）可以用 2.25 mm 光斑来制造各种各样的剥脱模式。TruPulse 使用 3 mm 大小光斑，以 90 μs 传输 10 000 W，并传输 250~500 mJ 的脉冲能量。

以 Sharplan FeatherTouch (Lumenis, Santa Clara, CA) 为例的低能扫描 CO_2 激光系统使用 CW CO_2，其光束由一个闪光扫描仪射到皮肤上。这个扫描仪射出的光束以各个方式快速移动，因此在每一点上的作用时间都应小于 1 ms。

结合这些系统的各个方面，促进了超脉冲 CO_2 激光的发展，例如 Luxar Nova 脉冲（Luxar Corporation, Bothell, WA）。超脉冲被聚集在一起，产生持续时间小于 1 ms 的短暂爆发，并且可以在皮肤上传递 7 J/cm^2 的能量。使用 CPG 对皮肤进行快速扫描。

然而，尽管有这些明显的进展，一项比较前面提到的 4 种 CO_2 激光的研究显示，它们对于红斑和瘢痕的临床改善效果相当。使用 4 种激光后出现的术后红斑的总持续时间也相等[5]。随着 CO_2 点阵激光器的出现，传统的 CO_2 激光器在很大程度上被淘汰了。

Er:YAG

Er:YAG 激光器以 2 940 nm 的波长发射电磁光谱里中红外光的光线，这相当于 3 000 nm 下的水的吸收峰。与 CO_2 激光相比，含水组织从 Er:YAG 激光器吸收的能量是前者吸收的 12~18 倍[6]。由于大多数表皮由水组成，Er:YAG 的能量能被表面更好地吸收，与 CO_2 激光器相比，产生的消融区更浅。计算出的组织消融阈值为 1.5 J/cm^2，脉冲持续时间平均为 250~350 μs。使用 Er:YAG 激光器单一路径下的每次脉冲穿透深度平均可达 2~5 μm，伴有 20~50 μm 的热坏死。对 6 种不同的 Er:YAG 激光的 Meta 分析发现，它们的临床效果和组织学结果相当。所有 6 种 Er:YAG 激光需要 3 条通路才能实现完全的表皮剥脱[7]。

适应证

光老化

研究表明，CO_2 激光在光老化皮肤治疗的临床和组织病理学上都取得了最令人印象深刻的成果。在使用标准治疗参数的单一通道 CO_2 激光后，表皮消融得到了实现。然而，正是第二次和第三次通道路径才产生长期的胶原收缩和重塑[8, 9]。一项对 47 例患者进行口周、眶周和睑板除皱的回顾性研究表明，在使用 CO_2 扫描装置治疗后，所有区域都取得了良好甚至绝

佳的美容效果。浅表层皱纹消失，且深层皱纹也有了巨大的改善，还可以观察到皮肤的广泛收紧[10]。许多其他的研究也显示出 CO_2 激光治疗后，肤色、纹路和皱纹都可得到显著改善[9, 11]。尽管治疗效果卓越，但患者在术后的显著发病率大大打击了医生的积极性。

Er:YAG 激光在治疗浅中深度皱纹发挥了重要作用。研究表明，激光治疗后 3 周开始，口周、眶周和前额的皱纹均出现改善的情况[12, 13]。尽管发病率有所降低，但研究表明，治疗光老化皮肤的效果比 CO_2 激光差[2, 14]。

Er:YAG 激光在治疗深色皮肤的光老化患者（Fitzpatrick 皮肤光型 III 型及以上）中最有用。经 Er:YAG 治疗后，50 例亚洲患者个体案例中均出现了皱纹的明显改善。与之前对 CO_2 激光治疗的报道相比，Er:YAG 激光治疗后再上皮化出现时间更早，红斑的解决更早[15]。

治疗颈部光老化通常避免使用 CO_2 激光器，因其顾忌瘢痕的出现。而 Er:YAG 激光对颈部光老化已显示出良好的治疗效果。应用于 20 例患者的颈部光老化，改善了皮肤的质地和颜色，且副作用很小[16]。自从最初的 CO_2 和 Er:YAG 光老化研究以来，转而进行联合使用可取得更好的效果[17-19]。

随后长脉冲 Er:YAG 激光的发展促进了皮肤重塑的效果，同时与 CO_2 激光相比仍保持更安全的副作用[20]。

痤疮瘢痕

痤疮瘢痕，特别是萎缩性瘢痕，对 CO_2 激光治疗反应良好。包括 60 例中度至重度评分的萎缩性面部痤疮患者在内的一项研究显示，所有患者都有明显的改善。即使在治疗后的 18 个月的组织学标本中也观察到了持续的胶原形成和皮肤重塑[21]。对严重痤疮的冰锥样瘢痕的治疗效果不佳。然而，若使用穿孔切除和 CO_2 激光的联合治疗，对冰锥样瘢痕的治疗效果更好[22]。

Er:YAG 激光治疗痤疮瘢痕也显示出了很好的效果。研究显示，对于萎缩性坑陷瘢痕治疗效果也很好，但副作用包括痤疮爆发和炎症后色素沉着（PIH）[23-25]。还研究了使用 Er:YAG 和 CO_2 激光的联合治疗。一项对 158 例亚洲人萎缩性痤疮瘢痕患者的研究显示，发现 32 例患者有 90% 以上的改善，65 例患者有 80%~89% 的改善，56 例患者有 70%~79% 的改善[26]。

其他种类的瘢痕

CO_2 激光用于其他种类的瘢痕的效果也十分成功，如手术瘢痕、创伤性瘢痕和水痘造成的瘢痕。在一项研究中，30 例患有术后瘢痕的受试者在瘢痕形成后

4~6 周内接受治疗，而创伤性瘢痕、痤疮和水痘瘢痕则在瘢痕形成后 1~10 年内任何时候接受治疗。所有手术瘢痕患者均有大于 50% 的改善，24 例患者中有 20 例改善效果大于 75%。所有 6 例创伤性瘢痕，痤疮和水痘瘢痕的改善效果均大于 50%。作者提出，对增生型的瘢痕通常的改善效果优于凹陷型的瘢痕[27]。

使用 Er:YAG 激光治疗其他类型瘢痕的数据较为有限。在目前的文献中，有一个单一随机对照试验研究 Er:YAG 激光治疗增生性瘢痕的有效性，Vancouver 烧伤瘢痕评估量表显示中度改善[28]。

黄褐斑

评价对黄褐斑治疗效果评估的研究通常表明，当 CO_2 激光与 Q 开关绿宝石激光结合使用时，效果最好。在黄褐斑中，人们认为异常的黑色素细胞和过量的黑色素沉积在表皮内，而黑色素聚集的巨噬细胞聚集于真皮中。CO_2 激光通过表皮消融去除表皮中的色素，而随后的 Q 开关激光（QSL）治疗可以更深入地渗透真皮，且无副作用。将超脉冲 CO_2 激光与 Q 开关翠绿宝石激光合用，和 Q 开关翠绿宝石激光进行半脸比较研究，结果表明前者治疗效果更好[29]。一项反向研究评估显示（将脉冲 CO_2 激光与 Q 光纤耦合绿宝石激光合用，与单用 CO_2 激光比较），结果同样表明前者治疗效果更好[30]。但在两项研究中，许多患者都出现了炎症后色素沉着（PIH）。

Er:YAG 激光与 CO_2 激光在使用上注意事项相同，但在对于黄褐斑的治疗上，前者效果稍好。在 1999 年发表的一项研究中，10 例女性患者接受了 Er:YAG 激光治疗。虽然在激光手术后立即有明显的改善，但所有 10 例患者在 3~6 周内都出现了 PIH 的情况[31]。在一个相似的研究中，治疗后 3 个月被发现出现复发的情况[32]。

色素病变

CO_2 激光是第一批治疗晒斑的方式之一。在 1988 年，Dover 及其同事报道了 5 例患者使用 CO_2 激光后，晒斑获得显著的淡化或清除[33]。1994 年，Fitzpatrick 及其同事发现 83 例在 CO_2 激光治疗后晒斑完全清除。此外，本文的作者研究报道了 32 例患者治疗 690 处脂溢性角化物的清除率为 100%[34]。

Er:YAG 激光可用于治疗咖啡牛奶色斑（CALM）。在 2001 年，Alora 和他的同事描述了一个患者身上 CALM 几乎完全被清除的情况。值得注意的是，这种 CALM 对以前几次 Q 开关红宝石激光和 Q 开关双频

Nd:YAG 激光的治疗产生了抵抗[35]。2005 年，Trelles 及其同事报道了对贝克尔痣的色素去除的有效反应。他们比较了 Er:YAG 激光的单次治疗和 Nd:YAG 激光的 3 次治疗。在 Er:YAG 治疗两年后，54% 的患者的病变清除率为 100%，所有 11 名患者的清除率都超过了 50%。相比之下，只有 1 名使用 Nd:YAG 激光治疗的患者在 3 次治疗后病变清除率超过 50%[36]。

先天性黑色素细胞痣（CMN）用 CO_2 激光治疗的效果喜忧参半。2005 年的一项研究共检查了 12 例患有 CMN 的患者在接受 CO_2 激光治疗后的情况。治疗后，所有患者的痣都基本消失。然而，有一半的患者出现了增生性瘢痕。作者得出结论，避开已知易出现增生性瘢痕的区域使用激光治疗可规避增生性瘢痕的出现风险，如躯干前部、侧翼和手臂[37]。

对 CMN 使用 CO_2 激光合并 Q 开关翠绿宝石激光的联合治疗，一般来说，效果更佳。Chong 和他的同事对 11 例 CMN 患者进行了上述这种联合治疗。使用 5 分评级量表，医生和患者打出的治疗后平均改善率分别为 3.82 和 3.73。在本研究中，没有出现超过 2 周的肥大瘢痕或 PIH 病例，在 2 年的随访期间没有复发[38]。

Er:YAG 激光治疗 CMN 的疗效好坏参半。10 例 CMN 患儿用 Er:YAG 治疗几周后的疗效良好。但两例患巨大 CMN 的患者出现增生性瘢痕和皮肤萎缩。另两例患者在治疗后 2~3 个月出现色素沉着[38, 39]。

癌前皮肤病变及恶性皮肤癌

CO_2 激光在光化性唇炎、光化性角化症（AK）、浅表层基底细胞癌（BCC）和原位鳞状细胞癌（SCCIS）的治疗中有着广泛的应用。临床研究示，在使用 CO_2 激光治疗光化性唇炎后，在最少 11 个月的随访中，复发率在 0~14.28% 间变化[34, 40-42]。使用 CO_2 激光治疗 AKs 的结果也是好坏不一。一项研究中显示，没有临床证据表明所有 14 例接受治疗的患者有残留或复发的 AK[43]。

另一项研究探讨了使用 CO_2 激光预防 AK 和 BCC 的情况，结果令人失望。在基线下 35 例受过度光损伤的患者中，有 5 例患者在 CO_2 激光换肤后 1~6 个月内出现 AK 或 BCC[44]。

痣样基底细胞癌综合征患者用 CO_2 激光治疗多种浅表基底细胞癌效果很好[45]。一项组织病理学研究得出结论，需要 3 个边缘至少 4 mm 的手术路径才能有效地切除浅表基底细胞癌。然而，由于 3 个手术路径并不可完全切除所有 SCCIS，作者得出结论，CO_2 激光并不是治疗增厚性或角化病变的推荐方式[46]。

研究 Er:YAG 激光治疗癌前和恶性皮肤癌的疗效的文献比 CO_2 激光要少得多。一项回顾性研究检查了 99 例用 Er:YAG 激光治疗光化性唇炎的患者，平均随访时间为 65.7 个月，治愈率达 84.8%。超 90% 的患者对治疗很满意，且仅有 5.1% 的病例出现瘢痕[47]。

一项范围小得多的研究表明，在使用 2~3 次 Er:YAG 激光治疗后，临床 AK 的总范围减少了 86%~96%。然而，只有 5 例患者接受了治疗[48, 49]。当将局部应用 5 - 氟尿嘧啶与 Er:YAG 激光治疗 AK 进行比较时，一项研究发现激光更有效，复发率更低。然而，在 Er:YAG 组中发生了更多的副作用[39]。

很少有研究评估 Er:YAG 激光治疗 BCC 的疗效。一项研究比较了单独使用 Er:YAG 激光、单独使用光动力疗法（PDT）或联合疗法治疗结节性 BCC 的疗效。在 286 例患者中，单独使用 Er:YAG 激光治疗可达 91.75% 的治愈效果。联合疗法任何时候都显示出最大的疗效，在治疗后 12 个月可达 98.97% 的疗效。在此基础上，作者认为 Er:YAG 激光与 PDT 的联合治疗可能是治疗结节性 BCC 的疗法之一[50]。迄今为止，尚无研究探讨应用 Er:YAG 激光治疗鳞状细胞癌。

鼻赘 / 酒渣鼻

CO_2 激光仍然被认为是治疗鼻赘的一种很好的方法。对 124 例患者的研究表明，118 例患者的治疗结果是"好"到"卓越"，只有 6 例患者的治疗结果是"差"的。治疗后 3 个月无复发。只有 4 名患者出现瘢痕和色素沉着[51]。规模较小的研究也显示相同的治疗成功率，且随访期最长达 4.5 年[52, 53]。

Er:YAG 激光也被证明能有效治疗鼻赘[54, 55]。

最近，对 CO_2 激光与其他治疗方式的联合使用，包括 Er:YAG 激光的研究显示了令人惊喜的结果[56, 57]。相关研究表明，Er:YAG 和 CO_2 激光联合治疗可认为是治疗鼻赘新的金标准。作者认为，CO_2 激光会对周围正常组织造成深层热损伤，这通常会导致瘢痕的出现。当使用 Er:YAG 和 CO_2 激光联合治疗时，CO_2 激光可设置为更低的能量态。这使得 CO_2 激光可使组织凝结而不是剥脱组织[57]。

表皮和真皮良性病变

CO_2 激光已可成功治疗各种良性病变，包括寻常疣[58-61]、脂溢性角化症[34, 62]、黄斑瘤[63-65]、附件瘤（如纤管瘤[66-68] 和毛发上皮瘤[67, 69-71]）、血管纤维瘤[72-74] 和神经纤维瘤[75-77]。

Er:YAG 激光还显示出可祛除各种良性病变的功效，包括脂溢性角化症、疣、睑黄瘤、腺瘤和纤维上皮性乳头状瘤[78]。没有研究直接比较这两种激光祛除良性病变的效果。

点阵激光皮肤重塑

历史发展

作为 20 世纪 90 年代面部年轻化的标准，全脸激光剥脱皮肤重塑获得了广泛的欢迎。尽管效果显著，但极高的术后发病率和并发症限制了其使用。全表皮的剥脱伴有大量渗出和结痂，因此患者需要长时间的休整。此外，康复期需要全面的护理和随访。需频繁更换敷料，感染风险增加和形成瘢痕的风险导致对该领域的兴趣下降。

与之对应的是，非剥脱性激光皮肤重塑在随后的几年中变得流行起来。保留了部分表皮，从而也少了许多与破坏整个表皮相关的副作用，并且休整时间大大缩短。然而，其效果明显不如使用剥脱性激光皮肤重塑。

自从引入点阵激光的概念以来，它就引起了人们对这一领域的极大兴趣；点阵激光的出现也代表着一种折中的方法，效果更佳，风险更易接受。在 2004 年，Manstein 和他的同事的研究报告称，在对前臂和眶周皮肤皱纹用原型点阵光热解（FP）装置进行治疗后，皮肤质地和皱纹都有了改善。通过对皮肤的一部分进行消融，仅形成微热区（MTZ）的损伤。提高剂量后，与非剥脱性激光皮肤重塑相比，治疗效果更好，因为治疗区域间的未处理皮肤加速了皮肤康复，也使安全性提升[79]。

作用机制

FP 的基础是利用像素光微光束来诱导狭窄的组织破坏区，称为"微热区"。与剥脱性或非剥脱性激光不同，这些激光产生组织损伤的汇合斑块，这些热损伤斑块不损伤周围组织。在 Manstein 和他的同事的初步研究中，MTZ 直径为 100 μm，最多可穿透皮肤深度达 400 μm[79]。然而，可通过改变激光参数，以产生形状深度不同的伤害柱和热损伤柱。这些 MTZ 造成局部热损伤或剥脱，而周边的"未处理区域"作为结构和营养储存库促进快速愈合[79]。

在 FP 治疗后，Manstein 和他的同事用乳酸脱氢酶活性染色发现 MTZ 内存在表皮坏死和真皮坏死。在治疗后的 24 小时内，再上皮化是主要通过角质形成细胞的迁移和对位于完整角质层下方的坏死碎片的挤压所完成。这种物质被称为"微表皮坏死碎片"（MEND），并在组织学上对应于 FP 治疗后使用皮肤镜观察到的棕色斑点[79]。Hantash 和他的同事已经证明，退化的真皮结构也被纳入了 MEND 中，将其穿插于表皮，最后挤压穿过角质层。MEND 含有丰富的黑色素，这也被认为解释了为什么 FP 对于色素沉着紊乱的治疗效果良好[80]。

虽然在原型 FP 装置治疗形成的 MTZ 内均可见表皮坏死和真皮坏死，但组织学标本显示出一个完整的角质层。因此，这种皮肤重塑被称为"非剥脱性"FP（NAFP）[79]。剥脱性 FP（AFP）装置自那时以来已被开发了出来。在 AFP 中，在标本中可以看到逐渐变细的消融微柱，并且可以根据所使用的激光参数调整其厚度和深度。这些空腔缺乏完整的角质层，内层有一层薄痂，周边被环形凝固层所包围。48 小时内再上皮

化，并且在治疗后 3 个月内胶原重塑持续发生[81, 82]。

由 FP 引起的组织损伤同时刺激胶原重塑和弹性蛋白组织形成。免疫组化研究显示，在治疗区域可发现胶原重塑标记物，如热休克蛋白（47，70 和 72），增殖细胞核抗原以及 α-平滑肌肌动蛋白[83]。治疗后的皮肤也可通过前胶原Ⅲ染色显示新的胶原[84]，通过抗弹性蛋白染色显示新的弹性蛋白[85]。

装置

在 Mansfield 及其同事使用的原型 FP 装置取得成功之后，使用类似技术的新设备也开发了出来。表 35.1 详细介绍了市场上的点阵激光器，并将它们分为剥脱性和非剥脱性亚类别。这一清单并不意味着详尽无遗，而是提供了现有设备的概述。

表 35.1　现如今可使用的点阵激光

设　备	公　司	类　型	波长（nm）
非剥脱性点阵激光			
LuxIR fractional	Palomar	以 IPL 为动力的红外光	825~1 350
Emerge	Palomar	铒光纤	1 410
Fraxel re:fine	Solta	铒光纤	1 410
Affirm	Cynosure	Nd:YAG	1 440
Clear+brilliant	Solta	Nd:YAG	1 440
Lux1540	Palomar	IPL 动力激光	1 540
Fraxel DUAL	Solta	铒光纤 / 氢	1 550/1 927
Sellas1550	Benev	铒光纤	1 550
剥脱性点阵激光			
Pearl	Cutera	YSGG	2 790
Harmony	Alma lasers	Er:YAG	2 940
Lux2940	Palomar	Er:YAG	2 940
ProFractional	Sciton	Er:YAG	2 940
Active FX	Lumenis	CO_2	10 600
Affirm CO_2	Cynosure	CO_2	10 600
Deep FX	Lumenis	CO_2	10 600
Fraxel re:pair SST	Solta	CO_2	10 600
Juvia CO_2 fractional	Ellipse	CO_2	10 600
Mixto SX	Lasering USA	CO_2	10 600
Mosaic	Lutronic	CO_2	10 600
Pixel CO_2	Alma lasers	CO_2	10 600
SmartXide DOT	DEKA	CO_2	10 600

非剥脱性系统

1 550 nm 非剥脱点阵激光器件（Fraxel re:Storage，Solta Medical，Hayward，CA）是第一个使用 FP 的商用医用激光器。因此，它是迄今为止研究最深入的设备。该设备使用掺铒光纤激光，其非剥脱性波长为 1 550 nm。这个手掌般大小的装置使用了一个基于智能光学跟踪系统的扫描模式（Intelligent Optical Tracking System®）。起初，使用一种蓝色光学染料来促进跟踪，但自从技术进步就不再使用这种染料。Fraxel re:store 装置可制造出宽 100~200 μm 深 500~1 400 μm 的 MTZ。每个 MTZ 的能级可在 4~70 mJ 间调整。随后行额外的非剥脱性点阵激光皮肤重塑（NAFR）。然而，比较不同的非剥脱性点阵激光装置的文献非常稀少，因此很难总结到底哪些系统更有效。

剥脱性系统

在非剥脱性点阵激光出现之后不久就发明了剥脱性点阵激光。激光常选择 3 个波长：10 600 nm（CO_2 激光器）、2 940 nm（Er:YAG 激光器）和 2 790 nm [钇－铟－镓－镓（YSGG）激光器]，因为它们的波长易被组织中的水吸收。

Faxel re:pair（Solta Medical Inc.，Hayward，CA）是首个剥脱点阵激光装置。该装置采用 10 600 nm CO_2 激光，利用扫描手持件技术。能量和 MTZ 密度均可调节。Active/Deep FX 系统（Lumenis Aesthetic，Santa Clara，CA）是另一个详尽研究过的剥脱点阵激光装置。Active FX 利用原有的 CPG 手持件，加上革新后的技术，可在防止大面积剥脱的同时，制造随机图案的损伤。利用直径 1.3 m 的激光束制造出一个大但仅浅表层的治疗区域。第二种技术，称为 Deep FX，采用较窄的光斑直径（0.12 mm），但对真皮可渗透到更深处。Acive FX 和 Deep FX 这两种技术合用，合称为"Total FX"。与 Fraxel re:pair 的扫描传输方法不同，Deep FX 系统使用的是冲压方法。除此之外，两种技术装置间的能量和密度参数是不可互换的，因为 Fraxel re:pair 的参数计算方式是基于损伤的总面积（消融面积与热凝面积），而 Deep FX 的密度参数却仅基于汽化的面积。

使用 Er:YAG 激光的剥脱性点阵激光技术也得到了发展，包括 Sciton ProFractional（Sciton Inc.，Palo Alto，CA）、Alma Pixel（Alma Lasers，Buffalo Grove，IL）和 Palomar StarLux2940（Palomar Medical Technologies，Burlingt on，MA）。这些设备各不相同，但都基于 2 940 nm 的波长。与 106 000 nm 的 CO_2 波长相比，该波长对水具有更高的亲和力。因此，细胞会立刻汽化，且产生的热损伤更少。在 Er:YAG 激光治疗后，比起 CO_2 激光治疗后更常做止血。

The Pearl（Cutera Inc，Brisbane，CA）使用 2 790 nm Er:YSGG 激光。YSGG 激光波长下的水吸收系数在 Er:YAG 和 CO_2 激光的水吸收系数之间，其造成的附加损伤高于 Er:YAG 点阵激光治疗后，但低于 CO_2 点阵激光治疗后。

Matrix RF（Syneron Medical Ltd.，Yokneam，Israel）首次将分馏的概念应用于射频（RF），相关研究证实了其对皮肤年轻化的功效[87, 88]。

适应证

光老化

2004 年，Manstein 和他的同事首次报道称，在使用其原型非剥脱性装置治疗后，患者的眶周皱纹和皮肤纹理有了显著改善。他们发现，热损伤与皮肤组织收缩呈线性关系。组织收缩发生在治疗后 1 个月，经过松弛期后，在 3 个月时再次收缩[79]。因为这个起始研究，许多发表的论文都支持这一发现，并持续记录剥脱性装置（图 35.1）和 NAFP 对于光老化的治疗效果。

NAFP 已被证明可以改善面部和非面部表面的光老化。光老化改变包括皮肤纹理、皱纹、色素沉着和毛细血管扩张，均观察到在治疗后有所改善。2006 年，Geronemus 和他的同事发现治疗对上唇垂直线的改善[89]。虽然治疗结果差于剥脱性激光重塑治疗的预期效果，但他们也注意到 NAFP 的副作用更小和修整时间更短。自那时以来，就有研究证明 NAFP 在手部[90]和非面部表面的治疗效果[91]。对于光老化的治疗，Rahman 和他的同事建议降低表皮覆盖率，并降低非面部重塑的能量水平，不像对轻度或重度的面部皱纹一样，通过提高表皮覆盖率来提高能量水平[92]。

最近，研究人员研究出了一种协同方法，即将强脉冲光（IPL）效应与 NAFP 结合起来治疗光老化。Mezzana 和 Valeriani 研究显示，FP 后再使用 IPL 比仅使用 FP 有更佳的治疗效果[93]。同样，Kearney 和他的同事发现，当使用 IPL 与 1 550 nm FP 联合治疗光老化时，其治疗效果比仅单方式处理更佳[94]。除了光老化外，FP 在一份病例报告[95]中被证明在治疗西瓦特皮肤异色病上也是有效的。

与 NAFP 相比，AFP 在治疗光老化的效果上要好得多。2007 年，Hantash 和他的同事首次记述使用了一种新型 AFP 装置。初步体内免疫组化染色研究显示，邻近的完整皮肤引起的伤口重塑反应持续了至少 3 个月。随后的研究证实，与 FP 相比，AFP 在改善皮

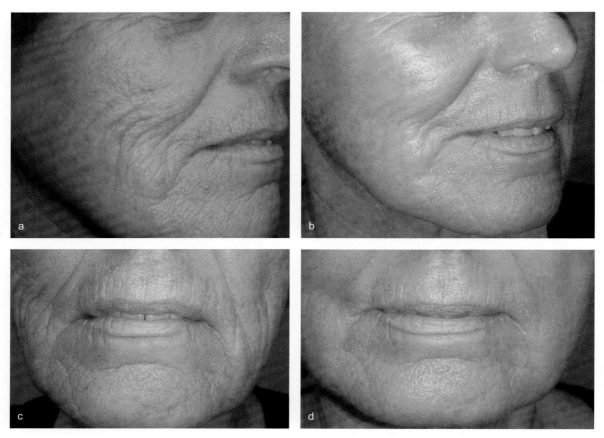

图 35.1　用于光老化的 CO_2 点阵激光治疗（Fraxel Re：pair）。a、b. 重度皱纹表观预处理。c、d. 治疗后 1 个月皮肤纹理，色素沉着和皱纹均有改善（版权：Christopher Zachary）。

肤纹理和皱纹方面效果更显著。AFP 除了可改善一般面、口腔周围、眼眶周围的光老化，对于皱纹也有卓越效果。最近，Tierney 和他的同事对 25 例下眼睑松弛的患者进行了一项前瞻性，单盲研究。他们注意到在 2~3 次治疗后，皮肤纹理、皱纹和皮肤松弛都得到了显著的改善[96]。

痤疮瘢痕

应用 NAFP 装置对分次激光治疗痤疮瘢痕进行了初步研究。冰锥样损伤到车厢样损伤和凹陷性伤疤的患者通过数字成像可见，在治疗后可有 25%~50% 的平均临床改善率[89]。NAFP 对于萎缩型痤疮瘢痕同样表现出改善效果[97]。NAFP 作用功效依赖于连续治疗，因为许多研究已经证明连续进行 NAFP 治疗后可取得更好的临床改善[98-101]。此外，多激光路径似乎可取得更好的临床结果[79]。

AFP 治疗痤疮瘢痕可取得显著的改善（图 35.2）。相较于 NAFP，AFP 在治疗痤疮瘢痕方面表现出了更好的效果。一项研究将 8 例痤疮瘢痕患者分别进行非剥脱性 1 550 nm 点阵激光与点阵 CO_2 激光的治疗并比

较，发现当使用点阵 CO_2 激光时效果更佳[102]。两种剥脱性点阵激光，Er:YAG 和 CO_2 之间治疗痤疮瘢痕的效果是相当的，但使用 CO_2 点阵激光治疗时会出现更多的不适[103]。值得注意的是，有效治疗痤疮瘢痕的 AFP 设置一般为高能量、低密度激光设置，而非低能量、高密度激光设置[104]。

研究了 NAFP 和 AFP 治疗深色皮肤患者痤疮瘢痕的方法（Fitzpatrick 皮肤类型 Ⅲ ~ Ⅵ型）。在一项针对 27 名韩国患者的研究中，89% 的患者完成 3~5 个疗程的 NAFP 后表现出优异或显著的自我评估改善[105]。深色皮肤光型治疗 NAFP 推荐减少治疗路径和总治疗密度，以尽量减少 PIH 的出现。需增加总治疗疗程次数，以达最大治疗效果[106]。

一项使用两种不同模式的点阵 CO_2 激光来减少治疗次数的研究表明，在一次治疗后，痤疮瘢痕的情况已有了很好的改善。作者认为，使用 AFP 而不是 NAFP 虽减少了治疗的总次数，但仍可取得令人满意的结果。最近，一项试点研究对 15 例痤疮瘢痕患者联合使用 CO_2 点阵激光和射频波，效果喜人[107]。

在两个患者身上，痤疮引起的炎症后红斑在一次

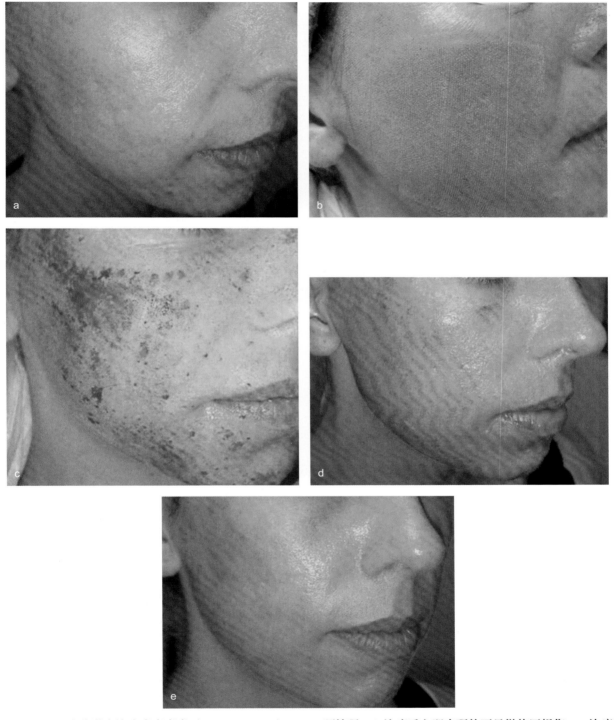

图 35.2 a. CO$_2$ 点阵激光治疗痤疮瘢痕（Fraxel Re：pair）。b、c. 预处理。d. 治疗后立即出现的可见微热区损伤。e. 治疗后 4 天。治疗后 1 个月（版权：Christopher Zachary）。

NAFP 疗程后也表现出明显的改善。多次疗程后仍有持续改善。作者推测，以组织水为目标的 1 550 nm 波长光可破坏血管并使红斑改善[108]。

其他形式的瘢痕

其他瘢痕，包括外科手术、创伤后瘢痕和妊娠纹，

FP 对其均有效。Glaich 和他的同事发现使用 1 550 nm NAFR 激光可改善因痤疮和瓦斯爆炸引起的长期色素沉着瘢痕（5~20 年）。所有患者的改善都持续了至少 3 个月。作者假设，点阵激光换肤可改善色素沉着，是因其可使黑色素细胞从周围正常组织迁移并重新填充进 MTZ 损伤区[108]。

Tierney 和他的同事比较了 NAFP 和脉冲染料激光（PDL）对手术瘢痕患者的治疗效果，发现 NAFP 可取得更大的改善。他们推测，MTZ 损伤区诱导了新的胶原形成和胶原溶解，并促进瘢痕重塑[109]。其他研究表明，AFP 治疗 CO_2 激光诱导的色素沉着效果显著[110]，FP 治疗热损伤[111-113]和妊娠纹效果显著[114-117]，以及 NAFP 治疗增生性瘢痕效果显著。对于后者，低密度治疗与高密度治疗效用一样，但副作用较少。研究结果显示越是早期增生性瘢痕预后越好[118]（图 35.3）。

色素性疾病

FP 治疗黄褐斑有效，但有局限性。Rokhsar 和 Fitzpatrick 在对 FP 治疗黄褐斑的某一初步报告中提到，在进行了 4~6 次治疗后，临床评估证实了 60% 的患者达到了 75%~100% 的清除率[119]。治疗显著的结果包括一例Ⅳ型皮肤患者的两侧脸颊黄褐斑清除率达 100%，一例Ⅴ型皮肤患者改善率达 75%~100%。所有患者均没有出现治疗后色素沉着或色素脱失[120]。然而，患者治疗后复发率高。最近研究发现，与单独使用局部治疗或单独使用激光治疗相比，使用 AFP 和 Kligman 的局部用药组合可以达到 12 个月的持续效果[121]。据报道，其他色素性疾病可用 FP 成功治疗，包括米诺环素诱导的色素沉着[122]和太田痣[123]。最近的一项研究对 40 名用 CO_2 点阵激光治疗的特发性滴状黑素减少症患者进行了评估，治疗效果显著[124]。

血管性疾病

2007 年，Glaich 和他的同事报道说，在连续 5 次使用 NAFP 每月治疗后，患者右大腿内侧的毛细血管扩张性血管丛生得到改善[108]。

FP 治疗西瓦特皮肤异色病和痤疮后炎症性红斑的机制相似。FP 被认为是对皮肤血管的特异性损伤。病例报道也显示，FP 可治疗已消退的血管瘤残留，特别是对纤维脂肪残留组织的扁平化和对皮肤颜色和质地的改善[125-127]。

其他

最近，使用 FP 治疗 AK 引起了人们的兴趣。在 2011 年，Katz 和他的同事报道了面部 AK 使用 1 550 nm 掺铒光纤点阵激光治疗，且在接受了 5 次激光治疗后的 6 个月随访数据。治疗后活检表明一些 AK 的组织学持久性。他们的结论是用 FP 治疗降低了临床 AK 的数量，但使用 FP 作为 AK 的单一治疗方式是不够的[128]。然而，使用 FP 作为 AK 多模态治疗的一部分似乎更有效。最近，Togsverd-Bo 和他的同事报道，先使用剥脱性点阵激光换肤，再合用 PDT 与甲基氨基乙酰丙酸丙酯（MAL）比起常规合用 PDT 和 MAL，对于癌化皮肤的 AK 治疗更有效。他们认为疗效的提高是因为 AFP 制造了可促进 MAL 吸收的垂直通道，从而提升 PDT 疗效[129]。已分别有病例报道说明 FP 治疗环状肉芽肿[130]、播散性浅表性光线性纤孔角化症[131]、胶样粟粒疹[132]和硬斑病所致的皮肤挛缩[133]均疗效显著。

术前及术后注意事项

患者选择

当确定一个患者是否适合做激光换肤时，患者选择至关重要。需要全面评估三个方面，即完整的病史和体格检查、皮肤类型的确定以及患者的期望。在治疗那些有伤口延迟愈合史（包括继发于烟草或酗酒、糖尿病或任何其他系统性疾病等情况）、曾患结缔组织疾病史或处于免疫低下状态的患者时，需格外小心。在过去 6~12 个月内使用过异维 A 酸也可能会不利于

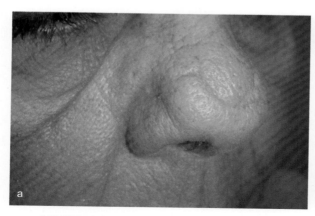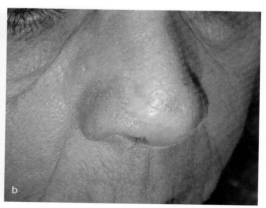

图 35.3 CO_2 点阵激光治疗（Fraxel Re:pair）手术瘢痕。a. 预处理。b. 处理后（版权：Christopher Zachary）。

伤口愈合。患有皮肤病的患者若出现同形现象，如白癜风、银屑病和扁平癣，应尽量避免使用激光换肤治疗。对于任何有活动性局部或全身性感染的患者和患有瘢痕疙瘩的患者，需特殊考虑。

在初次咨询中，需明确患者的期望结果。患者也应被告知了解不同的治疗方案，这样他们就可以权衡利弊，做出明智的决定。例如，使用剥脱性点阵激光的单一治疗可能比使用非剥脱性点阵激光治疗取得更好的效果。然而，前者比后者需要更长的休整时间，而后者可能需要多次治疗才能取得与前者相似的结果。最重要应该强调的是，人们对治疗的反应在个体间是不同的。让患者建立合理的期望，以确保患者更好的满意度。

术前管理和麻醉

多种方案已被推荐用于术前管理和麻醉。对于单纯疱疹病毒（HSV）预防，一般建议口服抗病毒药物。即使没有证据证明患者有爆发的病史，患者也往往给予抗病毒预防治疗。通常在治疗的清晨前 1 天开始服用阿昔洛韦或伐昔洛韦，并在治疗后 5~14 天继续使用。青霉素或大环内酯类等抗菌预防有时也需要给予患者，而不常给予抗真菌预防。

在手术当天，患者需用肥皂、水和毛巾彻底清洁他们的脸。对于那些接受低能量、低密度 NAFR 激光的人来说，治疗往往是在没有麻醉的情况下开始的。对于那些接受剥脱性换肤治疗的患者，可使用多种麻醉方法，如可使用局麻药物，如利多卡因、丁卡因和丙胺卡因。如果需要的话，也可以使用神经阻滞。特别是焦虑的患者可能需要额外的全身药物，包括抗焦虑剂、抗炎剂、麻醉药或肌内注射镇静剂。局部麻醉在操作后一小时麻醉效果消除。

术后操作

手术期间与手术后都应评估不良反应，如水疱、蜕皮或严重的血管痉挛（临床上被视为皮肤变白）。局部应用、口服或肌内应用类固醇可以在术后给予，以减少水肿。口头和书面护理指示必须提供。通常建议术后持续应用以凡士林为基质的润肤剂；然而，易长粉刺的患者建议使用非致病性产品。过氧化氢或稀醋酸溶液可以周期性地应用于治疗区域，以减少硬皮的形成和微生物的定植。对于深色皮肤类型，许多皮肤科医生会在恢复的渗出期终止后开具 4% 的对苯二酚。对于所有患者来说，严格的防晒是关键。因为大多数不良反应发生在术后 2~7 天，紧密随访必不可少[134]。

并发症

感染

虽然 HSV 再激活是点阵激光换肤后最常见的感染类型，但报道的病例发生率仅为 0.3%~2%[135, 136]。此发生率很低，特别是与 NAFP 相关的发生率相比，后者据报道为 2%~7%[137]。当对所有患者进行抗病毒预防时，无论其过去的病史如何，健康个体的患者再激活率均显示低于 0.5%[136]。有趣的是，最近的一篇论文报道了在使用 NAFP 后首次出现的 3 例带状疱疹病毒再激活案例[138]。上述患者均未做 HSV 预防治疗。

FP 治疗后的细菌感染似乎更不常见；只有 0.1% 的治疗病例有发生脓疱症的记录[135, 136]。然而，应谨慎行事。应寻找细菌二次感染的迹象，因为延迟处理可致瘢痕。当怀疑指数高时，应立即进行伤口细菌培养，特别是考虑到耐甲氧西林金黄色葡萄球菌的流行率增加。最近的一例龟分枝杆菌感染是在面部 CO_2 点阵激光换肤后出现的，与痤疮样药疹相似[139]。

痤疮样皮疹

据报道，NAFP 治疗后的痤疮性皮疹发病率为 2%~10%，多达 19% 的患者报道出现粟丘疹[136]。

据推测，治疗会导致毛囊单位的异常再上皮化，致痤疮样皮疹。封闭性敷料会进一步加剧药疹，如有需要，应推荐非致病性替代品。对于更严重的病例，可开具短时间口服四环素抗生素，患者往往在后续治疗前可得预防性治疗[140]。

长时间红斑

治疗后出现红斑是伤口愈合所需的一个自然过程。然而，长时间红斑被定义为非剥脱性换肤后持续超过 4 天的发红，剥脱性换肤后超过 1 个月的发红[141]。

一项比较剥脱性单路径 CO_2 激光治疗与多路径 Er:YAG 治疗的研究显示，前者治疗后出现的红斑较多。在 100 例接受治疗的患者中，CO_2 激光治疗的患者平均出现 4.5 周的红斑，而 Er:YAG 激光治疗的患者平均出现 3.6 周的红斑[142]。Rahman 和他的同事对 30 例患者进行的一项研究中，33% 的患者在 CO_2 点阵激光治疗后出现一个月的红斑。治疗后 3 个月，仅有 7% 的患者仍有红斑[143]。研究证明减少术后红斑的治疗方法包括使用 590 nm 发光二极管矩阵[144]和外用抗坏血酸[145]。

色素改变

根据 2010 年的一项调查，PIH 出现在 1%~32% 的病例中，取决于使用的系统和参数以及皮肤光型[141]。在一项对 500 例患者进行的研究中，色素减退发生在 <1% 的用 CO_2 激光换肤的患者身上[137]。较高值的皮肤光型会增加出现 PIH 的风险。然而，研究表明，使用较高能量、较低密度的设置和较长的治疗间隔可以尽量减少这些副作用[146, 147]。

为了治疗 PIH，常开具化学换肤药剂和表皮漂白剂。需严格防晒，如果可能的话，通常建议在手术前后立即避免日晒，以减少 PIH 的出现。

色素沉着是一种不寻常的治疗后并发症。少数病例已被描述，包括 1 例在治疗后 15 天内发生的短暂性色素沉着，2 例仅在激光引起的增生性瘢痕区发现色素沉着[148, 149]。然而，色素沉着可能会延迟发病，可能发生在术后 6~12 个月。

瘢痕

有几个报道记录了治疗后出现增生性瘢痕，特别是剥脱性激光重塑后。最有可能的是，这些都与缺乏技术技巧有关，在容易产生瘢痕的解剖位置使用过于激进的激光。肥大性瘢痕的垂直和水平带都在颈部[148]。因此，当治疗敏感区域，如眼眶周围和下颌区域以及颈部和胸部时，需格外注意。对于高风险患者，如那些经历了术后伤口感染、接触性皮炎或瘢痕疙瘩，应密切监测。对患者的肥大性瘢痕早期治疗包括外用皮质类固醇，使用硅胶产品，注射皮质类固醇和 PDL 疗法[150]。矛盾的是，低能量低密度 FP 激光通常就可成功治疗肥大性瘢痕。

其他

据报道，FP[134, 151] 治疗后可出现眼睑外翻。风险最大的人群似乎是那些曾经做过眼睑手术或眼部周围皮肤弹性较差的人。FP 治疗后出现的其他并发症包括：爆发性角化棘皮瘤[152]、热诱发回溯现象[153]、迟发性紫癜[154]、接触性皮炎[136] 和麻醉毒性[155]。

未来趋势

药物传输

动物研究表明，剥脱性点阵激光重塑治疗后皮肤的药物传输能力增强。在猪模型中，皮肤经点阵激光重塑预处理后，在卟啉应用后，PDT 深度增加[156]。一项使用低能量点阵 Er:YAG 激光的体外研究显示，咪喹莫特传输增加了 125 倍[157]。目前正在进行的临床试验，以确定点阵激光重塑辅助药物摄入的可行性和安全性。这种方法可能允许那些不能穿透完整皮肤的分子通过这种方法递送药物。生物肽和疫苗可能可通过此方法传输。

文身祛除

最近，Q 开关红宝石激光结合剥脱性点阵重塑的技术展现了祛除文身的巨大前景[158]，其效果几乎等同于 2 倍。点阵激光产生的汽化微观区域，使其可物理去除文身油墨，并提供了一个管道，在 QSL 处理后可以通过该管道排出油墨[158]。

Ibrahimi 和他的同事最近发现可用 AFP 成功祛除有过敏反应的文身。尽管 QSL 被认为是祛除文身的金标准，但文身过敏性反应往往是一个治疗难题。在这些文身上使用 QSL 有使抗原蛋白进入淋巴循环的风险。然而，在这项研究中，AFP 不仅显著淡化了文身，还减轻了过敏反应的瘙痒[159]。点阵激光换肤将来在祛除文身上会发挥重要作用，极可能与其他激光联合使用。

家用设备

家用点阵激光设备正变得越来越容易被患者使用。这些是低能量低密度设备，患者可在家使用，且几乎无休整时间。治疗 4~6 次后，可见皮肤纹理的改善。尽管有所改进，使这些设备在家中也可用，但它们不能取代现存的剥脱性和点阵激光设备。此技术可改善皮肤纹理，但不会造成皮肤科医生使用医用设备产生相应级别的损伤。尽管如此，这些家用设备仍因其在家治疗的易行性和便利性被患者所喜爱。

总结

自 20 世纪 80 年代引入 CO_2 激光器以来，激光换肤的领域已有了极大的发展，并仍持续改进。虽然剥脱性激光换肤已有很好的治疗反应，但休整时间和副作用的风险劝退了许多人。引入点阵激光器为新时代的激光皮肤重塑铺平了道路，它治疗效果显著，且休整时间和副作用都很小。这种持续的对提升治疗效果和降低风险的追求将继续推动新激光器和新技术的发展。

参考文献

[1] Anderson RR, Parrish JA. Selective photothermolysis: Precise microsurgery by selective absorption of pulsed radiation. *Science* 1983; 220(4596):524–527.

[2] Newman JB, Lord JL, Ash K, McDaniel DH. Variable pulse erbium:YAG laser skin resurfacing of perioral rhytides and side-by-side comparison with carbon dioxide laser. *Lasers Surg Med* 2000; 26(2):208–214.

[3] Khatri KA, Ross V, Grevelink JM, Magro CM, Anderson R. Comparison of erbium:YAG and carbon dioxide lasers in resurfacing of facial rhytides. *Arch Dermatol* 1999; 135(4):391.

[4] Walsh JT Jr, Flotte TJ, Anderson RR, Deutsch TF. Pulsed CO_2 laser tissue ablation: Effect of tissue type and pulse duration on thermal damage. *Lasers Surg Med* 1988; 8(2):108–118.

[5] Alster TS, Nanni CA, Williams CM. Comparison of four carbon dioxide resurfacing lasers. *Dermatol Surg* 1999; 25(3):153–159.

[6] Kaufmann R, Hibst R. Pulsed 2-94-μm erbium–YAG laser skin ablation—Experimental results and first clinical application. *Clin Exp Dermatol* 2006; 15(5):389–393.

[7] Alster TS. Clinical and histologic evaluation of six erbium:YAG lasers for cutaneous resurfacing. *Lasers Surg Med* 1999; 24(2):87–92.

[8] Alster TS, Kauvar AN, Geronemus RG. Histology of high-energy pulsed CO_2 laser resurfacing. *Semin Cutan Med Surg* 1996; 15(3):189–193.

[9] Alster TS, Garg S. Treatment of facial rhytides with a high-energy pulsed carbon dioxide laser. *Plast Reconstr Surg* 1996; 98(5):791–794.

[10] Waldorf HA, Kauvar A, Geronemus RG. Skin resurfacing of fine to deep rhytides using a char-free carbon dioxide laser in 47 patients. *Dermatol Surg* 1995; 21(11):940.

[11] Fitzpatrick RE, Goldman MP, Satur NM, Tope WD. Pulsed carbon dioxide laser resurfacing of photo-aged facial skin. *Arch Dermatol* 1996; 132(4):395.

[12] Perez MI, Bank DE, Silvers D. Skin resurfacing of the face with the erbium:YAG laser. *Dermatol Surg* 1998; 24(6):653–660.

[13] Teikemeier G, Goldberg DJ. Skin resurfacing with the erbium:YAG laser. *Dermatol Surg* 1997; 23(8):685.

[14] Ziering C. Cutaneous laser resurfacing with the erbium YAG laser and the char-free carbon dioxide laser: A clinical comparison of 100 patients. *Int J Aesthetic Restor Surg* 1997; 5:29–37.

[15] Polnikorn N, Goldberg DJ, Suwanchinda A, Ng SW. Erbium:YAG laser resurfacing in Asians. *Dermatol Surg* 1998; 24(12):1303.

[16] Goldman MP, Fitzpatrick RE, Manuskiatti W. Laser resurfacing of the neck with the erbium:YAG laser. *Dermatol Surg* 1999; 25(3):164–168.

[17] Goldman MP, Manuskiatti W. Combined laser resurfacing with the 950-μsec pulsed CO_2+Er:YAG lasers. *Dermatol Surg* 1999; 25(3):160–163.

[18] Goldman MP, Marchell N, Fitzpatrick RE. Laser skin resurfacing of the face with a combined CO_2/Er:YAG laser. *Dermatol Surg* 2000; 26(2):102–104.

[19] Collawn SS. Combination therapy: Utilization of CO_2 and erbium:YAG lasers for skin resurfacing. *Ann Plast Surg* 1999; 42(1):21.

[20] Alster TS. Cutaneous resurfacing with Er:YAG lasers. *Dermatol Surg* 2000; 26(1):73–75.

[21] Walia S, Alster TS. Prolonged clinical and histologic effects from CO_2 laser resurfacing of atrophic acne scars. *Dermatol Surg* 2001; 25(12):926–930.

[22] Jacob CI, Dover JS, Kaminer MS. Acne scarring: A classification system and review of treatment options. *J Am Acad Dermatol* 2001; 45(1):109–117.

[23] Tanzi EL, Alster TS. Treatment of atrophic facial acne scars with a dual-mode Er:YAG laser. *Dermatol Surg* 2002; 28(7):551–555.

[24] Jeong J, Kye Y. Resurfacing of pitted facial acne scars with a long-pulsed Er:YAG laser. *Dermatol Surg* 2001; 27(2):107–110.

[25] Jeong J, Park J, Kye Y. Resurfacing of pitted facial acne scars using Er:YAG laser with ablation and coagulation mode. *Aesthetic Plast Surg* 2003; 27(2):130–134.

[26] Cho SI, Kim YC. Treatment of atrophic facial scars with combined use of high-energy pulsed CO_2 laser and Er:YAG laser: A practical guide of the laser techniques for the Er:YAG laser. *Dermatol Surg* 2001; 25(12):959–964.

[27] Bernstein LJ, Kauvar A, Grossman MC, Geronemus RG. Scar resurfacing with high-energy, short-pulsed and flashscanning carbon dioxide lasers. *Dermatol Surg* 1998; 24(1):101.

[28] Vrijman C, van Drooge A, Limpens J et al. Laser and intense pulsed light therapy for the treatment of hypertrophic scars: A systematic review. *Br J Dermatol* 2011; 165(5):934–942.

[29] Angsuwarangsee S, Polnikorn N. Combined ultrapulse CO_2 laser and Q-Switched alexandrite laser compared with Q-Switched alexandrite laser alone for refractory melasma: Split-Face design. *Dermatol Surg* 2003; 29(1):59–64.

[30] Nouri K, Bowes L, Chartier T, Romagosa R, Spencer J. Combination treatment of melasma with pulsed CO_2 laser followed by Q-switched alexandrite laser: A pilot study. *Dermatol Surg* 2001; 25(6):494–497.

[31] Manaloto RMP, Alster T. Erbium:YAG laser resurfacing for refractory melasma. *Dermatol Surg* 2001; 25(2):121–123.

[32] Wanitphakdeedecha R, Manuskiatti W, Siriphukpong S, Chen TM. Treatment of melasma using variable square pulse Er:YAG laser resurfacing. *Dermatol Surg* 2009; 35(3):475–482.

[33] Dover JS, Smoller BR, Stern RS, Rosen S, Arndt KA. Low-fluence carbon dioxide laser irradiation of lentigines. *Arch Dermatol* 1988; 124(8):1219.

[34] Fitzpatrick RE, Goldman MP, Ruiz-Esparza J. Clinical advantage of the CO_2 laser superpulsed mode: Treatment of verruca vulgaris, seborrheic keratoses, lentigines, and actinic cheilitis. *J Dermatol Surg Oncol* 1994; 20(7):449.

[35] Alora MB, Arndt KA. Treatment of a cafe-au-lait macule with the erbium:YAG laser. *J Am Acad Dermatol* 2001; 45(4):566–568.

[36] Trelles M, Allones I, Moreno-Arias G, Vélez M. Becker's naevus: A comparative study between erbium:YAG and Q-switched neodymium:YAG; clinical and histopathological findings. *Br J Dermatol* 2005; 152(2):308–313.

[37] Horner BM, El-Muttardi NS, Mayou BJ. Treatment of congenital melanocytic naevi with CO_2 laser. *Ann Plast Surg* 2005; 55(3):276–280.

[38] Jean Chong S, Jeong E, Jeong Park H, Young J, Cho BK. Treatment of congenital nevomelanocytic nevi with the CO_2 and Q-Switched alexandrite lasers. *Dermatol Surg* 2005; 31(5):518–521.

[39] Ostertag J, Quaedvlieg P, Kerckhoffs F et al. Congenital naevi treated with erbium:YAG laser (Derma K) resurfacing in neonates: Clinical results and review of the literature. *Br J Dermatol* 2006; 154(5):889–895.

[40] Robinson JK. Actinic cheilitis: A prospective study comparing four treatment methods. *Arch Otolaryngol Head Neck* 1989; 115(7):848.

[41] Laws RA, Wilde JL, Grabski WJ. Comparison of electrodessication with CO_2 laser for the treatment of actinic cheilitis. *Dermatol Surg* 2001; 26(4):349–353.

[42] Whitaker DC. Microscopically proven cure of actinic cheilitis by CO_2 laser. *Lasers Surg Med* 2005; 7(6):520–523.

[43] Trimas SJ, Ellis D, Metz RD. The carbon dioxide laser. An alternative for the treatment of actinically damaged skin. *Dermatol Surg* 1997; 23(10):885.

[44] Fulton JE, Rahimi AD, Helton P, Dahlberg K, Kelly AG. Disappointing results following resurfacing of facial skin with CO_2 lasers for prophylaxis of keratoses and cancers. *Dermatol Surg* 2001; 25(9):729–732.

[45] Nouri K, Chang A, Trent JT, Jiménez GP. Ultrapulse CO_2 used for the successful treatment of basal cell carcinomas found in patients with basal cell nevus syndrome. *Dermatol Surg* 2008; 28(3):287–290.

[46] Humphreys TR, Malhotra R, Scharf MJ, Marcus SM, Starkus L, Calegari K. Treatment of superficial basal cell carcinoma and squamous cell carcinoma in situ with a high-energy pulsed carbon dioxide laser. *Arch Dermatol* 1998; 134(10):1247.

[47] Armenores P, James CL, Walker PC, Huilgol SC. Treatment of actinic cheilitis with the Er:YAG laser. *J Am Acad Dermatol* 2010; 63(4):642–646.

[48] Jiang SB, Levine VJ, Nehal KS, Baldassano M, Kamino H, Ashinoff RA. Er:YAG laser for the treatment of actinic keratoses. *Dermatol Surg* 2001; 26(5):437–440.

[49] Wollina U, Konrad H, Karamfilov T. Treatment of common warts and actinic keratoses by Er:YAG laser. *J Cutan Laser Ther* 2001; 3(2):63–66.

[50] Šmucler R, Vlk M. Combination of Er:YAG laser and photodynamic therapy in the treatment of nodular basal cell carcinoma. *Lasers Surg Med* 2008; 40(2):153–158.

[51] Madan V, Ferguson J, August P. Carbon dioxide laser treatment of rhinophyma: A review of 124 patients. *Br J Dermatol* 2009; 161(4):814–818.

[52] Simo R, Sharma V. Treatment of rhinophyma with carbon dioxide laser. *J Laryngol Otol* 1996; 110:841–846.

[53] Bohigian RK, Shapshay SM, Hybels RL. Management of rhinophyma with carbon dioxide laser: Lahey clinic experience. *Lasers Surg Med* 2005; 8(4):397–401.

[54] Orenstein A, Haik J, Tamir J et al. Treatment of rhinophyma with Er:YAG laser. *Lasers Surg Med* 2001; 29(3):230–235.

[55] Fincher EF, Gladstone HB. Use of a dual-mode erbium:YAG laser for the surgical correction of rhinophyma. *Arch Facial Plast Surg* 2004; 6(4):267–271.

[56] Moreira A, Leite I, Guedes R, Baptista A, Mota G. Surgical treatment of rhinophyma using carbon dioxide (CO_2) laser and pulsed dye laser (PDL). *J Cosmet Laser Ther* 2010; 12(2):73–76.

[57] Goon PK, Dalal M, Peart FC. The gold standard for decortication of rhinophyma: Combined erbium-YAG/CO_2 laser. *Aesthetic Plast Surg* 2004; 28(6):456–460.

[58] Läuchli S, Kempf W, Dragieva G, Burg G, Hafner J. CO_2 laser treatment of warts in immunosuppressed patients. *Dermatology* 2003; 206(2):148–152.

[59] Geronemus RG, Kauvar AN, McDaniel DH. Treatment of recalcitrant verrucae with both the ultrapulse CO_2 and PLDL pulsed dye lasers. *Plast Reconstr Surg* 1998; 101(7):2010.

[60] Landsman M, Mancuso J, Abramow S. Carbon dioxide laser treatment of pedal verrucae. *Clin Podiatr Med Surg* 1992; 9(3):659.

[61] Lim J, Goh C. Carbon dioxide laser treatment of periungual and subungual viral warts. *Australas J Dermatol* 2007; 33(2):87–91.

[62] Phahonthep R, Sindhuphak W, Sriprajittichai P. Lidocaine iontophoresis versus EMLA cream for CO_2 laser treatment in seborrheic keratosis. *J Med Assoc Thai* 2004; 87:S15.

[63] Raulin C, Schoenermark MP, Werner S, Greve B. Xanthelasma palpebrarum: Treatment with the ultrapulsed CO_2 laser. *Lasers Surg Med* 1999; 24(2):122–127.

[64] Alster TS, West TB. Ultrapulse CO_2 laser ablation of xanthelasma. *J Am Acad Dermatol* 1996; 34(5 Pt 1):848–849.

[65] Ullmann Y, Har-Shai Y, Peled IJ. The use of CO_2 laser for the treatment of xanthelasma palpebrarum. *Ann Plast Surg* 1993; 31(6):504.

[66] Wang JI, Roenigk HH. Treatment of multiple facial syringomas with the carbon dioxide (CO_2) laser. *Dermatol Surg* 2001; 25(2):136–139.

[67] Wheeland RG, Bailin PL, Kronberg E. Carbon dioxide (CO_2) laser vaporization for the treatment of multiple trichoepithelioma. *J Dermatol Surg Oncol* 1984; 10(6):470–475.

[68] Kang WH, Kim NS, Kim YB, Shim WC. A new treatment for syringoma. Combination of carbon dioxide laser and trichloroacetic acid. *Dermatol Surg* 1998; 24(12):1370.

[69] Rallan D, Harland C. Brooke–Spiegler syndrome: Treatment with laser ablation. *Clin Exp Dermatol* 2005; 30(4):355–357.

[70] Sajben FP, Ross EV. The use of the 1.0 mm handpiece in high energy, pulsed CO_2 laser destruction of facial adnexal tumors. *Dermatol Surg* 2001; 25(1):41–44.

[71] Sawchuk WS, Heald PW. CO_2 laser treatment of trichoepithelioma with focused and defocused beam. *J Dermatol Surg Oncol* 1984; 10(11):905–907.

[72] Belmar P, Boixeda P, Baniandres O, Fernandez-Lorente M, Arrazola JM. Long-term follow up of angiofibromas treated with CO_2 laser in 23 patients with tuberous sclerosis. *Actas Dermosifiliogr* 2005; 96(8):498–503.

[73] Papadavid E, Markey A, Bellaney G, Walker N. Carbon dioxide and pulsed dye laser treatment of angiofibromas in 29 patients with tuberous sclerosis. *Br J Dermatol* 2002; 147(2):337–342.

[74] Verma KK, Ovung E, Sirka C. Extensive facial angiofibromas in tuberous sclerosis treated with carbon dioxide laserbrasion. *Indian J Dermatol Venereol Leprol* 2001; 67(6):326.

[75] Lapid-Gortzak R, Lapid O, Monos T, Lifshitz T. CO_2-laser in the removal of a plexiform neurofibroma from the eyelid. *Ophthalmic Surg Lasers* 2000; 31(5):432.

[76] Becker DW Jr. Use of the carbon dioxide laser in treating multiple cutaneous neurofibromas. *Ann Plast Surg* 1991; 26(6):582.

[77] Roenigk R, Ratz J. CO_2 laser treatment of cutaneous neurofibromas. *J Dermatol Surg Oncol* 1987; 13(2):187.

[78] Dmovsek-Olup B, Vedlin B. Use of Er:YAG laser for benign skin disorders. *Lasers Surg Med* 1998; 21(1):13–19.

[79] Manstein D, Herron GS, Sink RK, Tanner H, Anderson R. Fractional photothermolysis: A new concept for cutaneous remodeling using microscopic patterns of thermal injury. *Lasers Surg Med* 2004; 34(5):426–438.

[80] Hantash BM, Bedi VP, Sudireddy V, Struck SK, Herron GS, Chan KF. Laser-induced transepidermal elimination of dermal content by fractional photothermolysis. *J Biomed Opt* 2006; 11(4):041115-041115-9.

[81] Hantash BM, Bedi VP, Kapadia B et al. In vivo histological evaluation of a novel ablative fractional resurfacing device. *Lasers Surg Med* 2007; 39(2):96–107.

[82] Hantash BM, Bedi VP, Chan KF, Zachary CB. Ex vivo histological characterization of a novel ablative fractional resurfacing device. *Lasers Surg Med* 2007; 39(2):87–95.

[83] Jih MH, Kimyai-Asadi A. Fractional photothermolysis: A review and update. *Semin Cutan Med Surg* 2008; 27(1):63–71.

[84] Helbig D, Bodendorf MO, Grunewald S, Kendler M, Simon JC, Paasch U. Immunohistochemical investigation of wound healing in response to fractional photothermolysis. *J Biomed Opt* 2009; 14(6):064044–064044-8.

[85] Xu XG, Luo YJ, Wu Y, Chen JZ et al. Immunohistological evaluation of skin responses after treatment using a fractional ultrapulse carbon dioxide laser on back skin. *Dermatol Surg* 2011; 37(8):1141–1149.

[86] Weiss RA, Gold M, Bene N et al. Prospective clinical evaluation of

1440-nm laser delivered by microarray for treatment of photoaging and scars. *J Drugs Dermatol* 2006; 5(8):740–744.

[87] Brightman LA, Brauer JA, Anolik R et al. Ablative and fractional ablative lasers. *Dermatol Clin* 2009; 27(4):479–489.

[88] Hruza G, Taub AF, Collier SL et al. Skin rejuvenation and wrinkle reduction using a fractional radiofrequency system. *J Drugs Dermatol* 2009; 8(3):259–265.

[89] Geronemus RG. Fractional photothermolysis: Current and future applications. *Lasers Surg Med* 2006; 38(3):169–176.

[90] Jih MH, Goldberg LH, Kimyai-Asadi A. Fractional photothermolysis for photoaging of hands. *Dermatol Surg* 2008; 34(1):73–78.

[91] Wanner M, Tanzi EL, Alster TS. Fractional photothermolysis: Treatment of facial and nonfacial cutaneous photodamage with a 1,550-nm Erbium-Doped fiber laser. *Dermatol Surg* 2007; 33(1):23–28.

[92] Rahman Z, Alam M, Dover J. Fractional laser treatment for pigmentation and texture improvement. *Skin Ther Lett* 2006; 11(9): 7–11.

[93] Mezzana P, Scarinci F, Costantino A, Marabottini N, Valeriani M. Lower eyelid ablative fractional resurfacing: A new technique to treat skin laxity and photoaging. *Acta Chir Plast* 2010; 52(2–4):35–38.

[94] Kearney C, Brew D. Single-session combination treatment with intense pulsed light and nonablative fractional photothermolysis: A Split-Face study. *Dermatol Surg* 2012.

[95] Behroozan DS, Goldberg LH, Glaich AS et al. Fractional photothermolysis for treatment of poikiloderma of civatte. *Dermatol Surg* 2006; 32(2):298–301.

[96] Tierney EP, Eisen RF, Hanke CW. Fractionated CO_2 laser skin rejuvenation. *Dermatol Ther* 2011; 24(1):41–53.

[97] Alster TS, Lupton JR. Erbium:YAG cutaneous laser resurfacing. *Dermatol Clin* 2001; 19(3):453–466.

[98] Taub AF. Fractionated delivery systems for difficult to treat clinical applications: Acne scarring, melasma, atrophic scarring, striae distensae, and deep rhytides. *J Drugs Dermatol* 2007; 6(11):1120.

[99] Chrastil B, Glaich AS, Goldberg LH, Friedman PM. Second-generation 1,550-nm fractional photothermolysis for the treatment of acne scars. *Dermatol Surg* 2008; 34(10):1327–1332.

[100] Hu S, Chen MC, Lee MC et al. Fractional resurfacing for the treatment of atrophic facial acne scars in Asian skin. *Dermatol Surg* 2009; 35(5):826–832.

[101] Cho SB, Lee JH, Choi MJ et al. Efficacy of the fractional photothermolysis system with dynamic operating mode on acne scars and enlarged facial pores. *Dermatol Surg* 2008; 35(1): 108–114.

[102] Cho S, Lee S, Cho S et al. Non-ablative 1550-nm erbium-glass and ablative 10 600-nm carbon dioxide fractional lasers for acne scars: A randomized split-face study with blinded response evaluation. *J Eur Acad Dermatol Venereol* 2010; 24(8):921–925.

[103] Manuskiatti W, Iamphonrat T, Wanitphakdeedecha R, Eimpunth S. Comparison of fractional erbium-doped yttrium aluminum garnet and carbon dioxide lasers in resurfacing of atrophic acne scars in Asians. *Dermatol Surg* 2012.

[104] Jung JY, Lee JH, Ryu DJ et al. Lower-fluence, higher-density versus higher-fluence, lower-density treatment with a 10,600-nm carbon dioxide fractional laser system: A split-face, evaluator-blinded study. *Dermatol Surg* 2010; 36(12):2022–2029.

[105] Seung Lee H, Hee Lee J, Young Ahn G et al. Fractional photothermolysis for the treatment of acne scars: A report of 27 Korean patients. *J Dermatol Treat* 2008; 19(1):45–49.

[106] Chan NPY, Ho SGY, Yeung CK, Shek SYN, Chan HH. The use of non-ablative fractional resurfacing in Asian acne scar patients. *Lasers Surg Med* 2010; 42(10):710–715.

[107] Tenna S, Cogliandro A, Piombino L, Filoni A, Persichetti P. Combined use of fractional CO_2 laser and radiofrequency waves to treat acne scars: A pilot study on 15 patients. *J Cosmet Laser Ther* 2012; 14(4):166–171.

[108] Glaich AS, Goldber LH, Friedman RH, Friedman PM. Fractional photothermolysis for the treatment of postinflammatory erythema resulting from acne vulgaris. *Dermatol Surg* 2007; 33(7):842–846.

[109] Tierney E, Mahmoud BH, Srivastava D, Ozog D, Kouba DJ. Treatment of surgical scars with nonablative fractional laser versus pulsed dye laser: A randomized controlled trial. *Dermatol Surg* 2009; 35(8):1172–1180.

[110] Tierney EP, Hanke CW. Treatment of CO_2 laser induced hypopigmentation with ablative fractionated laser resurfacing: Case report and review of the literature. *J Drugs Dermatol* 2010; 9(11):1420–1426.

[111] Waibel J, Beer K. Fractional laser resurfacing for thermal burns. *J Drugs Dermatol* 2008; 7(1):59.

[112] Waibel J, Beer K. Ablative fractional laser resurfacing for the treatment of a third-degree burn. *J Drugs Dermatol* 2009; 8(3):294–297.

[113] Waibel J, Wulkan AJ, Lupo M, Beer K, Anderson R. Treatment of burn scars with the 1,550 nm nonablative fractional erbium laser. *Lasers Surg Med* 2012.

[114] Kim BJ, Lee DH, Kim MN et al. Fractional photothermolysis for the treatment of striae distensae in Asian skin. *Am J Clin Dermatol* 2008; 9(1):33–37.

[115] Lee SE, Kim JH, Lee SJ et al. Treatment of striae distensae using an ablative 10,600-nm carbon dioxide fractional laser: A retrospective review of 27 participants. *Dermatol Surg* 2010; 36(11):1683–1690.

[116] de Angelis F, Kolesnikova L, Renato F, Liguori G. Fractional nonablative 1540-nm laser treatment of striae distensae in Fitzpatrick skin types II to IV clinical and histological results. *Aesthetic Surg J* 2011; 31(4):411–419.

[117] Yang YJ, Lee GY. Treatment of striae distensae with nonablative fractional laser versus ablative CO_2 fractional laser: A randomized controlled trial. *Ann Dermatol* 2011; 23(4):481–489.

[118] Lin JY, Warger II WC, Izikson L, Anderson R, Tannous Z. A prospective, randomized controlled trial on the efficacy of fractional photothermolysis on scar remodeling. *Lasers Surg Med* 2011; 43(4):265–272.

[119] Rokhsar CK, Fitzpatrick RE. The treatment of melasma with fractional photothermolysis: A pilot study. *Dermatol Surg* 2005; 31(12):1645–1650.

[120] Naito SK. Fractional photothermolysis treatment for resistant melasma in Chinese females. *J Cosmet Laser Ther* 2007; 9(3): 161–163.

[121] Trelles MA, Velez M, Gold MH. The treatment of melasma with topical creams alone, CO_2 fractional ablative resurfacing alone, or a combination of the two: A comparative study. *J Drugs Dermatol* 2010; 9(4):315–322.

[122] Izikson L, Anderson R. Resolution of blue minocycline pigmentation of the face after fractional photothermolysis. *Lasers Surg Med* 2008; 40(6):399–401.

[123] Kouba DJ, Fincher EF, Moy RL. Nevus of Ota successfully treated by fractional photothermolysis using a fractionated 1440-nm Nd:YAG laser. *Arch Dermatol* 2008; 144(2):156.

[124] Shin J, Kim M, Park S, Oh S. The effect of fractional carbon dioxide lasers on idiopathic guttate hypomelanosis: A preliminary study. *J Eur Acad Dermatol Venereol* 2012.

[125] Blankenship CM, Alster TS. Fractional photothermolysis of residual hemangioma. *Dermatol Surg* 2008; 34(8):1112–1114.

[126] Brightman LA, Brauer JA, Terushkin V et al. Ablative fractional resurfacing for involuted hemangioma residuum. *Arch Dermatol* 2012 148(11):1294–1298.

[127] Laubach HJ, Anderson RR, Luger T, Manstein D. Fractional photothermolysis for involuted infantile hemangioma. *Arch Dermatol* 2009; 145(7):748.

[128] Katz TM, Goldberg LH, Marquez D et al. Nonablative fractional photothermolysis for facial actinic keratoses: 6-month follow-up with histologic evaluation. *J Am Acad Dermatol* 2011; 65(2): 349–356.

[129] Togsverd-Bo K, Haak C, Thaysen-Petersen D, Wulf H, Anderson R, Hædesdal M. Intensified photodynamic therapy of actinic keratoses with fractional CO₂ laser: A randomized clinical trial. *Br J Dermatol* 2012; 166(6):1262–1269.

[130] Karsai S, Hammes S, Rütten A, Raulin C. Fractional photothermolysis for the treatment of granuloma annulare: A case report. *Lasers Surg Med* 2008; 40(5):319–322.

[131] Chrastil B, Glaich AS, Goldberg LH, Friedman PM. Fractional photothermolysis: A novel treatment for disseminated superficial actinic porokeratosis. *Arch Dermatol* 2007; 143(11):1450.

[132] Marra DE, Pourrabbani S, Fincher EF, Moy RL. Fractional photothermolysis for the treatment of adult colloid milium. *Arch Dermatol* 2007; 143(5):572.

[133] Kineston D, Kwan JM, Uebelhoer NŞ, Shumaker PR. Use of a fractional ablative 10.6-μm carbon dioxide laser in the treatment of a morphea-related contracture. *Arch Dermatol* 2011; 147(10):1148.

[134] Fife DJ, Fitzpatrick RE, Zachary CB. Complications of fractional CO₂ laser resurfacing: Four cases. *Lasers Surg Med* 2009; 41(3):179–184.

[135] Setyadi HG, Jacobs AA, Markus RF. Infectious complications after nonablative fractional resurfacing treatment. *Dermatol Surg* 2008; 34(11):1595–1598.

[136] Graber EM, Tanzi EL, Alster TS. Side effects and complications of fractional laser photothermolysis: Experience with 961 treatments. *Dermatol Surg* 2008; 34(3):301–307.

[137] Nanni CA, Alster TS. Complications of carbon dioxide laser resurfacing. An evaluation of 500 patients. *Dermatol Surg* 1998; 24(3):315.

[138] Firoz BG, Katz TM, Goldberg LH et al. Herpes zoster in the distribution of the trigeminal nerve after nonablative fractional photothermolysis of the face: Report of 3 cases. *Dermatol Surg* 2011; 37(2):249–252.

[139] Palm MD, Butterwick KJ, Goldman MP. Mycobacterium chelonae infection after fractionated carbon dioxide facial resurfacing (presenting as an atypical acneiform eruption): Case report and literature review. *Dermatol Surg* 2010; 36(9):1473–1481.

[140] Alster TS, Tanzi EL, Lazarus M. The use of fractional laser photothermolysis for the treatment of atrophic scars. *Dermatol Surg* 2007; 33(3):295–299.

[141] Metelitsa AL, Alster TS. Fractionated laser skin resurfacing treatment complications: A review. *Dermatol Surg* 2010; 36(3): 299–306.

[142] Tanzi EL, Alster TS. Single-pass carbon dioxide versus multiple-pass Er:YAG laser skin resurfacing: A comparison of postoperative wound healing and side-effect rates. *Dermatol Surg* 2003; 29(1):80–84.

[143] Rahman Z, MacFalls H, Jiang K et al. Fractional deep dermal ablation induces tissue tightening. *Lasers Surg Med* 2009;

41(2):78–86.

[144] Alster TS, Wanitphakdeedecha R. Improvement of postfractional laser erythema with light-emitting diode photomodulation. *Dermatol Surg* 2009; 35(5):813–815.

[145] Alster TS, West TB. Effect of topical vitamin C on postoperative carbon dioxide laser resurfacing erythema. *Dermatol Surg* 1998; 24(3):331.

[146] Chan HHL, Manstein D, Yu C, Shek S, Kono T, Wei W. The prevalence and risk factors of post-inflammatory hyperpigmentation after fractional resurfacing in Asians. *Lasers Surg Med* 2007; 39(5):381–385.

[147] Kono T, Chan HH, Groff WF et al. Prospective direct comparison study of fractional resurfacing using different fluences and densities for skin rejuvenation in Asians. *Lasers Surg Med* 2007; 39(4):311–314.

[148] Avram MM, Tope WD, Yu T, Szachowicz E, Nelson JS. Hypertrophic scarring of the neck following ablative fractional carbon dioxide laser resurfacing. *Lasers Surg Med* 2009; 41(3):185–188.

[149] Tan KL, Kurniawati C, Gold MH. Low risk of postinflammatory hyperpigmentation in skin types 4 and 5 after treatment with fractional CO₂ laser device. *J Drugs Dermatol* 2008; 7(8): 774–777.

[150] Alster T, Zaulyanov L. Laser scar revision: A review. *Dermatol Surg* 2007; 33(2):131–140.

[151] Neaman KC, Baca ME, Piazza III RC, VanderWoude DL, Renucci JD. Outcomes of fractional CO₂ laser application in aesthetic surgery: A retrospective review. *Aesthetic Surg J* 2010; 30(6): 845–852.

[152] Mamelak AJ, Goldberg LH, Marquez D et al. Eruptive keratoacanthomas on the legs after fractional photothermolysis: Report of two cases. *Dermatol Surg* 2009; 35(3):513–518.

[153] Foster KW, Fincher EF, Moy RL. Heat-induced 'recall' of treatment zone erythema following fractional resurfacing with a combination laser (1320 nm/1440 nm). *Arch Dermatol* 2008; 144(10):1398.

[154] Fife DJ, Zachary CB. Delayed pinpoint purpura after fractionated carbon dioxide treatment in a patient taking ibuprofen in the postoperative period. *Dermatol Surg* 2009; 35(3):553.

[155] Marra DE, Yip D, Fincher EF, Moy RL. Systemic toxicity from topically applied lidocaine in conjunction with fractional photothermolysis. *Arch Dermatol* 2006; 142(8):1024.

[156] Haedersdal M, Katsnelson J, Sakamoto F et al. Enhanced uptake and photoactivation of topical methyl aminolevulinate after fractional CO₂ laser pretreatment. *Lasers Surg Med* 2011; 43(8):804–813.

[157] Lee W, Shen S, Al-Suwayeh SA, Yang H, Yuan C, Fang J. Laser-assisted topical drug delivery by using a low-fluence fractional laser: Imiquimod and macromolecules. *J Control Release* 2011; 153(3):240–248.

[158] Weiss ET, Geronemus RG. Combining fractional resurfacing and Q-switched ruby laser for tattoo removal. *Dermatol Surg* 2011; 37(1):97–99.

[159] Ibrahimi OA, Syed Z, Sakamoto FH, Avram MM, Anderson R. Treatment of tattoo allergy with ablative fractional resurfacing: A novel paradigm for tattoo removal. *J Am Acad Dermatol* 2011; 64(6):1111–1114.

36
非剥脱性激光

Jean-Michel Mazer

非剥脱性激光的概念创新

20 多年来，激光换肤被应用在面部及非面部皮肤的光损伤治疗当中。该治疗基于一种表面换肤术，可去除完整表皮和真皮的最外层部分（即毛细血管真皮层）深度是 200~300 μm。该治疗所使用激光由二氧化碳激光或者铒激光组成。虽然仅从效果来看，结果是令人满意的，但是皮肤磨削有一些显著的缺陷。这种治疗方法的后遗症长久且重要，会导致为期约 10 天的社交脱离，之后还会有持续长达 1~3 个月的红斑现象。患者并不是都能接受这样的结果，尤其是他们在初期的几天能观察到有十分明显的红肿的和皮肤硬化现象。不仅如此，皮肤的色素沉着现象并不少见，带状疱疹感染时而发生，不仅有以上现象，患者还可能会遭受到持续的色素减退症状。

这些副作用的影响限制了这类治疗方法的需求。在 21 世纪早期，即使是显著的色素减退症状还未发现，这类治疗也很少提供给患者。并且，这类治疗仅仅被用于面部区域。因为如果应用于身体的其他部位，风险将会增加，尤其是非常脆弱的皮肤，例如脖颈和低胸处。最终，在显著长期的色素沉着风险被发现之前，由于这类治疗对暗沉的皮肤效果不大，因此只被用于肤色较浅的部位。

因此，寻求一类能够诱导胶原纤维的合成并且没有显著的风险和长时间副作用的治疗方法是十分必要的。

最开始，重塑激光可能是一种解决方案。重塑激光被设计，无论是通过血小板中的血管作用或是表皮成纤维细胞的刺激作用，激发真皮合成胶原。有一些具有高方法学价值的研究表明重塑激光促进新的胶原合成，虽然这种方法没有难以解决的后遗症（特别是色素减退），但是这种方法的效率十分一般，并不能达到患者的期望。无论如何，他们的效率与激光换肤相比是十分低下的。

在 21 世纪早期，一种名为点阵激光的新技术进入人们的视野。这类技术是在 Rox Anderson 医生等的研究中发现的。他们认为激光换肤的主要问题与表皮的损毁相关，表皮构成皮肤屏障和黑素细胞的聚集区。因此，如果他们能够创造一种比重塑激光引起成纤维细胞刺激疗效显著，又能保留大多数的表皮和真皮的方法，他们将会取得更高的效率。点阵激光是指将产生一系列凝固性坏死的区域，这些区域被称之为微热区域或者 MTZ。它们面积很小并且相互间隔，间隔区域即为健康皮肤。表皮将不会被清除，大部分的黑色素细胞将会被保留。因此，在每个进程中，剧烈热效应作用于一部分的表皮和真皮，进而导致组织凝结。成纤维细胞不会像激光重塑法那样被激发，而是引发诸如凝固性坏死之类的损伤，进而引发新胶原合成的治疗过程。这种促使胶原合成的方法是极为重要的，点阵激光可以深入更深的皮肤之中，同时保证一部分皮肤不被影响，足以避免任何问题。在分类方面，因为点阵激光并没有在表皮和真皮中产生实质性的剥脱，因此被称为非剥脱性点阵激光。

在第二波浪潮中，其余的点阵激光由二氧化碳激光或者铒激光所组成。然而，它们并没有产生列状凝固性坏死，而是范围更小、更深的凝固性坏死。这些坏死具有烧灼性的特征，因此不是本章所研究的主体。

因此，重塑的概念具有十分重大的创新。基于十分显著的皮肤削磨后组织修复，重塑也演变成了成纤维细胞的激发进而导致胶原合成，之后又变为比激光重塑更有效率的非剥脱性分布激光。的确，非剥脱性分布激光的效果比剥脱性激光和剥脱性分布激光要稍逊一筹。然而，它们可以被用于整个面部和身体区域，任何皮肤种类。也可以与其他激光配合使用，尤其是剥脱性激光。而且，为了提高效率，治疗阶段的数目也可以适当增加。

非剥脱性激光的分类

现有两种主要的激光类别：

（1）重塑激光：此类激光由成纤维细胞引起胶原和弹性纤维的合成。

（2）非剥脱性点阵激光：此类激光在真皮中产生列状凝固性坏死，进而形成组织修复和合成。

激光重塑

重塑的原理是使用激光来刺激真皮成纤维细胞的胶原合成，并且同时考虑到其他皮肤组织。这种真皮成纤维细胞的刺激可以从不同的方法中产生。在激光换肤中，无论是二氧化碳还是铒，成纤维细胞刺激都是十分重要的，因为它常常伴随着二次组织修复。这个过程伴有严重的炎症、表皮和表皮上的乳突真皮的破坏。现有两种主要的方法用于实现激光重塑[1-5]。一种是使用一些由于其波长而能被表皮的主要成分"水"所吸收的激光，在真皮温度上升时引起热传导，导致胶原新合成。这类激光通常是红外激光。为了能够被允许使用，这类激光不能与黑色素或者表皮所相互作用，故而激光的波长应在红外范围。第二种方法是用血管激光定位血管，从血管中的热扩散会刺激血小板。因而，由于血小板因素的活动，一定程度的胶原合成将会产生。

真皮重塑

红外波长的激光难以被黑色素所吸收。因此，在真皮的150~400 μm深处进行反应是十分重要的。基于Troy[1]关于波长和反应深度的研究，波长在1 400~1 600 nm的激光是最合适的选择。对于1 400 nm波长的激光，在进入真皮270 μm处的吸收系数为16 μm/cm²。对于1 540 nm波长的激光，在进入真皮400 μm处的吸收系数为10 μm/cm²。最终，使用波长为1 320 nm的激光，对于不同渗透的吸收系数为1~1 490 μm/cm²。这些波长的激光难以被黑色素所吸收，可考虑用于治疗深色皮肤。然而，皮肤必须避免黑色素细胞的损伤[6, 7]。这可以用表皮冷却装置所实现。冷却皮肤有多种方式实现，有低温气体动态冷却、蓝宝石玻璃窗或者脉冲气体冷却。

直接针对血管作用的重塑

在这种情况下，由位于表皮表层的激光产生热效应。血管激光（波长500~600 nm），例如可被KTP晶体折叠的Nd:YAG激光，或脉冲染色激光（585 nm或595 nm），会导致在血管壁上的热效应。重塑可能是由于热扩散经过与成纤维细胞相邻的血管而引起的，但最有可能的是由于血小板因素的参与[2]。血小板的活动，紧接着脱粒，会导致血小板衍生生长因子的产生。这些生长因子会导致真皮成纤维细胞的二次刺激，进而产生胶原合成[2]。现如今，血小板因子注射被用于模拟这种活动的机制。

组织学研究

对于激光重塑，已经开展了许多相关研究。这些研究是基于活检和不同刺激因素的区分，具有很高的价值[3, 5, 7]。这些研究表明伴随新胶原纤维的合成，胶原合成的增长十分显著，同时也可以观察到这些纤维的"平滑性"和弹性纤维的增长。

然而，必须指出这些发表的研究是基于组织学或者超声检查的标准，少有研究表明肉眼可见的提升[8-14]。这就是问题的关键，对于激光重塑的主要批评就是集中于收效甚微的临床改进，显然治疗方法不仅仅只能存在于组织学研究的改进中，而且要体现在患者能够自我感知到的临床表现中。

最明显的结果集中在眼睑、鱼尾纹和宫颈区域[9, 12, 14, 15]。当被用于与其他激光进行比较时，只有变化不大的临床效果解释了重塑激光的现状。

激光重塑的现状

激光重塑主要应用于脸部皱纹，也可能使用在颈部皱纹[15]。对于这些浅表部位，患者不想有不适期。激光重塑不能被认为是现如今对于减少褶皱深度最有效的治疗方法。激光重塑安全有效，并且相对于其他剥脱性激光而言，后遗症并不显著。然而，非剥脱性点阵激光也具有这些特征，并且在临床层面上具有更高的效率。

这就是为什么激光（如剥脱性分布激光或者非剥脱性深度激光）重塑主要被应用于预防或者用于维持更有效治疗的方法。疗程的易便性使得他们能被重复进行，并且由于剥脱性激光有后遗症（结硬皮）而不能被经常使用，而激光重塑有副作用和不适期方面有优势，因此被应用于维持其他技术所取得的疗效。

激光重塑的后遗症

后遗症是十分明显的，通常是在面部不规则分散的红斑。这通常不是硬化或者水疱反应。红斑的持续时间通常在1~2天，并且能够被淡妆所遮盖。暗沉皮肤的患者应该在治疗后 1 个月内避免阳光直射，以便避免术后发炎后的色素沉着，这种后遗症在重塑后不常被发现，但是也出现在了一些病例中，尤其是 Ⅲ 型和 Ⅳ 型皮肤中。对于此类技术，无须担心其他的副作用。从来没有严重的副作用或者瘢痕的报道。

总结

激光重塑可以作为剥脱性激光换肤的替代方法。这是因为激光换肤虽然十分有效，但是其有较长的不适期和较大的色素减退的危险。诱导大量胶原合成的第一个技术尝试就是利用这些重塑激光。这些激光被设计成用于刺激能够产生胶原的成纤维细胞。然而，由于只有简单的刺激，胶原合成的重要性无法显著体现，因此临床效果也不显著。由于具有少部分副作用和并无实际风险，激光重塑特别被应用在治疗那些想要在早期就关注皮肤健康的患者的新生皱纹中。另一个应用方向是维持其他侵略性更低但效果更好的技术的疗效。

非剥脱性点阵激光

由于激光重塑并没有非常好的疗效，因此需要应用其他可能的技术。在 21 世纪早期，Rox Anderson 和他的团队提出了一种新技术——点阵激光[16]。第一种此类激光是由 Reliant 公司制成，被称为 Fraxel 750。这种激光在皮肤上形成规则且统一排布的几何激光点，这些激光点直径很小，最大值通常在 100~200 μm，在斑点之间的皮肤得到保留。这样能够使用扫描仪追踪激光在皮肤上的运动速度。因此，在每次激光通过后，一定比例的皮肤将会被治疗，而另外一些皮肤不会被接触，尤其是在表皮中聚集黑色素的区域。剥脱性激光换肤通过移除表皮，导致黑色素的清除，进而阐明了色素减退的风险。只有通过从无囊储备细胞中重新招募表皮来避免这种风险，然而这也取决于这些细胞能够提供的程度。

当使用点阵激光，在每个疗程中只有一部分（15%~30%）的黑色素会受到激光的影响。因此，只有一部分的黑色素和表皮受到了治疗的影响。这些不在激光影响范围之内的黑色素将会规避色素不足的危险，因此这种治疗适用于所有的皮肤种类，甚至能用于身体中含有比面部区域更少的无囊单位（黑色素）的区域。

虽然无法比激光换肤疗效更好，但是另两个特征可以抵消这方面的劣势。一方面，由于副作用的直接性质，这些疗程可以被重复；另一方面，比传统的剥脱性激光后遗症更为直接，色素不足的风险可以被规避。

然而，由于相同的原因，点阵激光的原则要求医师器件进行数次疗程以达到满意的结果。因此，治疗协议通常包含跨度 1~3 个月的数个疗程，具体由患者的轻重缓急决定。对于非剥脱性分布激光，两个相邻疗程之间通称需要间隔一个月，但是能够被减少至 2~3 周。

非剥脱性点阵激光对组织的影响

现有两种点阵激光：剥脱性和非剥脱性。

剥脱性点阵激光在皮肤上产生直径为 100~200 μm 的"小孔"，其深度由激光种类和参数所决定。这些表皮和真皮的微病变会导致一种修复过程，这个过程就是胶原纤维和其他纤维的重要合成源。

在非剥脱性点阵激光下，没有出现表皮壁的破损或者表皮移除。但是真皮中有不同深度的坏死凝结，呈圆锥形的垂直柱。没有烧蚀性病变或组织汽化。然而这些坏死凝结会受到炎症和胶原修复与合成作用。在表皮中，激光显示出皮肤的组织学凝结将逐渐更新，但没有表皮屏障破裂，因此没有感染或出血的风险[16, 20-22]。根据疗程的重复作用，几乎所有的表皮与真皮都会受到激光的影响表明表皮更新和新真皮胶原合成支持下修复的渐进过程。

非剥脱性点阵激光的种类

现有许多非剥脱性点阵激光，由功率、激光影响范围和波长所区分。所有激光的波长都位于红外区域：有些在 1 550 nm 左右，也有一些在 1 440~1 450 nm 附近。在这个水平，由水（红外激光的主要着色剂）吸收的部分将会更加明显。高度吸收将会导致波长在 1 450 nm 的激光进入真皮的渗透更浅。我们发现影响的深度也与激光的辐射度有关。然而，通常情况下，使用波长为 1 550 nm 的激光会比波长在 1 450 nm 激光影响更深（对于后者为 0.6 mm，对于前者为 1.4 mm）。

非剥脱性点阵激光的治疗参数

虽然不同的非剥脱性点阵激光之间有一些区别，但是他们也有相似之处：治疗的参数由辐射量所决定，辐射量用于决定治疗的深度和密度（实际受到治疗皮肤的比例）。

密度

密度是指在每段疗程中实际受到治疗与未受到治疗皮肤的比例。密度可以通过不同的方法所调整，一类是直接调整单次治疗的密度值，另一类是增加次数，每次低密度。例如，如果使用精确定位作用的激光，但是具有较低的密度（3% 每次传输），激光需要 8 次传输来达到总共 24% 的密度。如果需要 30% 的密度，则要求有 10 次传输。其他激光能达到高达每次 20% 的传输密度。虽然这些看上去使用方便，但是会增加调制参数的难度。因为如果每次传输提供 20%，两次传输将提供过高的 40%。这将会导致一些问题，尤其是如果是两次传输中有一些重叠部分的时候，有些区域将会收到两次传输，这将十分危险。的确，对于点阵激光侵略性的重要测量是针对密度而不是深度。基于多次传输相乘原则的激光需要更长的使用时间，因为将会有更多的传输次数要被完成。但是在另一方面，相比于高密度的激光，他们会更加安全。确实，如果存在意外的额外传输。只会引起密度 3% 的增加，不足以产生实际危险。

密度决定了治疗的侵略性 [23]：密度越高，越常出现去除表皮后遗症诸如红斑增生（通常不是大问题）、更多的水肿和最常出现小厚痂。另一方面，密度越高，疗程越少。如今，激光通常达到 20%~35% 的有效密度，表明 3~5 个疗程就可以达到最佳结果 [17, 18, 20, 21]。

密度显然是炎症后色素沉着的一类因素 [24]。非剥脱性点阵激光的一个主要优势是它能够无主要风险的情况下治疗各种皮肤，尤其是那些缺少色素的类型。主要的副作用就是炎症后色素沉着，这个问题在所有针对亚洲皮肤的激光中都是常见的。一些研究表明，这些风险与密度而不是和功率相关 [24-33]。因此，对于深色型皮肤，医师要努力做到通过减少一些密度（不超过 25%）来降低风险，即使是需要更多额外的疗程作为补偿。另外还需要做两种预防措施：避免在晴天治疗和治疗前 3 周应用无刺激性的"色素沉着"膏。

辐射量

第二个参数是基础辐射度——也就是说，通过激光照射所传递的能量。这种参数决定了组织凝结柱的深度。它很少影响治疗的后果与副作用。辐射度和渗透深度有一定的线性关系，能够传递最高能量和最低能量吸收（因为波长接近 1 500 nm）的装置能够让辐射量在 60~70 mJ 的激光在 1.3 mm 的深度起作用，这个深度已经触及了网状真皮。

通过应用来确定传输参数

因此，这些激光具有三个参数：辐射量、密度（也与传输次数相关）和波长（由激光决定）。每个参数都会对其他的参数产生或多或少的影响。

辐射量的选择比较简单，因为辐射量越高，将会产生越深的坏死性凝血症。胶原合成量是最重要的，无论皮肤种类，治疗的风险和结果并没有改变。因此不会使用低辐射量的激光。

相反，密度决定了治疗的后遗症、色素沉着的风险和所需要的疗程数。降低密度将会在后遗症的数目、炎症后色素沉着方面简化治疗，但是也意味着增加疗程以达到相同的治疗效果。这种方式应该被用于深色类型的皮肤 [29, 30]。

如果治疗是基于最大胶原合成的需要，选择最大的辐射量将会是更好的选择。如果这方面不是那么重要——例如如果患者有许多变色和扩散但是几乎没有褶皱——在考虑到皮肤类型以后，选择最大的密度甚至牺牲一些辐射量将会更好。

非剥脱性点阵激光的应用

非剥脱性点阵激光与剥脱性点阵激光相比将产生较少的新纤维合成张量和紧凑效应。两者都不如非点阵剥脱性激光有效。但是后果并不相同，即使分布方法解决了色素沉着不足的问题。另外，非剥脱性点阵激光能够应用在脸部、颈部和非面部的所有区域同时保证安全问题。这种激光疗程能被简单地重复，并且简化后遗症，能够十分便捷地在整个面部进行操作。非剥脱性分布激光对于浅表、广泛分布的皱纹十分有效，尤其是在眼皮区域。相反，他们对于肌肉皱纹（尤其是眉头区域——肉毒毒素疗法的主要区域）、较深皱纹（尤其是在上嘴唇附近，效果通常不完全）和鼻唇沟区域的效果不佳。它们并未改善面部大小。

因此，最好的应用范围如下，再次强调这些激光可以整合在一个带有注射（真皮过滤或者肉毒毒素）治疗的计划的一部分，每个激光都有自己的优势和限制。

- 对于浅表、不明显和几乎没有皮肤松弛的患者，应用全脸治疗。对于眼皮区域的效果更佳。非剥脱性分布激光几乎没有紧凑效应，尤其是当与剥脱性激光相比。而对于皮肤松弛和较深皱纹的患者，剥脱性激光，无论是点阵式还是非点阵式，将会有更好的疗效。

- 剥脱性点阵激光通常为相对年轻的患者提供（相比于 50 岁），并且不对有明显光损伤痕迹的患者提供。然而，如果一种治疗能够结合剥脱性点阵激光的疗程和非剥脱性点阵激光的疗程，那么对整个面部实行这种治疗的便捷性让这些激光变得令人感兴趣。的确，实行相同的疗程或者几个不同的疗程来达到对于整体面部实行非剥脱性治疗，而对于比较困难的区域实行更加侵略性的剥脱性激光的治疗是非常可能的。显然，唇部应该被优先考虑使用剥脱性激光。而对于皮肤松弛，剥脱性激光会有奇效。

治疗策略

如果医生可以使用两种类型的分级激光器，一种是剥脱性激光器（CO_2或铒），另一种是非剥脱性激光器，那么可以考虑将它们组合在一起。非烧蚀激光将整体用于面部，因为它们易于患者和医生使用。日晒损伤更明显的区域（尤其是皮肤松弛或出现深皱纹时的上唇或脸颊）将有资格使用剥脱性激光进行补充治疗。为患者提供一系列既有非剥脱性激光又有剥脱性激光疗程的治疗方法是十分可行的。一些激光允许理疗师在相同的疗程中使用非剥脱性分布式激光以便形成深层次凝血坏死，之后再用非常表层的换肤，以便达到最佳效果。在相同的疗程中，一些区域只被非剥脱性激光治疗，另一些区域被剥脱性和非剥脱性激光治疗。根据客户需求（他／她是否能够接受不适期）、皮肤类型、治疗区域的深度和表面的皱纹以及难度的不同，可以自行在剥脱性和非剥脱性激光中选择一种或其他类型。

总而言之，非剥脱性分布激光引起了特殊关注。这是由于当被治疗的皮肤能根据一些简单规则被治疗，其副作用较少并且能避免某些风险。需要了解的是，这些激光对深层皱纹、上嘴唇皱纹和皮肤松弛的效果不大。最好的解决方法是结合剥脱性和非剥脱性两种激光，以便体会到这两种技术的优缺点。

剥脱性非点阵激光的副作用

通常来说，非剥脱性点阵激光没有风险，耐受性特别好。现如今还没有出版物报道有严重的并发症和后遗症。主要的副作用就是会产生暂时的炎症后色素沉着[31-34]。对于深色皮肤和经常受到强烈太阳直射的人群来说是更加常见的。深色类型皮肤需要在一些预防后才能治疗：减少激光密度、2个月之内避免太阳照射，并且使用黑色素隔离霜预先准备皮肤（于治疗前3~4周，每天使用一次）。

典型的后遗症根据治疗区域的不同可以被分为广泛红斑和眼皮水肿。通常没有液体渗出、结痂、流血或者紫癜。如果红斑是孤立的，但与皮肤明显的干燥症有关，理疗师可以不用开处敷料药，但是需要建议患者涂抹舒缓和重塑的乳霜。一旦这些膏被吸收，这些成分也对皮疹有效。

对于不同应用变更治疗设置

如果色素沉着病变比较严重，最好选择密度最大的方案[32, 33, 35]。对于暗沉类型皮肤必须限制用量，但是对于亮色类型皮肤直到40%的密度仍然可以考虑使用。可能波长1 907 nm（在铒激光中）会被用到，因为这类激光不会产生明显的热效应，之后可以使用高密度的激光。无论这类波长1 907 nm的激光有多大频率，由于其大量被水所吸收，渗透会非常差，不会超过300 μm。因此，需要考虑在相同的疗程中组合使用波长为1 550 nm的深度效应激光以便在铒激光中取得大得多的密度[35]。

总结

非剥脱性点阵激光的效率在重塑激光和剥脱性点阵激光之间，副作用直接，并且无论皮肤类型，整个面部都可以被治疗。由于其对深层皱纹不太有效并且缺少紧缩效应，对于想避免不适期的患者而言，这类激光可以比较便利地应用在分散和浅皱纹的治疗中。

对于治疗最困难的区域或者更加明显的区域，此类激光也可以与剥脱性激光相结合进行治疗。这样会更加局部化，并且容易被患者接受。

参考文献

[1] Troy TL, Thennadil SN. Optical properties of human skin in the near infrared wavelength range of 1000 to 2200 nm. *J Biomed Opt* 2001; 6(2):167–176.

[2] Mordon S. Les lasers de remodelage: Principe et caractéristiques techniques. *Inform Dermatol Cosmetol* 2001; 52:11–16.

[3] Mordon S, Capon A, Creusy C, Fleurisse L, Buys B, Faucheux M, Servell P. In vivo experimental evaluation of skin remodeling by using an Er:Glass laser with contact cooling. *Lasers Surg Med* 2000; 27(1):1–9.

[4] Fournier N, Dahan S, Barneon G, Diridollou S, Lagarde JM, Gall Y, Mordon S. Nonablative remodeling: Clinical, histologic, ultrasound imaging, and profilometric evaluation of a 1540 nm Er:glass laser.

Dermatol Surg 2001 September; 27(9):799–806.

[5] Nouri K, Zhang YP, Singer L, Zhu L, Huo R, Ricotti C, Prodanovich S, Li J. Effect of the 1,450 nm diode non-ablative laser on collagen expression in an artificial skin model. *Lasers Surg Med* 2005 July; 37(1):97–102.

[6] Ross EV, Sajben FP, Hsia J, Barnette D, Miller CH, McKinlay JR. Nonablative skin remodeling: Selective dermal heating with a mid infrared laser and contact cooling combination. *Lasers Surg Med* 2000; 26:186–195.

[7] Fournier N, Dahan S, Barneon G, Rouvrais C, Diridollou S, Lagarde JM, Mordon S. Nonablative remodeling: A 14-month clinical ultrasound imaging and profilometric evaluation of a 1540 nm Er:Glass laser. *Dermatol Surg* 2002 October; 28(10):926–931.

[8] Levy JL, Trelles M, Lagarde JM, Borrel MT, Mordon S. Treatment of wrinkles with the nonablative 1,320-nm Nd:YAG laser. *Ann Plast Surg* 2001 November; 47(5):482–488.

[9] Fournier N, Lagarde JM, Turlier V, Courrech L, Mordon S. A 35-month-profilometric and clinical evaluation of non-ablative remodeling using a 1540-nm Er:glass laser. *J Cosmet Laser Ther* 2004 November; 6(3):126–130.

[10] Fournier N, Mordon S. Nonablative remodeling with a 1,540 nm erbium:glass laser. *Dermatol Surg* 2005 September; 31(9 Pt 2): 1227–1235; discussion 1236.

[11] Tanzi EL, Williams CM, Alster TS. Treatment of facial rhytides with a nonablative 1,450-nm diode laser: A controlled clinical and histologic study. *Dermatol Surg* 2003 February; 29(2):124–128.

[12] Paithankar DY, Clifford JM, Saleh BA, Ross EV, Hardaway CA, Barnette D. Subsurface skin renewal by treatment with a 1450-nm laser in combination with dynamic cooling. *J Biomed Opt* 2003 July; 8(3):545–551.

[13] Zelickson BD, Kilmer SL, Bernstein E, Chotzen VA, Dock J, Mehregan D, Coles C. Pulsed dye laser therapy for sun damaged skin. *Lasers Surg Med* 1999; 25(3):229–236.

[14] Hsu TS, Zelickson B, Dover JS, Kilmer S, Burns J, Hruza G, Brown DB, Bernstein EF. Multicenter study of the safety and efficacy of a 585 nm pulsed-dye laser for the nonablative treatment of facial rhytides. *Dermatol Surg* 2005 January; 31(1):1–9.

[15] Dahan S, Lagarde JM, Turlier V, Courrech L, Mordon S. Treatment of neck lines and forehead rhytids with a nonablative 1540-nm Er:glass laser: A controlled clinical study combined with the measurement of the thickness and the mechanical properties of the skin. *Dermatol Surg* 2004 June; 30(6):872–879; discussion 879–880.

[16] Manstein D, Herron GS, Sink RK, Tanner H, Anderson RR. Fractional photothermolysis: A new concept for cutaneous remodeling using microscopic patterns of thermal injury. *Lasers Surg Med* 2004; 34(5):426–438.

[17] Peukert N, Bayer J, Becke D, Zurakowski D, Luger T, Manstein D, Laubach HJ. Fractional photothermolysis for the treatment of facial wrinkles—Searching for optimal treatment parameters in a randomized study in the split-face design. *J Dtsch Dermatol Ges* 2012 December; 10(12):898–904.

[18] Kono T, Chan HH, Groff WF, Manstein D, Sakurai H, Takeuchi M, Yamaki T, Soejima K, Nozaki M. Prospective direct comparison study of fractional resurfacing using different fluences and densities

for skin rejuvenation in Asians. *Lasers Surg Med* 2007 April; 39(4):311–314.

[19] Laubach HJ, Manstein D. Fractional photothermolysis. *Hautarzt* 2007 March; 58(3):216–218, 220–223.

[20] Laubach H, Chan HH, Rius F, Anderson RR, Manstein D. Effects of skin temperature on lesion size in fractional photothermolysis. *Lasers Surg Med* 2007 January; 39(1):14–18.

[21] Laubach HJ, Tannous Z, Anderson RR, Manstein D. Skin responses to fractional photothermolysis. *Lasers Surg Med* 2006 February; 38(2):142–149.

[22] Oh BH, Hwang YJ, Lee YW, Choe YB, Ahn KJ. Skin characteristics after fractional photothermolysis. *Ann Dermatol* 2011 November; 23(4):448–454.

[23] Wanner M, Tanzi EL, Alster TS. Fractional photothermolysis: Treatment of facial and nonfacial cutaneous photodamage with a 1,550-nm erbium-doped fiber laser. *Dermatol Surg* 2007 January; 33(1):23–28.

[24] Chan HH, Manstein D, Yu CS, Shek S, Kono T, Wei WI. The prevalence and risk factors of post-inflammatory hyperpigmentation after fractional resurfacing in Asians. *Lasers Surg Med* 2007 June; 39(5):381–385.

[25] Lee SM, Kim MS, Kim YJ, Won CH, Lee MW, Choi JH, Moon KC, Chang SE. Adverse events of non-ablative fractional laser photothermolysis: A retrospective study of 856 treatments in 362 patients. *J Dermatolog Treat* 2014 August; 25(4):304–307.

[26] Graber EM, Tanzi EL, Alster TS. Side effects and complications of fractional laser photothermolysis: Experience with 961 treatments. *Dermatol Surg* 2008 March; 34(3):301–305; discussion 305–307.

[27] Metelitsa AI, Alster TS. Fractionated laser skin resurfacing treatment complications: A review. *Dermatol Surg* 2010 March; 36(3):299–306.

[28] Kim S, Cho KH. Clinical trial of dual treatment with an ablative fractional laser and a nonablative laser for the treatment of acne scars in Asian patients. *Dermatol Surg* 2009 July; 35(7):1089–1098.

[29] Rerknimitr P, Pongprutthipan M, Sindhuphak W. Fractional photothermolysis for the treatment of facial wrinkle in Asians. *J Med Assoc Thai* 2010 December; 93(Suppl. 7):S35–S40.

[30] Sachdeva S. Carolena S. Nonablative fractional laser resurfacing in Asian skin: A review. *J Cosmet Dermatol* 2010 December; 9(4):307–312

[31] Clark CM, Silverberg JI, Alexis AF. A retrospective chart review to assess the safety of nonablative fractional laser resurfacing in Fitzpatrick skin types IV to VI. *J Drugs Dermatol* 2013 April; 12(4):428–431.

[32] Fisher GH, Geronemus RG. Short-term side effects of fractional photothermolysis. *Dermatol Surg* 2005 September; 31(9 Pt 2): 1245–1249; discussion 1249.

[33] Vaiyavatjamai P, Wattanakrai P. Side effects and complications of fractional 1550-nm erbium fiber laser treatment among Asians. *J Cosmet Dermatol* 2011 December; 10(4):313–316.

[34] Tanzi EL, Wanitphakdeedecha R, Alster TS. Fraxel laser indications and long-term follow-up. *Aesthet Surg J* 2008 November–December; 28(6):675–678; discussion 679–680.

[35] Geronemus RG. Fractional photothermolysis: Current and future applications. *Lasers Surg Med* 2006 March; 38(3):169–176.

37
强脉冲光

Hugues Cartier, A. Le Pillouer-Prost, and Saib Norlazizi

技术层面

操作原则：光、激光和强脉冲光
电能和可见光谱

激光和强脉冲光（IPL）的主要区别是物理性的：前者发射相干单色光（波长以 nm 计量），而后者发射多色非相干性光（光谱带，如 550~950 nm）。激光的波长仅有一个颜色光，而 IPL 的光谱波段由彩虹的所有颜色光组成（图 37.1）。

闪光灯或 IPL 是一种高强度的放电灯，充满了惰性气体（主要是氙，还有少量氪）。当电流在高压下通过电离氙气时，这些光源会产生光辐射。IPL 的效能很高，可将超过 70% 的电能转化为光，而 CO_2 激光器产生的最佳激光效能为 17%。

这些灯的强烈辐射已被用于各种医学和非医学应用中：激光系统的光抽运（Nd:YAG、染料激光器、Q 光纤耦合激光器、532 nm 倍频激光器等），太阳辐射模拟，吸收测量或荧光，影印单元，听诊器和 IPL 本身。

闪光灯的玻璃或石英是由铈或二氧化钛组成的。两个触发电极嵌入在闪光灯结构中，并存在极化〔阳极（+），阴极（−）〕。光电检测系统以定性和定量的方式确定发射光谱。

除了使用光学滤波器外，光谱发射因电能的不同而诱发的强光发射也不同。低电能使光谱发射中主要产生红外（IR）光。高电能诱发光谱发射产生的光显著地向短波长方向移动，产生新的高峰。所有闪光灯都根据其渐变衰减来调整其光发射；因此，建议定期维护设备。IPL 系统需要限制它们的发射以选择性地与目标皮肤相互作用。特定的截止光学滤波器可以用来减少光谱波段来适合于选择性适应证（图 37.2）。短波长滤波器通常用于目标血管（图 37.3），如薄和浅色的头发浅色素的病变等。高波长滤波器用于脱毛，特别是深色皮肤中。

为了实用起见，我们可以使用颜色编码系统来识别用于特定适应证的光学滤波器（图 37.4）：

- 蓝色光——痤疮。
- 绿色光——血管和色素沉着（短波长过滤器对于较轻和浅表的目标有更好的选择性，如雀斑或非常

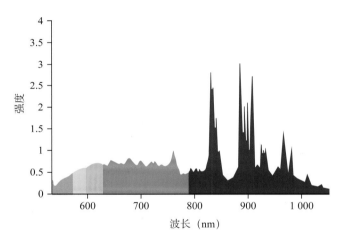

图 37.1 IPL 光谱是一种多色光辐照，而不是像激光一样的单色。

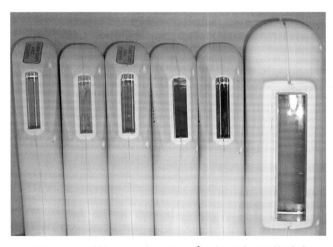

图 37.2 IPL 手持机（尺寸 5~22 cm²）和 6 种不同的过滤器。

薄的静脉血管,但这种过滤器的灼烧会有风险,因此更难把握)。

• 黄色光——血管和色素沉着(可能效能稍低,但更安全,特别适合于初次使用)。

• 橙色光——血管或色素沉着(对浅色皮肤和瘢痕的光子嫩肤和脱毛)。

• 橙红色光——脱毛和瘢痕。

激光束是准直的,可以将高强度的特定光子集中在相对较小的区域。使用扫描仪可扩大光线与组织的接触范围。IPL 系统能够照射相对较大的解剖区域(高达 5 cm²),同时具有一个非准直的多波长光谱带,

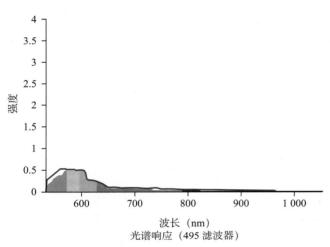

图 37.3 绿色滤波器 495~950 nm 下光发射的典型光谱响应。

能够同时干预多个目标区域。光源需尽可能靠近皮肤表面,以优化临床效果。临床效果取决于 IPL 发射的调制。需要选择适当的脉冲持续时间、脉冲序列、脉冲延迟来产生特定的光热效应。

IPL 作用定时范围为 0.5~100 ms,组织效应仅有两层:光热效应或低辐射的光化学效应。组织相互作用是基于选择性光热分解的原理,它不需要单色光照射,而只需要一束能被目标发色团选择性吸收的入射光束。为了有效地处理脉冲持续时间、脉冲序列和脉冲延迟,我们必须有一定的理论基础,并且很好地理解生物目标和周围组织的热弛豫时间(TRT)的概念,以利用光热分解的原理。作为复习回顾,TRT 指的是热量从直接加热的组织区域传导出所需的时间。它表示加热后组织通过扩散失去其最大热量的 50% 所需的时间。因此参数设置与激光相同:调整脉冲宽度和脉冲延迟以达到目标发色团和周围组织的相应 TRT,起到选择性作用并保护周围组织。脉冲序列的目的是提高选择性。因此,我们不是放射一个单一的宽光,而是逐步提高目标组织的温度,同时保护具有不同 TRT 并在脉冲间更易冷却的邻近组织。这对于深色皮肤影响更大(图 37.5)。

即使 IPL 的操作模式是单一的,但商业化的医疗应用系统是非常多样化的,多种差异使它们彼此之间完全无法比较。最常见的技术变化常出现在灯弧长度、气体压力、电极质量和形状、玻璃材料(图 37.6)、石

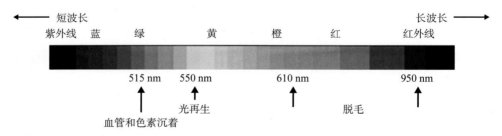

图 37.4 闪光灯发射光谱。

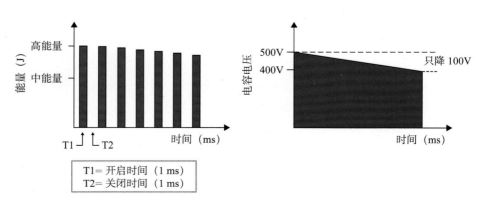

图 37.5 多脉冲辐射用于可视光发射和因电容器引起的电压和能量的下降。

英厚度、功率、密封或非密封接头、过滤器和冷却系统（水冷却或风冷却），水冷却确实表明远红外波长可在灯端被封闭。同类别的两个医疗应用系统的组织效应可能完全不同。

新技术

IPL 的技术创新一直在发展和实施中，最近的重点是：

• 电脉冲的稳定性，当电容器的局部放电被激活时可达到。这一重要的技术成就只有在使用高电压和高压电容器时才能产生。最后的结果将是在每个 IPL 脉冲期间有一个更稳定的频谱带发射。一些制造商更喜欢保持这些规格，而不是稳定电脉冲。

• 光学滤波器。滤波器的质量是非常重要的；二色滤光片往往会随着使用而变质，易形成热点（光学

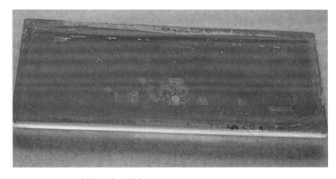

图 37.6 变质的二色过滤器。

涂层脱落的地方），因此在灯源的全光谱照射下暴露的孤立点的部分节段随机分布于目标区域，从而导致表面烧伤（图 37.7）。普通玻璃滤光片会破裂或变得浑浊，因此需要用感光纸对滤光片进行测试或直接目视检查（图 37.8）。每次治疗所用的光谱波段选择范围是紫外到红外，均为灯源发射光，不用"荧光"滤光片。使用荧光聚合物滤光片有助于将短波长和对身体有害的波长转化为更为有效的光。因此我们可以降低施加在灯上的电压，同时在所需的光谱区域保持强烈的光发射，并延长灯的寿命和效率（30%~50% 的不可用的短波长可以通过使用这些滤光片来"重新转换"）。

• 校准。大多数新的 IPL 都配备了校准系统（图 37.9）。这一点尤为重要。因为长期以来，我们一直抱怨这些灯源缺乏及时可重复性，但一些终端用户（从业者）更喜欢在 IPL 之外投资购入一个校准系统，该系统更可靠，覆盖整个晶体。

• 手持机：从大到小。

• 脉冲传递：单脉冲，脉冲序列，脉冲延迟。

• 冷却系统。在高效冷却系统出现之前，使用厚层冷凝胶是可行的。凝胶层的厚度和使用者在治疗区域上用仪器施加的力可能导致传输到治疗区域的光能发生巨大变化。基于蓝宝石的冷却系统或特殊石英（BK7）的出现（图 37.7），通过低温喷雾或脉冲冷却空气，是 IPL 的一项重大进步（改进比例 +++：效率 / 安全性）。当然，滤波器的质量、频谱范围、能量

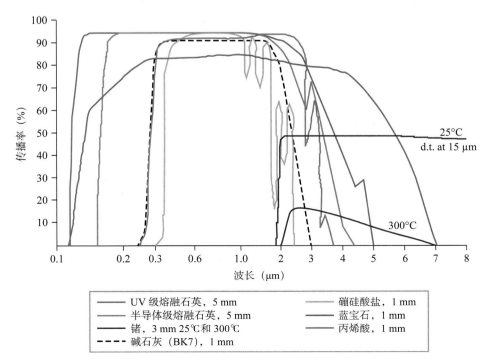

图 37.7 不同类型的石英过滤光发射。

图 37.8 普通玻璃过滤器。

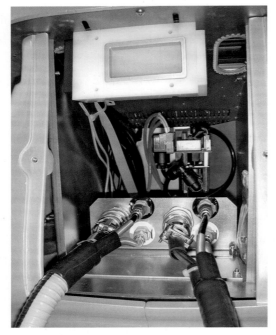

图 37.9 IPL 设备背面的校准系统。

转换和脉冲持续时间以及脉冲序列 / 延迟都要考虑到。有些机器为了能被目标区域更好地吸收而优先考虑滤波器的多样性，而另一些机器则更多关注于脉冲数目和持续时间的设定。有些 IPL 两者兼而有之，但这意味着必须对终端用户依据他们使用的机器进行专门培训，以确保对 IPL 的全面理解，并保证从一个患者到另一个患者的治疗的重复性。有些机器使用皮肤分析仪为应用程序自动设置治疗参数。

临床应用

很难给出"总括"结果，因为我们之前已经详细说明了 IPL 在规格（制造）上有很大的不同，其结果也不具有可比性。

脱毛领域

自 1997 年以来，经过 FDA 的认可和授权，IPL 已经在临床上证明了对于脱毛的效用。设置参数时，

在分析了毛发类型（厚度、颜色）、皮肤类型和治疗面积后，我们选择不同的能量密度，一些 IPL 变化范围为 6~20 J/cm²，另一些 IPL 变化范围为 30~45 J/cm²，脉冲持续时间为 15~40 ms，这取决于单个脉冲或脉冲序列下的毛发厚度（3~7 个脉冲，延迟时间为 15~50 ms）。所有这些可能的设置都为每个患者提供了高精度和良好适应的可能性，并能为患者重复治疗以使毛发变小变浅。第一种过滤器的选择取决于皮肤类型和毛发颜色；我们为浅色皮肤上的浅色毛发选择了波长较短的滤光片（500~550 nm），对于深色皮肤选择波长较长的滤光片（550~755 nm）和 / 或点阵脉冲。实际上较浅的头发含有必需黑色素，与深色毛发 / 皮肤类型中的黑色素相比，它的吸收曲线偏向较短波长。当然，肤色越浅的皮肤型的患者应使用波长越短的过滤器，对于金发与暗金发人群或儿童时是金发或暗金发的人群治疗效果卓越。一般来说，我们不治疗高于Ⅳ型的皮肤类型，但一些临床研究表明，通过使用 645 nm 以上的过滤器，可以治疗皮肤分型较高的 V 型皮肤和深色皮肤亚洲人，并对具有长脉冲延迟的脉冲进行分割。最后，实际的操作模式倾向于使用高能量密度来阻止简单微小毛发的再生，但最近的出版文章也再次质疑使用能量密度的可能性[1]。为了优化对于浅色毛发的治疗结果，我们可以将 IPL 与射频（RF）结合使用；目前的论文结果多为乐观的，但论文数量很少且证据水平较低。法国激光协会的使用者的观点似乎相当一致：使用小型手持机时，适用于浅色稀薄的毛发和较小的区域，但不适用于厚发白发。这可能是作为补充激光或治疗脱发的 IPL 的很好的工具。

长期（持久）脱毛的平均疗程为 3~6 次，取决于皮肤类型、毛发颜色、治疗面积、年龄、性别，当然还有激素状态，最大效率主要是在前三次治疗中实现的（图 37.11）。经过一次治疗后，文献数据表明，所有的毛发类型和皮肤类型都是混合计算后，在 IPL 治疗 12 周后，毛发平均减少了 52%，根据设备的不同，在 8~12 个月后仍可保持在 40%~75%。临床病例和短期检测报告，在 IPL 光脱毛几个疗程后达一个持久较佳的结果，有效率为 75%~80%，平均是在 5 个疗程之后。我们不会详细说明所有这些病例，但我们将详细介绍两名患有多毛症的女性患者，且最近证明 IPL 对其均有效[2, 3]，同时也会介绍与另外两种机器与激光（正确的规模）比较没有显示出显著的差异。

相比之下，2007 年 Mc Gill 的比较研究表明与所使用的 IPL 相比，更倾向于使用绿宝石激光器[6]。因

此，也更难科学性概括总结。

一部分：IPL 与脱毛激光医学适应证

已批准的试验包括配套小机组，也可用于更多的医疗应用：假性胡须毛囊炎，化脓性汗炎，预防绒毛窦复发性囊肿，移植或严重损伤区域的脱毛，或脱毛手术切除黑色素细胞样痣。

与其他脱毛激光器一样，重点是在治疗过程的末尾，全面接管医疗患者的护理，并更好地了解高雄激素血症。从事激光脱毛的医务人员必须知道患者评估准则和多毛症的治疗管理的共识。常被推荐使用于治疗多囊卵巢综合征代谢问题的二甲双胍，与 IPL 合用似乎能提高脱毛的成功率，这最先是被一支使用 IPL 的伊朗团队提出的[7]。在多囊卵巢综合征患者中，肥胖与多毛症的严重程度有关，肥胖患者比非肥胖患者需要更多的 IPL 脱毛治疗；数据来自最近的第二批患者[8]，这可以帮助我们更好地劝诫患者。在实践中，治疗区域毛发必须被剃光，并且需在该区域涂抹一种超声凝胶来帮助光的传输。用晶体对皮肤施加一种小的压力，同时用手持机在重叠区域移动，并移到邻近区域，以便下一次治疗，重复以往直到所有区域都得到治疗。我们正在追求的直接效果是毛发的排出，或者至少是毛发的改变（发茎的扩张），并且在几分钟内出现毛囊滤泡丘疹。若用一把镊子拉扯头发，没有任何皮肤阻力，证明光脉冲的低效。患者应感觉到短暂的热感或烧灼感，又在接下来的几分钟内减弱（否则我们需要减少能量）。测试中烧伤的最终直接影响被推迟，因此，我们需要等待几分钟（仔细观察 7~10 分钟），以判断所使用参数是否有效。禁忌证基本上是晒黑、喷雾美黑和深色皮肤类型，以上均会增加烧伤的风险，并因此产生瘢痕（瘢痕、变色不良）。换句话说，对于服用周期素的患者不存在光脱毛的禁忌证，如患者的峰值吸收将在紫外线中，而不是在 IPL 发射的可见光谱中。在法国相关医疗协会中经常讨论对孕妇是否可进行脱毛治疗，而现在已无自相矛盾的毛发再生的风险，也没有子宫内婴儿会出现轻度扩散的风险，因为这些渗透的光子被皮肤吸收，即不能超过真皮下，在子宫肌肉或羊水中更少。

在脱毛条件下，有两种特殊的次级效应：

（1）白发病。Radmanesh 对 821 例使用强力闪光灯治疗多余毛发的患者进行了研究，发现仅出现了 29 例白发病，发病率为 0.04%，与激光相比非常低。

（2）反常的刺激。但很少有研究或报道肯定其可能性，正如文献对于激光的描述一样。总是事先询问

激素异常，并发现处于危险情况的患者（多毛症，多囊卵巢综合征，一般的高雄激素症，年轻男性的背部，女性的激素不稳定时期，在怀孕期间不行，因为雌激素的产生保护了她们免受这种情况的影响）。最近的一篇文章报道了一个自相矛盾的情况，对 991 例患者有 5% 的刺激率，患者均为患有多毛症的各种高风险皮肤类型的伊朗女性；而考虑到荷尔蒙的因素，刺激率看起来很低[9]。

总之，对不同皮肤类型、毛发颜色和毛发厚度的绝佳适应性是 IPL 与激光相比在脱毛领域的主要特征之一。对于同一位患者，我们可以先从中级过滤器和长脉冲开始，然后后面的疗程中改为短波长滤波器和较小的脉冲，以适应毛发的逐渐稀疏化。通过使用高度适应性的过滤器并分割脉冲，我们可治疗皮肤类型 I ~ V 型，而不用使用多种激光。在一本关于它的专著（*Laser versus IPL: Competing Technologies in Dermatology*，Ross，2006 年）中，分别详细介绍了两种技术的优点与缺点，并在讨论中选择了一个例子来表明在脱毛领域，两者是可以互换的[10]。这就是我们多年来在法国所关注的问题。它后来得到了北美洲专家的认可，而且 IPL 已经被比喻为"穷人的激光"（图 37.10 和图 37.11）。

血管领域

对于这一理论来说，有一种被称为"血管"的滤波器，它的光谱范围为 500~1 000 nm，可有 500 多种单色激光器被使用。不幸的是，物理不是临床医学，IPL

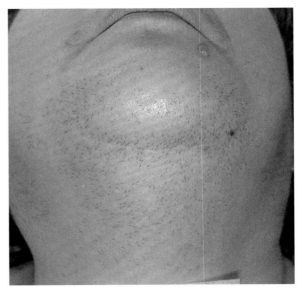

图 37.10 使用 610~950 nm 和三脉冲 20 J/cm² 的 IPL 进行颈部脱毛。

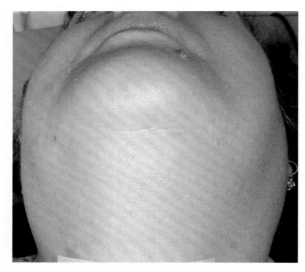

图 37.11 用 IPL 进行颈部脱毛的 3 个疗程后。

比血管激光器更难获得可重复的结果。然而，Wolfgang 和他的同事在 2007 年进行的一项数学模型研究非常有贡献[11]，其中有一个 500~1 000 nm，15~30 J/cm² 的滤波带，静脉直径 60~500 μm，深度 1.2 mm。

- 对于 60 μm 以下的静脉来说，很难超过 70 ℃。因此，用 IPL 治疗因红细胞扩散引起的毛细血管扩张更容易。

- 对于小于 150 μm 的静脉，我们需要脉冲持续时间小于 10 ms，能量密度至少为 15 J/cm²。血管越薄，脉冲越小，通量越高。对于超过 500 μm 的较大的静脉，我们需要更长的脉冲 10~30 ms，并且至少适应了通量流畅性。

- 对于较薄的血管，最好开始先使用 500 nm 左右的短波滤波器，而对于较大的血管，过滤波长适当增加（超过 550 nm，甚至接近红外）。

- 综合冷却系统保护皮肤免受灼伤，但 IPL 降低了治疗的效率，血管越薄，程度越甚。IPL 在这一领域的适应证与血管激光在此领域的适应证相同；十多年来许多出版物都谈到对各种类型的胆红素症、红宝石斑、星状血管瘤和平面血管瘤（特别是厚型和老型）有良好的效果。对于西瓦特皮肤异色病或颈部红肿，IPL 在许多出版物中同样被提到。

- 新的脉冲延迟小于 1.5 ms 或新的波长双宽带，现在有可能接近脉冲染料激光器（PDL）所代表的血管金标准的结果。

Faurschou 等发表了一项关于 PDL 与 IPL 在平面血管瘤上的比较研究。他们得出结论，PDL 的光照有 65% 优于 IPL 的 30%，但提到 IPL 对于较厚的血管瘤或结节治疗上可能更优。因为 IPL 具有宽的光谱带和

长波长，允许对更深的血管有更强的穿透力和更强的热凝作用[12]。在 2009 年的一项研究中，与许多机器（Alexanderite，Nd:YAG1064，IPL）相比，在治疗抗平面血管瘤的方面，IPL 占据了很重要的位置，考虑到所获得的疗效 / 安全性的比率[13]。Nuehaus 和他的同事比较了 PDL 与 IPL 治疗 22 例红斑红细胞病患者，每月 3 次疗程，用分光光度法测定两种机器治疗红斑的结果，没有显示出有统计学意义的差异；除了红斑的减少外，他们还报道了皮肤纹理、瘙痒和发红的改善。在大多数与疼痛治疗有关的病例中，患者均偏爱使用 PDL，因为新型 PDL 配备了冷却方法，但偏好与预后或结果无关[14]。对我们来说，这些系列仍为孤立，而且大多数从业者都承认血管激光在他们的领域是最好的，用 IPL 激光获得可重复的结果要困难得多，特别是在新使用者的操作下。使用一台"强大"的机器，意味着有许多过滤器，可以设置最佳参数，具有丰富的经验。一个测试补丁允许快速估计所指示的情况下可达到的结果。但要注意，这种预测只对浅色皮肤类型是正确的，几乎不可能用 IPL 治疗Ⅲ型以上皮肤类型的血管疾病，而无皮肤起泡的风险。

我们还注意到，皮肤的改善据说是反应性的，经常受到脂溢性皮炎和酒渣鼻的影响，可能受到各种机制的影响（淋巴细胞浸润的减少、前胶原Ⅲ型的重组、血管网络的减少或 Demodex 的破坏）。在静脉学中，结果是不可预测的。一些研究对 IPL 表达了一定的兴趣，但大多数作者都只同意写对硬化症的效果，以及 Nd:YAG 仍是无可替代的。IPL 有时可以完成以下的治疗：

- 薄的红色血管或紫色血管，与附近的网状静脉无明显连接。

- "red socket"综合征（图 37.12）。

当在大腿内侧和膝盖区域治疗时，必须小心，因为这些区域皮肤很薄，在治疗过程中很难不引起机械血管收缩。在实践中，避免在血管治疗时将晶体用力压在皮肤上（治疗脱毛时，我们实际上是压在皮肤上），只是轻触皮肤，从而避免机械血管收缩。这很难用很重的手持机实现。你只需要设置闪光区域并平放在皮肤上即可。理想的情况下，甚至稍微提升皮肤，皮肤就可以通过凝胶粘到晶体（这被称为浮动）。一些系统提供较小晶体（点）的手持机，以方便接触到面部的曲线区域并可减少疼痛（图 37.13）。避免因表皮麻醉和冰锥而引起的血管收缩也是很重要；这些减少了同样多的"红色目标"；一些人使用表皮麻醉、冷却的手持机或冷喷剂。例如，在一次 IPL 疗程后主要

的毛细血管扩张症的减轻（图 37.14 和图 37.15），或者改善了一个典型的面部毛细血管扩张症（图 37.16 和图 37.17）。你可以期待在几次 IPL 疗程后改善玫瑰丘疹，而 IPL 也是众所周知的治疗颈部发红的金标准（图 37.18~图 37.25）。

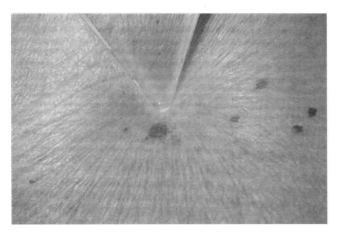

图 37.12　特定直角 IPL 手持机用于红宝石点。

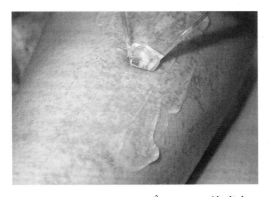

图 37.13　IPL：495~950 nm，15 cm²，20 ms，治疗点 10 mm²，治疗红袜腿。

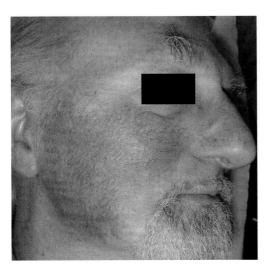

图 37.14　严重面部红斑使用绿色滤光片 495~950 nm 11 J/cm² 10 ms 单脉冲治疗前。

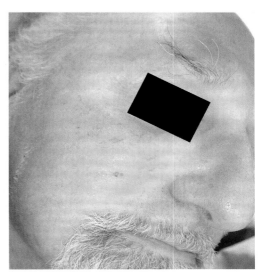

图 37.15　在 IPL 的一次疗程后 4 周，皮肤泛红已有了巨大改善。

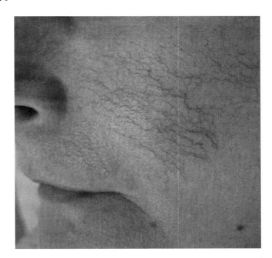

图 37.16　脓毒症使用绿色滤光片 495~950 nm 11 J/cm² 10 ms 单脉冲治疗前。

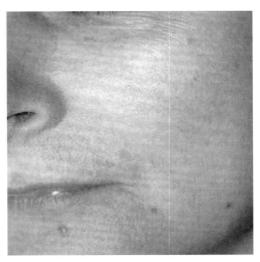

图 37.17　在一次疗程后 6 周，I 型皮肤光型的发红得到了极大改善。

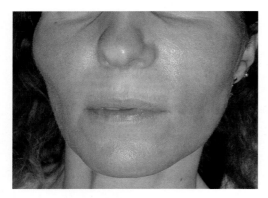

图 37.18　在 IPL 治疗前的经典红斑和酒渣鼻。

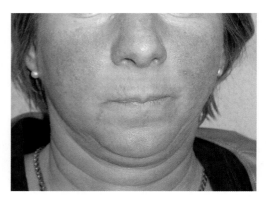

图 37.22　495~950 nm 15 J 15 ms IPL 第二次治疗酒渣鼻前。

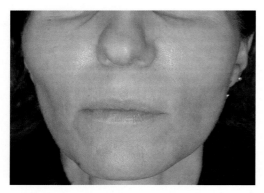

图 37.19　495~950 nm 18 J 15 ms IPL 治疗面部弥漫性红血球症一疗程 10 周后的结果。

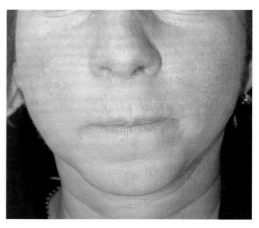

图 37.23　IPL 治疗玫瑰丘疹第二个疗程后 5 周的结果。

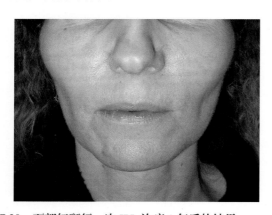

图 37.20　面部红斑行一次 IPL 治疗 1 年后的结果。

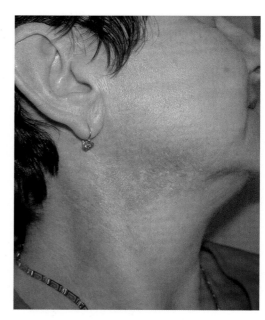

图 37.24　IPL 治疗颈部发红前。

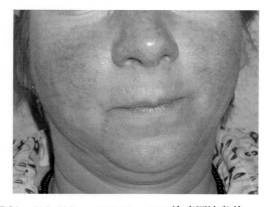

图 37.21　515~950 nm 15 J 15 ms IPL 治疗酒渣鼻前。

色素领域

在激光出现之前，色素性病变是通过冷冻治疗、中度换肤或侵袭性机械/化学磨皮来治疗的。事实证明 IPL 是一种 Q 光纤耦合或倍频（Nd:YAG）、绿宝石或红宝石激光器的可靠替代的方法。我们在对某些皮肤类型，特别是亚洲人种使用 IPL 时，必须注意，不仅要准备应对因炎症后色素沉着出现明显的/预期的次级效应，还要小心无色型瘢痕的严重并发症。我们建议选择 2~3 脉冲的不同的光谱范围

[(450~950)/1 200 nm] 和不同的持续时间。持续时间取决于机器的选择（5~10 ms，有时分成两个脉冲），比黑素体的 TRT 长得多，更接近表皮的 TRT（10 毫秒）。理论上 IPL 的适应性远不如 Q 光纤耦合激光，因为它们的脉冲持续时间变化范围为 5~10 ms，而黑素体的 TRT 是 50~280 ms[15]，在临床实践中，我们通过分次脉冲、表皮的高效冷却系统和适当光谱带的选择来适配物理原理（图 37.26~图 37.31）。

一项于 2006 年进行的基本对照研究针对表皮无创方法（光学共聚焦显微镜和光学相干断层扫描）展开，以了解强烈脉冲光对色素病变的动态机制的作用。所获得的图像表明，表皮基底区的黑素体迅速迁移到表皮表面被抑制。另一方面，病变区的黑素细胞

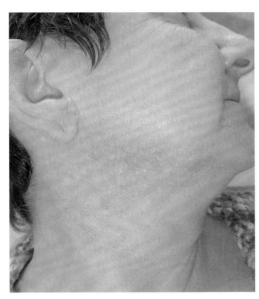

图 37.25 515~950 nm 18 J/cm² IPL 对颈部发红一个疗程后的结果。

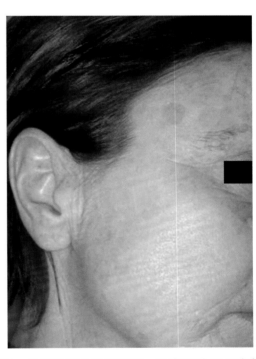

图 37.27 脸颊的日光性晒斑在一次疗程后 10 周有极大的改善。

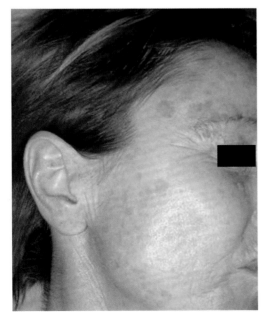

图 37.26 黄光滤波器 515~950 nm 双脉冲 15 J/cm² 治疗日光性晒斑前。

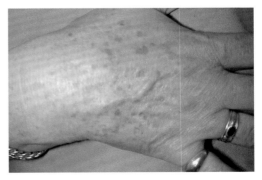

图 37.28 550~950 nm 双脉冲 18 J/cm² IPL 治疗手背上的日光性晒斑。

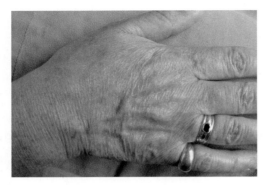

图 37.29　一次 IPL 疗程 2 个月后的完美结果。

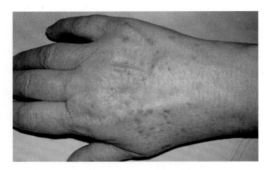

图 37.30　用 515~950 nm IPL 治疗手部日光性晒斑。

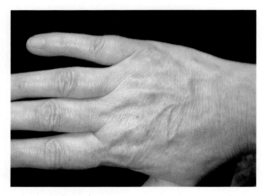

图 37.31　右手背日光性晒斑用 IPL 治疗一个疗程后 3 个月的结果。

是完整的，治疗后它们再次变得过度活跃。因此，作者得出结论，IPL 对病变的治疗是有效的，表皮基底层的黑素体密度增加，但当黑色素细胞过度活跃时，我们需要结合表皮治疗，如对苯二酚或 Q 开关翠绿宝石激光[16]。这些工作结果与我们做的临床试验结果完全一致：2000 年发表的试验中，雀斑样痣的改善率约为 75%，而 Wang[17] 对 32 名Ⅲ或Ⅳ型皮肤类型的亚洲患者（15 例雀斑患者，17 例雀斑样痣患者）进行比较研究，其中一例用 Q 开关翠绿宝石激光绿宝石激光（QSAL）治疗，另一例用 IPL 治疗，随访 2 周、4 周、8 周和 12 周（如果是继发性色素沉着疾病，随访 6 个月）。所有患者都通过治疗有显著改善。对于雀斑样

疹，在 QSAL 和 IPL 的一次治疗后，疗效相似。对于雀斑，QSAL 在一次或两次治疗后比 IPL 有更明显的改善。用 QSAL 治疗的 9 例（28%）患者出现了炎症后色素沉着的反应（雀斑样痣的患者比起治愈雀斑后 3~6 个月的患者更易得），而用 IPL 治疗的患者未出现反应[18]。几次 IPL 的疗程也可淡化色素样瘢痕。对于黄褐斑而言，IPL 的治疗结果非常不一致，不足以得到有价值的主张，而且有必要使用后续脱色产品。

提示与注意事项

因表皮斑点颜色太浅，而不能充分吸收光，或因其为小而薄的脂溢性角化病，为了优化治疗表皮斑点的结果，需用一支永久的棕色或黑色笔（标记笔）描绘它们，并用过滤器发射一个低通量单闪光，过滤器无要求。这使我们有了类似于 Er:YAG 激光的瞬间光消融（这种技术称为 AbraLight®）技术。否则，在我们的经验中，好的光吸收的标志（或者说"终点"）是当中度红斑的色素病变区变暗（"变灰"或治疗区域色素沉着增加至少一个度）时，在病变周围显示出红色光晕。形成的硬皮碎裂，颜色淡化需要 8~10 天的时间，同时使用瘢痕修复霜或舒缓霜。两个疗程之间需要间隔 4~8 周，防晒系数需达 30 或更高。

这些照片所附的个人案例介绍了在一个疗程中治疗的效果，这对于老年患者来说有时是足够的，他们不希望与未处理的区域相比有重要的分界线。我们有时需要 2~3 次迭代疗程才能得到预期的结果，或者在病变区提前 1~2 小时使用 5－甲氨基乙酰氨基乙酰丙酸酯，以在病变区不暗沉时优化治疗结果（图 37.32~图 37.37）。

肌肤再生与胶原蛋白"重塑"

闪光灯治疗对老化皮肤的两个主要病症有着不可否认的功效：毛细血管扩张症和老年斑。此外，一些经验丰富的从业者报道了（治疗可致）皮肤肤色的改善、毛孔的缩小、皮肤质地的改善，甚至有间接胶原刺激的迹象，肤色提亮还可抚平细纹。事实上，理论上闪光灯可以作用于非剥脱性激光"重塑"中提到的成纤维细胞合成的两种刺激机制：第一，具有较短波长发射光谱的"血管"作用，通过快速释放内皮细胞中的血管活性介质（大量激活成纤维细胞最强的刺激因子之一的 PDGF 释放从而触发"瘢痕修复"的机制）；第二，非血管的"热"作用，通过其光谱发射的较高波长，作用于热休克蛋白（HSP）和转化生长因子 β（TGF-β）的系统平衡，而 PDGF 本身也是成

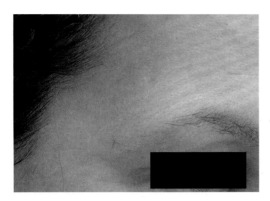

图 37.32　Abralight 治疗日光性晒斑。

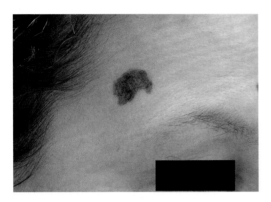

图 37.33　先将病变区涂黑后进行 Abralight 操作。

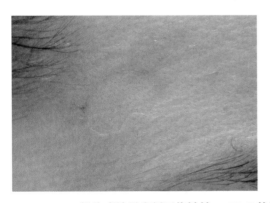

图 37.34　Abralight 的治疗结果类似于烧蚀性 Er:YAG 的治疗效果。

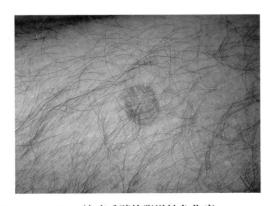

图 37.35　Abralight 治疗手臂的脂溢性角化病。

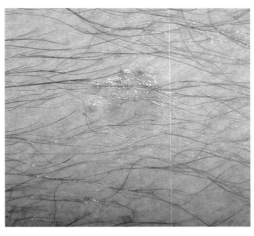

图 37.36　Abralight 治疗后的外观。

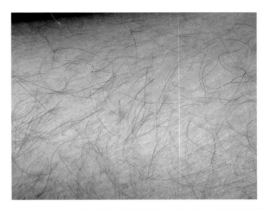

图 37.37　Abralight 技术治疗脂溢性角化病 10 周后的结果。

纤维细胞增殖和胶原合成的强效调节剂。HSP 是一组复合分子、抗凋亡分子和促凋亡分子的平衡将通过与 Fas 配体系统和其他跨膜受体的中介关系来决定治疗前景和细胞功能，跨膜受体作用于细胞内转导系统。TGF-β 本身是一种"复杂"细胞因子，其作用是双相的且取决于周边环境，具有许多 β 亚单位 1、2 和 3，还具有跨膜受体、共受体和可溶性受体的许多异构体，它们处于休眠和活跃状态。对于其调节机制，作用效果和在光复苏中的地位均尚未阐明。我们知道，高温和长时间的加热可以使休眠形式转变为活性形式，并刺激成纤维细胞。目前，这项研究还没有建立或阐明非剥脱性激光器的复杂作用模式。然而，如果物理病理假设是有说服力的，则需要取得重要进展，以提高机器在减少皱纹方面的客观性能。2001 年，Zelickson 发现，如 PDL 一样，Photoderm 铅激光可增加 I 型胶原蛋白的产生。之后的组织学的短期测试和研究有时是矛盾的。对我们来说，解释和比较这些研究的问题在于这些机器的标准化，机器之间存在差异并取决于终端用户。一个操作者可能使用一台机器后无效，但他是否正确地使用了它并设置了最佳的参数？患者最终能期望什么？日光性晒斑淡化，肤色提亮，皮肤纹理改善，皮肤炎症减轻，但不能保证对皮肤松弛或严重皱纹有效。不可否认的是，某些患者的反应优于他人，但这不是可以预测的。

治疗方案一般包括一系列 4~5 次疗程，每隔 2~6 周治疗，并建议之后每半年或每年进行一次附加治疗。有丰富经验的从业人员治疗老年斑和血管变形可在 1~2 次疗程后达到足够的治疗效果；对于大量的患者来说，这是可以接受的。参数和过滤器的选择取决于机器、血管或色素病变的优势以及患者的皮肤类型。随着疗程的推进，激光通量也逐渐增加，且取决于患者的耐受性和治疗效果。我们希望达到淡化的红斑和灰色的色素病变。在接下来的几天里，我们最多可以看到一个更暗的病变区域，甚至是一个更硬的病变区。如果可能的话，患者可以在一个小时内恢复工作、化妆。平均 8 天后，不存在任何治疗痕迹。当色素治疗成分存在时，需要先进行治疗，然后等待 3 周或 4 周后皮肤的清除，因此，在血管设置较高的治疗期间，不易起泡或结痂。以同样的方式，最好术前使用局部脱色产品，以提高收益风险比（图 37.38~ 图 37.42）。

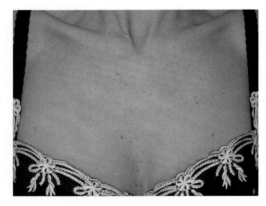

图 37.38 在 IPL 系统使前胸皮肤恢复年轻化前。

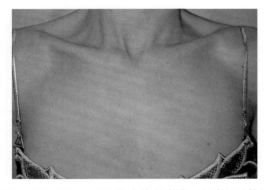

图 37.39 550~950 nm IPL 治疗前胸皮肤一次疗程后的结果。

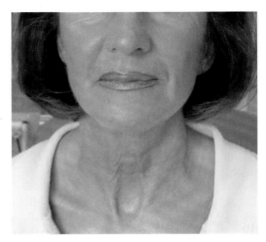

图 37.40 BoNTB 和全路径 550~950 nm IPL 激光使面部和颈部再年轻化。

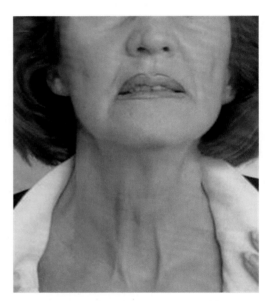

图 37.41 两次 IPL 治疗 1 个月后，面部和颈部再年轻化。

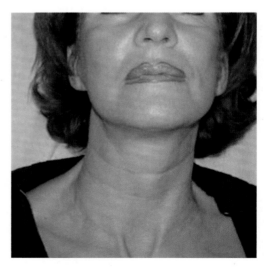

图 37.42 BoNTB 一次疗程和 550~950 nm IPL 4 次疗程后的面部和颈部再年轻化。

痤疮

这一领域的最新科学研究认可了蓝光和光动力疗法（PDT）对炎症性痤疮和寻常痤疮有效的假设，但若仅有 IPL，则只有少数测试几乎没有提供有效性的证据。尽管总体上结果非常乐观，但到目前为止，在这一领域不建议使用 IPL。IPL 可以直接作用于痤疮丙酸杆菌以达到一定程度的"抗炎"作用，但为了持久的结果，我们需要将 IPL 与抗粉刺治疗相结合；否则，病变将迅速扩散（根据抗生素治疗）。在 PDT-IPL 治疗中，直接作用于皮脂腺附件可获得持久的治疗结果，

但与之对应的代价是暂时性加重和严重的副作用。附表写有 IPL 或 PDT 的主要测试结果（表 37.1）。

光动力疗法与 IPL

关于 KA 的第一项科学研究可以追溯到 2007 年。这是一项随机的患者内研究，将 25 例患者病变区分为半面并相比较，比较两种方法疼痛程度和 3 个月后的结果，两种方法分别为一次 MAL（3 h）-IPL 610~950 nm 疗程与一次 MAL（3h）-PDT 红光疗程[19]。该设置已得到充分证明：IPL，610~950 nm，80 J/cm^2，

表 37.1　IPL 在痤疮中单独和 / 或联合应用光感产品的一系列治疗的结果

作者（年份）	PDT	研究方法	结果		随访（月）
Gold MH（2004）	是 ALA		有改善 54.5% 的炎症性病灶 37.5% 的非炎症性病灶		NP
Santos G（2005）	是 ALA 20%，3 小时	13 例患者 半脸 vs. 仅使用 IPL 量子 560 nm 26 J/cm^2 2 个疗程	4 周后有改善，与 ALA 合用效果更佳 可能出现短暂性加重		1 和 2
Rojanamatin J（2006）	是 ALA 20%，半小时	14 例患者 半脸 vs. 仅使用 IPL 量子 560/590 nm 25~30 J/cm^2，20~40 ms 3 个疗程，每个月间隔	第 1 周就有改善 • Placebo-IPL：66.8% 中的 50% 患者第 4 个月效果极佳 • ALA-IPL：87.7% 中的 80% 患者 4 个月后仍有效果		1 和 3
Taub A（2007）	是 ALA	22 名患者 半脸 vs. 仅使用 IPL IPL 600~850 nm IPL+RF 双极 蓝光 3 个疗程，每 2 周间隔	IPL 比其他技术效果佳		1 和 3
Yeung CK（2007）	是 MAL，半小时	23 名患者 半脸 vs. 仅使用 IPL 530~750 nm IPL 共进行 3 次激光照射，每次 4 个位点	炎症性病灶的改善 • 仅用 IPL：22% 第 1 个月，23% 第 3 个月 • MAL-IPL：53% 第 1 个月，65% 第 3 个月 非炎症性病灶的改善 • 仅用 IPL：15% 第 1 个月，44% 第 3 个月 • MAL-IPL：52% 第 1 个月，38% 第 3 个月 25% 的研究是 DPT/ 疼痛		1 和 3
Chang SE（2007）	–	30 例患者 3 个疗程	对于炎症性痤疮无改善 （改善发红、色素不均和肤色）		
Wanitphakdeedecha R（2009）	–	20 例患者 4 个疗程，每 2 周间隔	轻微改善，更重要 / 频繁的短暂痤疮加重		

表 37.2　2009 年 Down 的研究成果

分型	EVA（0~10）	4 个月时总功效
KA	1	10/10（100%）
KA（头皮）	2	10/11（91%）
Bowen 病	3	9/9（100%）
浅表 CBC	3	10/10（100%）

两个脉冲，每 5 ms，带亚脉冲和红色 LED，630 nm，8 分钟，37 J/cm²。疗效的记录结果与记录的数据相一致，且仅在一个疗程 3 个月后，展现了平均 50% 的 KA 治愈率和两种光源下都有良好的美容效果。IPL（EVA 约 4.3）的疼痛水平低于红光 LED，即使它是由脉冲冷空气冷却的（EVA 约 6.5）。最近发表的论文报道了 IPL 和 MAL 联合治疗光化性角化病、Bowen 病和浅表 CBC 的绝佳治疗效果，其模式如下：MAL 封闭 3 小时，IPL 三脉冲 20 ms，延迟 30 ms；对于 KA，多次发射总共 39 J/cm²；对于 Bowen 病和浅表 CBC，多次发射共 78 J/cm²（表 37.2）。作者报道了"MAL－平方脉冲 IPL"对机器发射的光谱的恒定稳定性和脉冲之间可能的氧合的准常效（其设备延迟 1 ms，这似乎不太合适，但对从业者来说肯定足够），从而推荐低重复通量的使用[20]。

更多美学领域

Ruiz-Rodriguez 在 2002 年发表了他的研究结果，他在使用 IPL 前先在表面使用 5-ALA，他使用"光动力光学恢复"一词作为这项技术的术语。在 2001—2002 年的同时，使用这项技术的医学用户报道，在用光动力光学恢复治疗光化性角化病、Bowen 病或浅表 CBC 之后有明显的纹理改善。其他学者后来选择了各种光源（PDL、连续蓝色或红色灯源、LED、IPL 等）用作"PR-PDT"。我们现在将讨论根据选用的光敏剂来选择 IPL、ALA-IPL 或 MAL-IPL。对于 ALA-IPL，不透明遮挡下的光敏剂使用时间基本上很短（0.5~1 小时），但时间现在已经延长了，且越来越多的操作者使用时间为 2~3 小时。如果我们参考已经发表的报道，患者和观察者可很好判断美容效果，就"光再生"而言，一次"ALA-IPL"疗程相当于三次单独使用 IPL 疗程，几乎没有次级效应（与 IPL 相同但有轻微增长）。另一方面，它有可观的治疗效应，不仅可治疗浅表皮肤的胎记、色素斑、皮肤纹理和整体老化，还

可治疗光化性角化病（表 37.3）。事实上，这些出版物存在许多不足之处：方法不充分，治疗期间立即产生痛苦的继发效应，包括持续 2~3 天明显的眼睑红斑和 8~10 天的红斑和结痂很少被报道，而且通常只持续 3~6 个月，使其证据完全不足（5 年延迟是皮肤肿瘤学研究中可接受的最低限度）。

值得注意的是，与 IPL 一样，治疗结果主要是基于浅表的日光皮肤晒痕。皱纹和松弛度是没有改善的，除非我们有一个重大的临床改变。Orringer 和他的同事最近发表的复杂的免疫组织化学研究也对此进行辅证，在使用 PDL 联合 ALA-PDT 的疗程之后，所有研究中的增殖标记物和表皮－真皮修复物都显著增加，并且明显增加了表皮修复剂的数量，特别是 p53 碱基率与某些标记物（CK-16 到 J7，胶原Ⅰ型到 M1 的峰，然后胶原Ⅰ型和Ⅲ型到 M3 的峰）的增加之间存在相关性；作者发现若仅使用 PDL 可观察到显著的增加（约为 2 倍）。p53 的碱基率视为由紫外线引起的细胞改变的程度，这与 CK-16 的增加直接相关，可以成为预测个体对 PR-PDT 反应，因此，可作为患者选择的临床指征。在实践中，从 PR-PDT 的角度来看，这项技术没有很好的治疗结果，与一般性激光一样，除非有足够的目标，强力紫外线诱导产生改变。在这项研究中，回到他们的基础状态 M6，有必要提供补充治疗或使用其他治疗方法来维持效果。即使改善紫外线引起的病变区的确切机制尚未阐明，即使这项研究只是关于一种脉冲光源 PDL 激活光敏剂，该方法是非常具有前景，因为该技术产生的皮肤再生和修复的数量可观，这都是诱导临床反应的良好指标[21]。最后，关于 Morton 和同事在 2008 年对 PDT 的总体科学回顾[22]，作者基于 2/3 的证据水平得出结论，光再生功效达到 B 级推荐水平（科学推定）。但如果我们慎重对待，Metvixia® 是法国唯一的相关产品，应使用红光 LED 而非 IPL 治疗角化病（光化性角化病和基底细胞癌）是非常关键的。尽管如此，这项技术在法国没有什么前途，因为唯一获得 AMM 认可的光敏剂是 Galderma International 商业化的 Metvixia，在法国可以在相对安全的情况下使用（因此，在 AMM 以外，完全由医疗操作者负责，不报销费用），这是非常昂贵的（药房有处方，每支 2 g，205 欧元一支）。我们仅在罕见的发生光化性角化病或严重痤疮且拒绝抗生素、抗雄激素或异维 A 酸治疗的患者中使用 AMM 以外的 Metvixia。一旦癌性病变发生，我们根据规范使用红灯源治疗方案。关于痤疮的治疗结果已在表中呈现，并会在指定的章节中详细描述。

表 37.3　使用 IPL 进行光动力光子嫩化的报道

作者（发表年份）	患者数量	光敏剂	照射光类型	结果		随访时间
Ruiz-Rodriguez R（2002）	17 例上皮层瘤变患者 38 例角化棘皮瘤患者	ALA	IPL 2 期	角化棘皮瘤：33/38 "完全缓解" / 外观提升		3 个月
Gold MH（2003）	10 例	ALA，0.5~1 小时	IPL（血管灯）3 期	角化棘皮瘤：>85% 色素沉着：90% 库珀病：50% 皱纹：>75%		
Avram DK（2004）	17 例	ALA	IPL 1 期	角化棘皮瘤：68% RC 微血管扩张：55% 色素沉着：48% 皱纹：25%		
Alster T（2005）	10 例，仅接受 IPL 治疗	ALA	IPL 2 期	ALA-IPL> 单用 IPL		6 个月
Marmur ES（2005）	7 例，仅接受 IPL 治疗	ALA	IPL	组织学上 I 型胶原数量 ALA-IPL>单用 IPL		
Kim HS（2005）	12，亚洲人，一期 IPL 治疗	ALA，4 小时	IPL 555~950 nm（12~16 J/cm²）	50%（42% 组织结构上）		3 个月
Dover JS（2005）	20 例，仅接受 IPL 治疗，随机化试验	ALA	IPL 4 期	ALA-IPL>单用 IPL Photoage：皮肤年龄 Pigment：色素沉着 Wrinkes：皱纹		1 个月
Gold MH（2006）	13 例，仅接受 IPL 治疗	ALA，30~60 分钟	IPL 3 期	ALA-IPL>单用 IPL （60%~80%>30%~54%）		1 个月及 3 个月
Babilas P（2007）	25 例角化棘皮瘤伴疼痛，半脸分别进行 IPL 与 LED 治疗	MAL，3 小时，1 个疗程	IPL 610~950 nm/脉冲序列红色 LED	有效率（约 50%）和外形提升程度：无明显变化 疼痛缓解数量（取中位数）：4 例接受 IPL 治疗者疼痛缓解 /6 例位接受 IPL 合并冷却治疗者疼痛缓解		3 个月

病理瘢痕及预防瘢痕

即使是开始情况很糟糕的瘢痕（缰绳瘢痕、肥大瘢痕、薄瘢痕）修复也是可能的。在这些适应证中，胶原蛋白重塑需要与旧瘢痕修复过程一样多的时间（最多 1 年，每月 1~6 次疗程），但效果很好。如果瘢痕仍然是炎症性的，红光和绿光的过滤器是首选的，其次是黄光或橙光的过滤器。对于旧瘢痕，推荐使用 600 nm 以上的较浅或较厚的滤光片。一组整形外科医生最近对 109 例患肥大瘢痕的患者进行了研究，取得了很好的治疗效果，但治疗次数较多（平均 8 次，间隔 2~4 周）：92.5% 的患者出现了改善，其中 65% 的患者在瘢痕厚度、瘢痕发红和瘢痕时期方面有良好或非

常好的治疗结果[23]（图 37.43 和图 37.44）。

对于妊娠纹

这些治疗结果和其他技术的结果一样具有欺骗性。我们最多可以对于时间不长的妊娠纹，粉红色裂纹和 "nonanetodermic"（纳米真皮）获得满意的治疗结果。对于紫色的妊娠纹，IPL 可以稳定它们，并随着时间的推移更快地淡化它们。

文身

关于文身的发表研究并不多，从技术上讲，由于没有闪光灯能够在不到纳秒或皮秒的脉冲时间提供可

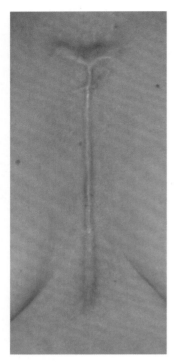

图 37.43 胸骨瘢痕在 5 次 IPL 疗程治疗前。

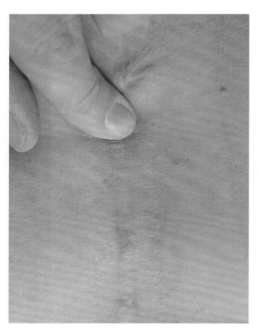

图 37.44 用 IPL 治疗肥厚型胸骨瘢痕取得巨大改善，并使用了 4 个硅胶垫。

用的能量，所以不可能实现色素（墨水）分子的碎裂。我们破坏了颜色，但同时光热解效应选择性较低。即使我们可能对表面文身产生某些影响，也不推荐使用 IPL 去除文身，因为我们可能会引起皮肤坏死或增生性瘢痕如"意外"文身去除所描述的那样（图 37.45）。

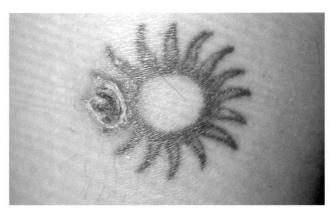

图 37.45 脱毛时，错误的 IPL 操作，使文身处皮肤发生部分真皮烧伤。

可预期的与不可预期的次级效应

疼痛： 根据治疗区域和使用的过滤器，不同的患者（皮肤类型 ++、目标瑕疵的数量和大小），疼痛是不同的。患者将感觉描述为一个弹性带击中他们或针刺感，并且短暂性闪光。波长越短（接近绿色 / 黄色），光渗透越少，同时表面吸收的高能量越多，烧灼感越剧烈。治疗师必须格外注意患者的抱怨，这种抱怨往往是出现并发症的警报信号，如浅表烧伤。冷凝胶和集成的冷却手持机有助于安抚患者，并确实降低了烧伤的风险。除了第一次疗程外，在敏感区域使用表面麻醉剂是罕见的。

烧伤和瘢痕： 原则上，这些闪光灯对于高型皮肤类型上是禁忌的。皮肤类型高于 Ⅳ 型以上，必须降低通量，选择滤波器和 / 或增加脉冲持续时间或分段进行。晒黑或美黑（不会因夏天到下一夏天而褪去黑色）风险更大，不应由 IPL 处理（总是尝试比较治疗区域的肤色与治疗开始前覆盖的区域肤色）；否则，会增加表皮灼伤的风险。如果我们认真对待禁忌证，并对 IPL 有很好的理解，在治疗区域上留下了规则形状的晶体烧伤印记是罕见的。如果在较深色的皮肤类型上使用不合适的设置，则可以看到持久的瘢痕，就像使用激光一样，但是通常在 IPL 中，如果有烧伤的报道，它们通常很浅表。

长期色素沉着或色素脱失： 这些可以看作是先前描述的浅表烧伤的后果（日晒后表皮、晒黑变色不良、色素性病变、晒黑区域、与皮肤类型相比参数设置不足），就像皮肤科使用的所有光源一样，如果我们不注意禁忌证。皮肤中的色素脱失是暂时的，在下一个夏天再暴露在阳光下，会再次变黑。如果夏天还有一段时间，那么 UVA 或 UVB-TL01 的一些疗程可能同样有益。色素沉着可能相对来说持久，但相对于炎症后色素沉着（有时 18 个月）也短暂。

在致癌物方面的无害性： 大多数 IPL 仅被认证为可见光的发射。因此，根据 Hedelund 等[23] 的说法，不存在光致癌物的风险：没有直接来自 IPL 的潜在致癌物，也不影响紫外线诱导的致癌性。根据 Sorg 等[24] 的说法，IPL 可以产生氧化细胞应激，但不会诱导胸腺嘧啶二聚体的形成。尽管如此，根据 Town 等的论文[25]，一定数量的 IPL 具有 CE 医学标记（或不），在紫外线区域放射光线（比例相当低，≤ 0.1%）包括红光滤波器，这些滤波器应远离紫外线。因此，有必要提高警惕，并明确规定光学辐射的滤波质量，为机器服务，校准测试，并注意滤波器。对于血管疾病，即使已避免紫癜的出现，也经常在几天内会引起水肿和水疱，即使是薄的和刺激性的皮肤，如酒渣鼻（图 37.46）。

眼部受损的风险： 患者和医生必须得到最大的保护，远离闪光灯的光谱带，以防影响复杂的眼部结构。患者应戴护眼罩和防护护目镜，以防止整个光谱照射。光线通常是深绿色。同时建议患者在治疗期间闭眼或使用类似于焊工防护眼镜的自动闭护目镜。

激光机的分类如下。

Ⅰ 类：在 μW 范围内的功率无风险。

Ⅱ 类：低功率小于 1 mW，低风险（特定 LED）。

Ⅲ 类 A：中功率小于 0.5 mW，低风险。

Ⅲ 类 B：中功率小于 0.5 W，中风险（IPL）。

Ⅳ 类：高功率大于 0.5 W，高风险（激光）。

没有任何实际分类考虑到 Ⅲ B 的 IPL 情况，尽管它们实际上与 Ⅳ 类有类似的眼部风险。

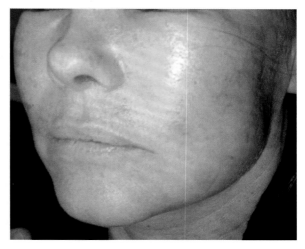

图 37.46 酒渣鼻用 IPL 治疗后的面部水肿。

总结

1994 年，IPL 系统被应用于皮肤科，它经历了难以预测的急剧增长，尽管也有许多"消极"想法。在皮肤科领域已经被证实适用于多种适应证，美容方面如脱毛或光再生，病理方面如血管性、色素性疾病或瘢痕治疗，以及其他尚待证实的适应证如伸展性瘢痕或痤疮。然而，我们需要记住的是，"多功能机器"即使一开始效果很好，也不能代表在这么多领域都是最佳收益风险比，而且，起初看起来操作简单，仍然需要丰富的经验（培训）才能用于不同的场合。因此，不要把 IPL 看作是"穷人的激光器"，而要把它看作是一种"可怕"的工具，"多能"但使用时需谨慎，所以不要忘记激光的"哲学"——"一只好手和一只好的临床眼睛"。

参考文献

[1] Roosen GF, Westgate GE, Philpott M, Berretty PJ Nuijs T, Bjerring P. Temporary hair removal by low fluence photoepilation: Histological study on biopsies and cultured human hair follicles. *Lasers Surg Med* 2008; 40:520–528.

[2] Schroeter CA. Hair removal in 40 hirsute women with an intense laser-like light source. *Eur J Dermatol* 1999 July–August; 9(5): 374–379.

[3] Nahavandi H, Neumann R, Holzer G, Knobler R, Evaluation of safety and efficacy of variable pulsed light in the treatment of unwanted hair in 77 volunteers. *J Eur Acad Deramtol Venereol* 2008 March; 22(3):311–315.

[4] Marayiannis KB, Vlachos SP, Savva MP, Kontoes PP. Efficacy of long- and short pulse alexandrite lasers compared with an intense pulsed light source for epilation: A study on 532 sites in 389 patients. *J Cosmet Laser Ther* 2003 December; 5(3–4):140–145.

[5] Toosi P, Sadighha A, Sharifian A et al. A comparison study of the efficacy and side effects of different light sources in hair removal. *Lasers Med Sci* 2006 April 1; 21(1):1–4.

[6] McGill DJ, Hutchison C, Mckenzie E, McSherry E, Mackay IR. A randomized, split-face comparison of facial hair removal with the alexandrite laser and intense pulsed light system. *Lasers Surg Med* 2007 December; 39(10):767–772.

[7] Rezvanian H, Adibi N, Siavash M, Kachuei A, Shojaee-Moradie F, Asilian A. Increased insulin sensitivity by metformin enhances intense-pulsed-light-assisted hair removal in patients with polycystic ovary syndrome. *Dermatology* 2009; 218(3):231–236.

[8] Grippaudo FR, Angelini M, Chiossi MR, Toscano V. Intense pulsed light photoepilation in hirsute women: The role of obesity. *Lasers Med Sci* 2009 May; 24(3):415–418.

[9] Radmanesh M. Paradoxical hypertrichosis and terminal hair change after IPL hair removal therapy. *J Dermatol Treat* 2009; 20(1): 52–54.

[10] Ross EV. Laser versus intense pulsed light: Competing technologies in dermatology. *Lasers Surg Med* 2006; 38:261–272.

[11] Baumler W, Vural E, Landthaler M, Muzzi E, Shafirstein G. The effects of IPL on blood vessels investigated by mathematical modelling. *Lasers Surg Med* 2007 February; 39(2):132–139.

[12] Faurschou A, Togsverd-Bo K, Zachariae C, Haedersdal M. Pulsed dye laser vs. intense pulsed light for port-wine stains: A randomized side-by-side trial with blinded response evaluation. *Br J Dermatol* 2009 February; 160(2):359–364.

[13] McGill DJ, MacLaren W, Mackay IR. A direct comparison of pulsed dye, alexandrite, KTP and Nd:YAG lasers and IPL in patients with previously treated capillary malformations. *Lasers Surg Med* 2008 August; 40(6):390–398.

[14] Neuhaus IM, Zane LT, Tope WD. Comparative efficacy of nonpurpuragenic pulsed dye laser and intense pulsed light for erythematotelangiectatic rosacea. *Dermatol Surg* 2009 June; 35(6):920–928.

[15] Watanabe S. Basic of laser application to dermatology. *Arch Dermatol Res* 2008 April; 300(Suppl. 1):S21–S30.

[16] Yamashita T, Negishi K, Hariya T et al. IPL therapy for superficial pigmented lesions evaluated by reflectance-mode confocal microscopy and optical coherence tomography. *J Invest Dermatol* 2006 October; 126(10):2281–2286.

[17] Wang CC, Sue YM, Yang CH et al. A comparison of Q-switched alexandrite laser and IPL for the treatment of freckles and lentigines in Asian persons. *J Am Acad Dermatol* 2006 May; 54(5):804–810.

[18] Babilas P, Knobler R, Hummel S, Gottschaller C, Maisch T, Koller M, Landthaler M, Szeimies RM. Variable pulsed light is less painful than light-emitting diodes for topical photodynamic therapy of actinic keratosis: A prospective randomized controlled trial. *Br J Dermatol* 2007 July; 157(1):111–117.

[19] Downs AMR, Bower CB, Oliver DA, Stone CA. Methyl aminolaevulinate-photodynamic therapy for actinic keratoses, squamous cell carcinoma in situ and superficial basal cell carcinoma employing a square wave intense pulsed light device for photoactivation. *Br J Dermatol* 2009 July; 161(1):189–190.

[20] Orringer JS, Hammerberg C, Hamilton T, Johnson TM, Kang S, Sachs DL, Fisher G, Voorhees J-J. Molecular effects of photodynamic therapy for photoaging. *Arch Dermatol* 2008 October; 144(10):1296–1302.

[21] Morton CA, McKenna KE, Rhodes LE; British Association of Dermatologists Therapy Guidelines and Audit Subcommittee and the British Photodermatology Group. Guidelines for topical photodynamic therapy: Update. *Br J Dermatol* 2008 December; 159(6):1245–1266.

[22] Erol OO, Gurlek A, Agaoglu G, Topcuoglu E, Oz H. Treatment of hypertrophic scars and keloids using IPL *Aesthetic Plast Surg* 2008 November; 32(6):902–909.

[23] Hedelund L, Lerche C, Wulf HC. Carcinogenesis related to IPL and UV exposure: An experimental animal study. *Lasers Med Sci* 2006 December; 21(4):198–201.

[24] Sorg O, Janer V, Antille C et al. Effect of IPL exposure on lipid peroxides and thymine dimers in human skin in vivo. *Arch Dermatol* 2007 March; 143(3):363–366.

[25] Ash C, Town G, Bjerring P. Relevance of the structure of time-resolved spectral output to light-tissue interaction using intense pulsed light (IPL) *Lasers Surg Med* 2008 February; 40(2):83–92.

38
光生物调节作用和发光二极管

Michele Pelletier-Aouizérate

我是由光组成的，我也是由星星组成的。

Don Miguel Ruiz, *The Four Agreements*

简介

光生物调节作用（PBM）得益于纳米技术在半导体中的应用。对光子能量的观测发现了能量与生物物质的相互作用——光电效应。自 19 世纪末期以来，光一直被用于医学发展。Niels Ryberg Finsen（诺贝尔医学奖和生理学奖获得者）利用紫外线辐射治愈了寻常狼疮，在 1896 年，他建立了第一个研究光的生物效应及其各种应用的光电研究所，即 Finsen 研究所[1-3]。1967 年，匈牙利内科医生 Endre Mester 提出了"生物刺激"[4]一词，用于描述低能量激光照射后毛发生长这一现象（这是一个偶然的发现）[66]。1975 年，Fritz A. Popp[5,6]提出 A. Gurvitch 的发现。他证明了所有活着的植物细胞都在不断地吸收和发射光。这在动物和人类细胞中也能被观察到。

光是一种生物光子形式的细胞间通信系统[7,8]。21 世纪初，美国宇航局启动了数个 2000 年 SBIRS[9]空间计划——研究栽培植物的生长：各种组织（包括动物和人类组织）的体外和体内细胞培养，增强了生物刺激的效果，提高了愈合质量。这为许多有关 PBM 的研究提供了基础，也为利用发光二极管（LED）来治疗急性和慢性伤口（如预防放射性黏膜炎）提供了理论基础[10-12]。同时，一个现代概念出现了：

恢复到"损伤 / 疾病前的活性水平"（NASA 发光二极管照射对伤口愈合的影响）[9,13-15]。

所有临床病变状态均为动态变化的，并服从非线性平衡[13]。

纳米技术、半导体以及发光二极管的出现，使光疗得到了空前的发展[16]。

二极管是一种半导体，当低强度电流通过时，它会发出特定波长的光。现在，由于新材料的出现，光波可以有几种颜色，波长变化从 247 nm（UV）到 1 300 nm（近红外）不等。它的主要成分是稀土矿物。

电致发光二极管的半导体具有 PN 结构特征（图 38.1 和图 38.2）。

光子的能量伏特是生物效应的基础：它实际上是一种光电效应[17]——一个能量量子（图 38.3）。

吸收、传递、扩散和缓解等现象均是类似的形式。其结果取决于电子在其轨道上的重力，此时波处于正常或修正的位置，后者用图 38.4 中的虚线表示。这种效应是由于能级的调节造成的。在吸收或接收并重新发射光子之后，电子会恢复到它最初的稳定状态（当一个高能光子被电子吸收时，电子就变成了离子）。

所有观察到的效应都与时间有关；这些反应是由光电效应引起的，一个接一个地发生。临床效果可以是即时的，也可以是延迟的（初级反应或延迟反应），这取决于光子与电子碰撞的概率，其速度与光速类似。这就是为什么细胞接收的功率密度（光子数，s/cm²）是阈值的基础，阈值一开始很低，但会随着能量的增加而增加（图 38.4）。

当光子在紫色光区域时，可以观察到穿透率（没有电子碰撞）是非常低的，而吸收率是最大的，同样分布和再发射也达最大。这种效应解释了在所有的再发射过程中，向其他原子的逐级递进的去极化过程。反过来，流利度（单位 J/cm²）能够及时地到达一个平衡状态，但这种状态水平取决于功率密度和细胞实际接收的能量大小[18,19]。入射光束从组织中散射的光产生了强度梯度激光场。它们诱导不同细胞的调制[20]。空间一致性也应考虑进来[21]。

体内半导体 [7]

半导体的原理就存在于我们的身体中。它可以分

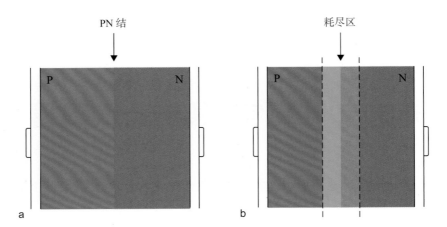

图 38.1 a. PN 结连接是一个只允许电流单向流动的二极管。b. 电流将到达这些带正电的通道，并最终形成一个耗尽区，耗尽区作为绝缘体防止随后电荷的重新组合；这造成了晶体中电的不平衡，但不足以产生能量。

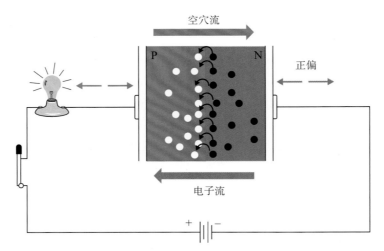

图 38.2 "正偏"或正向。我们将一块电池（约 0.7 V）和一盏灯连接在半导体的两端。如图所示，负极连接至 N，正极连接至 P。因此，同种类型的电荷相斥。电子以及正电荷或空穴流动被推到耗尽区。如果有足够的电流，它们可以在结处结合并通过二极管：指示灯亮提示电流的通过。

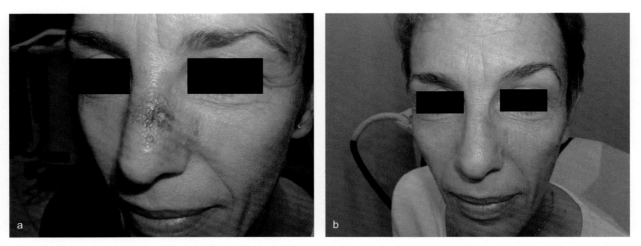

图 38.3 a. 女性，49 岁，采用光生物调节（PBM）治疗光动力疗法（PDT）所致的烧伤。b. 经过 4 个 PBM 疗程后（间隔 2~3 天）。参数设置为光生物调节作用中红色和黄色脉冲发射模式：12 J 持续 6 分钟，暗周期 30 mW/cm^2。愈合（修复炎症）过程是光子能量与生物物质相互作用的最终结果。

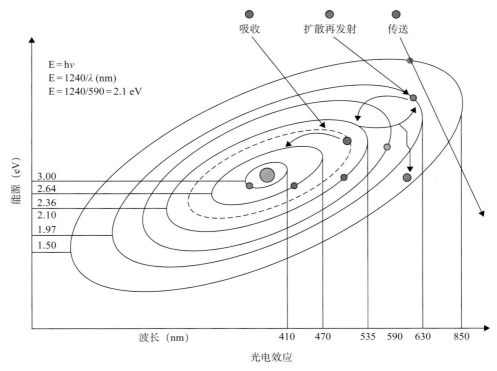

图 38.4 只有部分被吸收的光 / 能量会产生生物效应（版权：Charles Breda）。

为无机的半导体（我们日常所见的）和有机的半导体。有机半导体[16]的氧化还原是通过电化学电位差（酸碱平衡）的氧化还原体系进行的。许多分子由下列物质组成：多肽、氨基酸、脱氧核糖核酸、色素（黑色素、胡萝卜素 / 类胡萝卜素、视紫红质、血红蛋白、胆红素、叶绿素和卟啉）、神经递质和激素（多巴胺、血清素、谷氨酸和天冬氨酸）。细胞外基质的某些成分包括胶原蛋白、蛋白聚糖和糖胺聚糖；后者与水紧密相连，是更大的电子和离子电荷[22]的载体。

与无机碳相比，它们只需要更少的电流和能量。制作生物半导体只需微小改变：升高温度或增加光线的照射。

电流与电压呈非线性关系。这种状态可以影响分子的全部，也可以只影响分子的一部分且随时都在变化。它根据我们身体的生理状态一直变化。因此，我们可以理解，仅一次就能准确评估活体组织对 PBM 的反应是很困难的。

在过去的 30 年里，众多使用氦氖激光进行伤口愈合的研究为许多治疗方式开辟了道路：发红、发热和疼痛改变了我们对炎症[23]的治疗方法。新的分子水平的研究将使 PBM 的靶点[24]更精确。

愈合的三个基本阶段是炎症期（3~4 天）、增殖期（19~23 天）和重塑期（6 个月 ~1 年）。他们启动各种类型的细胞，如肥大细胞（脱颗粒）、巨噬细胞和中性粒细胞，这些细胞释放促炎因子（细胞因子、趋化因子）和其他抗炎趋化因子[25]。

正如 Grimaud 教授所言[26]，愈合是真皮表皮细胞与细胞外基质相互"对话"的结果（图 38.5）。

这种"对话"是由具有信息使命的低能量光调节的。使用 PBM-LED 进行的体外研究显示（波长范围为 630~830 nm）炎症期（增殖所必需的）被更迅速地诱导，并先于更长、更早的增殖期。新术语"生物炎症"更适合描述抗炎作用，它包括通过提高"对话"（细胞间交流）来调节修复过程。它也被 R. Glen Calderhead 称之为"LED 光疗悖论"[23, 27]。

我们研究"对话"的方法允许我们从不同的角度观察瘢痕：如瘢痕疙瘩（图 38.6）[28]。

PBM 不仅治疗炎症，而且可通过可减少疼痛并加速愈合过程，对患者的健康起帮助作用。PBM 常用于临床物理治疗中，以减轻疼痛和促进组织再生。它调节炎症过程的作用与剂量有关，在临床中可显著减少急性炎症疼痛[29]。关于 PBM 对生理因素的作用，已有多篇报道称 PBM 是缓解腕管综合征疼痛[30-34]、颞下颌关节紊乱综合征[35-37]、肌肉骨骼疼痛[38]、慢性颈部肌筋膜疼痛[39]、软组织损伤引起的急性疼痛[40]和化脓性关节炎[41]疼痛的有效治疗方法。与双氯芬酸相比，它对慢性焦磷酸盐关节病及慢性磷灰石沉积病患者更有效[42]。因此，我们完全可以相信，PBM 是一种完

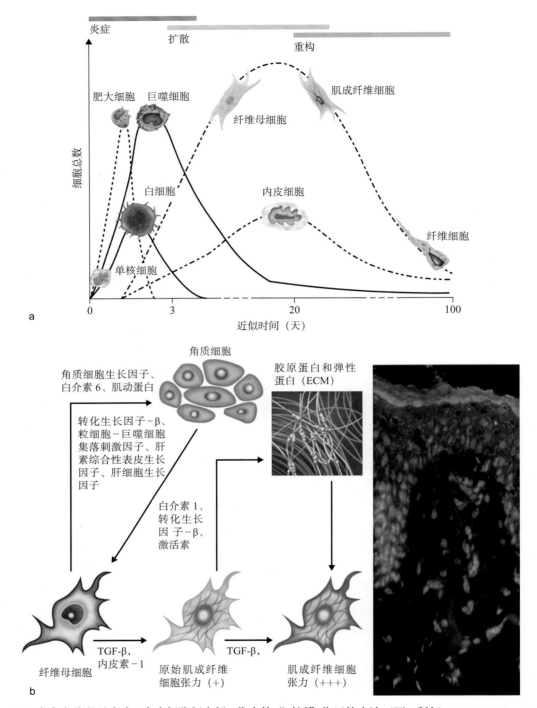

图 38.5 a、b. 正常愈合阶段是真皮/表皮细胞间良好/稳定的"对话"作用的表达（图 a 版权 Glen Calderhead；图 b 版权 J. A. Grimaud）。

整的方法，它完整地参与到愈合的过程，并通过控制疼痛来改善患者的整体状态[43, 44]。PBM 是细胞光感受器吸收特定波长的过程，它触发主要的信号通路。它触发了与增殖、修复、再生功能相关的主要信号通路（几乎所有医学领域）[45, 46]。

"光受体"是线粒体呼吸链的最后一部分，它不仅包括细胞色素 c 氧化酶（COX），还包括细胞膜。PBM 改变氧化还原系统（细胞呼吸的一部分），同时改变细胞内多种信号通路及其在几个可能方向上的转录：细胞黏附、迁移、增殖和防止凋亡。他对红色和近红外线之间范围的灵敏度涉及线粒体信号的一种特殊性质，称为"逆行"。线粒体（MTC）发生的一切变化（细胞和 MTC 的差异膜电位、活性氧的比率、细胞内和 MTC 的 Ca^{2+} 的速率、一氧化氮的光解、pH、裂变融合/稳态）

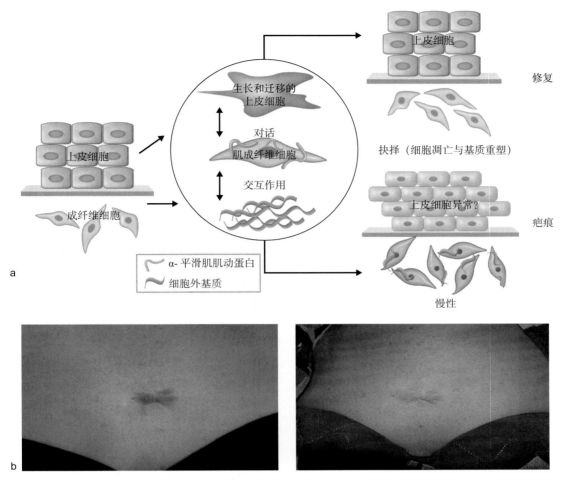

图 38.6　如果细胞（成纤维细胞和角质细胞）之间的"对话"失败（a），则可能出现瘢痕疙瘩（b）。这可以被认为是成纤维细胞和角质细胞之间的不良交流的结果（图 a 版权 J. A. Grimaud）。

都会告知细胞核细胞内环境条件发生变化[47-49]。

　　我们所说的"环境"是什么？它指的是在以下三个紧密相关的层面可改变细胞生理的任何东西：分子、细胞和组织，代表同一现象的三个不同层面。这些不同的参数都是在某一时刻警告原子核外部环境变化的信号，使得原子核根据信号进行新的转录合。核基因表达的调控可能参与了这一过程。外部环境影响我们的遗传基因。PBM（通过 MTC 的光受体）整合了这些新数据[31, 48, 50, 51]。

　　T. Karu 在 1989 年 [49, 52]首次提出细胞水平上的光治疗机制是基于细胞呼吸链成分对单色可见光和近红外辐射的吸收。呼吸链是电子或质子从代谢物转移到氧的主要途径，这个过程有 3 个步骤：①糖酵解；②柠檬酸循环（或克雷布斯循环）；③电子传递链（ECT），后两个位于线粒体。

　　大多数 ATP 是在 ETC 中产生的，而糖酵解和柠檬酸循环提供了必要的前体。ECT 位于线粒体内膜，由 5 个完整的膜蛋白复合物复组成：NADH 脱氢酶（复合物Ⅰ），琥珀酸脱氢酶（复合物Ⅱ），细胞色素 c 还原酶（复合物Ⅲ），环氧合酶（复合物Ⅳ），ATP 合酶（复合物Ⅴ）和两个可自由扩散的分子泛醌和细胞色素 c，它们将电子从一个复合物传递到另一个复合物[53]（图 38.7）。

　　1994 年 Beauvoit 等提供了第一个证据，证明细胞吸收的大部分光被线粒体 COX 吸收，此后 COX 被越来越多地证明是红到近红外区域光的接受者和光信号的传递者[54-56]。COX 是真核细胞中 ETC 的终端酶，介导电子从细胞色素 c 向分子氧（O_2）的转移。这是一个含有双核铜中心（CuA）和血红素双核中心（a3-CuB）的多组分蛋白质。中心铜氧（Cco）/H_2O 的主要功能是通过氧化还原反应把氧变成水[57]。在 Cco/H_2O 反应中，氧通过一系列的单电子转移反应把电子给 ROS 而被还原。

　　COX 吸收光子导致电子处于激发态，从而加速电子转移反应。更多的电子传递必然产生更多的 ATP。

　　另一种对 PBM 反应的分子是一氧化氮（NO）[58-61]。NO 主要由一组被称为"一氧化氮合酶"（NOS）的酶产生。它通过可逆地抑制 COX 参与细胞呼吸调节[62]。

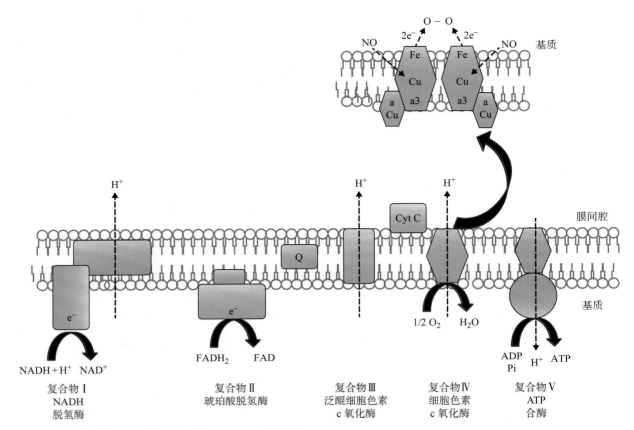

图 38.7　电子传递链，其双核中心变为 a3-CuB（图顶部）。

简单来说，一氧化氮抑制 COX 的原理可以理解为 NO 和 O_2 对减少的双核中心 a3-CuB 的直接竞争[63]。在体外实验中，近红外光谱显示 NO 从亚硝基血红蛋白（HbNO）和亚硝基肌红蛋白（MbNO）中的释放与波长和剂量相关[64]。将亚硝酸盐还原为一氧化氮也可以由 COX 来完成，而不仅仅只能由 NOS 来完成，该功能被称为 Cco/NO[57]。Cco/NO 活性受到高氧输入的抑制，其作用主要在低氧条件下发挥[19]，在一定的较大范围内，可受到氧浓度的调节[63]。随着亚硝酸盐浓度的增加和 pH 值的降低，Cco/NO 反应速率增加。低强度光通过增强 COX 的活性而增强一氧化氮合酶活性，而不改变其利用氧气的能力[63]。

我们可以从 COX 的两个主要功能（Cco/H_2O 和 Cco/NO）推断，COX 可以作为一个对氧响应的"分子开关"[63]，并且很有可能启动光信号通路的信号也依赖于氧。NO 诱导的对 COX 的抑制作用或许可以在呼吸链中调控过氧化氢的形成，以达到信号转导的目的，并控制肝脏或心脏等复杂器官的 O_2 梯度[57, 65]。PBM 可能使细胞整体的氧化还原电位（与细胞呼吸相关的氧化还原反应）向更大的氧化方向转移[66]。几个重要的调控途径是通过细胞氧化还原状态的改变而介导的，这些改变可大量诱导细胞内信号通路的激活，调节核

酸的合成，促进蛋白质合成、酶的激活和细胞周期的改变。氧化还原信号发生在生物系统因特定 ROS 水平的改变或反应组氧化还原状态的改变。线粒体似乎是一个重要的氧化还原信号节点[50]，部分原因是 ROS 超氧化物的变迁（O_2^-）[67]。Burnstock 在 2009 年[68]证明 ATP 作为一种信号分子使细胞间的相互交流成为可能。线粒体[59]经近红外照射后，线粒体 ATP 的合成增强。ATP 能激活 P2 受体（P2X 和 P2Y 亚型）。当 P2X 受体与 ATP 结合时，形成一个允许钠离子和钙离子进入细胞的通道，从而释放细胞内储备的钙[66]。

钙浓度的瞬时变化是传递细胞内和细胞间信号的重要途径[69]。线粒体可以通过两种方式传播钙驱动的信号：作为钙库以防止负反馈抑制，或释放更多的钙到细胞质以放大信号[61]。线粒体能够编码和解码 Ca^{2+} 信号，因为呼吸链产生了可使质子通过内线粒体膜电化学梯度。通过吸收并随后释放 Ca^{2+} 离子，线粒体可以改变细胞内钙信号作用的空间范围和持续时间[70]。胞质 Ca^{2+} 升高会直接降低 pH。细胞内 pH 的变化是由线粒体 pH 的变化所决定的[71]。

pH 梯度可以与细胞内外信息相对照，因为它控制着线粒体对 Ca 的释放和吸收。综上所述，PBM 通过影响血红蛋白的释放和 COX 催化的酶促反应来增加线

粒体内 NO 的浓度。已有证据表明，这种 NO 积累有 2 个直接的影响：COX 的可逆抑制和 pH 的降低，与此同时，启动两种不同的信号通路：ROS 和钙介导的信号通路。钙信号也受 ATP 升高的控制[72]。

临床实践工具

我们必须将设备参数（其特征）和照明参数（波长，能量密度，功率密度或照射强度，照明时间，脉冲或连续模式，以及与病变的接触与否）与涉及病变特点和患者病情的治疗参数区分开来[73-75]。

我们将重点介绍一些关键的装备设置，而不是描述一个完整的设置列表。

设备

（1）以散发热量的形式（通过 LED）进行降温冷却是良好参数的基本要素[20, 76, 77]。

所有 LED 系统必不可少的 3 个变量：

- LED 吸收的电能。
- 发射光的功率。
- 稳定工作的温度。

电能发光二极管的发光效率约为 12%~20%，取决于颜色（发光效率随时间推移而提高）。剩余的能量以热的形式散失。因此，机器的冷却系统是必不可少的。

a. 治疗期间的"热身"：LED 发出的热量不能有效地散发到 LED 的背面。因此，热量以辐射的形式散失在 LED 的前面，在发光的同侧，皮肤受到一定的热量，不利于保持无热状态的治疗。需要在功率、发光功率和达到的温度之间建立平衡状态。冷却效率越高，整个过程中光能就越高越稳定，从而保证了设定好的参数被细胞接收到。

b. 长波长的位移效应和光功率的衰减：LED 温度的升高会使其性能下降一半，并且在这个过程中产生的光量会下降[76]。由于发光晶体冷却不良，导致光谱从 0.2 nm/℃ 向红外方向偏移，从而使温度升高 50℃ 时，光谱向红外方向偏移 10 nm。

c. 近红外和处理区域：可以用热像仪相机见到一个多余的远红外光，以及由于光谱向红外光方向偏移而产生了近红外光。发射的光将移动至为红外区，产生的新颜色的光不再具有相同的属性。在这种情况下，材料会磨损并且 LED 退化（即转换为热能）。照明系统不应产热，相反，能量／生命物质的相互作用应尽可能在 PBM 内保持最"冷"。

d. 快速计算一个 LED 系统的整体效率：所有设备

制造商都符合欧洲共同体医疗标准（CE；欧共体），并要求在其文件中包含以下医生推荐的信息：

- 设备的电功率。
- 功率密度或辐照度，单位为 mW/cm^2。
- 功，$J/cm^2 = mW/cm^2 \times$ 时间（秒）或辐照度 × 时间（秒）。
- 发射波的波长。
- LED 板的表面积。

这些数据的不足使得无法验证信息的一致性。

（2）获得 CE 医疗标准认证（FDA 批准）：这个过程漫长、困难且昂贵；然而，就医疗适应证而言，如果我们仅考虑伤口愈合，则动态光疗需要使用 CE 认证的医疗器械：CE，XXXX。在发生医疗纠纷时，CE 认证将发挥重要作用。

保护我们的眼睛：保护视网膜是必不可少的，因为 LED 会发出长波长的亮光[16]。更具体地说，视网膜上光的功率密度增加了波长的有害影响，因为相同数量的光照射在较小的表面上。此外，人眼是看不见近红外光的，因此，它们似乎是无害的。然而，最近的数据表明，某些波长的近红外光可以被人眼探测到。

用户手册和文件必须放在标识标签上。用户在购买设备之前须注意查看。值得注意的是，RC 保险的理赔范围不包括由带有 CE 标志的医疗设备的问题所造成的损害。LED 设备属于医疗设备指令 93/42CEE 的 2A 类。

（3）LED 的调整或松紧：紧或松，打开的角度为 20°~120°，大致决定了光源目标的距离。开口角度越大，离目标越近，反之亦然。在相同的辐照度下，可以看出距离与发射角之间的关系。必须有一个折衷方案，以便皮肤同时被不同颜色的光均匀地照到（图 38.8）。

所用波长的电荷量是生物效应的原因[14]

传统上，对于浅表病变，300~600 nm 波长可穿透组织，而要穿透深层病变组织，需要 600~1 000 nm 波长。皮肤吸收的剂量取决于用于治疗用的波长光的反射量。在可见光光谱（400~800 nm）中，光型 3 反射量平均为 50%，光型 5 平均为 40%[73]。在组织内部，部分光被散射、反射或透射。被组织吸收的部分是对治疗起作用的部分[78]。发射模式可以是连续的，也可以是间断的。而对于脉冲模式的体外研究产生了不一致的结果[73, 79, 80]。疼痛减轻是成功愈合所必需的，这是脉冲模式的主要优点，正是这一优点，将脉冲模式带到了聚光灯下[34, 81]（图 38.9）。

关注脉冲间期或"暗期"（DP）是很重要的。对于这个时区的研究可能比脉冲时间更丰富。这同样适用于 48~72 小时不等的间歇期（"细胞的松弛时间"）[73]。DP 的概念可以超越间歇期：几个星期或几个月。我们应该讨论的是连续治疗模式，而不是脉冲治疗模式。临床实践中应考虑延迟效应，这对患者遵守治疗方案非常重要，需要临床医生对此进行解释。它对应于 T. Karu 所描述的次要机制[49, 82]。这在一定程度上解释了临床上观察到的生物效应总是在光照时间之后出现（首要机制）[82]。

另一种现象是旁观者细胞理论[83-85]。与目标细胞

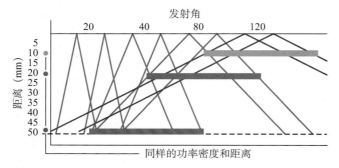

图 38.8　LED 角度越宽，发出的光越弱（版权：Charles Breda）。

相邻的未受辐射的细胞似乎对低能光有反应。这类似于软 X 线实验[84]。这可以部分解释一些全身性的 PBM 效应[75, 85-87]。

我们能谈谈光生物活性场吗[88]？

焦耳和功率密度：剂量和用量 [13, 74, 89, 90]

什么是药物处方的等价物？[91]。让我们记住这个公式：

$$W = P \times TW\,(\mathrm{J/cm^2}) = P\,(功率)\,[\,\mathrm{W/cm^2}\ 或\ \mathrm{J/(cm^2 \cdot s)}\,] \times T\,(时间)\ 秒 \qquad (式\ 38.1)$$

参见图 38.10。

（1）双相的剂量效应[13, 74]：PBM 释放过程似乎遵循其阈值的剂量 / 强度。Deca 中有一个阈值，超过这个阈值就没有响应。更糟的是，如果剂量过高，将出现相反的作用。明确每个指标最佳阈值参数可能是未来几年的研究难题（图 38.11 和图 38.12）。

（2）难点在于将体外研究和临床研究结合起来[73-84]。

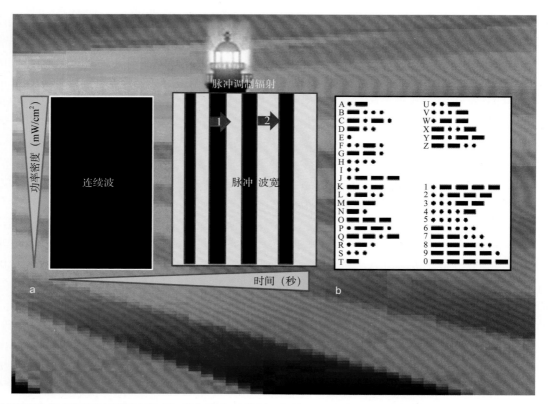

图 38.9　""说话的声音"假设将脉冲模式与莫尔斯电码进行了比较。a. 脉冲模式图的参数为脉冲宽度（PW）、脉冲持续时间、脉冲重复率和频率（赫兹 = 脉冲数 / 秒）。1，脉冲持续时间；2，黑暗的时期；连续波宽度，连续脉冲；功率密度或辐照度；mW/cm²。计算和对体内 / 体外培养的细胞进行研究将帮助我们建立不同的模型来选择未来的治疗方案。b. 国际莫尔斯电码，1 个破折号 =3 点时间长度；同一字母的两个元素之间的间隔 =1 点时间长度；2 个字母间隔 =3 点时间长度；2 个单词之间的间隔 =7 点时间长度。

有什么适应证？

炎症

炎症是众多疾病的基础，在皮肤疾病也不例外。治疗由辐射引起的上呼吸消化道黏膜炎[10-12, 92-94]和腿部溃疡（全球沉重的经济负担[95-97]、烧伤[98]和瘢痕[95, 99]（图 38.13 和图 38.14）。

愈合过程标志"年轻化"的开始

愈合过程标志身体"年轻化"的开始（它是多方面的）：慢性炎症可能是共同特征。炎症有多个水平，并且非常复杂（图 38.15）。

"天然"PBM 是深红和近红外线的交替组合[100-103]。特别是，PBM-LED 在 630 nm、8 J/cm²、8 mW/cm²

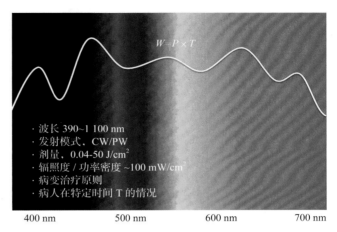

图 38.12　允许时间 T 的估计处理参数。白线表示在可见太阳光谱中估计的功率密度 / 波长（WL）。

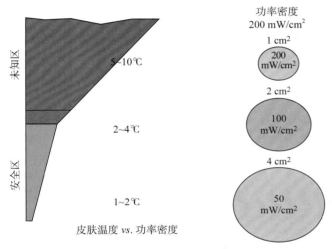

图 38.10　剂量和功率密度（辐照度）有不同的生物学效应。相同的能量剂量可以在较小的表面上产生更有效的功率密度（版权：Charles Breda）。

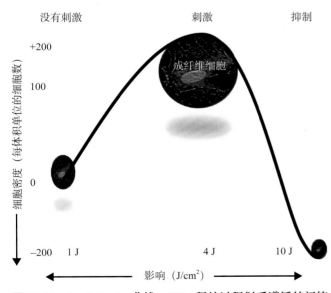

图 38.11　Arndt-Shultz 曲线。PBM 释放过程似乎遵循其阈值的剂量 / 强度。Deca 中有一个阈值，超过这个阈值就没有响应。更糟的是，如果剂量过高，将出现相反的作用。明确每个指标最佳阈值参数可能是未来几年的研究难题。

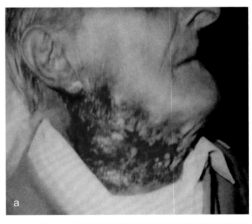

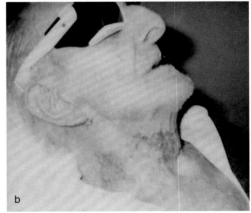

图 38.13　（a）放射性上皮炎。（b）经四次氦氖光生物调节实验（版权：J. R. Bensadoun—Gaston Ciais）。

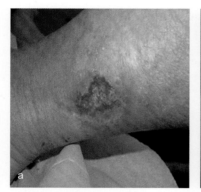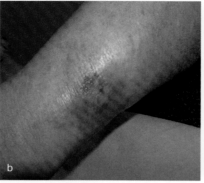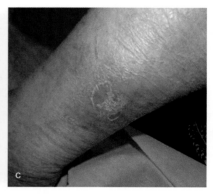

图38.14　静脉曲张溃疡的愈合。a. 女性，67岁，其他治疗失败后，采用光疗法进行治疗。b. 共进行了6次治疗，间隔15天。以下是无效治疗的参数：连续红光照射10分钟内，20 J，第1~4次。c. 后续治疗中采用红色和黄色脉冲（6分钟内，20 J）。此外进行连续红光照射（10分钟内，20 J，第5~6次）。

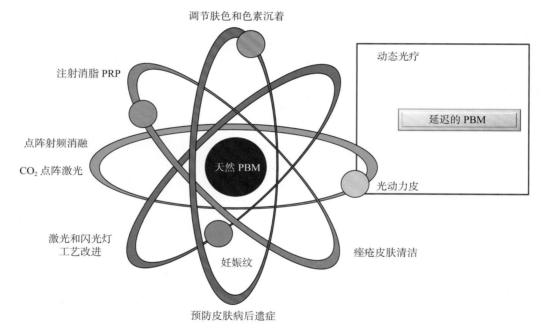

图38.15　"万花筒般的回春"。光生物调节"回春过程"可由以下5个方面产生：①天然PBM（单独使用）。②将（不同的激光或射频技术）与后续治疗相结合。③加强注射过程。④美容作为皮肤病治疗（如痤疮）或瘢痕预防的后续效果。⑤最后（如采用动态光疗法或光动力换肤），可以利用延迟的PBM作用。

条件下对人成纤维细胞的体外培养，在一些明确的脉冲参数下，优化了1型前胶原蛋白的生成。时间响应（以小时为单位）根据细胞组分而变化；它可以确定治疗的间隔[104-105]。

在体内，Daniel Barolet展示了一定脉冲模式在PBM中的重要性。试验使用了660 nm的LED来增加前胶原蛋白的产量。它强调为了获得适当的反应，细胞需要休息周期[94]。

PBM对二氧化碳激光和点阵消融射频治疗的协同作用可使恢复时间减少50%[103, 106, 107]，并用"年轻化"效应修复许多皮肤病的瘢痕（例如发病率逐步增加的痤疮）或烧伤瘢痕（图38.16和图38.17）。

妊娠纹

尽管今天可获得的信息很少，但对妊娠纹治疗水平的提高提供了一个有前途的工作领域。临床分析可以评估其颜色、深度、质地、长度和去年患者年龄：

- 新妊娠纹：它们有新瘢痕的外观，并可以用接近于治疗炎性瘢痕的参数来治疗。
- 旧妊娠纹：最常结合在一起，是迄今为止常用参数的主要对象。
- 看来，事先创造一个充血和炎症状态有利于促进PBM的影响[23]。

一项未发表的初步研究（2011，S. Boisnic, M. Pelletier）探究了几种波长对白色妊娠纹的影响。实验

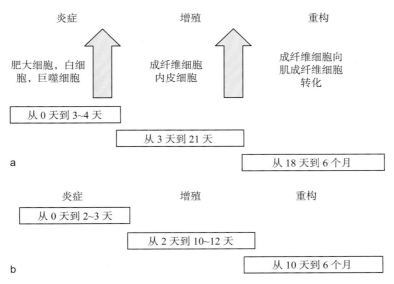

图 38.16　a. 创伤后伤口愈合过程；b. 由于光生物调节作用而缩短（版权：Glen Calderhead）。

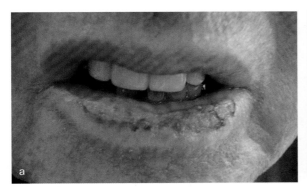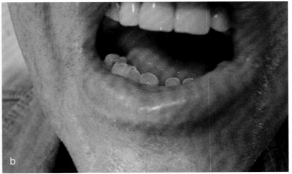

图 38.17　抗衰老作用（生物时间）。a. 烧伤。b. 2 次，间隔 1 周，红色光 + 黄色光，40 J，10 分钟，30 mW/cm²。

分别在 415 nm、470 nm、590 nm 和 633 nm 处，对 6 个腹壁妊娠纹组织（始终保持存活）进行 8 次（84 J/cm²，CW）PBM 治疗。

该研究揭示了临床色素沉着的现象，黑色素含量和黑色素细胞数量增加，真皮-表皮交界处重构。在人类诊所中（针对少数患者）获得的结果似乎证实了这些结果（图 38.18~ 图 38.20）。结合我们目前的病例，我们确信 PBM 将带来新的希望。

难治性银屑病[77]（图 38.21）

难治性银屑病被认为是慢性炎症性疾病，其中皮肤是主要目标之一。将光子想象成免疫突触（介导树突状细胞和 T 淋巴细胞之间的作用），可以帮助我们理解这种恶性循环的多种信号通路产生影响的可能性[108]。

对 9 例患者的初步研究[90]证明了 PBM 830 nm 的降血压作用：60 J/cm²，633 nm，126 J/cm²，5 周，10

次，每次 20 分钟，辐照度 105 mW/cm²。它提供了一种控制炎症的方案，即在试验结束前完全吸收病灶。

从新的角度"指导"痤疮（图 38.22）

痤疮是皮脂腺毛囊的慢性炎症，涉及对痤疮丙酸杆菌（PA）的先天免疫，这是皮脂和黑头炎症病变的原因。PBM 带来的希望来自于对其生理病理的认识[109]。

PA 维持着皮脂腺、皮脂和皮脂腺之间的恶性循环。皮脂成分本身的改变（角鲨烯 / 亚油酸 / 蜡、蜡酯和甘油三酯之间的修饰）促进了它的增殖。它诱导角蛋白细胞的改变，起到维持病变的作用。皮脂腺是具有受体的独立的外周内分泌系统，具有决定性的促炎作用。

痤疮丙酸菌属

• 通过对 Toll 样受体的作用，激活促炎细胞因子如 IL-1α、IL-8、IL-2、GMCSF、TNF-α，而 Toll 样受体

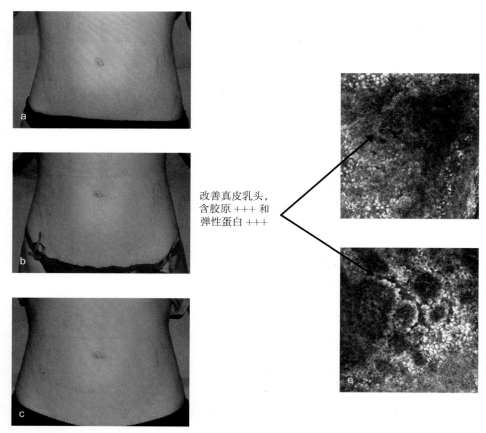

改善真皮乳头，
含胶原 +++ 和
弹性蛋白 +++

图 38.18 a. 消除妊娠纹的处理。b. 在 4 个疗程后。c. 在 7 个疗程后。d、e. 皮肤再生过程也涉及妊娠纹的改善（图像版权 Linda Fouque、Vincience 和 Gredeco Boisnic 提供；照片版权 Pelletier）。**参数：共 10 次，每周 2 次；红色连续光，80 J，20 分钟，100 mW/cm²。**

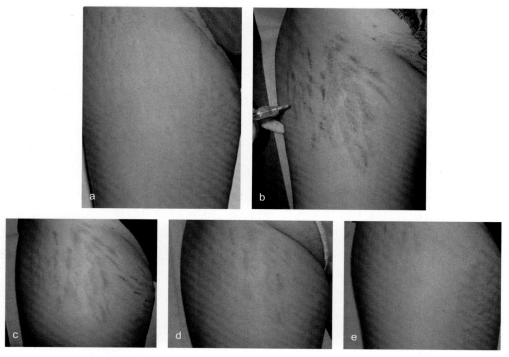

图 38.19 通过针刺 + 光疗（4 种颜色，32 J；然后在 6 分钟内用红光 + 黄光，12 J）对一名 37 岁女性患者的旧的白色妊娠纹进行重塑。a. 治疗前白色妊娠纹；b. 微针治疗后白色妊娠纹；c. 微针注射和 1 次（四色）PBM 疗程后白色妊娠纹；d. 3 周后 4 次（四色）PBM 治疗后皮肤变得光滑；e. 3 周后皮肤明显光滑。

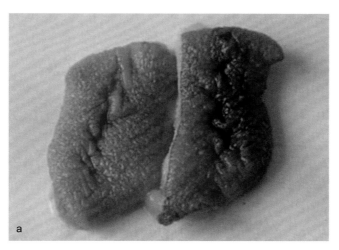

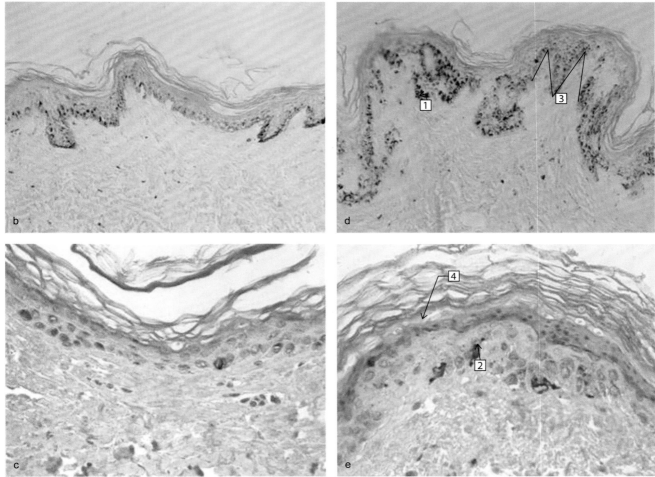

图 38.20 a. 体外及临床研究结果显示 LED 可修复妊娠纹。腹部整形手术的皮肤有两个妊娠纹。b. 经过紫、蓝、黄、红光治疗（84 J/cm²，连续 14 分钟，100 mW/cm²）。c~e. PBM 治疗后：恢复色素沉着：①黑色素增加。②大量的黑色素细胞。③波浪状真皮表皮交界连接。④表皮增厚（版权：Sylvie Boisnic 和 Michele Pelletier）。

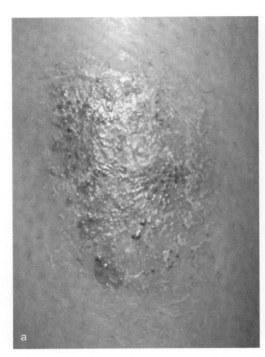
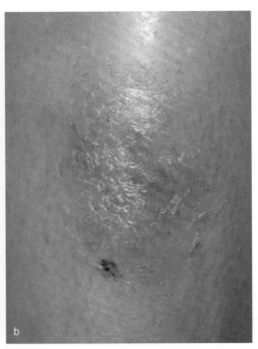

图 38.21 a. 36 岁银屑病患者。b. 处理后，由 4 种颜色组成，CW，30 J，p3；然后红 + 黄光脉冲，12 J，100 mW/cm²。

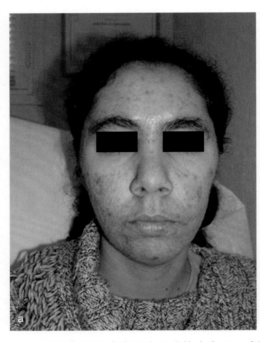
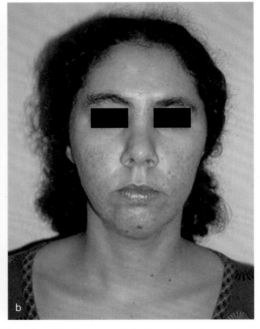

图 38.22 LED 治疗可以为其他痤疮治疗失败的患者（a）提供帮助。结果经红 + 黄光处理后（b），24 J CW，70 mW/cm² PBM，联合频闪灯（500~1 100 nm）治疗。

是生理屏障的保护者，但也独立于氧化应激机制（细胞凋亡、角质形成细胞坏死和产生超氧阴离子）。

- 促进抗菌肽的表达——患者的先天免疫。
- 诱导引起炎症扩散的金属蛋白酶－内肽酶的分泌。

菌膜[110] 是一种治疗的高抗性因子，它是 PA 的大菌落与细胞外多糖的混合物，这些多糖黏附（有机黏合剂）在角质形成细胞上，促进黑头的形成。由于能够或多或少地深入皮肤（内鞘毛囊、毛干和角质层），它又产生了伤口愈合的另一个障碍。它能够表达一种病毒因子：cohemolysin CAMP 因子（或其他同类型），一种对治疗具有高抗性的因子[111, 112]。

这些生理病理假说使我们能够指出 PBM 的贡献：

BPM 先天的免疫刺激[98]。

其中一个治疗靶点是阻断炎性反应[113-117]。

有三种常用的举措：限制 PA 的产生，降低 IL-8 的产生，降低炎症后色素沉着[118]。

我们也可以确定一些光生物可调节的疾病：炎症型和中度型（丘疹性脓疱病变）[113-116]，但 PBM 对白头和黑头没有影响。包括皮肤清洁在内的综合技术是非常有效的，同时还能预防瘢痕，保护皮肤免受阳光的伤害，改善已经存在的瘢痕，并加快旨在减少瘢痕的治疗（激光和点阵射频消融）。

蓝色（杀菌）[114, 119, 120] 和红色/蓝色光（消炎杀菌）的 PBM 在 633 nm 和 415 nm 处呈下降趋势，每周交替 2 次，共 1 个月（治疗结束后 2 个月，炎症和抗菌效果持续降低）[115]。建议使用家用设备[121]以保持良好的效果。它是青少年随访治疗的一种选择方法，也是联合治疗（ATB，维甲酸）的一部分。它对皮肤的广泛影响是这种 PBM 治疗所特有的，因为它不仅表现出部位特异性的反应，而且还具有针对特定皮肤的反应，涉及整个皮肤的质地[109, 116]、水合作用、脂溢症和黑色素，这些在治疗结束 10 分钟后就可以看到。

头发的生长

促进头发生长利用了 LBP 机制[29, 63] 和头发生长周期[29] 的新数据。

随着毛囊干细胞和光子在分子、细胞和组织水平上对毛囊表面的影响的发现。

在忽略毛细血管灌注乳头以及氧合干预的情况下，典型的周期性毛发更新有以下三个不相等的阶段：生长期 3 年、退化期 3 周和休止期 3 个月。

考虑到这种结构的不同步、独立和有些随机的行为，一种新的视觉观察方式似乎是必要的，特别是在生长期，毛囊在两种稳定状态之间摆动。生长期保持活跃，休眠期保持休眠。头发处于稳定的休眠代谢阶段 3 个月后，正是在这个周期的这个阶段，毛球被激活。退化期包括毛球退化阶段（基新世阶段），然后是下一次远期发生之前的阶段，那时毛发将恢复，依此类推。在这两个阶段之间为退行期，此期包括毛球退化阶段（肯诺根相），之后又是下一个循环的新阶段，继而毛发恢复，周期循环。

缺氧储备在干细胞功能的控制中将发挥重要作用：在毛球层面，上皮干细胞的生态位有两个很好的个体化隔间，很容易通过某些标记物（趋化因子）的表达来区分：毛囊深部缺氧，皮脂腺下上部含氧量正常（隆起）。干细胞和真皮乳头的位置是相互作用的，并

作为信号标记。在休眠阶段，这两者将合并，以响应由真皮乳头发出的激活信号，并开始新的阶段。在真皮介质的作用下，毛球底部会被激活，而真皮介质又会在缺氧状态下激活毛球底部的干细胞，使干细胞与覆盖在其上的氧结合在一起。这种氧合作用将是决定性的，毛囊球将开始一个 3 年的新生阶段，一个稳定的活跃阶段。在新形成阶段结束时，可能由于缺氧而出现退化，以回到端粒形成阶段，即毛球将空出 3 个月，循环将再次开始（图 38.23）。

雄激素性脱发被认为是毛囊的炎症性疾病，其特征是 kenogene 期的延长和缺氧环境的改变。我们可以假设在慢性炎症的发生过程中，MTC（NO）呼吸链中的 COX 被过度抑制[122]。近红外光照对 COX 谱中心释放 NO 的影响是众所周知的。两个不同的毛囊中干细胞[29] 间隔中的氧浓度可以通过 COX 中的一氧化氮机制改变，从而成为头发生长治疗的一种重要方法[63, 122, 123]。

PBM-LED 为脱发的治疗提供了多种可能性[124]。

最常用的波长是 633 nm[125]、633 nm 和 850 nm 的波长组合，特别是在炎性疾病中，包括自身免疫性疾病（图 38.24）。

PBM 和色素

由黑色素细胞介导的色素沉着使我们有必要了解神经嵴及其在胚胎向表皮和毛囊迁移之前的起源位置。

皮肤和眼睛之间的比较：生理学的元素的回顾

（1）视觉功能[126-128] 为通过对不同的光感受器进行比较分析提供的新数据奠定了基础[129]。我们应该记住，视网膜感光器（视杆细胞和视锥细胞）将光能转化为电能，这一过程称为视觉传导。这些反应被分解为光化学反应，然后被电生理反应所取代。由于视网膜（视黄醛），光感受器（视锥细胞）将光转换成光电信号，视网膜中含有一系列名为视蛋白的蛋白质，因此产生 4 种能够吸收不同波长可见光（400~700 nm）的色素。这种光感受器的发光状态触发了光传递："视网膜顺式 Ⅱ 蛋白"连接到视蛋白，当它吸收光子时，它自己分离并改变反式构象。视紫红质也在视杆细胞中表达。它是超极化的光感受器，在第二阶段结束，关闭钠通道，抑制神经递质。色彩视觉包含一种加法合成。波长与颜色相对应，但不是相反。眼睛和皮肤是适应其功能的传感器（皮肤不进行加法合成）。

（2）生物钟和视网膜下丘脑-交感神经通路。第四种类型的视网膜锥是一种黑素蛋白光感受器[129]。它将光信息从视网膜传输到中枢神经系统，从而产生

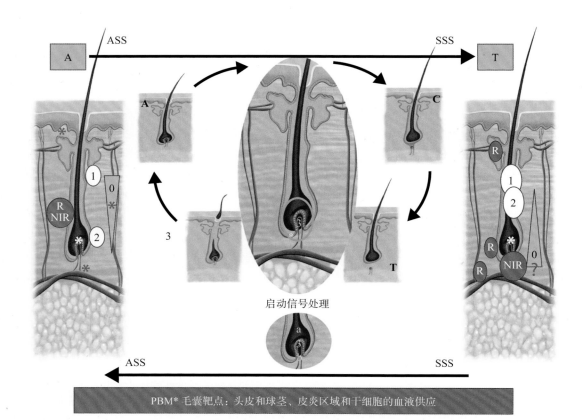

图 38.23　光生物调节和毛发生长周期（HGC）：一个新的视角。在分子的角度，HGC 可以视为"氧运动"。对三相（A、C、T）的经典形式化描述进行了调制，HC 服从钟摆运动，在两种稳定状态（活动状态和休眠状态：ASS 和 SSS）之间摆动。两个不同的上皮干细胞池（特定的标记），浸泡在低氧含量的环境中，深层的和浅层的高氧含量的环境中，涉及与真皮乳头的串扰。活动阶段（A）的信号被触发（氧压改变）。NIR-PBM（NO，COX）对氧含量的改变可能为某些脱发的治疗提供了一条新的、创新的途径。另一方面，许多疾病下的炎症也受益于 RED-PBM：启动一个阶段（研究正在进行中）。A、T、C，生长期、休止期、退化期；ASS，活性稳态；SSS，睡眠稳态；R，630 nm 左右的红色波；NIR，830 nm/650 nm 附近的近红外波；1，SCN，多能干细胞有氧室；2，SCH，多能干细胞缺氧室；3，活动区和信号转导的开始；O₂，氧压；a，结膜鞘；b，真皮乳头。

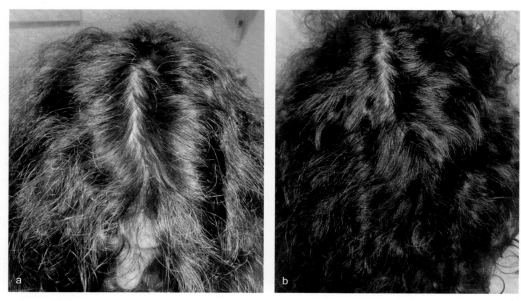

图 38.24　头发治疗的临床结果。a. 治疗前：女，40 岁，雄激素性脱发。b. 红色光，CW 70 J/cm²，10 mW/cm² 处理后，共 12 次，每次 20 分钟（每周 2 次）。

昼夜节律。它也调节松果体[22]分泌褪黑激素的节律性（夜间）。

朝向皮肤视网膜[130, 131]

PBM 需要光受体。

几位作者报道了人体内非视觉受体的存在[130]。皮肤对可见光很敏感：它对红色（550~670 nm）做出反应，修复受损的表皮屏障；修复作用可被蓝色光（430~510 nm）延迟。表皮上层的"视紫红质样蛋白"和下层的"视紫红质样蛋白"的精确形貌表明，它们对较短或较长波长的敏感度各不相同。由于优先定位于暴露区域的角质形成细胞[131]，角质形成细胞和真皮成纤维细胞之间的串扰质量决定了它们的表达。阳光照射（UVA 320~400 nm）后的即刻色素沉着可能是由于视网膜依赖性黑色素的合成增加和早熟（几小时）所致，细胞内钙离子的动员和黑素细胞内"G 蛋白偶联受体视紫红质"的表达。可能是非视觉的光传导。

人类皮肤中的黑色素细胞感光系统[132]。

通过对光敏性非洲爪蟾黑素细胞的研究，确定了黑素细胞光敏系统（MPS）的概念：一个皮肤组织的光接收系统，包括合成色素、生物胺和紫外线照射后产生的激素。黑素细胞网络就是角质形成细胞、真皮毛细血管和神经末梢嵌入并参与的一个相互连接的信号网络。它用与生物钟和松果腺分泌的褪黑激素相同的原理来破译昼夜和季节周期。它的分布（沿着皮肤体）证明了它的胚胎起源（神经嵴）。照射后的黑素细胞（G2 期的紫外线照射）通过细胞间隙和桥粒向角质形成细胞延伸其树突，就像光纤一样[132]。黑色素是一种在人类视网膜和皮肤中发现的深色色素。我们可以用一种可预测的方式推导出光在着色组织中传输的吸收系数（600~700 nm）和黑色素"散射"。计算穿透深度和预测必要的照射距离是取得临床效果的关键。其吸收系数取决于其氧化还原状态[133]。

PBM 和色素沉着障碍

（1）炎症后色素沉着：一些炎症过程，如晒伤、感染、光毒性皮疹、过敏反应、创伤、痤疮、狼疮和癣[134]，通常与基底细胞损伤和真皮-表皮交界处的破坏有关，是一种常见的疾病后遗症。不同波长的 PBM[23, 118, 135] 可以极大改善症状。特别是双波长组合对细胞活力有两个水平的影响：表皮在 590 nm/633 nm 处，真皮-表皮交界处在 650 nm/850 nm 处（改建的真皮乳头）效果较好，结构类似于红黄光同时照射 3 个月后共聚焦显微镜观察到的蜂窝状结构[135]，真皮在 650 nm/850 nm 处促进了第一个愈合阶段[23]。Daniel Barolet 大概描述了光预防（光化学预防）策略[136, 137]。使用 LLLT 进行更多的全球性的光预防可能是预防医学面临的下一个挑战[138]（表 38.1）。

这种作用可能通过肿瘤抑制蛋白 P53 的信号通路而触发 DNA 修复、细胞凋亡或细胞周期的阻滞[139]。它增强了紫外线诱导的色素沉着，并作用于角质形成细胞和黑素细胞黑色素生成的细胞因子。这种色素将转变成色斑。PBM 中的近红外光可以调节这一信号通路[136]。

（2）色素沉着与可见光[140]：抑制光诱导产生色素沉着的影响[73, 79]。

通常[139]，阳光导致的色素沉着是由紫外线引起的[141]。在 415 nm 处使用蓝紫色光会引发快速的色素沉着（2 小时），而这一色素沉着更持久，可持续 3 个月，有害性更少（更少的角化细胞坏死和 P53 表达）。

（3）黄褐斑和炎症后色素：每天可以使用针对这

表 38.1　在我们的实践中使用的各种应用的 LED 参数

应用	波长（nm）	X 治疗	辐照度（mW/cm²）	能量（J/cm²）	治疗时间（分钟/秒）	治疗间隔（小时）	模式（PW/CW）
预防晒伤	660~970	Ad 7	50	4	2：40~15	24~48	连续 PW/CW
预防 PIH	870~970	Ad 8	50~80	45~96	15~20	24~48	连续 PW/CW
光预防	870~970	3（每个 PDT 治疗前）	>80	72~100	15	24	CW
光调节	660~850	长期	8~50	4~7.5	5~16	24~48	连续 PW

资料来源：经允许引自 Barolet D，Semin Cutan Med Surg，27，227，2008。
注：晒伤，PIH 方法＝光化学预防。光化学预防并不等于光预防。光预防是一个更一般的术语，它包括光化学预防。LED 治疗最好在紫外线损伤或皮肤损伤前一周进行，以更好地防止晒伤或 PIH。

些短波长的屏幕进行筛查，可能会受益[139]。相同的波长（470 nm），不同的参数可以产生一个统一的肤色，有时会使被照射的区域变亮[46, 118]。

（4）PBM 和白癜风：这种无色素症写在自身免疫性疾病的档案中[142]。角质形成细胞衍生的细胞因子可以作为阻止 PBM 脱色素区域凋亡的靶点[143]。毫无疑问，除了引用的波长之外，它还涉及其他的严格控制方法。通过在 633 nm[144] 和 850 nm 处的红色照射以及部分团聚获得了令人鼓舞的结果。各种研究正在进行中[145]（图 38.25）。

总结

线粒体通过电子传递链是 PBM 的目标之一，但细胞仍然包含着无数的谜。PBM 对信号传导的影响开辟了细胞对话研究的新方向："交流"。DPM 开创了一种全新的皮肤治疗方法，与 20 世纪的方法大不相同。它以其独特的感光性把我们送回胚胎学的起源，给我们的身体包裹一个新的和不同的意义：一个超灵敏的振动板。

感谢 Cristina Barsan，Charles Breda，Freddy Chiche 博士和 Pierre Jacquier 为我们提供了宝贵的建议。

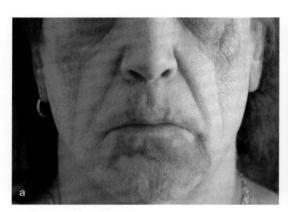
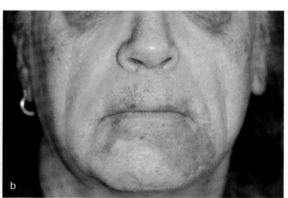

图 38.25　R+IR 102 mJ/（s·cm²），10 分钟 35 秒；Y 60 mJ/（s·cm²），5 分钟 35 秒。a、b. 前后各 6 次，间隔 1 周（版权：Suzanne Hausdorfer）。

参考文献

[1] Roelandts R. The history of phototherapy: Something new under the sun? *Am Acad Dermatol* 2002; 926–930.

[2] Grzybowski A, Pietrzak K. From patient to discoverer—Niels Ryberg Finsen (1860–1904)—The founder of phototherapy in dermatology. *Clin Dermatol* 2012; 30:451–455.

[3] Finsen NR. La Photothérapie. Publication du Finsen' medicinske Lisinstitut de Copenhague. San Francisco, CA: Lne Medical Library, 1899.

[4] Mester EA. The biomedical effect of laser application. *Lasers Surg Med* 1985; 5(1):31–39.

[5] Ho MW, Popp FA, Warnke U. *Bioelectrodynamics and Biocommunication.* Singapore: World Scientific Publishing, 1994.

[6] Popp FA, Beloussov L. *Integrative Biophysics Biophotonics.* Dordrecht, the Netherlands: Kluwer Academic Publishers, 2010.

[7] Bischof M. Semiconductivity in living cells. December 1, 2012, Strasbourg, France.

[8] Tafur J, Van Wijk EPA, Van Wijk R et al. Biophoton detection and low-intensity light therapy: A potential clinical partnership. *Photomed Laser Surg* 2010 February; 28(1):23–30.

[9] Whelan HT, Smits RL, Buchman EV et al. Effect of NASA light-emitting diode irradiation on wound healing. *J Clin Laser Med Surg* 2001; 19:305–314.

[10] Bensadoun RJ. *Les mucites chimio et radio-induites: Du préventif aucuratif.* Saint Rémy de Provence, France, June 3, 2012.

[11] Bensadoun RJ. *A Systematic Review of Low Level Laser Therapy (LLLT) in Cancer Therapy-Induced Oral Mucositis.* Saint Rémy de Provence, France, June 3, 2012.

[12] Bjordal JM, Bensadoun RJ, Turner J, Frigo L, Gjerde K, Lopes-Martins RA. A systematic review with meta-analysis of the effect of low-level laser therapy (LLLT) in cancer therapy-induced oral mucositis. *Support Care Cancer* 2011 August; 19(8):1069–1077.

[13] Sommer AP, Pinheiro A, Mester AR et al. Biostimulatory windows in low-intensity laser activation: Lasers, scanners and NASA's light-emitting diode array system. *J Clin Laser Med Surg* 2001; 19:29–33.

[14] Whelan HT, Houle JM, Whelan NT et al. The NASA light-emitting diode medical program—Progress in space flight and terrestrial applications. *Space Technol Appl Int Forum* 2000; 504:37–43.

[15] Whelan HT, Buchmann EV, Whelan NT et al. NASA light emitting diode medical applications from deep space to deep sea. *Space Technol Appl Int* 2001; 552:35–45.

[16] Valeur B. *Lumière et luminescence.* Paris, France: Editions Belin-Pour la science, 2005.

[17] Champion C. Interaction des ondes et des particules avec la matière biologique, pp. 1–31.

[18] Jenkins PA, Carrol JD. How to report low-level laser therapy (LLLT)/photomedicine dose and beam parameters in clinical and laboratory studies. *Photomed Laser Surg* 2011; 29:785–787.

[19] Castello PR, David PS, McClure T, Crook Z, Poyton RO. Mitochondrial cytochrome oxidase produces nitric oxide under hypoxic conditions: Implications for oxygen sensing and hypoxic signaling in eukaryotes. *Cell Metab* 2006; 3:277–287.

[20] Rubinov AN. Physical grounds for biological effect of laser radiation. *J Phys D Appl Phys* 2003; 36:2317–2330.

[21] Hode L. Letter to the editor: The importance of the coherency. *Photomed Laser Surg* 2005; 23:431–434.

[22] Duforez F. *Modes d'action et Indication de Various WL on Biological Clock.* Paris, France, September 2014.

[23] Calderhead G. The conundrum of LED phototherapy. *Inflammation, Healing and Photobiomodulation*, Paris, France, December 7, 2013.

[24] Arodz T, Bonchev D, Diegelmann RF. A network approach to wound healing. *Adv Wound Care* 2013; 2:499–509.

[25] Calderhead RG. Light emitting diode phototherapy in dermatology practice. In: Nouri K, ed., *Lasers in Dermatology and Medicine.* London, U.K.: Springer, 2011, p. 253.

[26] Grimaud JA. Cell biology research on skin ageing: A dermo-epidermal crosstalk? *Inflammation, Healing and Photobiomodulation*, Paris, France, December 7, 2013.

[27] Calderhead RG, Trelles MA. Phototherapy unveiled: A review of the photobiological basics behind athermal photobiomodulation with lasers and other light sources. *Laser Ther* 2005; 14:87–95.

[28] Uitto J. IL-6 signaling pathway in keloids: A target for pharmacologic intervention? *J Invest Dermatol* 2007; 127:6–846.

[29] Bernard A, Rathman-Josserand M. La niche du follicule pileux humain, un environnement hypoxique? *Annales de dermatologie et de vénéréologie* 2013; 140:5–8.

[30] Piazzini DB, Aprile I, Ferrara PE et al.: A systematic review of conservative treatment of carpal tunnel syndrome. *Padua L Clin Rehabil* 2007; 21:299–314.

[31] Joyce KM, Downes CS, Hannigan BM. Radio adaptation in Indian muntjac fibroblast cells induced by low intensity laser irradiation. *Mutat Res* 1999; 435(1):35–42.

[32] Frare JC, Nicolau RA. Clinical analysis of the effect of laser PBM (GaAs—904 nm) on temporomandibular joint dysfunction. *Rev Bras Fisioter* 2008; 12(1):37–42.

[33] Jiang JA, Chang WD, Wu JH, Lai PT, Ling HY. Low level laser treatment relieves pain and neurological symptoms in patients with carpal tunnel syndrome. *J Phys Ther Sci* 2011; 23:661–665.

[34] Naeser MA. PBM of pain in carpal tunnel syndrome: Review of seven laser therapy studies. *Photomed Laser Surg* 2006; 24:101–110.

[35] Kulekcioglu S, Sivrioglu K, Ozcan O, Parlak M. Effectiveness of low-level laser therapy in temporomandibular disorder. *Scand J Rheumatol* 2003; 32:114–118.

[36] Kato MT, Kogawa EM, Santos CN, Conti PCR. TENS and low-level laser therapy in the management of temporomandibular disorders. *J Appl Oral Sci* 2006; 14(2):130–135.

[37] Fikackova H, Dostalova L, Vosicka R, Peterova V, Navratil L, Lesak J. Arthralgia of the temporomandibular joint and low-level laser therapy. *Photomed Laser Surg* 2006; 24(4):522–527.

[38] Gam AN, Thorsen H, Lonnberg F. The effect of low-level laser therapy on musculoskeletal pain: A meta-analysis. *Pain* 1993; 52(1):63–66.

[39] Gur A, Sarac AJ, Cevik R, Altindag O, Sarac S. Efficacy of 904 nm GaAs low level laser therapy in the management of chronic myofascial pain in the neck: A double-blind and randomize-controlled trial. *J Clin Laser Med Surg* 2004; 35(3):229–235.

[40] Bjordal JM, Johnson MI, Iversen V et al. Low-level therapy in acute pain: A systematic review of possible mechanisms of action and clinical effects in randomized placebo-controlled trials. *Photomed Laser Surg* 2006; 24:158–168.

[41] Araujo BF, Silva LI, Meireles A et al. Effects of low-level laser therapy, 660 nm, in experimental septic arthritis. *ISRN Rheumatol* 2013; 2013:1–8.

[42] Soriano F, Campana V, Moya M, Gavotto A, Simes J, Soriano M, Soriano R, Spitale L, Palma J. Photobiomodulation of pain and inflammation in microcrystalline arthropathies: Experimental and clinical results. *Photomedi Laser Surg* April 2006; 24(2):140–150.

[43] Ferreira DM, Zangaro RA, Villaverde AB et al. Analgesic effect of He-Ne (632.8 nm) low-level laser therapy on acute inflammatory pain. *Photomed Laser Surg* 2005; 23:177–181.

[44] Enwemka CS. Intricies of dose in laser phototherapy for tissue repair and pain relief. *Photomed Laser Surg* 2009; 27:387–393.

[45] Rojas JC, Gonzales-Lima F. Low-level light therapy of the eye and brain. *Eye Brain* 2011; 3:49–67.

[46] Avci P, Gupta A, Sadasivam M et al. Low-level laser (Light) therapy (LLLT) in skin: Stimulating, healing, restoring. *Semin Cutan Med Surg* 2013; 32:41–52.

[47] Karu TI. Past, present and future of LLLT in medical sciences: Cellular mechanisms behind the clinical findings. Bruxelles, Belgium, March 9, 2013.

[48] Karu T. Mitochondrial signaling in mammalian cells activated by red and near-IR radiation. *Photochem Photobiol* 2008; 84:1091–1099.

[49] Karu T. *Ten Lectures on Basic Science of Laser Phototherapy.* Grangesberg, Sweden: Prima Books, 2007.

[50] Goldenthal MJ, Marín-García J. Mitochondrial signaling pathways: A receiver/integrator organelle. *Mol Cell Biochem* 2004; 262(1–2):1–16.

[51] Poyton RO, Ball KA. Therapeutic PBM: Nitric oxide and a novel function of mitochondrial cytochrome c oxidase, discovery medicine. *Discov Med* 2011; 57:154–159.

[52] Karu T. Laser biostimulation: A photobiological phenomenon. *J Photochem Photobiol B* 1989; 3:638–640.

[53] Hamblin MR, Demidova TN. Mechanisms of low level light therapy. *Proc SPIE* 2006; 6140:614001-1–12.

[54] Eells JT, Wong-Riley MTT, VerHoeve J et al. Mitochondrial signal transduction in accelerated wound and retinal healing by near-infrared light therapy. *Mitochondrion* 2004; 4:559–567.

[55] Pastore D, Greco M, Passarella S. Specific helium-neon laser sensitivity of the purified cytochrome c oxidase. *Int J Rad Biol* 2000; 76:863–870.

[56] Karu TI. Multiple roles of cytochrome c oxidase in mammalian cells under action of red and IR-A radiation. *IUBMB Life* 2010; 62:607–610.

[57] Poyton RO, Ball KA, Castello PR. Mitochondrial generation of free radicals and hypoxic signaling. *Trends Endocrinol Metab* 2009; 20:332–340.

[58] Moriyama Y, Nguyen J, Akens M, Moriyama EH, Lilge L. In vivo effects of low level laser therapy on inducible nitric oxide synthase. *Lasers Surg Med* 2009; 41:227–231.

[59] Zhang R, Mio Y, Pratt PF, Lohr N, Warltier DC, Whelan HT, Zhu D, Jacobs ER, Medhora M, Bienengraeber M. Near infrared light protects cardiomyocytes from hypoxia and reoxygenation injury by a nitric oxide dependent mechanism. *J Mol Cell Cardiol* 2009; 46:4–14.

[60] Ball KA, Castello PR, Poyton RO. Low intensity light stimulates nitrite-dependent nitric oxide synthesis but not oxygen consumption by cytochrome c oxidase: Implications for phototherapy. *J Photochem Photobiol B Biol* 2011; 102(3):182–191.

[61] Shiva S, Oh JY, Landar AL, Ulasova E, Venkatraman A, Bailey SM, Darley-Usmar VM. Nitroxia: The pathological consequence of dysfunction in the nitric oxide–cytochrome c oxidase signaling pathway. *Free Radic Biol Med* 2005; 38:297–306.

[62] Brown GC, Cooper CE. Nanomolar concentrations of nitric oxide reversibly inhibit synaptosomal respiration by competing with oxygen at cytochrome oxidase. *FEBS Lett* 1994; 356:295–298.

[63] Antunes F, Boveris A, Cadenas E. On the mechanism and biology of cytochrome oxidase inhibition by nitric oxide. *Proc Natl Acad Sci USA* 2004; 101:16774–16779.

[64] Keszler A, Brandal G, Baumgardt S, Ge ZD, Pratt PF, Riess ML, Bienengraeber M. Far-red/near-infrared light-induced protection against cardiac ischemia and reperfusion injury remains intact under diabetic conditions and is independent of nitric oxide synthase. *Front Physiol* 2014; 5:305.

[65] Lindgard A, Hulten LM, Svensson L, Soussi B. Irradiation at 634 nm releases nitric oxide from human monocytes. *Lasers Med Sci* 2007; 22:30–36.

[66] Nicholls DG. Mitochondria and calcium signaling. *Cell Calcium* 2005; 38(3–4):311–317.

[67] Collins Y, Chouchani ET, James AM et al. Mitochondrial redox signalling at a glance. *J Cell Sci* 2012; 125:801–806.

[68] Khakh BS, Burnstock G. The double life of ATP. *Sci Am* 2009; 12:84–92.

[69] Whelan SP, Zuckerbraun BS. Mitochondrial signaling: Forwards, backwards, and in between. *Oxid Med Cell Longev* 2013; 2013:351613.

[70] Poburko D, Demaurex N. Regulation of the mitochondrial proton gradient by cytosolic Ca^{2+} signals. *Eur J Physiol* 2012; 464:19–26.

[71] Poburko D, Santo-Domingo J, Demaurex N. Dynamic regulation of the mitochondrial proton gradient during cytosolic calcium elevations. *J Biol Chem* 2011; 286(13):11672–11684.

[72] Karu T. Mitochondrial mechanisms of photobiomodulation in context of new data about multiple roles of ATP. *Photomed Laser Surg* 2010; 28:159–160.

[73] Barolet D. Light-emitting diodes (LEDs) in dermatology. *Semin Cutan Med Surg* 2008; 27:227–238.

[74] Huang YY, Chen CH, Carroll JD, Hamblin MR. Biphasic dose response in low level light therapy. *Dose Response* 2009; 7(4):358–383.

[75] Rochkind S, Rousso M, Nissan M et al. Systemic effects of low-power laser irradiation on the peripheral and central nervous system, cutaneous wounds, and burns. *Laser Surg Med* 1989; 9:174–182.

[76] Touseau C. *La Technologie LED Conference*, Strasbourg, France, December 1, 2012.

[77] Ablon G. Combination 830-nm and 633-nm light-emitting diode phototherapy shows promise in the treatment of recalcitrant psoriasis: Preliminary findings. *Photomed Laser Surg* 2010; 28(1):141–146.

[78] Al-Watban AH, Zhang XY. The acceleration of wound healing is not attributed to laser skin transmission. *Laser Ther* 1999; 11(1):6–10.

[79] Farouk A, Al-Watban H, Zahang XY. The comparison of effects between pulsed and CW lasers on wound healing. *J Clin Laser Med Surg* 2004; 22:1–79.

[80] Hashmi JT, Huang YY, Sharma SK et al. Effect of pulsing in low-level light therapy. *Laser Surg Med* 2010; 42:450–466.

[81] Chow R, Armati P, Laakso EL et al. Inhibitory effects of laser irradiation on peripheral mammalian nerves and relevance to analgesic effects: A systematic review. *Photomed Laser Surg* 2011; 29:365–381.

[82] Karu T. Primary and secondary mechanisms of action of visible to near-IR radiation on cells. *J Photochem Photobiol B Biol* 1999; 49:1–17.

[83] Calderhead RG. Healite II with photosequencing technology: A novel phototherapeutic approach involving photosequencing with 590 nm and 830 nm LED energy: Preconditioning 590 nm micro-low level light therapy (μ-LLLT) in combination with 830 nm LED phototherapy. Lutronic, Fremont, CA, 2011.

[84] Schettino G, Folkard M, Prise KM, Vojnovic B, Held KD, Michael BD. Low-dose studies of bystander cell killing with targeted soft x rays. *Radiat Res* 2003; 160:505–511.

[85] Calderhead RG, Omi T. Light-emitting diode phototherapy. In: Nouri K, ed., *Handbook of Lasers in Dermatology*. London, U.K.: Springer, 2014.

[86] Schindl A, Heinze G, Schindl M et al. Systemic effects of low-intensity laser irradiation on skin microcirculation in patients with diabetic microangiopathy. *Microvasc Res* 2002; 64:240–246.

[87] Rodrigo SM, Cunha A, Pozza DH et al. Analysis of the systemic effect of red and infrared laser therapy on wound repair. *Photomed Laser Surg* 2009; 27:929–935.

[88] Michele P. The photobioflexible field. *AMWC*, Monaco, France, April 2014.

[89] Smith KC. Laser and led photobiology. *Laser Ther* 2010; 19(2):72–78.

[90] Karu T. Is it to consider photobiomodulation as a drug equivalent? *Photomed Laser Surg* 2013; 31:1–3.

[91] Hawkins D, Abrahamse H. Effect of multiple exposures of low-level laser therapy on the cellular responses of wounded human skin fibroblasts. *Photomed Laser Surg* 2006; 24:705–714.

[92] Bensadoun RJ, Ciais G. Radiation-and chemotherapy-induced mucositis in oncology: Results of multicenter phase III studies. *J Oral Laser Appl* 2002; 2:115–120.

[93] Bensadoun RJ, Nair RG. Low level laser therapy in the prevention and management of oral mucositis induced by cancer treatments: Evidence-based data from randomized studies and meta-analyses. *Curr Opin Oncol* 2012 July; 24(4):363–370.

[94] Bensadoun RJ, Lepage F, Darcourt V et al. Mucite radio-induite des voies aérodigestives: Prévention et prise en charge: Recommandations du groupe Mucites MASCC/ISOO. *Bull Cancer* 2006; 93:1–11.

[95] Fulop AM, Dhimmer S, Deluca JR, Johanson DD, Lenz RV, Patel KB, Douris PC, Enwemeka CS. A meta-analysis of the efficacy of phototherapy in tissue repair. *Photomed Laser Surg* 2009 October; 27(5):695–702.

[96] Caetano KS, Frade MAC, Minatel DG et al. Phototherapy improves healing of chronic venous ulcers. *Photomed Laser Surg* 2009; 27:111–118.

[97] Fujimura T, Mitani A, Fukuda M et al. Irradiation with a low-level diode laser induces the developmental endothelial locus-1 gene and reduces proinflammatory cytokines in epithelial cells. *Laser Med Sci* 2014 May; 29(3):987–994.

[98] Renno ACM, Iwama AM, Shima P et al. Effect of low-level laser therapy (660 nm) on the healing of second-degree skin burns in rats. *J Cosmet Laser Ther* 2011; 13:237–242.

[99] Woodruff LD, Bounkeo JM, Brannon WM et al. The efficacy of laser therapy in wound repair: A meta-analysis of the literature. *Photomed Laser Surg* 2004; 22:241–247.

[100] Takesaki S, Omi T, Sato S et al. Ultrastructural observations of human skin following irradiation with visible red light-emitting diodes (LEDs): A preliminary in vivo report. *Laser Ther* 2005; 14.4:153–160.

[101] Lee SY, Park KH, Choi JW et al. A prospective, randomized, placebo-controlled, double-blinded, and split-face clinical study on LED phototherapy for skin rejuvenation: Clinical, profilometric, histologic, ultrastructural, and biochemical evaluations and comparison of three different treatment settings. *J Photochem Photobiol B Biol* 2007; 88:51–67.

[102] Fisher GJ, Kang S, Varani J et al. Mechanisms of photo aging and chronological skin aging. *Arch Dermatol* 2002; 138:1462–1470.

[103] Russsel BA, Kellett N, Reilly LR. A study to determine the efficacy of combination LED light therapy (633 nm and 830 nm) in facial skin rejuvenation. *J Cosmet Laser Ther* 2005; 7:196–200.

[104] Barolet D, Boucher A, Bjerring P. In vivo human dermal collagen production following LED-based therapy: The importance of treatment parameters. *ASLMS Meeting*, 2005, Orlando, FL.

[105] Barolet D, Duplay P, Jacomy H et al. Importance of pulsing

illumination parameters in low-level-light therapy. *J Biomed Opt* 2010 July–August; 15(4):048005.

[106] Calderhead RG, Kubota J, Trelles MA et al. One mechanism behind LED phototherapy for wound healing and skin rejuvenation: Key role of the mast cell. *Laser Ther* 2008; 17:141–148.

[107] Herascu N, Velciu B, Calin M et al. Low-level laser therapy (LLLT) efficacy in post-operative wounds. *Photomed Laser Surg* 2005; 23:70–73.

[108] Nosbaum A, Nicolas JF. Physiopathologie du psoriasis. In *Guide: European Journal of Dermatology*, Libbey J (ed.), Eurotext, p. 7.

[109] Dreno B, Auffret N, Revuz J et al. Quoi de neuf dans l'acné. *Annales de dermatologie et de vénéréologie* 2010; 137:S47–S85.

[110] Garcez AS, Nunez SC, Azambuja N et al. Effects of photodynamic therapy on gram-positive and gram-negative bacterial biofilms by bioluminescence imaging and scanning electron microscopic analysis. *Photomed Laser Surg* 2013; 31:519–525.

[111] Jones CE, Kennedy JP. Treatment options to manage wound biofilm. *Adv Wound Care* 2012; 1:120–126.

[112] Jahns AC, Lundskog B, Ganceviciene R et al. An increased incidence of Propionibacterium acnes biofilms in acne vulgaris: A case-control study. *Br Assoc Dermatol* 2012; 167:50–58.

[113] Papageorgiou P, Katsambas A, Chu A. Phototherapy with blue (415 nm) and red (660 nm) light in the treatment of acne vulgaris. *Br J Dermatol* 2000; 142:973–978.

[114] Tzung TY, Wu KH, Huang ML. Blue light phototherapy in the treatment of acne. *Photodermatol Photoimmunol Photomed* 2004; 20:266–269.

[115] Goldberg DJ, Russell BA. Combination blue (415 nm) and red (633 nm) LED phototherapy in the treatment of mild to severe acne vulgaris. *J Cosmet Laser Ther* 2006; 8:71–75.

[116] Lee SY, You CE, Park MY. Blue and red light combination LED phototherapy for acne vulgaris in patients with skin phototype IV. *Lasers Surg Med* 2007; 39:180–188.

[117] Gordon YJ, Huang LC, Romanowski EG, Yates KA. Human cathelicidin (LL-37), a multifunctional peptide, is expressed by ocular surface epithelia and has a potent antibacterial and antiviral activity. *Curr Eye Res* 2006 May; 30(5):385–394.

[118] Chabert R, Fouque-Parachini L, Pinacolo S et al. How blue LED wavelengths can be effective on acne disorders? *J Invest Dermatol* 2013 April 15; 133:S104–S128.

[119] Bumah VV, Masson-Meyers DS, Cashin SE et al. Wavelength and bacterial density influence the bactericidal effect of blue light on methicillin-resistant Staphylococcus aureus (MRSA). *Photomed Laser Surg* 2013; 31:547–553.

[120] Enwemeka CS. Antimicrobial blue light: An emerging alternative to antibiotics. *Photomed Laser Surg* 2013; 31:509–511.

[121] Gold MH, Andriessen A, Biron J et al. Clinical efficacy of self-applied blue light therapy for mild-to-moderate facial acne. *Dermatology* 2009; 2:44–50.

[122] Zhang R, Mio Y, Pratt PF et al. Near infrared light protects cardiomyocytes from hypoxia and reoxygenation injury by a nitric oxide dependent mechanism. *J Mol Cell Cardiol* 2009; 46:4–14.

[123] Tuby H, Maltz L, Oron U. Implantation of low-level laser irradiated mesenchymal stem cells into the infarcted rat heart is associated with reduction in infarct size and enhanced angiogenesis. *Photomed Laser Surg* 2008; 27:227–234.

[124] Haushofer S. Photobiostimulation on hair growth with a LED device. *Laser Europe Conference*, May Amsterdam, the Netherlands, 22–23, 2014.

[125] Benedicenti A. La biostimulation du cuir chevelu par la lumière Laser—HeNe 632,8. *Communication Congrés*, Syracuse, NY, May 5, 1983.

[126] Déribéré M. *La Couleur*. Paris, France: Presse Universitaire de France, 1985.

[127] Baumgardt E. *La Vision*. Paris, France: Presse Universitaire de France, 1962.

[128] Bouma PJ. *Les Couleurs et leur Perception Visuelle*. Eindhoven, the Netherlands: N.V. Philips Gloeilampenfabrieken, 1949.

[129] Traitement rétinien de la vision Photorécepteurs: Photo transduction (documentation internet).

[130] Wicks NL, Chan JW, Najera JA et al. UVA phototransduction drives early melanin synthesis in human melanocytes. *Curr Biol* 2011; 21:1906–1911.

[131] Tsutsumi M, Ikeyama K, Denda S et al. Expressions of rod and cone photoreceptor-like proteins in human epidermis. *Exp Dermatol* 2009; 18:567–570.

[132] Iyengar B. The melanocyte photosensory system in the human skin. *SpringerPlus* 2013; 2:158.

[133] Sardar DK, Mayo ML, Glickman RD. Optical characterization of melanin. *J Biomed Opt* 2001; 6:404–411.

[134] Ortonne JP, Krieger L, Berneburg M et al. Tour du monde de l'hyperpigmentation. *Annales de dermatologie et de vénéréologie* 2012; 139:S73–S124.

[135] Chabert R, Fouque-Parachini L, Oberto G, Restellini L, Pinacolo S, Bressier G. Stimulating mitochondria activity in association with LED exhibits cumulative anti-aging benefits. *J Invest Dermatol* 2012; 132:S50–S65.

[136] Barolet D. Photoprevention. *Congres national de medecine esthetique et de chirurgie dermatologique (CNMECD)*, September 2014.

[137] Barolet D, Boucher A. LED photoprevention: Reduced MED response following multiple LED exposures. *Lasers Surg Med* 2008; 40:106–112.

[138] Michele P. Photoprevention: A new concept for seniors and others. *Congres national de medecine esthetique et de chirurgie dermatologique (CNMECD)*, September 27/28, 2013.

[139] Duteil L, Cardot-Leccia N, Queille-Roussel C, Maubert Y, Harmelin Y, Boukari F, Ambrosetti D, Lacour JP, Passeron T. Differences in visible light-induced pigmentation according to wavelengths: A clinical and histological study in comparison with UVB exposure. *Pigment Cell Melanoma Res* 2014 September; 27(5):822–826.

[140] Passeron T. Visible light and pigmentation. *AMWC*, May 2011.

[141] Krämer M, Sachsenmaier C, Herrlich P et al. UV irradiation-induced interleukin-1 and basic fibroblast growth factor synthesis and release mediate part of the UV response. *J Biol Chem* 1993; 268:6734–6741.

[142] Hertl M. Maladies auto-immunes de la peau (chapitres 12, 13, 15 et 18). Pathogénèse, diagnostic et prise en charge, 3éme édition. New York: Springer, 2013.

[143] Lee AY. Role of keratinocytes in the development of vitiligo. *Ann Dermatol* 2012; 24:115–125.

[144] Lan CCE, Wu CS, Chiou MH et al. Low-energy helium-neon laser induces locomotion of the immature melanoblasts and promotes melanogenesis of the more differentiated melanoblasts: Recapitulation of vitiligo repigmentation in vitro. *J Invest Dermatol* 2006; 126:2119–2126.

[145] Hausdorfer S. Photobiomodulation et maladies autoimmunes. AMWC, Monaco, France, April 3–5, 2013.

39

射频消融术

Ines Verner and Boris Vaynberg

引言

射频（RF）是一种频率在 3 kHz 至 300 GHz 之间的高频交流电流。这种能量的第一次使用是无线电广播，"无线电"一词由于历史原因仍在使用。现今射频能量的主要用途是在电视、无线广播、蜂窝电话和计算机以及其他通信形式中。射频电流在医学上的首次使用是在 1928 年，当时 Cushing 博士和 Bovie 博士（哈佛大学物理学家）发明了第一个电外科手术装置。使用脉冲射频能量，能够在最大限度上减少出血和并发症的同时切除肿瘤。如今，射频已被应用于许多医学领域。它不仅仅用于代替手术刀和止血操作，还可用于治疗肝细胞癌、肾细胞癌、骨样骨瘤等肿瘤。在心脏病方面，它被用来破坏异常的心电通路，从而治疗心律失常，在胃肠病方面，它被用于治疗巴雷特嗜酸性粒细胞增多症，它还可用于治疗神经性疼痛、皮肤痣和其他相关疾病。

第一个使用射频能量的皮肤组织紧致装置是 Solta Medical 公司于 2003 年推出的单极射频装置 ThermaCool，到了 2009 年，Syneron Medical 公司又推出了首个用于皮肤表面置换的双极分级射频设备 eMatrix。

从那时起，许多其他射频设备被引入市场，如今，市场上已经有大量的组织紧致和皮肤再生设备。

射频物理学

射频能量可以通过两种方式传递到治疗区域：

（1）直接传导：通过电线连接目标组织和射频发生器。

（2）辐射：射频能量通过天线以电磁波的形式从射频发生器发射出来。

在医疗设备中，射频频率的较低部分（0.3~3 MHz）主要通过直接传导，而频率的较高部分主要通过辐射传导。

例如，对于 1 MHz 的频率，我们可以通过下面的公式计算波长（λ），详见式 39.1。

$$\lambda = \frac{c}{f} = \frac{3 \times 10^8}{1 \times 10^3} = 300 \text{ m} \qquad (\text{式 39.1})$$

式中：

c 是光速，单位是 m/s。

f 是 Hz 的频率。

所以，对于 1 MHz 的频率，其波长是 300 m。

要辐射一个 1 MHz 的电场，要使用的天线长度约是其波长的 1/4，即 75 m。

而在大多数医疗设备中，电极和导线的长度比 75 米短得多，因此，这种情况下的辐射可以忽略不计。

然后，我们再计算下射频频率较高的波长，可以知道 1 GHz 频率以上的射频波长将限制在厘米范围内。因此，对于高频率的射频，电极就是它的天线，它通过电极就可以辐射能量。

为了让高频率射频波能够加热组织，天线长度通常是它波长的一半。这种形式的射频波被广泛用于治疗不可切除的肿瘤，如肝细胞癌或肾细胞癌。"低频"射频能量可以通过单极、双极传导。比如使用双极射频配置，两个电极被放置在彼此都靠近的组织上。这时，电流将被限制在电极之间的区域，从而确定这块组织受到射频波的影响。在电极间隔仅为几毫米的皮肤上使用低频射频，可以确保消融被限制在两个电极之间的皮肤上。这种双极射频装置现在被用于收紧皮肤的手术上。

在单极射频中，电极是不对称的。一个活动电极通常又小又薄，可以用作切割组织的刀。第二个回归电极通常比较大，并且与主体的连接距离远于作用点。即使在这种结构中电流的传导不是很明确，但在活动电极下会看见电流密度最大时的电流。但电流密度在远离"活动"电极的地方又急剧下降，因此在远离活动电极的地方就不会产生热量。返回电极与皮肤接触面积较大，电流密度较小，因此在这个水平上也不产生热量。

"单极"结构是介于低频和高频之间的一种中间应用。当频率较低时，例如几十兆赫，通过传导和辐射进行 RF 传输。以 40 MHz 器件为例，射频波长将为 7.5 m。天线的谐振尺寸是波长的 1/4，在这种情况下，约等于 1.87 m，接近人类的身高。因此，可能不需要返回电极。在这种情况下，由"有源"电极传递到治疗区的射频能量和电流通过辐射电磁场返回。

在双极和单极射频医疗设备中，低频射频波都是通过电极传输的。这些波会引起离子搅动或摩擦，从而提高组织的温度。

因为可以在处理后的组织和周围组织之间形成清晰的边界，所以可以实现高水平的精度和控制。

与传统的电外科或激光手术工具相比，射频的工作温度较低，使外科医生能够在切除或收缩软组织的同时密封血管。

与其他形式的电磁辐射（如激光）不同，射频能量可以穿透身体表层并被深层组织吸收，而不会有任何热感，使其几乎无痛，并有可能加速患者的康复。

射频波作用于人体组织的科学基础

射频能量影响人体组织的机制是人体组织能导电。

射频发生器在其电极之间产生振荡电压差。这种电压差产生电场，电场反过来驱动电流进入组织。

我们的组织对电子的运动有天然的抵抗力，因此对电流的通过也有天然的抵抗力。这种对电子运动的阻力导致我们的组织在接触射频电流源后产生热量。我们组织中产生的热量可以通过焦耳第一定律计算得到，其中焦耳（J）等于电流（I）的平方乘以组织的阻抗或电阻（R），再乘以暴露时间（T），详见式 39.2。

$$J = I^2 \times R \times T \qquad \text{（式 39.2）}$$

单位体积的组织所获得的能量参考式 39.3。

$$P\left[\frac{W}{m^3}\right] = J \cdot E = \frac{J^2}{\sigma} = \rho J^2 = \sigma E^2 = \frac{E^2}{\rho} \qquad \text{（式 39.3）}$$

式中：

J 是真正的电流。

E 是电场。

ρ 和 σ 是电阻率和电导率，分别（$\rho = 1/\sigma$）。

应该考虑到，在我们的组织中由射频产生的热量是通过传导和对流来分配的。因此，如果需要高度受限的

组织效应，能量应该以高强度和短脉冲的方式传递。为了获得更广泛的效果，应该使用更长的脉冲时间。

为了能够通过射频达到不同的组织效果，可以改变发生器的功率（脉冲幅度）和脉冲持续时间（脉冲宽度）。

这两个主要的可变参数，脉冲幅度和脉冲持续时间，控制着射频能量对组织的作用（被加热组织达到预期温度）和限制这种作用（因为它的范围较广）。

射频能量可以通过两种不同的方式作用于组织：一种是通过"体积加热"[1]诱导非消融性组织紧缩，另一种是通过射频诱导皮肤逐渐消融。Zelickson[2]和后来的 Hantash 等[3]最早提出了射频消融术可以用于促进伤口的愈合。

Zelickson 等在 2004 年发表了一项研究，RF 将牛肌腱加热至 55~65℃，可使胶原纤维发生弥散性缩短和增厚，同时由于胶原三螺旋结构的卵泡内氢键断裂而导致边缘缺失。他们还通过表达谱分析发现，治疗后第 2~7 天，胶原 mRNA Ⅰ 水平升高，说明 RF 可以诱导新的胶原生成和帮助组织收紧[2]。

Hantash[3]等也发现，使用基于微针的双极分级射频器件将皮肤加热至 72℃ 4 秒后，可以在处理区域生成变性胶原蛋白。未处理的真皮及其胶原蛋白被保留下来，作为愈合的蓄水池。治疗后第 2 天产生强烈的伤口愈合反应，炎症细胞浸润，并在手术后持续 10 周。治疗后第 10 周，胶原完全被新胶原替代，形成胶原重塑。与此相一致的是 HSP47 的逐渐升高，这是胶原蛋白新生的一个标志。从第 2 天到第 28 天，HSP47 的增长是最明显的，并在治疗后 10 周的真皮中弥漫性分布。由于胶原伴侣蛋白 HSP47 的表达水平与组织中合成的胶原数量相关，这些发现意味着新的胶原不仅在处理区形成，而且在相邻的未处理区也形成。这些发现与手术后几个月伤口的恢复相关[3]。相似的 HSP47 表达和弥散分布也可以在 CO_2 点阵激光换肤后观察到[4]。有趣的是，部分组织被 RF 处理后，还出现了新的透明质酸和新的弹力蛋白（由免疫组织化学和 PCR 方法测得）的形成，表明整个细胞外基质（ECM）[3]的更新。值得注意的是，由于附属结构如汗腺、皮脂腺和毛囊对电流的抵抗力要高得多，所以在治疗过程中得以保留。因此，RF 电流有一个预处理器适用于 ECM 和附属结构。

在一项前瞻性、开放性、多中心、随机、双盲临床试验中，评估了 100 名双相情感障碍的受试者，包括轻度，甚至面部和颈部皱纹松弛的重度受试者，通过使用射频设备（ePrime Syneron Medical Ltd）后得出

结论，单次点阵射频（FRF）在治疗皮肤皱纹和松弛上发挥着积极的作用。100% 的患者皮肤皱纹有改善，95% 的患者皮肤松弛有改善。24 小时后可恢复正常活动，无需伤口护理。随访期间仅有 2 例点状萎缩消退，术后无长期不良反应[5]。

有趣的是，在这里我们注意到[5]，另一项研究中[6]也显示了 FRF 处理后的分子改变与消融激光处理的[7]不同。FRF 处理后，基质金属低蛋白酶（matrix metal loproteinase，MMP）1、3 轻度升高，它们是破坏胶原的分解代谢酶，同时 MMP-13、MMP-9 表达升高，这两种酶是重构或合成代谢酶。这说明在 FRF 处理后，胶原蛋白和弹性蛋白的破坏相对较少，同时胶原蛋白、弹性蛋白和透明质酸的生成相对较高。这些发现与 FRF 治疗 6 个月后皮肤皱纹和松弛逐渐改善的临床发现相关[8]。

RF 的一般用途和手术适应证

在皮肤外科、整形外科和眼整形外科中，射频有许多不同的适应证。它使外科医生能够非常精确地切割组织，在切割的同时凝结组织防止出血，因此通过它可以完成非常精细的手术，在手术中只是凝结组织还是诱导止血取决于 RF 的能量和射频波形。与常规手术相比，其临床益处包括立即止血、减少术后不适、减少瘢痕形成、促进愈合以及良好的美容效果[9]。射频还可用于微创手术，如去除痣或皮肤病变，或用于更进一步切入组织的手术，如眼睑成形术或面部提升手术[10]。

使组织紧致且年轻化

第一个通过射频加热皮肤胶原蛋白而且使其变性的技术设备是单极射频装置（Solta Medical 公司的 ThermaCool）。该技术已被用于治疗面部和颈部的松弛皮肤、脂肪团和纹状体，并且让人振奋的是，它可以在最短的时间内让皮肤变得紧致，而且不需要外科手术。不幸的是，在一组选定的患者中，其皮肤紧致程度有轻度到中度的不协调。推荐使用相对高能量设置的单次治疗不仅会导致皮肤紧致程度不同，还会导致 Ⅱ 度烧伤，2.7% 的病例会出现脂肪萎缩[11]。射频治疗后患者出现颞部发麻和三叉神经痛的情况也有报道。随后的研究表明使用低能量射频多次多方式治疗后也会出现了同样的结果，但是副作用减少了[12]。随后有人提出，多次射频治疗可能改善皮肤松弛的效果[13]。在一项对 17 例患者使用另一种单极射频装置的初步研究中发现，在 6 个月一次的治疗后，皮肤松弛、肌理

和皱纹得到改善。未见并发症，但仅 50% 的患者效果维持了 6 个月[14]。

随着有同样治疗效果但安全性更好的点阵光热仪的引入，人们对于消融再塑皮肤的兴趣已经减弱，因为长期红斑和永久性低脂化和瘢痕风险等副作用具有高发生率。

在寻找侵入性更小的皮肤修复方法时，双极型 FRF 表面修复已经被引入（Syneron Medical Ltd 公司的 eMatrix 和 later eTwo）[15]。这些点阵射频设备的双极射频能量是由多个（44~144）小针（250 μm）通过与大型回归电极传导的。电极之间的组织就像一个愈合的容器。由于表皮对射频电流的高阻抗，电流通过皮肤的高阻层而不发散，导致高电流密度的产生从而引发非常有限的高强度组织效应（消融）。正如前面指出的，放出的热量与电流和电阻的平方成正比。因此，电极下面产生的热量非常高。一旦电流通过具有较低阻抗的真皮，它就以较低的电流密度通过真皮。这导致加热温度较高的组织体积的真皮温度较低（非消融）。这种最小的皮肤消融，同时也是一个广泛的皮肤的热效应，这被称为"皮下再生"。在这种形式的皮肤再生中，修复时间最短，皮肤只会出现 4~48 小时的轻微红肿，结痂持续 3~5 天。而且治疗后也没有必要呆在家里，因为所有的面部变化都可以用化妆品掩盖。再加上经过 3~5 个月的风险最小的连续治疗，并且取得显著临床效果后，使这种形式的治疗成为患者的最爱[16-28]（图 39.1）。在一项开放性研究（eMatrix，Syneron Medical）中，10 例女性患者患有皮肤中度弹性变形（在 Fitzpatrick 的皱褶和弹性变形分级中，平均分 5 分），她们每月接受 5 次治疗。10 例患者面部皮肤的紧致度、亮度、毛孔和光度均有显著改善，Fitzpatrick 弹性量表平均改善 1.5 分。10 例患者治疗后均非常满意（采用 GAIS 满意量表）[18]（图 39.2）。

射频的另一个优点是其没有对黑色素的选择性，或者说，没有其他"彩色"分子或结构使其"色盲"。尽管任何治疗包括激光、化学换肤或射频都能引起皮肤炎症，但炎症后色素沉着（PIH）的风险远低于其他任何形式。

在一项对 15 例皮肤类型为 Ⅴ 型和 Ⅵ 型的患者的研究中，证实了点阵射频在深色皮肤类型中的安全性。所有患者的皱纹、纹理和细纹均有明显改善，未出现 PIH 或其他副作用。根据我们的个人经验，点阵射频（特别是在低能量级别）可以安全地用于深色皮肤类型（Ⅳ 和 Ⅴ 型）。

我们对 645 例在我们诊所接受 2~5 次连续射频治疗（eTwo，Syneron Medical）的患者（皮肤类型

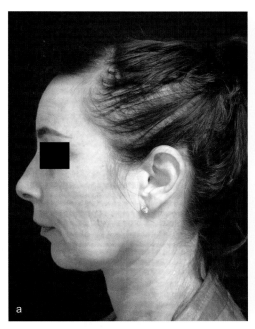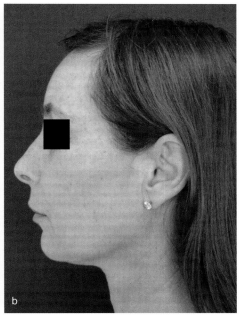

图 39.1　患者点阵射频治疗前（a）和完成 4 个月的治疗的 15 个月后（b），由 Syneron Medical 的 eTwo（次级）进行治疗。注意沿着下巴和下巴提起组织。

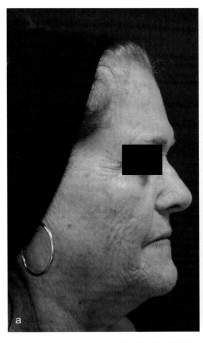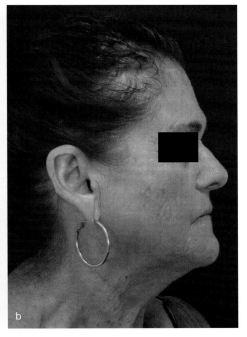

图 39.2　患者 eTwo（Syneron Candela Medical）治疗前（a）和经过 5 个月治疗的 1 个月后（b）。皱纹、肤色和组织紧致度得到改善。

Ⅰ～Ⅴ型）进行了调查，发现治疗后没有直接看到严重的副作用，在 1 年的随访中也没有发现严重的副作用。645 例患者中有 5 例对治疗反应更强烈，红肿持续了 3~5 天。5 例患者在接受治疗后出现痤疮样皮疹，几周内自行消退。未见其他问题，如感染、色素减退或瘢痕形成等[20]。

痤疮瘢痕

痤疮瘢痕一直是美容皮肤科最令人头疼的问题之一。尽管有许多不同的治疗方法可用，如祛疤手术、深层化学换肤、铒元素（Er:YAG）或二氧化碳进行消融治疗，但在许多病例中其结果不尽相同，不能令人满意。所有这些方式都与密集而长久的伤口愈合过程有关，因此恢复时间长，并发症的风险高。虽然非消融和点阵装置具有更好的安全性，但效果有限，需要进行多种处理。

由于各种各样的限制，点阵双极射频被引入。在一项前瞻性研究中，10 例患者每月接受 3 次 eMatrix 的治疗，并随访 3 个月。所有 10 例患者的痤疮瘢痕都有显著改善，患者的满意度也很高[21]。

在另一项开放式研究中，纳入了 12 例（4 例男性＋8 例女性）年龄在 20~62 岁、Fitzpatrick 皮肤类型为Ⅰ～Ⅲ型的中度至重度痤疮瘢痕患者。所有患者都接受了 eTwo 的每月 3~5 次治疗。所有患者（12 例）在第二次治疗后都有一定程度的改善，在完成 5 次治疗后都有很好的改善（至少有一个量表）。在治疗后的 3 个月里，瘢痕的这种改善效果继续存在。12 例患者中有 2 例被要求停止治疗，因为在第三次治疗后已经有了很好的改善。所有患者在术后和 3 个月随访时均感到满意或非常满意[22, 23]（图 39.3）。

其他适应证

妊娠纹

RF 设备的另一个有趣的适应证是扩张纹或妊娠纹。这种疾病在临床上表现为严重的红斑纹或萎缩性皮肤的低色素带（白斑纹）。尽管多种治疗方法已被用于此适应证治疗此种疾病，其中大多数（如 585 脉冲染料激光）仅在红斑、炎症期有效，而在低色素后期无效。此外，在深色皮肤的人身上使用激光也有很高的 PIH 风险。

多项试验研究表明，不同的射频技术对治疗妊娠纹有效[24-26]。尽管缺乏更大规模的研究，但研究结果的仍令人印象深刻。

赘肉

赘肉是一种多因素导致的皮肤状况，最常见于80%~90% 的青春期后女性的大腿后外侧、臀部和腹部，是主要的美容问题。临床表现为橙皮样外观，皮肤表面有酒窝。赘肉最先在 1978 年[26]被描述，它讲述了女性和男性在皮肤和皮下组织结构上的差异。女性的鼻中隔结构（较薄且垂直）与男性的鼻中隔结构（较厚且呈一定角度且平行）不同，允许皮下脂肪疝入结缔组织，导致临床出现酒窝外观[28]。

治疗赘肉有许多不同的方法：局部制剂、机械刺激、声波 / 超声波疗法、激光和光设备、射频。到目前为止，所有这些技术和技术只提供有限的和不确定的结果[28]。

最近，射频技术已经成为非常流行的治疗赘肉的方式，原因是高射频能量（150~200 W）的新设备，能更好地加热皮下脂肪组织，从而实现更好和更均匀的临床效果。射频治疗赘肉的合理之处是，我们的脂肪组织是由 1 mm 大的脂肪细胞小叶组成，周围有结缔组织隔。由于隔膜对射频能量的低电阻，它们起到了导线的作用。热量在隔膜内产生，并进一步传导到

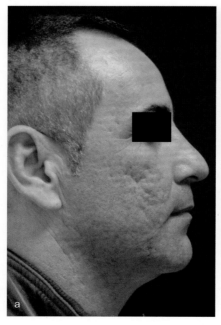
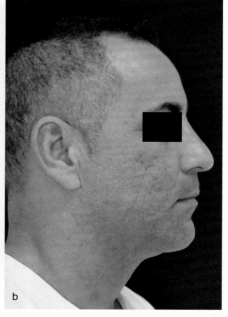

图 39.3　长期存在严重痤疮瘢痕的患者接受 eTwo（Syneron Candela Medical）的次优治疗（3 个月）前（a）和治疗 2 个月后（b）。

脂肪小叶。加热隔膜可诱导新生红细胞生成[3]，而加热 42~45 ℃脂肪细胞 15 分钟可诱导脂肪细胞凋亡[29]。研究表明，高能射频联合红外线（IR）光和真空（VelaShape Syneron Medical）或高能射频联合磁脉冲（Legacy Venus Concept）可以显著改善脂肪组织，并在 3~6 个月的治疗后诱导使腹围减少 2~4 cm[30]（图 39.4）。

刺激毛发生长

最近，有研究指出射频可以诱导女性和男性的头发再生（Innogen Technologies Ltd.）。在经过多次治疗后，临床上已有所改善，但研究仍处于初步阶段。其作用机制尚不清楚。最近，又有研究表明，在治疗脱发的模式下，毛囊进入休眠期，重新被激活，重新生长[31]。

总结

射频技术因其良好的效性和安全性而改变了医疗美容领域。我们现在能够为我们的患者提供组织收紧和年轻化、痤疮瘢痕、条纹、脂肪组织、身体轮廓和腰围减少的治疗，并且将停机休整时间最短，并发症风险可以忽略不计。此外，我们可以在手术后治疗肤色较深的患者，降低 PIH 的风险。

随着对射频组织相互作用的理解和激动人心的射频新技术的发展，我们现在能够更有效地治疗更多的适应证。

现有的一些设备如下：

• eTwo（Syneron Medical，Yokneam，Israel）：该设备有两个手持部件。第一个部件启动拥有 40~144 个点阵孔的双极点阵 RF，每个点阵孔提供 100 mJ 的能量。脉冲是几十到几百毫秒。第二个部件是一种非侵入型射频，工作在脉冲模式下，可结合红外光进行深层加热。

• Viva（Venus Concept Ltd，Tel Aviv，Israel）：该设备有两个手持部件：一个具有点阵射频功能，用于皮肤修复和紧致，另一个具有双极射频功能，用于更深层次的组织加热。

• VelaShape（Syneron Medical，Yokneam，Israel）：将双极射频与红外线和真空相结合，用于治疗赘肉和改善身体轮廓。

• Legacy（Venus Concept Ltd，Tel Aviv，Israel）：结合双极射频与磁脉冲技术治疗赘肉和改善身体轮廓。

• Accent（Alma laser，Ltd，Caesarea，Israel）：采用单极和双极联合射频，同时对组织进行深度和浅层加热。

• Profound（Syneron Medical，Yokneam，Israel）：双极射频设备，有 4 对电极以针，每对电极以 1 mm 的距离相互分开。每对电极中有一个温度传感器，每对电极独立工作。针被插入组织大约 1 mm 的深度，从而将射频能量传送到更深层。

• EndyMed（3 DEEP，Caesarea，Israel）：使用一个拥有 112 个电极和 6 个射频发生器的尖端，对真皮和真皮下进行加热。

• Pellevé（Ellman International，Inc，Oceanside，NY）：使用单极射频进行 2 个月一次的多次治疗，逐步加热和收紧组织。

• Thermage（Solta Medical Inc，Hayward，CA）：使用单极 RF 向组织传递热量。最新的 CPT 技术增加了振动的平和，中间穿插冷却脉冲，以防止疼痛和表皮副作用。

• Innogen Technologies（Tel Aviv，Israel）：一种用于刺激头发生长的双极射频装置。

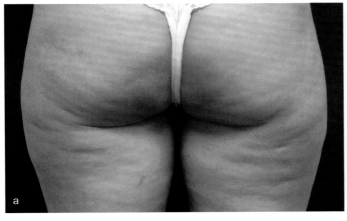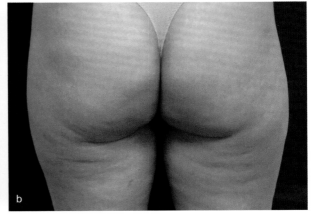

图 39.4　患者接受 RF 装置治疗 6 次前（a）与后（b）。

参考文献

[1] Dierickx CC. The role of deep heating for noninvasive skin rejuvenation. *Lasers Surg Med* 2006; 38:799–807.

[2] Zelickson BD, Kist D, Bernstein E et al. Histological and ultrastructural evaluation of the effects of a radio-frequency-based nonablative dermal remodeling device: A pilot study. *Arch Dermatol* 2004; 140:204–209.

[3] Hantash BM, Ubeid AA, Chang H, Kafi R, Renton B. Bipolar fractional radio-frequency treatment induces neoelastogenesis and neocollagenesis. *Lasers Surg Med* 2009; 41:1–9.

[4] Hantash BM, Bedi VP, Kapadia B, Rahman Z, Jiang K, Tanner H, Chan KF, Zachary CB. In vivo histological evaluation of a novel ablative fractional resurfacing device. *Lasers Surg Med* 2007; 39:96–107.

[5] Alexiades-Armenakas M, Newman J, Willey A et al. Prospective multicenter clinical trial of a minimally invasive temperature-controlled bipolar fractional radiofrequency system for rhytid and laxity treatment. *Dermatol Surg* 2013; 39:263–273.

[6] Hantash BM, Renton B, Berkowitz RL et al. Pilot clinical study of a novel minimally invasive bipolar microneedle radiofrequency device. *Lasers Surg Med* 2009; 41:87–95.

[7] Orringer JS, Kang S, Johnson TM et al. Connective tissue remodeling induced by carbon dioxide laser resurfacing of photodamaged human skin. *Arch Dermatol* 2004; 140:1326–1332.

[8] Willey A, Kilmer S, Newman J et al. Elastometry and clinical results after bipolar radiofrequency treatment of skin. *Dermatol Surg* 2010; 36:877–884.

[9] Bosniak S, Cantisano Zilkha M. Radio-surgery: A 25 year history of scarless mole removal. *Oper Techn Oculop Orbital Reconstr Surg* 2001; 4:109–112.

[10] Niamtu J. Radiowave surgery versus CO laser for upper blepharoplasty incision: Which modality produces the most aesthetic incision? *Dermatol Surg* 2008; 34(7):912–912.

[11] Narins RS, Tope WD, Pope K et al. Overtreatment effects associated with a radiofrequency tissue tightening device: Rare, preventable, and correctable with subcision and autologous fat transfer. *Dermatol Surg* 2006; 32:115–124.

[12] Verner I. Clinical evaluation of the efficacy and safety of fractional bipolar radio frequency for the treatment of moderate to severe acne scars. *Dermatol Ther* 2016; 29(1):24–27.

[13] Suh DH. Monopolar radiofrequency treatment in Asian skin: Do multiple RF treatments over time have beneficial effects? An observational report with long-term follow-up in eight patients. *Dermatol Surg* 2013; 39:671–672.

[14] Taub AF, Tucker RD, Palange A. Facial tightening with an advanced 4-MHz monopolar radiofrequency device. *J Drugs Dermatol* 2012 November; 11(11):1288–1294.

[15] Hruza G, TaubAF, Collier S et al. Skin rejuvenation and wrinkle reduction using a fractional radiofrequency system. *J Drugs Dermatol* 2009; 8(3):259–265.

[16] Lee HS, Lee DH, Won CH et al. Fractional rejuvenation using a novel bipolar radiofrequency system in Asian skin. *Dermatol Surg* 2011; 37(11):1611–1619.

[17] Verner I. Sublative rejuvenation-fractional radiofrequency resurfacing. *IMCAS Congress*, Paris, France, January 8–11, 2010.

[18] Verner I. Sublative clinical experience. *Anti-Aging Medicine World Congress (AMWC)*, Monte Carlo, France, March 2012.

[19] Man J, Goldberg DJ. Safety and efficacy of fractional bipolar radiofrequency treatment in Fitzpatrick skin types V-VI. *J Cosmet Laser Ther* 2012; 14(4):179–183.

[20] Verner I. Trends and innovations in aesthetic dermatology. *AFID Congress*, Tel Aviv, Israel, May 8–9, 2013.

[21] Gold MH, Biron JA. Treatment of acne scars by fractional bipolar radiofrequency energy. *J Cosmet Laser Ther* 2012; 14:172–178.

[22] Verner I. Clinical evaluation of the efficacy and safety of fractional bipolar radiofrequency for the treatment of moderate to severe acne scars. *Dermatol Ther* 2015 August 17.

[23] Verner I. Tissue tightening by RF. *Anti-Aging Medicine World Congress (AMWC)*, Monte Carlo, France, April 4–6, 2014.

[24] Manuskiatti W, Boonthaweeyuwat E, Varothai S. Treatment of striae distensae with TriPollar radiofrequency device: A pilot study. *J Dermatol Treat* 2009; 20:359–364.

[25] Almeida Issa MC, de Britto Pereira Kassuga LE, Chevrand NS et al. Transepidermal retinoic acid delivery using ablative fractional radiofrequency associated with acoustic pressure ultrasound for stretch marks treatment. *Lasers Surg Med* 2013; 45:81–88.

[26] Hodgkinson DJ. Clinical applications of radiofrequency: Nonsurgical skin tightening (thermage). *Clin Plast Surg* 2009; 36:261–268.

[27] Nurnberger F, Muller G. So-called cellulite: An invented disease. *J Dermatol Surg Oncol* 1978; 4(3):221–229.

[28] Luebberding S, Krueger N, Sadick N. Cellulite: An evidence based review. *Am J Clin Dermatol* 2015; 16:243–256.

[29] Jimenez Lozano JN, Vacas-Jacques P, Anderson RR, Franco W. Effect of fibrous septae in radiofrequency heating of cutaneous and subcutaneous tissue: Computational study. *Lasers Surg Med* 2013; 45:326–338.

[30] Verner I. What's new in body contouring? *Anti-Aging Medicine World Congress (AMWC)*, Monte Carlo, France, March 25–28, 2015.

[31] Rushton DH, Norris MJ, Van Neste D. Hair regrowth in male and female pattern hair loss does not involve the conversion of vellus hair to terminal hair. *Experimental Dermatol*, accepted 2016 January.

40
超声基本原理

Shlomit Halachmi and Moshe Lapidoth

超声波

在医生和患者的头脑中，美容皮肤科和激光是紧密相连的。激光和光设备的传统操作原理为理解能量如何与组织相互作用奠定了基础。射频（RF）借用了其中一些原理，可以实现激光的一些功能。然而，超声波需要观念上的转变。虽然治疗性超声可以达到激光和射频的某些效果，但操作方式、与组织的相互作用以及区分不同超声源的基本变量是不同的。

术语和公式

所有的能量波在给定的介质中以固定的速度（c）传播。速度、波长（单个周期内行进的距离，用波峰到波峰或波谷到波谷的距离测量，用 λ 表示）和频率（每秒循环数，由 f 表示）之间的关系由以下公式描述（式 40.1）。

$$c = f \cdot \lambda \qquad \text{（式 40.1）}$$

在激光中，c 是光速，波长通常用来识别正在使用的光的光谱（颜色范围），它的单位是纳米（nm）。通常人眼能感受 390~700 nm 的范围的光，因此，这种光被称为"可见光"。反射光线的对象在这个范围内会出现有一个特定的颜色，这是由于他们反映的波长引起的（而不是吸收）。红外线波长较长，紫外线波长较短。与光波不同，声音是一种振荡的压力波。声波前进时，其传播介质会发生机械变化，因为周期性的高压和低压会导致交替压缩（图 40.1）。

在描述声音时，c 是声音在特定介质中的速度。这个速度在空气、水或不同的固体材料中会有很大的变化。在不同的组织中，声速也各不相同。在软组织中，声速平均 1 540 m/s（154 mm/μs）。由于空气或气泡的存在，超声波在诊断或治疗过程中会受到阻碍。声速在液体中较高，在固体中最高，这种速度和衰减的变

化是超声用于解剖结构成像的基础。

与光和激光不同，我们通常用频率而不是波长来描述声波的能量。人的耳朵可以感知到声波的频率在 20 Hz 到 20 kHz 之间。2 kHz 以上的频率属于超声范围。20 Hz 以下的频率称为次声，地质学家用次声来监测移动，鲸鱼用次声进行远距离交流。

由于波长和频率的乘积是恒定的，即在给定的介质中，随着声波频率的增加，其波长会减小。高频声音，特别是超声波，波长极短。由于组织对声波传播的影响，超短波（即高频超声）可能限制超声在深部结构成像中的应用。当波在介质中传播时，能量会逐渐损耗或衰减。高频超声更容易在组织中衰减。这可以理解为一个波因另一个波传播击散了部分能量。波长较长的声波比波长较短的声波传播得更远。换句话说，在给定的传播条件下，波长较短的声源会比波长较长的声源损失更多的能量。因此，与光能一样，长波（低频）比短波（高频）具有更大的穿透能力。超声波的波长很短，因此它的组织穿透力有限，而且依赖于波长。由于习惯上用频率而不是波长来指代超声，因此高频超声降低了组织的穿透力。因此，更高的频

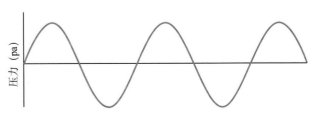

图 40.1 声波通过均匀介质传播示意图压力高时分子的压缩压力低时分子的稀疏。

率，高达 20 MHz，可以到达浅表的结构，而更深的穿透需要更低频率的超声波。其代价是分辨率：更高频率的超声波提供更高分辨率的图像，可以产生更小的焦点，但会以传播深度为代价。当需要更深的能量穿透时，特别是在治疗性超声波的情况下，需要使用低频（较长波长）超声波，通常是在 1 MHz 附近，但在一些设备中可低至 200 kHz。

基于激光 / 光的设备的不同方法

虽然光和声音都是能量波，但它们与组织的相互作用是不同的。光能可以被吸收或反射，它通过特定的吸收作用于组织。声能也可以被吸收或反射。像光一样，超声波可以用来加热组织。然而，既然声音是一种压力波，它也可以被传导。这种通过传导压力发挥效应的能力也会对组织产生广泛的物理影响。超声传播可能会产生组织的剪切应力，从而导致应力疲劳，或引起振动，或传递超短的和非常强大的高压或低压脉冲（分别为冲击波和空化），从而导致严重的组织损伤。这些案例将在以下几节中介绍。

超声波的来源

超声换能器可以产生、传递和检测超声能量。通常情况下，超声波探头或换能器是通过压电效应（piezoelectric effect，piezo= 压力，源自希腊语"推"）工作的，压电效应将压力和电流联系起来。这些探头含有在电场中改变大小或形状的晶体。当晶体暴露于快速交变电流中时，晶体快速振荡并发出高频振动，表现为声波。医用超声设备通常利用陶瓷晶体，通过电子振荡器来实现这一目的。相反，当换能器暴露在来自声波的压力下时，晶体获得电荷并发出电流。由于这些晶体可以双向连接压力和电流，它们既可以直接用于产生超声波，也可以直接用于接收反射的超声波。

换能器的大小和形状改变了超声的作用和用途。许多医用超声单元件探头都有一个曲率。当超声波从一个凸起的表面发出时，这些波在离开探头时发散开来。它可被用于超声波成像。凸表面将超声送入组织，然后沿凸表面接收反射（回声）波（图 40.2a）。相比之下，治疗性超声，特别是聚焦超声，从凹面发射超声（图 40.2b）。这就像一个透镜，将能量集中在一个固定的焦点处。在此过程中，换能器实现了一种独特的功能：当超声能量波在离换能器一定距离的焦点处汇聚时，焦点处的组织暴露在非常高的能量密度下。焦点处的能量转换比换能器表面的能量转换密度高得

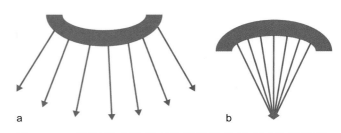

图 40.2　a. 诊断性成像超声换能器从凸起表面发射超声。b. 从凸面发出的聚焦超声波会聚于一个焦点，在一小块组织中传递高能量密度以达到治疗效果。

多，使得皮肤能够传递能量，而不会在皮肤表面沉积大量的能量。因此，聚焦超声可以进行无创手术。它已被用于治疗肿瘤，子宫肌瘤和其他疾病，这些将在下文描述。

曲线型单元件换能器的另一种选择是相控阵器件，它包含许多小型超声换能器，每个换能器都可以独立地发送脉冲并激活元件。通过在不同的时间点激活各个元件，可以控制或聚焦从换能器整体产生的超声波。

除了频率和换能器的形状和大小之外，治疗性超声设备的效果还可以通过改变输出功率、脉冲的总持续时间和工作周期（设备处于"开启"状态的时间百分比）来改变。与激光一样，低工作周期（"关"比"开"的时间更长）使组织有冷却或松弛的时间，而连续或接近连续的工作周期将导致组织更快地加热。

目前市场上使用的设备

无创超声

超声波可以作为聚焦或非聚焦能量的传递。许多非聚焦治疗性超声设备是可用的，而相对较少的聚焦超声设备被批准用于整容美学的市场。

焦点超声波

非聚焦治疗性超声因其机械效应和热效应而被应用于美学领域。有几种廉价的桌面设备甚至家用设备声称通过"气穴现象"起作用，但没有临床研究支持这些 100~1 000 美元的设备产生治疗作用的能力。基于先前的文献，一些超声波产品可能能够增加局部药物在通过皮肤上的渗透。由于有关的超声波产品的医学文献很少，因此本章不能公平地评估它们的作用、相对收益和风险。

在市场上销售的美容专用设备中，早期的设备最初是作为物理治疗的透热设备开发出来的，后来为了美容市场改编或重新设计；这一历史可以从设备的"使用适应证"中看到。非聚焦超声最常见的适

应证是"脂肪组织外观的暂时改善"。这类设备的例子包括以前上市的 Dermosonic 非侵入性皮下治疗系统（sybaritic，不再在美国销售）、Bella Conour（Real Aesthetics）、Med Conour（欧洲的通用治疗系统，也以 VASERShape 销售，现在在美国以 QuantaShape 的名称销售），以及一系列其他设备（图 40.3）。这些设备通常在 1 MHz 的超声波频率范围内运行，并且通常会添加额外的技术。

Bella Contour 采用一种称为 REAL（共振放大脂代谢）技术的三种模式，它结合了 0.8~3.4 MHz 的超声波、4 个电极传递的电流和淋巴引流。该设备在市场上销售的目的是身体的塑形，但在销售时明确说明了"暂时减少赘肉的出现，缓解肌肉痉挛，暂时改善局部血液循环"。在 8 周的疗程中，大约进行了 10 次治疗；建议采用维持治疗。

Med Conour/QuantaShape 系列设备采用真空"双低频超声"治疗赘肉和局部脂肪过多。过去制造商生产线中的其他设备包括 Slim Project、MedSculpt 和 Med2 Condition，它们添加了 LED 或气穴效果。在一项使用 MedSculpt 治疗 5 例患者的初步研究中，MedSculpt 结合了电脑控制、真空抽吸和 3 Hz 连续正弦超声，研究表明，经过 12 次治疗，大腿围平均减少了 2.25 cm，腹围平均减少了 6.5 cm。所有受试者的皮肤质地和脂肪团赘肉的外观也有轻微的改善[1]。这些治疗方法可能通过多种机制发挥作用：超声可能加热和按摩炎症部位，暂时减轻水肿。

RF 被认为可以刺激成纤维细胞和诱导胶原形成，从而减少脂肪向真皮的突出；LED 可能有生物刺激作用，尽管目前还不清楚所发射的光是否到达皮下组织。

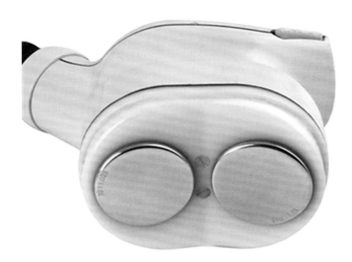

图 40.3 非聚焦超声：MedContour（EU），也称为 VASERshape 或 QuantaShape（USA），获得 General Project srl 的许可。

有关这个设备医学文献很少。在猪模型中进行的一项研究表明，非聚焦超声治疗可能通过热能[2]对脂肪产生影响。实验在每个肛门的一侧进行处理，用热电偶对组织进行加热。对治疗区淋巴液的分析显示，与未治疗区相比，治疗区甘油三酯升高，引流治疗区淋巴结内可见脂肪空泡。电镜观察到细胞外液中有游离的唇状核，但未见组织坏死。作者认为，非聚焦超声设备引起的脂肪热化可能会引起脂肪细胞渗透性的暂时改变。

超声的振动效应也可能刺激淋巴和/或成纤维细胞。在一些设备中，振动摩擦与机械摩擦相结合。非聚焦超声也可用于在组织内产生剪切应力。这种效应的一个例子是阿尔玛激光超重音的冷模式，它传递横向的声切变波，目的是通过反复拉伸和放松脂肪细胞膜来破坏脂肪细胞膜，诱导细胞死亡。制造商建议该治疗与射频联合进行。

聚焦超声

如下文所述，聚焦超声可以提供一种将高度集中的能量引入小体积组织的非侵入性手段，并且可以非侵入性的方式瞄准皮肤下面的结构。聚焦超音波于 1942 年首次被发现，并测试其非侵入性改变脑组织的能力[3]。最初的研究针对的是神经系统病理学。这项工作的自然延伸是针对恶性肿瘤。最初的目标包括大脑以及乳腺和甲状腺肿瘤。随后的工作集中在眼科应用上[4, 5]。非侵入性治疗的医疗益处导致了高强度聚焦超声（HIFU）的商业化，而 HIFU 最初是被用于良性前列腺增生，如 Sonablate 200 设备[6]。该设备通过 Focus Surgery 在国际上销售，并在随后获得 FDA 的批准。从那时起，HIFU 设备被用于各种实体肿瘤的研究，包括恶性病变和骨转移，以及良性增生，如子宫肌瘤。

在美学方面，聚焦超声已经应用于面部和身体的一些治疗。大多数设备不是用来塑造身体轮廓，就是用来收紧皮肤的。

塑形

减少"三围" 最早的两种在美学上和在身体轮廓方面引起注意的设备，简单地说就是制造商的名字，UltraShape 和 Liposonix。两者都被设计成溶解脂肪以降低"三围"。UltraShape 于 2005 年率先进入国际市场，并于 2014 年被 FDA 批准在美国上市，并附有一份预期用途/使用适应证声明：Contune Ⅰ V3.1 系统提供聚焦的超声能量，提供一种非侵入性方法，破坏皮下脂肪组织（SAT），以实现所需的美学效果。它的目的是非侵入性地缩小腹围。Liposonix 在 2011 年被 FDA 批准使用，其适应证是 Liposonix 系统提供的 HIFU 能量可以干扰 SAT，提供一种非侵入性的方法来实现所需的美学效果。Liposonix 系统是专门用于非侵入性缩小腰围的。尽管使用适应证不同（腹部 vs. 腰围），这两种装置常被用于身体其他部位。

UltraShape 和 Liposonix 开发的设备针对相似的适应证和身体区域，但作用机制不同（图 40.4 和图 40.5）。UltraShape 采用单元件陶瓷换能器，标称频率

为 200 kHz。该装置相对持续地发送脉冲，以诱导对脂肪细胞的非热损伤。Liposonix 通过可控的多元素相控阵应用 2 MHz 超声诱导组织热坏死。这两种方法在同行评议的文献中都有很好的研究和报道。

在 UltraShape 的临床研究中，在皮肤下 1 cm 的病灶处应用超声波，发现脂肪组织有穿孔，血管和神经结构完好（图 40.4b）。首次报道的多中心对照临床试验，使用的是最初的超声探头（Contour Ⅰ），这是一种基于单一的治疗，应用于腹部、大腿或侧翼[7]。这项研究招募了 164 例受试者。患者在预设参数下接受

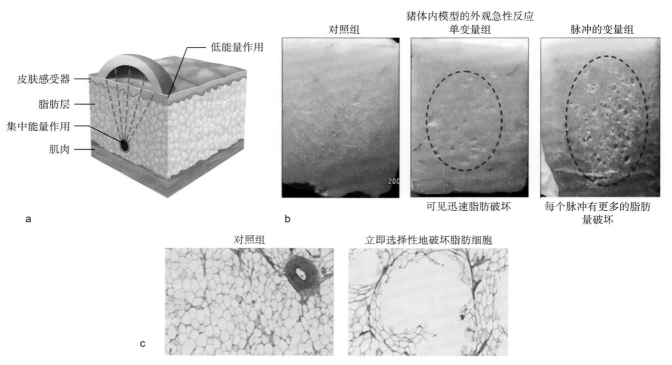

图 40.4　形态示意图。a. 临床实践中的皮肤横断面示意图；b. 治疗后立即产生的组织效果（猪体内模型）；c. 组织学切片图，显示脂肪细胞溶解情况（版权：Syneron-Candela, Irvine, CA）。

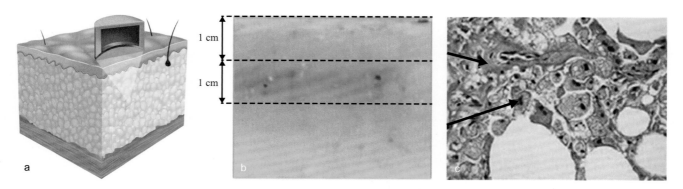

图 40.5　Liposonix。a. 临床使用示意图。b. 治疗后即刻的组织效应（人腹壁组织）。c. 28 天组织学显示含脂肪的巨噬细胞［经允许引自 Gadsden E, Aguilar MT, Smoller BR, Jewell ML, Evaluation of a novel high-intensity focused ultrasound device for ablating subcutaneous adipose tissue for noninvasive body contouring: Safety studies in human volunteers, Aesthet Surg J, 31(4), 410–410, 2011］。

单次治疗，并监测治疗反应（超声测量被实验部位周长和脂肪厚度）和安全性参数（血脂、肝功能、血细胞计数和脂肪肝的超声评估），观察 12 周。治疗耐受性好。据报道，患者被实验部位平均周长减少了 2 cm，脂肪厚度平均减少了 3 mm，而体重没有变化。大约 50% 的效果是在 2 周内观察到的。反应在 4 周达到高峰，并持续到 12 周。所测安全参数无明显临床变化。实验也报道了轻微的不良反应，如水疱。

这项技术的早期使用者开发了其他的方案，包括多疗程、不同的组织定位方法，以及与其他模式的组合。Moreno-Moraga 等发现，每隔一个月进行 3 次治疗，平均周长减少 3.95 ± 1.99 cm[8]。Ascher 研究了 25 例女性，她们每隔两周接受 3 次治疗，并在最后一次治疗后随访 84 天[9]。在第一次手术后第 14 天观察到平均腰围减少 2.47 cm。第三次治疗后 84 天，平均减少 3.58 cm。Chang 等以 3 次聚焦超声结合射频腹部治疗 32 例亚洲患者，每隔 2 周进行一次[10]，发现他们的平均周长减少 3.91 ± 1.8 cm。磁共振显示平均脂肪厚度减少了 25%。

Liposonix 在猪模型中的临床前研究表明，在 166~372 J/cm² 时应用 HIFU 可在一定范围组织内产生接近 70℃ 的温度。这些研究证实了设备的安全性，因为在血脂或肝功能没有显著的临床变化。组织学显示，治疗后目标组织内有界限清晰的脂肪细胞破坏区域，病灶内血管系统保存完好，神经纤维完整。14~28 天后可见泡沫状巨噬细胞，提示释放的脂质和细胞碎片被吞噬。尸检显示没有脂肪栓子或器官堆积的证据。

随后对健康成年人进行了 Liposonix 的临床研究。不良症状主要包括治疗不适、红斑、水肿、感觉障碍和瘀伤[12, 13]。最初的临床研究报告，在单一治疗后，平均腹部和腰围减少 4~5 cm，其中焦点设置在皮肤表面以下 1.1~1.8 cm（图 40.5b）[13, 14]。随后的研究在 47 名受试者中进行，这些受试者在 3 个级别的深度（1.6 cm、1.3 cm 和 1.1 cm）下接受了 3 次检查，结果显示平均腹围在 12 周时减少了 2.5 cm[15]。这两种装置似乎都很有效，结果相当。使用 Liposonix 发生副作用和不良事件的概率似乎更高，包括瘀伤和水肿，据报道发生率为 10%~13%。UltraShape 的美白效果较差。这归因于 Liposonix 热能的使用。一些学者反驳说，热能的使用可能会有一些好处，比如刺激胶原蛋白或更好的可重复性。目前还没有对照的比较研究来阐明安全性或有效性的差异。

据报道，还有一种设备尚未通过 FDA 的批准：SM-100，这是一种由 Slender Medical 公司开发的"双头 HIFU"系统[16]。一项为期 4 周对 6 例患者实验研究报道了该装置造成的组织损伤；临床疗效尚未报道，操作参数也未披露[17]。

UltraShape 和 Liposonix 及任何非侵入性脂肪靶向技术的局限性是相似的：它们既不打算也不能治疗肥胖症或诱导减肥。这一限制不仅体现在设备设计或性能上，而且也体现在生理上：治疗可能会导致脂肪细胞的破坏，但释放的甘油三酯（约占脂肪细胞的 90%）保持其能量（热值），不会从体内清除。因此，就像任何非侵入性方法一样，这些治疗方法可以有效地减少局灶性脂肪畸形，但不能将脂肪从体内移除。

从靶脂肪细胞中释放出来的甘油三酯的"命运"尚不清楚。假设它们被重新分布到其他脂肪细胞。对 UltraShape 和 Liposonix 的多项临床前和临床研究表明，它们不会导致血清甘油三酯或胆固醇升高，也不会导致血糖或肝酶升高。从业者经常建议患者在治疗后食用负卡路里食物，这可能会导致释放出来的甘油三酯的消耗，从而减少重新分配。

在塑形的领域中，还有聚焦超声设备，它适用于脂肪组织外观的暂时性改善。这些设备在冲击波中传递声波能量，就像用来粉碎肾结石一样。人们认为，这些装置可以通过改变成纤维细胞的功能或直接影响隔膜来纠正或减少脂肪组织中的弹性缺陷[18-20]。动物研究表明，这可能对脂肪也有直接影响[21]。据报道，一种名为 Cellactor（Storz Medical）的设备对减少大腿上的"鞍袋"脂肪沉积有额外的效果。据报道，该设备 8 个疗程的平面和径向声波治疗可以减少皮下脂肪层的厚度和大腿的周长[22]。

这一方法也已与其他方式相结合，以最大限度地发挥效力。一种名为 ProShock Ice（Promo Italia）的设备将冷冻溶脂和冲击波结合在一个带有两个专用把手的设备中，据称称该设备可以改善赘肉和三围[23]。据报道，该装置在可变的声频（1~16 Hz）和可变的压力（50~500 bar）下工作，脉冲为 8 ms，脂肪温度在 -5~5℃，根据之前的研究结果，这可以"完成血管体操"。

在撰写本章的时候，这种设备还没有被 FDA 批准上市。

紧致皮肤 聚焦超声可加热浅层的真皮或真皮下结缔组织，达到紧致皮肤的目的。Ulthera 公司目前正在市场上销售一种设备，该设备最初用于提眉，后来用于提拉颏下松弛组织和颈部组织（图 40.6）。该设备成像组织之前和期间的焦点。组织紧致程度可以通过改变针对病灶的能量和密度来调节。

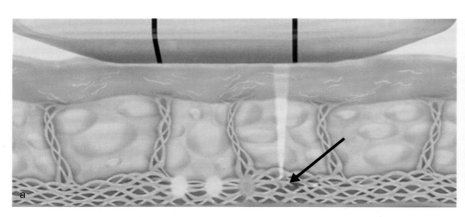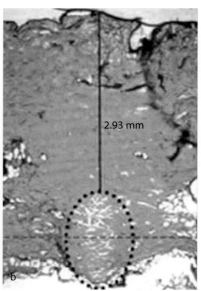

2.93 mm

图 40.6　超声刀。a. 临床应用示意图。b. 组织学显示真皮深部凝固性坏死［**图 a 版权 Ulthera，Mesa，AZ；图 b 经允许引自**Laubach HJ et al., Dermatol Surg, 34(5), 727, 2008 ］。

初步尸体研究表明，聚焦超声可以在面部浅肌腱膜系统中放置微小的、可再生的热损伤区域，深度可达 7.8 mm，而且不会对表皮造成损害[24, 25]。临床研究显示，在额部、颞部、脸颊、颧下区和颈部一侧使用聚焦强超声紧缩器，使用特定的探头（4 MHz，4.5 mm 焦深；7 MHz，4.5 mm 焦深；7 MHz，3.0 mm焦深），治疗 90 天后平均眉毛提升量为 1.7 mm（$P=0.000\ 01$）[26]。治疗采用表面麻醉剂，耐受性良好。随后关于在亚洲患者中应用 1~3 次面部治疗的报道证实了疗效，但也报道了 25% 的患者在治疗过程中出现瘀伤，以及 2 例炎症后色素沉着[27]。经处理的鼻唇部皮肤的组织学评价显示真皮胶原增加，基质增厚[28]。面部和颈部也有松弛也有改善。一项研究显示，通过医生评估，80% 的患者得到了改善，90% 的受试者报道了主观上的改善[29]。另一组报道说，在接受 1~2 种治疗的 15 例亚洲患者中，眶下松弛得到了改善[30]。一项 split-face 的研究也报道了面部毛孔增大的改善和皮质生成的轻微减少[31]。据报道用于治疗眶缘外的眼眶周围区域时，也能有效地减少"干皱的皮肤"和鱼尾纹[32]。

许多研究都是在亚洲人的皮肤上进行的，因为这种皮肤类型被认为在使用激光 / 光或射频皮肤收紧治疗时，有较高的炎症后色素沉着风险。聚焦超声在高风险皮肤类型中具有优势，因为皮肤表面的能量密度相对较低，而更高的治疗能量密度沉积在表皮下。

Ulthera 设备还接受了其他部位的治疗效果评估。Alster 和 Tanzi 评估了 18 个配对区域的上臂、大腿内侧和膝关节伸肌的反应。每一方随机使用两种不同的方案（1:1，两次处理）[33]。盲法评估人员发现，所有治疗区域都有显著改善，在使用两个换能器进行双通道治疗的区域，有效性增加。上臂和膝盖表现出比大腿明显的皮肤收紧效果。据报道，该装置还能有效改善皮肤松弛和皱纹[34]。这项研究使用了 5 分制的光数字量表，胸部皱纹量表，并测量了锁骨中部到乳头的距离。实验结果是：评分提高 1~2 分，锁骨中段至乳头距离减少了 1.5 cm。Sasaki 和 Tevez 还报道了脐周皮肤、大腿内侧、手背和臀部的治疗后的皮肤紧缩[32]。

其他适应证　许多其他的适应证已经被提出，并可能正在酝酿之中。目前发表的几项专利中，就包括使用聚焦超声波治疗多汗症、痤疮和脱毛。据报道，Ulthera 设备对腋窝多汗症有效，这一适应证尚未得到 FDA 的批准。两项随机、双盲、模拟对照的研究显示，大多数受试者的基线腋窝出汗量（通过重力测量）减少了至少 50%，大多数受试者的多汗症疾病严重程度量表得分显著改善[35]。效果似乎可以持续 12 个月。

侵入源

超声波已被用作吸脂手术的辅助手段，称为超声辅助抽脂术（UAL）。UAL 最早是在 1992 年被 Zocchi发明的，它的发明是为了减少抽脂过程中的医生的工作量。其好处是热量破坏脂肪使皮肤变紧致[37-39]。在吸脂之前破坏脂肪，可以使用更小的套管，从而减少对神经血管膜结构的损伤。肿胀吸脂湿法技术的应用提高了超声的效果。虽然使用超声波的第一次尝试涉及外部来源的东西，但内部超声波探头被发现更有效[40-42]。超声在提高安全性和结果方面的最终益处仍有争议，然而，由于肿胀技术本身提供了许多益处，没有烧伤、血清肿和其他不良事件的风险，也不需要额外的仪器设备[43-47]共振声能的振动放大（VASER）已被用作吸脂术的辅助手段。

VASER 最初由 Sound Surgical（后来被 Solta 收购，随后被 Valeant 收购）销售，在组织被液态气体渗透后，通过多环来应用超声脉冲。在这种环境下，低水平的超声能诱发声流，据说能将脂肪从结缔组织中分离出来，并使之乳化。VASER 已被用于进行所谓的"高度精确的脂肪切割"，即应用超声波，然后用非常窄的套管（2~4 mm）吸脂。这种技术被用于腹部、胸部、胁腹、背部、臀部和四肢附近的肌肉，以创建一个雕塑般的外形，凸显理想的凸起和凹陷，创建理想的肌肉拓扑的外观，如"六块腹肌"[48-50]。

超声辅助吸脂也被应用于其他适应证，特别是男性乳房发育症、副乳腺组织、乳房缩小、脂肪瘤、多汗症、腋臭、脂肪营养不良、脂肪坏死等。部分见表40.1。

表 40.1　超声辅助吸脂的其他应用

应用	参考文献
男性乳房女性化	[51-53]
副乳组织	[54, 55]
缩乳	[52, 56]
脂肪瘤	[57]
多汗	[58]
腋臭	[58-60]
脂肪代谢障碍	[61-63]
脂肪坏死	[64, 65]
血管瘤	[66]

参考文献

[1] Foster KW, Kouba DJ, Hayes J et al. Reductions in thigh and infraumbilical circumference following treatment with a novel device combining ultrasound, suction, and massage. *J Drugs Dermatol* 2008; 7(2):113–115.

[2] Garcia O Jr, Schafer M. The effects of nonfocused external ultrasound on tissue temperature and adipocyte morphology. *Aesthet Surg J* 2013; 33(1):117–127.

[3] Lynn JG, Zwemer RL, Chick AJ et al. A new method for the generation and use of focused ultrasound in experimental biology. *J Gen Physiol* 1942; 26(2):179–193.

[4] Mark DB, Beuerman R. Intracorneal lesions produced with focused ultrasound. *Curr Eye Res* 1982; 2(5):323–326.

[5] Coleman DJ, Lizzi FL, Jakobiec FA. Therapeutic ultrasound in the production of ocular lesions. *Am J Ophthalmol* 1978; 86(2):185–192.

[6] Sullivan LD, McLoughlin MG, Goldenberg LG et al. Early experience with high-intensity focused ultrasound for the treatment of benign prostatic hypertrophy. *Br J Urol* 1997; 79(2):172–176.

[7] Teitelbaum SA, Burns JL, Kubota J et al. Noninvasive body contouring by focused ultrasound: Safety and efficacy of the Contour I device in a multicenter, controlled, clinical study. *Plast Reconstr Surg* 2007; 120(3):779–789; discussion 790.

[8] Moreno-Moraga J, Valero-Altés T, Riquelme AM et al. Body contouring by non-invasive transdermal focused ultrasound. *Lasers Surg Med* 2007; 39(4):315–323.

[9] Ascher B. Safety and efficacy of UltraShape contour I treatments to improve the appearance of body contours: Multiple treatments in shorter intervals. *Aesthet Surg J* 2010; 30(2):217–224.

[10] Chang SL, Huang YL, Lee MC et al. Combination therapy of focused ultrasound and radio-frequency for noninvasive body contouring in Asians with MRI photographic documentation. *Lasers Med Sci* 2014; 29(1):165–172.

[11] Jewell ML, Desilets C, Smoller BR. Evaluation of a novel high-intensity focused ultrasound device: Preclinical studies in a porcine model. *Aesthet Surg J* 2011; 31(4):429–434.

[12] Gadsden E, Aguilar MT, Smoller BR et al. Evaluation of a novel high-intensity focused ultrasound device for ablating subcutaneous adipose tissue for noninvasive body contouring: Safety studies in human volunteers. *Aesthet Surg J* 2011; 31(4):401–410.

[13] Fatemi A. High-intensity focused ultrasound effectively reduces adipose tissue. *Semin Cutan Med Surg* 2009; 28(4):257–262.

[14] Fatemi A, Kane MA. High-intensity focused ultrasound effectively reduces waist circumference by ablating adipose tissue from the abdomen and flanks: A retrospective case series. *Aesthetic Plast Surg* 2010; 34(5):577–582.

[15] Solish N, Lin X, Axford-Gatley RA et al. A randomized, single-blind, postmarketing study of multiple energy levels of high-intensity focused ultrasound for noninvasive body sculpting. *Dermatol Surg* 2012; 38(1):58–67.

[16] Shalom A, Wiser I, Brawer S et al. Safety and tolerability of a focused ultrasound device for treatment of adipose tissue in subjects undergoing abdominoplasty: A placebo-control pilot study. *Dermatol Surg* 2013; 39(5):744–751.

[17] Halachmi S, Lapidoth M. Commentary: Safety and tolerability of a focused ultrasound device for treatment of adipose tissue in subjects undergoing abdominoplasty, a placebo control pilot study. *Dermatol Surg* 2013; 39(5):752–754.

[18] Angehrn F, Kuhn C, Voss A. Can cellulite be treated with low-energy extracorporeal shock wave therapy? *Clin Interv Aging* 2007; 2(4):623–630.

[19] Siems W, Grune T, Voss P et al. Anti-fibrosclerotic effects of shock wave therapy in lipedema and cellulite. *Biofactors* 2005; 24(1–4):275–282.

[20] Christ C, Brenke R, Sattler G et al. Improvement in skin elasticity in the treatment of cellulite and connective tissue weakness by means of extracorporeal pulse activation therapy. *Aesthet Surg J* 2008; 28(5):538–544.

[21] Goncalves WL, Graceli JB, Santos RL et al. Ultrasound lipoclasia on subcutaneous adipose tissue to produce acute hyperglycemia and enhance acute inflammatory response in healthy female rats. *Dermatol Surg* 2009; 35(11):1741–1745.

[22] Adatto MA, Adatto-Neilson R, Novak P et al. Body shaping with acoustic wave therapy AWT((R))/EPAT((R)): Randomized, controlled study on 14 subjects. *J Cosmet Laser Ther* 2011; 13(6):291–296.

[23] Ferraro GA, De Francesco F, Cataldo C et al. Synergistic effects of cryolipolysis and shock waves for noninvasive body contouring. *Aesthetic Plast Surg* 2012; 36(3):666–679.

[24] White WM, Makin IR, Barthe PG et al. Selective creation of thermal injury zones in the superficial musculoaponeurotic system using intense ultrasound therapy: A new target for noninvasive facial rejuvenation. *Arch Facial Plast Surg* 2007; 9(1):22–29.

[25] Laubach HJ, Makin IR, Barthe PG et al. Intense focused ultrasound: Evaluation of a new treatment modality for precise microcoagulation within the skin. *Dermatol Surg* 2008; 34(5):727–734.

[26] Alam M, White LE, Martin N et al. Ultrasound tightening of facial and neck skin: A rater-blinded prospective cohort study. *J Am Acad Dermatol* 2010; 62(2):262–269.

[27] Chan NP, Shek SY, Yu CS et al. Safety study of transcutaneous focused ultrasound for non-invasive skin tightening in Asians. *Lasers Surg Med* 2011; 43(5):366–375.

[28] Suh DH, Shin MK, Lee SJ et al. Intense focused ultrasound tightening in Asian skin: Clinical and pathologic results. *Dermatol Surg* 2011; 37(11):1595–1602.

[29] Lee HS, Jang WS, Cha YJ et al. Multiple pass ultrasound tightening of skin laxity of the lower face and neck. *Dermatol Surg* 2012; 38(1):20–27.

[30] Suh DH, Oh YJ, Lee S et al. A intense-focused ultrasound tightening for the treatment of infraorbital laxity. *J Cosmet Laser Ther* 2012; 14(6):290–295.

[31] Lee HJ, Lee KR, Park JY et al. The efficacy and safety of intense focused ultrasound in the treatment of enlarged facial pores in Asian skin. *J Dermatolog Treat* 2015 February; 26(1):73–77.

[32] Sasaki GH, Tevez A. Clinical efficacy and safety of focused-image ultrasonography: A 2-year experience. *Aesthet Surg J* 2012; 32(5):601–612.

[33] Alster TS, Tanzi EL. Noninvasive lifting of arm, thigh, and knee skin with transcutaneous intense focused ultrasound. *Dermatol Surg* 2012; 38(5):754–759.

[34] Fabi SG, Massaki A, Eimpunth S et al. Evaluation of microfocused ultrasound with visualization for lifting, tightening, and wrinkle reduction of the decolletage. *J Am Acad Dermatol* 2013; 69(6):965–971.

[35] Nestor MS, Park H. Safety and efficacy of micro-focused ultrasound plus visualization for the treatment of axillary hyperhidrosis. *J Clin Aesthet Dermatol* 2014; 7(4):14–21.

[36] Zocchi M. Ultrasonic liposculpturing. *Aesthetic Plast Surg* 1992; 16(4):287–298.

[37] Zocchi ML. Basic physics for ultrasound-assisted lipoplasty. *Clin Plast Surg* 1999; 26(2):209–220, vii.

[38] Kenkel JM, Robinson JB Jr, Beran SJ et al. The tissue effects of ultrasound-assisted lipoplasty. *Plast Reconstr Surg* 1998; 102(1):213–220.

[39] Zocchi ML. Ultrasonic assisted lipoplasty: Technical refinements and clinical evaluations. *Clin Plast Surg* 1996; 23(4):575–598.

[40] Cook WR Jr. Utilizing external ultrasonic energy to improve the results of tumescent liposculpture. *Dermatol Surg* 1997; 23(12):1207–1211.

[41] Kinney BM. Body contouring with external ultrasound. Plastic Surgery Educational Foundation DATA Committee. Device and Technique Assessment. *Plast Reconstr Surg* 1999; 103(2):728–729.

[42] Rosenberg GJ, Cabrera RC. External ultrasonic lipoplasty: An effective method of fat removal and skin shrinkage. *Plast Reconstr Surg* 2000; 105(2):785–791.

[43] Igra H, Satur NM. Tumescent liposuction versus internal ultrasonic-assisted tumescent liposuction: A side-to-side comparison. *Dermatol Surg* 1997; 23(12):1213–1218.

[44] Troilius C. Ultrasound-assisted lipoplasty: Is It really safe? *Aesthetic Plast Surg* 1999; 23(5):307–311.

[45] Fodor PB. Power-assisted lipoplasty versus traditional suction-assisted lipoplasty: Comparative evaluation and analysis of output. *Aesthetic Plast Surg* 2005; 29(2):127.

[46] Fredricks S. Analysis and introduction of a technology: Ultrasound-assisted Lipoplasty Task Force. *Clin Plast Surg* 1999; 26(2):187–204, vii.

[47] Neuhann-Lorenz C. Ultrasound-assisted lipoplasty: The ad hoc situation. *Aesthetic Plast Surg* 2009; 33(2):219.

[48] Garcia O Jr, Nathan N. Comparative analysis of blood loss in suction-assisted lipoplasty and third-generation internal ultrasound-assisted lipoplasty. *Aesthet Surg J* 2008; 28(4):430–435.

[49] de Souza Pinto EB, Abdala PC, Maciel CM et al. Liposuction and VASER. *Clin Plast Surg* 2006; 33(1):107–115, vii.

[50] Jewell ML, Fodor PB, de Souza Pinto EB et al. Clinical application of VASER—Assisted lipoplasty: A pilot clinical study. *Aesthet Surg J* 2002; 22(2):131–146.

[51] Strasser EJ. Ultrasound aspiration for gynecomastia. *Plast Reconstr Surg* 2003; 112(7):1967–1968; author reply 1968–1969.

[52] Di Giuseppe A. Breast reduction with ultrasound-assisted lipoplasty. *Plast Reconstr Surg* 2003; 112(1):71–82.

[53] Wong KY, Malata CM. Conventional versus ultrasound-assisted liposuction in gynaecomastia surgery: A 13-year review. *J Plast Reconstr Aesthet Surg* 2014 July; 67(7):921–926.

[54] Emsen IM. Treatment with ultrasound-assisted liposuction of accessory axillary breast tissues. *Aesthetic Plast Surg* 2006; 30(2):251–252.

[55] Walgenbach KJ, Riabikhin AW, Galla TJ et al. Effect of ultrasonic assisted lipectomy (UAL) on breast tissue: Histological findings. *Aesthetic Plast Surg* 2001; 25(2):85–88.

[56] Pedron M. Minimal-scar breast reduction and mastopexy. *Aesthetic Plast Surg* 2005; 29(4):261–273.

[57] Silistreli OK, Durmuş EU, Ulusal BG et al. What should be the treatment modality in giant cutaneous lipomas? Review of the literature and report of 4 cases. *Br J Plast Surg* 2005; 58(3):394–398.

[58] Commons GW, Lim AF. Treatment of axillary hyperhidrosis/bromidrosis using VASER ultrasound. *Aesthetic Plast Surg* 2009; 33(3):312–323.

[59] Chung S, Yoo WM, Park YG et al. Ultrasonic surgical aspiration with endoscopic confirmation for osmidrosis. *Br J Plast Surg* 2000; 53(3):212–214.

[60] Park S. Very superficial ultrasound-assisted lipoplasty for the treatment of axillary osmidrosis. *Aesthetic Plast Surg* 2000; 24(4):275–279.

[61] Baynosa RC, Shah HR, Khiabani KT et al. Ultrasound-assisted liposuction in the treatment of lipodystrophy secondary to cushingoid-type disease of unknown cause. *Plast Reconstr Surg* 2004; 114(2):474–477.

[62] del Mar Gutierrez M, Mateo G, Domingo P. Strategies in the treatment of HIV-1-associated adipose redistribution syndromes. *Expert Opin Pharmacother* 2007; 8(12):1871–1884.

[63] Hultman CS, McPhail LE, Donaldson JH et al. Surgical management of HIV-associated lipodystrophy: Role of ultrasonic-assisted liposuction and suction-assisted lipectomy in the treatment of lipohypertrophy. *Ann Plast Surg* 2007; 58(3):255–263.

[64] Caterson SA, Tobias AM, Slavin SA et al. Ultrasound-assisted liposuction as a treatment of fat necrosis after deep inferior epigastric perforator flap breast reconstruction: A case report. *Ann Plast Surg* 2008; 60(6):614–617.

[65] Hassa A, Curtis MS, Colakoglu S et al. Early results using ultrasound-assisted liposuction as a treatment for fat necrosis in breast reconstruction. *Plast Reconstr Surg* 2010; 126(3):762–768.

[66] Fisher MD, Bridges M, Lin KY. The use of ultrasound-assisted liposuction in the treatment of an involuted hemangioma. *J Craniofac Surg* 1999; 10(6):500–502.

41
用于去除文身的激光

Isabelle Catoni, Tiago Castro, and Mario A. Trelles

引言

文身是一种古老的艺术形式，起源可以追溯到石器时代（公元前 12000 年）。文身一直很受欢迎，在许多文化和地域中大都是如此。虽然大多数对文身者的心理学研究仅限于精神科住院患者、教养机构的因犯和军人（因此只反映了特定的人群），但一个共同的结论是，在所有文身动机中，追求个人特征是核心原因。

皮肤是一张有用的画布，可以在上面描绘个性、性、归属感、男子汉气概、挫折感、无聊和愤怒的陈述。然而，到了 40 岁，青少年对身份的追求往往变得无关紧要或令人尴尬。虽然文身是在很小的时候就获得了对自我认同的内在期望，但去除文身似乎也是内在的动机，目的是摆脱过去，提高自我认同感[1]。

公元前 4000 年的埃及木乃伊展示了试图去除文身的证据。然而，由于大多数人生活在当下，而不是对未来的努力充满期待，文身仍然很受欢迎。

近年来，文身人数显著增加[2, 3]。在美国，多达 24% 人有文身[3]，而在德国和英国等欧洲国家，分别约有 9% 和 12% 的人有文身[4, 5]；其中一些文身具有艺术性或极其复杂（图 41.1）。

总体而言，文身不受公众欢迎，而且往往会造成就业障碍。有文身的人通常被认为是反社会的，好斗的，或不成熟的，无法接受控制和权威。

有各种各样的方式可以去除文身，其中一些可能是痛苦的、昂贵的，并且还可能有副作用（图 41.2）。

常用的去文身激光器有 694 nm QS 红宝石激光器（QSRL）、755 nm QS 翠绿宝石激光器、1 064 nm Nd:YAG 激光器和 532 nm Nd:YAG 激光器。目前的研究重点是将较新的皮秒激光器作为 QS 系统的替代方案。

文身的历史

据说"文身"这个词有两个主要来源——来自波利尼西亚单词 ta，意思是击打什么东西，以及塔希提语单词 talau，意思是"标记什么东西"。文身的历史始于 5000 多年前，与佩戴文身的人一样五花八门。

一具保存特别完好的木乃伊（距今约 4000 年）展示了完好无损的文身[6]。从这个时代发现的许多文物都显示出与这具木乃伊上的文身相似的文身。因此，文身可能在几千年前甚至更早就很普遍了。

文身至少从新石器时代起就是欧亚大陆的一种做法。已知最早的代表埃及神贝斯的文身被发现。在大约公元前 400 年的女性木乃伊上发现了贝斯的文身[7, 8]。身体装饰在世界各地的许多地点已经演变成彼此独立的，并已被用作表达美、宗教表达和治疗，同时也可作为一种惩罚方式。在俄罗斯和南美发现的木乃伊上的文身，与来自埃及文身的木乃伊一起，表明独立的

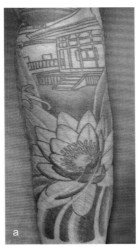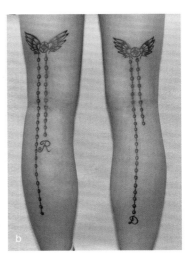

图 41.1 a. 前臂装饰文身。艺术家使用皮肤作为画布，使用东方风格图案。b. 这个文身可能在做时是为了好玩，但仅仅 30 天后，患者就不喜欢它，要求将其移除。

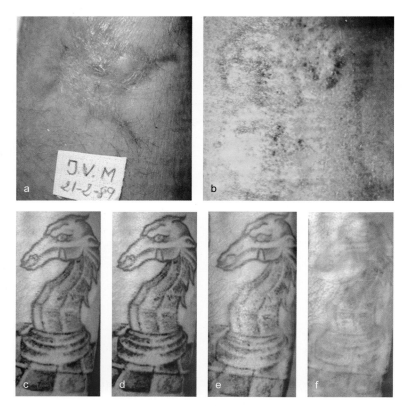

图 41.2 文身消除后的并发症。a. 增生性瘢痕，伴有明显的纤维化和慢性红斑。b. 反复溃疡，难以消退，色素减退。c~f. 对应于消除黑色文身所涉及的各个阶段，黑色文身因所使用的墨水类型而发生颜色变化。由于激光的高能脉冲产生的光声效应，血管破裂时会产生含铁血黄素。

人群独立构思了文身艺术[8, 9]。

根据幸存的记载，公元前的日耳曼人、凯尔特人和其他中欧和北欧部落的人通常都有大量的文身。皮克特人著名的文身（或雕刻）是精心设计的，战争时期的黑色或深蓝色 woad 图案（也可能是铜蓝色调）。尤里乌斯·恺撒在他的高卢战争第五卷（公元前 54 年）中描述了这些文身。

各种其他文化都有自己的文身传统，从用灰烬摩擦伤口和其他伤口到手刺皮肤插入染料。

现代西方世界的文身起源于波利尼西亚和 18 世纪探险家发现的文身。波利尼西亚人的做法在欧洲水手中很受欢迎。随着水手们出国旅行，回国时身上刻着文身，他们开始出现在欧洲主流人物身上，最终出现在北美的人物形象中。

文身的类型

文身是植入真皮内的异物色素颗粒，通过苏木精 / 伊红染色（HE/EO），组织学上很容易被检测到。颜料颗粒的大小、组成和真皮深度各不相同，并且在接种颜料时根据文身师的专业知识，颜料可以是随机的或

逐层设计的（图 41.3 和图 41.4）。

大多数文身颜料都不是 FDA 批准的，因此，一般来说很难弄清楚文身墨水是由什么化合物组成的。通常，文身颜料包括无机和 / 或有机化合物，如铬、汞、铁、铜、碳和多环化合物。

文身可分为五类：专业文身、业余文身、美容文身、创伤性文身和医用文身。

专业文身是最常见的，由文身机的振动针雕琢刻画。这些文身是用各种颜色的颜料创造的，众所周知，随时间推移，这些颜料难以褪色。

相比之下，业余文身是由木炭、钢笔墨水和烟灰等物质组成的。在业余文身中很少看到黑色以外的颜色。由于这些文身通常很浅，而且是由有机墨水制成的，所以它们往往很容易去除。这种色素是用自制的"文身机"或简单的手持针头注射完成的[10]。

近年来，美容文身变得越来越流行，它被用来改善身体外观。当作为一种化妆品使用时，文身包括永久化妆，以加强眉毛、嘴唇（眼线和 / 或口红）和眼睛（眼线）的美观程度。虽然化妆品文身是由多种化合物组成的，但粉色、红色和肉色的文身通常含有三氧化二铁和二氧化钛[11]（图 41.5）。

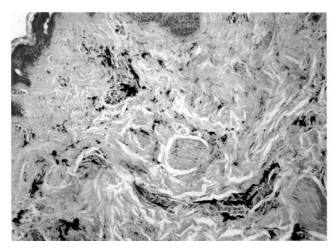

图 41.3 皮肤（×250 HE/EO）。观察到真皮中不均匀的色素沉积，与业余文身相对应。

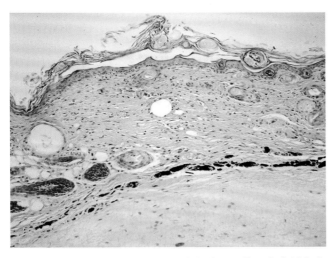

图 41.4 皮肤（×100 HE/EO）。在专业人员使用文身设备完成的文身中，可以观察到颜料均匀地显示在有序的层中。

创伤性文身，也被称为"天然文身"，是由受伤造成的，尤其是沥青或铅笔造成的沥青。这些材料在伤口重新上皮化后会滞留在真皮中，并根据深度的不同产生蓝色或黑色的文身[12]。这些颗粒可能深深嵌入皮肤，这使得它们的去除变得极其困难[13, 14]（图 41.6）。

医学文身被用作实施放射治疗的标志，并在某些形式的乳房重建中被用作乳晕的标志。文身也被用来传达佩戴者的医疗信息（如血型、医疗状况等）。用肤色来遮盖白癜风。

文身去除技术

几个世纪以来，人们探索了不同的文身去除方法。最早的试图去除文身的报道来自希腊内科医生埃

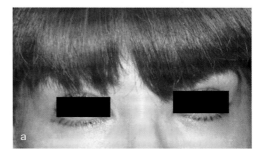

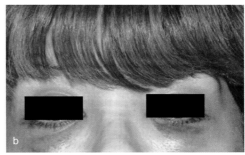

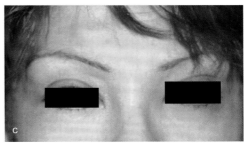

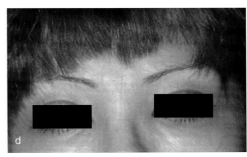

图 41.5 眼线，底部睫毛上有永久性的绿色二氧化钛文身。a. 在接受清除治疗之前。b. 1 周后出现水肿、瘀斑。c. 3 个星期后。d. 第二次 CO_2 激光治疗后 2 个月。

提乌斯，他在公元 543 年描述了通过摩擦去除文身的方法[15]。

不太现代的文身去除技术包括通过机械、化学或热方法破坏或去除外层皮肤，这会伴有炎症。色素经皮排出是通过剥落的皮肤和允许文身色素迁移到伤口表面的渗出相发生的。炎症性的反应也可能促进巨噬细胞的活动，增加吞噬功能，使得在愈合阶段消除色素[16, 17]。

机械法
擦除是最古老的物理组织破坏方法，包括用普通

食盐的粗颗粒和湿润的纱布擦拭浅表真皮。将盐涂抹在伤口表面，然后放在外科敷料下 24 小时。这种方法的一个变种是在擦伤后立即去除盐，以减少瘢痕和色素减退[18]。擦除似乎是去除业余文身最有效的方法[19, 20]，但是考虑到相关的瘢痕风险，这项技术在过去 10 年中的受欢迎程度已经下降，现在很少使用（图 41.7）。

擦除包括使用钻石磨砂轮或钢丝刷，去除冻结的皮肤表面，形成坚硬的表面。除了产生瘢痕外，这项技术还会雾化血液和组织，这可能会对医生和治疗室里的其他人造成伤害。用于去除文身的磨皮手术通常是在一次治疗中进行的，尽管有时会使用一系列的治疗来试图

减少单一的、更密集的方法，减少瘢痕的产生。利用多个、深度较小磨皮治疗可以减少瘢痕；然而，使用这种去除文身的方法时，几乎总是会有一些瘢痕、正常皮肤色素的丧失和文身残留[18, 20-24]（图 41.8）。

使用盐或其他表面粗糙的物体，如砂纸，试图去除文身也可以去除皮肤表面。由此产生的炎症可以去除一些文身色素。在打磨之后，可以使用也含有盐的敷料。所有这些破坏性方式（磨皮、磨砂或砂纸）的使用往往会导致治疗区域的严重瘢痕、色素丢失和文身残留（图 41.9）。

这些破坏性的方法不推荐用于现代的文身去除，

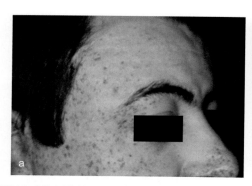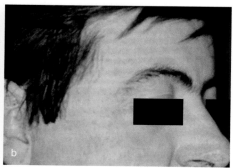

图 41.6 **火药爆炸造成的创伤性文身**。a. 在治疗前。b. 1 064 nm QS Nd:YAG 激光治疗 8 次后的结果。

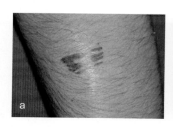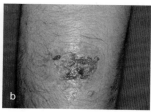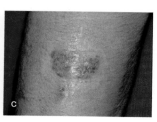

图 41.7 **前臂上一个黑色业余文身被盐擦除**。a. 在治疗前。b. 治疗 3 周后的结果。**组织还没有修复**。c. 治疗后 2 个月，部分色素残留，色素减退和萎缩性瘢痕形成。

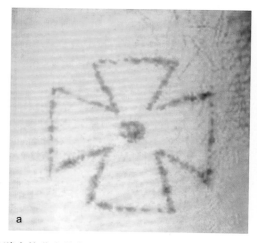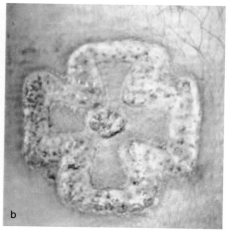

图 41.8 **消除前臂上的业余单色（黑色）文身**。a. 在治疗前。b. 治疗后 2 周，使用高旋转金刚石钻头进行治疗。这些结果很可能会导致并发症。

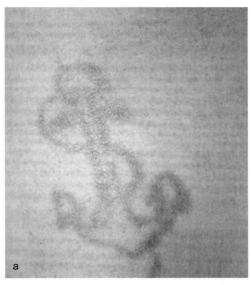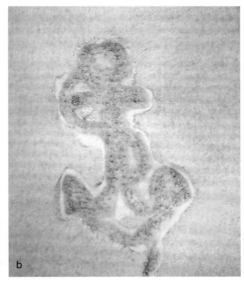

图 41.9 a. 25 年前在手臂上的业余文身，目前正在褪色。b. 使用砂纸，整个表皮和乳头状真皮都被去除了。没有出血，文身看起来被深深地抹去了，尽管仍然有残余的色素。

并且在手术后有很大的增生性瘢痕形成或瘢痕疙瘩形成的风险。

另一种机械方法是手术切除，完全去除文身（图41.10）。

手术可以用来治疗位于皮肤足够松弛区域的小文身[25]。

手术技术因位置、大小和外科医生的经验而异[25]。然而，手术仍然存在一定的争议，因为，手术过程中有许多直接和晚期并发症。瘢痕形成是不可避免的，有些受试者可能会出现皮肤色素改变[25]。

Koljonen 和 Kluger[26] 观察到，寻求手术作为去除文身方法的患者认为文身让他们十分困扰，并且往往会较早寻求医生治疗。他们推测，尽管有留下瘢痕的风险，但这些患者希望更快、更"彻底"地去除文身。作者（MAT）发现，患者更愿意接受快速的瘢痕，而不是文身皮肤的渐进式美白，这反映了与文身本身相关的深刻的情感和个人状态。因此，他们的结论是，如果文身很小，并且与患者的讨论中，患者显示出强烈的个人动机，患者应该可以接受手术去除文身的可能性（图 41.11）。

当患者对文身有过敏反应时，推荐采用手术方式去除文身。用 CO_2 等激光去除文身也可能导致过敏反应，因此不建议使用。

化学方法

同样有使用诸如单宁酸和硝酸银的化合物的破坏方法。这项被称为"法式"方法的技术包括通过穿孔

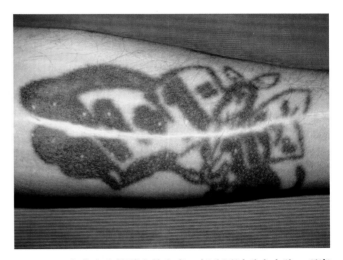

图 41.10 专业人士前臂上的文身，部分通过手术去除。观察文身中心缝合的切口线，表明未来需要进行各种手术干预。

和切口破坏皮肤表面，然后应用腐蚀性化学物质，在接下来的 2~3 周内会形成焦痂，导致文身消失[27]。此技术可用于去除任何大小的业余文身。其结果和并发症风险与冷冻疗法、红外线凝固和古老的擦除疗法相当[19]（图 41.12）。

热疗

热疗去除文身的方法破坏了皮肤的浅层，导致大量炎症，并留下了显著的瘢痕。几乎所有的热源都曾在某一时刻被用来去除文身。患者使用香烟和雪茄、加热的金属物品、火和其他热源来去除文身。虽然最常见的结果是造成瘢痕，但似乎有一个极其精确的热疗方法，这

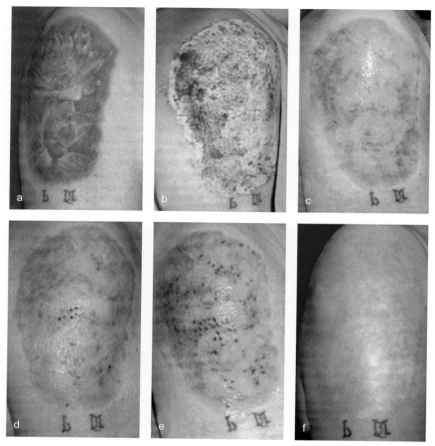

图 41.11　一次性根治三角肌区上的多色文身。这是一个双层文身，在较老的文身上进行，使用的颜料颜色难以消除。a. 在治疗前。b. Er:YAG 激光消融后的即刻效果。需要两道 22 J/cm² 的能量。c. 治疗后 1 个月的情况。观察到残存的色素。d. 使用功率密度为 44 J/cm² 的同一激光器进行"穿孔消融"。e. 15 天后，重复同样的"分级"处理，以消除深层残留色素。f. 治疗 6 个月后的结果。在人们对自己的文身有过敏反应的情况下，手术切除是更可取的。在这种情况下尝试激光去除可能会导致过敏反应，不建议使用。

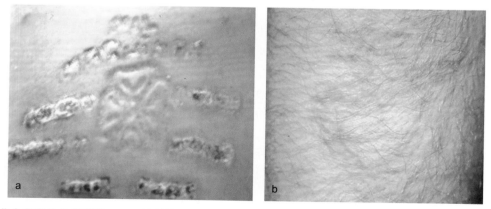

图 41.12　多色业余文身的化学消除。a. 用棉签擦拭 70% 三氯乙酸（TCA）治疗 2 周后。b. 1 年后的结果。

种方法去除文身色素的效果很少或没有瘢痕。

　　去除文身的热疗方法有多种：冷冻、烧灼、红外线凝固、CO₂ 激光剥脱。这些模式最常导致文身移除不完全或不同程度的瘢痕[28]。

　　CO₂ 激光以水为目标水，活化表层皮肤，使其成

为去除皮肤文身的潜在选择。尽管它的非选择性性质使它类似于其他破坏性的方式，但与其他更原始的方法相比，CO₂ 激光有能力更均匀地消融更浅的皮肤层[29]，从而降低增生性瘢痕形成的风险。CO₂ 激光可能很有帮助，特别是对于去除面部的文身，如嘴唇或

眼线文身[30]（图41.13）；但是，对于面部区域或大面积文身来说，这是不切实际的。在这些情况下，结果是未完全去除的带有瘢痕的文身[31, 32]。

现代热方法：QS 激光器

Anderson 和 Parrish 的选择性光热分解原理使文身治疗发生了革命性的变化。他们提出，如果一个波长被目标很好地吸收，并且脉冲宽度等于或短于目标的热弛豫时间，产生的热量将被限制在目标上。要特别针对文身，必须适当选择激光波长和脉冲持续时间。

首先，颜料分子必须吸收激光，才能将足够的光能转化为颜料颗粒内部的热量。患者和医生通常不知道皮肤中的色素类型及其吸收光谱。因此，刺青的颜色和激光撞击后皮肤的瞬间变白可以指导医生。色素颗粒的爆炸会导致皮肤变白，持续约30分钟，这表明色素对光的吸收是有效的。

其次，所施加的激光脉冲的辐射曝光量必须足够高，以便在颜料颗粒中提供足够的温度。考虑到激光脉冲的脉冲宽度较短，其强度在 $107\sim108\ W/cm^2$ 范围内。由于颗粒很小，并且颗粒内的加热过程很快，颜料颗粒在纳秒内就能达到几百摄氏度的高温度（图41.14）。

因此，这些颗粒会爆炸，这是通过淋巴系统运输色素所必需的[34]。

第三，激光脉冲的持续时间必须适应目标的大小，即皮肤中的色素颗粒。因为颜料颗粒的大小在几微米的范围内，所以脉冲持续时间必须在纳秒范围内。只有使用一种叫做QS激光技术，这些非常短的脉冲宽度和高光强才是可行的。因此，只有这些类型的激光可以用于文身去除。

QS 是一种通过突然从激光介质中释放所有激发态能量来产生纳秒激光脉冲的技术。

使用 QS 激光，目标会发生快速热膨胀，从而导致其碎裂。产生的高温梯度导致声波的形成。这些波的传播会导致周围结构的破坏[35]。因此，激光去除文身的潜在机制可以通过这些光声效应来解释，并且可以很好地从组织学上跟踪组织的影响，以便识别皮肤反应的各个方面（图41.15）。

目前，有四种不同类型的 QS 激光器成功地用于文身去除：532 nm 和 1 064 nm Nd:YAG，翠绿宝石激

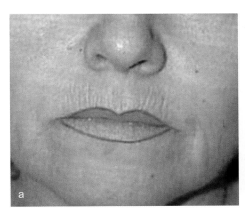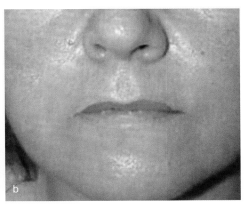

图41.13 唇线笔文身，用于增强朱红色边框。a. 治疗前，患者的上唇可见皱纹。b. 用 CO_2 激光治疗两个月后，色素消失了，用同样的激光重塑后，皱纹也得到了纠正，整个唇部都恢复了年轻。

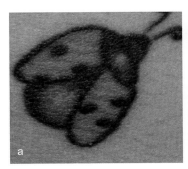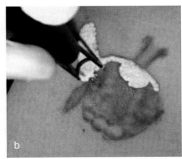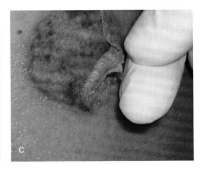

图41.14 a. 消除臀部多色专业文身后，QS 532 nm 激光效果。b. 由于激光能量和色素相互作用产生的声波的影响，出现典型的白色隆起，这因为表皮脱落。c. 这种表皮可以很容易地分离，以尝试一种新的激光通道，以去除色素的难染颜色。

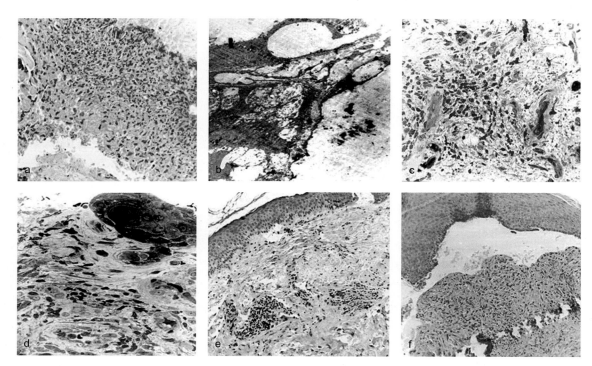

图 41.15　a. 皮肤（×250 HE/EO）。QS 激光治疗后的文身样本。可见纤维坏死物质，包括色素和血液。b. QS 激光治疗后即刻取文身电镜标本（×6 300）。网状内皮有广泛的组织坏死和血管化。细胞外间隙有少量色素沉积。c. 皮肤（×250 甲苯胺蓝）。QS 激光文身治疗 4 天后的半细切口显示真皮改变，新生血管形成。有炎症成分，也有水肿，但没有残留。d. 皮肤（×250 甲苯胺蓝）。在用 QS 开关 Nd:YAG 激光治疗文身 2 周后，出现了真皮新生血管。有成熟的淋巴成分，但没有色素。e. 皮肤（×250 HE/EO）。QS 激光治疗 3 周后，表皮再生良好。细胞成熟良好，真皮浅层和深层均可见散在色素。胶原纤维显得疏松。f. 皮肤（×250 HE/EO）。在用 QS 1 064 nm 激光去除黑色文身的治疗 4 周后。表皮完全再生了。真皮内可见丰富的新生血管，细胞核内有成纤维细胞。没有残留的色素（经允许引自 Sanchez Pérez J, AnÁlisis Experimental par optimización de los parÁmetros de eliminación de los tatuajes por acción multifotónica coherente, PhD thesis, University of Valencia School of Medicine, Valencia, Spain, 1989）。

光和红宝石激光。如果使用得当，所有治疗方法形成瘢痕的风险都低于 4.5%[36, 37]。在文身激光治疗过程中，能量脉冲应放置在没有明显重叠的位置，以避免额外的热损伤（图 41.16）。

QSRL（694 nm）

1965 年，Goldman 发表了文身颜料与短脉冲激光相互作用的最早报道[38]。他将深蓝色文身对纳秒脉冲 QSRL 的反应与微秒脉冲红宝石激光的反应进行了比较。对于微秒级的撞击，组织表现出非特异性的热坏死，而纳秒级的撞击只会导致短暂的水肿，并伴随着撞击区域的特殊白化。纳秒脉冲没有出现热坏死，但有文身色素滞留的报道，因此 Goldman 的这一尝试被认为是失败的。

许多年后，其他研究人员证实并扩展了这些实验，他们使用 QSRL（694 μm）成功去除了蓝色和黑色文身色素，而没有造成组织损伤[39]。

从历史上看，QSRL 激光在去除黑色和蓝色文身颜料方面非常有效。一般来说，业余文身往往比专业文身对 QSRL 治疗的反应更快[29, 40]（图 41.17）。

Taylor 等[40]演示了如何使用 QSRL 清除业余和专业文身。他们使用的是脉冲宽度为 40~80 ns 的红宝石激光器，使用的能量范围从 1.5~8.0 J/cm²。结果表明，较高的能量可获得较好的文身清除率，最佳能量范围为 4~8 J/cm²。在 78% 的业余文身中，总体效果很好，但在专业文身中，只有 23% 的文身效果很好。尽管有这些令人沮丧的结果，但作者乐观地认为，QSRL 将成为文身的首选治疗方法，因为瘢痕形成的结果很罕见（57 个文身中只有一个得到了治疗）。

在 Scheibner 等的另一项研究中[41]用 QSR 激光治疗 101 个业余文身和 62 个专业文身。激光器利用了 5~8 mm 的光斑尺寸和 2~4 J/cm² 的能量密度。每个文身平均接受 3 次治疗。业余文身反应良好，4 例文身完全去除，84 例文身几乎完全去除，11 例显著去除色素，只有 2 个文身去除最少。在专业文身中，2 例色素完全去除，5 例色素几乎完全去除，18 例色素明显去除，25

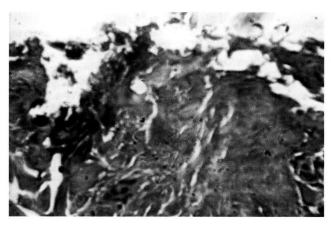

图 41.16 皮肤（×250 HE/EO）。分散的色素沉积在乳头状真皮和网状真皮中。不同皮肤深度的随机布局很好地指示了在一系列脉冲中工作的 QS 激光器的使用（Linline®, Belarus）。激光能量的顺序作用为一层又一层地达到深度去除色素铺平了道路。

例色素轻度去除，12 例色素极少去除。面部和颈部的文身反应更快，但对组织损伤更敏感，因此需要设置较低的能量。在专业文身中，与其他颜色（红色、黄色和绿色）相比，较旧的文身和蓝色和黑色墨水的反应更好。这些患者中没有一例有瘢痕形成的报道。

Leuenberger 等用 QS 红宝石、QS Nd:YAG 和 QS 翠绿宝石激光同时处理 47 个蓝黑色文身，证明 QS 红宝石对这些色素产生了极好的治疗效果[42]。

Kilmer 和 Anderson[43] 发现 QSRL 不仅对黑色和蓝色颜料有效。使用 6~8 J/cm² 的能量密度和 40~80 ns 的脉冲宽度对黑色和绿色的墨水反应最灵敏，而其他颜色需要更多的处理。

QSRL 在去除文身方面非常有效，产生的瘢痕最少。QSRL 产生的波长（694 nm）也很好地被黑色素吸收。因此，QS 红宝石激光可能与治疗后色素减退有关，虽然通常是暂时的，但有时可能是永久性的。一过性色素沉着似乎更多地与皮肤类型有关，而不是激光治疗[39, 42, 43]。

QS Nd:YAG 激光器（1 064 nm）

QS Nd:YAG 激光器于 1989 年研制成功，发射波长 1 064 nm，脉冲宽度 10~20 ns。在这个波长下，可以处理深色颜料。此外，还可以去除红色、黄色和橙色颜料，因为激光器具有通过将磷酸钛酸钾（KTP）晶体放置在激光腔内而发射 532 nm 的绿光的特性[44]。

也有研究表明，QS Nd:YAG 激光因为预计其较长的波长（1 064 nm）将增加皮肤穿透，减少黑色素吸收，从而改善抗 QSRL 文身的反应，避免色素变化。

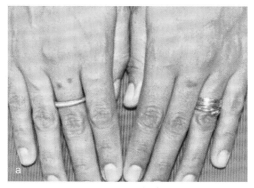

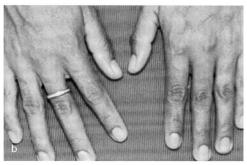

图 41.17 照片中 Ⅳ 型患者双手中指上的业余文身。这些类型的文身通常代表着加入有特定理想的团体或帮派。a. 治疗前使用 1 064 nm QS Nd:YAG 激光。b. 在第二次治疗后 2 个月内完全移除。

Kilmer 等用 6~12 J/cm² 的 QS Nd:YAG 激光治疗 39 个文身[45]，77% 的黑色文身的墨水去除率超过 75%，没有二次色素减退。最高剂量（10~12 J/cm²）的治疗被证明在去除黑色文身墨水方面更有效，经过 4 次治疗后，28% 的文身中超过 95% 的黑色墨水被清除。在这项研究中，除黑色以外的其他颜色的去除效果较差。

深色文身色素能有效吸收波长较长的 1 064 nm，而表皮毛黑色素对波长较长的 1 064 nm 吸收较少。这一特性使得这种激光非常适合于深肤色患者的文身去除，而且影响表皮黑色素的风险较小（图 41.18）。在一例使用 QS Nd:YAG 激光治疗 Ⅵ 型皮肤患者的 15 个文身的病例报道中，超过一半的文身在经过 3~4 次治疗后被评定为 75%~95% 的改善，并且没有瘢痕形成的报道[46]。在 15 例患者中，只有 2 名患者皮肤轻微变白。这在肤色较深的个体中提供了潜在的优势。其他研究已经在这一人群中证明了类似的结果[47, 48]。

Lin 等[49] 比较了 QSRL 和 QS Nd:YAG 激光去除中国人黑蓝文身的效果，他们证明红宝石激光治疗后更容易出现水肿和渗出，而 QS Nd:YAG 激光在单次治疗后更能有效地减轻文身。两种激光的不良反应无显著性差异。

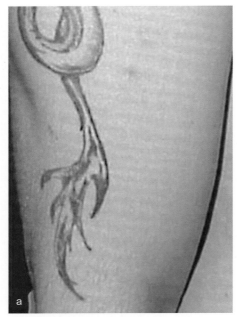

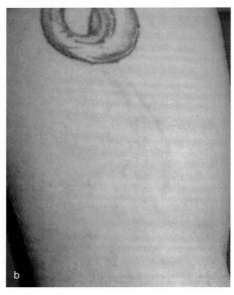

图41.18 右三角肌区的文身。患者只想去除圆形部分下方的色素。a. 治疗前。b. 使用 1 064 nm QS Nd:YAG 激光器 4 次治疗 3 个半月后的结果。

总而言之，QS Nd:YAG 激光在去除黑色墨水更有效，而且很少产生罕见的质地变化和色素减退。这些改进归功于更长的波长、更高的流量和脉冲宽度更短。此外，Nd:YAG 激光提供非常快的重复频率（1~10 Hz），这缩短了治疗过程。

目前，新的、更高功率的 Nd:YAG 激光系统可以提供更大尺寸的光斑（高达 6 mm），这也可以实现更深的穿透，可以更有效地治疗更深、更密集的文身。更好的射束轮廓可最大限度地减少表皮损伤，减少出血、组织飞溅和一过性的变化。

QS 翠绿宝石激光器（755 nm）

为文身治疗开发的第三台 QS 激光器——QS 翠绿宝石激光器，波长 755 nm，脉宽 50~100 ns，重复频率 1 Hz。直径 3 mm 的光束通过光纤系统或关节臂传送。翠绿宝石激光已被认为是去除绿色文身的首选疗法，尽管像其他类型的 QS 激光一样，它在去除黑色和蓝色文身色素方面也相当有效。

Fitzpatrick 和 Goldman[50] 对 25 个业余和专业文身患者进行了评估，结果显示，平均 8.9 次治疗过程中，文身色素的去除率达到 95%。结论：QS 翠绿宝石激光去除蓝、黑色文身色素安全有效。

在另一项研究中，Alster[51] 检查了 24 个专业文身和 18 个业余文身，得出结论：专业文身需要更多的治疗才能完全去除（平均 8.5 次文身），而业余文身（平均 4.6 次文身）。

Zelickson 等比较了三种类型的 QS 激光器，得出结论：QS 翠绿宝石激光器在去除蓝色和绿色颜料方面优于 QSRL 和 QS Nd:YAG 激光器[52]，而红色、棕色和橙色颜料对 Nd:YAG 激光的反应最好。QSRL 对紫色素和紫色素的去除效果最好，Nd:YAG 激光的 532 nm 波长被认为是处理红色素的最佳波长。所有的激光在去除黑色文身方面效果是相同的。

QS 翠绿宝石激光在去除美容和创伤性文身方面也很有效（图 41.19）。

"效果极佳"定义为清除率大于 95%，在沥青，手术笔和碎石文身中已可实现，可以获得一个在火药或烟花等制作文身中可接受的程度的效果。然而在火药或烟花等制作文身中仅是可以达到可接受程度的效果[12]。此外，755 nm 翠绿宝石激光在消除汞合金文身和美容文身（永久化妆）方面安全有效[53]。

不幸的是，与 QS 红宝石 694 nm 波长的激光一样，755 nm 波长的翠绿宝石会被黑色素很好地吸收，这可能会导致治疗过程后一过性色素减退[42]。

QS Nd:YAG 激光器（532 nm）

QS Nd:YAG 激光器发出的光也可以倍频，产生波长为 532 nm 的光。红色、橙色和紫色的文身已经被证明对这种波长反应良好[52, 54]。

此外，根据我们的个人经验，我们发现 QS 532 nm Nd:YAG 激光与外用皮质类固醇[55] 联合使用是一种安全有效的治疗方法（图 41.20）。

此外，目前可用的 Nd:YAG 激光器提供特殊的手持设备，可以将 532 nm 的激光转换为 585 nm 或 650 nm 的光，从而使这种单一激光器提供的波长数量

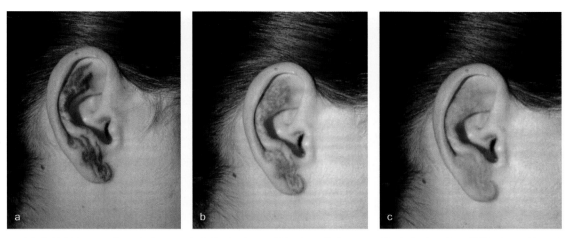

图 41.19　耳朵上的单色（黑色）文身。a. 治疗前采用调 Q 翠绿宝石激光。b. 两次治疗后 2 个月的效果。c. 第 3 次治疗后 6 个月的结果。

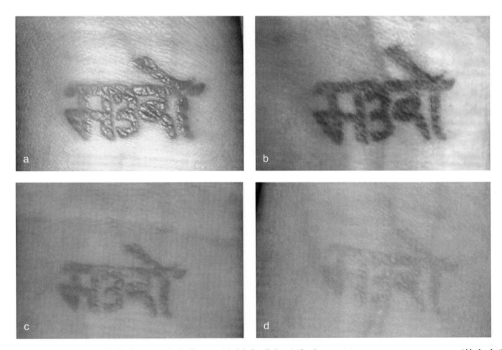

图 41.20　对红色颜料有过敏反应的文身。a. 治疗前。b. 注射皮质类固醇后。c. 用 532 nm QS Nd:YAG 激光去除色素治疗后 6 个月。d. 用高能量密度的分数级 Er:YAG 激光去除残留颜料。

翻了一番，并能够去除颜色更多样的文身（绿色墨水、天蓝色墨水等）。

激光治疗

患者的评价

管理患者的期望和提供适当的治疗是任何医疗程序必不可少的一部分。不幸的是，在过去，这些关键的组成部分在文身去除领域往往没有得到像今天这样的重视。通过结合广泛认可的最佳临床实践建议，医生可以为希望去除文身的患者提供对文身过程的更透彻的了解、适当的治疗，并最终获得更令患者满意的体验。

最初的会诊不仅对必须带着现实期望离开的患者很重要，而且对医生识别那些不遵医嘱或有带有不切实际期望的患者也很重要（表 41.1 和表 41.2）。完整的病史（包括用药记录、病史、有关伤口愈合和瘢痕倾向的信息以及传染病病史）是实现成功治疗的关键。

激光从业者面临的最大临床挑战之一，也是患者经常感到沮丧的一个重要来源，就是需要多少次治疗才能有效地去除文身。在过去，患者只是被告知他们

表 41.1 临床考虑因素

这种治疗可能不舒服，但在大多数情况下是可以忍受的

去除文身需要多次治疗

治疗过程分 6~8 周进行

可能的不良后果

彩色文身、四肢远端文身、深色皮肤类型和"双重文身"更可能与激光治疗后的瘢痕有关

避免日晒的重要性

不能保证完全清除

患者依从性和善后指导的重要性

表 41.2 激光去除文身的禁忌证

糖尿病控制不良

最近发生的蜂窝组织炎（MRSA）

重大外周血管病

类风湿性关节炎、胶原血管病

恶性肿瘤，免疫抑制

药物（过去 6 个月内使用异维 A 酸、五加皮等）

暴发性肝炎

肾功能衰竭（急性或慢性）

不切实际的期望

可能需要 "5~15 个疗程"。在我们的经验中，如此之低地估计精度几乎不能让患者放心，他们的文身墨水将在可预测的时间线内得到解决。然而，如果文身逐渐对治疗有反应并且皮肤质量得到保护，继续治疗是可取的（图 41.21）。

2009 年，Kirby-Desai 量表[56]的发布为临床医生和患者提供了一个更精确的估计，以确定他们需要多少次激光文身治疗。该量表现已被广泛接受，强烈建议在初次就诊期间实施该量表，以教育患者并提供数量合理的必要治疗。

在 Kirby-Desai 量表中，数值归因于 6 个参数：皮肤类型、位置、颜色、颜料地量、瘢痕或组织变化以及分层。然后将参数分数相加，形成一个综合分数，该分数将显示达到满意结果所需的估计治疗次数。一旦计算出来，这个预测的治疗次数应该清楚地记录在患者的医疗记录中。得分超过 15 分的文身可能很难用激光方法去除。

治疗和技术方面的考虑
预处理

激光去除文身可能会很不舒服，但在大多数情况下是可以忍受的。疼痛控制对于提供更舒适的治疗体验是必要的。这种疼痛经常被描述为类似于皮肤被热油烫的或被橡皮筋"抽打"。

根据文身的大小、位置和患者的疼痛耐受性，通常需要使用某种形式的局部麻醉。在手术前和手术中将强制冷空气应用于所需区域，使这种体验更容易忍受，应将其作为标准措施纳入每一种激光文身去除治疗中（图 41.22）。

另一种可以减轻手术疼痛的方法是激光治疗前 45~90 分钟在闭塞状态下使用表面麻醉剂，应该提供给所有的患者。如果需要完全麻醉，可以局部注射 1%~2% 的利多卡因和肾上腺素。在极少数情况下，也可以使用区域神经阻滞，特别是治疗非常大的区域。在这些情况下，可以考虑分段治疗文身，或者口服或肌内注射镇静药物。

相关研究报道指出，接受局部注射麻醉的患者可

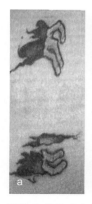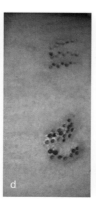

图 41.21 消除专业的多色装饰文身。a~f. 在不同的疗程中使用 1 064 nm 和 532 nm Nd:YAG 激光器进行不同阶段的治疗，取得了良好的效果。有部分色素残留，皮肤质地几乎没有变化。

能需要额外的治疗，因为注射会导致局部水肿，文身墨水扩散，这反过来又使激光更难作用于特定的颜料颗粒。这也可能增加结疤和／或额外治疗的风险[57]。因此，如果要使用局部麻醉，建议注射最少量的必要药物，并进行按摩，以确保进行了充分的渗透。还建议在注射和治疗之间至少等待15分钟。

为了确保副作用最小的最佳效果，在开始手术之前，医生必须考虑一些基本方面，如文身颜色和患者皮肤类型。正如所讨论的，蓝黑色文身最适合用任何类型的QS激光去除，因为这种颜色的容易被吸收，而彩色文身往往是抵抗的。一些激光可能会更有效地处理特定的颜色，例如分别针对红色和绿色颜料的QS Nd:YAG（532 nm）和QS翠绿宝石激光器，但紫色和黄色颜料在治疗方面可能具有挑战性。因此，彩色文身可能需要使用两种或更多类型的QS设备来覆盖颜色的光谱。对于深色皮肤类型的患者（Fitzpatrick Ⅳ～Ⅵ型），QS 1 064 nm Nd:YAG激光应该受到重视，因为它穿透更深，黑色素吸收更少，导致色素减退的可能性较低。尽管如此，应该始终进行测试治疗，因为可能

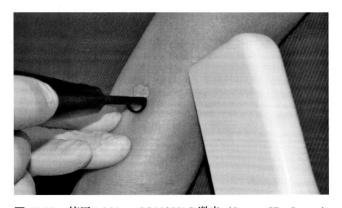

图 41.22 使用 1 064 nm QS Nd:YAG 激光（Spectra SP，Lutronic Korea）治疗一个业余单色（黑色）文身。观察治疗是如何进行的。

会出现永久性的色素变化（矛盾的暗化反应），化妆的皮肤区域也可能会出现激光诱导的过敏反应。通常在第一次治疗后，铁颜料会发生化学变色，但改变波长以适应较浅的颜色要求会产生足够的效果（图 41.23）。

治疗

在任何激光手术中，医生都必须选择适当的参数，以确保有效的治疗。主要参数包括脉冲宽度、波长、通量和光斑大小。

所有的 QS 激光器都在纳秒范围内。根据文身油墨颜色的最佳可用波长选择波长。例如，红色墨水最好用绿色波（510 nm 或 532 nm）处理，绿色墨水最好用红色波（694 nm 或 755 nm）处理。当存在黑色素时，1 064 nm 波长是避免表皮破裂的最佳选择。

脉冲宽度或脉冲持续时间是一个关键的激光参数。所有的 QS 激光器都有合适的去除文身的脉冲持续时间。然而，由于脉冲的峰值功率较大，脉冲较短的激光器更安全和更有效。

能量密度或能量水平是另一个重要的考虑因素。剂量应该足以立即产生美白效果，而不会出血或起泡。当 QS 激光能量指向文身时，预期结果通常是立即使组织变白。这种效应持续 20~30 分钟，这是发色团快速加热的，导致色素沉积变小和密度减小，并引发分子结构变化的结果[58]。这种快速的局部加热导致气体和血浆的形成以及随后的真皮空泡化，导致治疗后皮肤可见的一过性美白[40]。因此，为了最大限度地降低热损伤（如水疱和瘢痕形成）的风险，应该使用最佳剂量（图 41.24）。

通常，最初的治疗疗程比随后的疗程产生更戏剧性的反应。经常可以看到与激光撞击相对应的明确的清扫位点。其他文身在早期治疗阶段反应高度迟钝，尽管活检样本显示文身颗粒碎裂。不同患者对另一种

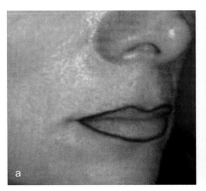
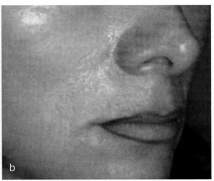
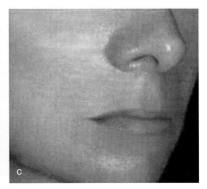

图 41.23 唇线文身。a. 处理前颜料是黑色的。b. 第一次疗程后的效果，色素颜色发生变化，变为棕色。由于激光引起的铁的氧化改变了颜料的颜色。c. 用 QS 532 nm Nd:YAG 激光器进行了 2 次治疗，取得了较好的效果。

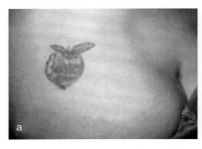 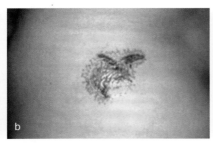 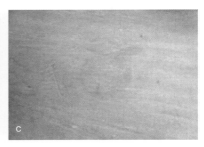

图 41.24 多色文身。a. 治疗前。b. 结果在第 1 次治疗后 10 天，由于激光通量过多而形成水疱。c. 治疗 4 个疗程后，可观察到部分色素残留，但皮肤质地未见改变。

文身色素反应的不同可能涉及巨噬细胞清除碎裂文身色素碎片的效率，以及存在的文身色素的密度和数量。根据我们的经验，巨噬细胞反应的速度以及每次最大的色素清除量可能因患者而异，在某种程度上，根据我们的经验，不同的治疗方法也会有所不同，并可以在组织学中检测到（图 41.25）。

斑点大小是影响治疗的另一个参数。较大的光斑尺寸略微增加了激光的穿透深度，因此可以更有效地瞄准较深的文身颜料。这样可以最大限度地将激光分布到真皮色素上，并将皮肤损伤降至最低。更大的斑点大小也有助于更快的治疗。完整的激光文身去除需要多次治疗，通常间隔至少 4~6 周。如果激光治疗的间隔小于 4 周，产生不良反应的风险将增加，却又不一定会增加颜料清除率。每一次治疗中，都会有一些文身色素颗粒被有效地破坏，身体会在几周的时间里清除最小的碎片。结果是文身随着时间的推移变得越来越浅。剩下的大颗粒文身色素然后在随后的治疗过程中被清除。治疗的次数和治疗之间的间隔取决于各种参数，包括接受治疗的身体区域和皮肤颜色。位于四肢（如脚踝）上的文身通常需要更多的治疗时间。同样，专业文身比业余文身需要更多的处理，这归因于使用更高密度的墨水颜料和更深的皮肤放置。可以成功去除注入在红色墨水上的黑色；黑色颜料消失，红色保留（图 41.26）。

治疗后

如前所述，激光治疗后立即出现轻微隆起的白色变色，并伴有或不伴有点状出血。这种白色的颜色变化被认为是快速、热形成的蒸汽或气体导致真皮和表皮空泡化的结果。点状出血是指因为激光与文身色素相互作用产生的光声波造成的血管损伤。邻近正常皮肤的轻微水肿和红斑通常在 24 小时内消失。随后，整个文身上出现痂皮，在治疗后 7~14 天脱落。

适当的术后护理是优化美容效果的重要因素。包

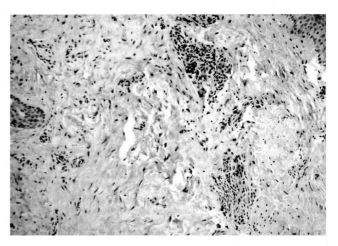

图 41.25 可注意到巨噬细胞靠近色素沉淀物，说明它正积极清除残留色素和碎片。

扎该区域的一种简单而经济的方法是使用透明的塑料袋，事先适当消毒，然后直接涂抹在治疗区域。塑料膜要大小适宜，避免伤口外露，要防止因血液外流粘住皮肤，所以要在纱布上包扎（图 41.27）。

透明水凝胶敷料或透明闭塞敷料可以在治疗后立即使用，因为所有的 QS 激光，特别是 Nd:YAG（1 064 nm），都会有血液和组织的飞溅[29]。Kuperman-Beade 等建议在激光治疗后立即使用局部抗菌软膏，作为常规术后护理的一部分，以降低瘢痕形成和感染的风险[44]。患者应该在治疗前和治疗后的几个月内严格避免阳光照射。根据我们的经验（MAT），635 nm 波长的光疗发光二极管（LED）疗程被证明对预防瘢痕形成非常有帮助（图 41.28）。

副作用和并发症

虽然 QS 激光在去除文身方面已经被证明是非常有效的，但也可能会产生一些不利的影响。可以看到的主要不良事件包括紫癜、结痂、起泡、感染和色素的氧化变暗[59]。

在接受 QS 激光去除文身治疗的患者中，大约有一

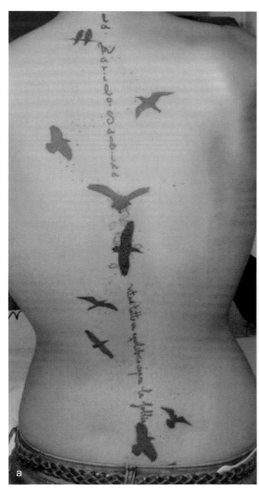
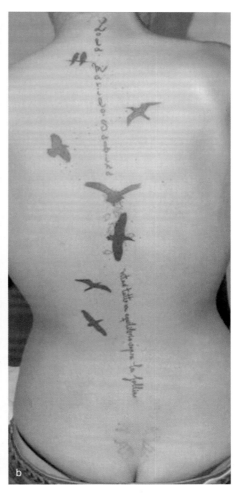

图 41.26 黑色文身隐藏了之前的红色颜料文身。这图案几乎覆盖了整个脊柱的长度。患者只想消灭骶尾区的黑鸟。a. 治疗前。b. 用 1 064 nm QS Nd:YAG 激光器进行 4 次治疗后的结果。红色没有变化。

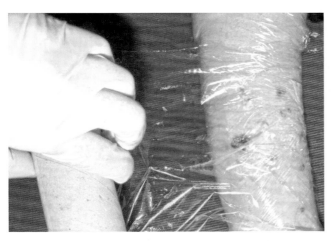

图 41.27 文身治疗后，使用聚氨酯和抗生素乳膏进行封闭治疗。在进行开放性治疗的 3 天后拆除绷带。事实上，这种敷料的透明塑料膜避免了纱布粘连，这会推迟伤口愈合，并防止感染和可能的瘢痕形成的风险（经允许引自 Trelles MA et al., Arch Dermatol, 137, 674, 2001）。

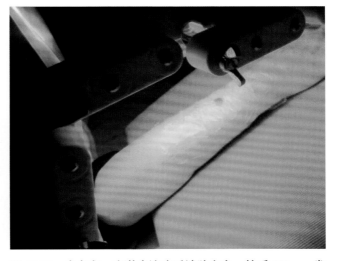

图 41.28 患者在一次激光治疗后消除文身，接受 633 nm 发光二极管强烈红光治疗（Omnilux™ Medical）。根据作者的经验，这种治疗方法对促进伤口修复和防止瘢痕形成非常有益（经允许引自 Trelles MA et al., Med Laser Appl, 21, 165, 2006）。

半的患者会出现暂时性的正常皮肤色素沉着。这些变化通常在6~12个月内消失，但少部分可能是永久性的[60]。

色素沉着和质地改变

黑色素吸收波长较短的光会增加色素减退的风险，特别是在治疗深色皮肤的患者时。吸收510 nm和532 nm波长的光，导致的色素减退可能是一过性的[46]；然而，使用694 nm QSRL，可能导致长期的色素减退。相比之下，使用Nd:YAG激光没有发生色素减退的情况[42]。热诱导黑素细胞破坏的确切机制尚不清楚；然而，有一些可能的解释，包括冲击波的破坏，热膨胀的物理效应，以及细胞内的极端温度梯度[59, 61]。

色素沉着也可能发生，特别是在深色皮肤和晒黑的人身上。在这些情况下，在激光治疗前后使用漂白剂（氢醌）和防晒霜通常可以在几个月内消除色素沉着，尽管在一些患者中，恢复时间可以适当延长[60]。此外，对于容易发生色素改变的患者，使用Nd:YAG激光去除文身，并延长治疗间隔，可能有助于减少色素沉着的发生率。

经常会有暂时性的质地变化，但在1~2个月内就会消失；永久性的质地变改变和瘢痕很少见。

水疱的形成是由表皮热损伤引起的，在用QS激光去除文身后可能会发生。使用过多的激光能量密度或无意吸收的激光能量可归因于文身颜料，这可能是副作用出现的一些原因。同时使用组织冷却系统，如低温喷雾，可以保护表皮免受激光照射时的过度热损伤，并可能减少表皮损伤[62]。

过敏反应

已有对多种文身色素的局部过敏反应的报道，对文身色素QS激光治疗的过敏反应报道也是可能的。患者对色素过敏的最常见的颜色是红色[63]。临床上，过敏可能表现为文身红色素区域的结节状、鳞片状的瘙痒区。其他颜色也可能会引起过敏反应，比如黄色。硫化镉经常被用来制造黄色文身颜料，正如我们所观察到的那样，它是文身中光过敏反应的最常见原因（图41.29）。

当QS激光通过分散的墨水起作用时，可能会产生全身过敏反应。因此，如果发现患者对墨水过敏，不建议使用QS激光治疗。

在最近报道的两个病例中，点阵Er:YAG联合或不联合QS激光治疗对发生过敏反应的文身有效[64]。然而，一些研究者报道了这些激光治疗（CO$_2$激光或铒激光）后的全身过敏反应[65]。

对发生过敏反应的文身，治疗包括严格的避光、防晒、皮下注射类固醇药物，或者手术切除[55]。

油墨变深

据报道，用QSRL、QS Nd:YAG和QS翠绿宝石激光也可能使粉色、红色和白色文身颜色变深，黄色、蓝色和绿色文身墨水也可能出现类似的改变[66, 67]。这些用于文身的颜料含有氧化铁和二氧化钛。当加热到1 400℃以上时，由于氧化还原反应或氧化铁的燃烧，氧化铁的颜色从棕色变为黑色。在QS激光器的短脉冲期间产生的极端温度是这些反应所必需的。

在变成黑色或棕色之后，美容文身可以通过进一步的激光治疗来去除。然而，治疗这些文身可能很困难，因为它通常比去除一个典型的黑色文身需要更多的治疗疗程[67-69]。应该警告患者美容文身可能会变黑，应该首先进行试验治疗。当文身发生暗化时，有时可以通过附加的QS激光来清除[67]。因此，如果文身变黑了，建议重新处理相同的区域，然后等几个星期再评估变暗的文身的反应。如果它已经明显减轻，治疗可以继续进行。

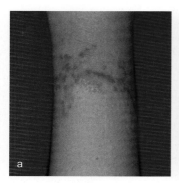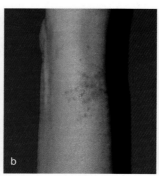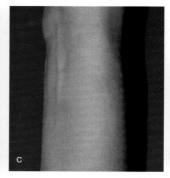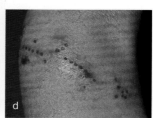

图41.29 手腕上有多色文身，对硫化镉的黄色色素过敏，这对类固醇治疗没有效。a. 在治疗前。b. 紧接治疗后。请注意使用Er:YAG激光实现的深度消融。c. 由于难以去除黄色素，单独打孔的Er:YAG激光脉冲产生了一种分割处理形式。文身的"擦除"效果很好。

破坏性激光（点阵 CO_2 或 Er:YAG 设备）已被用于去除难以用 QS 激光去除的白色、棕色或棕色化美容文身颜料[70]。与 QS 激光相比，这些激光单独或联合使用更容易造成瘢痕并产生难以预测的结果，但在适当的临床环境下，它们有其用武之地，尤其是用于消除绿色、红色或黄色等颜色，或者用于多层文身（图 41.30）。

表皮碎屑

高能短脉冲会产生压力冲击波，使血管破裂并使组织雾化。这种材料中可能存在潜在的感染性颗粒，因此需要屏障或其他装置来保护操作者免受组织和血液接触。

使用较低的能量能在很大程度上消除了这个问题，但这会产生更多次数的治疗。高能量输出和更大的光斑大小有助于减少操作者的危险和对患者的不良影响（更少的表皮破裂碎屑）[44]。

新技术的发展与未来展望

用 QS 激光去除文身通常是安全有效的，但需要多次治疗，而且往往会残留文身墨水。目前正在进行研究改进用于激光文身去除的技术和设备。

最近提出的 "R20" 方法建议在间隔 20 分钟的单个疗程中重复 4 次 QS 激光治疗，以使美白效果减退[71]。作者证明，在 3 个月后，使用 "R20" 方法的治疗比传统的单次激光治疗要有效得多，大多数文身在经过一次治疗就被去除了。尽管这种方法造成了更大的表皮损伤，但没有瘢痕形成。他们认为延迟的多次治疗可以显著改变文身治疗的方式。

这是另一种新技术，称为调制成像（MI），它可能有助于文身色素去除前的临床表征。MI 是一种基于扩散光学光谱（DOS）原理的空间分辨非接触式成像模式，能够提供活体组织表面的定量吸收和散射对比度

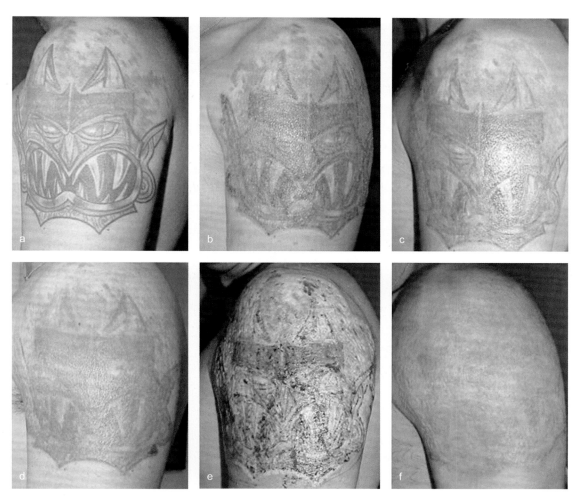

图 41.30 三角肌区的多层多色文身。a. 该图案每次均以较强烈的颜色嵌入皮肤，以遮盖患者不满意的前两个设计。b. 1 064 nm 和 532 nm QS Nd:YAG 激光器一次治疗后的效果。c. 3 次治疗后的效果。观察深色颜料的持久性和之前文身的图案。d. 治疗 8 个月后，同意使用 Er:YAG 激光进行一次治疗。e. 在治疗过程中可以观察到一些未经治疗的区域。f. 单次治疗后 3 个月的结果。

征。文献作者[72]将 MI 应用于多个多色文身，证明了将宏观反射图像提取为光学性质的空间分辨图是可能的。此外，他们能够从文身的不同区域呈现 650~970 nm 的吸收光谱和减少的散射光谱。他们的结论是，MI 提供了空间分辨的定量信息，为治疗反应的定量评估提供了可能，并可能为将来的激光文身去除提供指导。

新一代 QS 激光器

激光设备

由于激光可以很好地去除色素沉着，因此为此目的购买激光可能会很昂贵。

因此，在一个可以选择发射不同波长的多应用激光平台上提供了单个单元多应用设备的选项，作为针对每个特定应用具有单独的激光设备的典型情况的替代[73, 74]。

在市场上大量可获得的激光设备（如 Linline™）中，许多都提供了一种复杂的技术，该技术适应于具有用于治疗皮肤血管和色素疾病的内置程序的控制台的一系列激光器[75]。根据我们的经验，在单色（黑色）文身的情况下，特别是那些业余文身，使用这些设备时只需要几个疗程（图 41.31）。

传统的 QS 激光器产生 10~12 ns 的单脉冲宽度。这种能量"一次性"被皮肤最外部的颜色所吸收，深层的色素不受影响，因此需要多次治疗才能消除文身。由大量墨水或多层彩色颜料组成的深色浓密文身尤其难以消除，需要多次治疗[43, 76]，激光治疗后的修复组织过程导致反应性纤维化，纤维化会阻止光线穿透，导致在接下来的治疗中难以消除深层色素。

波长

与此相反，Linline 的脉冲被包装成一个载体脉冲块，并作为一系列脉冲传递到皮肤，这些脉冲与色素消除的不同机制相互作用。

脉冲序列被编程为以 1~4 Hz 的频率工作，以获得到达深色素的顺序移动效果。在相互作用过程中，具有较低能量的小宽度、连续脉冲以一系列脉冲的形式依次传递。

重复脉冲块之间的延迟时间为几微秒，能量首先被位于较浅表面的色素团吸收，为"载体块"中包含微脉冲穿透与文身较深位置的颜色的相互作用打开了通道。

激光波长的选择性能量与色素的相互作用在治疗过程中逐渐提高疗效，脉冲序列在文身上层层作用，在一个接一个的脉冲"连续"暴露于组织时，会产生最小的声波，而这些声波在治疗过程中是听不到的。虽然内部会发生极小的出血，但视觉表现并非出血和皮肤碎裂，而是皮肤颜色的逐渐变化——变得灰白，从而在对表皮损伤最小的情况下清除色素。在这种情况下，在邻近的结构中不会出现热损伤，因此，皮肤恢复的速度不会受到影响。治疗可以在较短的时间内进行。

结果

为了在完全去除文身的情况下获得一致的结果，并保持皮肤质量和纹理的良好状态，激光治疗应延迟 3~6 个月，使微血肿有机会被完全吸收。

这种治疗方法不同于传统的 QS 激光器，需要一段时间的训练，特别是识别何时停止同一治疗点的脉冲以

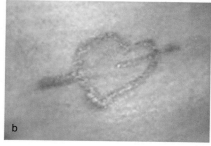
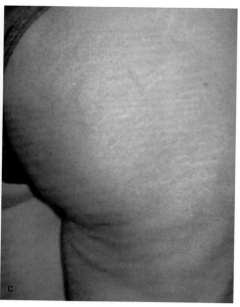

图 41.31　业余人士臀部单色文身。a. 在治疗前。b. 单一治疗后 4 周。c. 1 年后，效果良好。

及如何设置脉冲重复率。脉冲序列穿透并破坏色素层，光声波在组织内反弹。当皮肤出现外部变化时，应认识到这一点，以停止激光脉冲，并避免周围组织的损伤。

另一方面，制造商的先进技术应考虑生产更大的可变光束直径和更长的焦距。特别是要解决这个问题，就必须在较大的光束直径内保持治疗所需的有效高能量密度。

皮秒激光器

皮秒（10^{-12}，ps）激光器目前正在开发中[77]，理论上，传送亚纳秒脉冲可以更有效地将能量限制在文身粒子上，从而增加目标的破坏度。这一技术将允许较低的通量进行有效的治疗，从而减少热量向周围组织的转移，并将瘢痕形成的风险降至最低。

在一项研究中，Ross 等[78] 比较了两个 Nd:YAG 激光器。他们用 35 ps 和 10 ns 脉冲处理同一文身（黑色色素）的指定部位。在 16 个文身中的 12 个中，皮秒处理的区域与纳秒脉冲处理的区域相比有明显的闪电。

另一项研究比较了皮秒钛 / 蓝宝石（795 nm，500 ps）激光和 QS 变石（752 nm，50 ns）激光治疗豚鼠文身。4 只存活的豚鼠中，有 2 只钛 / 蓝宝石激光治疗区文身的清除率更高。此外，在某些区域，观察到单次激光治疗后文身完全清除，没有留下瘢痕[79]。最近，Izikson 等以同样的方式在动物模型上研究了新型 758 nm 500 ps 激光对黑色文身的影响。与 QS 变石激光器（755 nm）相比，758 nm 500 ps 激光器在所有测试的注量下都能产生更大的文身间隙[77]。

幸运的是，新技术正在出现，特别是在皮秒域工作的微芯片 QS 激光器和波长可调谐超快飞秒（10^{-15} 秒）激光器。飞秒是一秒的一极小的部分，秒和飞秒的关系，就像 1 分钟和太阳系的年龄。飞秒脉冲在文身去除中的效果还没有测试。

点阵重建

自 QS 激光处理技术引进以来，去除文身的技术变化不大。点阵消融重建（AFR）和点阵非消融性表面重建（NAFR）系统现在常用于各种皮肤病，并且这些系统安全性良好。

AFR 使用激光微束创建一系列非常小的深层组织移除区域，中间区域为正常皮肤[80]。AFR 会刺激皮肤的快速重塑，因为消融的微观区域被新生皮肤所取代，并且瘢痕风险很低。首先，文身墨水去除的效果较好，因为 AFR 每次处理都会去除一部分文身。第二，通过新创建的微观通道，文身墨水被皮肤去除，最后，伤

口愈合过程中可能也会有文身墨水被去除。我们实际使用 Er:YAG 激光在高能量密度（20 J/cm^2 以上）下，以手动分频模式，对文身上的小孔进行切割，去除难染色斑，效果良好。经过反复的训练，取得了很好的效果。事实上，使用的高能量几乎全部转化为消融效应，皮肤中几乎没有任何热残余沉积物。这需要很好的组织修复，皮肤修复是在结构没有明显改变的情况下实现的（图 41.32）。

Weiss 等[81] 研究了使用点阵换肤和 QSRL 组合去除文身的临床结果。所有患者除了接受点阵 CO 激光治疗（Fraxel Repair，Solta Medical，Inc.，Hayward，CA）或点阵 1 550 nm 激光治疗（Fraxel Restore，Solta Medical，Inc.），还接受了 QSRL 治疗（Sinon，Wavelight Laser，Technologie AG，Erlanger，Germany），以去除整个文身。

作者证明，AFR 和 NAFR 与 QSRL 结合使用可提高文身清除率，消除水疱，缩短恢复时间，并减少治疗引起的色素沉着。他们还发现，在 QS 激光治疗后立即进行点阵 CO$_2$ 激光治疗，与单独使用 QS 激光相比，能提高色素清除率。这种现象的理论机制包括浅层文身色素的点阵 CO$_2$、激光烧蚀和诱导免疫反应，从而增强了治疗色素的清除。

在最近的另一项研究中，Ibrahimi 等[64] 研究了 AFR 作为去除过敏性文身的一种新方法的应用。他们的结论是，AFR 也可能允许去除墨水的颜色，如黄色、橙色、棕色和白色，而这些颜色对 QS 激光是不敏感的。

咪喹莫特

去除文身的最新方法之一是使用咪喹莫特乳膏。在动物实验中，局部使用咪喹莫特乳膏会使文身褪色。咪喹莫特联合激光治疗可提高豚鼠文身色素清除率。在一项研究中[82]，QS 变石激光和咪喹莫特治疗组的结合在临床和组织学上被认为比单独用激光治疗更有效，尽管一些作者在实践中得出了[83, 84] 治疗后皮肤活检出现更明显的炎症和纤维化[82]。

激光文身墨水交互作用：散射降低

局部和皮内注射溶液（高渗亚体液），如甘油、二甲基亚砜和葡萄糖，已被证明能显著减少动物模型中的皮肤散布[85]。这些药剂应能使人更有效地去除文身；皮内注射可能导致组织坏死和瘢痕形成，使其成为一种有风险的辅助方法[86]。

新文身墨水

除了改善激光和改善皮肤的光学特性外，新的文身

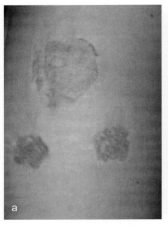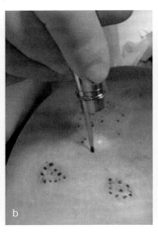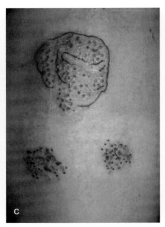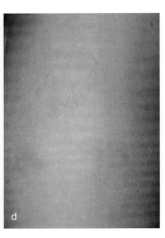

图 41.32　绿色和黄色多色文身。a. 治疗前。b、c. 由于绿、黄色素难以去除，决定采用高注量 Er:YAG 激光治疗。文身区域使用了点阵激光。明显的消融效果。d. 单次治疗后 4 个月的结果。

墨水也在开发中，这种墨水应该更容易从皮肤上去除。

　　自 2009 年起，美国推出了一种新的文身墨水（Infinitink，Freedom Inc.，Cherry Hill，NJ）。它是由微珠包埋的生物可吸收色素构成，文身去除过程中的激光处理会导致胶囊破裂，使色素暴露。然后身体会吸收色素。用这种墨水制作的文身可以用比传统颜料更少的激光处理来去除。将来，文身行业和消费者采用这种墨水将提供更安全和更有效的激光文身去除。我们应该继续努力使文身比以往更加安全的方向移动。

20 年以上的个人经验：案例

　　作者在使用 QS-Nd:YAG 激光器 C3（Hoya-Conbio）14 年后，已经使用 QS-Nd:YAG-Q（量子系统）5 年了，这种激光器是我们在私人实践中首次获得的，今天，我们的技术平台包括 13 台激光器、射频器件和 LED 器件。然而，QS 激光因为它的有效性仍然是我们最喜欢的技术，在大多数情况下，对自然色素沉着（太田痣）和人工色素（文身）都非常有效。

适应证和结果

　　激光文身去除的适应证受到许多与技术相关的参数的影响，这些参数与墨水的类型、深度和颜色以及患者的特殊性（对激光冲击波的皮肤反应）有关（图41.33）。在业余或专业、大小不一、位置浅表的黑色文身上可获最佳效果，文身会在 1~3 个疗程内消失（图41.34），而不会留下残留痕迹（图 41.35）；如果文身是非常深的单色或高度密集的黑色，我们不喜欢用激光治疗，这样的治疗需要大量的治疗，而且结果不确定（图41.36~ 图 41.39）。在这些情况下，我们建议将 QS 激光

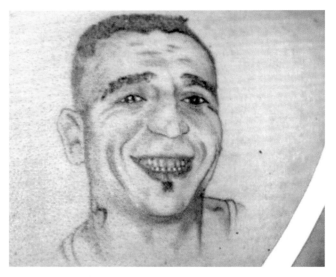

图 41.33　表面的专业单色，黑色文身。可以立即开始 QS 激光治疗。

和 CO_2 激光（量子系统激光）结合起来（图 41.40）。在多色文身中，某些颜色不会褪色（绿松石色，图 41.41；或橙色，图 41.42 和图 41.43）。马格里布仪式文身通常在 1~3 次治疗之后消失（图 41.44）；另一方面，黑人（图 41.45）只能用 QS1 064 nm 激光治疗，至少需要 5 次治疗。治疗后，需要对患者的国家进行认证，因为没有文身，外观就会改变（图 41.46）。使用抗组胺药（图41.47~ 图 41.49）可以预防水肿，并且每次较低通量的治疗和治疗间隔延长可以避免出现色素减退。

　　对于美容文身，我们单独使用 Er:YAG 激光（图41.50）或与点阵二氧化碳激光结合，通常 5 次或以上的治疗即可达到目标效果（图 41.51 和图 41.52）。我们更喜欢 Er:YAG 激光，因为色素经常在 QS 激光的作用下被修饰（图 41.53）。QS 激光不会引起脱发，只

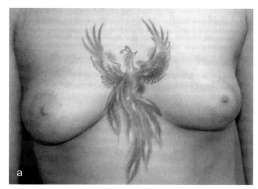

图 41.34　浅表色素的专业文身。a. 治疗前。注意不要太黑。
b. 用 1 064 nm QS Nd:YAG 激光治疗 2 次后获得的结果。仅
有微量的残留色素。

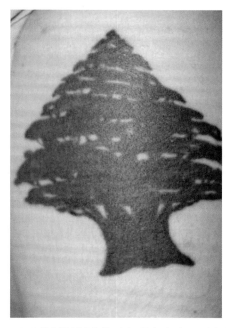

图 41.35　用几种颜料制成的黑色单色文身。黑色浓密，位
置深邃。这个文身原则上很难去除。

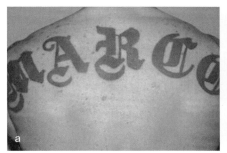

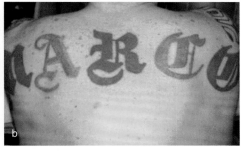

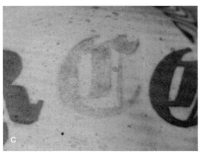

图 41.36　a. 背部的专业文身。b. 使用 1 064 nm QS Nd:YAG 激光器进行 3 次治疗后，效果中等。c. 由于颜料致密且位置较
深，6 个疗程后的结果细节。

有暂时的头发变白；因此，原则上，它可以治疗身体
的任何部位（图 41.54~ 图 41.58）。我们使用正确的参
数，治疗间隔至少为 2 个月，可以避免瘢痕或皮肤纹
理变化（图 41.59）。

目前需要解决的问题

　　我们仍然无法预测消除文身所需的确切疗程数，
而且，即使经过足够的疗程，我们也无法预测结果是
完全消除还是部分消除。墨水文身可能会褪色或消失。

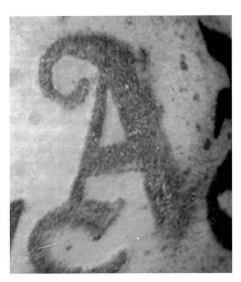

图 41.37 与图 41.36 相同的文身，详细显示了治疗后立即出现的反应性红斑和水肿。

在这种情况下，组合在同一治疗过程的点阵消融激光和 QS 激光（图 41.61~图 41.63）可以处理剩余的颜料（图 41.60）（Youlaser Quanta System）。

一些墨水对 QS 激光有抵抗力：颜色与特定的可用长度（绿色或紫色颜色）（图 41.64）或墨水质量（图 41.65）不符。同样的困难也涉及数量、密度或沉积色素，或如果文身有雕塑般外观（图 41.66）。同样地，我们也不能预测使用 QS 激光治疗一次或几次后的炎症后色素沉着风险（图 41.67 和图 41.68）。如果有炎症后色素沉着，我们建议用阳光照射，因为当晒黑消失时，色素沉着会消失（图 41.69），夜间局部使用对苯二酚制剂可能会有所帮助。在文身过程中，我们可能会观察到非典型分枝杆菌感染（图 41.70）和墨水过敏（特别是红色），有时会出现湿疹或与结节病有关的颗粒状病变（图 41.71）。

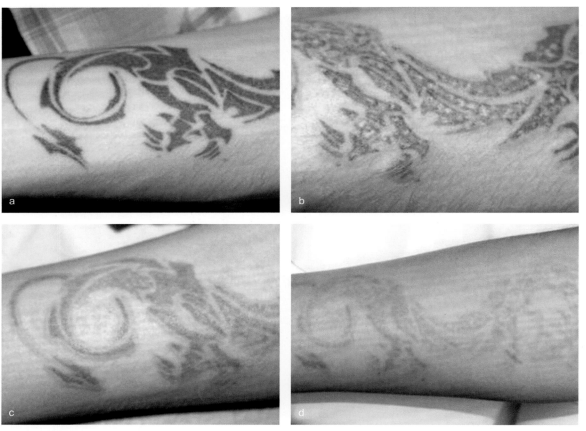

图 41.38 深墨专业文身。a. 治疗前。b. 治疗过程中皮肤的变化。c. 5 次治疗后取得的成果。d. 根据在进一步的对照中观察到的结果，我们建议使用 CO_2 点阵激光和 QS 激光进行后续治疗。

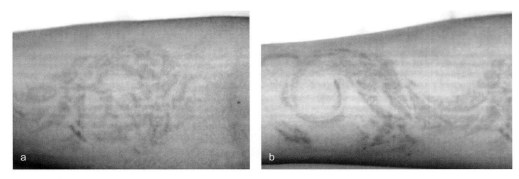

图 41.39　与图 41.38 相同的文身。a、b. 结果的不同阶段，保持正常的皮肤纹理。

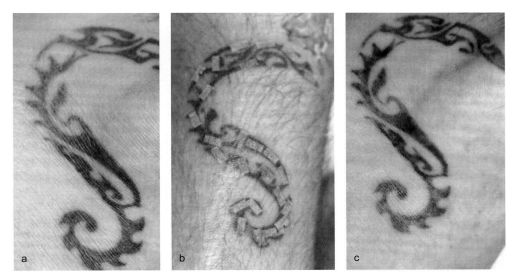

图 41.40　专业单色文身。a. 治疗前。b. 同一疗程后立即用 CO_2 点阵激光和 QS 激光治疗。c. 一次治疗后取得的成果。

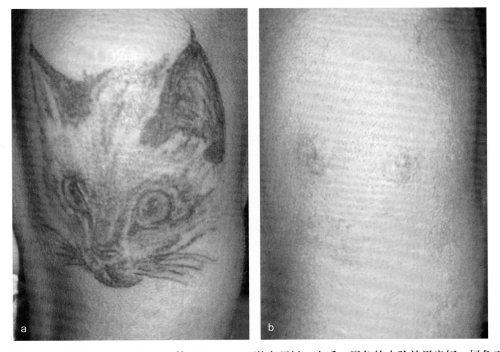

图 41.41　多色文身。a. 治疗前。b. 用 1 064 nm 的 QS Nd:YAG 激光照射 2 次后，黑色的去除效果良好，绿色无反应。

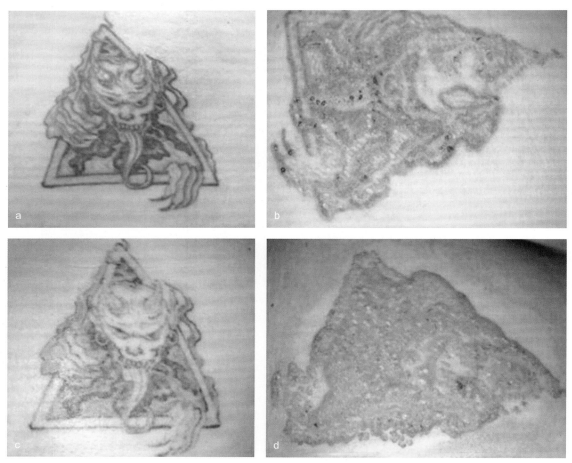

图 41.42　a. 疗前臀部的专业多色文身。b. 紧接着用 QS Nd:YAG 激光器用 1 064 nm 和 532 nm 消除红色颜料。c. 两个疗程后的结果。d. 第二次治疗后的皮肤状况。

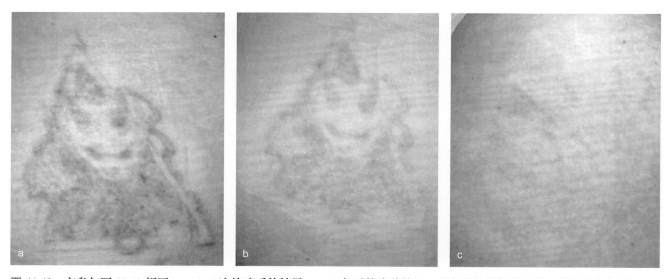

图 41.43　文身与图 41.42 相同。a、b. 5 次治疗后的结果。c. 11 年后的皮肤状况。只有黄色的颜料残留，其质地变化很小。

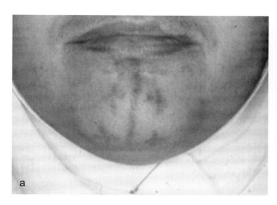
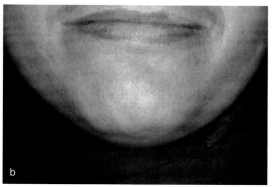

图 41.44　马格里布仪式文身。a. 治疗前。b. 用 1 064 nm QS Nd:YAG 激光治疗 2 次后。

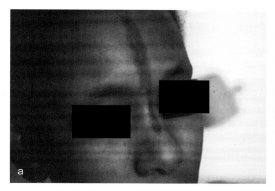
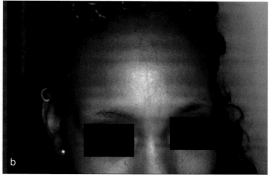

图 41.45　马里仪式文身。混合香料制成的颜料。a. 治疗前。b. 使用 1 064 nm QS Nd:YAG 激光器治疗 5 次后。

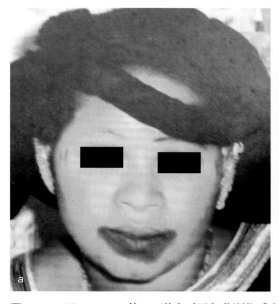
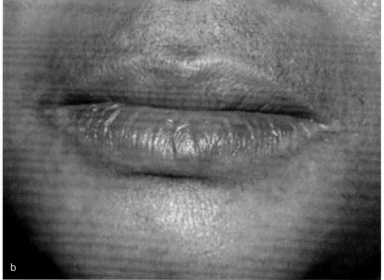

图 41.46　用 1 064 nm 的 QS 激光对黑色非洲仪式文身进行 4 次治疗后的最终结果。

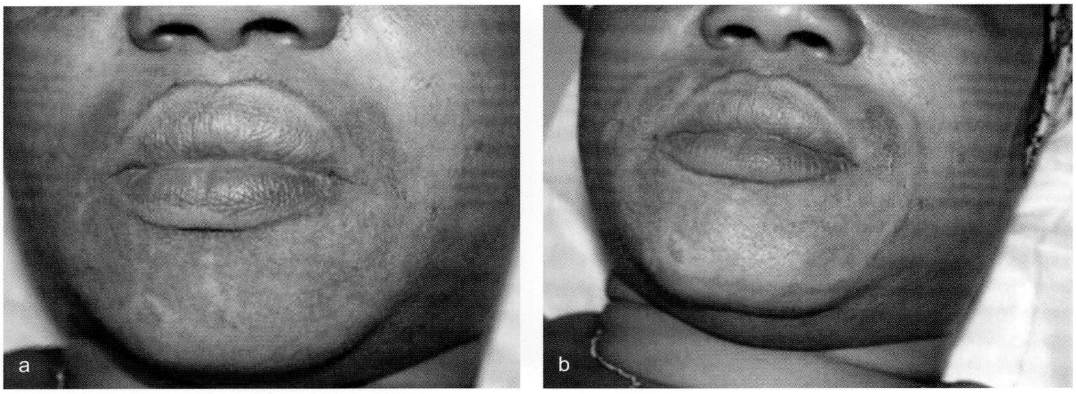

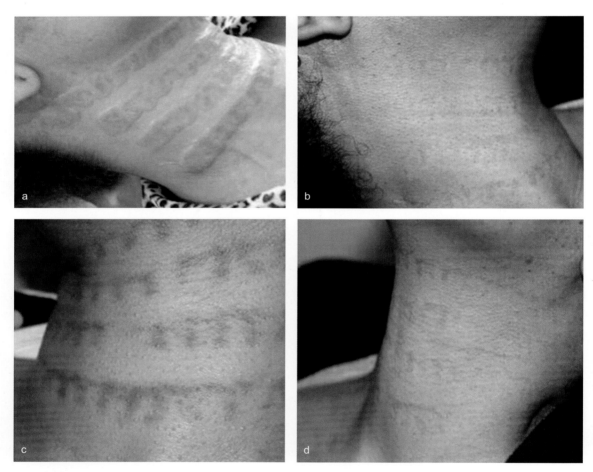

图 41.47 激光治疗出现水肿后立即用 1 064 nm QS Nd:YAG 激光治疗两次后；塞内加尔仪式文身。

图 41.48 埃塞俄比亚仪式的单色文身。a. 用 1 064 nm QS 激光治疗 5 分钟后出现水肿。b. 经过 4 个疗程的治疗。c. 治疗前颈部对侧有文身。d. 4 个疗程后的结果。

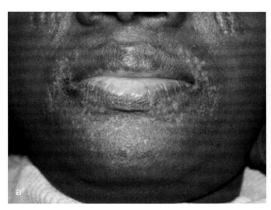
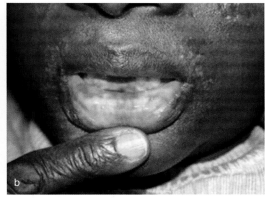

图 41.49 塞内加尔仪式文身。a. 治疗前。b. 结果用 1 064 nm QS 激光治疗 5 次后。下唇内侧有一些色素沉着的斑点和文身痕迹。

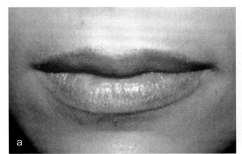
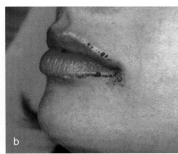
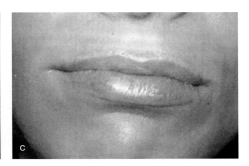

图 41.50 a. 治疗前嘴唇上的美容文身。b. Er:YAG 长脉冲激光治疗后即刻观察疗效。c. 3 个疗程后的结果。

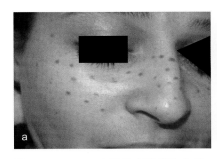
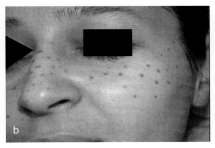
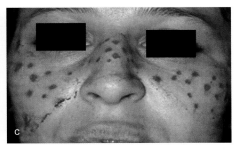

图 41.51 a、b. 含铁色素的美容文身，这种颜料会抵抗 QS Nd:YAG 激光治疗。c. 经 Er:YAG 长脉冲激光治疗。

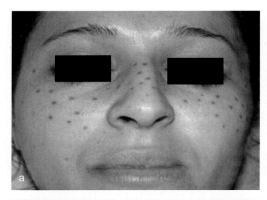

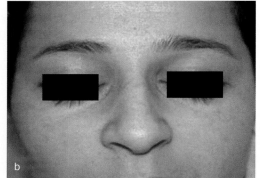

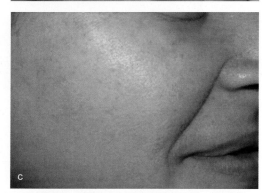

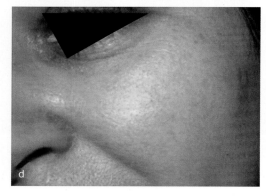

图 41.52　与图 41.51 相同的患者。a. 治疗前的情况。b. 治疗后 10 年的效果。c、d. 10 年后皮肤状况良好，色素消失。

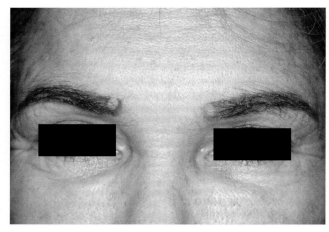

图 41.53　用 1 064 nm QS Nd:YAG 激光对眉纹美容文身的测试结果。注意棕色变为浅赭色。

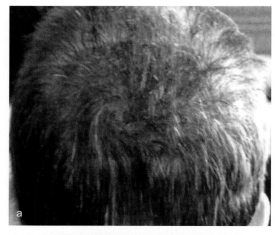

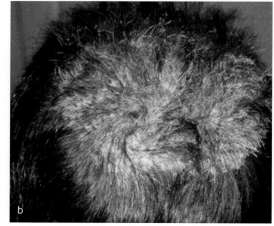

图 41.54　a. 在无毛头区文身以隐藏秃顶。b. 植发前的治疗。在没有脱发的情况下，治疗部位变白了。

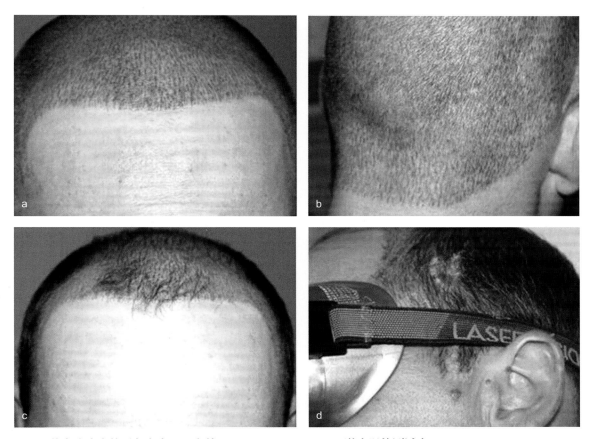

图 41.55 a~c. 整个头皮上的黑色文身。d. 在使用 1 064 nm QS Nd:YAG 激光器的测试中。

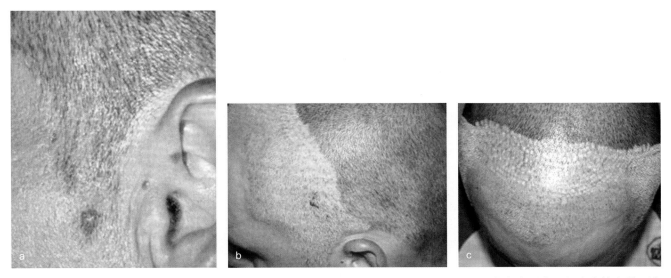

图 41.56 与图 41.55 相同的患者。a. 检测结果为阳性。b、c. 治疗后整个文身区域的情况。患者出现大面积疼痛性水肿。这可归因于头发对黑色素的吸收系数高。

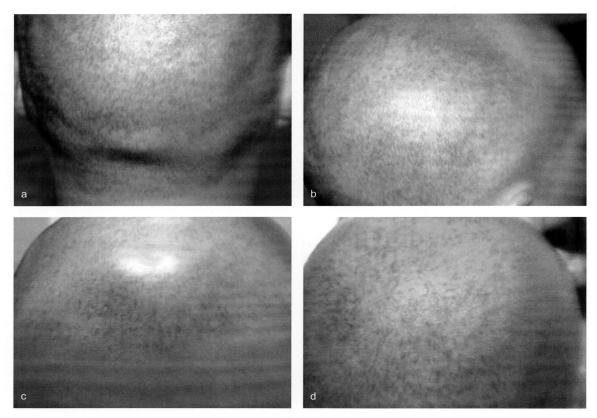

图 41.57　a、b. 一次治疗之后的效果。c、d. 两次治疗之后的效果。

图 41.58　2 次治疗后的患者。与图 41.55~ 图 41.57 中为同一患者。只留有微量的色素，没有毛发的脱失。

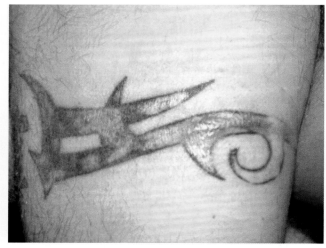

图 41.59　多色文身，由于激光治疗之间的高能量密度和 / 或过短延迟而产生瘢痕反应。

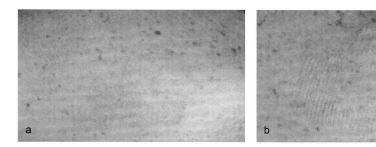

图 **41.60** a、b. 多色文身上的 QS 激光治疗后使用点阵 CO_2 激光后的皮肤外观。

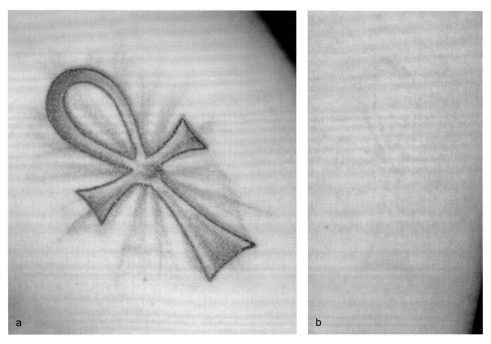

图 **41.61** a. 治疗前的单色专业文身。b. 经 5 次治疗，3 年后的最终结果。

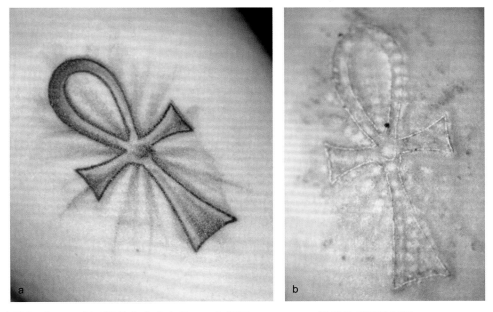

图 **41.62** a. 治疗前与图 41.61 相同的单色专业文身。b. 立即用 1 064 nm QS 激光治疗后的结果。

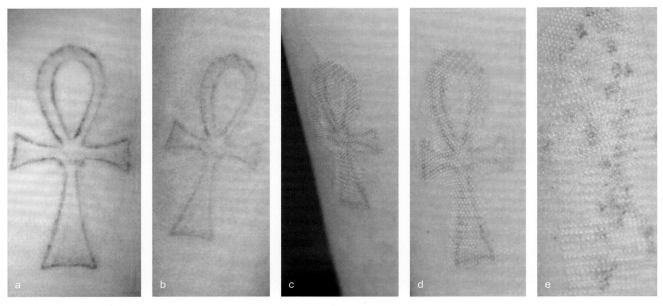

图 41.63　与图 41.62 相同的单色专业文身。a~e. 1 064 nm QS Nd:YAG 激光和 CO_2 点阵激光治疗在同一疗程中的效果演变。

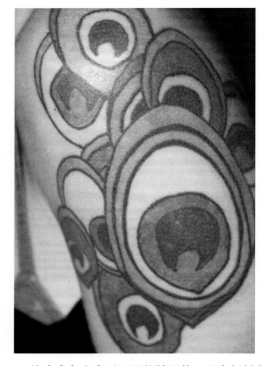

图 41.64　这个多色文身是不可能处理的，因为颜料为绿色和紫色，位置深，黑色墨水密度高。

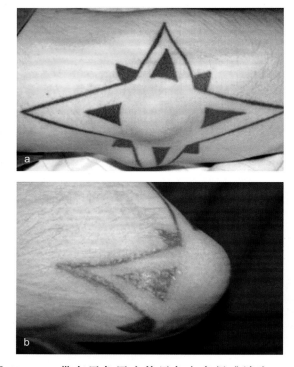

图 41.65　a. 带有黑色墨水的黑色文身很难消失。b. 用 1 064 nm QS Nd:YAG 激光处理 10 分钟后的结果。预后不良，黑色墨水变为绿色。在这种情况下不建议治疗。

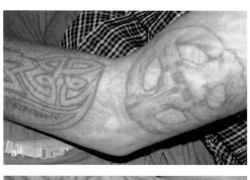

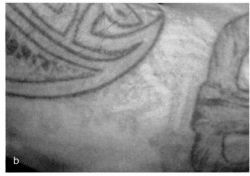

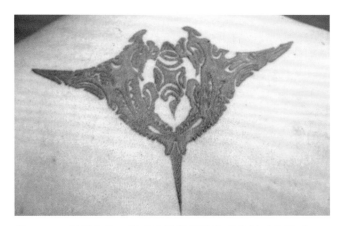

图 41.66 雕塑文身。注意皮肤隆起处色素难以成功治疗。

图 41.67 a. 治疗后发现的炎症后色素沉着。b. 在色素沉着 12 个月后，3 个疗程后发现所有治疗无效。

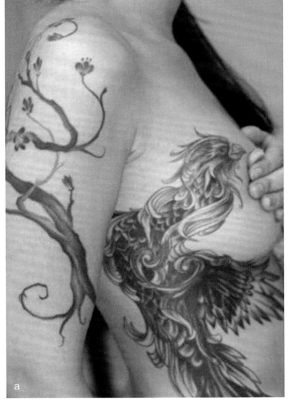

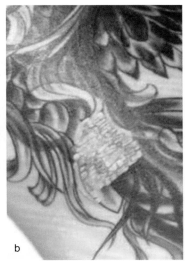

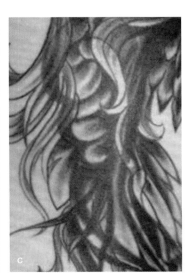

图 41.68 a. 19 岁女性上半身专业文身。b. 1 064 nm QS Nd:YAG 激光术后的即刻结果：炎症后色素沉着。黑墨水变成了棕色。c. 氢醌和 755 nm 波长的 QS 变石激光处理后。

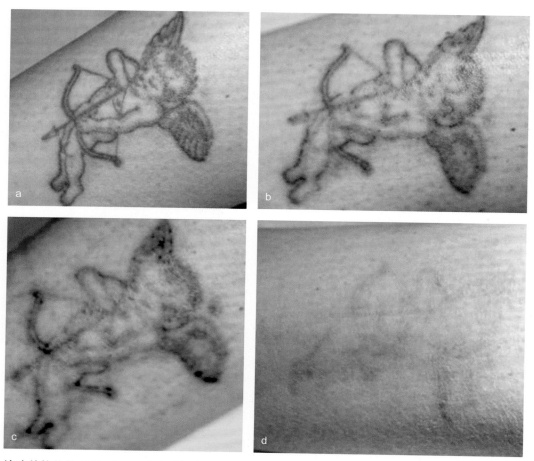

图 41.69 a. 治疗前的单色文身。b、c. 炎症后色素沉着反应。停止治疗，停药 6 个月。建议患者在该部位晒太阳。d. 5 次治疗后 3 年取得的成果。

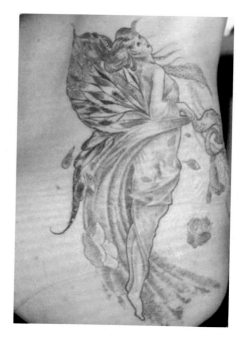

图 41.70 文身区非典型分枝杆菌反应。

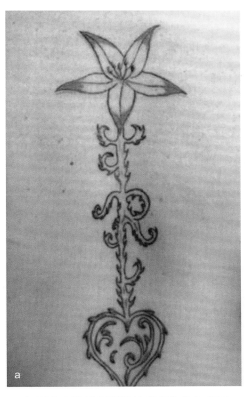
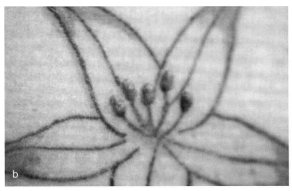
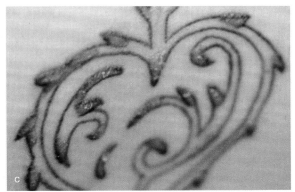

图 41.71 a~c. 红墨水皮肤过敏颗粒性病变的各个方面。

指导

需要与患者保持良好的关系，并尝试就激光治疗的结果指出不同的可能性。

新文身技术（皮肤雕刻、镶嵌深度）和新油墨（颜色、塑料、荧光素等）。常常使激光技术变得越来越无效。

因此，皮肤科医生与文身艺术家的合作是可取的。我们观察到越来越多的文身艺术家正在使用 QS 激光来去除文身。使用这些激光是医疗行为，有规则、副作用和禁忌证。QS 激光和任何其他治疗性激光应仅由训练有素的医生使用。

总结

QS 激光仍然是去除文身的黄金标准，但采用适当的设备和技术并不能保证成功的临床结果。医生必须记录详细的病史并确定正确的激光使用，因为它会根据文身颜料、肤色和文身方法的不同而有所不同。他们必须详细地告知他们的患者关于激光文身去除的过程和符合现实的治疗后期望，以便创建一个成功的治疗联盟。未来激光技术的创新，以及更新的、更容易去除的文身墨水，应该可以在未来实现更有效的去除方法，到那时可能只需要一个设备。

参考文献

[1] Armstrong ML, Roberts AE, Koch JR et al. Motivation for contemporary tattoo removal. *Arch Dermatol* 2008; 144(7):879–884.

[2] Drews DR, Allison CK, Probst JR. Behavioral and self-concept differences in tattooed and nontattooed college students. *Psychol Rep* 2000; 86:475–481.

[3] Laumann AE, Derick AJ. Tattoos and body piercings in the United States: A national data set. *J Am Acad Dermatol* 2006; 55:413–421.

[4] Long GE, Rickman LS. Infectious complications of tattoos. *Clin Infect Dis* 1994; 18:610–619.

[5] Stirn A, Brahler E, Hinz A. Prevalence, sociodemography, mental health and gender differences of tattooing and body piercing (in German). *Psychother Psychosom Med Psychol* 2006; 56:445–449.

[6] Scutt RWB, Gotch C. *Art, Sex and Symbol.* London, U.K.: Cornwall Books, 1985.

[7] Spindler K. *The Man in the Ice: The Preserved Body of a Neolithic Man Reveals the Secrets of the Stone Age.* London, U.K.: Weidenfeld and Nicolson, 1994, p. 172.

[8] Bianchi RS. Tattoo in ancient Egypt. In: Rubin A, ed. *Marks of Civilization.* Los Angeles, CA: Museum of Cultural History, The University of California, 1988, p. 26.

[9] Rudenko SI. *Frozen Tombs of Siberia: The Pazyryk Burials of Iron Age Horsemen.* Berkeley, CA: The University of California Press, 1970, pp. 110–114.

[10] Choudhary S, Elsaie ML, Leiva A et al. Lasers for tattoo removal: a review. *Lasers Med Sci* 2010; 25(5):619–627.

[11] Timko AL, Miller CH, Johnson FB et al. In vitro quantitative chemical analysis of tattoo pigments. *Arch Dermatol* 2001; 137: 143–147.

[12] Moreno-Arias G, Casals-Andreu M, Camps-Fresneda A. Use of Q-switched alexandrite laser (755 nm, 100 nsec) for removal of traumatic tattoo of different origins. *Lasers Surg Med* 1999; 25(5):445–450.

[13] Achauer BM, Nelson JS, Vander Kam V et al. Treatment of traumatic tattoos by Q-switched ruby laser. *Plast Reconstr Surg* 1994; 93:318–323.

[14] Ashinoff R, Geronemus RG. Rapid response of traumatic and medical tattoos to treatment with the Q-switched ruby laser. *Plast Reconstr Surg* 1993; 91:841–845.

[15] Armstrong ML, Stuppy DJ, Gabriel DC et al. Motivation for tattoo removal. *Arch Dermatol* 1996; 132:412–416.

[16] Kent KM, Graber EM. *Laser Tattoo Removal: A Review. Dermatol Surg* 2012; 38:1–13.

[17] Adatto MA, Halachmi S, Lapidoth M. Tattoo removal. *Curr Probl Dermatol* 2011; 42:97–110.

[18] Koerber WA Jr, Price NM. Salabrasion of tattoos: A correlation of the clinical and histological results. *Arch Dermatol* 1978; 114:884–888.

[19] van der Velden EM, van der Walle HB, Groote AD. Tattoo removal: Tannic acid method of Variot. *Int J Dermatol* 1993; 32:376–380.

[20] Johannesson A. A simplified method of focal salabrasion for removal of linear tattoos. *J Dermatol Surg Oncol* 1985; 11:1004–1005.

[21] Alster T, Apfelberg D. *Cosmetic Laser Surgery*. New York: Wiley-Liss, 1996.

[22] Scutt RW. The chemical removal of tattoos. *Br J Plast Surg* 1972; 25:189–194.

[23] Manchester GH. Removal of commercial tattoos by abrasion with table salt. *Plast Reconstr Surg* 1974; 53:517–521.

[24] Clabaugh W. Removal of tattoos by superficial dermabrasion. *Arch Dermatol* 1968; 98:515–521.

[25] Wollina U, Kostler E. Tattoos: Surgical removal. *Clin Dermatol* 2007; 25:393–397.

[26] Koljonen V, Kluger N. Specifically requesting surgical tattoo removal: Are deep personal motivations involved? *J Eur Acad Dermatol Venereol* 2012; 2(6):685–689.

[27] Penoff J. The office treatment of tattoos: A simple and effective method. *Plast Reconstr Surg* 1987; 79:186–191.

[28] Zinberg M, Heilman E, Glickman F. Cutaneous pseudo-lymphoma from a tattoo. *J Dermatol Surg Oncol* 1992; 8:955–958.

[29] Bernstein EF. Laser treatment of tattoos. *Clin Dermatol* 2006; 24(1):43–55.

[30] Mafong EA, Kauvar AN, Geronemus RG. Surgical pearl: Removal of cosmetic lip-liner tattoo with the pulsed carbon dioxide laser. *J Am Acad Dermatol* 2003; 48:271–272.

[31] Bailin PL, Ratz JR, Levine HL. Removal of tattoos by CO_2 laser. *J Dermatol Surg Oncol* 1980; 6:997–1001.

[32] Reid R, Muller S. Tattoo removal by CO_2 laser dermabrasion. *Plast Reconstr Surg* 1980; 65:717–721.

[33] Anderson RR, Parrish JA. Selective photothermolysis: Precise microsurgery by selective absorption of pulsed radiation. *Science* 1983 April 29; 220(4596):524–527.

[34] Ferguson JE, Andrew SM, Jones CJ et al. The Q-switched neodymium:YAG laser and tattoos: A microscopic analysis of laser-tattoo interactions. *Br J Dermatol* 1997; 137:405–410.

[35] Ara G, Anderson R, Mandel K et al. Irradiation of pigmented melanoma cells with high intensity pulsed radiation generates acoustic waves and kills cells. *Lasers Surg Med* 1990; 10(1):52–59.

[36] Kilmer SL. Laser treatment of tattoos. *Dermatol Clin* 1997; 15(3):

409–417.

[37] Pfirrmann G, Karsai S, Roos S et al. Tattoo removal—State of the art. *J Dtsch Dermatol Ges* 2007; 5(10):889–897.

[38] Goldman L, Wilson RG, Hornby P et al. Radiation from a Q-switched ruby laser: Effect of repeated impacts of power output of 10 megawatts on a tattoo of man. *J Invest Dermatol* 1965; 44:69–71.

[39] Levine VJ, Geronemus RG. Tattoo removal with the Q-switched ruby laser and the Q-switched Nd:YAG laser: A comparative study. *Cutis* 1995; 55(5):291–296.

[40] Taylor CR, Gange RW, Dover JS. Treatment of tattoos by Q-switched ruby laser: A dose-response study. *Arch Dermatol* 1990; 126:893–899.

[41] Scheibner A, Kenny G, White W et al. A superior method of tattoo removal using the Q-switched ruby laser. *J Dermatol Surg Oncol* 1990; 16:1091–1098.

[42] Leuenberger M, Mulas M, Hata T et al. Comparison of the Q-switched alexandrite, Nd:YAG, and ruby lasers in treating blue-black tattoos. *Dermatol Surg* 1999; 25(1):10–14.

[43] Kilmer SL, Anderson RR. Clinical use of the Q-switched ruby and the Q-switched Nd:YAG (1064 nm and 532 nm) lasers for treatment of tattoos. *J Dermatol Surg Oncol* 1993; 19(4):330–338.

[44] Kuperman-Beade M, Levine VJ, Ashinoff R. Laser removal of tattoos. *Am J Clin Dermatol* 2001; 2:21–25.

[45] Kilmer SL, Lee MS, Grevelink JM et al. The Q-switched Nd:YAG laser effectively treats tattoos: A controlled, dose-response study. *Arch Dermatol* 1993; 129:971–978.

[46] Jones A, Roddey P, Orengo I et al. The Q-switched ND:YAG laser effectively treats tattoos in darkly pigmented skin. *Dermatol Surg* 1996; 22:999–1001.

[47] Grevelink J, Duke D, van Leeuwen R et al. Laser treatment of tattoos in darkly pigmented patients: Efficacy and side effects. *J Am Acad Dermatol* 1996; 34(4):653–656.

[48] Lapidoth M, Aharonwitz G. Tattoo removal among Ethiopian Jews in Israel: Tradition faces technology. *J Am Acad Dermatol* 2004; 51(6):906–909.

[49] Lin T, Jia G, Rong H et al. Comparison of a single treatment with Q-switched ruby laser and Q-switched Nd:YAG laser in removing black-blue Chinese tattoos. *J Cosmet Laser Ther* 2009; 11(4):236–239.

[50] Fitzpatrick RE, Goldman MP. Tattoo removal using the alexandrite laser. *Arch Dermatol* 1994; 130:1508–1514.

[51] Alster TS. Q-switched alexandrite laser treatment (755 nm) of professional and amateur tattoos. *J Am Acad Dermatol* 1995; 33:69–73.

[52] Zelickson B, Mehregan D, Zarrin A et al. Clinical, histologic, and ultrastructural evaluation of tattoos treated with three laser systems. *Lasers Surg Med* 1994; 15(4):364–372.

[53] Moreno-Arias GA, Camps-Fresneda A. The use of Q-switched alexandrite laser (755 nm, 100 ns) for eyeliner tattoo removal. *J Cutan Laser Ther* 1999; 1:113–115.

[54] Ferguson J, August P. Evaluation of the Nd:YAG laser for treatment of amateur and professional tattoos. *Br J Dermatol* 1996; 135(4):586–591.

[55] Antony FC, Harland CC. Red ink tattoo reactions: Successful treatment with the Q-switched 532 nm Nd:YAG laser. *Br J Dermatol* 2003; 149(1):94–98.

[56] Kirby W, Desai A, Desai T et al. The Kirby-Desai scale: A proposed scale to assess tattoo-removal treatments. *J Clin Aesthetic Dermatol* 2009; 2(3):32–37.

[57] Kirby W, Desai A, Desai T, Kartona F. Tattoo removal techniques: Effective tattoo removal treatments—Part 2. *Skin Aging* 2005 October.

[58] Taylor CR, Anderson RR, Gange RW et al. Light and electron

microscopic analysis of tattoos treated by Q-switched ruby laser. *J Invest Dermatol* 1991 July; 97(1):131–136.

[59] Handley J. Adverse events associated with nonablative cutaneous visible and infrared laser treatment. *J Am Acad Dermatol* 2006; 55:482–489.

[60] Kirby W, Koriakos A, Desai A, Desai T. Undesired pigmentary alterations associated with Q-switched laser tattoo removal. *Skin Aging* 2010 August.

[61] Lanigan S. Incidence of side effects after laser hair removal. *J Am Acad Dermatol* 2003; 49:882–886.

[62] Willey A, Anderson RR, Azpiazu JL et al. Complications of laser dermatologic surgery. *Lasers Surg Med* 2006; 38:1–15.

[63] Dave R, Mahaffey PJ. Successful treatment of an allergic reaction in a red tattoo with the Nd-YAG laser. *Br J Plast Surg* 2002; 55:456.

[64] Ibrahimi OA, Syed Z, Sakamoto FH et al. Treatment of tattoo allergy with ablative fractional resurfacing: A novel paradigm for tattoo removal. *J Am Acad Dermatol* 2011; 64(6):1111–1114.

[65] Jimenez G, Weiss E, Spencer JM. Multiple color changes following laser therapy of cosmetic tattoos. *Dermatol Surg* 2002; 28:177–179.

[66] Goldman MP. *Cutaneous and Cosmetic Laser Surgery*, 1st ed. Philadelphia, PA: Elsevier, 2006, pp. 127–130.

[67] Fitzpatrick RE, Lupton JR. Successful treatment of treatment-resistant laser-induced pigment darkening of a cosmetic tattoo. *Lasers Surg Med* 2000; 27:358–361.

[68] Herbich GJ. Ultrapulse carbon dioxide laser treatment of an iron oxide flesh-colored tattoo. *Dermatol Surg* 1997; 23:60–61.

[69] Baumler W, Eibler ET, Hohenleutner U, Sens B, Sauer J, Landthaler M. Q-switch laser and tattoo pigments: First results of the chemical and photophysical analysis of 41 compounds. *Lasers Surg Med* 2000; 26:13–21.

[70] Vasold R, Naarmann N, Ulrich H et al. Tattoo pigments are cleaved by laser light-the chemical analysis in vitro provide evidence for hazardous compounds. *Photochem Photobiol* 2004; 80:185–190.

[71] Kossida T, Rigopoulos D, Katsambas A et al. Optimal tattoo removal in a single laser session based on the method of repeated exposures. *J Am Acad Dermatol* 2012; 66(2):271–277.

[72] Ayers FR, Cuccia DJ, Kelly KM et al. Wide-field spatial mapping of in vivo tattoo skin optical properties using modulated imaging. *Lasers Surg Med* 2009; 41(6):442–453.

[73] Trelles MA. Cosmetic laser surgery: Current procedures and developments to come. In: Taylor S, ed. *Private Hospital Healthcare Europe*. London, U.K.: Campden Publishing Limited, 2003.

[74] Vélez M, Serra M, Trelles MA et al. Estado actual del laser quirúrgico en España. *S.E.L.M.Q. Boletin Informativo* 2001; 1: 9–15.

[75] Multifunctional laser complex Multiline. France: Linline. www.linline.com. Accessed August 4, 2011.

[76] Dixon J. Laser treatment of decorative tattoos. In: Arndt KA, Noe JM, Rosen S, eds. *Cutaneous Laser Therapy: Principles and Methods*. New York: John Wiley & Sons, 1983.

[77] Izikson L, Farinelli W, Sakamoto F et al. Safety and effectiveness of black tattoo clearance in a pig model after a single treatment with a novel 758 nm 500 picosecond laser: A pilot study. *Lasers Surg Med* 2010; 42(7):640–646.

[78] Ross V, Naseef G, Lin G et al. Comparison of responses of tattoos to picosecond and nanosecond Q-switched neodymium: YAG lasers. *Arch Dermatol* 1998; 134:167–171.

[79] Herd RM, Alora MB, Smoller B et al. A clinical and histologic prospective controlled comparative study of the picosecond titanium:sapphire (795 nm) laser versus the Q-switched alexandrite (752 nm) laser for removing tattoo pigment. *J Am Acad Dermatol* 1999; 40(4):603–606.

[80] Izikson L, Avram M, Anderson RR. Transient immunoreactivity after laser tattoo removal: Report of two cases. *Lasers Surg Med* 2008; 40:231–232.

[81] Weiss LT, Geronemus RG. Combining fractional resurfacing and Q-switched ruby laser for tattoo removal. *Dermatol Surg* 2011; 37:97–99.

[82] Ramirez M, Magee N, Diven D et al. Topical imiquimod as an adjuvant to laser removal of mature tattoos in an animal model. *Dermatol Surg* 2007; 33:319–325.

[83] Ricotti CA, Colaco SM, Shamma HN et al. Laser-assisted tattoo removal with topical 5% imiquimod cream. *Dermatol Surg* 2007; 33(9):1082–1091.

[84] Elsaie ML, Nouri K, Vejjabhinanta V et al. Topical imiquimod in conjunction with Nd:YAG laser for tattoo removal. *Lasers Med Sci* 2009; 24(6):871–875.

[85] Vargas G, Chan K, Thomsen S et al. Use of osmotically active agents to alter optical properties of tissue: Effects on the detected fluorescence signal measured through skin. *Lasers Surg Med* 2001; 29(3):213–220.

[86] McNichols RJ, Fox MA, Gowda A et al. Temporary dermal scatter reduction: Quantitative assessment and implications for improved laser tattoo removal. *Lasers Surg Med* 2005; 36:289–296.

[87] Sanchez Pérez J. Análisis experimental par optimización de los parámetros de eliminación de los tatuajes por acción multifotónica coherente. PhD thesis, University of Valencia School of Medicine, Valencia, Spain, 1989.

[88] Trelles MA, Velez M, Allones I. Easy dressing: An economical, transparent nonporous film for wound care post laser resurfacing. *Arch Dermatol* 2001; 137:674–675.

[89] Trelles MA, Allones I, Mayo E. Combined visible light and infrared light-emitting diode (LED) therapy enhances wound healing after laser ablative resurfacing of photodamaged facial skin. *Med Laser Appl* 2006; 21:165–175.

42
激光和色素性（黑色素性）疾病

Thierry Passeron

皮肤的颜色是由表皮和真皮的色素决定。黑色素在人体皮肤颜色中起着决定性作用。然而，其他内源性色素：如血红蛋白和胆红素也对人体皮肤颜色有影响。色素异常可由变黑、变亮和出现不寻常的肤色引起[1]。色素障碍性疾病主要与黑色素数量与质量异常有关，但其他内源性色素的异常变化和外源性色素的沉积也会导致色素障碍性疾病。激光在治疗许多色素沉着过度疾病方面取得了重要的进展。本章将重点讨论与黑色素相关的色素沉着过度疾病。然而，色素沉着过度的皮肤病患者群体有不同的病理生理学病因，应该根据病因寻找特定的治疗方法。事实上，激光治疗在改善一些色素障碍性疾病患者病情时，也会加重一些患者的病情。因此，精确诊断是评估激光治疗是否有效以及决定最佳参数必要条件。

历史

早在 50 年前就有报道了良性皮肤色素病变（如雀斑、咖啡牛奶斑或太田痣）的成功切除。许多种激光如准分子（351 nm）、氩（488 nm，514 nm）、红宝石（694 nm）、Nd:YAG（1 060 nm）和 CO_2（10 600 nm）在 20 年前就已经开始使用了。然而，我们现在所知道的是，在皮肤科适应证中使用激光是基于选择性光热作用的原理。1987 年，Luigi Polla 证实了专门针对黑素小体的 Q 开关（QS）694 nm 红宝石激光器[3]。自那以后，我们会选择激光来治疗大多数色素障碍性疾病被[4, 5]。

科学基础

激光治疗色素障碍性疾病是基于选择性光热作用[2]。为了有选择性的作用，激光脉冲的时间必须至少比目标组织的热弛豫时间短 10 倍。这种弛豫时间与目标组织的大小成正比（但也取决于目标组织的形状

和热扩散率）。对于由黑色素缺陷引起的色素障碍，其目标组织是黑素小体。这是一种溶酶体相关的细胞器，于黑素细胞中产生。随着它们的成熟，黑素小体将逐渐充满黑色素并转移到周围的角质形成细胞[6]。黑色素是色素激光瞄准的发色团。有两种类型的黑色素：真黑色素和褐黑素，真黑色素是深棕色到黑色的色素，而褐黑素是红棕色的色素。真黑色素主要见于深色皮肤类型，具有光保护特性，而褐黑素是白皙皮肤类型中最重要的黑色素类型，可能与皮肤癌和黑色素瘤形成有关[7]。除了这些关键的光生物学差异外，这两种色素的颜色差异还会导致它们吸收曲线的差异。与真黑色素相比，褐黑素对较短的波长有更好的吸收效果。因此，褐黑素占比高的色素障碍性疾病，如白皙皮肤患者的雀斑或光化性雀斑等，最好用 532 nm 波长的激光治疗。其他大多数色素障碍性疾病通常含有更多的真黑素，694 nm 和 755 nm 波长的治疗效果更好。

黑素小体的大小约为 1 μm。其热弛豫时间在 1~10 μs 之间变化。因此，激光器的脉冲时间必须小于 100 ns。用于色素性疾病的激光是 Q 开关的，其脉冲长度为 10~100 ns，可以瞄准黑素小体和大多数外源性色素[8]。

色素在真皮或表皮中的位置在一定程度上决定了波长的选择。皮肤中黑色素的增加被称为黑色素增多症或黑皮病。棕色的色素沉着症是由表皮内过量的黑色素引起的，而蓝皮病则是由于真皮中大量的黑色素引起的。混合性黑色素沉着症的特征是表皮和真皮中都有过量的黑色素，这同样有可能发生。表皮的黑色素沉着症可能是由于表皮中数量正常的黑素细胞分泌过多黑色素或表皮黑素细胞数量增加。皮肤黑色素沉着症可能是由于异位皮肤黑素细胞产生黑色素或黑色素从表皮细胞异常转移到真皮。在这种情况下，黑色素颗粒聚集在噬黑素细胞内或可能在真皮的细胞外基质中游离。因此，用波长为 1 064 nm 的 Nd:YAG 激光可以更好地治疗皮肤色素沉着，这种波长穿透性更

强，可以到达皮肤组织的更深处。这些激光也是深色皮肤人群的首选，因为它们被皮肤表层的黑色素吸收较少。

色素过度沉着治疗

日晒斑

用局部漂白霜、液氮、Q 开关激光和强脉冲光（IPL）可以有效地治疗日晒斑。Q 开关激光治疗已被证明是最有效的方法，特别是在病变很多的情况下，但它价格较昂贵[9]。通常一次或两次激光治疗就足够了[10]（图 42.1）。虽然在大多数情况下首选 694 nm 和 755 nm，但用 532 nm Q 开关激光处理日晒斑效果更好。最近有报道称，点阵模式下的铥激光可以改善晒斑[11]。这种激光器的 1 927 nm 波长对水有很强的亲和力。与选择性针对黑色素的 Q 开关激光相比，点阵模式下的铥激光能更全面地治疗光老化。建议患者使用防晒霜来减轻复发。如果病变不典型，必须进行皮肤活组织检查以检测是否为恶性雀斑样痣。

雀斑样痣和雀斑

Q 开关激光能够有效治疗斑，包括那些与遗传性疾病如 Peutz-Jeghers-Touraine 综合征相关的斑[12]。

雀斑也可以用激光治疗。由于它们的主要成分为褐黑素，因此激光治疗的最佳波长为 532 nm。然而，治疗后经常复发严重限制了激光在雀斑样痣与雀斑的使用[13, 14]。

咖啡牛奶斑

激光可以治疗咖啡牛奶斑，但疗效不稳定且频繁复发。还没有确切的临床或组织学标志物方法来预测治疗效果[15]。因此，应该清楚地告知患者这些风险。对于较大的病灶，我们建议先在小范围内进行测试，然后在过了夏季之后对患者进行复查，以评估治疗后的反应和稳定性，再对整个病灶进行治疗。

斑痣

包括红宝石和翠绿宝石在内的 Q 开关激光在治疗斑痣方面的疗效已经被证明[16, 17]（图 42.2）。但治疗咖啡牛奶斑有复发的风险。此外，斑痣也有可能恶变成黑色素瘤，即使这种情况十分罕见，也应该谨慎使用激光治疗，如果病变不典型则必须做组织活检。

贝克痣

激光对贝克尔痣的毛发治疗效果好。也可以用 Q 开关激光治疗色素沉着，但是疗效十分不稳定，并且有复发的情况存在。在治疗较大病灶之前需要进行一次测试[18]。大多数研究者建议先治疗皮损处的毛发，但治疗顺序并不改变最终结果，这主要取决于患者的要求。最近在一项试点研究中提出了使用 CO_2 点阵激光治疗贝克痣的建议[19]。研究中发现的轻微改善和副作用［包括 11 例治疗患者的 3 例炎症性色素沉着（PIH）］强烈限制了这种方法治疗的可行性。

太田痣、伊藤痣和获得性真皮黑素细胞增多症

太田痣是眼眶周围皮肤的黑素细胞增多产生的。眼眶周围皮肤的黑素细胞增多症也会影响到肩膀（伊藤痣）或影响身体的其他部位（罕见）。获得性真皮黑素细胞增多症通常不为人所知。然而，他们并不是那么少见。它们可以在婴儿期到成年期这一阶段发病（大多数患者在 20~30 周岁发病），并且它们也与真皮黑素细胞的异常存在相关联[20]。有些是双侧分布的，会影响脸部美观。Hori 痣或获得性双侧太田样斑痣是黄褐斑的主要鉴别诊断之一[21]。

尽管全世界都有报道，所有类型的皮肤黑素细胞增多症最常见于亚洲人，但红宝石、翠绿宝石和 Nd:YAG QS 激光器在治疗皮肤黑素细胞增多症的有效性已被证实。目标色素的深度决定了使用的波长。与 755 nm 翠绿宝石激光相比，1 064 nm QS Nd:YAG 更具优势[22]。对于儿童的早期治疗及棕色病变（而不是蓝

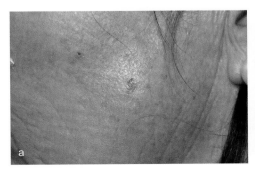
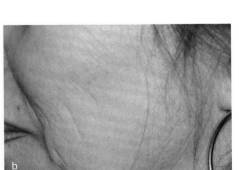

图 42.1　a. 颊部的日晒斑。b. 532 nm QS 激光治疗一个疗程后 2 个月。

色病变）的疗效较好[23, 24]。患者需要意识到治疗后复发的可能性[25]。

虽然没有关于这方面的文献 / 研究，但伊藤痣和获得性黑素细胞增多症也可以用这些激光进行治疗[26]（图 42.3）。

巨大先天性痣

巨大的先天性痣除了增加黑色素瘤的风险外，还会导致相貌的不美观，大多数情况下会对生活质量产生较大的影响。当不能进行手术治疗时，可以用激光治疗的方法。用 CO_2 或 Er:YAG 激光进行非选择性破坏皮损区，有时也可辅以 QS 激光，可明显改善存在多年的色素沉着[27]。令人失望的是，结果与预期有时会不一致，疗效有时会不稳定具有留下瘢痕等后遗症。另一种可选择的方法，使用红宝石、翠绿宝石，

或 Nd:YAG QS 激光，也可以改善先天性痣的颜色和质地[28]。组织学研究表明，痣细胞持续存在这一现象部分或完全解释了色素沉着的复发，这几乎是恒定的。一个关于脉冲染料激光器（PDL）和红宝石 QS 激光器组合的有趣报道[29]提出了一种有前景的方法，在 2~3 个月的时间里，进行每 2 周一次的疗程，剂量递增，8/9 的儿童在 1 岁后表现出良好到极好的效果[30]。激光治疗引起的纤维化对发展为黑色素瘤的风险的长期影响尚不清楚，但在任何情况下都应该对患者进行仔细的随访。

线状和螺旋状痣样色素沉着

几乎没有关于治疗线状和螺旋状痣状黑色素沉着症（LWNH）患者的数据。我们用 QS 激光治疗了 4 例患有 LWNH 的儿童，他们的年龄为 6~18 岁。对每

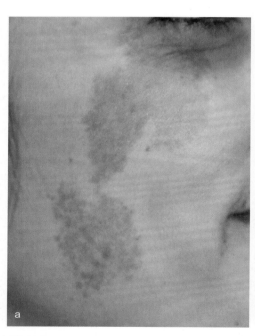
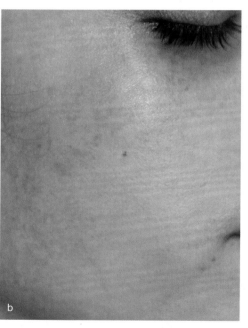

图 42.2　a. 脸部的斑痣。b. QS 755 nm QS 激光治疗 3 年后。病灶轻微复发。

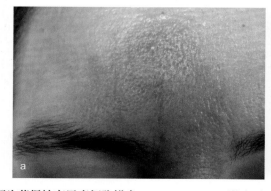
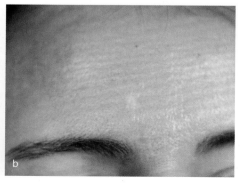

图 42.3　a. 额头获得性高黑素细胞增多。b. 1 064 nm QS 激光后 6 个月的临床结果。

个患者首先进行 532 nm、755 nm 和 1 064 nm QSL 的治疗测试。只有当至少一个激光测试治疗后色素沉着减少 50% 以上，并且在一个夏季后没有复发时，整个病变才被治疗。1~2 次 532 nm 和 755 nm QSL 治疗可以清除沉着的色素，患者对此也能良好地耐受。平均随访了 26 个月（13~38 个月），只有一名患者表现出部分复发，并且采用每年一次维持治疗有效[31]（图 42.4）。虽然必须告知患者治疗后很长时间内都有可能复发，但这一系列研究表明，QSL 可能是治疗 LWNH 的一种有效方法。

黑眼圈

黑眼圈病因较多，主要取决于生理因素，如血管结构表浅，眼眶周围水肿，以及由于皮肤松弛引起的阴影。在一些患者中，黑眼圈主要是由于真皮处发生色素沉着。维甲酸乳膏、剥脱、CO_2 激光和手术方法等局部治疗已有报道[32-35]。然而，QS 激光和 IPL 治疗通常获得较好的效果[36, 37]。

西瓦特皮肤异色病

激光和 IPL 方法是治疗西瓦特皮肤异色病的最佳方法。PDL 和 IPL 都显示了它们的功效[38-41]。然而，据报道，晚期有出现持续性色素脱失这一不良事件，

在这个脆弱的部位应该避免高通量[42]。最近，通过一些有趣实验结果，有研究者建议使用点阵光热分解，但这些数据仍然有限，不足以支持这一治疗方法[43, 44]。

炎症性色素沉着

炎症性色素沉着是很常见的，可以在外科手术或美容手术后发生。激光通常不是治疗色素沉着的好选择，因为它们可以使病变恶化。对潜在皮肤病的光保护和治疗（如果有的话）是强制性的，它们本身可能是有效的。如果需要，可以考虑单独使用 3 类局部类固醇或与 4%~10% 对苯二酚联合使用。激光联合局部治疗（QS 激光和 PDL）可以作为一种选择性治疗方案，但是应该向患者清楚地说明有复发和恶化的风险[45]。

黄褐斑

治疗黄褐斑的金标准是使用局部漂白剂。Kligman 配方是最有效的治疗方法，特别是其稳定形式[46-48]。据报道，消融和非消融点阵激光可以改善黄褐斑[49, 50]。然而，这种方法虽然有意义，但并不比传统的治疗方法效果好[51]，而且治疗 6 个月的结果与单独的防晒效果相比没有显著差异[52]。色素激光，如 QS 红宝石、翠绿宝石，或 Nd:YAG 激光治疗会导致永久性的色素

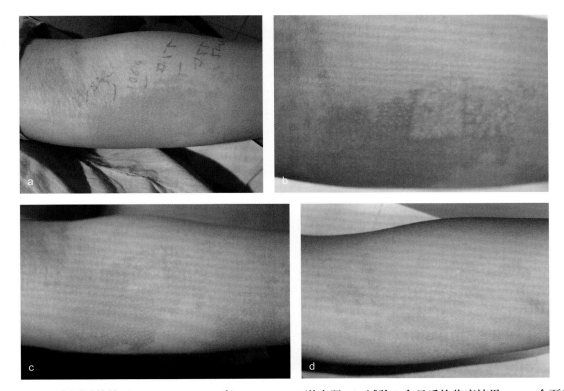

图 42.4　a. LWNH 在测试前使用 532 nm、755 nm 和 1 064 nm QS 激光器。b. 试验 1 个月后的临床结果。c. 一个夏天后的临床结果。然后选择 755 nm QS 激光治疗整个病变。d. 2 次 755 nm QS 激光治疗后 2 年随访的临床结果。

沉着和频繁的复发。因此，这种激光通常不用于治疗黄褐斑[6]。最近，QS 1 064 nm Nd:YAG 在低通量下使用，在治疗黄褐斑方面初步显示了有意义的结果，不幸的是，进行的一项前瞻性随机试验将这种方法与2% 对苯二酚进行了比较，结果显示，在激光治疗后会有较好的改善，但随后有 20% 的病例出现了持续复发的黄褐斑和炎症性色素沉着[53]。IPL 在治疗黄褐斑方面显示了一些效果[54-57]，但炎症性色素沉着的风险仍然很高，但似乎比用 QS 激光治疗的风险要低。含有氢醌的局部漂白制剂与 IPL 联合治疗炎症性色素沉着[58, 59]虽然可能有用，但这种联合方法从未与单一漂白剂疗法相比较。最近，对使用 1927 nm 激光治疗的20 例黄褐斑患者进行了回顾性分析，在 20 例患者中，有 12 例患者的黄褐斑清除率超过了 50%[60]。对 20 例患者进行了约 12 个月的随访，观察到 15 例患者中有7 例复发，10% 的患者出现炎症性色素沉着。显然我们需要进行一项前瞻性研究，将这种新的激光治疗与Kligman 的"三重奏"治疗进行比较。组织学和激光共聚焦显微镜研究表明，与皮损周围皮肤相比，黄褐斑皮损除了色素沉着增加外，还表现出增多的弹性组织病变和血管增生[61, 62]。最近血管增生对黄褐斑的促进作用已被证明，强调了以黄褐斑增生的血管为靶点的意义[63]。以黄褐斑的增生血管为靶标，使用 511 nm和 578 nm 双波长溴化铜激光治疗黄褐斑，初步取得了成就[64]。然而，这项先导性研究并未在前瞻性随机对照试验中得到证实[65]。

白癜风

白癜风治疗的目的通常是使皮损区域重新恢复正常肤色。然而，对于很多现有的可耐受的白癜风重新着色疗法，在实现均匀肤色的同时，对有色素沉着的皮肤进行脱色对患者来说是非常有意义的。可以使用漂白剂，如对苯二酚单苄醚，但处理时间和副作用强烈地限制了它们在实践中的使用。据报道，漂白剂不能治疗的色素沉着可以用 QS 激光[66]。在一项具有长期随访（平均随访时间为 36 个月[19-20]）的回顾性研究中，我们指出使用 QS 激光大约可以在 2 个疗程内实现完全脱色[67]。2/3 的患者表现出最低限度的复发，患者通过维持治疗稳定在较好的状态。

患者对 QS 激光治疗的耐受性和满意度都很好。QS 激光似乎是白癜风正常皮肤脱色的一种有效而安全的治疗方式（图 42.5）。有趣的是，激光脱色似乎在活动性白癜风中获得了更好的结果[68]。

不良反应

所有的激光治疗都有副作用，患者必须清楚地了解这些潜在的风险。在激光治疗结束后可以观察到瞬时皮肤表面性结痂。用 532 nm QS 激光治疗后会发生紫癜。这两种情况在激光治疗后的 2 周内消失。在光滑或脆弱的皮肤中出现大疱性反应。用 QS 激光器治疗很少留下瘢痕。在大多数情况下，它们是由于过多的能量造成的。炎症性色素沉着是最常见的副作用，

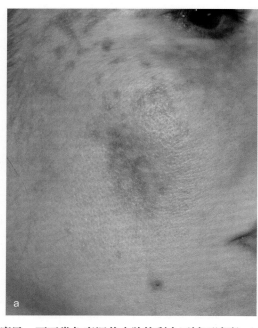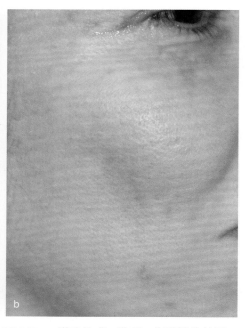

图 42.5　a. 白癜风，面正常色素沉着皮肤的剩余区域不清晰。b. QS 755 nm 激光治疗 1 次后 1 年随访的结果。

多见于深色皮肤类型，白皮病较少发生。激光治疗后需要光防护以降低这种风险。炎症性色素沉着常在几周或几个月后消退。局部类固醇与对苯二酚联合用药可能会对炎症性色素沉着有效。它们通常是短暂的，但有报道称694 nm红宝石激光治疗会造成永久性白斑。

需要避免什么

色素沉着过度是一组多病因的异质性疾病。虽然大多数患者会因色素沉着带来的美容问题而就诊，但为了确定最合适的治疗方案必须要确定引起色素障碍的原因，并在必要时征求专家的意见。主要的注意事项是在治疗日晒斑之前与恶性斑进行鉴别诊断。在大多数情况下，诊断是明确的，但如果有任何怀疑，任何皮肤颜色或形状的异常都应进行皮肤镜检查和皮肤活检。患有大量痣或咖啡牛奶斑的患者在寻求美容治疗时，必须先仔细检查以排除遗传性皮肤病。最后，

炎症性色素沉着显然是最常见的副作用。在激光治疗前后，必须严格防晒和使用防晒霜来预防炎症性色素沉着。类固醇与氢醌软膏联合应用可能对高风险的患者有用。激光是治疗许多色素沉着病变的一种非常有效的方法。是光化性雀斑和真皮黑素细胞增多症（如太田痣）的黄金治疗方法。Becker痣、色素沉着镶嵌症或痣也可以成功地用激光治疗，但可能效果欠佳而且会有复发。然而，并不建议激光治疗所有类型的色素沉着。激光不能用于治疗雀斑和咖啡牛奶斑，因为治疗后经常复发。由于黄褐斑具有复杂的病理生理过程，在真皮有特殊位置的色素沉着，不应使用QS激光（标准参数或低流性），因为会有经常复发和引起炎症性色素沉着的高风险性。激光治疗黄褐斑通过以黄褐斑病变处增生的血管为靶可以提高漂白剂的效果，然而这些结果还有待证实。在任何情况下，在激光治疗之前必须对色素沉着的类型有明确的诊断并对患者解释清楚治疗的有限性和潜在的副作用。

参考文献

[1] Nordlund JJ, Boissy RE, Hearing VJ et al. *The Pigmentary System: Physiology and Pathophysiology*. New York: Oxford University Press, 1998, pp. 1–1025.

[2] Anderson RR, Parrish JA. Selective photothermolysis: Precise microsurgery by selective absorption of pulsed radiation. *Science* 1983; 220(4596):524–527.

[3] Polla LL, Margolis RJ, Dover JS et al. Melanosomes are a primary target of Q-switched ruby laser irradiation in guinea pig skin. *J Invest Dermatol* 1987; 89(3):281–286.

[4] Goldberg DJ, Nychay SG. Q-switched ruby laser treatment of nevus of Ota. *J Dermatol Surg Oncol* 1992; 18(9):817–821.

[5] Nelson JS, Applebaum J. Treatment of superficial cutaneous pigmented lesions by melanin-specific selective photothermolysis using the Q-switched ruby laser. *Ann Plast Surg* 1992; 29(3):231–237.

[6] Ortonne JP, Passeron T. Melanin pigmentary disorders: Treatment update. *Dermatol Clin* 2005; 23(2):209–226.

[7] Mitra D, Luo X, Morgan A et al. An ultraviolet-radiation-independent pathway to melanoma carcinogenesis in the red hair/fair skin background. *Nature* 2012; 491(7424):449–453.

[8] Fusade HvL, Passeron, T. Traitement des lésions pigmentaires. In: Cartier H, Dahan S, Toubel G, eds. *Les lasers en dermatologie*. Rueil-Malmaison, France: Doin, 2010.

[9] Todd MM, Rallis TM, Gerwels JW et al. A comparison of 3 lasers and liquid nitrogen in the treatment of solar lentigines: A randomized, controlled, comparative trial. *Arch Dermatol* 2000; 136(7):841–846.

[10] Tanzi EL, Lupton JR, Alster TS. Lasers in dermatology: Four decades of progress. *J Am Acad Dermatol* 2003; 49(1):1–31; quiz 31–34.

[11] Polder KD, Harrison A, Eubanks LE et al. 1,927-nm fractional thulium fiber laser for the treatment of nonfacial photodamage: A pilot study. *Dermatol Surg* 2011; 37(3):342–348.

[12] Kato S, Takeyama J, Ta Y et al. Ruby laser therapy for labial lentigines in Peutz-Jeghers syndrome. *Eur J Pediatr* 1998; 157(8):622–624.

[13] Ye T, Pawlak A, Sarna T et al. Different molecular constituents in pheomelanin are responsible for emission, transient absorption and oxygen photoconsumption. *Photochem Photobiol* 2008; 84(2):437–443.

[14] Kollias N, Baqer AH. Absorption mechanisms of human melanin in the visible, 400–720 nm. *J Invest Dermatol* 1987; 89:384–388.

[15] Grossman MC, Anderson RR, Farinelli W et al. Treatment of cafe au lait macules with lasers: A clinicopathologic correlation. *Arch Dermatol* 1995; 131(12):1416–1420.

[16] Grevelink JM, González S, Bonoan R et al. Treatment of nevus spilus with the Q-switched ruby laser. *Dermatol Surg* 1997; 23(5):365–369; discussion 369–370.

[17] Moreno-Arias GA, Bulla F, Vilata-Corell JJ et al. Treatment of widespread segmental nevus spilus by Q-switched alexandrite laser (755 nm, 100 nsec). *Dermatol Surg* 2001; 27(9):841–843.

[18] Passeron T. Lasers. *Ann Dermatol Venereol* 2012; 139(Suppl. 4):S159–S165.

[19] Meesters AA, Wind BS, Kroon MW et al. Ablative fractional laser therapy as treatment for Becker nevus: A randomized controlled pilot study. *J Am Acad Dermatol* 2011; 65(6):1173–1179.

[20] Hori Y, Kubota Y, Takayama O et al. Acquired hypermelanotic disorders: Clinical and pathological features. In: Bagnara JT, ed. *Advances in Pigment Cell Research*. New York: Alan R. Liss, 1988, pp. 237–246.

[21] Park JM, Tsao H, Tsao S. Acquired bilateral nevus of Ota-like macules (Hori nevus): Etiologic and therapeutic considerations. *J Am Acad Dermatol* 2009; 61(1):88–93.

[22] Chan HH, Ying SY, Ho WS et al. An in vivo trial comparing the clinical efficacy and complications of Q-switched 755 nm alexandrite and Q-switched 1064 nm Nd:YAG lasers in the

treatment of nevus of Ota. *Dermatol Surg* 2000; 26(10):919–922.

[23] Kono T, Erçöçen AR, Chan HH et al. Use of Q-switched ruby laser in the treatment of nevus of ota in different age groups. *Lasers Surg Med* 2003; 32(5):391–395.

[24] Ueda S, Isoda M, Imayama S. Response of naevus of Ota to Q-switched ruby laser treatment according to lesion colour. *Br J Dermatol* 2000; 142(1):77–83.

[25] Chan HH, Leung RS, Ying SY et al. Recurrence of nevus of Ota after successful treatment with Q-switched lasers. *Arch Dermatol* 2000; 136(9):1175–1176.

[26] Lee WJ, Han SS, Chang SE et al. Q-switched Nd:YAG laser therapy of acquired bilateral nevus of ota-like macules. *Ann Dermatol* 2009; 21(3):255–260.

[27] Dave R, Mahaffey PJ. Combined early treatment of congenital melanocytic naevus with carbon dioxide and NdYag lasers. *Br J Plast Surg* 2004; 57(8):720–724.

[28] Noordzij MJ, van den Broecke DG, Alting MC et al. Ruby laser treatment of congenital melanocytic nevi: A review of the literature and report of our own experience. *Plast Reconstr Surg* 2004; 114(3):660–667.

[29] Funayama E, Sasaki S, Furukawa H et al. Effectiveness of combined pulsed dye and Q-switched ruby laser treatment for large to giant congenital melanocytic naevi. *Br J Dermatol* 2012; 167(5): 1085–1091.

[30] Kishi K, Okabe K, Ninomiya R et al. Early serial Q-switched ruby laser therapy for medium-sized to giant congenital melanocytic naevi. *Br J Dermatol* 2009; 161(2):345–352.

[31] Catherine S, Lacour JP, Passeron T. Treatment of linear and whorled hypermelanosis with Q-switched laser. *Dermatol Surg* 2014; 40(9): 1044–1046.

[32] Ditre CM, Griffin TD, Murphy GF et al. Effects of alpha-hydroxy acids on photoaged skin: A pilot clinical, histologic, and ultrastructural study. *J Am Acad Dermatol* 1996; 34(2 Pt 1): 187–195.

[33] Olsen EA, Katz HI, Levine N et al. Tretinoin emollient cream for photodamaged skin: Results of 48-week, multicenter, double-blind studies. *J Am Acad Dermatol* 1997; 37(2 Pt 1):217–226.

[34] West TB, Alster TS. Improvement of infraorbital hyperpigmentation following carbon dioxide laser resurfacing. *Dermatol Surg* 1998; 24(6):615–616.

[35] Zarem HA, Resnick JI. Expanded applications for transconjunctival lower lid blepharoplasty. *Plast Reconstr Surg* 1999; 103(3):1041–1043; discussion 1044–1045.

[36] Watanabe S, Nakai K, Ohnishi T. Condition known as "dark rings under the eyes" in the Japanese population is a kind of dermal melanocytosis which can be successfully treated by Q-switched ruby laser. *Dermatol Surg* 2006; 32(6):785–789; discussion 789.

[37] Cymbalista NC, Prado de Oliveira ZN. Treatment of idiopathic cutaneous hyperchromia of the orbital region (ICHOR) with intense pulsed light. *Dermatol Surg* 2006; 32(6):773–783; discussion 783–784.

[38] Batta K, Hindson C, Cotterill JA et al. Treatment of poikiloderma of Civatte with the potassium titanyl phosphate (KTP) laser. *Br J Dermatol* 1999; 140(6):1191–1192.

[39] Langeland J. Treatment of poikiloderma of Civatte with the pulsed dye laser: A series of seven cases. *J Cutan Laser Ther* 1999; 1(2):127.

[40] Weiss RA, Goldman MP, Weiss MA. Treatment of poikiloderma of Civatte with an intense pulsed light source. *Dermatol Surg* 2000; 26(9):823–827; discussion 828.

[41] Rusciani A, Motta A, Fino P et al. Treatment of poikiloderma of Civatte using intense pulsed light source: 7 years of experience. *Dermatol Surg* 2008; 34(3):314–319; discussion 319.

[42] Meijs MM, Blok FA, de Rie MA. Treatment of poikiloderma of Civatte with the pulsed dye laser: A series of patients with severe depigmentation. *J Eur Acad Dermatol Venereol* 2006; 20(10): 1248–1251.

[43] Behroozan DS, Goldberg LH, Glaich AS et al. Fractional photothermolysis for treatment of poikiloderma of civatte. *Dermatol Surg* 2006; 32(2):298–301.

[44] Tierney EP, Hanke CW. Treatment of Poikiloderma of Civatte with ablative fractional laser resurfacing: Prospective study and review of the literature. *J Drugs Dermatol* 2009; 8(6):527–534.

[45] Ho SG, Yeung CK, Chan NP et al. A retrospective analysis of the management of acne post-inflammatory hyperpigmentation using topical treatment, laser treatment, or combination topical and laser treatments in oriental patients. *Lasers Surg Med* 2011; 43(1):1–7.

[46] Chan R, Park KC, Lee MH et al. A randomized controlled trial of the efficacy and safety of a fixed triple combination (fluocinolone acetonide 0.01%, hydroquinone 4%, tretinoin 0.05%) compared with hydroquinone 4% cream in Asian patients with moderate to severe melasma. *Br J Dermatol* 2008; 159(3):697–703.

[47] Ferreira Cestari T, Hassun K, Sittart A et al. A comparison of triple combination cream and hydroquinone 4% cream for the treatment of moderate to severe facial melasma. *J Cosmet Dermatol* 2007; 6(1):36–39.

[48] Taylor SC, Torok H, Jones T et al. Efficacy and safety of a new triple-combination agent for the treatment of facial melasma. *Cutis* 2003; 72(1):67–72.

[49] Rokhsar CK, Fitzpatrick RE. The treatment of melasma with fractional photothermolysis: A pilot study. *Dermatol Surg* 2005; 31(12):1645–1650.

[50] Tannous ZS, Astner S. Utilizing fractional resurfacing in the treatment of therapy-resistant melasma. *J Cosmet Laser Ther* 2005; 7(1):39–43.

[51] Lee HS, Won CH, Lee DH et al. Treatment of melasma in Asian skin using a fractional 1,550-nm laser: An open clinical study. *Dermatol Surg* 2009; 35(10):1499–1504.

[52] Karsai S, Fischer T, Pohl L et al. Is non-ablative 1550-nm fractional photothermolysis an effective modality to treat melasma? Results from a prospective controlled single-blinded trial in 51 patients. *J Eur Acad Dermatol Venereol* 2012; 26(4):470–476.

[53] Wattanakrai P, Mornchan R, Eimpunth S. Low-fluence Q-switched neodymium-doped yttrium aluminum garnet (1,064 nm) laser for the treatment of facial melasma in Asians. *Dermatol Surg* 2010; 36(1):76–87.

[54] Li YH, Chen JZ, Wei HC et al. Efficacy and safety of intense pulsed light in treatment of melasma in Chinese patients. *Dermatol Surg* 2008; 34(5):693–700; discussion 700–701.

[55] Konishi N, Kawada A, Kawara S et al. Clinical effectiveness of a novel intense pulsed light source on facial pigmentary lesions. *Arch Dermatol Res* 2008; 300(Suppl. 1):S65–S67.

[56] Chan HH, Kono T. The use of lasers and intense pulsed light sources for the treatment of pigmentary lesions. *Skin Therapy Lett* 2004; 9(8):5–7.

[57] Chan H. The use of lasers and intense pulsed light sources for the treatment of acquired pigmentary lesions in Asians. *J Cosmet Laser Ther* 2003; 5(3–4):198–200.

[58] Wang CC, Hui CY, Sue YM et al. Intense pulsed light for the treatment of refractory melasma in Asian persons. *Dermatol Surg* 2004; 30(9):1196–1200.

[59] Moreno Arias GA, Ferrando J. Intense pulsed light for melanocytic lesions. *Dermatol Surg* 2001; 27(4):397–400.

[60] Niwa Massaki AB, Eimpunth S, Fabi SG et al. Treatment of melasma with the 1,927-nm fractional thulium fiber laser: A retrospective analysis of 20 cases with long-term follow-up. *Lasers*

Surg Med 2013; 45(2):95–101.

[61] Kang WH, Yoon KH, Lee ES et al. Melasma: Histopathological characteristics in 56 Korean patients. *Br J Dermatol* 2002; 146(2): 228–237.

[62] Kang HY, Bahadoran P, Suzuki I et al. In vivo reflectance confocal microscopy detects pigmentary changes in melasma at a cellular level resolution. *Exp Dermatol* 2010; 19(8):e228–e233.

[63] Regazzetti C, De Donatis GM, Ghorbel HH, Cardot-Leccia N, Ambrosetti D, Bahadoran P et al. Endothelial cells promote pigmentation through endothelin receptor B activation. *J Invest Dermatol* 2015; 135(12):3096–3104.

[64] Lee HI, Lim YY, Kim BJ et al. Clinicopathologic efficacy of copper bromide plus/yellow laser (578 nm with 511 nm) for treatment of melasma in Asian patients. *Dermatol Surg* 2010; 36(6):885–893.

[65] Hammami Ghorbel H, Boukari F, Fontas E, Montaudié H, Bahadoran P, Lacour JP, Passeron T. Copper bromide laser vs triple-combination cream for the treatment of melasma: A randomized clinical trial. *JAMA Dermatol* 2015; 151(7):791–792.

[66] Njoo MD, Vodegel RM, Westerhof W. Depigmentation therapy in vitiligo universalis with topical 4-methoxyphenol and the Q-switched ruby laser. *J Am Acad Dermatol* 2000; 42(5 Pt 1): 760–769.

[67] Boukari F, Lacour JP, Ortonne JP et al. Laser-assisted depigmentation for resistant vitiligo: A retrospective case series with long-term follow-up. *J Eur Acad Dermatol Venereol* 2014 March; 28(3):374–377.

[68] Komen L, Zwertbroek L, Burger SJ, van der Veen JP, de Rie MA, Wolkerstorfer A. Q-switched laser depigmentation in vitiligo, most effective in active disease. *Br J Dermatol* 2013; 169:1246–1251.

43

激光、强脉冲光和皮肤发红

Agneta Troilius Rubin

为了证明皮肤血管是可以变色的，本章将介绍激光和强脉冲光（IPL）治疗后导致皮肤血管变色的情况。血管不仅是红色的，还可能是粉红色、紫色甚至是蓝色，这取决于血管的大小、流量和深度。在所有年龄段的患者中，血管异常的范围非常广泛，需要使用各种光源进行检测，这使得光学皮肤病成为一个挑战，同时，成功的治疗方法将对患者和皮肤科医生都大有裨益。

历史

激光治疗血管问题起始于 20 世纪 70 年代末，主要使用连续波模式的氩激光治疗酒红斑。虽然这成功地淡化了目标病灶的颜色，但脉冲的性质导致了该区域更普遍的过热，从而形成瘢痕[1]。20 世纪 80 年代，Anderson 和 Parrish 发表了关于选择性光热解的论文[2]，这是一个重大突破。它为随后 30 年研究和治疗血管疾病阐明了原理：适当的短脉冲选择性吸收光辐射可以在体内对色素结构、细胞和细胞器造成选择性损伤。根据目标中存在所需的生色团（在治疗血管疾病时为血球蛋白），可根据目标的波长，脉冲长度和能量对辐射进行优化，从而将选定的光转换为热量。含有较少靶标的周围组织或其他具有不同吸收光谱的生色团，应几乎没有不良影响。事实上，在过去的 30 年里，为了治疗各种类型的血管疾病，科学家尝试联合研究选择性光热分解和光组织相互作用的应用物理学和生物学之间的关系。

背景

当光线进入皮肤，有四种可能的结果。光线既可以从不平整的皮肤表面反射，也可以从角质层反射。应尽可能降低反射水平。这部分是机械的，部分是面向应用的。确保光线垂直进入皮肤会减少反射。使用光学耦合凝胶可减少来自表皮的反射，这可以通过在治疗前一天润湿皮肤来优化这种反射。未反射的光将透过表皮，其中一些透射光可能会被目标壁、胶原纤维或皮肤中的任何结构散射。如果散射，光子离开主光束，治疗将不起作用，除非反向散射。其余的光被目标或竞争的生色团吸收。成功治疗的基础是最大限度地吸收目标生色团，同时使竞争生色团的反射、散射或吸收最小化。

选择性光热解的应用

血管治疗基于选择性的光热解，但血管壁对可见光和红外光或多或少是透明的，不能作为靶标。因此，将血管内血液中的血红蛋白和氧合血红蛋白作为直接目标。这些生色团将吸收的光转化为热量，然后传导至血管壁的内膜。如果内膜在 70 ℃的温度超过 1 ms，内膜将被破坏。

成功治疗的四个核心标准

为了确保血管治疗的成功，必须满足以下核心标准。

波长

为了最大限度地提高治疗效果，所使用的波长或波段必须具有足以达到目标的穿透深度，并且必须比周围组织更容易被血红蛋白吸收。氧合血红蛋白在 414 nm、542 nm 和 578 nm 处有 3 个吸收峰，脱氧血红蛋白在 432 nm 和 556 nm 处有 2 个吸收峰（图 43.1）。短于 450 nm 波长的穿透深度小于 100 μm，因此在血管治疗中使用这些波长是不实际的。此外，波长短于 520 nm 时，竞争性生色团黑色素的吸收明显高于血红蛋白的吸收。然而，520~595 nm 的波段穿透深度 500 μm（图 43.2），对于治疗表面较浅的血管非常有效。由于穿透深度会随着波长的增加而增加，直到水的高度吸收成为主导，所以较深位置的血管必须用近红外光处理，而发射波长为 1 064 nm 的 Nd:YAG 是最常用的激光。因此，理论上血管治疗的最佳波长取决于血管的深度，位于 500~1 064 nm 之间（图 43.1）[5]。

这意味着没有一种单一的技术（光源）能够对皮肤科医生提出的所有血管问题进行普遍的治疗，并促进了多种技术治疗系统的发展（图 43.2）。

脉冲时间

必须选择光脉冲的持续时间，使目标（血管）受到致命的损伤，同时尽量减少进入周围组织的热量。根据选择性光热分解理论[2]，脉冲宽度必须等于或小于容器的热弛豫时间（TRT）。容器的 TRT 可以通过式 43.1 计算。

$$TRT = d^2/16\,K \qquad （式 43.1）$$

其中 d 为血管直径（以 mm 计），K（组织扩散率）$= 0.13\ mm^2/s$。

与容量较小的细血管相比，容量较大的粗血管具有更长的 TRT，因此需要更长的脉冲持续时间才能达到 70℃ 的目标温度至少 1 ms。脉冲持续时间必须根据目标大小进行调整（图 43.3）。

如果选择的脉冲持续时间比 TRT 短得多，则存在血管破裂的风险，因为其中所含的血液可能会沸腾，从而导致紫癜和可能形成的高铁血红蛋白。相反，太长的脉冲时间将使能量逸出到周围组织中，从而引起非特异性的"大量"发热。然后需要更多的能量来将目标升高到足够高的温度，并且患者的疼痛程度也会增加。

能量通量

必须选择正确的能量水平（以 J/cm^2 为单位），来产生必要的热量，在给定的脉冲持续时间内致命地损

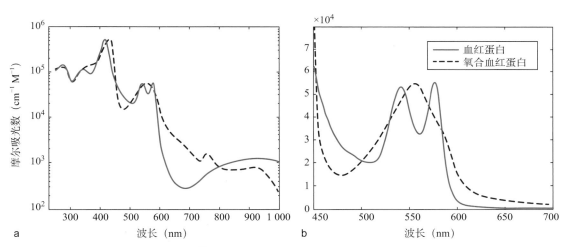

图 43.1 血红蛋白与氧合血红蛋白的吸收曲线[3]。

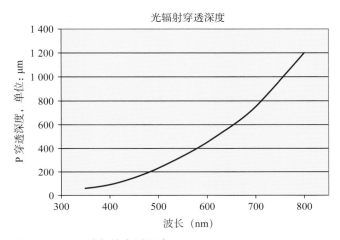

图 43.2 不同波长的穿透深度。

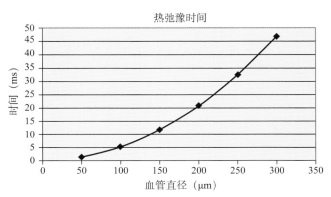

图 43.3 热弛豫时间取决于表面积与体积之比。

坏目标。根据血管直径和流量的不同，可以观察到光汽化现象，即被处理血管的明显清晰度。另一个临床终点是血管的蓝色反应，这是由于光诱导的血红蛋白氧化形成的甲基血红蛋白所致。这种发蓝可能持续数分钟（如治疗毛细血管畸形），也可能在不到一秒内被更普遍的红斑所掩盖（如治疗小的毛细血管扩张）。

光斑大小

在光穿透皮肤的过程中，散射会导致来自主光束的光子丢失。因此，即使没有竞争生色团的吸收，光强度也会随着深度的增加而下降。然而，光子会被散射几次，其中一些会"反向散射"并重新进入主光束。与较小的光斑相比，较大的光斑具有相对较小的周长，并且较少的光子使主光束不会被反向散射，从而导致较大的光斑具有更大的穿透深度。当光斑尺寸从 3 mm 增加到 7 mm、19 mm 时，可见光的有效穿透深度从 1 mm 增加到 3 mm、4.3 mm。因此，较厚和较深的血管需要用较大的光斑尺寸来处理，建议使用至少是血管直径 2~3 倍的光斑直径。

激光和强脉冲光（IPL）

尽管患者通常将任何基于光的治疗称为"激光治疗"，但这些技术之间存在显著差异。激光提供了一种单色电磁能量（单波长），这种能量以平行的相干光束的形式存在（光不扩散，而且波总是同相位的）。

激光的波长取决于所使用的原材料，在皮肤病学内，所选波长通常在 308 mm（准分子，使用氯化氙来治疗银屑病）和 10 600 nm（二氧化碳）之间。在血管皮肤病学中，目前使用的主要激光器如表 43.1 所示。

未过滤的强脉冲光（IPL）产生 240~1 200 nm 的宽波段。通过应用滤光片，发射的光可以或多或少地根据目标生色团的吸收光谱进行优化。紫外线波长

表 43.1 主要激光器的波长

激光	波长（nm）
铜蒸气 / 溴化物	510/578
KTP（钛氧基磷酸钾）	532
PDL 脉冲染料激光	570/585/595/600
APTD（氩泵可调染料）	577/585
二极管	800/810/915/940
Nd:YAG	1 064/532

（<400 nm）对于血管病变的治疗通常是不需要的，因此使用截止滤光片去除较短的波长。血管治疗的有效波长始于 520 nm 左右，通常使用截止滤光片去除 520~580 nm 以下的波长。较高的临界值可以治疗深色皮肤和色素沉着的患者。更高级的 IPL 系统具有附加的"上部"滤光片，以将波段限制在 530~750 nm 或 555~950 nm（Ellipse A/S，Danmark）或 500~670 nm 和 870~1 200 nm（Palomar，USA）的范围内。

目前最先进的血管治疗包括将脉冲染料激光（PDL）和 IPL 用于浅层血管（例如毛细血管畸形和毛细血管扩张），以及 Nd:YAG 用于更深处的血管（例如腿静脉和网状静脉）。

光源的相干还是不相干是不重要的，因为由于血管治疗所用波长的高度散射，激光束在穿透几十微米的皮肤后会变得不相干。然而，由于血红蛋白的吸收光谱非常广泛，IPL 系统发出的多色光可能使其具有比单色激光器更大的优势。

IPL 和 PDL 处理之间的主要区别在于调节所用脉冲持续时间的可能性不同。在较旧的 PDL 系统中，脉冲持续时间是固定的，通常为 0.45~1.5 ms。今天，LPDL 的脉冲持续时间通常可以在 0.45~10 ms 的范围内调节。直到最近，IPL 还不能在小于 5 ms 的脉冲持续时间内发出足够的能量。粉红色葡萄酒斑（PWS I 级）和弥漫性红色毛细血管扩张（非常细的毛细血管扩张）的血管大小非常小（50~80 μm），TRT 对应于 1.2 ms。这需要很短的脉冲持续时间和很高的注量（6~9 J/cm²），这就是 IPL 系统在治疗较细血管方面的传统疗效低于 PDL 的原因。

实际应用、后续发展和挑战

主要的关注点必须是减少其他主要生色团、黑色素和水的意外治疗风险，这导致 KTP 激光（542 nm）转向现代皮肤科第一台专门建造的血管激光和技术－脉冲染料激光（585 nm）。与 KTP 相比，PDL 相对较低的血红蛋白吸收可以通过显著较低的黑色素吸收和更深的穿透得到补偿。在这两种情况下，所需的通量都很低。对于较深的血管，使用二极管和 Nd:YAG 激光器，由于所有生色团的吸收率相对较低，因此需要更高的通量。

最初使用的 PDL 亚毫秒级脉冲已被较长的 1.5~64 ms 脉冲所取代，具体取决于血管大小，这些脉冲产生的副作用更少，患者舒适度更高，几乎都有确切的临床疗效。

IPL 设备在血管皮肤病学中的使用始于 1990 年代后期[5]，并迅速开发出旨在最大限度地吸收血红蛋白的定制波段[6]。较大的（矩形）光斑尺寸和适当选择的波段可用于某些系统，在某些条件下可使血管间隙与激光的间隙相等。

最新研制的新一代 Ellipse Nordlys IPL 涂敷器，其脉冲强度可达 0.5 ms，是普通涂敷器的 3 倍，甚至可以治疗较薄的血管病变，其疗效与 PDL 相同或更好。Nordlys 系统还支持 Nd:YAG 激光器，从而提供一个完整的血管治疗系统。各种冷却设备也被开发出来，以减少大量过热和炎症后色素沉着的风险，从而提高安全性和舒适性。

如今每天都会展示各种类型的新机器，并提供给各种有消费能力的用户。皮肤科医生需正确评估所治疗疾病的状态，参与发展研究以寻找新疗法，并不断改善现有疗法但是，这还必须增加两个新任务，一是正确教育那些从互联网上得到偏见或片面建议的患者，二是探究认证那些没有临床疗效证明的制造商和进口商所主张的夸大的神奇观点。

处理分类的实际应用

为了促进分类的一致性，国际血管异常研究协会（ISSVA）介绍了一种基于临床特征和血管特征、自然行为、生物学差异和血流动力学特征的标准分类（框 43.1）。

诊断工具对确认血管性肿瘤特别有用，这些肿瘤可能对药物（如治疗 IH 的普萘洛尔）或手术干预有更好的反应，而动脉畸形不应该用激光或 IPL 治疗。

一般治疗指引

在检查个体情况之前，重要的是评估患者和病变，并问四组问题。

问题 1　皮肤类型 / 色素沉着程度？

在治疗色素沉着程度较高和 Fitzpatrick 皮肤类型较高的患者时必须谨慎。PDL 和 IPL 都倾向于治疗 Fitzpatrick IV 型 / 浅色色素沉着症。皮肤颜色越深，发生不良事件（色素沉着、色素不足和灼伤）的风险越高，而且通常不足以降低能量。如果患者晒得太黑，医生应毫不犹豫地推迟治疗，防晒霜可以降低黑色素的基础水平，应该鼓励患者使用防晒霜，不仅可以减少黑色素，还可以在治疗前降低太阳诱导红斑的风险。

框 43.1　分类（由国际血管异常研究协会提供，ISSVA）

血管肿瘤：
- 婴儿血管瘤（IH）*
- 先天性血管瘤（快速消退型和不能消退型）
- 簇状血管瘤（伴有或不伴有 Kasabach-Merritt 综合征）
- Kaposiform 血管内皮瘤（有无 Kasaba-Merritt 综合征）
- 梭形细胞血管内皮瘤
- 罕见血管内皮瘤（类上皮、复合、梭形、多形、Dabska 瘤、淋巴管内皮瘤等）。
- 化脓性肉芽肿*

慢血流血管畸形：
- 毛细血管畸形（CM）*
- 静脉畸形（VM）*
- 散发性 VM
- Bean 综合征（多发性 VM）又称"蓝橡皮样泡痣综合征"
- 家族性皮肤和黏膜静脉畸形（VMCM）
- Glomuvenous 畸形（GVM）
- Maffucci 综合征
- 淋巴管畸形（LM）

Fast-flow 血管畸形：
- 动脉畸形（AM）
- 动静脉瘘（AVF）
- 动静脉畸形（AVM）

复杂的组合血管畸形

*浅表和小部位可用激光和 / 或 IPL 治疗

虽然皮肤类型对 Nd:YAG 的影响较小，但应始终避免最近的晒黑。

问题 2　病史？

了解任何影响治疗本身或康复的治疗、药物或医疗条件的禁忌证是很重要的。色素过多或产生瘢痕疙瘩或增生性瘢痕的倾向本身不应排除所有治疗，但必须告知患者治疗结果所涉及的风险回报比。据我们所知，虽然光疗法不会伤害未出生的孩子，但孕妇从未因为心理社会原因接受治疗。

问题 3　以前做过哪些治疗？

重要的是，在两次治疗之间留出足够的间隔（4~8

周），以降低治疗红斑皮肤或引起炎症后色素沉着的风险。其他治疗，如电干燥，可能会导致组织纤维化。患者病历还将显示是否有任何与患者、操作员或设备相关的并发症。

问题 4　目标和期望？

重要的是，患者（或在儿科病例中，父母）对治疗有现实的期望。结果可能是戏剧性的，但就治疗次数、处理治疗后护理的能力和复发的可能性（以及复发的严重程度）等方面而言，现实的情况还有待商定。还应谨慎提及副作用的可能性、持续时间和性质。

患者准备，有口头和书面的资料支持

在检查了患者和皮损之后，重要的是应该卸妆，治疗区域的任何毛发都应该刮掉。对成人患者进行激光治疗时，一般不需要局部麻醉或外用麻醉剂，除非有特殊情况。表面麻醉可能导致血管收缩，降低靶点，有一定程度的不适感是正确设置的良好指征；没有不适可能导致缺乏良好的治疗效果，而太多的不适可能表明出现副作用的风险更高。如果使用麻醉，患者保暖很重要，在全身麻醉期间通过引导热空气或用毯子包裹患者，而且还可以帮助患者摆体位，使要治疗的血管充满血液，因此治疗部位应该降低而不是升高，例如通过降低头部。

如果在治疗前 1 小时给予 Emla® 乳膏、利多卡因乳膏和两倍于正常剂量的对乙酰氨基酚，也可能有帮助。

在治疗儿童时，重要的是孩子和陪同的父母都应该尽可能放松，让父母在孩子治疗时在场可能会让双方都平静下来。

不同的光基系统需要不同的处理参数。因此，对于每种情况，正确的起始通量，脉冲长度和光斑大小（对于激光器）至关重要。对于 IPL，通过使用湿纱布保护不需要治疗的皮肤区域，可能有利于减少有效的斑点大小。这些参数根据患者的皮肤类型、晒黑程度，对所进行的测试镜头的响应以及身体位置而有所不同。（敏感区域，例如脖子或胸部，需要较低的能量通量，治疗区域下方立即会有骨头存在。）拥有自己的经验和同事的经验是非常有用的。但同样，搜集在其他地方使用的设置（对于激光或 IPL 系统而言）非常有用。但是，更重要的是要避免"魔术数"，而要专注于你当前正在治疗的患者的临床效果。

由于较大的血管往往位于较深的位置，当光斑尺寸较大时，需要更长的波长（激光或 IPL 的更长的波段）。必须通过薄层光学耦合凝胶（如超声凝胶）来增强光穿透皮肤的能力。冷却一般是有益的，但在释放前冷却过低的温度会导致血管收缩。非甾体抗炎药（NSAID）不应使用。

第一次激光发射总是最不舒服的，但患者通常会很快适应激光发射的感觉，应该建议他们在 0~10 分的范围内给第一次激光发射打个分（0 分代表没有疼痛，10 分代表可以想象到的最严重的疼痛）。在给"正常"注射打了疼痛评分后，应该告知患者在分数改变时向医务人员说明，因为这可能意味着需要放慢激光发射速度或血管或皮下组织已发生变化。

基于上述原因，患者必须签署知情同意书。

个体化治疗

以下的血管病变对光治疗反应良好，并将进行更详细的检查：

先天性病变
- 毛细血管畸形（CM）。
- 浅静脉畸形。
- 蓝色橡胶样泡痣综合征（BRBNS）。

获得性血管的改变
- Campbell de Morgan 血管瘤（老年性血管瘤）。
- 面部毛细管扩张。
- 毛细血管肉芽肿（化脓性肉芽肿）。
- 腿静脉和毛细血管扩张。
- Morbus-Osler 综合征（遗传性出血性毛细血管扩张）。
- 蜘蛛血管瘤（痣）。
- 西瓦特皮肤异色病。
- 酒渣鼻。
- 静脉湖。

其他有血管病变的皮肤病
- 痤疮。
- 红色或增生性瘢痕。

由于激光系统中的光斑大小、光通量和脉冲长度的范围、IPL 系统中可用的波段和强度以及患者的皮肤类型、晒黑程度和身体部位，因此不可能对列出的每种情况进行设置。有可能的是提供一些背景信息，以帮助诊断和建议选择的治疗方案。

血管瘤

背景信息：1 岁以下人群中有 10% 的人患有婴儿血管瘤（IH），特别是低体重的女性早产儿[7]。最初表现为平坦的、界限清楚的红斑，这些红斑可迅速增生为三维结构，通常在 3 个月大时局限于原始解剖部位。浅表血管瘤呈鲜红色；微蓝的色调强烈暗示了更深层次的成分。增殖后，有一段静止期为 9~12 个月，随后 5~9 年又有一段复旧期（自然下降）（图 43.4）。

在大多数情况下，警惕的等待是对 IH 的主要态度。增殖性血管瘤的治疗通常在有视力、呼吸、心力衰竭、出血、溃疡或永久性毁容风险的病例中占 40%。自 2008 年以来，治疗的选择一直是使用低剂量 β 受体阻滞剂普萘洛尔（1~3 mg/kg，1 岁以下），这是有效的，但有低血糖和睡眠障碍的风险。

在极少数的情况下，外科手术是另一种选择，有时还需进行 PDL/IPL 治疗。PDL/IPL 治疗仅针对血管瘤较浅表的部分，Nd:YAG 是治疗较深部位的首选。临床终点是血管发蓝。浅表病变和生殖器溃疡有时可以通过局部使用普萘洛尔和 PDL/IPL 联合治疗，如果父母反对使用全身性药物，也可以提供这种组合。严重情况和大血管瘤通常给予全身麻醉。

任何毛细血管扩张残留都可以通过 PDL/IPL 处理。

毛细血管畸形（CM）

酒斑病（PWS）是出生时出现的毛细血管畸形。尽管血管直径会增加，但血管位于真皮上层，并与孩子成长相称，并且成年后外观会从红色变为紫色到蓝色。随着年龄的增长，表面可能会变得凸起和结节，结节可能会自发流血。受 PWS 影响的区域中的软组织可能会扩大。PWS 在控制血管收缩的部分神经绝对缺损区域发展（图 43.5 和图 43.6）。

诊断应根据目前 PWS 的发展阶段得以确立。

一级：最早的，最小的血管，直径 50~80 μm。淡粉红色和深粉红色的斑点。首选处理短脉冲 IPL、PDL 和 KTP（图 43.7）。

在图 43.7a 中，治疗前可见一名 4 个月大的女婴，其 PWS 位于右眼睑、前额和头皮。治疗 PWS 的临床终点为紫癜，如图 43.7b 所示。新短脉冲 IPL（Ellipse Nordlys）在第一阶段进行治疗，脉冲持续时间为 1.7 ms，脉冲强度为 7.9 J/cm²。在第二次试验中，决定

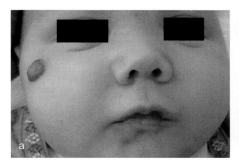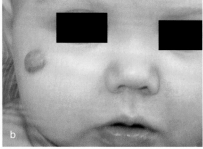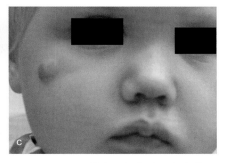

图 43.4　IH。a. 治疗之前。b. 治疗之后：3 PDL，7~10 mm，1.5~10 ms，7~9 J/cm²，30/20 DCD。c. 随访：在喷洒了卡洛卡因后，Nd:YAG 1 064 nm，1.5 mm，25 ms，250 J/cm²；激光空气冷却。与 IPL 术后相比，疼痛似乎减轻了。

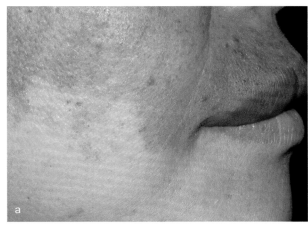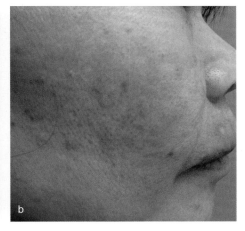

图 43.5　亚洲皮肤增生性 PWS：PDL/IPL/YAG。a. 治疗之前。b. 治疗之后。

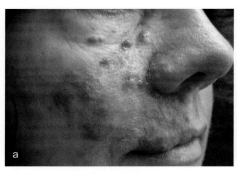
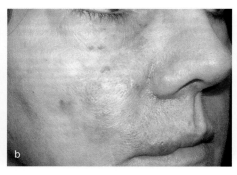
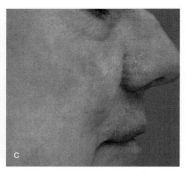

图 43.6   肥大性毛细血管畸形：19 世纪 60 年代，磷板辐射使氩、二极管、>21 PDL 色素沉着不足。a. 治疗之前。b、c. 二极管 2.5 mm 点治疗之后，接触冷却，50 ms，80 W，2 Hz PDL 10 mm 点，0.45~1.5 ms，8 J，30/20 DCD（眼周围 PDL 7 mm 点，0.45~1.5 ms，7 J/cm²），IPL，PR，13~15 ms，11~13，5 J/cm² YAG 3 mm 点，25 ms，254 J/cm²。

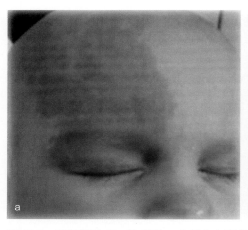
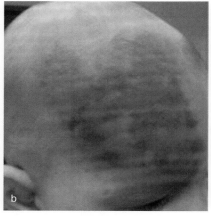
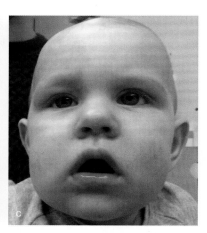

图 43.7   用短脉冲 IPL 治疗的 4 个月大女婴的毛细血管畸形（Ellipse Nordlys）。a. 治疗之前。b. 治疗后立即出现紫癜。c. 两次 IPL 处理后（未处理眼睑）。

以较深和稍大的血管为目标，将脉冲持续时间延长至 2.5 ms，脉冲强度为 8.0 J/cm²。仅进行 2 次治疗后，在 1 个月的随访中获得了非常好的效果（图 43.7c）。

二级：直径 80~120 μm，几乎无法分辨，更先进，肉眼可清晰看见单个血管。治疗的首选 IPL，PDL（长脉冲），KTP。

三级：略带红色的斑块，血管更加扩张，直径 120~150 μm。治疗首选短脉冲 IPL、长脉冲 PDL。

四级：厚的，紫色的，可以触摸到的，可能还有结节。更进一步的扩张血管直径 150 μm。首选 IPL、二极管和 Nd:YAG（避开眼眶区域）。

脉冲长度必须根据血管的 TRT 来选择。

一般来说，治疗应在 12~18 个月之前进行，既要利用现有的较薄血管（这可能导致完全清除），又要确保患者对严酷的治疗几乎没有记忆。从 3~8 岁，由于孩子在这个年龄段的成长，可能需要更多的治疗。

一些 PWS 对 IPL 和 PDL 都有抗性，如果在 1~2 次治疗内没有改善，使用的模态应该改变[8, 9]。在较老的结节性 PWS 中，改变二极管或 Nd:YAG 提供的较长波长通常是有益的。虽然大多数成人患者对治疗耐受性良好，但在幼儿中，应考虑全身麻醉，但对于 1 岁以下、需要治疗的面积较大或存在溃疡的儿童，应避免使用表面麻醉（EMLA），因为存在高铁血红蛋白形成的风险。

PWS 的位置对治疗的成功起着重要的作用。反应顺序为前额中央 > 眶周 > 周围面 > 颈 > 中央面部（V2）> 躯干 > 近端 > 远端。一个大的同质 PWS 的响应不如一系列物理上分离的 PWS 好。

逐次治疗后的改善在连续治疗之间的进展较少，尽管略微减小脉搏长度可能会产生积极的影响，并且在看到改善后可能会继续治疗，通常会导致 5~6 次治疗，这时为了进一步治疗的适当性，医生有必要和患者进行沟通。

100% 的治愈是非常罕见的，血管通常会在几年后再次出现，需要进行维护治疗。另请参阅视频 43.1。

静脉畸形（VM）

VM 是先天性的，需要超声检查来确定血管的深度。Nd:YAG 激光治疗通常单独或在手术和硬化治疗后用于 VM 的小表浅成分。最多可能需要 3 种治疗。临床终点：小的病变会发出"砰砰"的声音并且会变成蓝色（图 43.8）。

蓝色橡胶泡痣综合征

这是一种罕见的遗传性疾病，其特征是皮肤和胃肠道出现多处皮肤静脉畸形。它与肠道出血导致铁缺乏有关，其他器官也可能参与其中。可能会导致严重或致命的出血。当病变较小时，早期治疗很重要。较大的病灶由于位置和数量的原因可能很难切除。皮肤损伤对二极管或 Nd:YAG 激光的更长波长和更深的穿透有反应，当它们闭合时常常发出"砰砰"的声音。通常只需要一次治疗（图 43.9）。

老年性血管瘤（Campbell de Morgan 血管瘤，红宝石点，樱桃斑）

各种各样的名称说明了老年性血管瘤是非常普遍的。多数发生在中年（尽管在某些情况下更早），但随着年龄的增长其发生频率增加。最常见的是在躯干上，它们可能会随着年龄的增长而消失，主要是一个美学问题。但如果被割伤，可能会大量出血。它们最初呈现为小红点，大小通常可增加到 1~3 mm，有时甚至更大。颜色随尺寸的增大而稍微变暗。Campbell de Morgan 斑点对 PDL、IPL、KTP、二极管 和 Nd:YAG 激光器反应良好。一般情况下只需要治疗一次。使用 IPL 双脉冲时，应使用纱布保护周围的皮肤，在较小的目标范围上即可获得最佳效果（图 43.10）。

毛细血管扩张

毛细血管扩张是皮肤或黏膜上的小扩张血管，可能是先天性的（存在于 CM 或由于遗传性出血性毛细血管扩张而引起），但最常见的是由于暴露于阳光或极端温度下而诱发。但是，有一种遗传倾向可产生诱发的毛细血管扩张。血管可以是单个的，也可以与其他条件结合出现（西瓦特的皮肤异色病，晚期酒渣鼻）。毛细血管扩张可发生在任何地方，但最常见于面部或腿部。尽管较小的脉管通常在脸颊上以弥漫性发红的形式存在，但通常的大小可能在 0.1~1 mm（图 43.11）。

未经治疗的毛细血管扩张会增大，颜色将从红色

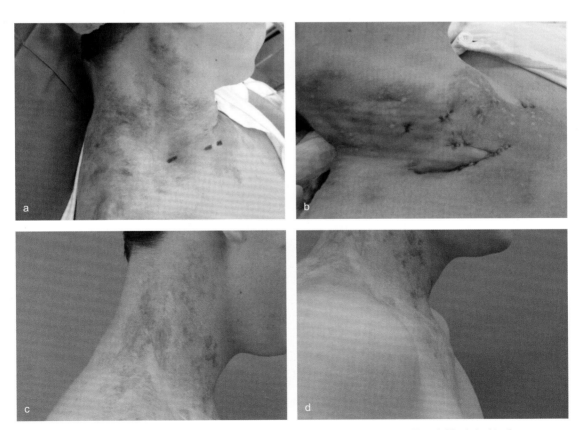

图 43.8 先天性 VM：疼痛和肿胀加剧。a、b. 治疗之前。c、d. 治疗之后：切除钙化结节（血栓形成后）和 2×Nd:YAG 激光空气冷却，5 mm，45 ms，274~300 J/cm²。

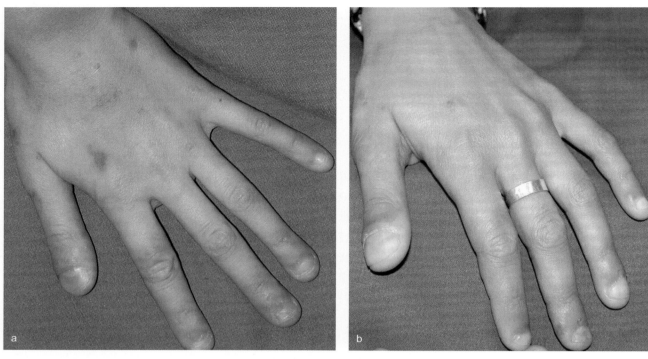

图 43.9　蓝色橡胶泡痣综合征：疼痛！在它们增大需要切除之前尽早治疗。a. 治疗之前。b. 治疗之后。

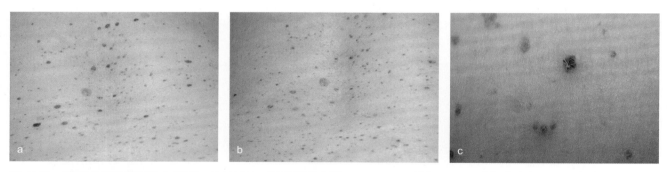

图 43.10　胸部多发性老年性血管瘤：对 Nd:YAG 激光反应良好，1 064 nm，斑点 3 mm。冷却的空气，没有瘢痕。a. 治疗之前。b. 治疗期间出现红斑。c. 个别血管瘤变暗，轻度水肿。

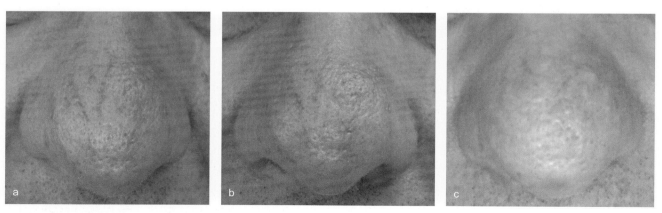

图 43.11　鼻气肿内的鼻毛细血管扩张。a. 治疗之前。b. 多次 PDL 治疗后，40 ms，7 mm，5 J/cm² 双脉冲。c. 随访：在 YAG 之后，光斑 3 mm，35 ms，254 J/cm²。

变为蓝色，不适感通常与血管直径有关。不建议使用局部麻醉，因为血管收缩会降低靶点并降低治疗效果。

光源的选择取决于毛细血管扩张的大小和位置。短脉冲 IPL 和 PDL 可有效治疗弥漫性发红和较小血管。IPL 或 PDL 对单个可见的中等大小的血管的疗效几乎相同。在底层皮肤不平坦的区域，例如鼻翼。由于难以放置较大的光斑，IPL 的成功率较低。对于较厚的蓝色血管，Nd:YAG 具有优势，但必须注意避免形成瘢痕。在所有情况下，临床终点都是短暂的血管变蓝，持续时间通常少于 1 秒。PDL、IPL 或二极体的治疗间隔为 1 个月，Nd:YAG 的治疗间隔为 2 个月。

> 永远不要忘记：对于正在等待治疗或正在接受治疗的患者来说，使用化妆或矫正粉底可以在心理上起到促进作用。考虑把患者送到化妆师或发型师那里去寻找合适的颜色和合适的应用。

参阅视频 43.2。

毛细血管扩张（化脓性肉芽肿）

肉芽肿是一种良性血管性肿瘤，常因外伤引起溃疡和出血，常见于儿童。它们可能发生在昆虫叮咬或轻微创伤之后。应使用低通量，因为治疗后低色素沉着和瘢痕发生率高。

尽管有时需要打孔和缝合，但这对二极管和 Nd:YAG 激光器都反应良好。

腿部静脉和毛细血管扩张

虽然在外观上与面部血管相似，但腿部触痛更难以治疗，一方面是由于液压压力，另一方面是由于增加的深度和更厚的椎板。对于大的血管，可能需要静脉剥离，而对于较小的血管，可以考虑腔内激光治疗，也称为腔内激光消融治疗（ELT/EVLA）或硬化治疗。二极管和 Nd:YAG 激光器都具有较长的波长，可用于治疗直径为 0.1~3 mm 的血管。对于害怕打针的患者，以及对脚踝周围血管硬化疗法不适合的患者来说，光疗法是首选。IPL 对腿部血管的治疗并不成功，但可能对减少含铁血黄素或治疗由其他治疗方法引起的毛细血管扩张有帮助。临床终点是小血管的塌陷和颜色的丧失，或大血管持续数秒的蓝色闪光。理想的治疗间隔为 2 个月。

遗传性毛细血管扩张症（HHT，Morbus-osler/osler–Weber–rendu 综合征）

HHT 表现为一系列毛细血管扩张，有鼻出血和家族史。在某些情况下，皮肤以外的器官可能会受到影响。在开始时要规律治疗，每 3~4 周治疗一次。新的损伤会随着时间的推移而发展。二极管激光治疗后可能会留下一个与毛细血管扩张性丘疹一样大的色素减退的小凹陷。Nd:YAG 激光对色素减退或萎缩性瘢痕形成的风险较低（图 43.12）。

蜘蛛状血管瘤

高达 15% 的正常成年人会发生这种情况，而儿童的发生率更高。它们通常在怀孕期间大量出现。蜘蛛状血管瘤在肝脏疾病中也很常见，可能是一个提示信号。血管瘤的主要血管是小动脉。血液从中央流到四周，然后进入毛细血管网。如果对血管瘤施加一点压力，就可以把中心小动脉（蜘蛛的身体）从周围的毛细血管（蜘蛛腿）中分离出来，毛细血管会在没有进一步治疗的情况下消失。临床终点是血管消失或发青。

首选治疗方式为 Nd:YAG，其次为 IPL 和 PDL。

西瓦特皮肤异色病（毛囊间红肿）

西瓦特皮肤异色病（poikiloderma of civatte）是毛细血管扩张症的一种变体，合并了血管病变、过度和过少的色素沉着以及一些对称性萎缩。通常在化妆品敏化剂存在的情况下，由日光照射引起的西瓦特皮肤异色病与一般的皮肤过敏情况不同。IPL 绝对是首选的治疗方法，因为紫癜较少，因此很受患者欢迎。由于 IPL 涂药器的平方面积大，所以 PDL 治疗没有相关的格子图案。临床终点为治疗区一般的轻度红斑。如果有色素沉着，IPL 处理会导致色素变深。减少颈部和胸部骨性区域的能量是很重要的。一般来说，只需要 1~2 次治疗。

酒渣鼻

酒渣鼻通常见于白种人，但在拉美裔中也有 III 型的报道。酒渣鼻开始于成年期，表现为脸颊、鼻子或前额中央的脸普遍发红，较少见于颈部、胸部、耳朵和头皮。该病可进展为毛细血管扩张、丘疹、脓疱。在一些晚期病例中，可能出现鼻赘。如果误诊，可能会予类固醇激素治疗，但这些激素会使病情恶化。肠道细菌可能参与其中，但具体病因尚不确定[10]。图 43.13 报道了一个患有酒渣鼻 10 年以上的 72 岁老人。他一直接受四环素治疗（每天 2 × 300 mg），停止该治疗 6 个月后开始进行光疗。患者脸部左侧已用短脉冲 Ellipse PR530 涂药器进行了治疗（1.5~1.9 ms，7.8~9.6 J/cm²），右侧进行了 PDL 治疗（1.5 ms，9 J/

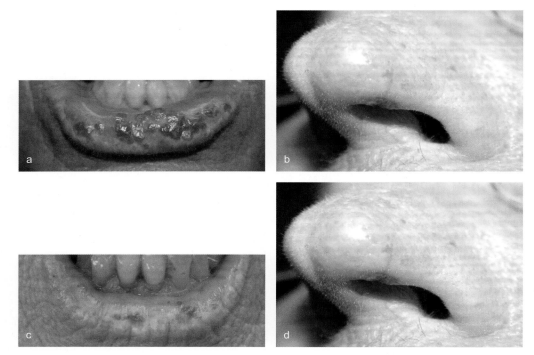

图 43.12　遗传性出血性毛细血管扩张。a、b. 治疗之前：自发性 AVF 出血引起社会问题和低血红蛋白。c、d. 在二极管（造成色素沉着不足的瘢痕）和 Nd:YAG 激光治疗之后。

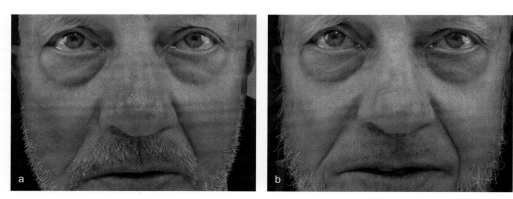

图 43.13　酒渣鼻。

cm²）。经过三种处理后，IPL 处理的一侧与经 PDL 处理的一侧相比，可以观察到明显更好的效果。

酒渣鼻可以用药物治疗（全身使用四环素和局部使用甲硝唑和壬二酸），但效果是暂时的。这种情况下用短脉冲 IPL、PDL 治疗效果显著，通常需要治疗 1~3次。但同时存在一些其他因素的影响，包括身体（热、冷、食物）和心理上的因素。如果治疗时避开上述影响因素，则可获得最佳疗效。用于酒渣鼻护理的药妆也很重要。

静脉湖

静脉湖通常是孤立的、柔软的、可压缩的丘疹，颜色为紫罗兰色至深蓝色，最常见于嘴唇或耳朵，通常是日晒的结果，直径为 2~10 mm。该病状对 Nd:YAG 激光的反应非常好，在 90% 以上的病例中仅需进行一次治疗，并且 Nd:YAG 激光治疗的结疤风险要比二极管低得多（图 43.14）。

痤疮

痤疮是由于皮脂腺中存在大量被皮脂阻挡的痤疮假单胞菌引起的。超过 90% 的人在某个阶段（通常是在青春期）都经历过痤疮。但在许多情况下，痤疮直到 30 多岁仍然存在。有很多药物可用，但光动力疗法似乎提供了良好的效果，尽管不是永久性的。IPL 与阿达帕林联合使用似乎提高了分解速度，这既是通过光对痤疮假单胞菌内所含的原卟啉的作用（特别是当

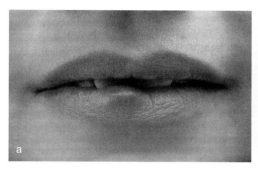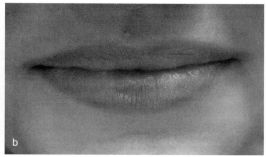

图 43.14 VM 膨胀。a. 经过 2 次 PDL、2 次 YAG 激光冷却、1 次二极管 810 nm 治疗之后。b. 赛罗卡因喷洒 1 YAG 激光冷却后，斑点 3 mm，32 ms，250 J/cm^2；较少处理嘴唇的红色。

治疗得到加强时），也是通过减少皮脂腺的血管供应来减少皮脂的产生。

红色或增生性瘢痕

血管损伤后的胶原新生会导致扁平的红色瘢痕，经 PDL 和短脉冲 IPL 治疗后会出现这种情况，但很少有人发表这方面的研究。治疗应该开始于在任何类固醇注射到瘢痕组织后 1 个月左右。一般情况下，4~6 次治疗每次间隔 1 个月，会产生理想的效果。

视频

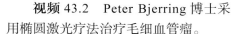

视频 43.1 Michael Drosner 博士采用椭圆激光疗法治疗毛细血管畸形。
视频 43.2 Peter Bjerring 博士采用椭圆激光疗法治疗毛细血管瘤。

扫码观看视频

参考文献

[1] Dixon JA, Huether SE, Rotering SH. Hypertrophic scarring in argon of port-wine stains. *Plast Reconstr Surg* 1984; 73:771–779.

[2] Anderson RR, Parrish JA. Selective photothermolysis: Precise microsurgery by selective absorption of pulsed radiation. *Science* 1993; 220:524–527.

[3] Patterson MS, Wilson BC, Wyman DR. The propagation of optical radiation in tissue. II: Optical properties of tissues and resulting fluence distributions. Lasers in Med Science 1991; 6(3): 79–90.

[4] Adamic M, Troilius A, Adatto M et al. Vascular lasers and IPLs: Guidelines for care from the European Society for Laser Dermatology (ESLD). *J Cosmet Laser Ther* 2007 June; 9(2): 113–124.

[5] Raulin C, Weiss RA, Schonermark MP. Treatment of essential telangiectasias with an intense pulsed light source. *Dermatol Surg* 1997; 23:941–945.

[6] Bjerring P, Christiansen K, Troilius A. Intense pulsed light source for treatment of facial telangiectasias. *J Cosmet Laser Ther* 2001; 3:169–173.

[7] Richter GT, Friedman AB. Hemangiomas and vascular malformations: Current theory and management. *J Pediatr* 2012; 2012:645678.

[8] Bjerring P, Christiansen K, Troilius A. Intense pulsed light source for the treatment of dye laser resistant port-wine stains. *J Cosmet Laser Ther* 2003 April; 5(1):7–13.

[9] Drosner M, Ellwanger J, Schöttle K et al. Comparison of intense pulsed light (IPL) and pulsed dye laser (PDL) in port-wine stain treatment. *Med Laser Appl* 2008; 23:133–140.

[10] Parodi A, Paolino S, Greco A et al. Small intestinal bacterial overgrowth in rosacea: Clinical effectiveness of its eradication. *Clin Gastroenterol Hepatol* 2008 July; 6(7):759–764.

44
激光与静脉病变

Karin de Vries, Renate R. van den Bos, and Martino H.A. Neumann

引言

目前已经开发了几种激光系统，并将其用于血管病变。发出多个波长的连续波光的氩激光器，是第一个用于医学的激光器。在它被引入医学后不久，它就被用于治疗血管病变，如鲜红斑痣。由于质地变化和瘢痕的高发率，这种激光现在很少使用[1]。

目前，有几种不同波长的激光系统可用于治疗血管病变（表44.1）。当使用激光疗法治疗血管病变时，目标发色团是血红蛋白，它在波长418 nm、542 nm和577 nm处有吸收峰。700~1 100 nm之间的波长较少，但仍明显被血红蛋白吸收[2, 3]。更长的波长最高可达1 100 nm，比较短的波长穿透得更深。对于较长的波长，由于被水吸收，穿透受到限制[4]。除了渗透深度外，在选择合适的波长时，还应该考虑对其他皮肤成分，特别是黑色素的干扰。

治疗血管时，加热血液是不够的，因为内皮和血管壁的损伤是血管清除所必需的。通过加热血液，热量会扩散到血管壁。目标是达到65℃左右的血管壁温度；这是蛋白质立即变性的阈值，会不可逆转地损伤血管壁。为了达到足够的损伤，脉冲持续时间应该长于血管的热弛豫时间[5]。

除了通过完整表皮对小血管进行激光治疗外，激光在用于静脉内激光消融术（EVLA）时也是非常有用的，它可用于治疗大隐静脉（GSV）和小隐静脉（SSV），以及较少见的前副隐静脉（AASV）或后副隐静脉（PASV）和交通静脉。

在本章中，我们将重点介绍面部毛细血管扩张和腿部血管的激光治疗。此外，还将介绍激光系统在各种皮肤病中的应用。

面部毛细血管扩张症

面部毛细血管扩张症是一种直径为0.1~1.0 mm小血管的扩张，影响着全球数千万人[2]。它们可能是特发性的，但也可能发生在几种皮肤病中，如酒渣鼻和光损伤，或者与高血压或结缔组织疾病相关[1, 2]。激光外科医生进行的很大一部分手术是治疗面部毛细血管扩张症[1, 2]。

最近，Hare McCoppin及其同事回顾了激光治疗面部毛细血管扩张症的文献。激光治疗面部毛细血管扩张症非常有效，有时甚至仅需要一个疗程[2, 6]。脉冲染料激光（PDL）应用广泛，被认为是安全有效的，色素改变和瘢痕发生率低。治疗后，由于红细胞微汽化导致血管破裂，可能会出现紫癜[2]。紫癜可能会持续7天以上，并降低治疗接受度。

浅表毛细血管扩张症也可以用磷酸钛酸钾（KTP）激光器治疗，这种激光器在532 nm波长处发出绿光。该波长接近氧合血红蛋白在542 nm处的吸收峰，具有术后无紫癜的优点。这可能可通过防止由于血管的缓慢加热而导致的血管破裂来解释。诱导血管内蒸汽泡，使血管腔逐渐扩张和清除。蒸汽泡消失后，热损坏的管壁坍塌[7]。KTP激光的主要缺点是其表面穿透性和对黑色素的干扰。当血管位置稍深或大于1 mm时，可以使用翠绿宝石激光器、二极管或Nd:YAG激光器。翠绿宝石激光系统发射波长为755 nm的光，对黑色素的吸收系数高于对血红蛋白的吸收系数。因此，它只能用于皮肤白皙的患者。它对蓝色血管似乎比对红色血管有更好的效果。临床最终结果是没有紫癜的血管的即刻狭窄或持续性变蓝[8]。对于肤色较深的患者，可以使用Nd:YAG激光。这种激光器的波长为1 064 nm，可以深入皮肤。与KTP激光或PDL相比，血红蛋白的吸收较低。低吸收率的好处是，不是所有的能量都会在血管最浅的部分被吸收，导致所有血管的加热都是均匀的（没有热梯度）。缺点是治疗小血管需要较高的能量和较短的脉冲持续时间，增加了非选择性加热周围组织和瘢痕形式的风险[2, 9]。

表 44.1　血管激光系统

激光	波长（nm）	理想血管直径（nm）	皮肤白皙患者的穿透深度（μm）[a]	即时临床终点	优点	缺点
铜蒸气/溴化物	578	0.1~0.3	400	血管变白，表皮无变化	有效且耐受良好	结果依赖于操作员，干扰黑色素
磷酸钛酸钾（KTP）	532	<1	400	血管间隙	术后无紫癜	黑色素高吸收，仅表层静脉
脉冲染料激光器（PDL）	577，585，590，595，600	<1	400~600	血管清除，轻度紫癜	有效，安全	术后紫癜
变石激光器	755	0.4~1.6	1 300	血管间隙，持续发蓝	深层渗透	干扰黑色素
二极管	800，810，940，980	>0.4	0~3 000	血管间隙	深层渗透	
Nd:YAG 1 064 nm	1 064	>0.7	1 600~3 000	血管间隙	深层渗透，均匀加热容器，黑色素吸收低	非选择性加热周围组织

经允许引自 Anderson RR, Laser-tissue interactions, in: Goldman MP, Fitzpatrick RE, eds., *Cutaneous Laser Surgery*, Mosby, St. Louis, MO, 1994, pp. 1-18; Ross EV et al., *Dermatol Surg*, 36, 470, 2010; Hsu J and Weiss R, Leg veins, in: Goldberg DJ, ed., *Procedures in Cosmetic Dermatology: Lasers and Lights*, Elsevier Saunders, Philadelphia, PA, 2005, pp. 29-40; Neumann RA et al, *J Invest Dermatol*, 99, 160, 1992; Owen WR and Hoppe E, *Australas J Dermatol*, 53, 281, 2012。
[a] 渗透深度不仅取决于波长，还取决于斑点大小和靶向发色团和干扰发色团（如黑色素）的浓度。

腿部静脉曲张

静脉曲张是由于静脉壁或瓣膜变弱而引起静脉弯曲和增大。它们是慢性静脉疾病的一部分，可能会导致严重的并发症，如腿部溃疡。慢性静脉疾病可分为原发性慢性静脉疾病和继发性慢性静脉疾病，大多由血栓后综合征和先天畸形引起。他们都有相似的临床表现。但病因不同。据认为，造成静脉曲张有三个重要原因[13]：

（1）静脉壁基质主要异常可能导致其弹性改变。

（2）静脉瓣的异常可能导致白细胞捕获、发炎和管壁的破坏。

（3）主静脉曲张和血栓后静脉曲张可能引起瓣膜的继发性变化。主静脉曲张可能通过静脉扩张引起浅表静脉瓣膜功能不全。在血栓形成后综合征中，深静脉瓣膜可能会受到血栓形成过程的损害，这首先会导致深静脉瓣膜功能不全。这导致了穿通静脉和浅静脉的继发性扩张，又在浅静脉中诱发了瓣膜功能不全。

静脉中存在的瓣膜在直立位置无法最佳发挥作用。大隐静脉或大隐静脉间静脉瓣膜功能不全导致下行静脉曲张。另一方面，分支和穿通的静脉血不足会导致隐性供血不足，而交界处的功能却没有上升。

静脉曲张的患病率很高，估计范围为2%~40%[14-17]，并随着年龄的增长而增加。对普通人群进行的四次调查均对受试者进行了临床静脉曲张检查，结果发现男性静脉曲张的患病率为10%~40%，女性为26%~32%[14, 16, 18, 19]。静脉曲张发展的最重要的危险因素包括年龄大、腿部受伤史和深静脉血栓形成（DVT）。静脉曲张的发病率随着年龄的增加呈线性增加，这使得很难甚至不可能预测哪位静脉曲张的患者会发展成腿部溃疡。然而，据估计约半数的腿部静脉溃疡是浅静脉曲张的结果[20]。腿部溃疡的治疗非常昂贵；因此，对静脉曲张进行治疗可能会降低成本，该方法可将下肢溃疡的发生率降低50%。

尽管许多人出于美容原因会咨询他们的医师，但其他人会有严重的不适和明显的并发症。与CVD相关的典型症状是：不适、沉重、疼痛、肌肉痉挛和瘙痒。CVD的临床特征是静脉曲张、水肿、色素沉着、湿疹、硬结、脂肪性皮肤硬化、白色萎缩、指甲变色、皮肤变厚、皮下钙化和静脉溃疡。研究静脉系统的金标准是双重超声检查。最好在患者站立的情况下进行超声检查，以便可以最佳地研究其解剖结构和血液动力学。在双重超声扫描中应该同时使用静脉的横断面和纵断面图，因为横断面图提供了可视化静脉解剖结构的最佳视图，而纵断面图提供了关于正常静脉流动和反流的大多数信息。最好通过 Valsalva 动作和释放腿部手动压力后的血流增加来评估腹股沟反流。回流持续时间 >0.5 秒被认为是病理性的。

目前治疗静脉曲张的方法有加压疗法、手术、硬化疗法和血管内热消融技术。与手术相比，静脉消融治疗具有许多优势，如今被认为是首选治疗方法。它们有很高的成功率，并发症很少，而且快速且易于执行，并且可以在门诊环境中执行。首先，实行 EVLA 之前简要解释腿静脉的解剖结构和术语，并进行更详细的讨论。

大隐静脉及其分支

浅静脉系统分为隐静脉和非隐静脉。隐静脉位于筋膜腔内。支流位于皮下组织中更浅的位置。GSV 从足背排出血液，从踝内侧到腹股沟，在股股交界处股静脉终止。SSV 起于脚踝外侧，在隐隔中延伸，通常终止于腘窝上方 2~5 cm 处的腘静脉中。人与人之间有很大的差异，因为 SSV 可能通过穿支或 GSV 的深静脉在大腿或臀部区域终止。

AASV 和 PASV 属于大隐静脉，因为它们也在与 GSV 平行的隐隔内延伸。当它们离开筋膜室时，必须将其视为支流。通常，AASV 位于 GSV 的侧面，并与股动脉和股静脉对齐，称为"对准标志"。

穿支静脉

穿支静脉多，个体间差异大。一些重要的穿支静脉位于脚、脚踝、膝盖、大腿和臀肌。

静脉激光消融

EVLA 可在门诊中进行，局麻即可。在超声引导下用 16F 或 18F 针头或套管穿刺可建立静脉通道。最常见的是，在膝关节水平输入不足的 GSV，在小腿中部输入 SSV [21]。建立静脉入口后，导丝穿过针头进入静脉，直至与深静脉系统的连接处。用超声检查导丝的位置后，拔下针头，并做一个 3 mm 的皮肤小切口。在导丝上插入一个导引鞘，并在交界点下方几厘米处定位。随后，在移除导丝之后引入激光纤维（直径为 200~600 μm）。在某些激光装置中，没有导丝，并且护套通过套管直接插入。在 EVLA 程序中，最关键的步骤是在超声引导下将激光光纤的尖端在超声引导下从连接处向远端放置 1~2 cm。再次在超声的引导下，使用注射器或机械输液泵将麻醉注入静脉腔。全身麻醉是必要的，因为它可以减轻疼痛，冷却静脉组织并缩小静脉管径。激活后，以连续方式向后拉激光（通常以大约 3~5 mm/s 的速度，取决于功率和波长；对于 1 320 nm 激光，通常回拉速度为 1 mm/s）[22] 或以脉冲方式使用，目标是大约 30~60 J/cm^2。EVLA 可用于治疗 GSV 和 SSV 曲张。由于一次性用品的刚性和尺寸，直径为 5 mm 或更大的线性大隐静脉是 EVLA 的理想选择。EVLA 也可用于消融 AASV 或 P ASV 和穿支静脉 [23, 24]。输送的能量可以变化。通过调整回拉速度，功率或两者，可以影响每厘米传递的能量总量。对于小静脉，只能使用 20 J/cm^2，而在治疗大静脉时可以使用更高的能量（即 60 J/cm^2）。EVLA 使用了几种波长（810 nm、940 nm、1 064 nm、1 320 nm、1 470 nm 和 1 500 nm），所有结果均相似。尽管已提出建议，但尚无 RCT 证明一种波长比其他波长能产生更好的结果。静脉内模拟激光实验表明，940 nm 和 1470 nm 激光器之间的温度分布没有差异，表明温度分布与波长无关 [25]。第一个大案例系列报道了很高的成功率 [26, 27]，随后的许多系列也取得了可以相互比较的结果。Rasmussen 等最近进行的一项大型随机临床试验 [28] 显示，EVLA、射频消融和剥离（局麻下）均同样有效 [28]。

EVLA 的副作用通常较轻。系统地研究有关 EVLA 的所有出版物表明，最常见的副作用是瘀斑和有或没有硬结的疼痛（100%）。其他副作用较少见：皮肤灼伤（<1%）、感觉异常（0~22%）、浅表性血栓性静脉炎（0~25%）、DVT（0~6%）、神经损伤（<1%）和血肿 [29]。使用带有改良尖端（郁金香或 radial 骨纤维）的激光光纤并避免非常高的能量剂量可以减轻术后疼痛 [30]。但是，没有好的对照研究可参考。

毛细血管扩张和网状腿部静脉

毛细血管扩张和网状腿部静脉很常见。毛细血管扩张性腿部静脉的病因仍然未知。一些研究者提出毛细血管扩张的腿部静脉与大的静脉曲张相似。Weiss 在大腿上发现了毛细血管扩张静脉和网状静脉的联系 [31]。然而，并非所有的腿部毛细血管扩张患者都有潜在的静脉功能不全的证据 [32]。因为经常有许多患者出于美观原因寻求治疗 [33]。

对于没有潜在静脉功能不全的腿部毛细血管扩张的标准治疗方法是硬化疗法。这种疗法已经使用了数十年，被认为是安全有效的[32]。硬化剂疗法可能产生的不良副作用是色素沉着过度和毛细血管扩张性阻塞。另一个风险是发生溃疡，特别是在治疗脆弱区域（如脚踝）时。有些血管太小而无法用针头插入。此外，一些患者由于硬化剂过敏或对针头的焦虑而不能耐受治疗[34]。

由于上述原因，人们对寻找与硬化疗法同样安全的有效替代方法的兴趣日益浓厚。因此，许多医生已经实施了激光疗法。与面部血管的治疗相比，激光治疗腿部毛细血管扩张的效果令人失望。为了达到类似的效果，需要更多的治疗时间和更高的通量，但这会导致更高的并发症风险[6, 34]。造成这种差异的可能原因是下肢的静水压力较高，血管壁较厚，血管直径和血流速度的混合更加不均匀[34]。此外，由于网状静脉是腿部静脉治疗的可能副作用，因此治疗后可能会发生血管生成。

在四项研究中，将激光治疗腿静脉的疗效与硬化治疗的疗效进行了比较。Lupton 等[35] 对 20 名妇女用这两种疗法进行了治疗。一只腿接受 1 064 nm Nd:YAG 的治疗，另一只腿接受 0.25% 十四烷基硫酸钠注射的硬化疗法。结果表明硬化治疗比激光治疗更有效，不良后遗症最小。Coles 等在 20 名妇女的腿静脉的两个可比的部位进行了治疗。在静脉直径为 0.25~3 mm 的用 1 064 nm Nd:YAG 激光治疗。9 例接受了 2 次治疗，1 例接受了 4 次治疗。另一部位用 0.6% 的可注射 Sotradecol® 处理。最后一次治疗 3 个月后，他们发现结果相似[36]。Levy 等使用单独的 0.5% polidocanol 硬化疗法和单独的 1 064 nm Nd:YAG 激光疗法，硬化疗法加 Nd:YAG 激光疗法以及 Nd:YAG 激光疗法加硬化疗法，治疗了 14 位患者的 4 个部位。在这 4 个部位之间没有显著差异[37]。最近，Munia 等对 30 例患者进行了硬化剂疗法，一条腿用 75% 葡萄糖溶液，另一条腿用 1 064 nm Nd:YAG 激光治疗。激光治疗后血管清除率更好，但硬化治疗后患者更满意[38]。由以上研究可以得出结论：在治疗腿部静脉时，Nd:YAG 激光治疗是目前硬化治疗黄金标准的合理替代方案。对于这两种治疗方法，重要的是要注意供血静脉（图 44.1 和图 44.2）。美观的静脉可能只是冰山一角，我们只能看到最表面的部分。如果腿部毛细血管扩张症源于"供血"静脉，则应首先治疗该供血静脉。如果不是，复发的风险很高[33]。我们的治疗方法是先用 1% 聚多卡醇泡沫或液体硬化治疗供血静脉。可以使用静脉查看器找到供血静脉（图 44.3）。然后，

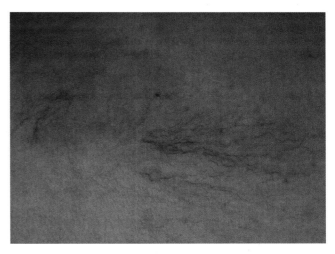

图 44.1 临床可见静脉，起源于穿支静脉（版权：T. D. Wentel）。

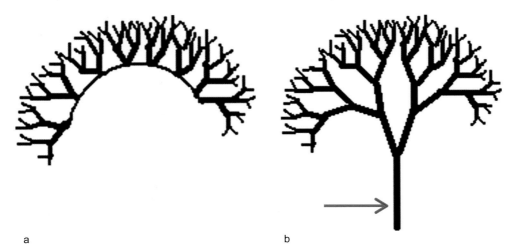

a   b

图 44.2 a. 临床可见静脉示意图。b. 临床上可见的静脉可起源于供血静脉（红色箭头）。要想取得令人满意的效果，必须先对供血静脉进行治疗。

用 0.5% 的聚多卡醇溶液对较小的静脉进行硬化治疗。第三步是用 PDL 和 1 064 nm Nd:YAG 联合治疗残余静脉（见下文）。

红色静脉

对于面部毛细血管扩张症，KTP 激光和 PDL 对距离皮肤表面小于 1 mm、直径不超过 1 mm 的小血管有效（图 44.4 和图 44.5）。较长波长的激光器，如翠绿宝石、二极管或 Nd:YAG 激光器，对于直径小于 0.4 mm 的小血管来说用处较小。对这一发现的可能的解释是，较长的波长只是简单地绕过了小血管。其次，

小血管内含血红蛋白的红细胞数量较少，1 064 nm（Nd:YAG）的血红蛋白吸收系数远低于 577~600 nm（PDL）。由于这些原因，在使用波长更长的激光系统治疗小血管时需要高通量，由于周围组织的加热，这导致并发症的风险更高[34]。

蓝色静脉

较大的血管是较长波长激光的一个良好目标，特

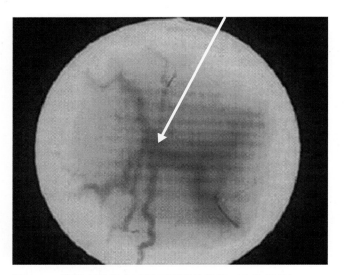

图 44.3　静脉查看器中可以看到供给静脉（白色箭头）。

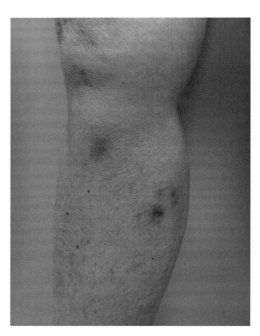

图 44.5　小的局限性红色毛细血管扩张，脉冲染料激光治疗后立即出现轻微紫癜。

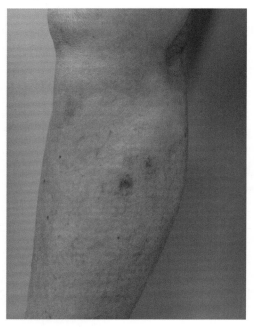

图 44.4　小的局限性红色毛细血管扩张。

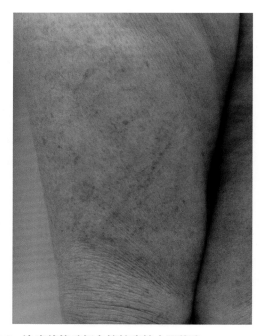

图 44.6　治疗前的毛细血管扩张性大腿静脉。

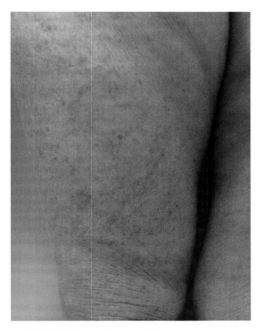

图44.7 毛细血管扩张性大腿静脉。1 064 nm Nd:YAG 即刻治疗后。

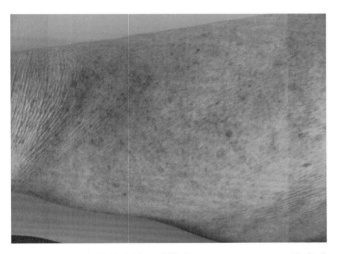

图44.8 毛细血管扩张性下肢静脉 1 064 nm Nd:YAG 治疗后2 个月。

别是 1 064 nm Nd:YAG（图 44.6~ 图 44.8）。这是因为它们与小的红色静脉相比，具有更大的体积 / 表面积比。高铁血红蛋白的凝结和形成，发生在温度 >70℃的情况下。热量在较大的容器中保持的时间更长，因为与其表面相比，它们的体积更大。而且，只要温度足够高，就会形成高铁血红蛋白。这导致了更高的吸收，因为 Nd:YAG 的激光被高铁血红蛋白比被氧血红蛋白更好地吸收。在脉冲结束时，氧合血红蛋白转化为高铁血红蛋白的效果更好。此外，在氧合血红蛋白转化为高铁血红蛋白后，对黑色素的干扰较低 [9]。

治疗较大血管时的挑战之一，是在不加热皮肤表

面和血管之间的组织的情况下向血管输送能量，这将导致不良的副反应。大多数较大血管位于比较小的血管稍深的位置。使用激光时，一定比例的激光会因散射而损失。对于小光斑散射的百分比远高于较大光斑。因此，当使用较大的光斑尺寸时，激光能量在真皮的任何给定深度都较高。因此，选择尽可能大的光斑大小以能够到达血管是很冒险的。不过，Baümler 及其同事表明，当使用波长为 1 064 nm 的 Nd:YAG 激光时，光斑尺寸越大，对周围组织进行非选择性加热的风险就越高。这是血红蛋白对 1 064 nm 激光相对较低吸收的结果 [9]。在踝关节周围，Nd:YAG 治疗应该谨慎使用，因为这一区域穿透较深，动脉血管相对较浅。

提高效果

优化血管病变治疗效果的一个策略是联合使用激光系统，如 PDL 和 Nd:YAG 或 KTP 和 Nd:YAG 的组合。这些组合已被证明对单独使用时无效的通量有效。用 PDL 或 KTP 激光照射后，在 65~72℃的温度范围内形成高铁血红蛋白，在 >80℃的温度下形成血块。当使用使血管中的血液凝固但不蒸发的通量时，红细胞将紧密堆积，目标发色团也将如此。高铁血红蛋白和血液凝块在大约 1 000 nm 处都有一个高吸收带。这个高吸收带可以用 Nd:YAG 激光治疗。因此，联合治疗具有协同作用，可以导致血管损伤，并且并发症的发生率相对较低，例如，可能由黑色素吸收光线引起的并发症 [39-41]。

增加 PDL 治疗效果的另一种可能性是使用脉冲堆叠，这意味着将几个脉冲叠加在一起（主要是 3 个或 4 个）。这可能导致协同效应和更深的渗透 [42]。对于 Nd:YAG，脉冲堆叠可能会导致血管周围组织的非选择性加热和随后的瘢痕形成。

最近，Klein 和他的同事报道了静脉注射吲哚青绿和半导体激光治疗相结合的改善效果。100~110 J/cm² 的剂量是最有效的，如果进行第二次，效果会更好。在这项研究中，静脉注射吲哚青绿和半导体激光的联合治疗比单独使用半导体激光或单独使用 PDL 更有效 [43]。

各种皮肤病的皮肤血管治疗

毛细血管扩张症可以在各种临床环境中出现在身体的除面部和腿部以外的其他部位 [44]，并可以用激光系统进行治疗。其他血管疾病，如蜘蛛痣和静脉湖，也可以有效治疗。其他皮肤病，如银屑病、慢性盘状

红斑狼疮、疣和面部肉芽肿，也曾用血管病变治疗；然而，结果各不相同[45-48]。

并发症

激光治疗后可能会出现一些并发症。由于干扰黑色素是治疗血管病变时的问题之一，因此色素改变是一种相对常见的并发症。色素沉着过度和色素减退都可能发生。这在一定程度上可以通过对表皮进行适当的治疗前和治疗后的冷却来预防。然而，在皮肤预冷后，对最浅的血管的影响有所减弱[49]。

深色皮肤类型的患者和晒黑的患者发生炎症后色素沉着的风险更高。在这些患者中，Nd:YAG 可能是最安全的激光系统，因为黑色素对该波长的吸收非常低。腿部静脉治疗后出现的紫癜增加了皮肤变色的风险，这是由于真皮中的铁沉积造成的。色素沉着可能是暂时性的，但在某些患者中可以是持续性的。

瘀伤可能是由血管破裂而不是凝血引起的，当使用短脉冲时更容易发生这种情况[50]。溃疡是一种罕见的并发症，当使用太高的剂量，太长的脉冲持续时间，或表皮冷却不足时，可能会发生溃疡。此外，患者在治疗期间可能会经历太多疼痛，以至于无法忍受治疗。

EVLA 后最常见的并发症是术后疼痛和瘀斑。此外，还可能发生静脉炎和感觉神经损伤。幸运的是，像深静脉血栓这样的严重并发症很少见（<1%）[29]。

总结

面部毛细血管扩张症可以用几种激光系统有效地治疗。PDL 是最常用的激光系统，但其他系统，特别是 Nd:YAG，也可以用于稍大或更深的血管。腿部毛细血管扩张症更难用激光治疗。在开始激光治疗之前，排除潜在的慢性静脉功能不全的可能性是非常重要的。此外，应首先处理供血静脉。由于激光治疗和硬化治疗各有优缺点，两种治疗方法的结合可能会提供最好的效果。对于较大的血管（>0.7 mm）使用 Nd:YAG 较为合理，对于较小的血管（最大 1.0 mm）使用 PDL 或 KTP 较为合理。通过适当选择激光参数和充分冷却皮肤，可以部分预防并发症。为了在提高疗效的同时进一步降低并发症的风险，可以使用 PDL 和 Nd:YAG 或 KTP 和 Nd:YAG 等联合激光系统，因为这些联合系统具有协同作用。

致谢

感谢 Dr.E.P 教授对本文提出的修改建议。

参考文献

[1] Astner S, Anderson RR. Treating vascular lesions. *Dermatol Ther* 2005; 18:267–281.

[2] Hare McCoppin HH, Goldberg DJ. Laser treatment of facial telangiectases: An update. *Dermatol Surg* 2010; 36:1221–1230.

[3] Anderson RR, Parrish JA. Microvasculature can be selectively damaged using dye lasers: A basic theory and experimental evidence in human skin. *Lasers Surg Med* 1981; 1:263–276.

[4] Anderson RR. Laser-tissue interactions. In: Goldman MP, Fitzpatrick RE, eds. *Cutaneous Laser Surgery*. St. Louis, MO: Mosby, 1994, pp. 1–18.

[5] Altshuler GB, Anderson RR, Manstein D, Zenzie HH, Smirnov MZ. Extended theory of selective photothermolysis. *Lasers Surg Med* 2001; 29:416–432.

[6] Major A, Brazzini B, Campolmi P et al. Nd:YAG 1064 nm laser in the treatment of facial and leg telangiectasias. *J Eur Acad Dermatol Venereol* 2001; 15:559–565.

[7] Cassuto DA, Ancona DM, Emanuelli G. Treatment of facial telangiectasias with a diode-pumped Nd:YAG laser at 532 nm. *J Cutan Laser Ther* 2000; 2:141–146.

[8] Ross EV, Meehan KJ, Domankevitz Y, Trafeli JP, Annandono J, Jacoby M. Use of a variable long-pulse alexandrite laser in the treatment of facial telangiectasia. *Dermatol Surg* 2010; 36:470–474.

[9] Baumler W, Ulrich H, Hartl A, Landthaler M, Shafirstein G. Optimal parameters for the treatment of leg veins using Nd:YAG lasers at 1064 nm. *Br J Dermatol* 2006; 155:364–371.

[10] Hsu J, Weiss R. Leg veins. In: Goldberg DJ, ed. *Procedures in Cosmetic Dermatology: Lasers and Lights*. Philadelphia, PA: Elsevier Saunders, 2005, pp. 29–40.

[11] Neumann RA, Knobler RM, Leonhartsberger H, Gebhart W. Comparative histochemistry of port-wine stains after copper vapor laser (578 nm) and argon laser treatment. *J Invest Dermatol* 1992; 99:160–167.

[12] Owen WR, Hoppe E. Copper bromide laser for facial telangiectasia: A dose response evaluation. *Australas J Dermatol* 2012; 53: 281–284.

[13] Lim CS, Davies AH. Pathogenesis of primary varicose veins. *Br J Surg* 2009; 96:1231–1242.

[14] Evans CJ, Fowkes FG, Ruckley CV, Lee AJ. Prevalence of varicose veins and chronic venous insufficiency in men and women in the general population: Edinburgh Vein Study. *J Epidemiol Community Health* 1999; 53:149–153.

[15] Kurz X, Kahn SR, Abenhaim L et al. Chronic venous disorders of the leg: Epidemiology, outcomes, diagnosis and management. Summary of an evidence-based report of the VEINES task force. Venous Insufficiency Epidemiologic and Economic Studies. *Int Angiol* 1999; 18:83–102.

[16] Abramson JH, Hopp C, Epstein LM. The epidemiology of varicose veins. A survey in western Jerusalem. *J Epidemiol Community Health* 1981; 35:213–217.

[17] Brand FN, Dannenberg AL, Abbott RD, Kannel WB. The

epidemiology of varicose veins: The Framingham Study. *Am J Prev Med* 1988; 4:96–101.

[18] Coon WW, Willis PW III, Keller JB. Venous thromboembolism and other venous disease in the Tecumseh community health study. *Circulation* 1973; 48:839–846.

[19] Criqui MH, Jamosmos M, Fronek A et al. Chronic venous disease in an ethnically diverse population: The San Diego Population Study. *Am J Epidemiol* 2003; 158:448–456.

[20] Magnusson MB, Nelzen O, Risberg B, Sivertsson R. A colour Doppler ultrasound study of venous reflux in patients with chronic leg ulcers. *Eur J Vasc Endovasc Surg* 2001; 21:353–360.

[21] van den Bos RR, Kockaert MA, Neumann HA, Nijsten T. Technical review of endovenous laser therapy for varicose veins. *Eur J Vasc Endovasc Surg* 2008; 35:88–95.

[22] Goldman MP, Mauricio M, Rao J. Intravascular 1320-nm laser closure of the great saphenous vein: A 6- to 12-month follow-up study. *Dermatol Surg* 2004; 30:1380–1385.

[23] Proebstle TM, Herdemann S. Early results and feasibility of incompetent perforator vein ablation by endovenous laser treatment. *Dermatol Surg* 2007; 33:162–168.

[24] Bush RG, Hammond K. Treatment of incompetent vein of Giacomini (thigh extension branch). *Ann Vasc Surg* 2007; 21: 245–248.

[25] van den Bos RR, van Ruijven PW, van der Geld CW, van Gemert MJ, Neumann HA, Nijsten T. Endovenous simulated laser experiments at 940 nm and 1470 nm suggest wavelength-independent temperature profiles. *Eur J Vasc Endovasc Surg* 2012; 44:77–81.

[26] Navarro L, Min RJ, Bone C. Endovenous laser: A new minimally invasive method of treatment for varicose veins—Preliminary observations using an 810 nm diode laser. *Dermatol Surg* 2001; 27: 117–122.

[27] Min RJ, Zimmet SE, Isaacs MN, Forrestal MD. Endovenous laser treatment of the incompetent greater saphenous vein. *J Vasc Interv Radiol* 2001; 12:1167–1171.

[28] Rasmussen LH, Lawaetz M, Bjoern L, Vennits B, Blemings A, Eklof B. Randomized clinical trial comparing endovenous laser ablation, radiofrequency ablation, foam sclerotherapy and surgical stripping for great saphenous varicose veins. *Br J Surg* 2011; 98:1079–1087.

[29] Van Den Bos RR, Neumann M, De Roos KP, Nijsten T. Endovenous laser ablation-induced complications: Review of the literature and new cases. *Dermatol Surg* 2009; 35:1206–1214.

[30] Doganci S, Demirkilic U. Comparison of 980 nm laser and bare-tip fibre with 1470 nm laser and radial fibre in the treatment of great saphenous vein varicosities: A prospective randomised clinical trial. *Eur J Vasc Endovasc Surg* 2010; 40:254–259.

[31] Weiss RA, Weiss MA. Doppler ultrasound findings in reticular veins of the thigh subdermic lateral venous system and implications for sclerotherapy. *J Dermatol Surg Oncol* 1993; 19:947–951.

[32] Schwartz L, Maxwell H. Sclerotherapy for lower limb telangiectasias. *Cochrane Database Syst Rev* 2011; 12:CD008826.

[33] Weiss RA, Dover JS. Leg vein management: Sclerotherapy, ambulatory phlebectomy, and laser surgery. *Semin Cutan Med Surg* 2002; 21:76–103.

[34] McCoppin HH, Hovenic WW, Wheeland RG. Laser treatment of superficial leg veins: A review. *Dermatol Surg* 2011; 37:729–741.

[35] Lupton JR, Alster TS, Romero P. Clinical comparison of sclerotherapy versus long-pulsed Nd:YAG laser treatment for lower extremity telangiectases. *Dermatol Surg* 2002; 28:694–697.

[36] Coles CM, Werner RS, Zelickson BD. Comparative pilot study evaluating the treatment of leg veins with a long pulse ND:YAG laser and sclerotherapy. *Lasers Surg Med* 2002; 30:154–159.

[37] Levy JL, Elbahr C, Jouve E, Mordon S. Comparison and sequential study of long pulsed Nd:YAG 1,064 nm laser and sclerotherapy in leg telangiectasias treatment. *Lasers Surg Med* 2004; 34:273–276.

[38] Munia MA, Wolosker N, Munia CG, Chao WS, Puech-Leao P. Comparison of laser versus sclerotherapy in the treatment of lower extremity telangiectases: A prospective study. *Dermatol Surg* 2012 April; 38(4):635–639.

[39] Trelles MA, Weiss R, Moreno-Moragas J, Romero C, Velez M, Alvarez X. Treatment of leg veins with combined pulsed dye and Nd:YAG lasers: 60 patients assessed at 6 months. *Lasers Surg Med* 2010; 42:609–614.

[40] Saafan AM, Salah MM. Using pulsed dual-wavelength 595 and 1064 nm is more effective in the management of hemangiomas. *J Drugs Dermatol* 2010; 9:310–314.

[41] Karsai S, Roos S, Raulin C. Treatment of facial telangiectasia using a dual-wavelength laser system (595 and 1,064 nm): A randomized controlled trial with blinded response evaluation. *Dermatol Surg* 2008; 34:702–708.

[42] Tanghetti E, Sherr EA, Sierra R, Mirkov M. The effects of pulse dye laser double-pass treatment intervals on depth of vessel coagulation. *Lasers Surg Med* 2006; 38:16–21.

[43] Klein A, Baumler W, Koller M et al. Indocyanine green-augmented diode laser therapy of telangiectatic leg veins: A randomized controlled proof-of-concept trial. *Lasers Surg Med* 2012; 44: 369–376.

[44] Baker C, Kelly R. Other vascular disorders. In: Bolognia JL, Jorizzo JL, Rapini RP, eds. *Dermatology*. St. Louis, MO: Mosby, 2008, p. 1621.

[45] De Leeuw J, Van Lingen RG, Both H, Tank B, Nijsten T, Martino Neumann HA. A comparative study on the efficacy of treatment with 585 nm pulsed dye laser and ultraviolet B-TL01 in plaque type psoriasis. *Dermatol Surg* 2009; 35:80–91.

[46] Erceg A, Bovenschen HJ, van de Kerkhof PC, de Jong EM, Seyger MM. Efficacy and safety of pulsed dye laser treatment for cutaneous discoid lupus erythematosus. *J Am Acad Dermatol* 2009; 60:626–632.

[47] Schellhaas U, Gerber W, Hammes S, Ockenfels HM. Pulsed dye laser treatment is effective in the treatment of recalcitrant viral warts. *Dermatol Surg* 2008; 34:67–72.

[48] Cheung ST, Lanigan SW. Granuloma faciale treated with the pulsed-dye laser: A case series. *Clin Exp Dermatol* 2005; 30: 373–375.

[49] Dai T, Diagaradjane P, Yaseen MA, Pikkula BM, Thomsen S, Anvari B. Laser-induced thermal injury to dermal blood vessels: Analysis of wavelength (585 nm vs. 595 nm), cryogen spray cooling, and wound healing effects. *Lasers Surg Med* 2005; 37: 210–218.

[50] Garden JM, Tan OT, Kerschmann R et al. Effect of dye laser pulse duration on selective cutaneous vascular injury. *J Invest Dermatol* 1986; 87:653–657.

45

激光和强脉冲光脱毛

Valéria Campos, Luiza Pitassi, and Christine Dierickx

引言

过去十年中，由于激光或强脉冲光技术的成功和疗效，利用激光或强脉冲光技术去除面部多余的毛发和体毛已经成为一种非常受欢迎的方法。市场上新的设备能够快速脱毛，使脱毛变得更容易，更安全，更有效[1, 2]。

经典的脱毛方法仍然流行，如电喷雾、剃须、镊子、打蜡和脱毛膏，但没有一种能提供永久的脱毛解决方案。它们的效力是非常有限的；这些传统方法除了会产生疼痛之外，还存在一些副作用，如皮肤刺激、感染、皮炎和瘢痕[3]。

从历史上看，脱毛引起了人们极大的兴趣，因为过多的毛发，尤其是毛发过度或多毛症患者，可能会带来严重的心理社会影响、自尊问题，甚至抑郁[4, 5]。

1996 年，美国食品药品管理局（FDA）批准了第一台激光脱毛装置——694 nm 红宝石激光器。从那时起，一些基于激光的技术也被批准用于脱毛，如翠绿宝石激光器（755 nm）、二极管激光器（800~810 nm）、Nd:YAG 激光器（1 064 nm）和强脉冲光器（590~1 200 nm）。这些设备及其技术规范多年来不断发展，对于长期的脱毛非常有效[1, 7]。

光热对毛发的破坏是基于选择性光热分解原理。通过合适的波长、持续的脉冲时间和强度，将热损伤特定于目标发色团，在这种情况下，毛囊黑色素对周围组织的热损伤最小[8]。

治疗的效果取决于患者的个人因素，如个体的皮肤类型、头发、激素的变化或某些药物的使用，由于这些因素可能会影响治疗后长出的新毛发，因此正确的术语是长期或半永久脱毛。接受治疗的合适人选应当具有深色、浓密的毛发和白皙的皮肤，肤色较深和被晒黑的皮肤是激光的相对禁忌证，因为它们会承担更高的烧伤风险和副作用[2, 9]。

大多数患有多囊卵巢综合征的女性有 80% 的可能性会患上多毛症，这是人们追求去除面部毛发的最常见原因之一[10]。也可以用盐酸依氟鸟氨酸乳膏短暂治疗这种毛发，这种药物可延缓头发生长，对胡须假性毛囊炎患者也有效[1, 11]。

实验表明，在采用更高能量进行治疗时，疗效更好，这一观察结果与文献一致[12]。总体而言，在二极管和翠绿宝石激光器上，其次是 IPL 和 Nd:YAG 激光器，可以找到最佳的脱毛治疗方法[13]。但是，只要设备提供的能量足以破坏毛囊，就可以在任何波长下都获得良好的效果。

激光脱毛治疗的疗效因患者的皮肤类型、种族、毛发颜色、解剖部位和治疗间隔时间的不同而不同。第一代短脉冲激光（2.5 ms）的治疗安全性限于皮肤白皙、头发浓密的患者。随着波长、脉冲持续时间慢慢加长，所有皮肤类型的患者都可以得到安全的治疗。在常用的脱毛激光中，Nd:YAG（1 064 nm）激光被认为是最安全的，适用于黑皮肤患者[14]。

近年来，人们研制了一系列手持式激光和强脉冲光脱毛装置。尽管获得了 FDA 的批准，但有关这些设备的安全性和有效性相关的对照研究很少[14, 15]。

在过去的几年里，激光脱毛因为其治疗效果而成为一种非常受欢迎的方法，它可以治疗大面积的毛发，而且减少了不适感和并发症。由于激光和强脉冲光系统对毛囊的高选择性，使得最佳临床效果成为可能。除了这些设备采用的先进技术外，激光脱毛技术也越来越普及（表 45.1）。

毛囊破坏的机制

基于光的治疗可能通过三种机制破坏毛囊：热（由于局部加热）、机械（通过冲击波和剧烈的空化作用）和光化学（通过产生毒性介质，如简单氧或自由基）[17]（表 45.2）。

表 45.1 激光和强脉冲光源的主要类型及其规格

供应商	产品名称	设备类型	波长（nm）	能量输出（J/cm²）	脉冲长度（ms）
Alma Lasers	Soprano	CW diode	810	高达 120	10~1 350
	Harmony	In-motion AFT pulsed light/alexandrite/ Nd:YAG	650~950/755/1 064	5~20	1 s、3 s、30 s
				1~32	3
				30~450	10、15、45、60
Cutera	Xeo Platform	Long pulse Nd:YAG	1 064	高达 300	0.1~300
	CoolGlide	Intense pulsed light	程控：770~1 100	5~35	基于程序，自动设置
	ProWave 770			10~100	
	Solera Platform	Intense pulsed light	520~1 100	5~30	基于程序，自动设置
	Opus		770~1 100	5~35	
			500~635	3~24	
Cynosure, Inc.	Apogee+	Alexandrite	755	最高 50	0.5~300
	Elite+	Alexandrite/Nd:YAG	755/1 064	最高 300	0.4~300
	Elite MPX	Alexandrite/Nd:YAG/ MultiPlex/IPL	755/1 064/530~1 200	高达 600	0.5~300
	Acclaim	Nd:YAG	1 064	高达 600	0.4~300
	PhotoSilk Plus	XE lamp	950	30	5~50
	Cynergy PL	Pulsed light	560~950	16~30	5~50
	Cynergy Ⅲ	Pulsed dye	585	7~40	0.5~40
		Nd:YAG	1 064	35~300	0.3~300
		Pulsed light	560~950	16~30	5~50
Industra	Etherea	Intense pulsed light	400~1 200	高达 33	5~100
	IPL-Sq	Square-wave pulse IPL	400~1 200	高达 33	5~100
Lumenis	LightSheer Duet	Diode	800	10~100	5~400
	LightSheer ST	Diode	800	10~40	5~100
	LightSheer XT	Diode	800	10~100	5~400
	IPL QuantumHR	Intense pulsed light	695~1 200	20~45	6~18
	Lumenis One	Intense pulsed light	515~1 200	10~40	3~100
		Multiapplication	IPL: 515~1 200	10~40	3~100
		Multitechnology	Nd:YAG: 1 064	10~225	2~20
		Modular platform	Diode: 800	10~100	5~400
	M22	Multiapplication, Multitechnology	IPL: 515~1 200	10~35	4~20
		Modular platform	Nd:YAG: 1 064	20~225	2~20
Palomar	StarLux IPL Palomar Icon	Intense pulsed light	525~1 200	高达 70	5~500
	MaxR handpiece	Optimized light	650~1 200	高达 46	1~100
	MaxRshandpiece	Optimized light	650~1 200	高达 70	1~100
	MaxY handpiece	Optimized light	525~1 200	高达 52	1~100
	MaxYs handpiece	Optimized light	525~1 200	高达 81	1~100
	1064 + Laser	Nd:YAG	1 064	高达 700	10~100
	Vectus	Diode laser	800	高达 100	5~300

（续表）

供应商	产品名称	设备类型	波长（nm）	能量输出（J/cm²）	脉冲长度（ms）
Quanta System	Duetto	Alexandrite	755	22	100
		YAG	1 064	400	1~100
	Ultrawave 1 064	Nd:YAG long pulse/short pulse	1 064	高达 500	3~100 /0.3~0.8
				高达 46	
	Ultrawave 755	Alexandrite	755	高达 120	3~100
	Ultrawave Ⅰ	Nd: long pulse/short pulse/Nd:YAG	1 064/532	高达 500	3~100
				高达 46	0.3~0.8
		Nd:YAG F.D.		高达 90	5~25
	Ultrawave Ⅱ	Alexandrite/Nd:YAG	755/1 064	高达 120	3~100
		Long pulse/short pulse	1 320/1 064	高达 500	0.3~0.8
	Ultrawave Ⅲ	Alexandrite/Nd:YAG	755/1 064	高达 120	3~100
		Long pulse/short pulse/Nd:YAG F.D.	1 320/1 064 532	高达 500 高达 46	100 0.3~0.8 5~25
	Eterna Giovinezza	Pulsed light	570~1 200	高达 40	3~240
	Eterna Giovinezza Plus	Pulsed light	570~1 200 625~1 200	高达 40	3~240
	Eterna Giovinezza Compact (table top)	Pulsed light	570~1 200	高达 40	3~240
Quantel/Alma	Leda	Diode	808~980	60	6~60
Syneron and Candela	eLaser DSL	Diode	810	高达 50	N/D
		RF		高达 50 J/cm³	
	eLight DS	Optical energy	680~980	高达 45	N/D
		RF		高达 25 J/cm³	
	eMax/eLaser DSL	Diode/RF electrical energy	810	高达 50 J/cm³	N/A
				高达 50 J/cm³	
	eMax/eLight DS	Optical energy/RF electrical energy	600~980	高达 45 J/cm³	N/A
				高达 25 J/cm³	
	GentleLASE (various models)	Alexandrite	755	高达 100 J/cm³	3
	GentleYAG (various models)	Nd:YAG	1 064	高达 600 J/cm³	0.250~300
	GentleMax Configurable Workstation	Alexandrite/Nd:YAG	755/1 064	高达 600 J/cm³	0.250~300

光热破坏是基于选择性光热分解[8]的原理。波长、脉冲宽度和脉冲强度的选择是诱导选择性损伤[17]的关键。黑色素吸收的波长范围从紫外线（400 nm）到红外线（1 200 nm）[17]。使用这一波长范围的激光或光源（红宝石 694 nm，翠绿宝石 755 nm，二极管 800 nm，Er:YAG 1.064，强脉冲灯）被黑色素选择性吸收并深入到皮肤[17]。当光线到达真皮层时，会导致毛发的过度加热，从而破坏整个或部分毛囊。在皮肤表面，可以观察到毛干的选择性汽化（图 45.1 和图 45.2）。这个过程的目的是破坏位于隆突区[6]的干细胞。

表 45.2　毛囊破坏机制

破坏类型	使用的设备
光热	Ruby laser (694 nm) Alexandrite laser (755 nm) Diode laser (800 nm) Nd:YAG laser (1 064 nm) Intense pulsed light source (590~1 200 nm)
光机械	Q-switched Nd:YAG laser with carbon suspension Q-switched Nd:YAG laser
光化学	Photodynamic therapy

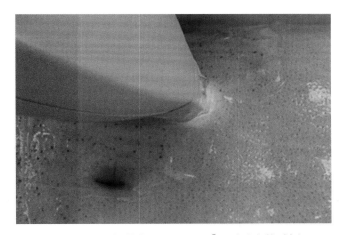

图 45.1　光热二极管激光 (Lightsheer®) 对毛发的破坏。

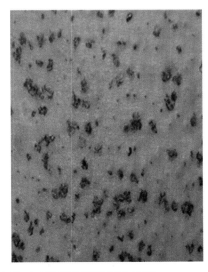

图 45.2　光热对毛发的选择性蒸发破坏。

然而，表皮中的黑色素在吸收方面存在竞争。在激光照射前和照射中，进行表皮的冷却可以减少表皮损伤。冷却方式包括：冰 [18]、冷却的凝胶层 [19]、冷玻璃窗口 [20]、冷蓝宝石窗口 [21, 22] 或脉冲冷源喷雾 [23]。

激光脉冲宽度（脉冲时间）也起着重要作用，这是由热传递理论得出的结论 [24]。激光脉冲期间的热传

导加热每个光能吸收微观位置周围的每个区域。因此，空间尺度的热约束以及由此产生的热或热机械损伤与激光脉冲宽度密切相关。QS（ns 域）激光脉冲通过限制黑素体 [25] 空间水平的热量有效地损害毛囊内的单个色素细胞，导致个体出现白斑病，但不会导致脱毛 [26]。与这相一致的是，尽管广泛使用 QS 红宝石和 Nd:YAG 激光去除文身，但 QS 激光治疗后，在人类中还没有出现永久性脱毛的报道。

理论上，光热解的最佳脉冲持续时间大约等于目标结构的热弛豫时间。人类终末毛囊的热弛豫时间从未进行过测量，但根据大小的不同，估计范围为 10~100 ms [17, 24]。最佳脉冲持续时间应长于估计的表皮热冷却时间（3~10 ms），并应接近毛囊时间（10~100 ms）[17]。

在解剖学上，毛干中的色素团和毛囊上皮的隆突细胞是分离的。因此，扩展的光热解离理论表明，更长的脉冲持续时间可能通过允许在每次激光脉冲通过毛囊外膜的热传导来提高对粗糙的、末端毛发的破坏效果。这种在细胞核周围区域的传导作用可以到达隆突区域的干细胞，因此可能有助于这些细胞的破坏 [27]。

激光和强脉冲光遵循光热破坏原理。研究人员对 232 名 Ⅱ～Ⅳ 型患者进行了强脉冲光、二极管和翠绿宝石激光器的疗效研究。6 个月后，观察到脱毛效果极佳，设备之间无显著差异（强脉冲光 66.9%，翠绿宝石 68.7%，二极管 71.7%）[28]。

使用调 Q Nd:YAG（1 064 nm）激光，无论有无碳悬浮液，都可以在非常短的脉冲持续时间内（纳秒）获得光机械性的毛发破坏 [29-31]。当使用这些非常短的脉冲损坏毛囊时，发色团（黑色素）快速加热，从而产生光声冲击波。由于没有足够的时间让热能扩散并到达靶细胞，该过程会导致毛囊球部黑素细胞破坏，但不会破坏毛囊，因此临床上可以将其转化为瞬时脱毛。开关式 1 064 nm 激光与外源发色团（碳粒子）的组合可能具有临床优势，可诱导细小的非色素性毛发暂时脱毛 [32, 33]。

光化学破坏是通过光动力疗法进行的。使用光和光敏剂会产生一种光化学反应，从而产生治疗效果。外用氨基酸（ALA）是卟啉合成的前体，由表皮细胞和滤泡上皮细胞转化为原卟啉 IX（PPIX）。一项研究表明，在 12 名志愿者中，大约 40% 的人在一次 630 nm 的光照下，在 20% ALA 的皮肤应用 3 小时后 [34]，使用 ALA 脱毛有脱发的症状。由于大量的表皮上的 PPIX 积聚，这些物质只能通过消耗大量的能量来获得，而且还会造成难以忍受的疼痛和副作用。进一步优化 PPIX 在毛囊和 / 或皮脂腺中的选择性积累正在研究 [34]。

面部和身体脱毛的适应证和禁忌证

人们对面部或身体某个部位的脱毛，可能由于各种病因引起的毛发生长有关，或仅仅是出于追求美观而脱毛。

激光和强脉冲光脱毛对于深色和浓密的毛发是有效的，但对于茸毛几乎是无效的。诸如肤色和毛发类型之类的主要参数表明了使用的最佳系统和患者对治疗的最佳反应（表 45.3）。除了腹股沟和腋窝等部位外，皮肤更白、毛发更黑、更浓密的部位治疗效果最佳[1]。白色、金色和浅色毛发由于缺乏黑色素并不是治疗的良好指征，特别是较深的皮肤[1]。红色毛发的治疗效果也不好。

正确的患者选择、术前准备、知情同意书以及了解激光和它的安全原则是治疗成功的关键[1, 36, 37]。

收集病史是非常重要的，以便评估患者的期望、激素变化、所使用药物的性质、瘢痕史、局部感染史和最近接受阳光照射的情况（表 45.4）[1, 36, 37]。表 45.5 列出了激光脱毛的禁忌证。

多毛症（女性）的特征是女性的末梢毛发过度生长，在解剖学部位毛发分布类似于男性，包括胡须、胸部和大腿内侧（图 45.3 和图 45.4）。女性头发生长增多通常是由高雄激素血症引起的内分泌紊乱引起的，最常见的原因是多囊卵巢综合征。多毛症是一种全身性、过度生长的疾病，患者的深色毛发因年龄、性别和种族的不同而异。

富含绒毛的多毛症等一些代谢性疾病，如甲状腺功能减退症和卟啉症；或者营养疾病，如厌食、营养不良或吸收不良综合征，可能是由药物摄入引起的；多毛症可能是先天性的或医源性的，在治疗前应调查其病因[38]。对于反复发作的葡萄球菌感染和单纯疱疹患者，应采取适当的预防措施，以降低复发的可能性。瘢痕疙瘩或增生性瘢痕的病史不是治疗的禁忌证，但

有这些情况的患者治疗效果不是很好。虽然已经有报道说接受激光治疗的同时服用异维 A 酸的患者是安全的，但是这个问题仍然是有争议的，为了谨慎起见，应停药 6 个月后，才能开始对患者进行高剂量治疗。如果有皮肤刺激，治疗区域使用的维甲酸和对苯二酚应该在激光照射前 2 天停止使用[1, 36, 37]。

除青霉素胺、苯妥英钠、环孢素和可的松等药物外，多囊卵巢或停经等激素失衡还可能刺激头发生长，并可能导致新的毛发生长。在这种情况下，应告诫患者需要维持治疗[1, 36, 37]。应告知患有白癜风和银屑病的患者进行激光治疗后有发生 Köebner 现象的风险[36, 37, 39]。

手术前 1 个月应避免日光照射。皮肤白皙的患者可以安全地使用任何设备进行治疗，但建议晒黑的患者避免治疗，直到晒黑的皮肤消失，尽管超长脉冲持续时间的设备可能是晒黑皮肤的安全选择，但要记住，在这些情况下，疗效较低，疼痛较大[36, 37]。

慢性假性毛囊炎（图 45.5 和图 45.6），常见于女性腹股沟和腿部以及男性的胡须部位，是治疗的绝佳适应证[40-43]。

表 45.4　病史评估

病史：预防措施
• 存在可能导致多毛症和多毛症的情况：
• 激素
• 家庭
• 药物
• 肿瘤
• 局部或突发性皮肤感染史
• 单纯疱疹病史，尤其是口周
• 生殖器疱疹史，进行耻骨治疗时
• 瘢痕疙瘩 / 增生性瘢痕
• 白癜风 / 银屑病等病史
• 近期晒黑
• 光敏药物
• 晒伤

表 45.3　激光和光源的适应证和预期疗效

激光或光源类型	光类型	发色	头发直径
长脉冲红宝石	Ⅰ～Ⅲ	深棕到浅棕	粗壮到纤细
Alexandrite	Ⅰ～Ⅳ	深棕到中棕	粗壮到纤细
二级激光	Ⅰ～Ⅴ	深棕到中棕	粗壮
长波 YAG 激光	Ⅰ～Ⅵ	深色	粗壮
调 QS 激光	Ⅰ～Ⅵ	全发色	全粗细
强脉冲光	Ⅰ～Ⅵ	深棕到浅棕	粗壮

注：所使用系统必须具备脉冲持续时间短、通量容量高的特点。

表 45.5　激光使用禁忌

禁忌证
• 突然出现多毛或多毛症，未经适当调查
• 单纯疱疹病毒活动性感染的部位治疗中
• 妊娠
• 使用五加皮
• 近期使用了高剂量异维 A 酸

患者的期望和结果

每个患者的期望和目标可能有所不同：临时性脱毛与永久性脱毛、部分脱毛与完全脱毛。不同的患者可能有不同的需求。

生长延迟能够提供几个月的无毛皮肤。所有的激光系统都被证明可以暂时减少毛发的生长。它适用于所有的毛发颜色（除了白色），其中金色、红色或灰色毛发的患者不太可能永久性脱毛，但这些患者的脱毛效果可以通过 1~3 个月的持续治疗来维持。

永久性脱毛的效果与毛色和毛发量密切相关。研究表明，皮肤白皙、毛发乌黑的人的治疗效果是最好的。要获得这种效果，还需要一个临界阈值通量。目前，用于光脱色的激光器和光源有多种选择。研究表明，每次治疗的平均脱毛率为 20%~30%。因此，通常需要多次治疗才能达到最大限度的去毛 [45-48]。

治疗范围：备注

面部是最常见的治疗区域，男性用于去除胡须，女性用于去除不雅观的毛发 [11, 49]。

由于毛发浓密，吸收了大量的激光能量，会产生巨大的热量，使得剃胡子的过程非常不舒服，因此剃胡子对男性来说是一项挑战 [40-43]。

女性的胸部和胸部毛发与荷尔蒙问题或种族倾向有关，但通过激光治疗能够得到良好的效果。男性的胸部、腹部和背部毛发浓密且非常敏感，有时需要局部麻醉剂。这些方面均取得了良好的疗效 [51-54]。

在腋窝，毛囊的反应往往比其他身体部位的 [50] 更好。由于治疗时间短，需要治疗的面积小，患者在该区域耐受性好。

腹股沟毛治疗效果良好；此外，所有的区域，包括肛周都可以进行治疗，这个区域通常有更多的色素；因此，在较暗的区域应使用较高的波长。

对于腿毛，男性和女性的治疗效果都是好的 [55, 56]。骨骼区域，包括脚趾、脚、腿和脚踝，往往比较敏感。

手臂上的毛发可能太细或太厚，治疗效果取决于脉冲的持续时间和毛发中黑色素的含量。

使用直径较小的尖端可以安全地处理耳朵和鼻毛区域。

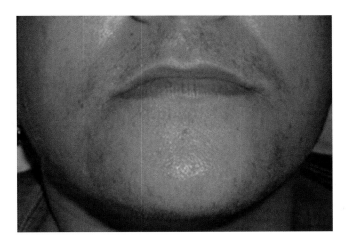

图 45.3　二极管激光预处理毛发。

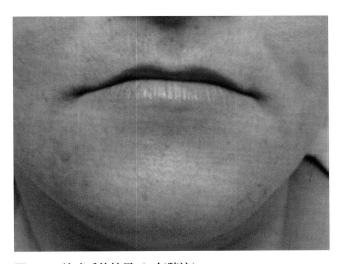

图 45.4　治疗后的结果（3 年随访）。

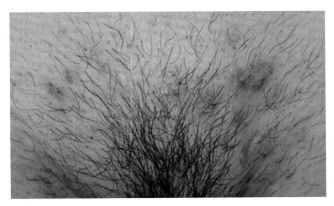

图 45.5　腹股沟假毛囊炎。

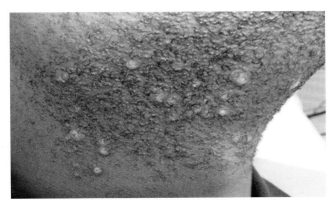

图 45.6　胡子区假毛囊炎。

术前术后护理

术前测量肤色，以确定可以安全地使用哪种激光或强脉冲光技术[57]。波长较长的激光被认为对深色皮肤最安全[58, 59]。此外，表皮冷却可以降低热损伤的概率，允许使用更大、更有效的剂量[1, 18-23]。

由于有皮肤灼伤和激光能量吸收干扰的风险，治疗区域的毛发应该被剃光。研究表明，相比脱毛部位，剃毛部位的脱毛更严重，这表明着色发干本身吸收的光起着重要作用[60]。因此，寻求最佳治疗效果的患者应避免通过蜡或电解等方法去除毛发。剃毛和脱毛膏不会影响脱毛效果[36, 37]。

利多卡因乳膏可减少脱毛的不适，在手术前至少30分钟涂抹于治疗部位[36, 37, 61]。

如果要在阳光照射的地方脱毛，除了要涂防晒霜外，还要避免阳光照射。对苯二酚与维甲酸和氢化可的松合用或不合用的澄清配方可用于皮肤较深或最近暴露于阳光下的患者[36, 37]。

治疗后，治疗区域可能会出现红斑和小叶毛囊周围水肿（图45.7和图45.8）；但是，当使用超长脉冲时，这种反应就不那么强烈了。冷敷可以减轻术后疼痛、红斑和水肿。使用镇痛药和类皮质激素可减少疼痛和炎症后色素沉着[62]。应该避免去除痂皮，避免阳光直射。受损的毛发通常在治疗后的第一周内脱落[1, 36, 37]。

激光的潜在风险

激光可以直接照射到物体上，也可以从被镜面、圆环等明亮表面反射的光束照射到物体上。对于客户和执行激光脱毛程序的操作员来说，风险最高的生物靶点是眼睛和皮肤[36, 37]。

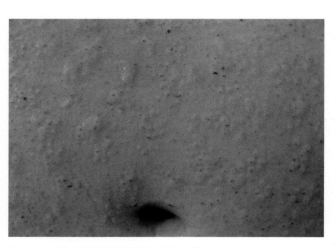

图 45.7　激光后红斑及滤泡周围水肿。

脱毛激光的辐射很容易穿过角膜和晶状体，并聚焦到视网膜中，产生大量能量，并被非常小的视网膜区域吸收。视网膜上每单位面积的能量和效能可增加10 000~100 000倍。因此，会立即发生视网膜烧伤和冲击其他组织。因此，所有经过激光室的人都应佩戴专用的防护镜[36, 37]（图45.9），这点极其重要。

研究表明，用于治疗人体组织的高效激光（3B类和4类）除了会在空气中释放的病毒外，还会产生有毒气体和烟雾，病毒也可能释放到空气中，可能还存在其他类型的风险，包括触电和光散射（应覆盖手术室的所有镜子和窗户）[63-65]。

基于主激光器和强脉冲光的作用机制，在确定治疗方案时必须考虑一些变量，如治疗时采用的激光的作用深度必须到达损害部位的基底等。

后期处理

最常见的副作用是色素改变，例如色素减退或色

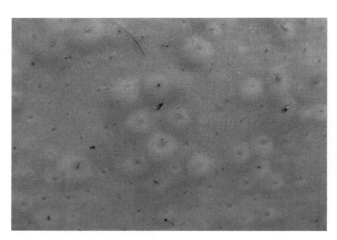

图 45.8　激光后滤泡周围水肿。

术前术后评价

（1）应该进行适当的回顾。

（2）进行体格检查以确定肤色、毛发颜色、直径和密度。

（3）在治疗前应向患者说明应采取的护理措施（如澄清剂和防晒霜），以及副作用风险（如青少年面部的茸毛增多），对有不切实际期望的患者应特别提示。

（4）根据皮肤和头发的特点制订治疗程序。

（5）治疗后的护理最好提供具体的书面形式反馈。

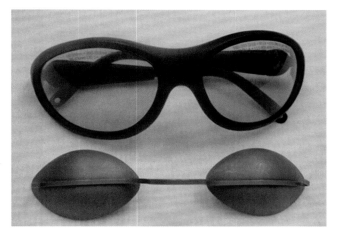

图 45.9 防护眼镜。

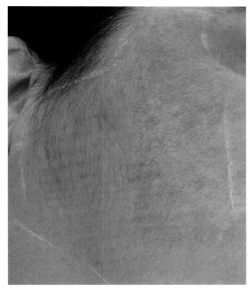

图 45.10 反常型多毛症。

素沉着过度。如果为某种皮肤类型选择了合适的治疗通量，则可以避免这种情况。这个问题通常出现在肤色较深的患者或近期晒黑的患者中 [66-68]。

除患有疱疹的患者外，治疗后的其他不良反应还包括水肿、红斑、脱屑、起泡、瘢痕、毛囊炎、白细胞增多症 [69, 70]、网状青斑 [71]、瘙痒和荨麻疹 [72, 73]。

细菌感染的风险极低，但如果表皮受损，可能会发生细菌感染。大量出汗和剧烈运动后，治疗区域可能会发生毛囊炎 [70]。

瘢痕是极其罕见的，但当使用了过多的能量时，这些可能会发生 [74]。

多毛症的罕见病例出现在多个地区，但多发生在 Fitzpatrick Ⅲ 型或 Ⅳ 型的年轻女性面部一侧；这些患者通常没有明显的发际线（图 45.10）[70, 75-79]。这些毛发生长的机制尚不清楚，但推测亚治疗性热损伤可能会引起毛发周期的诱导和刺激。随后在治疗过程中在治疗区域周围使用冷敷包，并对治疗区域使用两次冷敷，将毛发生长刺激的发生率降至最低 [76]。

据报道，该治疗方法在靠近眼睛的地方发生了眼部并发症。因此，患者应佩戴适当的护目镜。有报道说在眉毛脱毛中出现过不可逆性白内障、萎缩和虹膜粘连 [80-86]。

在靠近文身的地方进行治疗时 [87, 88]，应避免对可能出现颜色变化或瘢痕的区域进行激光或强脉冲光的治疗。

含有黑色素的皮肤病变，特别是先天性黑素细胞痣和发育不良痣，应避免暴露于激光下，有烧伤和潜在瘢痕的风险。此外，有报道称，当痣细胞被用于先前用于脱毛的区域时，出现临床非典型痣。这一点应该牢记在心，尤其是有发育不良痣病史或有恶性黑色素瘤的个人或家族病史的患者 [89]。因此，治疗皮肤脱毛时，建议避免将黑色素痣暴露于激光和紫外线下。

注意事项

- 黑色素是脱毛的目标发色团。
- 治疗前确定内分泌变化。
- 推迟晒黑皮肤的治疗。
- 可能需要多次治疗。
- 不要给要处理的部位打蜡。
- 剃须前拍照。
- 应提供知情同意书。
- 使用防晒系数高的防晒霜。
- 治疗前的皮肤美白可以减少疼痛和并发症。
- 千万不要在皮肤上使用深色记号笔，因为这可能会被激光吸收。
- 在深色皮肤中，进行先前的测试以增加操作的安全性。
- 无论医生还是患者，要强制性进行眼睛的保护。
- 不要在眼周骨缘内治疗。
- 表皮损伤时，应增加降温和 / 或降低能量水平和 / 或增加脉冲持续时间。
- 在有色生殖器区域的特殊护理。
- 使用最高量的安全能源达到最佳效果。

总结

随着激光和脉冲光脱毛新技术的发展，脱毛效果越来越好，治疗也越来越安全。皮肤白皙（Ⅰ～Ⅲ型）和深色毛发的患者，可以使用市场上所有的脱毛系统。

然而，对于肤色较深型（Ⅳ～Ⅵ型）患者，除了皮肤冷却系统外，还应使用更长的波长和更长的脉冲时间，从而增加治疗的安全性。虽然二极管和翠绿宝石激光可能用于此类患者，Nd:YAG 激光被认为是治疗深色皮肤的最安全的激光。

激光脱毛目前已成为一种简便、快速、痛苦少、副作用少的方法。激光技术的主要挑战是治疗所有类型的毛发，减少疗程和无痛治疗以及更安全便宜的设备。

参考文献

[1] Ibrahimi OA, Avram MM, Hanke CW, Kilmer SL, Anderson RR. Laser hair removal. *Dermatol Ther* 2011; 24:94–107.

[2] Haedersdal M, Beerwerth F, Nash J. Laser and intense pulsed light hair removal technologies: From professional to home use. *Br J Dermatol* 2011; 165:31–36.

[3] Olsen EA. Methods of hair removal. *J Am Acad Dermatol* 1999; 40:143–155.

[4] Nouri K, Trent JT. Lasers. In: Nouri K, Leal-Khouri S, eds. *Techniques in Dermatologic Surgery*. St. Louis, MO: Mosby, 2003, Vol. 29, pp. 245–258.

[5] Lipton MG, Sherr L, Elford J, Rustin MH, Clayton WJ. Women living with facial hair: The psychological and behavioral burden. *J Pysychosom Res* 2006; 61(2):161–168.

[6] Grossman MC, Dierickx C, Farinelli W, Flotte T, Anderson RR. Damage to hair follicle by normal-mode ruby laser pulses. *J Am Acad Dermatol* 1996; 35:889–894.

[7] Gold MH. Lasers and light sources for the removal of unwanted hair. *Clin Dermatol* 2007; 25(5):443–453.

[8] Anderson RP, Parrish JA. Selective photothermolysis: Precise microsurgery by selective absorption of pulsed radiation. *Science* 1983; 220:524–527.

[9] Serrano-Grau P, Campo-Voegeli A, Romero D. Fotodepilación. *Actas Dermosifiliogr* 2009; 100:351–361.

[10] McGill DJ, Hutchison C, McKenzie E, McSherry E, Mackay IR. A randomised, split-face comparison of facial hair removal with the alexandrite laser and intense pulsed light system. *Lasers Surg Med* 2007; 39(10):767–772.

[11] Lapidoth M, Dierickx C, Lanigan S, Paasch U, Campo-Voegeli A, Dahan S, Marini L, Adatto M. Best practice options for hair removal in patients with unwanted facial hair using combination therapy with laser: Guidelines drawn up by an expert working group. *Dermatology* 2010; 221(1):34–42.

[12] Campos VB, Dierickx CC, Farinelli WA, Lin TY, Manuskiatti W, Anderson RR. Hair removal with an 800-nm pulsed diode laser. *J Am Acad Dermatol* 2000; 43(3):442–447.

[13] Haedersdal M, Wulf HC. Evidence-based review of hair removal using lasers and light sources. *J Eur Acad Dermatol Venereol* 2006; 20(1):9–20.

[14] Vachiramon V, Brown T, McMichael AJ. Patient satisfaction and complications following laser hair removal in ethnic skin. *J Drugs Dermatol* 2012; 11(2):191–195.

[15] Thaysen-Petersen D, Bjerring P, Dierickx C, Nash J, Town G, Haedersdal M. A systematic review of light-based home-use devices for hair removal and considerations on human safety. *J Eur Acad Dermatol Venereol* 2012; 26(5):545–553.

[16] Town G, Ash C, Dierickx C, Fritz K, Bjerring P, Haedersdal M. Guidelines on the safety of light-based home-use hair removal devices from the European Society for Laser Dermatology. *J Eur Acad Dermatol Venereol* 2012; 26(7):799–811.

[17] Anderson RP. Laser-tissue interactions. In: Goldaman MP, Fitzpatrick RE, eds. *Cutaneous Laser Surgery: The Art and Science of Selective Photothermolysis*. St. Louis, MO: Mosby, 1994, pp. 1–18.

[18] Gilchrest BA, Rosen S, Noe JM. Chilling portwine stains improves the response to Argon laser therapy. *Plast Reconstr Surg* 1982; 69:278–283.

[19] Lask G, Elman M, Slatkine M, Waldman A, Rozenberg Z. Laser-assisted hair removal by selective photothermolysis. *Dermatol Surg* 1997; 23:737–739.

[20] Chess C, Chess Q. Cool laser optics treatment of large telangiectases of the lower extremities. *J Dermatol Surg Oncol* 1993; 19:74–80.

[21] Zenzie HH, Altshuler GB, Smirnov MZ, Anderson RR. Evaluation of cooling methods for laser dermatology. *Lasers Surg Med* 2000; 26(2):130–144.

[22] Altshuler GB, Zenzie HH, Erofeev AV, Smirnov MZ, Anderson RR, Dierickx C. Contact cooling of the skin. *Phys Med Biol* 1999; 44(4):1003–1023.

[23] Nelson JS, Milner TE, Anvari B, Tanenbaum S, Kimel S, Svaasland L, Jacques S. Dynamic epidermal cooling during pulsed laser treatment of port-wine stain. *Arch Dermatol* 1995; 131:695–700.

[24] Van Gemert MJC, Welch AJ. Time constants in thermal laser medicine. *Lasers Surg Med* 1989; 9:405–421.

[25] Anderson RR, Margolis RJ, Watanabe S et al. Selective photothermolysis of cutaneous pigmentation by Q-switched Nd-YAG laser pulses at 1064, 532 and 355 nm. *J Invest Dermatol* 1989; 93:28–32.

[26] Dover JS, Margolis RJ, Polla LL et al. Pigmented guinea pig skin irradiated with Q-switched ruby laser pulses: Morphologic and histologic findings. *Arch Dermatol* 1989; 125:43–49.

[27] Altshuler GB, Anderson RR, Manstein D, Zenzie HH, Smirnov MZ. Extended theory of selective photothermolysis. *Lasers Surg Med* 2001; 29(5):416–432.

[28] Toosi P, Sadighha A, Sharifian A, Razavi GM. A comparison study of the efficacy and side effects of different light sources in hair removal. *Lasers Med Sci* 2006; 21(1):1–4.

[29] Rogers CJ, Glaser DA, Siegfried EC, Walsh PM. Hair removal using topical suspension-assisted Q-switched Nd:YAG and long-pulsed alexandrite lasers: A comparative study. *Dermatol Surg* 1999; 25(11):844–850.

[30] Nanni CA, Alster S. Optimizing treatment parameters for hair removal using a topical carbon-based solution and 1064-nm Q-switched neodymium:YAG laser energy. *Arch Dermatol* 1997; 133(12):1546–1549.

[31] Goldberg DJ, Littler CM, Wheeland RG. Topical suspension-assisted Q-switched Nd:YAG laser hair removal. *Dermatol Surg* 1997; 23(9):741–745.

[32] Littler CM. Laser hair removal in a patient with hypertrichosis lanuginosa congenita. *Dermatol Surg* 1997; 23(8):705–707.

[33] Bakus AD, Garden JM, Yaghmai D, Massa MC. Long-term fine caliber hair removal with an electro-optic Q-switched Nd:YAG laser. *Lasers Surg Med* 2010; 42(8):706–711.

[34] Grossman MC, Wimberely J, Dwyer P, Flotte TJ, Anderson RR. PDT for hirsutism. *Lasers Surg Med* 1995; S7:44.

[35] Sakamoto FH, Doukas AG, Farinelli WA, Tannous Z, Su Y, Smithj NA, Zurakowski D, Anderson RR. Intracutaneous ALA photodynamic therapy: Dose-dependent targeting of skin structures. *Lasers Surg Med* 2011; 43(7):621–631.

[36] Drosner M, Adatto M. Photo-epilation: Guidelines for care from the European Society for Laser Dermatology (ESLD). *J Cosmet Laser Ther* 2005; 7:33–38.

[37] Casey AS, Goldberg D. Guidelines for laser hair removal. *J Cosmet Laser Ther* 2008; 10:24–33.

[38] Bode D, Seehusen DA, Baird D. Hirsutism in women. *Am Fam Physician* 2012; 85(4):373–380.

[39] Sellheyer K. Mechanisms of laser hair removal: Could persistent photoepilation induce vitiligo or defects in wound repair? *Dermatol Surg* 2007; 33:1055–1065.

[40] Emer JJ. Best practices and evidenced-based use of the 800 nm diode laser for the treatment of pseudofolliculitis barbae in skin of color. *J Drugs Dermatol* 2011; 10(12 Suppl.):s20–s22.

[41] Schulze R, Meehan KJ, Lopez A, Sweeney K, Winstanley D, Apruzzese W, Ross E. Low-fluence 1,064-nm laser hair reduction for pseudofolliculitis barbae in skin types IV, V, and VI. *Dermatol Surg* 2009; 35(1):98–107.

[42] Smith EP, Winstanley D, Ross EV. Modified superlong pulse 810 nm diode laser in the treatment of pseudofolliculitis barbae in skin types V and VI. *Dermatol Surg* 2005; 31(3):297–301.

[43] Kauvar AN. Treatment of pseudofolliculitis with a pulsed infrared laser. *Arch Dermatol* 2000; 136(11):1343–1346.

[44] Liew SH, Ladhani K, Grobbelaar AO, Gault DT, Sanders R, Green CJ, Linge C. Ruby laser-assisted hair removal success in relation to anatomic factors and melanin content of hair follicles. *Plast Reconstr Surg* 1999; 103(6):1736–1743.

[45] Gan SD, Graber EM. Laser hair removal: A review. *Dermatol Surg* 2013; 39(6):823–838.

[46] Haedersdal M, Matzen P, Wulf HC. Laser epilation: A systematic review of evidence-based clinical results. *Ugeskr Laeger* 2000; 162(50):6809–6815.

[47] Haedersdal M, Wulf HC. Evidence-based review of hair removal using lasers and light sources. *J Eur Acad Dermatol Venereol* 2006; 20(1):9–20.

[48] Haedersdal M, Gøtzsche PC. Laser and photoepilation for unwanted hair growth. *Cochrane Database Syst Rev* 2006; 18(4):CD004684.

[49] Haak CS, Nymann P, Pedersen AT, Clausen HV, Feldt Rasmussen U, Rasmussen AK, Main K, Haedersdal M. Hair removal in hirsute women with normal testosterone levels: A randomized controlled trial of long-pulsed diode laser vs. intense pulsed light. *Br J Dermatol* 2010; 163(5):1007–1013.

[50] Kutluba Z. Alexandrite laser hair removal results in 2359 patients: A Turkish experience. *J Cosmet Laser Ther* 2009; 11(2):85–93.

[51] McDaniell DH, Lord J, Ash K, Newman J, Zukowski M. Laser hair removal: A review and report on the use of the long-pulsed alexandrite laser for hair reduction of the upper lip, leg, back, and bikini region. *Dermatol Surg* 1999; 25(6):425–430.

[52] Xia Y, Moore R, Cho S, Ross EV. Evaluation of the vacuum-assisted handpiece compared with the sapphire-cooled handpiece of the 800-nm diode laser system for the use of hair removal and reduction. *J Cosmet Laser Ther* 2010; 12(6):264–268.

[53] Amin SP, Goldberg DJ. Clinical comparison of four hair removal lasers and light sources. *J Cosmet Laser Ther* 2006; 8(2):65–68.

[54] Adatto M. Hair removal with a combined light/heat-based photo-epilation system: A 6-month follow-up. *J Cosmet Laser Ther* 2003; 5(3–4):163–167.

[55] Davoudi SM, Behnia F, Gorouhi F, Keshavarz S, Nassiri Kashani M, Rashighi Firoozabadi M, Firooz A. Comparison of long-pulsed alexandrite and Nd:YAG lasers, individually and in combination, for leg hair reduction: An assessor-blinded, randomized trial with 18 months of follow-up. *Arch Dermatol* 2008; 144(10):1323–1327.

[56] Lorenz S, Brunnberg S, Landthaler M, Hohenleutner U. Hair removal with the long pulsed Nd:YAG laser: A prospective study with one year follow-up. *Lasers Surg Med* 2002; 30(2):127–134.

[57] Dolotov L, Sinichkin Y, Tuchin V, Utz S, Alshuler G, Yaroslavsky I. Design and evaluation of a novel portable erythema melanin meter. *Lasers Surg Med* 2004; 34:127–135.

[58] Rao K, Sankar TK. Long-pulsed Nd:YAG laser-assisted hair removal in Fitzpatrick skin types IV-VI. *Lasers Med Sci* 2011; 26(5): 623.

[59] Nanda S, Bansal S. Long pulsed Nd:YAG laser with inbuilt cool sapphire tip for long term hair reduction on type-IV and V skin: A prospective analysis of 200 patients. *Indian J Dermatol Venereol Leprol* 2010; 76(6):677–681.

[60] Dierickx CC, Grossman MC, Farinelli WA, Anderson RR. Permanent hair removal by normal-mode ruby laser. *Arch Dermatol* 1998; 134(7):837–842.

[61] Akinturk S, Eroglu A. A clinical comparison of topical piroxicam and EMLA cream for pain relief and inflammation in laser hair removal. *Lasers Med Sci* 2009; 24(4):535–538.

[62] Aldraibi MS, Touma DJ, Khachemoune A. Hair removal with the 3-msec alexandrite laser in patients with skin types IV-VI: Efficacy, safety, and the role of topical corticosteroids in preventing side effects. *J Drugs Dermatol* 2007; 6(1):60–66.

[63] Laser Institute of America. American National Standard for safe use of lasers in health care facilities (ANSI Z136.3). Orlando, FL, 81pp.

[64] Castelluccio D. Implementing AORN recommended practices for laser safety. *AORN J* 2012; 95(5):612–624.

[65] Plauntz L. Guidelines for staff administering laser therapy in an office setting. *Plast Surg Nurs* 2013; 33(1):29–35.

[66] Fontana CR, Bonini D, Bagnato VS. A 12-month follow-up of hypopigmentation after laser hair removal. *J Cosmet Laser Ther* 2013; 15(2):80–84.

[67] Liew SH. Laser hair removal: Guidelines for management. *Am J Clin Dermatol* 2002; 3(2):107–115.

[68] Moreno-Arias GA, Camps-Fresneda A. Long-lasting hypopigmentation induced by long-pulsed alexandrite laser photo-epilation. *Dermatol Surg* 2003; 29(4):420–422.

[69] Radmanesh M, Mostaghimi M, Yousefi I, Mousavi ZB, Rasai S, Esmaili HR, Khadivi HA. Leukotrichia developed following application of intense pulsed light for hair removal. *Dermatol Surg* 2002; 28(7):572–574.

[70] Radmanesh M, Azar-Beig M, Abtahian A, Naderi AH. Burning, paradoxical hypertrichosis, leukotrichia and folliculitis are four major complications of intense pulsed light hair removal therapy. *Dermatolog Treat* 2008; 19(6):360–363.

[71] Lapidoth M, Shafirstein G, Ben Amitai D, Hodak E, Waner M, David M. Reticulate erythema following diode laser-assisted hair removal: A new side effect of a common procedure. *J Am Acad Dermatol* 2004; 51(5):774–777.

[72] Landa N, Corrons N, Zabalza I, Azpiazu JL. Urticaria induced by laser epilation: A clinical and histopathological study with extended follow-up in 36 patients. *Lasers Surg Med* 2012; 44(5):384–389.

[73] Berstein EF. Severe urticaria after laser treatment for hair reduction. *Dermatol Surg* 2010; 36(1):147–151.

[74] Ainomair N, Nazarian R, Marmur E. Complications in lasers, lights, and radiofrequency devices. *Facial Plast Surg* 2012; 28(3): 340–346.

[75] Desai S, Mahmoud BH, Bhatia AC, Hamzavi IH. Paradoxical hypertrichosis after laser therapy: A review. *Dermatol Surg* 2010; 36(3):291–298.

[76] Willey A, Torrontegui J, Azpiazu J, Landa N. Hair stimulation following laser and intense pulsed light photo-epilation: Review of 543 cases and ways to manage it. *Lasers Surg Med* 2007; 39(4): 297–301.

[77] Lolis MS, Marmur ES. Paradoxical effects of hair removal systems: A review. *J Cosmet Dermatol* 2006; 5(4):274–276.

[78] Alajlan A, Shapiro J, Rivers JK, Macdonald N, Wiggin J, Lui

H. Paradoxical hypertrichosis after laser epilation. *J Am Acad Dermatol* 2005; 53(1):85–88.

[79] Bernstein EF. Hair growth induced by diode laser treatment. *Dermatol Surg* 2005; 31(5):584–586.

[80] Lee WW, Murdock J, Albini TA et al. Ocular damage secondary to intense pulse light therapy to the face. *Ophthal Plast Reconstr Surg* 2011; 27(4):263–265.

[81] Carrim ZI, Chohan AW, Devlin HC. Iris damage and acute pigment dispersion following photo-epilation. *Eye* 2006; 20(12):1486–1488.

[82] Halkiadakis I, Skouriotis S, Stefanaki C et al. Iris atrophy and posterior synechiae as a complication of eyebrow laser epilation. *J Am Acad Dermatol* 2007; 57:S4–S5.

[83] Le JM, Autie M, Monnet D et al. Ocular complications after laser epilation of eyebrows. *Eur J Dermatol* 2007; 17:553–554.

[84] Herbold TM, Busse H, Uhlig CE. Bilateral cataract and corectopia after laser eyebrow [corrected] epilation. *Ophthalmology* 2005; 112(9):1634–1635.

[85] Shulman S, Bichler I. Ocular complications of laser-assisted eyebrow epilation. *Eye* 2009; 23:982–983.

[86] Sheikh A, Hodge W, Coupland S. Diode laser-induced uveitis and visual field defect. *Ophthal Plast Reconstr Surg* 2007; 23:321–323.

[87] Riml S, Larcher L, Grohmann M, Kompatscher P. Second-degree burn within a tattoo after intense-pulsed-light epilation. *Photodermatol Photoimmunol Photomed* 2013; 29(4):218–220.

[88] Kluger N, Hakimi S, Del Giudice P. Keloid occurring in a tattoo after laser hair removal. *Acta Dermatol Venereol* 2009; 89(3): 334–335.

[89] Soden CE, Smith K, Skelton H. Histologic features seen in changing nevi after therapy with an 810 nm pulsed diode laser for hair removal in patients with dysplastic nevi. *Int J Dermatol* 2001; 40(8):500–504.

46
光动力疗法在美容适应证中的应用

Colin A. Morton, Rolf-Markus Szeimies, and Lasse R. Braathen

光动力疗法（PDT）是一种非侵入性疗法，已在非黑色素瘤皮肤癌（NMSC）和多种其他适应证中证明了其有效性，包括光子嫩肤。光动力疗法是指在可见光下激活光敏药物，在靶细胞内产生活性氧，使其破坏或修饰，并伴随宿主炎症和免疫反应，这些过程对治疗效果的相对贡献取决于治疗适应证。

在本章中，我们回顾了目前局部 PDT 在当前适应证中的疗效，重点是所取得的良好美容效果，以及它在改善细纹、色斑、面色蜡黄、皮肤纹理、触觉粗糙、毛细血管扩张和面部红斑方面的效果。在欧洲和国际指南 [1-3] 中可以找到对已有的和最新的局部 PDT 适应证的全面循证审查。目前正在探索 PDT 在某些炎症和感染性适应证中的应用，包括痤疮，这是典型的高质量美容结果，尽管最大限度的疗效化的方案还有待优化。治疗一般耐受性良好，但 PDT 期间常有刺痛、不适或疼痛。研究表明，改变 PDT 的应用方式，包括改用日光或减少光敏剂使用时间，其疗效保持不变。我们考虑目前提供治疗的方法和潜在的不良反应。

局部 PDT 提供治疗

光动力治疗（PDT）通常是通过局部应用血红素生物合成途径的前体，特别是 5-氨基酮戊酸（5-ALA）或其酯氨基乙酰丙酸甲酯（MAL），在靶细胞内转化为光活性卟啉，特别是原卟啉 IX（PpIX）。潜伏期过后，适当波长的光激活光敏剂，促进光动力反应。在光线照射之前，可以检测皮肤表面的荧光，有助于病灶的定位。

目前有四种药物被批准用于局部 PDT：20% 的 5-ALA，Levulan（DUSA Wilmington，MA）制剂在北美和其他某些国家获得批准，通过使用蓝光应用于光化性角化病（AK）。尽管各国的标准有所不同，MAL

（160 mg/g，Metvix®/Metvisia®）（Galderma，Lausanne，CH）与红光一起用于治疗 AK、原位和浅层基底细胞癌（sBCC）和结节性基底细胞癌（nBCC），尽管各国的标准有所不同。含有 5-ALA 的贴片 [Alacare® (Galderma Spirig AG，Egerkingen，Switzerland)] 在单个疗程中结合红光治疗轻至中度 AK，而无需对皮损进行预处理。此外，对于 AK，一种纳米乳液 [Ameluz® (Biofrontera AG，Leverkusen，Germany)] 获批可以结合红光进行光动力疗法。

目前还没有专门批准在美学适应证中使用局部 PDT，尽管 AK 经常与光损伤的皮肤共存，许多操作者在使用基于清除 AK 的治疗方案的同时，观察到光老化迹象有相当大的改善，如下文所述。

发光二极管（LED）器件通常用于局部光动力治疗，尽管存在一系列合适的光源，包括滤过强脉冲灯（IPL），已成功用于光动力治疗 AK、痤疮和光子嫩肤。虽然 ALA 的 Levulan 配方被批准与蓝色荧光灯用于 AK（BLu-U™，峰值发射 417 nm），但具有 630 nm/635 nm PpIX 激活峰的红色窄带 LED 光源，通常与前面描述的许可药剂一起使用。由于不同的滤波技术，IPL 会发出不同的光谱，因此需要推出特定的协议来实现相同的辐射曝光。

最近，日光作为 PDT 的光源，应用 MAL 处理 0.5 小时，然后暴露在日光下长达 2.5 小时，证明在治疗 AK 方面与传统的 PDT 一样有效，但只有最小的治疗相关性疼痛。研究人员继续优化可穿戴光源，通过佩戴便携式 LED 设备或柔性纺织结构的光纤，使光纤在曲面上均匀分布，从而实现可移动 PDT。PDT 中的剂量测量通常是根据所用光源提供的能量通量来估算的，尽管它更严格地由光敏剂剂量、药物光间隔、波长/波段、辐照度（mW/cm²）和通量（J/cm²）来定义。

在实践中，通常先将皮肤脱脂，去掉鳞屑/结痂，使表皮上的病灶表面变得粗糙，然后再将 1 mm

厚的光敏乳膏涂在要治疗的皮损/区域上，或者对于 Levulan AlA，可以通过轻轻涂抹皮损并在干燥时重新涂抹混合溶液，而不需要皮损准备。使用 ALA 贴片治疗 AK 时不需要任何准备。在治疗鲍温病、sBCC 和 nBCC 时，建议用刮匙/刀片轻轻去除覆盖的痂皮和鳞片，去除覆盖在基底细胞癌（BCC）上的完整表皮。Levulan ALA-PDT 和日光 PDT 治疗区域未被阻断，而在标准 MALPDT 和纳米乳剂 ALA-PDT 治疗区域被阻断。标准 MAL-PDT 和 PDT 的治疗时间建议为 ALA 纳米乳 3 小时，ALA 贴剂 4 小时，Levulan ALA-PDT 长达 14~18 小时，尽管临床上使用的时间要短得多，为 1~3 小时。潜伏期结束后，治疗部位暴露在光线下，当原位和基底细胞癌治疗时，MAL-PDT 在 1 周后重复治疗，而在其他情况下，通常在 6~12 周后复查患者，以评估 AKS 重复治疗的必要性。

局部 PDT 后，局部光敏性可以保持长达 48 小时，ALA 半衰期约为 24 小时，MAL 诱导的 PpIX 在 24~48 小时内从正常皮肤清除；因此，需要适当的日光保护，这在大范围治疗后尤为重要。在覆盖 PDT 后的 2 周内限制日光暴露也可能有助于减少色素沉着的风险。

不良事件

疼痛/烧灼感通常在 PDT 过程中出现，通常在开始光照后几分钟内出现，可能反映了活性氧对神经的刺激和/或组织损伤，高温可能会加剧这种感觉。大多数患者都能耐受 PDT，不需要特别的止痛，也不需要暂停照光，但如果进行大范围处理，疼痛更容易出现，而且在大范围治疗的 AK 比原位 SCC/BCC 更常见，因此，在治疗包含多个 AK 的大范围皮肤时，应该预料到疼痛的发生。皮肤敏感的患者似乎更容易感到疼痛。目前尚不清楚光敏剂的使用是否在疼痛感上有显著差异，研究结果相互矛盾，而且额外的因素往往使直接比较变得困难。

到目前为止，表面麻醉药在 PDT 过程中并没有显示出明显的止痛作用，但神经阻滞和冷空气镇痛是有效的，这对于大范围治疗特别有用。冷空气镇痛，使用设备在 -35℃ 的温度下吹气，可以缩短疼痛持续时间和严重程度，尽管降温可能会减缓光动力反应。使用低强度光（日光、可移动）的 PDT 可使痛苦减轻，但会导致治疗时间延长，日光 PDT 需要良好的天气条件才能让患者感到舒适，并实现高于 8 J/cm² 的 PpIX 加权日光剂量和 10℃ 的最高日间温度才能进行有效治疗。在传统的光动力疗法（PDT）中，当使用可变脉冲光或可见光加水滤红外线 A 时，已经观察到光照期间的疼痛减轻。

PDT 后最常见症状是红斑和水肿，伴有糜烂、结痂形成，愈合时间为 2~6 周。为了避免紫外线诱发的红斑风险，首先需要广泛应用有机防晒霜（吸收光谱与 PpIX 的吸收光谱没有明显重叠），大约 15 分钟后进行皮损准备。治疗部位的荨麻疹是罕见的，可能加重了 PDT 引起的炎症反应，经批准的适用 PDT 的在临床上很少能观察到炎症后色素减退或色素沉着或明显的瘢痕形成。考虑到伴随的毛皮脂腺单位的敏化，脱发也是可能的，但 PDT 对 BCC 比 AK 更常在局部观察到。对光敏剂有一个很小的致敏风险，这可能会对使用相同药物制剂来接受进一步 PDT 的患者会产生过度的反应。

PDT 的长期安全性令人鼓舞，在过去 20 年来，数千名患者接受了局部 PDT 治疗，几乎没有证据表明从亚致死性损伤有进展到靶细胞的风险。以往 PDT 领域内的黑色素瘤和 PDT 治疗阴茎上皮内瘤后发生鳞状细胞癌的病例报道可以代表进展的证据，但黑色素瘤很可能是偶然发生的，而 SCC 的发展是由于阴茎上皮内肿瘤的不完全反应所致。PDT 可能促进残留基底细胞癌更具侵袭性的组织学模式的观察是混乱的，因为认识到活组织检查中的抽样错误，而且从数个 5 年随访的大型研究中缺乏支持性证据。

光化性角化病的 PDT 治疗

薄层和中等厚度的 AK 对局部 PDT 反应良好，治疗后大约 3 个月的初始清除率为 89%~91%。针对具体治疗的指南确定 PDT 作为一种病变和定向治疗都是有效的，并建议 PDT 在 AK 多发/聚集、愈合不良的部位或对其他局部治疗反应不佳的部位发挥作用[4]。

PDT 治疗 AK 部位的良好美容效果已被广泛报道，并在个体内比较研究中得到了最好的例证。一项针对 119 例患者的 1 501 例面部/头皮 AK 的随机个体内研究使用该方案来比较 MAL-PDT 和冷冻疗法[5]。在最初的治疗周期后，光动力疗法的治愈率明显高于冷冻疗法（87% vs.76%），但在无反应消退后，其疗效相当（89% vs. 86%）。在美容效果方面，研究人员明显倾向于 MAL-PDT 而不是冷冻疗法（43% vs. 12%），在总体结果（美容、疗效和皮肤不适）方面，患者也明显倾向于 PDT 而不是冷冻疗法（49% vs. 21%）。在美国，在 MAL-PDT 治疗 AK 的多中心研究中，研究者记录了 97% 的患者美容效果良好或优秀[6]。

使用 BF-200 nm 乳液的 ALA-PDT 在清除多发性 AK 患者面部／头皮的薄和中等厚度 AK 方面显示出优于 MAL，在一次或两次 PDT 治疗后 12 周，清除率分别为 90% 和 83%（完全清除率分别为 78% 和 64%）[7]。ALA-PDT 和 MAL-PDT 的美容效果相似，分别有 43% 和 45% 的受试者美容评分为好／非常好。

在 3~8 个面部／头皮损伤的患者中，使用自粘性贴片的 ALA-PDT 清除了 82%~89% 的轻度或中度 AK，优于接受冷冻治疗的对照组 77% 的清除率[8]。单次治疗 12 个月后，贴片 ALA-PDT 在疗效和美容方面仍然有优势，31% 冷冻治疗病变部位仍出现色素减退[9]，而 PDT 治疗部位为 0~3%。

局部 PDT 对治疗 AK 在骶骨部位的疗效较差，部分原因可能是由于这些部位较厚的病变比例较高，这仍然是一种超适应证使用。

PDT 治疗鲍温病（原位鳞状细胞癌）

研究综述表明，局部 PDT 3 个月后，鲍温病（原位鳞癌）的清除率为 88%~100%，而在随访的 17~60 个月中，治疗病灶中仍保留有 53%~89% 的清除率[2]。据报道，局部 PDT 可以清除乳头的指状部、甲下部和鲍温氏病，以及在愈合不良的情况（小腿、大疱性表皮松解症和放射性皮炎）。

在已报道的最大规模的对比研究中，欧洲一项针对 275 例原位鳞癌患者中的 225 名患者进行的研究，使用宽带红光的 MAL-PDT 与临床医生选择的冷冻疗法或 5-氟尿嘧啶进行了比较[10]。最后一次治疗（1~2 个周期）3 个月后皮损完全缓解率与所有方案相似（MAL-PDT 为 93%，冷冻为 86%，5-氟尿嘧啶为 83%），但 PDT 的美容效果更好。接受 PDT 治疗的患者中，94% 的患者在 3 个月时美容效果良好，相比之下，接受冷冻治疗的患者和接受 5-氟尿嘧啶治疗的患者分别为 66% 和 76%。虽然 1 年的持续病灶清除率显示 MAL-PDT 优于冷冻疗法，但两年后三种疗法的清除率相似的，PDT 组的病灶清除率为 68%，冷冻疗法组为 60%，5-氟尿嘧啶组为 59%。

红色窄带 LED 灯最常用于原位鳞状细胞癌的 PDT 治疗；然而，有机 LED 已用于原位鳞癌小斑块的动态 PDT，以及 1 年内总有效率为 84% 的 sBCC[11]。

PDT 是一个很好的治疗选择，特别是对于愈合不良部位的大斑块和小斑块，代表了大多数病变。由于 PDT 对微侵袭性和结节浸润性鳞癌的疗效降低，目前不推荐使用 PDT。

PDT 治疗基底细胞癌

MAL 是目前唯一被批准用于治疗 SBCC 和／或 NBCC 的光敏剂，当患者由于可能的治疗相关并发症和较差的美容效果而不适合其他治疗时，MAL 是其适应证。

接受 PDT 治疗的原发性 SBCC 患者的初始清除率很高，在最后一次治疗后 3 个月的清除率为 92%~97%，1 年复发率为 9%[12, 13]。与冷冻治疗 SBCC 相比，MAL-PDT 与冷冻治疗 SBCC 的清除率相当，3 个月时分别为 97% 和 95%，5 年后总体清除率与最初治疗的皮损的 76% 相同，但更多的患者在 PDT 后获得了良好的美容效果（60% vs. 16%）。在 PDT 与切除手术的比较中，有效率再次具有可比性，但美容效果更佳——94% 的 PDT 治疗部位具有良好的美容效果，而手术部位的这一比例为 60%[13]。

MAL-PDT 在治疗 3 个月后清除了 93% 的薄型 nBCC，但当比较复发率（5 年复发率分别为 14% 和 4%）时，其清除率要低于切除[14]。与手术相比，PDT 术后的美容效果更好，87% 的患者在 5 年时美容效果良好，而手术后的这一比例为 54%。

ALA-PDT 虽然目前没有获得治疗基底细胞癌的许可，但已经被广泛使用，在最近的一次与简单切除的比较中，其疗效与手术相似，在 sBCC 和 nBCC 两种疾病中，都清除了 96% 的病灶（在 12 个月内，每组均有 2 个病灶复发）。接受 PDT 治疗的患者在 12 个月时有 100% 的结果良好或优秀，美容效果更好，而手术后的这一比例为 89%[15]。

基底细胞癌（BCC）的疗效受病灶厚度的影响，肿瘤厚度增加，疗效会降低。在 PDT 治疗 BCC 时，病变准备可能比 AK 更重要，在治疗方案中建议切除覆盖在病变上的完整表皮。然而，对于随后的美容手术来说，重要的是任何使用刮刀或刀片的去皮都不应该延伸到病变的边缘，从而促进手术瘢痕的形成。H 区的病变也降低了持续清除率。

局部 PDT 是治疗原发性 sBCC 的好方法，但考虑到 nBCC 的复发率高于手术，PDT 仅适用于手术切除相对禁忌或患者偏好反映过去治疗史、合并症和／或美容因素而愿意接受较高复发风险。PDT 不宜用于高危基底细胞癌，包括形态亚型。作为一种非手术治疗，建议对基底细胞癌 PDT 后至少 1 年的患者进行复查。

瘢痕血管和色素沉着是决定医生美容意见的最具预测性的皮肤外观方面，在 sBCC 进行非侵入性治疗（包括 PDT）后，对瘢痕颜色的美学评估对患者来说是最重要的[16]。

PDT 治疗区域性癌变 / 多个 NMSC

出现在阳光暴露区，多个 NMSC、AK、发育不良的角质形成细胞，以及区域性癌变反映了多灶性临床和亚临床癌变的存在。PDT 具有选择性增敏和破坏病变组织的作用，是一种很好的治疗选择，可以在确保依从性的情况下进行基于诊疗室的治疗，与长期应用咪喹莫特、5－氟尿嘧啶或双氯芬酸钠等药物相比，治疗引发的炎症时间更短（图 46.1）[17]。最近的一项共识指出，在器官移植受者的二级预防策略中，区域性癌化中的 PDT 也可能防止新的 AK 形成和 AK 向侵袭性 SCC 的转化，建议进行周期性 PDT，至少两次初始治疗，一年内重复几次，可能每隔 3 个月重复一次[18]。现场 PDT 的预防潜力似乎也与免疫活性有关，只需对面部 AK 的光损伤患者进行一次局部 ALA-PDT 治疗，显示出在新的 AK 出现之前有大约 6 个月的显著延迟[19]。PDT 可降低早期皮肤癌标志物 p53 的表达，支持其在癌变过程中的预防指征[20, 21]。

PDT 治疗增生性瘢痕和瘢痕疙瘩

除了 PDT 后的整体高质量美容外，也有报道称 PDT 后原有瘢痕的外观有所改善。在一项对 6 例患者进行的小型研究中观察到，经过 2~3 次 PDT 治疗后，增生性瘢痕的外观显著改善[22]。在另外 8 例增生性瘢痕患者中也报道了类似的结果，其中 5 例患者有明显改善[23]。PDT 治疗增生性瘢痕的效果与胶原的降解和弹性蛋白纤维的增加有关，提示胶原降解酶的产生[24]。在 20 名单独接受 MAL-PDT（每周 3 次治疗）或手术后的患者中，瘙痒和疼痛减轻，瘢痕疙瘩柔韧性提高[25]。

PDT：疗效、预防和光嫩肤术

在这一章中，我们强调了 PDT 的特性，使其成为治疗 NMSC 和癌前病变的一个有吸引力的选择，具有较高的疗效，同时具有预防进一步病变的潜力，并辅之以高质量的美容。考虑到严重光损伤患者中，临床 AK 和亚临床病变的频繁共存，PDT 用于光子嫩肤的机会也很有吸引力。作为一种基于诊室的治疗，依从性被最大化。与其他方法相比，PDT 后的停药时间相对较短，尽管优化疗效、最大限度减少治疗相关不适的方案对于 PDT 的广泛采用至关重要。然而，在包括 AK 在内的 NMSC 适应证的 PDT 研究中持续观察到的高质量美容，加上对患者选择治疗的重视程度越来越高，对局部 PDT 的需求可能会增加。

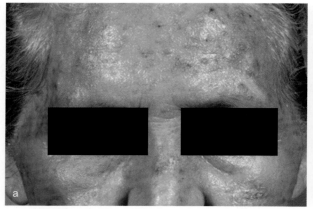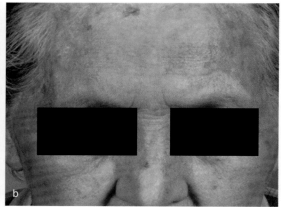

图 46.1 光动力疗法（a）治疗光化性角化病（AK）的区域性癌变，显示愈合和恢复活力的区域（b）。

参考文献

[1] Braathen Lasse R, Szeimies Rolf M, Basset Seguin N et al. Guidelines on the use of photodynamic therapy for nonmelanoma skin cancer: An international consensus. *J Am Acad Dermatol* 2007; 56:125–143.

[2] Morton CA, Szeimies R-M, Sidoroff A, Braathen LR. European guidelines for topical photodynamic therapy. Part 1: Treatment delivery and current indications—Actinic keratoses, Bowen's disease, basal cell carcinoma. *J Eur Acad Dermatol Venereol* 2013; 27:536–544.

[3] Morton CA, Szeimies R-M, Sidoroff A, Braathen LR. European guidelines for topical photodynamic therapy. Part 2: Emerging indications—Field cancerization, photorejuvenation and inflammatory/infective dermatoses. *J Eur Acad Dermatol Venereol* 2013; 27:672–679.

[4] De Berker D, McGregor J, Hughes B. Guidelines for the

management of actinic keratosis. *Br J Dermatol* 2007; 156: 222–230.

[5] Morton C, Campbell S, Gupta G et al. Intraindividual, right-left comparison of topical methyl aminolaevulinate-photodynamic therapy and cryotherapy in subjects with actinic keratoses: A multicentre, randomized controlled study. *Br J Dermatol* 2006; 155:1029–1036.

[6] Pariser DM, Lowe NJ, Stewart DM et al. Photodynamic therapy with topical methyl aminolevulinate for actinic keratosis: Results of a prospective randomized multicenter trial. *J Am Acad Dermatol* 2003; 48:227–232.

[7] Dirschka T, Radny P, Dominicus R et al. Photodynamic therapy with BF-200 ALA for the treatment of actinic keratoses: Results of a multicentre, randomized, observer-blind phase III study in comparison with registered methyl-5-aminolaevulinate cream and placebo. *Br J Dermatol* 2012; 166:137–146.

[8] Hauschild A, Stockfleth E, Popp G et al. Optimization of photodynamic therapy with a novel self-adhesive 5-aminolaevulinic acid patch: Results of two randomized controlled phase III studies *Br J Dermatol* 2009; 160:1066–1074.

[9] Szeimies RM, Stockfleth E, Popp G et al. Long-term follow-up of photodynamic therapy with a self-adhesive 5-aminolaevulinic acid patch: 12 months data. *Br J Dermatol* 2010; 162:410–414.

[10] Morton CA, Horn M, Leman J et al. A randomized, placebo-controlled, European study comparing MAL-PDT with cryotherapy and 5-fluorouracil in subjects with Bowen's disease. *Arch Dermatol* 2006; 142:729–735.

[11] Ibbotson SH, Ferguson J. Ambulatory photodynamic therapy using low irradiance inorganic light-emitting diodes for the treatment of non-melanoma skin cancer: An open study. *Photodermatol Photoimmunol Photomed* 2012; 28:235–239.

[12] Basset-Séguin N, Ibbotson SH, Emtestam L et al. Topical methyl aminolaevulinate photodynamic therapy versus cryotherapy for superficial basal cell carcinoma: A 5 year randomized trial. *Eur J Dermatol* 2008; 18:547–553.

[13] Szeimies R, Ibbotson S, Murrell D et al. A clinical study comparing methyl aminolevulinate photodynamic therapy and surgery in small superficial basal cell carcinoma (8–20mm), with a 12-month follow-up. *J Eur Acad Dermatol Venereol* 2008; 22:1302–1311.

[14] Rhodes LE, de Rie MA, Leifsdottir R et al. Five year follow up of a randomized prospective trial of topical methyl aminolevulinate-photodynamic therapy versus surgery for nodular basal cell carcinoma. *Arch Dermatol* 2007; 143:1131–1136.

[15] Cosgarea R, Susan M, Crisan M, Senila S. Photodynamic therapy using topical 5-aminolaevulinic acid vs. surgery for basal cell carcinoma. *J Eur Acad Dermatol Venereol* 2013; 27:980–984.

[16] Mosterd K, Arits AH, Nelemans PJ, Kelleners-Smeets NW. Aesthetic evaluation after non-invasive treatment for superficial basal cell carcinoma. *J Eur Acad Dermatol Venereol* 2013; 27:647–650.

[17] Braathen L, Morton C, Basset-Seguin N et al. Photodynamic therapy for skin field cancerization: An international consensus. International Society for Photodynamic Therapy in Dermatology. *J Eur Acad Dermatol Venereol* 2012; 26:1063–1066.

[18] Basset-Seguin N, Baumann Conzett K, Gerritsen MJP et al. Photodynamic therapy for actinic keratoses in organ transplant recipients. *J Eur Acad Dermatol Venereol* 2013; 27:57–66.

[19] Apalla Z, Sotiriou E, Chovarda E, Lefaki I, Devliotou-Panagiotidou D, Ioannides D. Skin cancer: Preventive photodynamic therapy in patients with face and scalp cancerization. A randomized placebo-controlled study. *Br J Dermatol* 2010; 162:171–175.

[20] Bagazgoitia L, Cuevas Santos J, Juarranz A, Jaen P. Photodynamic therapy reduces the histologic features of actinic damage and the expression of early oncogenic markers. *Br J Dermatol* 2011; 165:144–151.

[21] Szeimies RM, Torezan L, Niwa A et al. Clinical, histopathological and immunohistochemical assessment of human skin field cancerization before and after photodynamic therapy. *Br J Dermatol* 2012; 167:150–159.

[22] Sakamoto F, Izikson L, Tannous Z, Zurakowski D, Anderson RR. Surgical scar remodelling after photodynamic therapy using aminolaevulinic acid or its methylester: A retrospective, blinded study of patients with field cancerization. *Br J Dermatol* 2012; 166:413–416.

[23] Calzavara-Pinton PG, Rossi MT, Aronson E, Sala R; Italian Group For Photodynamic Therapy. A retrospective analysis of real-life practice of off-label photodynamic therapy using methyl aminolevulinate (MAL-PDT) in 20 Italian dermatology departments. Part 1: Inflammatory and aesthetic indications. *Photochem Photobiol Sci* 2013; 12:148–157.

[24] Campbell SM, Tyrrell J, Marshall R, Curnow A. Effect of MAL-photodynamic therapy on hypertrophic scarring. *Photodiagn Photodyn Ther* 2010; 7:183–188.

[25] Ud-Din S, Thomas G, Morris J et al. Photodynamic therapy: An innovative approach to the treatment of keloid disease evaluated using subjective and objective non-invasive tools. *Arch Dermatol Res* 2013; 305:205–214.

47
非手术方法收紧皮肤

Ashraf Badawi

在过去的几年里，皮肤年轻化获得了众多关注。目前看来，公众的意识、大量的营销，以及保持良好健康外表的需要，都鼓励了患者和从业者进行年轻化和身体塑形手术。

最好的结果是在没有或最少的恢复时间和最低的可检测性手术切口的情况下，恢复 15 年或 20 年前的自然外表。

外科手术可以立即改善肤色，如面部拉皮或腹部成形术；然而，许多患者愿意接受皮肤不那么明显的改善，而选择非手术方式紧致皮肤来避免手术的风险。

事实上，非手术皮肤紧致可能与肤色改善不佳有关，但从长远来看，它会改善皮肤的结构和功能，使皮肤变得更好。

针对老化皮肤的理想非手术嫩肤方法取决于每个患者的皮肤类型、病理、嫩肤目标、患者可接受的恢复时间、并发症的阈值以及患者的期望。虽然这些都是非常重要的因素，但医生的经验和对特定年轻化方式的了解在为渴望紧致肌肤和年轻化的患者选择技术和治疗方案方面起着至关重要的作用。理想的"年轻化"方式可以在不损伤表皮的情况下改善皮肤。

皮肤松弛的原因

皮肤松弛可以出现在所有类型的皮肤和所有年龄段的人。男人和女人都会皮肤松弛。就像所有的衰老迹象一样，预防应该是主要的关注点。阻止某事发生要比一旦发生就扭转它容易得多。由于大多数人对他们脸上的衰老迹象不满意，预防确实是最好的方法。

与其他器官一样，皮肤也会随着时间的推移逐渐衰老。衰老的生物学后果首先在细胞层面显现，作用于不同的靶点。即使在 30 岁的人中，衰老也会在细胞水平上产生影响，但只有在中老年这个过程才变得明显，因为微观的结构和功能变化会积累起来，例如形成皱纹和褶皱。皮肤的老化可以归因于内在和外在因素，这两种因素都表现为表面和亚表面的变化。内在衰老是由人的基因决定的[1]。

在皮肤老化过程中，胶原蛋白和弹性蛋白被降解，新胶原生成受到抑制。活细胞的 DNA 也受到破坏[2, 3]。

随时间老化的内在过程是表皮和真皮变薄和失去弹性的结果。这一过程影响到面部的各个层面，包括皮下组织、肌肉筋膜系统、浅肌腱膜系统和面部骨骼。其结果是骨吸收，皮下脂肪萎缩，肌肉纤维系统减弱，皮肤表面改变。另外，真皮－表皮交界处变平，导致网嵴消失，表皮变薄。同时真皮也变薄，并伴随着弹性纤维、胶原生成，血管和基质减少。胶原蛋白和弹性蛋白的生化变化导致真皮更加松弛，但弹性和韧性较差。总而言之，这些变化导致皮肤出现细微皱纹，以及覆盖在面部骨骼上的组织下垂[4]。

外源性光老化导致皮肤的退行性变化，这些变化叠加在随年龄老化的过程中。临床上，这一过程会导致皮肤粗糙和干燥，皱纹加深，面色发黄和色泽障碍。组织学上，光老化皮肤的特征是表皮增生和异型增生，表现为真皮增厚伴有日光弹性增厚，光化性血管病变，胶原纤维减少，以及基质增加[5]。

皮肤松弛的管理

从皮肤松弛的发病机制可以得出结论，皮肤松弛并不是一个孤立的病理现象，因此，管理皮肤松弛不应该仅仅局限于紧肤手术。把皮肤作为一个由表皮、真皮、皮下脂肪组织三层组成的器官来处理是非常重要的。

仅仅专注于紧致皮肤不会给患者带来最佳结果。

重要的是将紧缩治疗与针对表皮的治疗相结合，以减少角化过度，增加表皮活细胞数量，增加局部应用的活性物质的吸收，恢复表皮屏障功能。恢复表皮屏障功能本身应有助于减少经表皮水分流失，进而改善皮肤弹性和紧张度。治疗表皮可以通过化学焕肤、微磨皮、角质溶解产品（如维生素 A 酸），甚至是使用 2 940 nm 的 Er:YAG 激光进行浅层激光剥离来实现。

微晶磨皮术被认为优于所有其他旨在改善表皮结构的方法：它具有机械效应而不是化学效应，这与降低刺激或色素改变的风险有关，微晶磨皮的另一个好处是改善微循环和可能因衰老而受损的淋巴回流。

在治疗皮肤松弛的过程中需要注意的下一层是真皮。众所周知，从 20 岁开始，人们每年开始损失 1%~2% 的身体胶原蛋白，而在阳光 / 紫外线暴露的皮肤部位，这一比例翻了一番 [6, 7]。随着胶原蛋白的丢失，皮肤的抗张强度会变弱，这导致了皱纹的产生和皮肤松弛。已知的诱导新胶原形成的程序，如非剥脱性 20 164 µm Nd:YAG 激光 [8, 9]，剥脱性和非剥脱性部分激光，胶原诱导疗法，以及微针射频（RF），是目前最流行的皮肤年轻化的手术。

虽然紧肤手术会导致新的胶原形成，但当病变在真皮水平，在没有皮肤松弛的情况下，上述技术是首选。由于本章的主题是非手术紧肤，因此重点将放在用于该适应证的不同技术上。

射频紧肤技术的应用

射频装置已被广泛用于收紧皮肤，并被认为会导致真皮、皮下组织（包括纤维隔膜）和筋膜层的体积加热。众所周知，皮肤加热的效果之一是立即改变胶原结构，然后在治疗后 4~6 周开始长期刺激新胶原形成 [10]。这些热效应可以帮助减少皱纹和松弛的出现，改善面部和身体的轮廓。

当射频用于收紧组织时，热量主要集中在皮下和真皮深处，那里的水分越多，产生的热量就越多；离表皮越浅，水分就越少。因此，表皮水平上发生的热效应也就越小。这使得射频技术适用于所有皮肤类型，不像其他一些基于光线的紧致模式不能用于较暗的皮肤类型。

第一代单极射频装置在紧肤方面显示出良好的效果，但主要问题是与治疗相关的剧烈疼痛。治疗还涉及昂贵的一次性换能器。当引入新的治疗方案时，功率设置减弱，疗效降低，但成本没有下降。这推动了双极和三极射频器件的发展。

单极和双极射频的热效应已被证明是有利的皮肤紧致。然而，这些影响往往是局部或不可预测的，因为单极射频治疗过程中产生的不受控制的性质和可能产生的疼痛，以及双极或三极配置的能量流动的表面性质。

此外，这些第一代射频治疗系统经常产生不可预测的结果，可能是由于个体皮肤阻抗的巨大差异 [11]。

需要指出的是，当使用 RF 时，产生的热量不仅取决于 RF 的类型以及它是单极、双极还是三极，所使用的能量和技术，而且还取决于存在的皮下脂肪的量。这可能是射频设备报道结果不一致的原因。在许多情况下，RF 在苗条的患者中无法表现出良好的收紧效果，这可能是由于皮下脂肪数量较少，因此产生的热量较少，效果不佳。

最近，引入一种新型的多源相控射频系统，它可以增强能量从而穿透到真皮和皮下组织，最大限度地减少表皮加热。为了提高能量传输的可预测性，该系统采用了皮肤阻抗的连续实时测量，允许将恒定的能量传输到患者皮肤，而不依赖于其阻抗的变化。2013 年，Tanaka[12] 使用多源相控射频设备治疗了 20 例日本患者。使用 Canfield Science Vectra 相机和软件进行三维成像，并进行定量体积测量以评估治疗后体积的变化。本研究的结论是，这些多源相位控制射频治疗的优点是它对皮肤紧致的高效率，伴随着最小程度的不适，最小的副作用和低成本。综上所述，这些特点有助于将重复治疗作为独立治疗或手术的辅助手段。这项研究首次提供了定性和定量的体积评估，证明了该技术通过非侵入性紧肤来减少体积的能力 [12]（图 47.1 和图 47.2）。

焦点超声

自 2007 年以来，强聚焦超声已经成为一种非侵入性皮肤紧致和提升的新技术，与现有的设备相比，有望提供更一致和更优越的疗效 [13]。聚焦超声与其他先前存在的紧肤技术不同的一个重要特征是，它能够在中到深层网状真皮直至纤维肌层的精确深度产生微小的低温损伤，导致热诱导的胶原收缩和组织凝固，并随后形成新的胶原，同时保留表皮 [14, 15]。

一种将聚焦超声能量传递与超声成像相结合的新型设备允许在治疗过程中实时显示真皮下边界。在高加索人的前瞻性队列研究中，这种设备证明了在单次治疗后提升眉毛的有效性和安全性 [16]。

这项技术的一个独特特点是，它能够在规定的组织平面上以精确和一致的深度传递几何微聚焦超声能量，根据所使用的换能器的不同，组织平面可以从真皮往下深至浅表肌肉腱膜系统（SMAS）的真皮下结

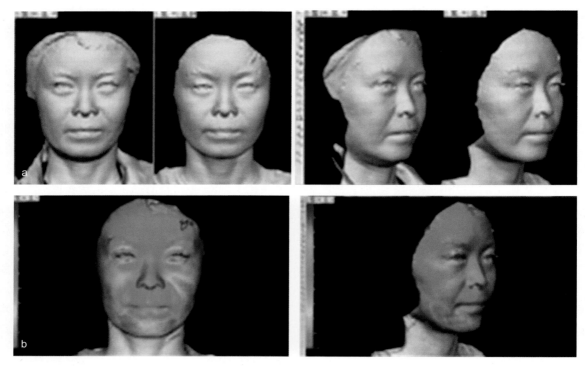

图 47.1　采用多源相位控制射频处理的紧固效果的代表性照片。预处理（a，左）；一位 44 岁的日本妇女表现出脸颊、颏部、颈部和鼻唇沟等皱纹处的皮肤松弛。治疗后（a，右）；皮肤松弛和皱纹均有显著改善。三维彩色示意图显示了在黄色到红色（b）的颜色中实现的不同程度的紧固。绿色区域保持不变。这些图像显示治疗后外观、皮肤松弛和皱纹有显著改善（经允许引自 Tanaka Y，J Cosmet Dermatol Sci Appl，3，110，2013）。

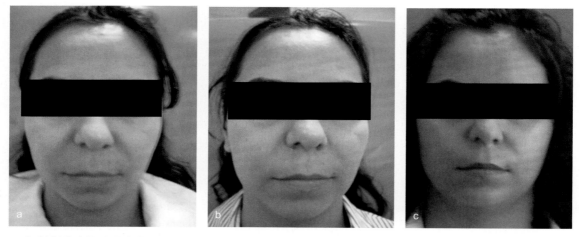

图 47.2　三极射频治疗仪治疗患者。a. 治疗之前。b. 只对右侧面部进行处理后立即使用，并有明显的收紧效果。c. 治疗后 1 个月左右，右侧面部有明显持续紧绷效果。

缔组织[17]。对猪和人身体组织的组织学研究以及一些临床研究表明，特定大小和几何形状的热损伤区的形成，导致了热胶原变性，随后的组织收缩和收紧，同时保留了中间组织和表皮[14, 15, 17, 18]。在 Alam 等的一项前瞻性临床研究中。在白种人患者中，单次治疗就可以显著提升眉毛的皮肤紧张度[16]。该设备也被证明是安全的，一过性红斑和水肿是最常见的副作用[14, 16]。

对于深色皮肤，与激光和光源治疗相关的炎症后色素沉着一直是一个令人担忧的问题。由于超声波能量不被黑色素吸收，因此，在所有类型的皮肤（包括深色皮肤）中，聚焦超声进行的非侵入紧肤都被认为是安全的。

这项新技术在过去几年里特别在美国获得了很大的市场应用，然而，与制造商推荐的第一批协议所带来相关痛苦和传感器的高昂成本是这项技术广泛推广的主要限制因素。最近，推荐了较温和的方案；增加了治疗途径，机器的传感器获得的线路也增加了。因此，成本并没有上升。

在治疗过程中，有一些区域不应该治疗，以避免神经损伤和感觉异常，这是这种治疗的暂时性并发症。

Chan 等[13] 报道 1 例患者在治疗后 7 天出现轻度口周麻木，并在一个月内自行消失。尽管聚焦超声可能比先前存在的非消融性紧肤装置穿透得更深，但聚焦深度是由所使用的换能器预先确定的。对于固定焦点深度为 4.5 mm（7.0 MHz 或 4.0 MHz）的换能器，大部分能量在组织中传递的标称深度已被显示限制在大约 5.0 mm[15]，这比文献[19] 中描述的不同面部区域的面神经平均深度更浅。到目前为止，在已发表的数据中还没有关于该设备出现长期神经功能障碍的报道[13]。

综上所述，在用于皮肤紧致的非手术疗法的设备中，聚焦超声被认为是一种具有高度的可重复性的有效的方法，适用于所有皮肤类型，但与治疗相关的疼痛和高昂的费用是该技术广泛应用的两个主要限制因素。

红外光

光谱上近红外和中红外位置的激光或光能对黑色素的吸引力很弱，主要被水吸收。当表皮黑色素被激光更有效地绕过时，所有皮肤类型的患者都可以降低风险。此外，通过将所选择的激光的波长扩展到红外和中红外区域，可以实现更深的能量穿透，并且可以将激光能量传递到真皮。当表皮被绕过时，激光能量产生的热量被非选择性地沉积在真皮中。从理论上讲，热诱导的皮肤损伤最终导致真皮成纤维细胞的激活和愈合反应的诱导。在假设上，真皮对激光产生的热能的炎症反应会引起胶原蛋白重塑和面部皱纹的改善。

长脉冲时间的红外线激光发射时，会导致深层组织加热和胶原纤维收缩，从而导致组织收紧。几家激光制造商已经使用波长 1 100 nm 的红外光来紧肤。这项技术包括通过冷却以保护表皮。这项技术在市场上已经有十多年的历史了；但是，缺乏可重复性是红外光没有广泛使用于皮肤紧致的障碍之一，而实现皮肤的紧致是这些技术的唯一适应证（图 47.3）。

另一方面，扩展脉冲 1 064 nm Nd:YAG 激光器

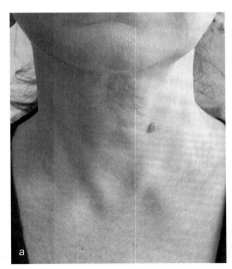
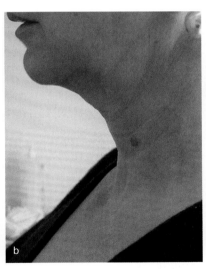
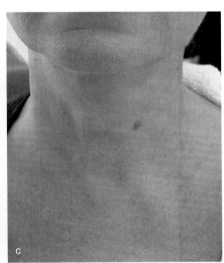
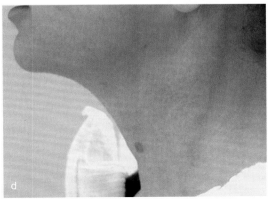

图 47.3 a、c. 治疗前颈部松弛。b、d. IR 光会后颈部有残留红斑，出现明显的紧缩效应。

是一种安全且经过验证的技术，已有效地用于所有皮肤类型和肤色的患者的激光脱毛。与 1 320 nm 的 Nd:YAG 激光器类似，1 064 nm 的波长将非选择性的热量沉积到真皮中，对黑色素的亲和力最小。这种去皱方法的优点包括技术上易于操作，患者的不适感最小甚至没有，并且能够治疗所有皮肤类型而几乎不会有表皮损伤的风险[6]。

最近，超长脉冲宽度 1 064 nm Nd:YAG 激光器问世。利用这一特点，激光可以安全有效地用于收紧皮肤。

该技术涉及在连续移动技术中使用相对较高的通量，超过 60 J/cm²，光斑尺寸为 10 mm，重复率为 2 Hz 或更高。其结果令人印象深刻；然而，长期疗效仍有待证实（图 47.4）。

非剥脱 Er:YAG 激光在眶周紧肤中的应用

最近最令人印象深刻的进展之一是能够以一种非常保守的方式诱导眼周皮肤收紧，几乎没有停机时间。这是通过使用 2 940 nm 的 Er:YAG 激光器治疗眼睛周围的皮肤来实现的。该过程不会导致消融：由于使用的脉冲持续时间非常长，这将导致有着最小表面效应的皮下组织发生热凝固现象（图 47.5）。虽然这种方法的初步结果令人印象深刻，但需要对大量患者进行长期随访，来证明该手术的有效性和安全性。

总结

很明显，有几种非手术紧肤的方式。其中的大多数可以在几乎所有皮肤类型上有效和安全地使用。成功的关键是让患者满意，而这是难以实现的，除非医生能够正确评估患者的皮肤问题，了解患者的心理，讨论治疗方案和所需的组合，限制患者的期望，并解释皮肤老化的过程以及对抗动态的持续老化过程的必要性。

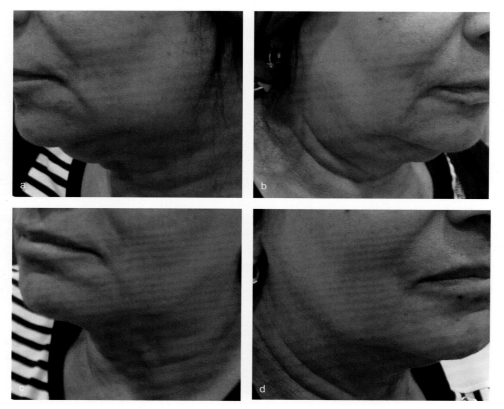

图 47.4　a、b. 治疗前面部左、右两侧。c、d. 1 064 nm Nd:YAG 激光治疗后收紧皮肤，提升效果明显，颌线改善。

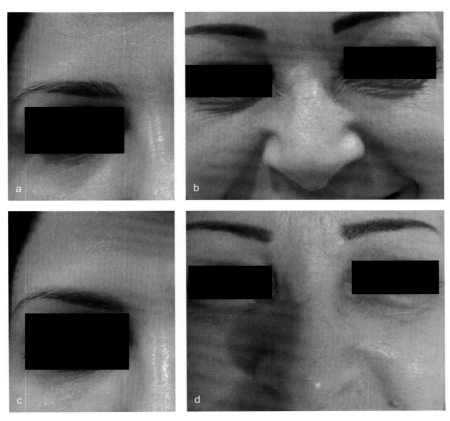

图 47.5　a、b. 治疗前。c、d. 经 2 次脉冲宽度较长的非烧蚀分数级 Er:YAG 激光治疗。

参考文献

[1] Moschella S, Hurley H. Aging and its effects on the skin. In: Moschella S, Hurley H, eds. *Dermatology*, 3rd ed. Philadelphia, PA: W.B. Saunders, 1992.

[2] Fisher GJ. The pathophysiology of photoaging of the skin. *Cutis* 2005; 75:5–9.

[3] Fisher GJ, Wang ZQ, Datta SC et al. Pathophysiology of premature skin aging induced by ultraviolet light. *N Engl J Med* 1997; 337: 1419–1428.

[4] White CR, Bigby M, Sangueza OP. What is normal skin? In: Arndt KA, ed. *Cutaneous Medicine and Surgery: An Integrated Program in Dermatology*. Philadelphia, PA: W.B. Saunders, 1996, pp. 3–41.

[5] Coopman SA, Garmyn M, Gonzalez-Serva A. Photodamage and photoaging. In: Arndt KA, ed. *Cutaneous Medicine and Surgery: An Integrated Program in Dermatology*. Philadelphia, PA: W.B. Saunders, 1996, pp. 732–750.

[6] Badawi A. Role of lasers in rejuvenation. *G Ital Dermatol Venereol* 2012 June; 147(3):285–293.

[7] Shuster S. Osteoporosis, a unitary hypothesis of collagen loss in skin and bone. *Med Hypotheses* 2005; 65(3):426–432.

[8] Badawi A, Tome M, El Morsy I, Atteya A, Sami N. Retrospective analysis of non-ablative scar treatment in dark skin types using the sub-millisecond Nd:YAG 1064 nm laser. *Laser Surg Med* 2011; 43: 130–136.

[9] Badawi A, Tome M, Turely A, Kemeny L. Successful treatment of chicken pox in dark skin using the microdermabrasion and the Nd:YAG 1064 nm laser. *J Cosmet Dermatol* 2011; 24:389–394.

[10] Sadick N, Sorhaindo L. The radiofrequency frontier: A review of radiofrequency and combined radiofrequency pulsed light technology in aesthetic medicine. *Facial Plast Surg* 2005; 21(2):131–138.

[11] Harth Y, Lischinsky D. A novel method for realtime skin impedance measurement during radiofrequency skin tightening treatments. *J Cosmet Dermatol* 2011; 10(1):24–29.

[12] Tanaka Y. Objective assessment of skin tightening using multisource, phase-controlled radiofrequency in Asians. *J Cosmet Dermatol Sci Appl* 2013; 3:110–116.

[13] Chan N, Shek S, Yu C et al. Safety study of transcutaneous focused ultrasound for non-invasive skin tightening in Asians. *Lasers Surg Med* 2011; 43:366–375.

[14] Gliklich RE, White WM, Slayton MH, Barthe PG, Makin IR. Clinical pilot study of intense ultrasound therapy to deep dermal facial skin and subcutaneous tissues. *Arch Facial Plast Surg* 2007; 9(2):88–95.

[15] White WM, Makin IR, Barthe PG, Slayton MH, Gliklich RE. Selective creation of thermal injury zones in the superficial musculoaponeurotic system using intense ultrasound therapy: A new target for noninvasive facial rejuvenation. *Arch Facial Plast Surg* 2007; 9(1):22–29.

[16] Alam M, White LE, Martin N, Witherspoon J, Yoo S, West DP. Ultrasound tightening of facial and neck skin: A raterblinded prospective cohort study. *J Am Acad Dermatol* 2010; 62(2):262–269.

[17] White WM, Makin IR, Slayton MH, Barthe PG, Gliklich R. Selective transcutaneous delivery of energy to porcine soft tissues using Intense Ultrasound (IUS). *Lasers Surg Med* 2008; 40(2):67–75.

[18] Laubach HJ, Makin IR, Barthe PG, Slayton MH, Manstein D. Intense focused ultrasound: Evaluation of a new treatment modality for precise microcoagulation within the skin. *Dermatol Surg* 2008; 34(5):727–734.

[19] Rudolph R. Depth of the facial nerve in face lift dissections. *Plast Reconstr Surg* 1990; 85(4):537–544.

48
脂肪组织和非手术脂肪破坏

Philippe Blanchemaison and Jade Frucot

引言

脂肪团可以通过一个简单的临床标准来定义：当皮肤被挤压时，会出现自发的橘皮现象。身体中出现脂肪团的两个最常见的部位是大腿外侧（大腿脂肪、鞍袋）和膝盖内侧[1]。这种被纤维隔膜"压紧"的特殊脂肪更难去除，特别是在肥胖者中：它对低卡路里饮食特别抵触，因为低卡路里饮食会使股骨储备脂肪作为最后的脂肪储备[2]。

尽管术语"脂肪团"字面意思是"细胞的炎症"，这不能很好地反映它的病理生理学变化，但它应该保留下来，因为它已经在世界各地被采用。它必须与蜂窝组织炎相区别，蜂窝组织炎是一种严重的进行性感染性疾病，可导致皮肤坏死[3]。

脂肪团主要是脂肪细胞中脂肪含量过多。脂肪细胞的变化，是一种与静脉淋巴循环不良和雌激素和孕激素之间潜在的激素失衡有关的水分保留现象，影响了毛细血管的通透性。最后，纤维化可能会随着时间的推移逐渐发生，导致硬化[4]。

这三个因素：肥胖（脂肪细胞的数量和大小增加）、水潴留和纤维化现在是可以量化的。

定义与诊断

脂肪组织对应于脂肪细胞数量和大小的增加。这是一种浅表性脂肪营养不良，换句话说，这是皮下脂肪细胞体积或数量的增加。主要的误解来自于经常混淆"脂肪团"、"脂肪营养不良"和"脂肪变性"这三个术语。脂肪营养不良是皮下脂肪组织过度或不足的转化。当相关脂肪细胞位于皮下组织深部时，成为脂肪变性。当它位于皮下组织的深部时，我们谈论的是脂肪变性。硬脂瘤是深度局限性脂肪营养不良，而肥胖是深度弥漫性脂肪营养不良。

分类

1929 年，Lageze[5] 讨论了通过脂肪细胞之间的结缔组织中的间质水肿来保持水分的脂肪组织，这些组织逐渐演变成纤维结构。

1940 年，Allen[6] 提出了脂肪水肿的概念：它是一种慢性水肿性浸润，是一种水分滞留，会影响下肢从大腿根部到脚踝部分，但不能到达足部，不同于淋巴水肿或静脉水肿（与静脉功能不全相关的水肿）。

1972 年，Braun 和 Falco 观察到含有富含蛋白质的液体的脂肪细胞小叶之间的液体"微湖"，这表明血管参与了脂肪团现象。

1978 年，Nürnberger[7] 在一组皮下活检标本上证明，存在由结缔组织隔膜隔开的脂肪细胞小叶。这些间隔在女性是平行的，在男性是多边形的。根据作者的说法，正是这种特殊的女性脂肪组织结构赋予了橙皮般的外观。脂肪团可分为三个阶段（框 48.1）。

1979 年，Curri 和 Merlen[8] 利用活检和视频毛细管镜直接观察脂肪细胞间血管，得出结论：脂肪团或"水肿性纤维性圆周病"是一种真正的血管病，分为四个阶段 [9, 10]（框 48.2）。

这些分类基于出色的视觉观察，描述了一种线性进化。治疗医生面对为其脂肪团进行咨询的患者时，主要感兴趣的是在就诊当天确定三个主要因素的重要

框 48.1　脂肪团的三个阶段

• 第 1 阶段：橘皮只有在皮肤被挤压时才会出现

• 第 2 阶段：只有站着的时候才能看到自发的橘皮

• 第 3 阶段：在站立和躺卧的姿势中可以看到自发的橘皮出现

框 48.2 "水肿性纤维性圆周病"的四个阶段
- 第 1 阶段：根据斯塔林定律，单纯性水分保留，定义为毛细血管滤过大于重吸收
- 第 2 阶段：脂肪细胞微结节形成，脂肪细胞体积增大
- 第 3 阶段：纤维化
- 第 4 阶段：脂肪细胞大结节形成伴脂肪硬化扩张

性，即纤维化、肥胖症和水潴留。

因此，不同类型的脂肪团出现了，肥胖型、纤维型或水肿型，取决于三者谁占优势。

2000 年，Blan Chemaison[11] 在此基础上提出了一种新的分类方法，称为脂肪组织的 R-FAT 分类：水分滞留、纤维化和脂肪组织。这种分类是基于水分保持指数（WRI）的发展，该指数用于通过高频超声波对水分保持现象进行量化。这一指标已在 48 例患者的前瞻性研究中得到验证[12]。然后，可以根据病理生理学来定义这三个脂肪团的每一个。

2009 年，Hexsel[13] 根据 55 例脂肪团患者的标准化照片建立了一个新的量表。确定并验证了脂肪团的五个关键形态学特征。确定的五个关键的脂肪团形态学特征是凹陷的数目、凹陷的深度、隆起病变的出现、松弛的存在和脂肪团的分级。每一项的评分从 0~3 分，最终将脂肪团分为轻度、中度和重度[14]。

生理病理学

脂肪团是脂肪细胞（肥胖症）及其周围组织，特别是微循环（水分滞留）和胶原（纤维化）长期失衡的结果（图 48.1）。

肥胖
它对应于脂肪细胞数量或大小的增加，这些脂肪细胞与其代谢的慢性功能障碍有关。这种功能障碍已经通过脂肪生成（甘油三酯合成）和脂解（甘油三酯和脂肪酸在甘油三酯中的裂解）改变的机制得到了很好的描述[15, 16]。

脂肪生成与一种关键酶——脂蛋白脂肪酶和瘦素（一种新发现的激素）的运作改变有关。这些改变可能是遗传的、激素的或血管的。可能存在脂肪细胞摄取葡萄糖的紊乱，这种紊乱由胰岛素控制，在脂肪生成中起着基础性的作用。这一机制解释了过量食用工业

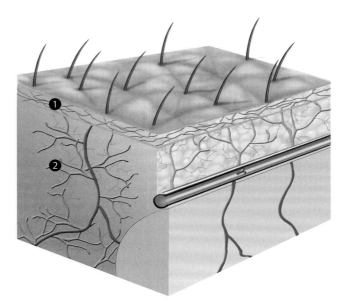

图 48.1 脂肪团的三个参与者：皮下脂肪组织（1）、水分滞留（1 和 2）和皮下纤维化（2）。

糖对脂肪团形成的不利影响。

最后，儿茶酚胺（去甲肾上腺素和肾上腺素）是影响脂肪分解－脂肪生成平衡的最有力的生理因素，这可能解释了应激对脂肪团的负面影响。脂肪团患者脂肪细胞膜 α_2－肾上腺素能受体和前列腺素 PGE1、PGE2 或 PYY 受体也存在功能障碍。丰富的肾上腺素能受体和前列腺受体可能是导致脂肪团患者脂肪细胞低脂解活性的部分原因。这一机制作用于最有效的脂溶性药理因子之一，即咖啡因[17, 18]。

脂肪分解和脂肪生成之间的恒定平衡可以用"脂肪分解仪"的概念来概括，类似于恒温器，是一种导致热平衡的控制系统，避免过度或热量衰竭。一方面，这个系统涉及一系列的因子，如脂肪细胞分泌的多肽（包括瘦素、脂联素、前列腺素、肿瘤坏死因子－α、血管紧张素原等）；另一方面，它涉及脂肪细胞膜上胰岛素、儿茶酚胺、前列腺素和雌激素的受体[19-24]。

水潴留
每天，超过 20 L 的水通过我们的动脉毛细血管过滤，然后被我们的静脉和淋巴毛细血管重新吸收[25]。每天对细胞的清洗需要从动脉过滤到脂肪组织的水量与重新被脂肪组织和淋巴管吸收的水量之间的完美平衡（参见 WRI）。如果静脉或淋巴功能不全，或由于激素失衡导致毛细血管通透性改变，部分过滤后的水将留在间质组织中。因此，对于脂肪团，在脂肪组织中，Lageze、Allen、Braun 和 Falco 以及 Merlen 和 Curri 观察到了著名的"液态湖"。这种保水作用与真皮和皮下

组织有关[26]。

纤维化

纤维化是水和高分子量蛋白质通过脂肪细胞间组织的后遗症。这些蛋白质淋巴系统的吸收不良刺激成纤维细胞产生胶原纤维。水潴留后可能出现纤维化，但可能在几年后出现。

纤维化的另一个机制是胶原的糖基化[27]。这包括由葡萄糖分子桥联的胶原蛋白，这会导致皮肤组织支持和皮下支持的丧失（皮肤松弛），或者在其他情况下，导致组织僵硬和丧失弹性。这种糖基化现象，在过量糖的支持下，会引起连锁反应：可逆中间产物的逐渐形成，脱水、缩合和组织逐渐导致不可逆的化合物，称为晚期糖基化终产物（AGE）。这些晚期糖基化终产物导致分子之间的永久连接，改变了它们的物理化学和生物学特性。

另一个概念是成纤维细胞产生胶原和金属蛋白酶消除胶原之间的平衡。

金属蛋白酶是最近发现的由脂肪细胞分泌的酶，是针对蛋白质酶，它与辅因子、微量金属，如锌或硒（金属）一起作用。

这些金属蛋白酶（基质金属蛋白酶）通常被分泌来清除老化的胶原，它们的功能障碍导致成纤维细胞过度产生胶原纤维（纤维化），或者相反，在健康胶原纤维的异常破坏（组织下垂）中起作用。它们的功能失调会导致细胞外基质的解体，并促进新脂肪细胞对脂肪组织的定植。因此，它们在前脂肪细胞向脂肪细胞的分化中起作用，从而使脂肪团恶化。

最后，成纤维细胞在应激状态下，或在某些刺激的影响下，会分泌大量异常胶原，也会导致纤维化，即真皮和皮下硬化。脂肪团的脂肪因纤维化而变得"紧密"，很难清除。

发病机制

虽然现在人们对脂肪团的机制有了更好的了解，但病因却不尽相同。通常认为有五个原因[28]：

（1）遗传（脂解酶活性的测定由基因决定，这解释了尽管饮食模式相似，为什么一个女人比另一个女人在脂肪的分布会有不同的表现）。

（2）激素：首先，雌激素影响女性脂肪分布（与雄激素分布不同，这与睾酮或雌激素缺乏有关）；其次，雌激素和孕激素之间的平衡影响毛细血管通透性，从而影响水分潴留。

（3）血管：静脉淋巴淤积停滞作用于脂肪滞留和水分滞留，并能改变真皮和皮下组织的外观（脂皮硬化性皮损）。

（4）营养：根据定量的观点，如果能量平衡不在平衡点，供过于求会导致脂肪储备的储存，加剧脂肪堆积。从质的角度来看，一些脂肪，如转化体，倾向于储存，工业糖（蔗糖）可能通过脂肪细胞膜上的胰岛素受体起作用。

（5）神经学：在接受电应激的大鼠中观察到腹膜后脂肪增加，反复提示脂肪生成、腹膜后纤维化和应激之间存在联系。表48.1中总结了脂肪团形成的主要原因和机制。

表 48.1　脂肪团产生的原因和机制

原因	机制	评价方法
遗传	肥胖	超声 10 MHz
激素	肥胖	密度阻抗计算
血管	水潴留	20 MHz 超声容量分析
营养	纤维化	触诊
神经系统	纤维化	张力测定法

脂肪团诊断

对脂肪团的阳性诊断很容易：脂肪组织可以通过检查或触诊来识别，当皮肤被挤压时，当出现自发的橙色脱皮现象时，脂肪组织就会很明显（图48.2）。它可以局限于大腿外表面和膝盖内侧，但也可以扩散到腹部和下肢的整个皮下组织，有时还可以扩散到上肢或背部，通常见于女性，有时见于男性和幼儿。

已经提出的不同的病因学方法，如脂肪性水肿或"脂膜病性水肿性纤维化"，都不是真正的鉴别诊断。事实上，这三个因素（脂肪、水分滞留和纤维化）可能在不同程度上存在。根据这些作用因素中的一个或另一个的优势，它将被称为伴有水潴留或水脂性营养不良的脂肪团，纤维性脂肪团或纤维脂质型营养不良，以及脂肪脂肪团或脂肪营养不良。

脂肪团评估

即使脂肪堆积不被认为是一种疾病，因为它不会

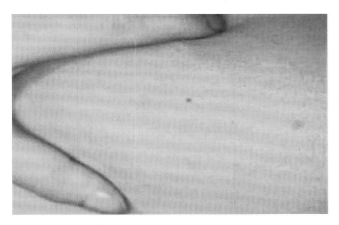

图 48.2 脂肪团的临床表现。

引起任何并发症，但脂肪堆积会给癌症患者带来剧烈的疼痛，这也是女性经常会诊和关注的原因。一些著名的作家已经谈到这是一种"不存在的疾病"[29]；每个人、患者和医生都认识到这一点，它的临床病理现实现在已经完全客观化了。可以通过 WRI 和 Liposcore® 进行评估。

保水指数（WRI）

该方法于 2000 年提出[12]，该方法通过使用高频超声波来量化水分保留量[30-32]。

它测量股骨真皮的厚度，其在短时间内的变化与水分滞留现象有关。然后，将此测量值与前臂前侧真皮的厚度进行比较，后者相对较薄且恒定（图 48.3）。

WRI 由前臂真皮厚度与大腿真皮厚度之比计算（框 48.3）。

健康受试者前臂皮肤厚度为 0.9~1.5 mm，大腿厚度为 1.3~2.3 mm。

测量真皮的绝对值是没有意义的，因为它在不同

框 48.3　WRI 的计算方法

$$WRI = \frac{\text{前臂真皮厚度（mm）}}{\text{大腿真皮厚度（mm）}}$$

的个体之间是不同的。然而，受试者的前臂真皮与大腿真皮的比值始终在 0.7 以上，换言之，大腿皮肤比前臂皮肤厚，但这一变化不超过 30%。

当 WRI<0.7 时，这对应于毛细血管水的真皮渗透。收缩压指数定量下肢动脉炎，WRI 定量水肿组织浸润。

无保水的脂肪团的 WRI>0.7；有保水性的脂肪团的 WRI<0.7（图 48.3）。前臂测量的重复性为 2.6%，大腿测量的重复性为 4.2%。因此，保水指数简单、快速、重现性好。它区分了肥大性脂肪营养不良和脂肪营养不良（脂肪组织伴水分滞留）。

Liposcore®

这是一份评估每个患者的脂肪团类型的调查问卷（表 48.2）。这份简单的自填式问卷允许临床定位，这个定位可以通过检查和测量 WRI 得到确认。

治疗策略

脂肪团是一种功能障碍，没有并发症，也没有病态特征。

这是一个美学问题，它的影响可能对生活质量很重要。

这是一种慢性疾病，可以通过内科、外科或辅助

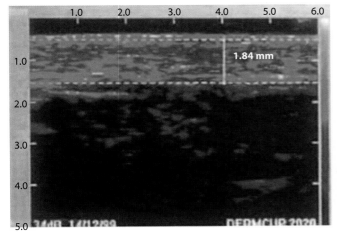
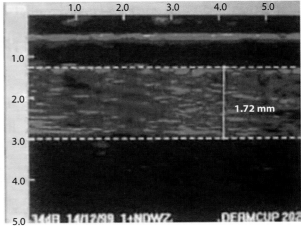

图 48.3　高频（20 MHz）超声波允许测量水分保持指数（正常值 >0.7）。

表 48.2　Liposcore® 测试：在 20 个问题中评估脂肪团类型

1. 你是	
不到 30 岁	A
30~50 岁	B
已经 50 多岁了	C
2. 在你的家庭中，你已经听到了其他女性的抱怨	
腿肿	A
超重	B
顽固脂肪团	C
3. 你的脂肪团在哪里	
身体的一部分（臀部、膝盖内侧等）	A
或者扩散到臀部和腿部	B
4. 与你的"理想体重"（你认为合适的体重）相比，你是否超重	
是的，但每周都不同	A
是的，但是随着年龄的变化（青少年、怀孕、更年期等）	B
是的，保持稳定或增长	C
5. 你有……的感觉吗	
脚踝肿胀	A
沉重的腿	B
腿皮被夹痛	C
6. 你注意到……的外表了吗	
腿上的细血管清晰可见	A
可见块状脂肪	B
身体下半部分相对于上半部分的硬化区域	C
7. 你觉得你有脂肪团	
少于 1 年	A
1~5 年	B
5 年以上	C
8. 在你的饮食中，你更喜欢	
咸的食物	A
脂肪类食物	B
甜的食物	C
9. 在你的膳食平衡中，你吃东西的时间	
多是在早上	A
多是在晚上	B
在两餐之间	C
10. 你做什么运动吗	
没有运动耐力	B
没有出汗的运动	A
每天步行不到 1 小时	C
11. 你的体重能在 48 小时内从 1 kg 增加到 3 kg 吗	
是的	A
12. 如果你穿袜子，你的皮肤上有记号吗	
是的	A
13. 你的月经量多还是不规律	
是的	A
14. 来例假时，你觉得骨盆痛吗	
是的	A

15. 即使是轻微的撞击，你的腿上经常有淤青吗 　　是的	A
16. 你在白天有饥饿感吗 　　是的	B
17. 当你不开心的时候，你会比平时吃得多吗 　　是的	B
18. 服用避孕药或激素治疗后体重增加过吗 　　是的	B
19. 你白天会感到饥饿或疲劳吗 　　是的	C
20. 如果你遵循严格的饮食习惯，你会从上半身减肥，但很少从下肢减肥吗 　　是的	C
	答： A：＿＿＿＿＿ B：＿＿＿＿＿ C：＿＿＿＿＿

数一数你选择的字母：

结果：

注：主要选择是 A：有保水功能的脂肪团。
　　主要选择是 B：脂肪脂肪团。
　　主要选择是 C：纤维性脂肪团。
　　A 和 B 并列：脂肪脂肪与保水剂混合。
　　B 和 C 并列：脂肪纤维性脂肪团。

医疗治疗来改善，需要长期护理。长期目标是控制。现代治疗脂肪团是基于不同策略的组合（使用的新方法、新技术、新设备）。

在实践中，建议的治疗措施包括以下五个部分：
(1) 美容治疗（减肥膏）。
(2) 辅助医疗治疗（物理治疗机构）。
(3) 水疗（水疗和海疗）。
(4) 内科治疗（注射溶脂、聚焦超声或激光）。
(5) 手术治疗（抽脂、吸脂）。

脂肪团有水滞留需要引流方法：手动淋巴引流、加压治疗和淋巴引流。使用的局部化妆品含有活性成分，如七叶树、柳菊、金雀花、常春藤、银杏叶和芦荟维斯内加果提取物。

脂肪组织可以通过注射脂肪分解，超声波或激光，或吸脂手术移除。化妆品活性成分，如咖啡因、海草、天竺葵和毛喉素与咖啡因作用类似的海芋提取物将被用作脂肪分解的刺激物，与限制前脂肪细胞转化为脂肪细胞的物质有关，如藤黄果。

纤维状脂肪团可以通过挤压技术、作用于胶原蛋白的激光和作用于胶原蛋白的乳膏（如从葡萄籽中提取的马迪卡酸、葡萄糖内酯和低聚原花青素）来改善。

辅助治疗

在美容院或由理疗师使用的辅助治疗刺激的是生理性脂肪分解（缓慢），而不是"快速"脂肪分解方法。在过去的 2 年里，人们提出了各种设备，有些构成了真正的创新，有些涉及二三种较老的技术。这些设备包括以下设备。

Cellu-M6®（图 48.4）

动态夹卷法有助于纤维化和保水。结果的质量直接取决于适应证。家用液化石油气的创新产品 Cellu-M6® 被称为 Wellbox®。关于 Cellu-M6，有一项由 Orton 教授发表的研究证实了这项技术的方案和结果[33]，还有一项由 Humbert 领导的临床和体外研究[34]。

手法淋巴引流

作为参考方法使用多年，对静脉源性或淋巴源性的水潴留和水肿均有积极的治疗作用。它的补充物，对于轮状淋巴引流或加压疗法，也经常使用[35]。

Bodsculptor®

它使用低频电磁波，刺激脂肪分解，并在这个阶

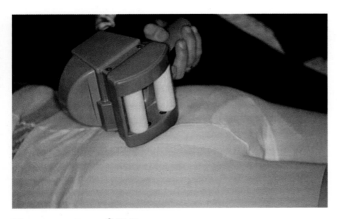

图 48.4 Cellu-M6® 设备。

段后期进行手动排气按摩。根据制造商的说法，"极低频电磁波能够特异性地刺激 β - 肾上腺素能受体，从而可能促进脂肪细胞脂肪分解"。然后，这个科学案例展示了一项由一位医生进行的研究。承诺的是在 12 次治疗后能穿上平均减掉两个尺码的衣服。

Vacu-step®

它起源于德国，是一种带有轴承的机器。患者在大型器械中以站立的姿势进行台阶运动，这会产生负气压，这种负气压施加在整个身体的下部。这个概念很聪明：当进行下肢体育锻炼时，血液在肌肉中流动。该装置创造的空域将增加皮肤和皮下脂肪组织的血液流动，从而加速脂肪代谢。但是临床疗效研究尚待验证。

Cellusonic®

这是一种结合了两种古老技术的设备：真空疗法，一种在探针下方的皮肤上产生局部吸力以及位于探针底部的无聚焦超声波的设备。它的疗效可能非常有限，还有待论证。

Spa Jet

这是一个多功能的盒子，结合了水射流按摩、振动、注水淋浴和红外线，所有这些都是通过 2 分钟的冷水喷射来固定组织。放松和调理很可能与循环刺激有关，但其溶脂作用还有待观察。

Technical Alice®

该设备使用短波红外线滤光片，可用于经皮热分解。争论的焦点是波长大于 1.5 μm 的红外线完全被皮肤浅层的水分吸收。因此，制造商决定只使用与电力肌肉刺激相关的最短波长，功率调制在 20 Hz 的正弦波序列中。这些电流将在深层肌肉纤维上特别活跃，

并有助于去除被动员的脂肪。该系统附有一份很好的说明文件，并进行了临床研究。然而，目前还没有发表的医学参考文献。

Inovo Body

这是一种在喷上含有陶瓷粉末的喷雾后会发出"长红外线"的装置。这种粉末将成为一种长红外矢量，允许吸收"4~14 μm"波长的辐射。这项技术之后，用以咖啡因为基础的凝胶和"芦荟"进行按摩。承诺在 15 次 60 分钟的训练后体重减轻 3.2 kg，平均大腿围减少 2.9 cm。目前还没有发表关于红外和陶瓷粉末对人体脂肪组织作用的医学研究和文献报道。

其他的设备

还提出了许多其他技术，如名为"软激光"的"抗纤维素激光 3A 级 ALS"，它将"显著减少上睑下垂和加强皮肤的作用"；Celluderm®，一种使用电疗设备的电脂分解方法；以及"luxopuncture"，它结合了传统能量和现代生物物理科学。

电疗法

它主要作用于静脉周围肌肉（Datavein®，Veino®），几年前也有人提出在电解条件下加速脂肪组织的融化。今天，静脉周围肌肉电疗的方法仍然用于无法进行体育锻炼的患者。

Starvac

这种医疗设备施加真空效应，在皮肤上诱导一种我们称之为"细胞伸展"的机械运动。这种伸展会产生机械信号，从而引起生化刺激。后者增加胶原、弹性蛋白和透明质酸的合成[34, 36]。

水疗治疗

水疗中心、海疗中心和热疗的发展，以及最近肌肉生理学方面的工作，导致了新的水疗技术的发展。其中有两个很突出。

淋巴回流

淋巴引流是一种新的下肢淋巴引流方法，可以在 30℃ 的水池中进行。

这是一种主动引流，因为不是治疗师的手在被动的患者身上工作，而是患者自己面对水下射流做水上体操。

方案建立在卧床休息研究的基础上，研究结果表明，为了改善下肢静脉和淋巴回流：

(1) 作用于姿势肌有更好的效果。

(2) 伴随筋膜伸展运动。

(3) 对抗阻力。

(4) 涉及激动肌和拮抗肌。

姿势肌包括骨盆的腰肌和梨状肌，大腿的内收肌和小腿的比目鱼肌。这些肌肉的张力和静脉回流的质量之间存在联系。筋膜的弹性，即肌肉的腱膜，作用于从表面到深层的静脉血引流。

对抗阻力的肌肉工作，包括激动肌和拮抗肌，最好在水中完成。

一项方案已经在 41 例下肢静脉或淋巴源性血管性水肿患者的研究中得到验证，通过重量测量、水量和高频超声进行评估。

对照组有 24 例患者，每周进行两次经典水操训练，共 6 周。治疗组包括 17 例患者，他们每周在游泳池完成两次淋巴引流，为期 6 周。治疗组患者反映水肿改善明显，足背变薄 (0.6 ± 0.2) cm，踝关节变薄 (0.9 ± 0.3) cm，小腿变薄 (1.1 ± 0.3) cm，大腿变薄 (2.2 ± 0.5) cm。淋巴引流组体重减轻 1.5~3.8 kg。通过高频超声测量的 WRI 的改善来评估水分保持率的改善。结果显示，与对照组的 WRI 为 0.07 相比，治疗组有所改善，WRI 值为 0.18。

治疗方案包括 10 分钟的水上体操训练和 15 分钟的水上自行车踏板，腿面向水下喷气机。它有助于大腿、小腿和脚踝皮下组织的深层引流。水上体操运动特别是锻炼了姿势肌肉、激动肌和拮抗肌。它是一种主动淋巴引流，它结合了姿势水上体操和水上自行车训练；它对保持水分和水肿有效 [37]。

水上自行车

就辅助医疗中心的可用机器而言，我们认为，可以在 1.2 m 深、320 L 水的特殊浴缸中使用的新型 Hydrobike® 水上自行车系统是最好的创新之一。它符合水疗中心已经使用的水吸收标准，水疗中心已经通过一项已发表的研究进行了临床评估。这是一种积极的引流，结合了水疗和肌肉收缩的优点，可导致大腿周长平均减少 0.8 cm（图 48.5）。

药物治疗

脂肪分解技术，无论快或慢，都作用于肥胖症，并且必须与积极治疗水潴留或纤维化相关。今天有哪

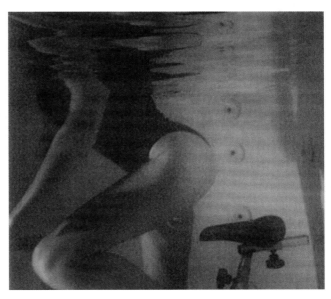

图 48.5 水上自行车。

些快速的脂肪分解方法？具体如下。

注射性脂肪分解

脂肪分解是在需要能量的情况下调动脂肪储存的一种生理现象。它可以被某些药物刺激，如咖啡因。咖啡因作用于 α_2-肾上腺素能受体，并抑制磷酸二酯酶。其他脂解物质包括甲状腺素、催乳素、共轭亚油酸 [39, 41]、藤黄 [42, 43]、冠纳茶、毛喉素、天竺葵和苍术 [44]。

最近，已经提出了三种通过注射进行脂肪分解的技术：磷脂酰胆碱（PPC）注射、低渗溶液注射，以及脂肪溶解鸡尾酒或中胚层疗法（mésolipolyse）注射。关于 PPC 或 Lipostabil® 的研究，一些出版物已经报道了其在局部脂肪沉积脂肪分解方面的有效性 [45-50]。然而，其他出版物已经报道了与其洗涤剂作用相关的潜在长期副作用。由于没有任何营销授权（MA）建立其使用环境和协议，因此建议在使用它的时候要谨慎。特别值得一提的是，它与脱氧胆酸盐的结合会导致肌肉风险 [48]。此外，PPC 刺激血小板产生 P-选择素，从而增加静脉血栓形成的风险 [51]。最后，与电解质的混合物使 PPC 脱溶。注射制剂含有五氯苯酚，因此不应与电解质联合使用。但间质介质中含有丰富的电解质，这就解释了产生自由基时会发生炎症反应的风险，而本产品应该具有抗氧化作用。尽管有这些保留，这项技术已经在全科医学中使用，并且是互联网上关于"脂肪分解"的主要议题（医生可以获得注册和培训）。

在渗透性脂肪分解中，脂肪组织注射的溶液与血浆相比是低渗透的（渗透压为 90~18 mOsm/L）。在美

国由 Hoefflin 博士说，这项技术得益于最近对脂肪组织密度和体积计算的调整。

最后，还有一种称为"脂解中观疗法"的技术，它使用含有甘露醇、茶碱、丁咯地尔、芦丁、环糊精和硅的鸡尾酒。

激光溶脂术（激光溶脂术）

另一项最先进的技术是通过导管直接将激光纤维导入脂肪组织（图 48.6）。

在 Medline 引用的期刊上发表的几篇高水平论文显示了在体外和体外观察到的真实的脂解作用[52-56]。脂肪通过解吸现象液化。在 65 ℃的温度下，脂肪细胞进入一个细胞壁变形的相变，这一点通过对热熔的体外脂肪进行的测量得到了验证。对体外脂肪的测量表明，对于 3.2 W 的功率，处理后的体积是 640 mm³（图 48.7）。对于 6.4 W，处理体积为 9 050 mm³[44]。在此功率下，使用 Nd:YAG 激光器（激光 Deka™）或使用波长为 980 nm 的激光二极管（Osyris™）均未获得烧伤或炭化（图 48.8）。一项由 Truitt 领导的长脉冲 1 064 nm Nd:YAG 激光的临床研究显示，根据盲性评估者的评估，一些受试者的病情有轻微或中度的改善[57]。

对于波长为 980 nm 的激光二极管，激光束在脂肪组织中的穿透深度为 12.5 mm。

在与大腿外侧相对应的区域上，动员的脂肪总量高达 400 mL，这就带来了静脉和淋巴系统运动区域内脂肪量的排出问题。它可能会导致肝脏脂肪变性或使过量的脂肪酸进入脂肪细胞。

因此，考虑到激光对脂肪组织的有效性，我们相信它可以成长为一种我们称为"脂肪激光微脂分解"

的技术，这种技术分几个阶段进行，从而使脂肪逐步进行新陈代谢释放。

用激光或 ML3 技术进行微量脂肪分解

这是一种通过激光脂肪分解来治疗脂肪组织和脂肪沉积的方法，我们称之为激光脂解术。激光通过经皮导管直接作用于脂肪细胞。这种非手术技术类似于激光注射，不去除任何物质。这可以在医疗环境中进行。

射频脂肪溶解术

它也是一种通过分子振动获得的类似于微波效应

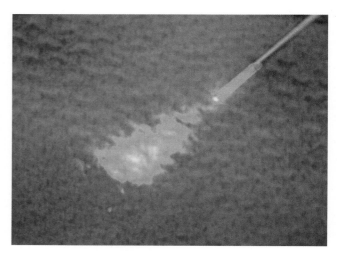

图 48.7　激光处理的锥体区域。

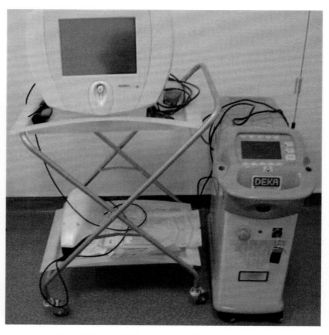

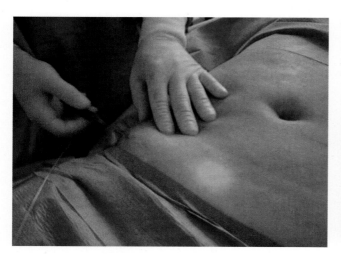

图 48.6　激光脂肪分解；光线透过皮肤可见。

图 48.8　激光脂肪分解装置（Osyris™，Deka）。

的热脂肪分解。但是射频（RF）在这个适应证上已经尝试了很多年，但它的控制不如激光。就像微波炉一样，某些区域比其他区域更热。

RF 目前使用单极、双极或单独或与红外线结合使用的皮肤电流。但是它的作用在松弛的皮肤和脂肪分解的胶原蛋白上表现得最好[58-61]。

红外线脂肪分解

最近已经开发了几种使用 700~1 800 μm 范围内的红外光的设备。它们的作用主要体现在胶原蛋白和松弛的皮肤上（Titan™ PAROMAR® 使用 StarLux™ Palomar® 的分部红外线）。更专注于脂肪组织，这些设备中最成功的是 VelaSmooth™，它将双极射频探头与红外发光二极管和机械滚动按摩系统相结合。

这三个系统在一个设备中的组合作用于脂肪组织、保水和纤维化这三种成分中的两种，可以改善橘皮的酒窝外观[62]。

低强度激光疗法

这种低强度激光疗法（LLLT）是一个独立的程序，使用 532 nm 绿色二极管来改善大腿和臀部的脂肪组织外观。在一项双盲研究中，LLLT 组 55.88% 的受试者在 Nurnberger-Muller 分级量表上降低了一个或多个阶段，而安慰剂组只有 3 个受试者（8.82%）[63]。未来的研究将评估 LLLT 治疗脂肪团的长期益处。

聚焦超声脂肪分解

它是聚焦超声系统（UltraShape® 系统）（图 48.9）。这一系统是创新的，必须与常规超声区别开来，因为常规超声没有聚焦。超声波聚焦可以将能量集中在特定的点上，导致脂肪细胞膜破裂和甘油三酯释放背后的温度上升和空化。超声聚焦是一项真正的技术进步，但只在皮下 15 mm 的深度有效。所以这是一种治疗硬脂酸病（脂肪变性）的方法。组织学研究显示选择性脂肪分解不涉及血管、神经和胶原纤维[64]。这种组织选择性是由对细胞内脂肪的机械支配作用提供的。这种影响主要是机械的，超声声波会聚在一个焦点体积上。这项技术的前景是在一次治疗后平均减少 2 cm 的体围（周长）。需要 2~3 次疗程。一个极其智能的数字系统避免了治疗点的重叠。目前，激光消脂聚焦超声是治疗局限性脂肪沉积最好的吸脂术替代方法。

冷冻溶脂

冰刺激性脂肪分解是一种非侵入性的手术，可以

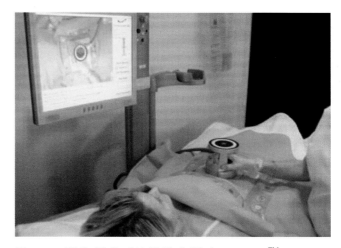

图 48.9 聚焦超声下的脂肪分解（UltraShape™，Syneron Candela）。

减少皮下脂肪体积和通常需要抽脂治疗的区域的纤维性脂肪团。它使用声波和冷冻裂解相结合的方法。冲击波通常用于治疗肾结石和肌肉骨骼疾病，主要集中在脂肪组织皮肤的胶原结构上。当用在皮肤和底层脂肪上时，它们会引起胶原纤维的重塑，改善这种情况下典型的橙皮外观。另一方面，冷冻脂肪溶解术是一种用于局部破坏皮下脂肪细胞的非侵入性的方法，对血液中的脂质或肝脏标志物水平没有影响。这两个过程的结合会导致细胞程序性死亡和被破坏的脂肪细胞缓慢吸收。一项对 50 例女性进行的研究显示，治疗后脂肪厚度平均减少 3.02 cm。体围平均减少了 4.45 cm，脂肪厚度的减少伴随着微循环的显著改善[65]。

注射疗法

这是皮内注射引流或溶脂物质。由于缺乏用于溶脂作用注射的 MA 的产品，大多数鸡尾酒注射的中间疗法含有排泄物质。然而，一些临床研究显示，大腿和臀部出现油瘤的病例是在注射改善脂肪团的介入性治疗物质 2 年后出现的，这要求必须进行认真的同行评议调查，以证明这种手术的有效性和安全性[66, 67]。

外科治疗

作为一种作用于脂肪组织的参考方法，吸脂术对硬脂瘤最有效。它必须与作用于表面脂肪、水分保持和纤维化的方法相结合[68, 69]。

饮食小贴士和抗脂肪饮食

我们必须减少饮食中饱和脂肪酸、甘油三酯和蔗

糖的含量。在脂肪组织中，由胰岛素控制的脂肪细胞对摄取葡萄糖的紊乱在脂肪生成中起着重要作用。因此，有必要减少工业糖的消耗。

此外，要促进维生素 E、维生素 C、β-胡萝卜素、锌、硒等抗氧化营养素的摄入。事实上，人们经常提到自由基对血管壁的负面作用。

富含膳食纤维的食物可以预防便秘，便秘是静脉淤血的加重因素。黄酮、多酚和葡萄籽衍生物促进排水作用。像大蒜、洋葱和柚子这样的食物可以改善血液流动。最后，需要高生物价值的蛋白质来维持良好的肌肉张力。

综合考虑所有这些因素，才能提供真正的抗水潴留方案。

演变和监测

脂肪团必须被认为是一种慢性功能障碍。虽然不是一种疾病，但除非它是长期的，需要平衡，否则它是不会改变的。

为了在平衡糖尿病或动脉硬化的同时平衡脂肪，需要对所有加重因素采取行动：力量、肌肉张力、压力、激素失衡等。

医生将提供一次性治疗（激光、聚焦超声、注射或抽脂），以调动局部储存的脂肪。方法将根据所诊断的脂肪团的类型来选择。然后，从长远来看，应该寻求均衡的饮食和肌肉平衡，以避免逐渐复发。另外不能忽视对身体形象和自尊的心理工作，以免要求过高。脂肪团绝对不会对健康构成风险，因此应定期将对审美耻辱的评价降低到合理水平。

总结

从脂肪组织的这种多因素方法中，可以引导患有脂肪组织的女性了解直接消除脂肪的方法：注射脂肪分解产品、激光、聚焦超声、咖啡因乳膏的应用和抽脂。

当谈到水肿性脂肪团与水分保留时，所有的引流方法都会有帮助：手动淋巴引流、淋巴引流、Cellu-M6、压力疗法和引流乳膏。

当脂肪团的纤维成分占主导地位，使其具有硬化的稠度时，只有某些声称对纤维化起作用的方法是有用的，比如 Cellu-M6 或激光。

在所有情况下，对肌肉的作用都很重要。医生可能会建议积极的血管体操的新方法，优先作用于深部姿势肌肉，以改善静脉循环。最后，在任何情况下，都需要提高食物质量和改善饮食失调。

参考文献

[1] Illouz YG. *La sculpture chirurgicale par lipoplastie*. Paris, France: Arnette, 1988.

[2] Elia D, Raison J. *La composition corporelle*. Paris, France: Flammarion, 2001.

[3] Blanchemaison P. Érysipèle et cellulite infectieuse des membres inférieurs. *Phlebologie* 1998; 51:509–511.

[4] Blanchemaison P, Elia D, Hagege JC et al. *La cellulite*. Paris, France: Edition Privat, 1997.

[5] Lagèze P. Sciatique et infiltration cellulalgique (thèse de médecine). Lyon, France, 1929.

[6] Allen EW. Lipoedema of the leg: Syndrome characterized by fat leg and oedema. *Proc Staff Meet Mayo Clin* 1940; 15:184.

[7] Nürnberger F, Müller G. So-called cellulite: An invented disease. *J Dermatol Surg Oncol* 1978; 4:221–229.

[8] Merlen JF, Curi FB, Sarteel AM. La cellulite, affection micro-vasculoconjonctive. *Phlebologie* 1979; 3:279–282.

[9] Merlen JF, Curri SB. Raisons anatomo-pathologiques de la cellulite. *J Mal Vasc* 1984; 9:53–54.

[10] Curri SB, Merlen JF. Troubles micro-vasculaires du tissu adipeux. *J Mal Vasc* 1986; 11:303–309.

[11] Blanchemaison P. La cellulite de la physiopathologie à la classification IFAT. *Actual Vasc Int* 2000; 85:15–19.

[12] Blanchemaison P, Diridollou S, Cauquil J, Poulain D. L'indice de rétention d'eau: Une nouvelle méthode de quantification par échographie de haute fréquence de la cellulite. *Actual Vasc Int* 2000; 85:6–11.

[13] Hexsel DM, Dal'forno T, Hexsel, CL. A validated photonumeric cellulite severity scale. *J Eur Acad Dermatol Venereol* 2009 May; 23(5):523–528.

[14] Knobloch K, Joest B, Vogt PM. Cellulite and extracorporeal shockwave therapy (CelluShock-2009)—A randomized trial. *BMC Womens Health* 2010; 10:29.

[15] Lafontan M, Berlan M. Fat cell adrenergic receptors and the control of white and brown fat cell function. *J Lipid Res* 1993; 34:1057–1091.

[16] Lafontan M. Régulation adrénergique de la lipolyse et de la vascularisation du tissu adipeux. *Rev Prat* 1994; 44:19–23.

[17] Lafontan M, Berlan M. Evidence for the alpha2-nature of the alphaadrenergic receptor inhibiting lyposis in human fat cells. *Eur J Pharmacol* 1980; 66:87–93.

[18] Galitzky J, Lafontan M, Nordenström J, Amer P. Role of vascular alpha2-adrenoceptors in regulating lipid mobilization from human adipose tissue. *J Clin Invest* 1993; 91:1997–2003.

[19] Trayhurn P, Beattie JH. Physiological role of adipose tissue: White adipose tissue as an endocrine and secretory organ. *Proc Nutr Soc* 2001; 60:329–339.

[20] Van Dijk G. The role of leptin in the regulation of energy balance and adiposity. *J Neuroendocrinol* 2001; 13:913–921.

[21] Hoffstedt J, Arvidsson E, Sjolin E, Wahlen K, Arner P. Adipose tissue adiponectin production and adiponectin serum concentration in human obesity and insulin resistance. *J Clin Endocrinol Metab* 2004; 89:1391–1396.

[22] Bulló M, García-Lorda P, Peinado-Onsurbe J et al. TNF-alpha expression of subcutaneous adipose tissue in obese and morbid obese females: Relationship to adipocyte LPL activity and leptin synthesis. *Int J Obes Relat Metab Disord* 2002; 26:652–658.

[23] Emanuele E, Minoretti P, Altabas K, Gaeta E, Altabas V. Adiponectin expression in subcutaneous adipose tissue is reduced in women with cellulite. *Int J Dermatol* 2011 April; 50(4):412–416.

[24] Lafontan M, Langin D. Lipolysis and lipid mobilization in human adipose tissue. *Prog Lipid Res* 2009 September; 48(5):275–297.

[25] Blanchemaison P. Physiopathologie et classification des oedèmes vasculaires. *Angiologie* 2000; 52:47–50.

[26] Blanchemaison P. Trois formes de cellulite, trois programmes de traitement: La méthode R-Fat. *J Med Esthet Chir Derm* 2005; 32(128):221–230.

[27] Blanchemaison P. D'où viennent la fibrose et le relâchement des tissus dans la cellulite? *J Med Esthet Chir Derm* 2006; 33(131): 175–179.

[28] de la Casa Almeida M, Suarez Serrano C, Rebollo Roldán J, Jiménez Rejano JJ. Cellulite's aetiology: A review. *J Eur Acad Dermatol Venereol* 2013 March; 27(3):273–278.

[29] Grosshans E. Les traitements de la cellulite: Inutiles ou dangereux ! *Rev Prat Med Gen* 1993; 214:13–15.

[30] Perin F, Pittet JC, Schnebert S. Ultrasonic assessment of variations in thickness of subcutaneous fat during the normal menstrual cycle. *Eur J Ultrasound* 2000; 11:7–14.

[31] Diridollou S, Berson M. An in vivo method for measuring the mechanical properties of the skin using ultrasound. *Ultrasound Med Biol* 1998; 24:215–224.

[32] Blanchemaison P. L'échographie de haute fréquence en phlébologie. *Phlebologie* 2000; 53:271–273.

[33] Ortonne JP, Queille-Roussel C, Duteil L. Traitement de la cellulite: Efficacité et rendement à 6 mois de l'endermologie. *Nouv Dermatol* 2004; 23:261–269.

[34] Humbert P, Fanian F, Lihoreau T, Jeudy A, Elkhyat A, Robin S, Courderot-Masuyer C, Tauzin H, Lafforgue C, Haftek M. Mécano-Stimulation™ of the skin improves sagging score and induces beneficial functional modification of the fibroblasts: Clinical, biological, and histological evaluations. *Clin Interv Aging* 2015 February 2; 10:387–403.

[35] Bayrakci Tunay V, Akbayrak T, Bakar Y, Kayihan H, Ergun N. Effects of mechanical massage, manual lymphatic drainage and connective tissue manipulation techniques on fat mass in women with cellulite. *J Eur Acad Dermatol Venereol* 2010 February; 24(2): 138–142.

[36] Huang C, Miyazaki K, Akaishi S, Watanabe A, Hyakusoku H, Ogawa R. Biological effects of cellular stretch on human dermal fibroblasts. *J Plast Reconstr Aesthet Surg* 2013 December; 66(12): e351–e361.

[37] Blanchemaison P. L'aquadrainage lymphatique: Une nouvelle méthode de traitement de la rétention d'eau et de l'oedème des membres inférieurs. *Phlebologie* 2004; 57:75–80.

[38] Blankson H, Stakkestad JA, Fagertun H, Thom E, Wadstein J, Gudmundsen O. Conjugated linoleic acid reduces body fat mass in overweight and obese humans. *J Nutr* 2000; 130:2943–2948.

[39] Fantino AS. Acides linoléiques conjugués et composition corporelle: Étude pilote de l'efficacité et de la tolérance chez le sujet humain (thèse de doctorat en médecine). Université Claude Bernard, Lyon I, France, 2001, 105pp.

[40] Riserus U, Berglund L, Vessby B. Conjugated linoleic acid (CLA) reduced animal adipose tissue in obese middle-aged men with signs of the metabolic syndrome: A randomised controlled trial. *Int J Obes Relat Metad Disord* 2001; 25:1129–1135.

[41] Petridou A, Mougios V, Sagredos A. supplementation with CLA: Isomer incorporation into serum lipids and effect on body fat of women. *Lipids* 2003; 38:805–811.

[42] Hasegawa N. Garcinia extract inhibits lipid droplet accumulation without affecting adipose conversion in T3-L1 cells. *Phytother Res* 2001; 15:172–173.

[43] Heymsfield SB, Allison DB, Vasselli JR, Pietrobelli A, Greenfield D, Nunez C. *Garcinia cambogia* (hydroxycitric acid) as a potential antiobesity agent: A randomized controlled trial. *JAMA* 1998; 280: 1596–1600.

[44] Franchi J, Pellicier F, André P, Schnebert S. Adipocyte and the story of slimming products. *Pathol Biol* 2003; 51:244–247.

[45] Hexsel D, Serra M, Mazzuco R, Dal'Forno T, Zechmeister D. Phosphatidylcholine in the treatment of localized fat. *J Drugs Dermatol* 2003; 2:511–518.

[46] De Goursac C. Nouvelle mésothérapie de la cellulite avec la lécithine de soja. *J Med Esthet Chir Derm* 2005; 32(126):105–109.

[47] Rotunda AM, Ablon G, Kolodney MS. Lipomas treated with subcutaneous deoxycholate injections. *J Am Acad Dermatol* 2005; 53:973–978.

[48] Rotunda AM, Suzuki H, Moy RL, Kolodney MS. Detergent effects of sodium deoxycholate are a major feature of an injectable phosphatidylcholine formulation used for localized fat dissolution. *Dermatol Surg* 2004; 30:1001–1008.

[49] Kadowaki H, Patton GM, Robins SJ. Effect of phosphatidylcholine molecular species on the uptake of HDL triglycerides and cholesteryl esters by the liver. *J Lipid Res* 1993; 34:180–189.

[50] Takahashi M, Okazaki H, Ogata Y, Takeuchi K, Ikeda U, Shimada K. Lysophosphatidylcholine induces apoptosis in human endothelial cells through a p38-mitogen-activated protein kinase-dependent mechanism. *Atherosclerosis* 2002; 161:387–394.

[51] Murohara T, Scalia R, Lefer AM. lysophosphatidylcholine promotes P-selectin expression in platelets and endothelial cells. Possible involvement of protein kinase C activation and its inhibition by nitric oxide donors. *Circ Res* 1996; 78:780–789.

[52] Neira R, Arroyave J, Ramirez H et al. Fat liquefaction: Effect of low-level laser energy on adipose tissue. *Plast Reconstr Surg* 2002; 110:912–922.

[53] Ichikawa K, Miyasaka M, Tanaka R, Tanino R, Mizukami K, Wakaki M. Histologic evaluation of the pulsed Nd:YAG laser for laser lipolysis. *Lasers Surg Med* 2005; 36:43–46.

[54] Kuwahara K, Gladstone HB, Gupta V, Kireev V, Neel V, Moy RL. Rupture of fat cells using laser-generated ultra short stress waves. *Lasers Surg Med* 2003; 32:279–285.

[55] Badin AZ, Gondek LB, Garcia MJ, Valle LC, Flizikowski FB, de Noronha L. Analysis of laser lipolysis effects on human tissue samples obtained from liposuction. *Aesthetic Plast Surg* 2005; 29:281–286.

[56] Badin AZ, Moraes LM, Gondek L, Chiaratti MG, Canta L. Laser lipolysis: Flaccidity under control. *Aesthetic Plast Surg* 2002; 26:335–339.

[57] Truitt A, Elkeeb L, Ortiz A, Saedi N, Echague A, Kelly KM. Evaluation of a long pulsed 1064-nm Nd:YAG laser for improvement in appearance of cellulite. *J Cosmet Laser Ther* 2012 June; 14(3):139–144.

[58] Krueger N, Sadick NS. New-generation radiofrequency technology. *Cutis* 2013 January; 91(1):39–46.

[59] Boisnic S, Branchet MC. Ex vivo human skin evaluation of

localized fat reduction and anti-aging effect by TriPollar radio frequency treatments. *J Cosmet Laser Ther* 2010 February; 12(1):25–31.

[60] Trelles MA, van der Lugt C, Mordon S, Ribé A, Al-Zarouni M. Histological findings in adipocytes when cellulite is treated with a variable-emission radiofrequency system. *Lasers Med Sci* 2010 March; 25(2):191–195.

[61] Trelles MA, Mordon SR. Adipocyte membrane lysis observed after cellulite treatment is performed with radiofrequency. *Aesthetic Plast Surg* 2009 January; 33(1):125–128.

[62] Sadick NS, Mulholland RS. A prospective clinical study to evaluate the efficacy and safety of cellulite treatment using the combination of optical and RF energies for subcutaneous tissue heating. *J Cosmet Laser Ther* 2004; 6:1–4.

[63] Jackson RF, Roche GC, Shanks SC. A double-blind, placebo-controlled randomized trial evaluating the ability of low-level laser therapy to improve the appearance of cellulite. *Lasers Surg Med* 2013 March; 45(3):141–147.

[64] Knobloch K, Joest B, Vogt PM. Focused ultrasound for noninvasive body contouring in cellulite. *Plast Reconstr Surg* 2010 February; 125(2):751.

[65] Ferraro GA, De Francesco F, Cataldo C, Rossano F, Nicoletti G, D'Andrea F. Synergistic effects of cryolipolysis and shock waves for noninvasive body contouring. *Aesthetic Plast Surg* 2012 June; 36(3):666–679.

[66] Ramos-e-Silva M, Pereira AL, Ramos-e-Silva S, Piñeiro-Maceira J. Oleoma: Rare complication of mesotherapy for cellulite. *Int J Dermatol* 2012 February; 51(2):162–167.

[67] Rotunda AM, Avram MM, Avram AS. Cellulite: Is there a role for injectables? *J Cosmet Laser Ther* 2005 December; 7(3–4):147–154.

[68] Toledo LS. Syringe liposculpture: Two-year experience. *Aesthetic Plast Surg* 1991; 15:321–326.

[69] Illouz YG. Complications de la lipoaspiration. *Ann Chir Plast Esthet* 2004; 49:614–629.

49

冷冻溶脂

Hernán Pinto

历史背景

在 2000 年代，进行了大量的研究，为联合应用真空和热抽吸治疗局限性肥胖症奠定了方法学基础。这样的研究已经产生了一种新的治疗方法，最初被称为冷冻分解，但现在在文献中发现被模糊地称为冷冻分解、脂冻分解或选择性冷冻分解[1-3]。虽然这种脂冷分解的最早记录可以追溯到 21 世纪初，但在第一次发表之后近 40 年，这些记录已经不知不觉地喻示了这项未来技术的有效性。在 20 世纪 70 年代，描述了儿童吃冰棒后面部（脸颊）脂肪组织的炎性损害。这是一种后来被称为冰棒脂膜炎的首批病例[4, 5]。在研究冰棒脂膜炎的工作近 10 年后，在寒冷的天气骑马后，大腿内侧出现炎症病变的女性中出现了其他生理病理上相同的病例。这种新的综合征被命名为马术性脂膜炎[6-8]。冰棒状脂膜炎和马术性脂膜炎均为不同年龄段的临床表现，均为寒性脂膜炎。这种脂膜炎有时被称为 Haxthausen 病，不要与更年期角化病混淆，有时也称为哈克索森病（Haxthausen 病）[9]，以丹麦人 Haxthausen 在 1937 年描述了第一批病例，尽管他在 1941 年的作品中提到了这一点，但是早在 1902 年，Hochsinger 等就已经描述了一种"很可能相同的情况"[6]。这被认为是第一次提到或描述寒性脂膜炎（冷脂膜炎）以寒冷对脂肪组织影响作为临床表现的病例。

命名法

在过去的几年里，文献对这个过程的名称造成了一些混淆，经常随意改变前缀和后缀来称它为其他东西，其他时候使用相同的术语来指代基于它的一些物理原理的技术，但这些技术是完全不同的。因此，我们目前可以找到这项技术的多个同义词：包括已经提到的冷冻裂解 ™[1]、脂冷冻分解[10] 或选择性冷冻分解[11]，以及单词"冷""裂解"和"选择性"，以及前缀或后缀"冷冻""脂肪"和"真空"的任何其他组合。此外，这些名称中有一些是受商业保护的，一般公众经常被误导，认为某些商标中使用的词就是技术的名称，反之亦然。在本章中，我们将使用脂冻分解这一名称。

在脂冻分解如此盛行的时候，当市场对新奇事物的渴求达到极致，当消费者对实际有效的技术的需求达到顶峰时，因此看到结合了各种行动原理的平台激增也就不足为奇了，这些平台通常是荒谬的，甚至是对立的，但总是有希望的，并产生奇迹般的结果。因此，真正重要的是了解这种治疗的基础，以便能够将好的和有效的脂冷冻设备与那些不好的设备区分开来。在它开始的时候，脂冷分解是一场真正的革命，也是最新的技术之一。如今，它已经开辟了自己的道路，并在专门从事美容医学的医生可以为患者提供的治疗工具中找到了一席之地[12]。

传热学技术背后的物理学概述

众所周知，放在桌子上的一杯热茶可以降温（冷却），而如果我们放在桌子上的是冰箱里直接拿出的一罐果酱，则会发生相反的情况[13]。这是因为能量从温度较高的介质转移到温度较低的介质。热是一种可以从一个系统转移到另一个系统的能量形式[13]。热力学是一门系统研究从一种平衡状态到另一种平衡状态时所传递的热量的科学。热传递是一门寻求确定这种传递背后原因的科学[13]。

传热机制

辐射是物质由于原子和分子的电子构型改变而以电磁波的形式发出的能量。

对流是指固体表面与围绕其运动的液体或气体之间的能量传递。它涉及传导和流体流动的综合效应[14]。

流体的流速越大，对流换热就越大。

传导（热导率）是物质在任何状态下的一种性质。虽然液体、气体和固体的作用机制不同，但它可以被描述为热从某种物质中较高能量的粒子转移到其较低能量的粒子。这是脂冷分解传热的主要机制。通过介质的热传导速度或速率取决于介质的几何结构、厚度、材料和通过介质的温差[15]。在导热中起作用并影响导热的变量在傅立叶定律中自然地概括出来，该定律以 Jean Baptiste Joseph Fourie 命名，他发展了理解导热机制的数学基础[16]。从他的定律可以推断，材料的热传导越大，表面的温差越大，其厚度越小。

冷冻还是降温

脂降解机的冷却能力已经被作为一种销售工具。机器的冷却能力与其组织冷却能力是完全不同的问题。不知情的医生通常认为机器更强大，因为它们的冷却温度低于 0℃。但是皮肤不能长时间忍受这些冰冻的温度。公司使用橡胶垫或特殊布料这样的设备，他们通常将其描述为"防冻剂"。他们的装置多种多样，但这些装置一般是起缓冲作用的。脂肪冷冻通过传导在患者和机器之间交换温度（对流和辐射可以忽略）。通过使用这些"防冻"装置，热传导效应下降，因此，机器的工作温度（组织暴露的温度）落在皮肤允许的温度范围内（这是绝对明显的、强制性的，也是我们所有人唯一的选择）。

脂低温分解的物理原理

脂肪冷冻平台通常被配置为由软管连接的基座和涂药头。底座包含几个组件，通常有一个触摸屏作为用户和设备之间的接口。涂抹器头部有一个专门设计用来容纳待治疗组织的长腔。腔内有不锈钢板和一个可供真空应用的孔。

热提取

为此，需要使用 Peltier 器件（PD）。PD 是以 Jean Charles Athanase Peltier 的名字命名的，他发明了 PD，并发现了电流可以在具有某些特性的材料中产生巨大温差的物理原理[17]。PD 使用电热转换来创建温度梯度，以冷却设备的一个表面并加热相反的表面。在建造第一台脂冷冻设备时，这最初是一个重大的技术劣势，但现在对于使用回火技术的新一代对比脂冷冻设备来说，这是一个主要的优势[18]。热对比设备通过交替的冷热循环工作，这可以很容易地通过反转流过 PD 的电流的极性来获得；必要时电池的同一面根据需要

冷却或加热。

脂肪冷冻通过改变脂肪细胞的温度来影响它们。机器提取热量，直到检测到目标温度。那时，"Peltier"装置的能量被下调，这样它就不会从组织中提取更多的热量。当组织重新加热时，机器会增加能量来再次提取零点几度的热量。这种"推-拉"调节机制持续整个过程，在此期间，高质量的机器每秒测量组织或 Peltier-表皮界面温度。这种严格的温度控制使最佳治疗效果成为可能，同时保持对周围组织的充分安全和保护[19]。热提取应以完全受控的方式进行。通过在一段时间内保持目标温度，脂肪组织冷却到等于或低于文献中所描述的触发导致治疗效果的刺激所需的最低温度，即 10.38℃[11]。

根据机器可以产生的能量，或多或少都会排出热量。这在过去是区分最先进的机器的一个非常重要的因素，因为它可以用更短的时间转换。然而，尽管这个因素在今天仍然很重要，但它已经不那么重要了。首先，因为大多数机器在提供功率方面都有了很大的提高，几乎所有的机器都能达到最高的功率。其次，这是因为现在我们知道脂肪细胞温度降低的速度（℃/min）不仅是结果产生的条件，而且是至关重要的[20]（图 49.1）。第二代脂肪降解机或对比造影剂脂肪降解机非常注重这一变量，并结束了创造更高的提取功率和更短的疗程的"竞赛"。主要原因是，虽然最初的脂肪冷冻研究显示脂肪细胞内结晶的降温速度约为 10℃/min[11]，但今天我们知道较小的降温速度会带来更好的结果，无论是直接细胞溶解还是脂肪细胞内结晶[20]（图 49.2）。

其他类型的设备使用不同但同样安全的温度控制

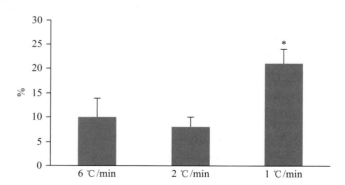

图 49.1　暴露在不同冷却速度下的受损细胞百分比。在降温速率为 6 ℃/min 的样品中，细胞损伤为 10%±4%。当降温速率为 2 ℃/min 时，细胞损伤率相似，为 8%±2%；当降温速率为 1 ℃/min 时，细胞损伤率上升至 21%±3%。
* 方差分析 P=0.016 8［经允许引自 Pinto H and Melamed G, J Surg, 3(1-1), 11, 2015］。

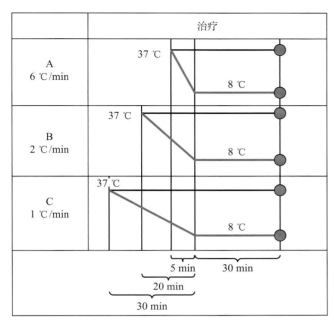

图 49.2　三种回火条件：从 37 ℃到 8 ℃，冷却速度分别为 6 ℃/min、2 ℃/min 和 1 ℃/min，在 8 ℃下回火 30 分钟（蓝线）。每种情况的对照组：37 ℃（黑线）［经允许引自 PintoH and Melamed G, J Surg, 3(1-1), 11, 2015］。

机制：梯度计算。他们使用算法来计算时间，并仅在部分治疗期间应用原始的推拉机制。这些设备与原始设备的不同之处在于，它们使用了"温度下限"，这基本上是最大的排放时间。这段时间过去之后，无论组织达到何种温度，机器都将终止吸热效应。"温度下限"是一个附加的安全措施[21]。脂肪冷冻的目的是降低脂肪细胞的温度，直到某些细胞内的变化导致它们死亡为止。这项技术完全基于电池的热调节。

真空

脂冷冻利用了真空的物理性质。每一次脂冷冻开始时，机器都会在要处理的区域产生真空。真空的负压确保了要从中提取热量的组织在敷贴器内的正确定位，同时减少了该区域的血液流动，从而降低了热贡献[11]。较低的热贡献使其更容易降低涂抹器内被吸入的组织中的温度，这是能够实现比过去任何其他非真空所实现的更大的热提取的因素。真空是实现最佳效果的关键！然而，真空的使用也需要考虑使用脂冷冻技术的影响因素。

（1）疼痛：虽然脂冷冻治疗机通常会在一个大气压以下产生吸气压力，但如果不循序渐进地进行吸气，患者可能会感到非常不舒服。起初，机器只吸出在敷贴器内定位组织所需的量。然后，它增加了吸气压力，因为在治疗的头几分钟里施加的寒冷有麻醉效果。这

一过程的监管是完全自动的。虽然市面上最好的机器提供了一种调整真空管理的方法，但很少需要这样做。

（2）摩擦：头部内部的组织吸入可能会在涂抹器的壁和它们之间的组织之间产生不必要的摩擦。凝胶是用来防止任何刺激或不适。这个产品除了是一种凝胶外，没有任何特殊的特性。另外，它的导体、回声和热学属性都是无关紧要的。然而，凝胶应该是尽可能不要具有刺激性，也就是尽可能温和。已经报道了对这类产品的超敏反应[22]。虽然极其罕见，但在记录患者的病史时应始终排除这种情况。还有人建议使用具有添加物质的凝胶，无论是脂溶性物质还是任何其他类型的物质。虽然这个想法是明智的，很有吸引力，但有几个问题阻碍了我们将其付诸实践。首先，当温度降低时，活性成分不太可能发生物理相互作用。换句话说，我们不知道产品冷却后会发生什么。其次，即使我们可以确定不会发生这样的相互作用，我们也应该确定真空和低温都不会增加活性成分的渗透率。基于上述原因，我相信这种做法是没有意义的。

（3）固定：由于吸力，机器头部在整个治疗过程中应保持固定在需要治疗的区域。皮肤温度被降低到目标温度，但有一个非常重要的安全裕度，因为如果达到并保持低于 0 ℃ 的应用温度太长时间，会导致冷烧伤和其他问题成倍增加。这就是为什么温度应该以有控制的方式降低，并测量到最接近的 10 ℃ 的原因。这也是为什么头部在脂冷冻过程中是静止的，不能移动的原因。真空的产生也是出于同样的原因。另一方面，那些在 0 ℃ 以下工作的平台应该不断地移动头部，因为皮肤不应该受到如此低的温度太长时间的影响。因为头部在移动，所以不能产生真空，因此血液流动不会中断。所有这些自相矛盾的结果是，在极低温度下工作的平台通常效率要低，因为它们从脂肪组织中提取的热量比降低组织温度较低但同时具有真空的机器要少。实际发生的情况是，这种平台冷却到较低的温度，但从组织中提取的热量较少。平台冷却到较低温度的能力并不意味着它会取得更好的结果，因为更好的结果只与更强的从脂肪组织中提取热量的能力有关。结果与从组织中提取的热量成正比，而不是机器冷却到的温度。有一个温度极限（TL），低于该温度极限会触发导致治疗结果的刺激。最终，如果脂肪细胞的温度能够降低到这个 TL 以下，就会观察到脂肪冷冻的结果；反之，如果靶组织的温度不降低到这个 TL 以下，就不会有脂肪细胞溶解的结果。总之，不能将目标组织的温度降低到 TL 以下的机器不是脂解机。这不是一个通过暴力手段更大程度地降温的问题，而

是以有效、可控、动态和安全的方式从组织中提取更多热量的问题。

（4）着色：当疗程结束并移除热量时，处理区域可以显示从浅红色到深紫色的颜色[23]。较深的颜色可能会吓到患者，应该提醒患者，这种情况是正常的，几乎可以立即逆转；几秒钟后，治疗区域的颜色会变成红色，然后变成粉色。一般情况下，脂低温治疗一小时后，残留的红斑将与任何其他治疗方法引起的红斑没有什么不同。

（5）不良反应：青紫发生的频率和严重程度将与使用时间和真空强度成正比[23]。

作用机制

长期以来，白色脂肪组织（WAT）被认为是一种相当被动的组织，它以甘油三酯（TAG）的形式作为能量储存，在能量不足的情况下提供给身体的其他部分。近年来，我们对 WAT 的生理病理学的认识有了显著的进步，已经表明它不仅仅是脂肪储备，而且是一个重要的内分泌器官，不仅能维持能量平衡，还能调节各种生理过程，如控制血糖、免疫系统和生殖。

对人体脂肪组织含量的调节有多种方式，包括摄入量控制、中枢神经系统调节、能量消耗、调节内分泌系统和直接去除脂肪组织。局部脂肪组织去除是脂冷冻作用的唯一水平，这是理所当然的事实。目前，这一概念正在接受审查[20]。非侵入性脂肪去除的主要两个过程是脂肪分解和脂肪细胞溶解。脂肪分解是一种正常的、可逆的生理过程，具有明显的代谢、分子或化学性质。另一方面，脂肪细胞溶解是一个不可逆的细胞过程，主要是物理过程。

细胞发生凋亡和坏死。凋亡假说最初在没有证据的情况下被接受，部分原因是手术后脂肪减少反应延迟，部分原因是没有观察到严重的治疗后炎症反应。但我们已经报道了冷暴露后的一些即刻细胞损伤[20]，尚不清楚观察到的结晶是否会导致稍后的凋亡或立即坏死。因此，应该开展新的针对凋亡过程的研究。

脂肪细胞是构成脂肪组织的特定细胞。尽管脂肪细胞有一些特殊的特征，但它们能够像任何其他类型的细胞一样进行复制。某一类细胞数量的增加称为增生。然而，脂肪细胞能够增加含量，从而增加大小。某一种细胞大小的增大称为肥大。我们绝大多数患者的脂肪组织紊乱将与脂肪细胞肥大相关。

有三个概念对于全面理解脂冷冻作用机制是极其重要的。

脂肪分解

脂解作用是一个经过充分研究的、自然的、化学的、分子的和可逆的代谢过程[24]。它始终发生在我们体内，并且受到严格的调控。脂肪分解是处理能量和调节身体新陈代谢状态的中心途径。当特定的受体被刺激时，一个级联类型的通路被激活，其中几个中间酶被磷酸化并发生变化，直到它们最终刺激任何脂肪酶。作用于 TAG 的脂肪酶释放脂肪酸和甘油（图49.3）。这些释放的脂肪酸没有重新酯化成 TAG，可能参与了一种特殊类型的氧化，称为 β-氧化。简而言之，β-氧化可以被描述为四个基本反应的序列，在这些反应中，脂肪酸以乙酰辅酶 A 分子的形式失去了两个碳原子。每一轮新的 β-氧化从 β-氧化的脂肪酸中提取一个新的乙酰辅酶 A 分子，脂肪酸被缩短。乙酰辅酶 A 可以根据外界刺激以及身体的能量和结构需求遵循不同的代谢途径。这些途径通常包括：①进入三羧酸循环（Krebs 循环），被完全氧化并通过 ATP、GTP 和 NADH+ 产生能量；②通过乙酰乙酰辅酶 A 和羟甲基戊二酰辅酶 A 生成酮体（酮形成），将能量输出到外周组织；③重新合成脂肪酸；④参与生酮或"非生糖"氨基酸的合成。在细胞水平上，脂肪分解的影响表现为脂肪细胞萎缩。

细胞不会被破坏，其内容物也不会释放；它只是代谢其脂质负荷[25]。因此，脂解不会引发任何炎症反应，而寻求刺激或加速这一途径的治疗也不会有任何与炎症相关的不良影响。

脂肪细胞溶解

脂肪细胞溶解与脂解不同，主要是物理的、细胞的、局部的和不可逆的过程。从分子角度看，没有任何酶介导的局部催化活性，也没有任何代谢变化[26-28]。全身系统的作用是不同的。出于研究目的，我根据脂肪细胞触发的过程对这些过程进行了细分：

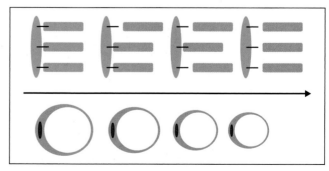

图 49.3　脂肪分解：脂肪酶作用于 TAG，释放脂肪酸和甘油。脂肪细胞体积缩小：营养不良。

（1）碎屑状脂肪细胞溶解是脱氧胆酸钠（DC）或磷脂酰胆碱（PPC）[29-32] 等物质作用机制的结果，归为生物洗涤剂类别[33]（图49.4）。

（2）吞噬性细胞脂肪细胞溶解是技术作用机制的结果，这些技术虽然能溶解脂肪细胞，但不会直接破坏脂肪细胞（图49.5）。通过不同的物理原理，这些技术试图引起脂肪细胞几种成分的结构变化，以诱导凋亡反应。与碎屑状脂肪细胞溶解过程不同，细胞凋亡不会触发炎症反应，因为脂肪细胞最终会被吞噬。

结晶

脂类结晶是脂类冷冻引起的脂肪细胞破坏的主要过程（图49.6）。这是一种多年前首次发现的物理过程，经常被多个行业使用，最著名的是食品业[34, 35]。除了其他原因外，脂质结晶本身并不是一个有害的过程，因为它大多是可逆的，并且在一定程度上是可控的。然而，在活细胞这样的复杂系统中，情况就不同了。由食品工业进行的研究通常考虑具有少量相的系统，其中很少有 TAG 被混合、结晶或以其他方式修改。在这种体系下，X 射线衍射（XRD）表明，TAG 通常以这样或那样的方式结晶，并基于多种环境因素。

脂冷冻后脂质结晶也不例外，尽管我们在以前的研究中观察到，传统的脂冷冻将结晶标记成一个以上的多态性[36]（脂质多态性是相同化学成分的不同固相，当它们融化时会产生相同的液相[37]，也就是说，它们是细胞包装甘油三酯的不同方式）。这是有道理的，因为活细胞是一个多相系统，其中应该有大量的 TAG 品种共存。所有这些阶段之间的相互作用，以及与环境的相互作用，实际上创造了无数的组合。脂质晶体的结构可能非常复杂[38, 39]，需要非常具体的物理化学知识，如"d"和"l"间距和 Miller 指数，才能完全理解它（图49.7）。虽然这一水平的知识超出了任何美容医生在日常实践中的需要，但为了讨论脂冻分解的作用机制，并解释我们如何以及为什么向对比（造影剂）脂冻分解等新技术进化，有必要进行简要的介绍。

晶体的整体形状主要由其表面各部分的相对生长速率决定（图49.8）。甘油三酯晶体的典型各向异性造成了晶体表面不同部分的生长速率之间的巨大差异[40]。传统的 TAG 分子堆积（多态性）有三种形式：α、β′和β，它们在稳定性、熔融温度和密度方面有所不同。α形式是最不稳定的，因此最容易转换成其他形式。显微镜下，α多态性通常看起来像一团无定形的小晶体，β′型看起来像球晶，而β型看起来像针状晶体[41]。一种多态到另一种多态的相互转化（液体，以及α、β′和β相之间的转化）对于脂肪的工业处理和储存是一个重要的过程，但从美容医学的角度来看，这也是非常有吸引力的。这种转变可以在事先熔化的情况下发生，也可以在没有熔化之前发生。该过程在第一种情况下称为熔融介导的转变，在第二种情况下称为固态转变[42, 43]。所有这三个多态性都可以通过熔融介导的

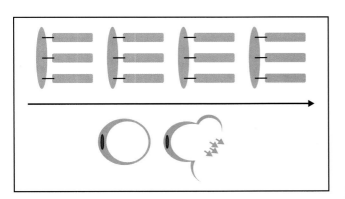

图 49.4　碎屑状脂肪细胞溶解：脂肪酶不作用于 TAG。细胞膜被破坏。脂肪细胞数量减少：发育不良。

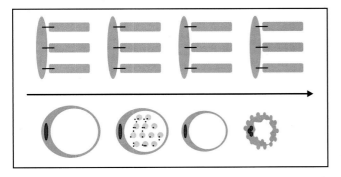

图 49.5　吞噬脂肪细胞溶解：脂肪酶不作用于 TAG。细胞膜保持完好。脂肪细胞数量减少：发育不良。

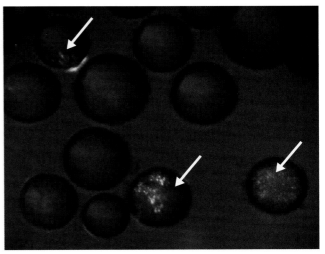

图 49.6　脂肪细胞内的晶体（白色箭头）［经允许引自 Pinto H et al., Cryo Lett, 34(6), 619, 2013 ］。

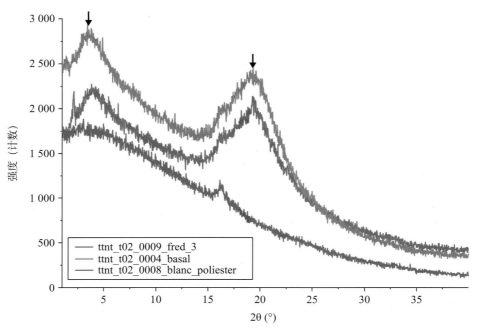

图 49.7 XRD: 样品分析（位置与计数）显示 A 和 B 峰（箭头）［经允许引自 Pinto H et al., Cryo Lett, 34(6), 619, 2013］。

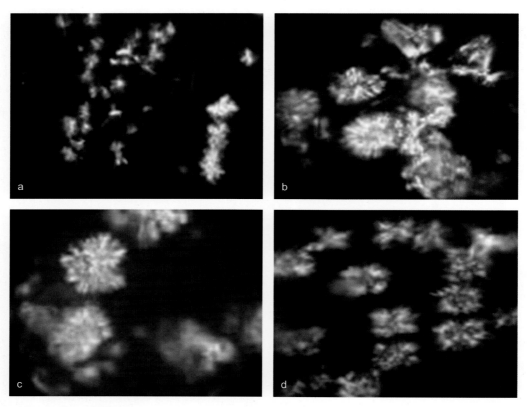

图 49.8 脂肪晶体。a. 脂肪细胞暴露在 8℃下 10 分钟。b. 脂肪细胞暴露在 8℃下 25 分钟。c、d. 脂肪细胞在室温（22℃）下重新加热 2 小时［经允许引自 Pinto H et al., Cryo Lett, 34(1), 100, 2013］。

转化产生模糊的多态性。然而，由于脂肪呈现单向性多态，固态转化只能在稳定性不断提高的形式下发生。这意味着唯一可能的方向是将 α 形式转换为 β' 形式，并将 β' 形式转换为 β 形式。熔体介导的结晶可以理解为较不稳定的形式熔化，然后是较稳定的形式的成核和生长。质量转移发生在不太稳定形式的熔化产生的液体中[44]，重叠使得单独测量每个过程非常困难[40]。脂质结晶可能受到多个变量的影响，包括：①脂肪酸的链长和纯度；②双键的存在、数量和位置（饱和度和不饱和度）；③构型（顺式与反式）；④相对于一般 TAG 结构的立体特异性定位[45]；⑤温度；⑥机械应力；⑦曝光时间；⑧冷却速度；⑨种子的存在；⑩溶剂；⑪杂质；⑫等温冷却。这些变量中的一些可以通过新的对比脂低温解析仪进行控制。这是目前脂冷冻领域的研发努力所遵循的方向。

TAG 的结构和结晶特性都对温度非常敏感。这需要潜在的机械属性以及 TAG 的流体属性和质地的改变[46]。控制结晶过程对食品工业至关重要，但对医学也特别有意义，因为这些变化可能意味着细胞死亡（这实际上是脂冷冻分解的目标和基础）。更大的晶体，具有不同程度的不溶性和更大的不规则性，可以决定更大的凋亡诱导，更高程度的脂肪坏死，或两者兼而有之。

这一直是"对比脂冷冻"——传统脂冷冻的自然演变发展的原始思路。"对比"指的是这样一个事实，即这种技术旨在通过在常规脂冷冻前后加热脂肪细胞来调节它们：即热对比。细胞受到复杂的热刺激，包括一个热周期、一个冷周期和第二个热周期。我们看到的结果是非常有希望的。与传统的脂冷分解相比，在体外小鼠模型中，对比脂冷分解显示：它能够（直接破坏更多的脂肪细胞，在那些不会立即死亡的脂肪细胞中产生更多的晶体，以及产生更大的晶体结构[18]。此外，在一项 10 例试验性研究中，对比脂冷冻治疗显示了显著改善的临床结果[47]（图 49.9）。

可以通过修改回火过程中的冷却或过冷速度等变量直接生成晶体，也可以通过相互转化为更稳定的堆积形式间接生成晶体。冷却速度是控制晶前核（成核）形成的力量，也是脂冷解机制可以影响的一个变量。当甘油三酯混合物冷却到任何甘油三酯的熔点以下时，混合物被该 TAG 过饱和，建立的结晶力将与冷却力成正比。最初的脂冷分解研究报道了脂肪低于 10.38℃冷却结晶[11]。脂肪通常必须在 5℃到 10℃之间冷却，才能开始结晶。当结晶力的大小在低到中等时，二次形核以有序的方式逐层进行，只有在前一层完成后才会形成新的一层。另一方面，升高的幅度将迫使球晶的几层同时进行二次成核过程，导致更多的弥散结构[40]。回火（加热和冷却）循环的应用也是如此，以便通过熔体介导的多晶性转变产生更稳定

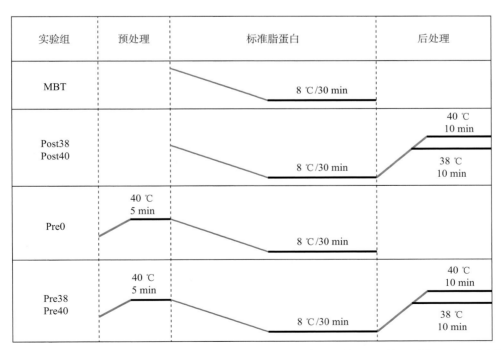

图 49.9 温度处理模式（TTP）。加热（红线）、冷却（蓝线）和稳定温度（黑线）。预处理时为 40℃，标准脂低温分解时为 8℃，后处理时为 38℃或 40℃。未显示对照组（室温恒定）。MBT，改良基础治疗［经允许引自 Pinto H et al., Cryo Lett, 35(2), 154, 2014］。

的晶型。受到 TAG 结晶的细胞可能以两种方式之一死亡：触发凋亡刺激（可能由任何形状和大小的晶体产生）或其细胞膜破裂（可能是由于大晶体立即摧毁细胞[35]）。

然而，也有大量的细胞没有结晶，第三组细胞尽管结晶也不会死亡[35]。为什么一个脂肪细胞死亡，而相邻的脂肪细胞在一次脂冷冻后仍然活着，原因尚不清楚。由于结晶过程的高度复杂性，吸收其机制一直是而且仍然是一项需要最大限度地投入的任务。了解结晶是如何起作用的，以便最终对我们有利，这是脂低温分解领域的任何研究人员的主要目标。分析 TAG 结晶过程的热力学特征有助于我们确定不同晶型的稳定性，并量化结晶力，为晶体成核和生长模型提供基准[40]。另一方面，分析 TAG 结晶过程的动力学特征有助于我们解释多晶性结晶及其最终形貌[40]。如果我们想要在宏观层面上理解脂肪组织的行为，了解 TAG 的相互作用和结构是至关重要的[37]。

临床

指征

很少有技术有比脂冷冻更清晰或更精确的适应证。目前唯一被接受的指征是任何临床表现中的局限性肥胖症[10, 47]。当然，理论上，任何其他局部区域的脂肪营养不良也可以通过应用这项技术来减少；脂肪瘤和某些类型的脂肪团就是这样的情况。然而，下面这一点必须非常清楚：脂肪冷冻改善脂肪团仅仅是因为它减少了局部脂肪的堆积。脂肪团的情况并不完全相同，每个生理病理因素的发病率水平也不同，决定每个患者情况的因素也不尽相同。在脂肪组织生理病理中发挥作用的多种因素使得对每个病例进行单独和深入的评估至关重要，以便做出正确的治疗决定是至关重要的。

禁忌证

以下禁忌证列表在任何情况下都不是彻底或最终的。重要的是要了解为什么每个部分都包括禁忌证，这样该列表就可以作为一个动态工具，从业者将来可以在其中计入新的病理学。我喜欢把脂冷冻禁忌证分为四组[12]。

（1）法律：这些通常对几乎所有的美容药物治疗都是一样的。禁忌证的原因不在于治疗带来的任何实际问题，而在于性质不同的障碍。这一群体的典型例子是未成年人和智障人士，这两个群体在法律上都没有能力给予知情同意。孕妇是这一群体中的第三个典型群体。

（2）局部：该小组收集影响待治疗区域的局部病理，包括新近的伤口、皮肤感染（即赫氏病毒科）、疝气、水疱、瘢痕和溃疡。我们还可以将"脂肪层厚度"包括在这一组中。小于 1.5 cm 的脂肪圆锥体区域通常是禁忌的。在这些患者中，成本 / 收益比并不理想，因为结果将是离散的，疗程将更加痛苦，血肿发生率将更高。另一方面，要仔细评估脂肪圆锥非常厚的患者，因为圆锥越厚，误诊的可能性就越高（脂肪代谢异常 – 超重 – 而不是局部脂肪肥胖症）。

（3）特异性：这是一组罕见的病理，起源于或与任何控制脂低温溶解的物理原理有关（即原发性冷球蛋白血症、雷诺病和更年期角化病）。一般说来，它们都是与低温相关的疾病。

（4）病理性：这一组包括那些与患者的临床状态相关的情况，而不是与治疗本身相关的情况。有严重器官损害的全身性疾病或障碍包括肝、肾或心力衰竭，最近的脑或心肌梗死，肿瘤，以及全身性自身免疫性疾病。虽然大多数这些病理被推定为与脂冷冻治疗完全相容，但它们通常是自动禁忌的，因为没有足够或高水平的证据来支持这类患者的潜在适应证或治疗应用。抗凝患者，无论是人工用药还是由于任何病理原因，也是严格的禁忌证。

虽然第一组、第二组和第三组将来将扩大到包括更多的项目，但随着研究的发展，第四组应该会显著减少。

不良反应

与其他治疗方法一样，脂肪冻融术也会出现并发症。幸运的是，这个病例的并发症是轻微的。此外，有证据表明，任何潜在的并发症都是暂时的。值得注意的是，由于脂冷冻是非侵入性的，因此没有感染的机会。最常见的并发症是那些与吸引引起的创伤相关的并发症：红斑、水肿、手术后热感和血肿。显然没有过敏或排斥反应。就像任何其他内科或外科手术一样，脂冷冻可能会带来一些风险。幸运的是，在这种技术的情况下，风险微乎其微，好处远远超过潜在的问题，而潜在的问题当然很少。几乎没有证据表明脂冷冻的副作用：可接受轻微的标准炎症（即红斑、血肿、疼痛）（图 49.10）。

此外，少数几项探索不良反应的研究都是用有代表性但规模较小的样本设计的。在过去五年中，与世界各地接受脂冷冻治疗的大量受试者相比，但研究不良反应的总人数很少。众所周知，脂溶酶解有轻微、可逆的常见副作用。然而，这些是治疗后并发症的适当样本，还是因为我们调查的样本太少，所以我们只知道这些不良反应？现实是全世界每天都会进行数以千计的脂冷冻治疗，即使只是经验上的，也没有出现更大或不同问题的证据。

目前还没有感染、伤口或溃疡的报道。迟发性疼痛已有描述[48]。脂肪冷冻是一种非侵入性的手术。科学研究已经提供了关于不良影响的可逆性和该过程的无害性质的确凿数据。在生物标志物方面，没有肝脏或肾脏酶的升高，也没有血细胞计数的变化。其他研究已经在侧腹应用脂冷冻，观察到伴随着血清甘油三酯离散而可逆的升高，同时高密度脂蛋白（HDL）轻度和可逆的下降[49, 50]。

Coleman 等评估了术后感觉减退患者的活组织检查，结果显示没有任何结构损伤或周围神经纤维的变化，而且在 3.6 周内，这一过程 100% 被逆转[2]。最后，一些罕见的不良反应已被报道，包括两例反常脂肪增生（PAH），这是以前从未报道过与脂冷冻相关的。PAH 的发生率极低[51]。

虽然绝大多数患者没有出现任何严重的并发症[52]，但该过程不应被低估，并且应正确评估脂冷冻溶解的适应证。应该进行具有特定设计的新的不良反应研究，以便在这方面提供明确的数据。基于目前我们对脂冷冻的不良影响的了解，我们认为需要前瞻性的、观察性的和简单的研究，能够评估大量具有非常好的随访能力的受试者。

方案和最终评价

脂肪冷冻每月进行一次，虽然疗程长度可以调整，但它是完全自动化的。标准脂冷冻过程的时长将根据所使用的平台而有所不同，一般为 30~60 分钟。对照脂解时间为 60 分钟。未来的研究肯定会改变目前的脂冷冻应用方案（图 49.11）。

患者期望

脂肪冷冻是一种很好的非侵入性局部减脂技术，对比剂脂肪冷冻效果更好。尽管如此，以吸脂为金标

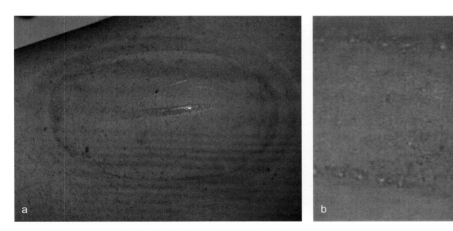

图 49.10 疗程后立即观察到的不良反应：红斑（a）和牵引性水疱（b）。

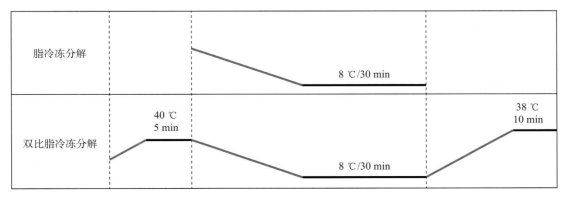

图 49.11 回火：标准与对比脂冷冻分解。加热（红线）、冷却（蓝线）和稳定温度（黑线）［经允许引自 Pinto H et al., Adipocell, 3(3), 212, 2014 ］。

准的侵入性手术将面临更多风险，但也会取得更好的结果。此外，也确实存在无回应者。为了能够估计无反应者的百分比，需要进行具有特定设计的新研究。根据我的经验，无反应者占患者的10%~15%。提高患者的期望值是每个医生必须做到的。如果预期管理得当，即使是平庸的结果也可能让我们的患者满意。另一方面，当期望不现实时，即使治疗能提供的最好结果也可能是不够的。

参考文献

[1] Avram MM, Harry RS. Cryolipolysis™ for subcutaneous fat layer reduction. *Las Surg Med* 2009; 41:703–708.

[2] Coleman S, Sachdeva K, Egbert B, Preciado JA, Allison J. Clinical efficacy of non-invasive Cryolipolysis™ and its effects on peripheral nerves. *Aesth Plast Surg* 2009; 33:482–488.

[3] Nelson AA, Wasserman D, Avram MM. Cryolipolysis™ for reduction of excess adipose tissue. *Semin Cutan Med Surg* 2009; 28:244–249.

[4] Epstein EH Jr., Oren ME. Popsicle panniculitis. *N Engl J Med* 1970; 282(17):966–967.

[5] Rajkumar SV, Laude TA, Russo RM, Gururaj VJ. Popsicle panniculitis of the cheeks: A diagnostic entity caused by sucking on cold objects. *Clin Pediatr* 1976; 15:619–621.

[6] Haxthausen H. Adiponecrosis e frigore. *Brit J Dermatol* 1941; 53:83–88.

[7] Beacham BE, Cooper PH, Buchanan CS, Weary PE. Equestrian cold panniculitis in women. *Arch Dermatol* 1980; 116(9):1025–1027.

[8] Pekki A, Sauni R, Vaalasti A, Toivio P, Huotari-Orava R, Hasan T. Cold panniculitis in finnish horse riders. *Acta Derm Venerol* 2011; 91(4):463–464.

[9] Deschamps P, Leroy D, Pedailles S, Mandard JC. Keratoderma climactericum (Haxthausen's disease): Clinical signs, laboratory findings and etretinate treatment in 10 patients. *Dermatologica* 1986; 172(5):258–262.

[10] Pinto H, García-Cruz E, Melamed G. Study to evaluate the action of lipocryolysis. *Cryo Lett* 2012; 33(3):176–180.

[11] Manstein D, Laubach H, Watanabe K, Farinelli W, Zurakowski D, Anderson R. Selective cryolysis: A novel method of non-invasive fat removal. *Las Surg Med* 2008; 40:595–604.

[12] Pinto H. Lipocriolisis. In: Pinto H, ed. *Principios de Medicina Estética*. Albacete, Spain: Ruiz del Ámo, 2013.

[13] Çenjel Y, Ghajar A. *Transferencia de calor y masa*, 4th ed. Mexico: McGraw Hill, 2011.

[14] Lestina T, Serth R. *Process Heat Transfer: Principles, Applications and Rules of Thumb*. Amsterdam, the Netherlands: Academic Press, 2010.

[15] Incropera F, De Witt D, Dewitt D. *Fundamentals of Heat and Mass Transfer*, 3rd ed. Hoboken, NJ: John Wiley & Sons, 1990.

[16] Fourier J. *Théorie analytique de la chaleur*. Paris, France: Firmin Didot Père et Fils, 1822.

[17] Peltier JA. Nouvelles experiences sur la caloricite des courants electriques. *Ann Chim* 1834; 56:371.

[18] Pinto H, Ricart-Jané D, Pardina E. Pre and post lipocryolysis thermic conditioning enhances rat adipocyte destruction. *Cryo Lett* 2014; 35(2):154–160.

[19] Pinto H, Aredondo E, Ricart-Jané D. Study for the evaluation of adipocytic changes after a simil-lipocryolysis stimulus. *Cryo Lett* 2013; 34(1):100–105.

[20] Pinto H, Melamed G. Lipocryolysis cooling speed affects adipocyte survival. *J Surg* 2015; 3(1–1):11–13.

[21] Pinto HR. *Principles of Lipocryolysis and Adipocyte Destruction by Thermic Contrast*, 1st ed. Albacete, Spain: Ruiz del Amo, 2014.

[22] Verdelli A, Francalanci S, Palleschi GM. Contact allergic dermatitis due to Kathon CG contained in ultrasound gel. *Dermatitis* 2014 January–February; 25(1):35–36.

[23] Vidal R, Segura L, Vergara P, Pinto H. Adverse effects of lipocryolysis: Analysis of 28 cases. *J Surg (special issue)* 2015; 3(1–1):6–7.

[24] Rutkowski JM, Stern JH, Scherer PE. The cell biology of fat expansion. *J Cell Biol* 2015 March 2; 208(5):501–512.

[25] Motolese P. Phospholipids do not have lipolytic activity: A critical review. *J Cosmet Laser Ther* 2008 June; 10(2):114–118.

[26] Bobkova VI, Lokshina LI, Korsunskii VN, Tananova GV. Metabolic effect of Lipostabil forte. *Kardiologiia* 1989; 29:57–60.

[27] Hasengschwandtner F. Phosphatidylcholine treatment to induce lipolysis. *J Cosmet Dermatol* 2005; 4(4):308–313.

[28] Yagima Odo ME, Cucé LC, Odo LM, Natrielli A. Action of sodium deoxycholate on subcutaneous human tissue: Local and systemic effects. *Dermatol Surg* 2007; 33(2):178–188; discussion 188–189.

[29] Cohen BM, Lipinski JF, Altesman RI. Lecithin in the treatment of mania: Double blind, placebo controlled trials. *Am J Psychiatry* 1982; 139:1162–1164.

[30] Little A, Levy RP, Chua-Kidd P, Hand D. A double blind, placebo controlled trial of high dose lecithin in Alzheimer's disease. *J Neurol Neurosurg Psychiatr* 1985; 48:736–742.

[31] Lieber CS, Robins SJ, Li J et al. Phosphatidylcholine protects against fibrosis and cirrhosis in the baboon. *Gastroenterology* 1994; 106:152–159.

[32] Salti G, Ghersetich I, Tantussi F, Bovani B, Lotti T. Phosphatidylcholine and sodium deoxycholate in the treatment of localized fat: A double-blind, randomized study. *Dermatol Surg* 2008 January; 34(1):60–66.

[33] Rotunda A, Suzuki H, Moy R, Kolodney MS. Detergent effects of sodium deoxycholate are a major feature of an injectable phosphatidylcholine formulation used for localized fat dissolution. *Dermatol Surg* 2004; 30:1001–1008.

[34] Garside J. General principles of crystallization. In: Blanshard J, Lillford P. eds. *Food Structure and Behavior*. London, U.K.: Academic Press, 1978.

[35] Hartel R. Nucleation. In: Hartel R, Frederik M, eds. *Crystallization in Foods*. Gaithersburg, MD: Aspen Publishers Inc., 2001.

[36] Pinto H, Pardine E, Ricart-Jané D. X-ray diffraction analysis confirms intra-adipocitary lipid crystallization after a lipocryolysis-like stimulus. *Cryo Lett* 2013; 34(6):619–623.

[37] Marangoni AG, Wesdorp LH. In: Marangoni AG, Wesdorp LH, eds. *Structure and Properties of Fat Crystal Networks*, 2nd ed. Boca Raton, FL: CRC Press/Taylor & Francis Group, 2013.

[38] Chapman D. The polymorphism of glycerides. *Chem Rev* 1962; 63:433–456.

[39] Clarkson CE, Marklin T. Alternation in long chain compounds. Part II: An x-ray and thermal investigation of the triglycerides. *J Chem Soc* 1934; 666–671.

[40] Himawan C, Starov VM, Stapley AGF. Thermodynamic and kinetic

aspects of fat crystallization. *Adv Colloid Interf Sci* 2009; 122:3–33.

[41] Sato K, Ueno S. In: Garti N, Sato K, eds. *Crystallization Processes in Fats and Lipid Systems*. New York: Marcel Dekker, 2001.

[42] Hagemann JW. In: Garti N, Sato K, eds. *Crystallization and Polymorphism of Fats and Fatty Acids*. New York: Marcel Dekker, 1988.

[43] Dafler JR. Polymorphism behaviour in fully hydrogenated mono acid triglycerides *J Am Oil Chem Soc* 1977; 54:249.

[44] Sato K. Solidification and phase transformation behaviour of food fats—A review. *Fett/Lipid* 1999; 101:467.

[45] Small DM. *The Physical Chemistry of Lipids*. New York: Plenum Press, 1986.

[46] Campos R, Marangoni AG. Molecular composition dynamics and structure of cocoa butter. *Cryst Growth Des* 2010; 10:205–217.

[47] Pinto H, Melamed G. Contrast lipocryolysis: Pre and post session tempering improves clinical results. *Adipocyte* 2014; 3(3):212–214.

[48] Krueger N. Cryolipolysis for noninvasive body contouring: Clinical efficacy and patient satisfaction. *Clin Cosmet Investig Dermatol* 2014; 7:201–205.

[49] Riopelle J, Tsai MY, Kovack B. Lipid and liver function effects of the cryolipolysis procedure in a study of male love handle reduction. *Laser Surg Med* 2009; S21:82.

[50] Klein KB, Zelickson B, Riopelle JG, Okamoto E, Bachelor EP, Harry RS, Preciado JA. Non-invasive cryolipolysis for subcutaneous fat reduction does not affect serum lipid levels or liver function test. *Surg Med* 2009 December; 41(10):785–790.

[51] Jalian HR, Avram MM, Garibyan L, Mihm MC, Anderson RR. Paradoxical adipose hyperplasia after cryolipolysis. *JAMA Dermatol* 2014 March; 150(3):317–319.

[52] Dierickx CC, Mazer JM, Sand M, Koenig S, Arigon V. Safety, tolerance, and patient satisfaction with noninvasive cryolipolysis. *Dermatol Surg* 2013 August; 39(8):1209–1216.

50
肉毒毒素在皮肤医学中的应用

Uwe Wollina

科学背景

肉毒毒素（botulinum toxin，BoTN）是由肉毒杆菌（clostridium botulinum）产生的由 7 种神经毒性多肽和无毒蛋白质组分组成的复杂复合物。BoTN 是一种约 150 kD 的单链多肽，在被胰蛋白酶或细菌产生的蛋白酶切割成两条链之前，效力相对较小：100 kD 的重链负责与靶结构结合，50 kD 的轻链称为毒化链。BoTN 血清型是锌依赖的内肽酶。特性最好的毒素是 BoTN-A 和 BoTN-B，这两种毒素都可用于治疗和商业用途[1, 2]。

当 BoTN 被注射到靶组织中时，分子的重链与胆碱能神经末梢特异表达的糖蛋白结合。在整个分子被胞饮作用内化后，链在胞质内切割。轻链与可溶性 N-乙基马来酰亚胺敏感因子黏附蛋白受体（SNARE）高度特异性结合，是胞吐所必需的。SNARE 参与了乙酰胆碱从胞浆到突触间隙的运输。它由一个载体相关蛋白（v-SNARE 或 synaptobrevin）和两个靶蛋白（t-SNARE）组成：质膜突触体相关蛋白（SNAP-25）和突触素。轻链通过多位点底物结合赋予蛋白酶极高的特异性[3]。这就解释了为什么在靶细胞吞噬 BoTN 后，商业化产品中使用的额外蛋白质或其他成分不会导致不同的作用模式。

BoTN-A 裂解 SNAP-25[4]，而 BoTN-B 裂解突触蛋白[5]。SNARE 蛋白的蛋白水解作用抑制了乙酰胆碱小泡在神经末梢内表面的对接，导致小泡融合受阻。当目标结构是肌肉时，就会发生化学去神经的轻瘫。当目标组织是汗腺时，分泌被抑制。

在欧洲和北美，市面上有三种不同类型的 BoTN-A：Botox®（Allergan）、Dysport®（Speywood-Ipsen）和 Xeomin®（Merz），它们分别与 Vistabel®（Allergan）、Azzalure®（Galderma）和 Bocouture®（Merz）相同。虽然它们都含有 BoTN-A 作为活性化合物，但它们的化学成分和产量是不同的。此外，Botox/Xeomin® 和 Dysport/Azzalure 的相对单位不同。Frevert[6] 分析了这三个药品品牌瓶子中 BoTN-A 的含量。根据他的研究，Botox 中 BoNT-A 的平均浓度为 0.73 ng/100 U 瓶；在 Dysports 中为 3.24 ng/500 U 瓶，相当于每 100 U 0.65 ng；在 Xeomin 中为 0.44 ng/100 U 瓶。150 kD 的 BoTN-A 神经毒素的比效力计算为 137 U/ng Botox，154 U/ng Dysport 和 227 U/ng Xeomin。

肌肉效应

基本上，长时间使用 BoTN 可以诱导肌肉萎缩，但似乎发生的情况非常不一致。反复注射 BoTN-A 可以使肌肉肥大恢复正常[7]。有一些肌肉靶点对治疗结果和不良反应如眼睑痉挛或痉挛性肌张力障碍表现出极端的剂量不敏感[8]。

BoTN 还影响肌肉的脊髓伸展反射。当肌肉被拉伸时，来自肌梭器官的传入信号通过 I a 型和 II 型纤维传递。这不仅刺激了被拉伸肌肉的 α 运动神经元，也刺激了拮抗肌的中间神经元，从而抑制了它们的 α 运动神经元。伸展肌肉的 γ 运动神经元受到 α 运动神经元侧支的抑制。在动物模型中，已经证明 BoTN 可导致 Wistar 大鼠股二头肌梭外和梭内肌纤维萎缩[9]。不影响肌力的情况下，BoTN 可阻断大鼠咬肌的 γ 运动神经元[10]。BoTN 的解囊作用可能与靶肌肉麻痹和脊髓反射抑制有关。

研究表明，在小鼠胸锁乳突肌内注射一次 BoTN 后，神经芽的暂时性发育最终能够随着邻近的肌肉纤维烟碱受体的上调而胞吐，形成功能性突触[11]。然而，这一过程的动力学并不能解释 BoTN 为什么能保持长时间的效力，如在多汗症中。

BoTN 对过度活跃的平滑肌（如肛门括约肌）的作用是通过对自主神经系统的作用介导的。

对外分泌腺的影响

BoTN 可用于治疗泌汗腺、泪腺和唾液腺的过度活动。它还通过抑制乙酰胆碱的释放发挥作用。这些靶组织的量效关系各不相同。获得无汗效果的最低剂量是 2 U 的 BoTN-A（肉毒毒素）。汗腺的剂量-反应似乎不是线性的，剂量-持续时间效应似乎也是如此。极低剂量（<10 U 肉毒毒素）对腋窝多汗症的暂时性影响有限，3 个月内复发率为 100%[12]。中等剂量的 50~100 U 的肉毒毒素产生 9~12 个月的持续时间，而更大剂量的 200 U 的肉毒毒素对部分患者产生持续超过 15 个月的无汗效应[13, 14]。

例如，在患有 Frey 综合征的患者中，与腋窝多汗症相比，需要较低的剂量，而且持续时间更长[12]。

中枢神经系统效应

BoTN 分子量为 150 kD，不能通过血脑屏障。用放射性标记的 BoTN 在猫的肌肉注射后发生了轴突的逆行运输。由于转运非常缓慢，似乎 BoTN-A 很可能在到达中枢神经系统（CNS）之前就被灭活了[15]。在培养的脊髓细胞中，BoTN-A 轻链持续超过 11 周[16]。另一方面，肌肉注射 BoTN 对中枢神经系统活动有间接影响[17, 18]。有研究表明，BoTN 可以通过外周机制间接改变中枢神经系统的功能组织。因此，BoTN-A 诱导的纺锤波信号的减少可以改变传入输入和运动输出之间的平衡，从而改变皮层的兴奋性。BoTN 可以通过改变传入脊髓运动神经元或不同皮质区域的梭形传入来干扰和改变脊髓、脑干和大脑皮层的回路。据推测，BoTN-A 治疗的一些长期临床益处也可能反映了突触密度重组后运动输出的可塑性变化[19]。

疼痛

据报道，在将 BoTN 注射到过度活跃的肌肉后，疼痛得到了缓解。此外，在动物模型中，BoTN-A 也可以减轻福尔马林引起的肌肉疼痛，提示有直接的镇痛作用[20]。在兔虹膜肌肉和背根神经节神经元中，P 物质（一种参与痛觉感受和神经源性炎症的神经肽）可以与乙酰胆碱一起被阻断[21, 22]。

BoTN 注射到腓肠肌后，脑啡肽基因表达上调，而酸性成纤维细胞生长因子基因表达下调[23]。在所有 7 种 BoTN 血清型中，BoTN-A 产生的作用最强。

BoTN 还能抑制神经递质谷氨酸参与的痛觉[24]。此外，BoTN 还证实了降钙素基因相关肽（CGRP）在自主血管神经末梢中的释放[25]和去甲肾上腺素在 PC12 细胞中的释放[26]。

在肌筋膜疼痛综合征中，10~20 U BoTN-A 改善疼痛压力阈值、疼痛评分和视觉模拟评分比干针更有效[27]。在人体实验环境中，皮内应用 100 U BoTN-A（Dysport）与纯生理盐水进行比较。采用紫外线诱导的晒斑作为炎症模型。根据热痛阈、冷痛阈、继发性痛敏面积和机械敏感性的测量，表明 BoTN-A 对发炎和非发炎的人体皮肤没有影响[28]。

瘙痒

瘙痒是一种不同于疼痛的感觉。在皮肤中，皮肤的 C 纤维传导瘙痒。它们对神经递质、组胺和其他炎症介质如 P 物质、血管活性肠肽和降钙素基因相关肽（CGRP）敏感。皮内注射前列腺素 E2、缓激肽、5-羟色胺或白细胞介素-2 已知会产生瘙痒[29]。

对 BoTN-A 止痒活性的观察来自于对单纯苔藓[30]和发汗性手部湿疹的临床研究[31, 32]。一项对 8 例手部湿疹患者进行的前瞻性试验，通过左右对比（一只手使用局部类固醇，另一只手使用类固醇和 100 U 肉毒毒素）表明，用 BoTN-A 后手部瘙痒消失得更快[31]。对 10 例发汗性手部湿疹患者进行了同样的观察。通过视觉模拟评分，表明 BoTN-A 减少了 39% 的瘙痒，而未治疗侧的瘙痒增加了 52%[32]。虽然其确切机制尚不清楚，但可能与抑制 P 物质和 CGRP 有关。

免疫效应

虽然大多数患者继续对重复的 BoTN 治疗有反应，但一些患者由于中和或阻断抗体的产生而变得无反应。只有针对重链的抗体才能阻断神经毒素的功能[33]。就像神经肌肉疾病一样，更频繁地接受更高的剂量年轻患者似乎具有更高的免疫风险[34]。在最近一项涉及 16 项研究的荟萃分析中，超过 3 000 名受试者接受了 BoTN-A（肉毒毒素）治疗，其中 0.5% 转为抗体阳性，但只有 3 例患者对 BoTN-A 无效[35]。治疗眉间纹组抗体阳性率为 0.3%，多汗症组抗体阳性率为 0.5%。由于 BoTN-B 的扩散速率较高，在这一适应证中可能没有其他选择[36]。

肉毒毒素在皮肤科适应证

多汗症及相关疾病

严重多汗症影响了近 3% 的成年人口。它对职业和私人生活都有负面影响。BoTN 对所有类型的局灶性多汗症都有效。对腋多汗症和手汗症 BoTN 治疗后无复发时间的分析表明：BoTN-A 的疗效与年龄、性别、多汗区范围、受累部位、疾病导致的生活质量损害、既往治疗次数、受累部位等因素无明显关系。在手汗症中，病史较长的患者表现出较短的 BoTN-A 效应持续时间[37]。

在腋窝多汗症患者中，每腋窝注射 120 U BoTN-A（Dysport）可显著减少 6~24 个月期间的出汗[38]。

已经进行了几个针对腋窝多汗症的随机对照试验[39-44]（表 50.1）。降低单次 BoTN-A 治疗后复发率的一种方法是将每个腋窝的肉毒毒素剂量从 50 U 增加到 200 U。治疗有效时间最长为 29 月。治疗后 12 个月内复发率仅为 11.8%[13, 14]。

在一项单中心、随机、平行、开放的 12 周试验中，BoTN-A 与外用 20% 氯化铝进行了比较。在第 4 周，92% 的接受 BoTN 治疗的患者和 33% 的局部治疗的患者显示有反应。这一主要差异在整个研究期间都保持不变[47]。在女性多汗症患者中，每个腋窝 35 单位的 BoTN-A 似乎是一个合理的起始量，但成本有所降低[46]。

BoTN 的另一个常见指征是手汗症。表 50.2 总结了手汗症的随机对照试验[47-50]。对 27 例日本中、重度多汗症患者注射 30 单位 BoTN 治疗手汗症。在左右比较中，BoTN 能够将治疗手的汗量减少 80%，而未治疗的对侧手的汗量略有减少。注射 6 个月后，汗

量仍然只有治疗前的 50%[51]。在一项开放试验中，10 例严重手汗症患者每只手掌注射 200 单位的 BoTN-A（Botox），有效时间明显延长。在 6 例患者中，有效时间可达到 12.3 个月[52]。

在一项来自希腊的研究中，36 例手汗症患者每个手掌注射 100 U 的 BoTN-A。显著改善持续了 6.2 个月。令人惊讶的是，12 例患者的足底多汗症也有轻微改善[53]。

BoTN 对足底多汗症也有效。然而，也有一些局限性：首先注射非常痛苦，由于角质层较厚，很难将足够的 BoTN 注入真皮，而且效果不像其他类型的局灶性多汗症那样持久[54]。

对 BoTN-A 不完全有效的局灶性多汗症患者可能受益于在 2% 水杨酸凝胶基质中添加 15% 的氯化铝[55]。另一方面，BoTN-A 对交感神经切除术后躯干严重代偿性多汗症有效。使用的剂量范围为 100~500 U[56]。

与胸腔镜 T2~T3 交感神经切断术相比，手汗症患者在治疗 6 个月和 12 个月后注射 BoTN-A 的效果较差[57]。

BoTN-A 也可以成功地用于控制面部或头皮多汗症[58]。

截肢者的残肢多汗症是一个主要问题，会导致行动不便、感染、异味、瘙痒、疼痛或灼热感。BoTN-A 在这一问题中有效，只有很小的不良影响。持续时间为 6~12 个月，这取决于多汗症的严重程度和 BoTN-A 的使用剂量[59, 60]。

9 例下肢截肢伴局灶性多汗症患者接受了 1 750 U

表 50.1　腋窝多汗症的随机对照试验

患者的编号	治疗方案	持续时间	结果	参考文献
322	BoTN-A（肉毒毒素）与安慰剂相比，每个腋窝 75 U 或 50 U	52 周	改善 75%，BoTN 持续时间为 197 天（75 台）和 205 天（50 台）	Lowe 等[39]
43	BoTN-A（Dysport）200 U 或 100 U/ 腋窝	48 周	两种剂量都同样有效	Heckmann 等[40]
207	BoTN-A（肉毒毒素）每个腋窝 50 U，与安慰剂相比，最多 3 次	16 个月	第 1~3 次 BoTN 的应答率分别为 96.1%、9.1% 和 83.3%，第 4 周安慰剂后的应答率为 34.7%。BoTN 7 个月的平均响应持续时间	Naumann 等[41]
307	BoTN-A（肉毒毒素）每腋窝 50 U，与安慰剂相比	16 周	第 16 周的应答率（BoTN）为 82%，安慰剂为 21%	Naumann 和 Lowe[42]
145	BoTN-A（DySPORT）每个腋窝注射 200 U 与安慰剂对照；2 周后，100 U 注射到接受安慰剂治疗的腋窝	24 周	24 周后，与安慰剂相比，两种剂量都显示出明显的出汗减少；两种剂量之间的差异并不显著	Heckmann 等[43]
13	BoTN-A（Dysport）每个腋窝注射 200 U	13 周	与安慰剂相比，出汗显著减少	Schnider 等[44]

对随访和随后的治疗过程很有帮助。

技术的争论

在某些方面，M-M BTX 与传统的基于产品许可证的做法有所不同。

· 法令 1：传统的教学方式是，只有通过深度注射才能到达皱眉肌。

· 法令 2：关于眉间美容 BTX 注射部位的传统教学建议在"每个皱眉肌区域"进行 2 次单次注射，并在 Procerus（即前额叶）内注射一次（即左右两边合计接受 5 次注射，每次注射 10 Speywood 单位，总计 50 Speywood 单位）（图 51.1）。

· 法令 3：传统的教学是，在眉毛以下注射 BTX 会导致上睑下垂。

· 法令 4：传统的教学是，不应在眼眶边缘内进行

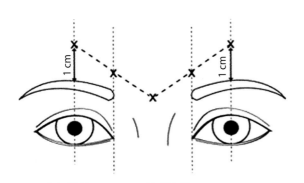

图 51.1　常规教学：Azzalure 注射部位

BTX 美容注射。

遵循标准的教学通常会产生非常好的效果。然而，作者认为，当不遵守这四项法令时，可以达到更自然的结果，并使用较小的剂量。

M-M BTX 的基本原理[12]

吐司可以涂上三块或四块较大的黄油，也可以涂上少量的黄油，涂得很薄时，可以均匀地铺在整个吐司的表面上（图 51.2）。

后者是 M-M BTX 的原理。M-M BTX 使用多个小剂量的 BTX 注射，即更多的注射，每次的剂量要低得多。

M-M BTX 的优点是效果更均匀和自然，使用的 BTX 量更少，其有益效果持续 5 个半月（除了最具活力的面部，它只持续 3~4 个月）。M-M BTX 的缺点是需要更多的注射，这意味着更长的手术时间和更多的不适。BTX 注射通常最好是用在肌肉上。由于许多面部肌肉插入皮肤，BTX 通常可以作为皮下注射使用，这有助于将瘀伤降至最低。

在 M-M BTX 中使用更多的注射会增加小瘀伤的风险，但浅层注射降低了后来出现较大瘀斑的风险，这是传统美容 BTX 治疗中使用的更深注射的风险。

N-M BTX 的位置和剂量是通过对动态表情中相关肌肉的观察和触诊来确定的，这样治疗就能与患者自己的表情相匹配。没有教科书上的注射计划或剂量可以适用于每个患者。在任何美容单元中，都会进行

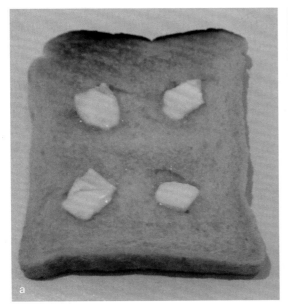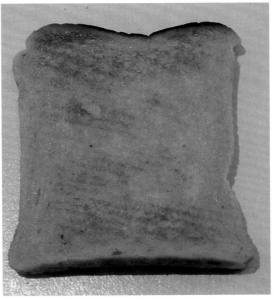

图 51.2　吐司可以这样涂黄油（a），或者也可以这样涂黄油（b）（经允许引自 Rowland Payne CME, Multi-mini botulinum, in: Redaelli A, ed., *Botulinum Toxin A in Aesthetic Medicine*, 2nd ed., Officiana Editoriale Oltrarno, Florence, Italy, 2013, pp. 185–198）。

几次低剂量的 M-M BTX 注射（每个 1~2 Speywood 单位），而不是一个或两个较大的常规剂量 BTX 注射（每个 5~10 Speywood 单位）。通常，M-M BTX 注射的间隔小于 1 cm。

M-M 型 BTX 与常规 BTX 在皱眉肌和眼轮匝肌的差异最为显著。

皱眉肌上缘 M-M BTX 的基本原理

提眉器（额肌）受到下眉肌 procerus（即前额叶）、皱眉肌、眼轮匝肌和上眉肌）、重力的降压效应和侧睡面部 / 眉毛的挤压和向下牵引的影响（图 51.3）。

传统的 BTX 注射（图 51.1），治疗额肌而不是皱眉肌。额肌是唯一的眉部提升肌。因此，传统的 BTX 不可避免地会导致一定程度的眉下垂，特别是在眉毛内侧。

传统的教学方法是，只有深部注射才能到达波纹板。事实并非如此。它可以通过表面注射达到。像大多数表情肌肉一样，皱眉肌起源于骨骼，并插入皮肤。

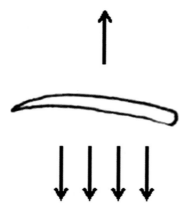

图 51.3　额肌的眉毛抬高受到四块降眉肌（眉前肌、上眉皱肌、上眉肌和上睑下肌）及重力和睡眠的影响，而额肌抬高眉毛则与四块降眉肌的抬高相反。

皱眉肌起源于眉弓的内侧。它的大部分起源位于眉毛内侧，那里的皮肤和皮下组织很厚。它的一部分起源于眉毛内侧端部下方，那里覆盖的皮肤和皮下组织很薄。因此，皱眉肌起始处的这一部分或多或少是皮下的，因此适合于浅层注射。如果先用手指固定眉毛的内侧部分，皱眉时这部分皱纹器的作用就很明显。皱眉肌插入眉毛上方的皮肤。眉毛上方的皮肤可以被认为是 1/7，第一个 1/7 是最内侧的，第七个是最外侧的。皱眉肌插入眉毛上方皮肤的第二、第三、第四和第五个 1/7 之处。即使是在儿童身上，也可以检测到这些皮肤上的起皱的波纹管插入物。当皱眉有 3 个或 4 个酒窝时，明显高于眉毛（图 51.4）。这些酒窝适合表面注射。

皱眉肌也插入眉毛的下缘。眉毛的下缘可以被认为是 1/3。在中间的 1/3，眉毛或多或少垂直地离开皮肤。皱眉肌插入眉毛下缘的内侧 1/3 的外侧部分。如果眉毛的其余部分首先用手指固定，这一点在皱眉时很明显。这种插入物可以表面注射。这种注射也可能有助于轻微抑制眼轮匝肌的眉毛和它的滑行、上唇的降压活性。

避免眉毛下垂的理论基础

眉毛下垂是由额肌抑制引起的。

在 M-M BTX 中，通过确保眉部上方的微量注射 BTX 以最小的有效剂量准确地注射到与皱纹肌的皮肤插入相对应的皱眉窝，从而减少对额肌的任何不必要的抑制，因为额肌的纤维与皱纹肌在该区域混合在一起。

避免眼睑下垂（上睑下垂）的理论基础

眼睑下垂（上睑下垂）是由于上睑提肌（LPS）抑制所致。LPS 起源于蝶骨，位于眼球和眶上缘之间，

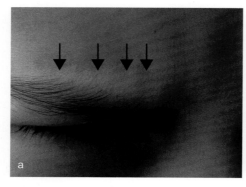
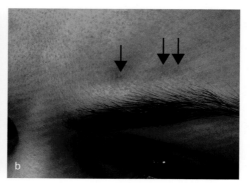

图 51.4　a. 瓦楞酒窝（8 岁）。b. 瓦楞酒窝（24 岁）（经允许引自 Rowland Payne CME, Multi-mini botulinum, in: Redaelli A, ed., *Botulinum Toxin A in Aesthetic Medicine*, 2nd ed., Officiana Editoriale Oltrarno, Florence, Italy, 2013, pp. 185–198）。

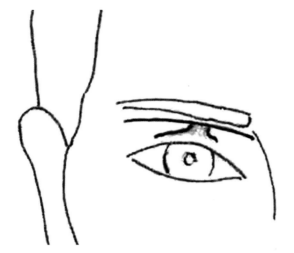

图 51.5　上睑提肌（LPS）从眼球上方的上眶下缘运行。如果肉毒毒素（BTX）影响到这块肌肉，后果就是眼睑下垂。

其肌腱插入上眼睑睑板（图 51.5）。

在 MM-BTX 中，通过以下方法可以避免眼睑下垂（上睑下垂）：

（1）确保用于皱眉肌的眉部上方微量注射 BTX 的有效剂量最小，皮下注射而不是骨膜前注射。在骨膜前平面注射有向下进入 LPS 肌肉的风险。

（2）确保用于额部的小剂量 BTX 注射是皮下注射，而不是骨膜前注射。在骨膜前平面注射有向下进入 LPS 肌肉的风险。

（3）确保眉下微量注射用于皱眉肌上唇的 BTX 被准确地注射到眉毛下缘前 1/3 的外侧部分，这与特定的皱眉肌上睫毛皮肤插入相对应。这种注射是在角膜缘内侧线浅层进行的。为了最大限度地减少上睑下垂的风险，注射不能比这个更外侧，因为内毒素的任何（无意）抑制都会导致更深的瞳孔中 / 内侧瞳孔线。

在轮匝肌的 M-M BTX 的基本原理

轮匝肌是一种环状肌。肌肉某一部分的张力与另一部分的张力相平衡。横近纤维与中近纤维相对。最里面的纤维与最外面的纤维相对。

如果通过 BTX 使外侧近端纤维松弛，中间近端纤维会出现聚集，即鱼尾纹的侧方消失会导致兔子线的内侧过度皱纹。

如果最外面的纤维被 BTX 松弛，那么最里面的纤维就会聚集，即鱼尾纹的消失而兔纹路会增加眼皮本身的皱纹。

M-M BTX 不仅可以处理轮匝肌的最外层和最内层纤维，还可以处理轮匝肌的侧面和中部纤维。

M-M BTX：怎么做

通过检查和触诊确定的定制（个性化）方法可以达到最佳效果。没有适用于所有患者的 M-M BTX 配方。每个患者都有不同的方案。这里描述的是组成 M-M BTX 的注射范围。并不是所有的 M-M BTX 注射都在每个患者身上使用。为简单起见，每个部位都有一个典型的剂量，但实际上剂量可能是所示剂量的一半或两倍；每次注射的剂量因患者而异。

除非另有说明，M-M BTX 注射是浅层的，即立即皮下注射（甚至皮内注射）。通常情况下，注射通常是在治疗肌肉的皮肤附着处进行，而不是在这些肌肉的腹部进行。

降眉间肌

患者斜躺在沙发上。医生站在患者的脑后。患者被要求皱眉。观察眉间不同部位的相对运动情况。然后，操作员的手指固定两条眉毛，再次要求患者皱眉。降眉间肌的运动变得很明显。最大运动的优势点，中线两侧各 1/4 cm（对应于降眉肌的皮肤附着点），表面注射，通常中线两侧各 1 个 Speywood 单位。配对注射是在最大运动的下点，鼻梁中线的两侧（更靠近肌肉的骨性起源），通常中线两侧各 1 个 Speywood 单位（图 51.6~ 图 51.8）。

有时，在眉间狭窄的患者中，左右注射合并为单一的中线注射。

通常，可以识别另一个运动点，通常位于距眉毛超内侧边界 1 cm 的超内侧（对应于降眉肌附着点的外侧部分）。注射是浅层的（图 51.9）。

此注射剂不适用于皱眉肌（皱眉肌更深、更下层）。

皱眉肌：起源

刚刚注射的区域被操作员的手指固定，一侧眉毛也固定住了。患者被要求皱眉。仔细观察两个手指之间的皮肤。最大运动点是表面注入 1 个或 2 个 Speywood 单位。通常，这一点位于眉毛下缘的正中下方（图 51.10）。

这一点与皱眉肌的部分起源相对应。虽然皱眉肌的大部分起源位于眉毛内侧，那里的皮肤和皮下组织较厚，但皱眉肌起源的内侧部分被较薄的皮肤和皮下组织覆盖，因此这部分肌肉的起源或多或少是皮下的，因此可以进行浅层注射。此时注射可减少皱眉肌的活动，而不损害额肌，也就是避免了眉毛内侧下垂。

有时，第二个运动点是显而易见的。通常，它位

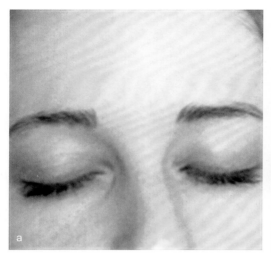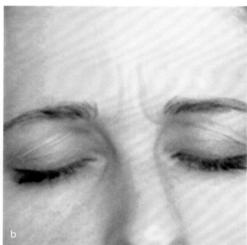

图 51.6　休息时的眉间（a）和皱眉（b）。

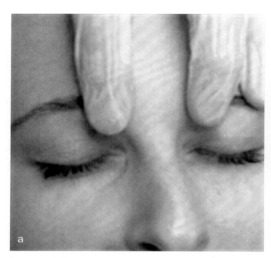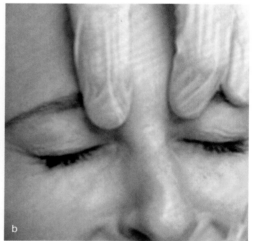

图 51.7　静止时皱眉肌固定（a）和皱眉（b），演示了降眉肌的作用。

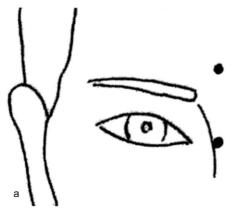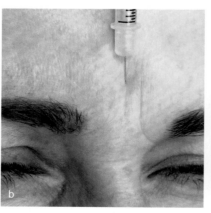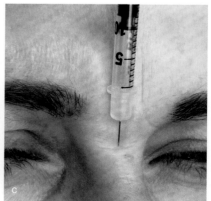

图 51.8　a. 降眉肌，每次注射为 1 Speywood 单位。b. 注射最大运动的上区，即降眉肌止点。c. 注入最大运动的下层，即降眉肌的起始处。

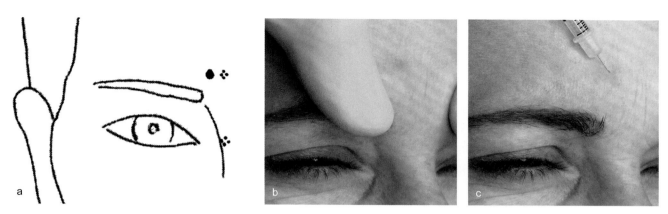

图 51.9　a. 外侧前额肌，注射 1 Speywood 单位。b. 在皱纹肌和中线降眉肌固定的情况下，要求患者皱眉。c. 注入降眉肌附着点的外侧部分。

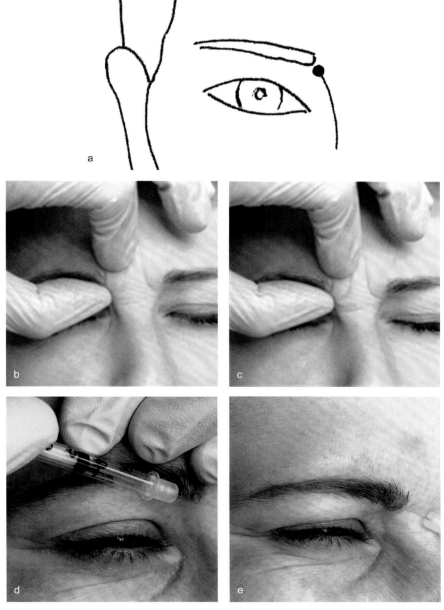

图 51.10　a. 皱眉肌原点，注射 1 Speywood 单位。b. 皱眉肌的内侧部分在静止状态。c. 收缩状态。d. 注入了皱眉肌的原点。e. 有些人倾向于在上外侧方向注射。

于图 51.9c 和图 51.10e 所示注射部位的中间。该点表面注入 1 Speywood 单位（图 51.11）。

皱眉肌：插入

操作员的示指固定好刚刚注射的区域和眉毛。患者被要求皱眉。观察眉毛正上方的皮肤。皱眉（也就是酒窝）看起来比皱纹插入皮肤的眉毛要好。通常，每个眉毛上方有 3~4 个皱眉点或酒窝。为了减少皱眉，这些皱纹酒窝中的每一个都被皮下（甚至皮内）注射，每个酒窝注射 1 个（或 2 个）Speywood 单位（图 51.12 和图 51.13）。

有时，侧面是皱纹的酒窝与眉毛的关系更密切，甚至在眉毛内。在这种情况下，将 1 个 Speywood 单位注射到眉毛中。

皱眉肌 – 降压肌上睑复合体

下一步，将眉毛和刚刚注射的穴位固定，并要求患者再次皱眉。观察眉毛内侧 1/3 以下的皮肤。最大活动点通常在眉毛的下缘，通常在内侧 1/3 的外侧。这表明皮肤插入了皱眉肌 – 降压肌上睑毛。此时表面注射 1 Speywood 单位（图 51.14）。

（为避免不必要的 LPS 抑制，此注射不应超过内侧角膜缘线）。这种注射也可能有助于轻微抑制轮匝肌的眉毛抑制活性。在许多患者中，这种眉毛下缘注射

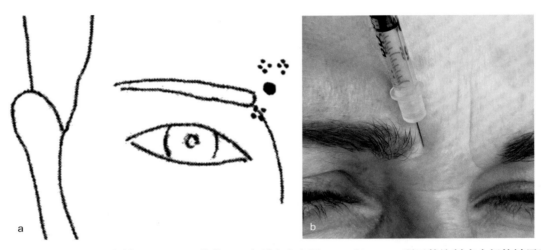

图 51.11　a. 皱眉肌–降眉肌，注射 1 Speywood 单位。b. 有时也会在图 51.9c 和 51.10e 所示的注射点中间的皱眉肌–降眉肌内进行注射。

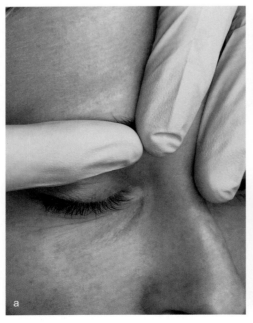
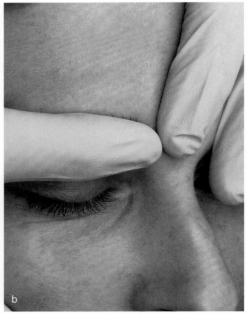

图 51.12　a. 降眉肌和一条眉毛被固定。b. "皱眉"，演示了皱眉肌的插入。

是所有 M-M BTX 注射中最不舒服的，差距很小。

如果眉毛内侧太高，那么眉毛注射的下缘可能会变小或进入眉毛；这对于重新平衡一条眉毛以更好地匹配另一条眉毛是有用的。

皱眉肌 – 降眉肌复合物

在 M-M BTX 中，降眉肌区域（左和右加在一起）通常只需要 2~9 Speywood 单位，分布在 2~6 次注射中。

在 M-M BTX 中，皱眉肌（左和右加在一起）通常只需要 8~14 Speywood 单位，分布在 8~12 次注射中。

在 M-M BTX 中，皱眉肌 – 降眉肌复合体（左和右结合）通常只需要 10~23 Speywood 单元，分布在 10~18 次注射中。

争议 1：传统教学认为皱眉肌只能通过深度注射才能达到。通过表面注射可以到达皱眉肌。事实上，皱眉肌最好的方法是在其骨性起源的下内侧部分的皮肤上进行浅层注射，并在与其皮肤附着处相对应的皮肤凹陷处进行浅层注射。

争议 2：传统的教学建议向左右联合的皱眉肌 – 降眉肌复合体注射 5 次，每次 10 Speywood 单位，总剂量为 50 Speywood 单位。M-M BTX 在同一区域使用 10~18 次微量注射，总剂量为 10~23 Speywood 单位。

眉毛

额肌是唯一的提眉肌，负责眉毛的横向皱纹。为了减少眉毛的横纹，患者被要求抬起眉毛，在眉心处，通常比眉部横纹最下端的眉谷稍高，进行第一次注射。向外移动，略微上移，每隔大约 1~2 cm 进行进一步的浅层注射。

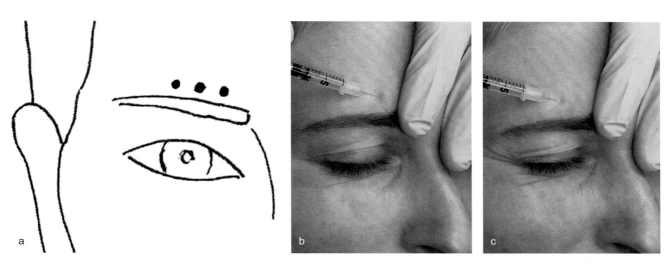

图 51.13　a. 皱眉肌插入，每次注射 1 Speywood 单位。b. 注入皱眉肌上附着点的中层。c. 注入下一次插入的皱眉肌。

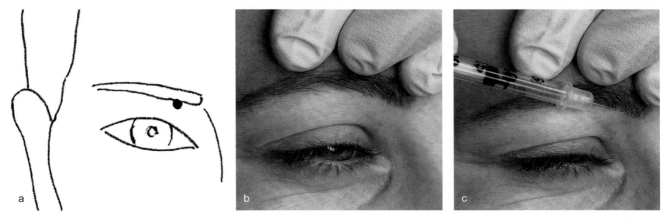

图 51.14　a. 皱眉肌 – 降压肌上睫毛，注射 1 Speywood 单位。b. 皱眉肌的其余部分已固定。c. 患者皱起眉头，注射这个皮肤上睑皱纹 – 降压肌（不超过内侧角膜缘线）。

通常，最低水平的眉毛注射将包括一次中线注射和3~4次中线两边的注射。每次注射通常为1 Speywood单位。随后的注射等级比前一等级高0.75~1 cm，并与前一等级交错，使得第二等级没有中线注射，但第三等级也有中线注射。眉毛抬起时，横跨眉毛的注射是在眉脊而不是在眉谷进行的。如果褶痕很深，第二级的一些注射可能是每处1.5 Speywood单位而不是1 Speywood单位。当患者抬起眉毛时，注射会分布在眉毛上的所有皱纹部位。对于眉毛最高、流动性最强的人来说，有时需要进行第三次注射，有时甚至是第四次甚至第五次注射（图51.15）。

典型的双侧眉毛治疗可能需要20次表面微注射，每次1 Speywood单位，但范围很广（双侧总共14~32 Speywood单位）。一些相对没有皱纹的额头只需要6~7次微量注射。一些大而多动的额头可能需要多达34次的微型注射。

为了防止眉毛下垂，额肌注射要避免在眉毛的一指宽度范围内（尽管皱眉肌和眉尾注射是在该指宽度范围内进行的，如本章所述）。

"砂点" [12]

为了减少眼睑开口附近的皱纹，并帮助减少鱼尾纹，患者被要求"向远处看"。想象一下，你正在驾驶一辆汽车，沙子正吹进你的眼睛。患者眯着眼睛，但没有完全闭合眼睑裂。大多数患者外眼角上方1~2 mm、外侧5 mm处有轮匝肌的聚集。在这个"砂点"，1 Speywood单元被表面注入（图51.16）。

"砂点"的1单位相当于鱼尾纹处的3~4单位。

下砂点

偶尔，"沙子"练习会显示出下眼睑几乎后半部分（"下砂点"）以下的集束现象。当存在"下砂点"时，通常位于外眼角下方0.5~0.75 cm和内侧0.5 cm处。只有偶尔需要注射较低砂点。它可以用0.5 Speywood单位治疗（图51.17）。

"水肿"的下眼皮是低砂点注射的风险部位。

鱼尾纹

为了减轻鱼尾纹，轮匝肌在其外侧的3~4个部位

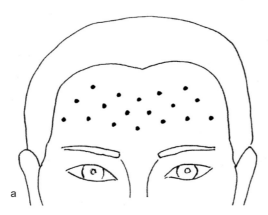
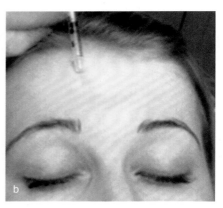

图 51.15　a. 额肌，每次注射 1 Speywood 单位。b. 注射额肌。

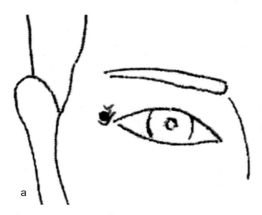
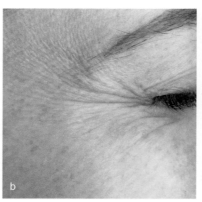
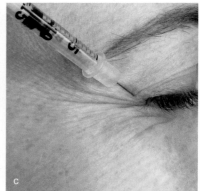

图 51.16　a. "砂点"，注射 1 Speywood 单位。b. "想象一下你在开车，沙子吹进你的眼睛"。c. 在"砂点"进行注射。

进行表面注射。这些轮匝肌注射中的第一次是在眼角线上进行的。通常，接下来的两次注射比这个更好。这些轮匝肌注射中的每一次都是 1~2 Speywood 单位，并且非常偶然地，一个或两个注射可能是 4 Speywood 单位（图 51.18）。

"砂点"注射也有助于减轻鱼尾纹。

任何低于眼角线的轮匝肌注射都很少超过 1 Speywood 单位（通常被省略）；否则，睑板－下部轮匝肌复合体可能会变得薄弱，使得眶内下脂肪垫向前突出，出现"积水的"或"水肿的"下眼睑。此外，

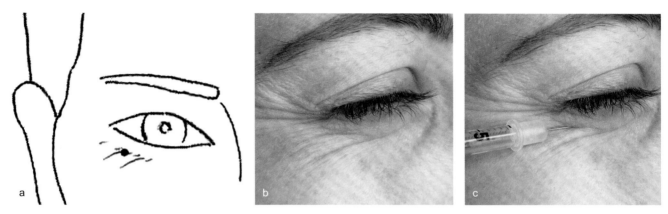

图 51.17 a. "下砂点"，注射 1 Speywood 单位，很少有人指出这一点。b. "想象一下你在开车，沙子吹进你的眼睛"。c. 在"下砂点"注入。

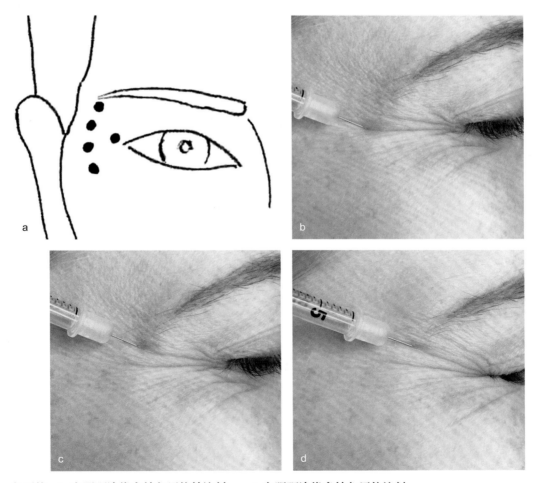

图 51.18 a. 鱼尾纹。b. 在眼眶边缘多处鱼尾纹处注射。c~d. 在眼眶边缘多处鱼尾纹注射。

削弱面颊外侧偏下的部分可能会让颧骨脂肪垫突出成一个"水肿的鞍状物"（假以时日，它可能会像颧骨新月一样甚至颧骨花冠一样脱出）。

为避免颧大肌抑制，下外侧注射最好在距眶缘不超过 1.5 cm 处浅层进行。

扬起眉尾

为了将侧眉抬高 1~2 mm，轮匝肌表面注射 1 Speywood 单位，比眉毛的侧面低 1~2 mm。有时，在其内侧 0.5~1 cm 再注射 1 Speywood 单位（图 51.19）。

通过增加在这些眉毛的侧向下尾注射中使用的 BTX 的量和 / 或通过减少高于侧眉的注射，可以使侧眉进一步上升 1~2 mm。

避免"告别尾巴"的标志

在做了这些眉毛注射后，患者被要求最大限度地

抬起眉毛。如果这样做的时候，在眉毛的上侧，有一个与眉毛平行的"眉尾"的细纹，然后，在眉毛上方活动量最大的部位对额肌进行匹配的表面超微量注射 0.5 Speywood 单位（图 51.20）。

这些点通常在眉毛上方不到 1 cm。

低于眉毛注射评价

争议 3：传统教学认为，在眉毛以下注射 BTX 会导致上睑下垂。要小心，小剂量的 M-M BTX 皮下注射可以在眉毛下方使用，而不会引起上睑下垂。事实上，低于眉毛的 M-M BTX 会抑制眉毛下沉，从而导致眉毛抬高（通常最好避免在瞳孔中线和瞳孔内侧进行眉下注射）。

兔纹

患者被要求"做一个兔子鼻"（即皱起他们的鼻子）。鼻窦皮下注射 1 Speywood 单位（图 51.21）。

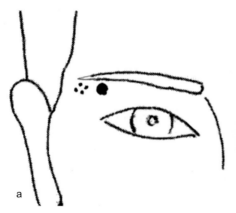
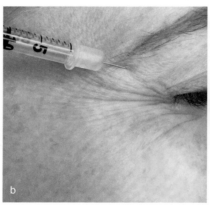
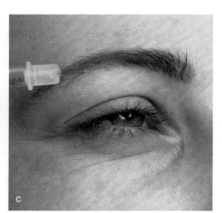

图 51.19 a. 眉尾，每次注射 1 Speywood 单位。b~c. 在眉尾下方注射，有时也在眉尾内侧注射。

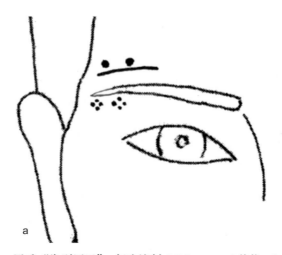
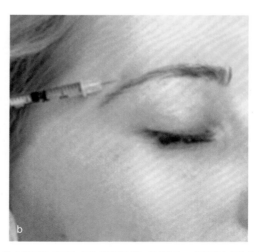

图 51.20 a. 眉毛"告别尾巴"，每次注射 0.5 Speywood 单位。b. 为了避免出现"告别尾巴"的标志，还要在眉毛上方注射。

如果通过鱼尾纹注射使轮匝肌最外层纤维的外侧部分松弛，则轮匝肌（和鼻肌）最外层纤维的内侧部分的非对抗性收缩将导致兔子纹聚集。因此，如果注射鱼尾纹，通常最好也注射兔纹。

"Owwee" 点[12]

要求患者把眼睛完全闭上。下睑内侧可能有成束的轮匝肌。为了减少这种聚集，将 1 Speywood 单位最浅地注入聚集区域，这被称为 "Owwee 点"（图 51.22）。

轮匝肌肌肉本身是相对的。因此，如果其最内侧纤维的外侧部分通过在 "砂点" 注射而松弛，则最内侧纤维的内侧部分的非对抗性收缩可能导致在 "Owwee 点" 处聚集。因此，如果注入砂点，通常也希望注入 Owwee 点。此外，如果下外侧轮匝肌被大量注射，则下内侧轮匝肌的非对抗性收缩会导致

"Owwee 点" 的聚集，这一注射将会纠正这一点。

下睑缘

为了增加眼睑的开口，可以将 0.5 Speywood 单位浅层注入轮匝肌处，即在下睑盖缘下方 1~2 mm 处（图 51.23）。

巩膜外露是这种注射的一种风险。下眼睑收紧和回跳测试是有帮助的。如果没有很好的快速恢复，最好避免注射。

眼轮匝肌带

BTX 的一个罕见的适应证是减少下眼睑的轮匝肌带。通常，轮匝肌带位于眼睑边缘下方 1 cm 处，0.5 个 Speywood 单位可以表面注射（图 51.24）。

如果眼眶下部脂肪有突出的倾向，最好避免注射；否则，睑板-下部轮匝肌复合体会变弱，使眼眶内脂肪

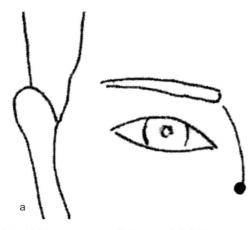
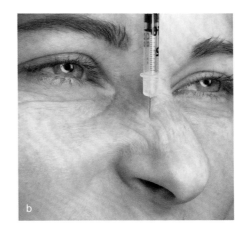

图 51.21　a. 兔纹，注射 1 Speywood 单位。b. 减少兔纹。

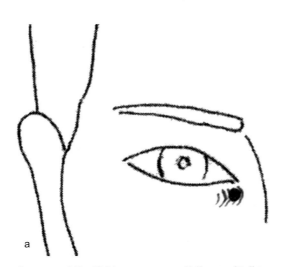
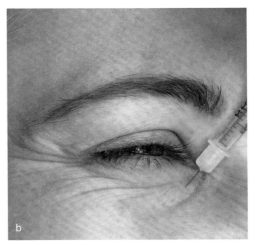

图 51.22　a. "Owwee 点"，注射 1 Speywood 单位。b. 在 "Owwee 点" 处注射。

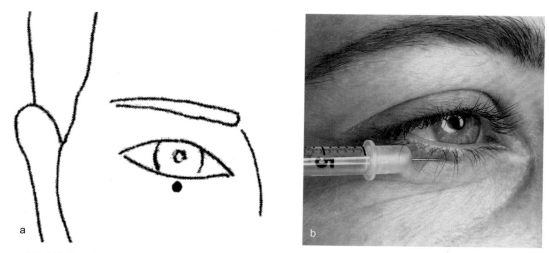

图 51.23　a. 下眼睑边缘，注射器 1 Speywood 单位。b. 增加下虹膜显示率。

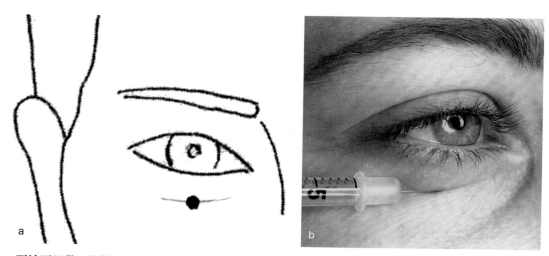

图 51.24　a. 眼轮匝肌带，注射 1 Speywood 单位，很少有人指出这一点。b. 减少眼轮匝肌条带。

垫脱出，使下眼睑看起来"水浸"或"水肿"。这些风险也是存在的，但对于 Owwee 点注射来说，风险较小。

眼轮匝肌评论

标注的图 51.23b 所示的砂点、Owwee 点和下睑边缘注入点均位于眼眶边缘内。

争议 4：传统的教学是不应该在眼眶边缘使用美容用的 BTX。为了获得最好的效果，注射通常应该在眼眶边缘进行。

提上唇鼻翼肌

这是扭结肌。收缩会导致上唇后缩，鼻尖向内旋转，鼻翼阴影加深。如果鼻翼窝阴影很深或很暗，或者如果微笑太僵硬，这种注射可能会有帮助。覆盖在这块肌肉上的皮肤相对较厚。医生的示指和中指应该放在患者鼻子的两侧，恰好在鼻翼鼻窝的上方，位于脸颊隆起与鼻侧连接的下坡上。要求患者"挤眉弄眼"。医生的指尖可以探测到肌肉收缩最大值的点。这是注射点。在这个部位，将 1 个 Speywood 单位垂直注射到皮肤，并在鼻子两侧相对较深地注射（图51.25）。

鼻孔扩张器

将 1 个 Speywood 单位注射到鼻肌的鼻孔扩张器部分，可以用来减少鼻孔扩张，并帮助平复鼻孔外侧的拱形边缘。要做到这一点，需要观察鼻侧沟。患者被要求用力吸气。沟中最容易被嗅觉吸引的那部分——通常在沟的后外侧末端，是选择进行注射的点（Perez F，Personal Communication，2014）（图 51.26）。

降鼻中隔

为了抬高鼻尖，可以用 1 Speywood 单位的注射

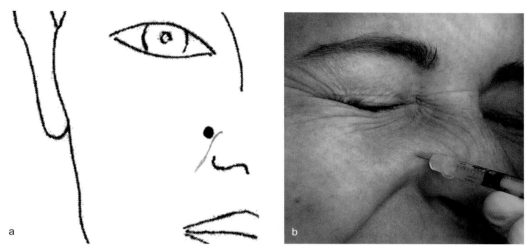

图 51.25　a. 提上唇鼻翼肌，每次注射 1 Speywood 单位。b."拧紧你的脸"，触诊肌肉收缩最大的区域，皮下注射，以达到提上唇鼻翼肌的体部。

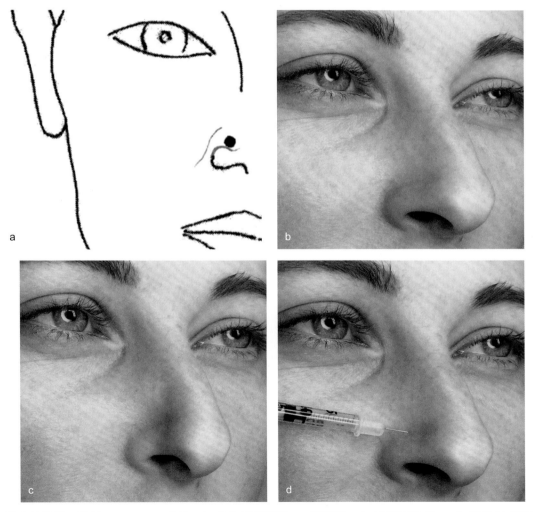

图 51.26　a. 鼻孔扩张器，注射 1 Speywood 单位。b. 在休息的时候。c."嗅探"。d. 在佩雷斯（Perez）的嗅探点注射，以达到鼻孔扩张器。

鼻中隔降压器。这是一种与皮肤成斜角的深度注射（图 51.27）。

口轮匝肌

对于口周皱纹，可以在每个象限内注射 1 次或 2 次，每次 0.5 Speywood 单位，这些药物注射是在距离朱砂边界 1~2 mm 的地方进行的（图 51.28）。

这会引起不适。如果在这些注射中使用更高剂量的制剂，那么吹口哨和漱口是一种危险。

口角降压肌

患者被要求"垂下嘴角"。在这样做的时候，操作者的手指整齐地插入位于口降压角（DAO）外侧边界的沟槽中。以倾斜的角度，将 1 Speywood 单位注入最大肌肉收缩区域的外侧。这样可以减少嘴角的下垂。

DAO 位于皮肤下相对较深的地方，所以这是一次深度注射（图 51.29）。

如果注射太过正中，下唇的降压肌可能会受到影响，从而导致"一边倒"的微笑。

颏肌

用 4~6 次表面注射的方法可以治疗下巴和 / 或深层的颏下沟的凹凸不平。注射是浅层的，通常是对称的，每个注射单位为 1 Speywood 单位，注射到最深的皱襞，注射到最深的皱襞，对应于颏肌的主要皮肤附着点（图 51.30）。

这些下巴注射可能对一些患有精神酒渣鼻（下巴酒渣鼻）的患者有帮助，因为过度使用这块肌肉会导致"从内部接触皮肤"，就像从外面触摸一样，通过增加流向下巴皮肤的血液而有利于酒渣鼻的形成。

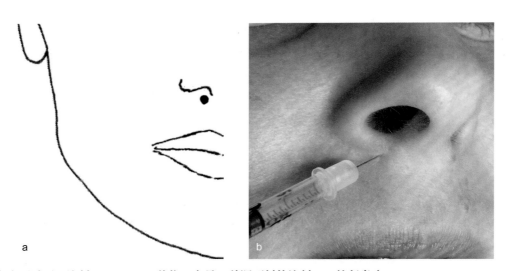

图 51.27　a. 鼻中隔减压，注射 1 Speywood 单位，它是一种深而斜的注射。b. 抬起鼻尖。

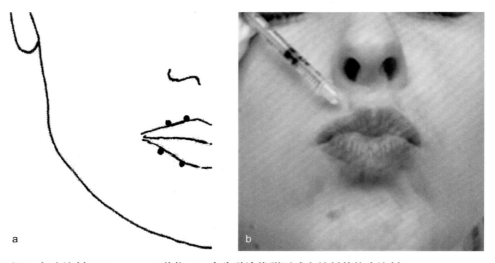

图 51.28　a. 口轮匝肌，每次注射 0.5 Speywood 单位。b. 在朱砂边缘附近或在放射状纹中注射。

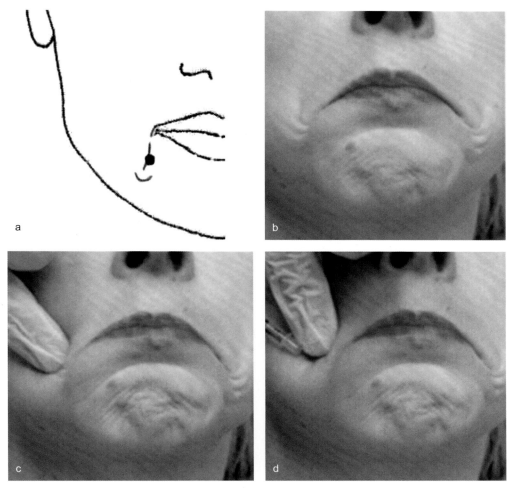

图 51.29 a. 口降压角（DAO），注射 1 Speywood 单位，它是一种深而斜的注射。b. "嘴巴低垂"。c. 触摸口降压角的侧缘。d. 斜深注射至口降压角。

咬肌

MMH 导致下巴"变方"。咬肌注射 BTX 可以帮助面部恢复活力。这种疗法在远东地区很受欢迎。

磨牙症（磨牙或咬牙）通常是焦虑的表现。磨牙症会导致无意识咬肌活动和静息张力的增加。在适当的时候，MMH 紧随其后。MMH 常见于磨牙、牙关紧闭和那些过度食用口香糖的人。随着时间的推移，咬紧牙关和磨牙会导致颞下颌关节功能障碍或牙齿开裂、早期龋齿、断牙、牙冠、根管感染、求助于牙髓治疗的牙脓肿，最终依靠于牙种植体。咬肌注射 BTX 有助于防止这种不良的病理演变。

为了减轻 MMH，要求患者咬紧牙关，进行咬肌触诊。在肌肉最硬和最饱满的地方，每块肌肉的深处都会进行 4~8 次垂直注射。每次注射是 4~6 Speywood 单位。这块肌肉位于皮肤下面相对较深的地方（图 51.31）。

肉毒毒素面部提升

在坦率的下巴出现之前，下巴轮廓就开始失去了定义。为了改善颌线清晰度，可以通过颈阔肌进行 3~4 次浅层注射来抑制，每次注射 2~4 Speywood 单位，使其略低于于下颌边缘的下方，即"Nefertiti Lift"[9]（图 51.32）。

早期颌骨

当早期或初期颌骨明显时，进行三次中等深度注射，刚好低于初期颌骨的曲线。每次注射可能是 4~6 Speywood 单位（图 51.33）。

Venus 环

在许多人中，颈阔肌的动作导致颈部没有任何颈阔肌带子的横向折痕。在"技术颈"中，通过反复向下看平板电脑和智能手机，可以在优势侧（即惯用右

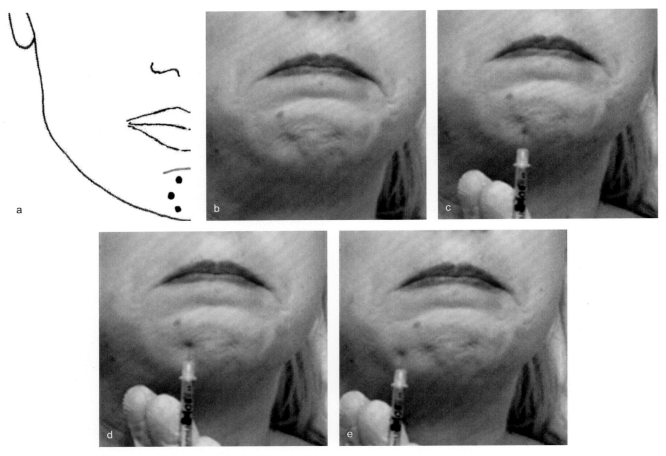

图 51.30 a. 颏肌，每次注射 1 Speywood 单位。b. "收起你的下巴"。c~e. 注射皱褶，这是颏肌的主要插入部位。

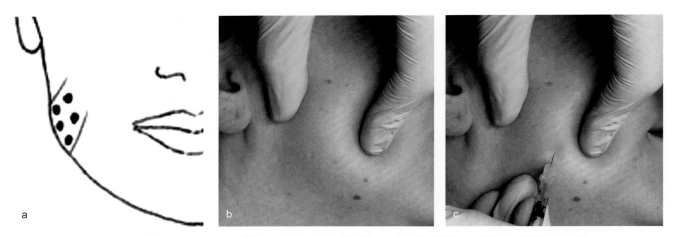

图 51.31 a. 咬肌，每次注射 4~6 Speywood 单位；这是一次深度注射。b. "咬紧牙关"。c. 深入咀嚼肌体内注射。

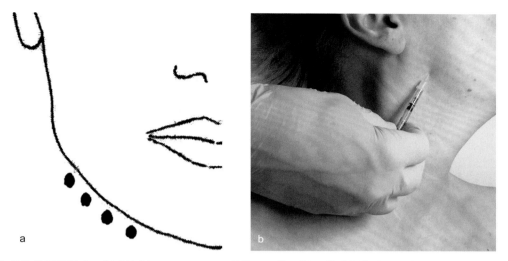

图 51.32　a. 肉毒毒素面部提升，每次注射 2~4 Speywood 单位。b. 将颈阔肌的附着物注入下颌。

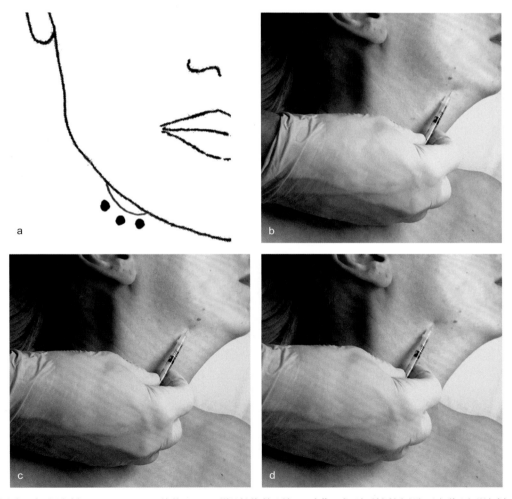

图 51.33　a. 颌骨，每次注射 4~6 Speywood 单位。b~d. "绷紧你的颈部肌肉"，在刚开始的颌骨下方作弧形注射。

手的人的脖子右侧）下方看到一个额外的环。为了减少 Venus 环（和／或技术颈），沿着每个 Venus 环每 2 cm 表面注射 1 Speywood 单元。为了获得最好的效果，这些注射比每个 Venus 环高 2~3 mm。这些注射在中线也是安全的（图 51.34）。

颈阔肌带

颈阔肌最好的表现方式是拉紧颈部肌肉。颈阔肌带通常在它们接触下颌骨的部位的上端是最强的。在带子最厚的地方，使用 4~6 Speywood 单元的注射。沿着带子往下走，沿每个带子的全长以 1~2 cm 的间隔进行 2~4 Speywood 单元的中等深度注射（图 51.35）。

偏头痛和紧张性头痛

在一些患者中，颅骨周围的各种肌肉处于过度的无意识静息状态，这种状态会因压力而加剧。这种不自主的肌肉收缩会引起紧张性头痛，有时还会引起偏头痛。这些障碍超出了本章的范围，除非它们与动态皱纹或 MMH 共存。紧张性头痛非常常见，接受 BTX 治疗的患者通常也会伴随头痛。在 45 例接受 BTX 治疗同时伴随头痛的患者中，76% 的患者的头痛得到改善[8]。

出院后的护理或治疗

经过治疗，患者可以立即恢复正常生活。对姿势、飞行或其他任何事情都没有限制。

患者将在 48 小时后开始注意到 BTX 生效。它的全面效果在 10 天后就会显现出来。首次接受 M-M BTX 治疗的患者通常被要求在 10~20 天后回来复查。此时可以进行定制调整，也可以在下一次治疗时注明。

在使用 Dysport/Azzalure 方案的 M-M BTX 之后，患者通常被预约在恰好 5.5 个月后进行下一次治疗（少数高动力皱纹的患者受益于时隔 3~4 个月的下一次治疗）。

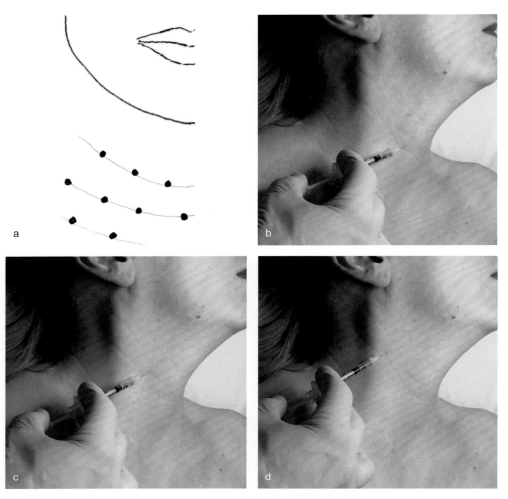

图 51.34　a. Venus 环，每次注射 1~2 Speywood 单位。b~d. 沿 Venus 环注射，注射比每个环都要高。

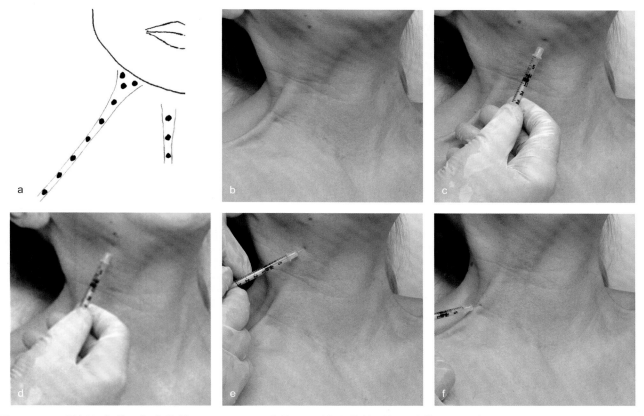

图 51.35 a. 颈阔肌条带，每次注射 2~4 Speywood 单位。b. "收紧你的颈部肌肉"。c、d. 将颈阔肌的附着物注入下颌。e、f. 沿其长度间隔注入颈阔肌带。

总结

M-M BTX 允许多个小剂量的 BTX 注射的个性化精确位置。最好的结果是通过检查和触诊来确定的定制方法。

典型的 M-M BTX 治疗双侧面部（不包括咀嚼肌）将接受大约 50 次注射，其中大部分注射为 1 Speywood Dysport/Azzalure 单位（总共 50 Speywood 单位）。用 M-M BTX 治疗的典型双侧 MMH 将接受大约 10 次注射，其中大部分是 6 Speywood Dysport/Azzalure 单位（总共 60 Speywood 单位）。接受 M-M BTX 治疗的典型双侧颈部将接受大约 30 次注射，其中大部分将是 2~4 Speywood Dysport/Azzalure 单位（总共 80 Speywood 单位）（图 51.36）。

如果使用 Allergan Botox/Vistabel 或 Merz Xeomin/Bocouture，典型的双侧面部将接受 50 次注射，每个注射单位为 0.4 Allergan/Merz 单位（总共 20 Allergan/Merz 单位）。一个典型的双边 MMH 将接受 10 次注射，每次 2.4 Allergan Merz 单位（总共 24 Allergan/Merz 单位）。一个典型的双侧颈部将接受 30 次注射，每次 0.8~1.6 Allergan/Merz 单位（总共 32 Allergan/Merz 单位）。

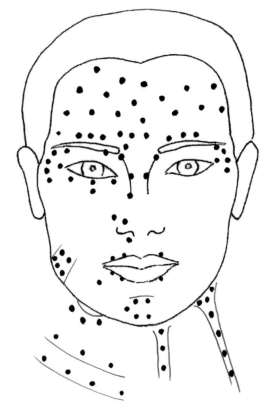

图 51.36 M-M BTX。

参考文献

[1] Alavi M, Kalafi Y, Dehbozorgi GR, Javadpour A. Body dysmorphic disorder and other psychiatric morbidity in aesthetic rhinoplasty candidates. *J Plast Reconstr Aesthet Surg* 2011 June; 64(6): 738–741.

[2] Carruthers JD, Carruthers JA. Treatment of glabellar frown lines with *C. botulinum*-A exotoxin. *J Dermatol Surg Oncol* 1992 January; 18(1):17–21.

[3] Crerand CE, Franklin ME, Sarwer DB. Body dysmorphic disorder and cosmetic surgery. *Plast Reconstr Surg* 2006 December; 118(7):767e–780e.

[4] Dakanalis A, Di Mattei VE, Zanetti AM, Clerici M, Madeddu F, Riva G, Lanfranchi L, Baruffaldi Preis F. Personality and body image disorders in cosmetic surgery settings: Prevalence, comorbidity and evaluation of their impact on post-operative patients' satisfaction. *Eur Psychiatry* 2013; 28(Suppl 1):1.

[5] De Maio M, Rzany B. *Botulinum Toxin in Aesthetic Medicine*. Vienna, Austria: Springer-Verlag, 2007.

[6] De Maio M, Rzany B. *The Male Patient in Aesthetic Medicine*. Vienna, Austria: Springer-Verlag, 2009.

[7] Finzi E, Rosenthal NE. Treatment of depression with onabotulinum toxin A: A randomized, double-blind, placebo controlled trial. *J Psychiatr Res* 2014 May; 52:1–6.

[8] Goldman ND, Dorton LH, Marcum KK, Gilbert RM, Sandoval LF. Evaluation of headache relief with cosmetic onabotulinum toxin A injections. *J Cosmet Dermatol* 2014 September; 13(3):224–231.

[9] Levy PM. The "Nefertiti lift": A new technique for specific re-contouring of the jawline. *J Cosmet Laser Ther* 2007; 9:249–252.

[10] Magid M, Reichenberg JS, Poth PE, Robertson HT, LaViolette AK, Kruger TH, Wollmer MA. Treatment of major depressive disorder using botulinum toxin A: A 24-week randomized, double-blind, placebo-controlled study. *J Clin Psychiatry* 2014 August; 75(8): 837–844.

[11] Philipp-Dormston WG, Bergfeld D, Sommer B. Konsensus-empfehlungen zur Behandlung mit Onabotulinumtoxin A in der ästhetischen Medizin. *J Deuts Dermatol Ges* 2012; 11(Suppl 1): 1–42.

[12] Rowland Payne CME. Multi-mini botulinum. In: Redaelli A, ed. *Botulinum Toxin A in Aesthetic Medicine*, 2nd ed. Florence, Italy: Officiana Editoriale Oltrarno, 2013, pp. 185–198.

[13] Sarwer DB, Spitzer JC. Body image dysmorphic disorder in persons who undergo aesthetic medical treatments. *Aesthet Surg J* 2012; 32(8):999–1009.

[14] Scott AB. Botulinum toxin injection into extraocular muscles as an alternative to strabismus surgery. *Ophthalmology* 1980 October; 87(10):1044–1049.

[15] Streker M, Luebberding S, Krueger N, Harrington L, Kerscher M. Patient-reported outcomes after incobotulinumtoxinA treatment for upper facial wrinkles. *Dermatol Surg* 2015 January; 41(Suppl 1): S29–S38.

[16] Wollmer MA, de Boer C, Kalak N et al. Facing depression with botulinum toxin: A randomized controlled trial. *J Psychiatr Res* 2012; 46(5):574–581.

52
肉毒毒素美容治疗的并发症与误区

Christopher M.E. Rowland Payne

引言

肉毒毒素（BTX）治疗的并发症比例很小。

并发症的分类

轻微的自限性不良反应（不能真正认为是并发症）很常见，包括注射的轻微疼痛，偶尔出现瘀斑，轻微的不对称，对靶肌肉的效果不佳，对邻近肌肉的轻微不良副作用，以及偶尔的一过性头痛。它们都是自限性的。

真正的并发症有时也会发生，即使是最有经验和最优秀的医生。并发症可能由以下两点引起：

（1）位置不完美。

（2）剂量不够理想。

并发症可分为主要并发症和次要并发症。主要并发症非常罕见，包括斜视、外翻、吞咽困难和发音困难。次要的并发症包括 BTX 缺陷。

BTX 缺陷的发病机制

BTX 缺陷是面部 BTX 治疗后可能发生的一系列临床体征。它们是由于肌肉纤维过度松弛造成的。它们分为以下 4 类：

（1）靶肌肉过度松弛。

（2）"邻里效应"或附带损害，即无意识地放松邻近肌肉。

（3）相对肌肉的非对抗性动作。

（4）靶肌肉松弛不足。

一些缺陷可能会给患者带来痛苦，其他的可能会在患者没有注意到的情况下发生，有些甚至受到患者的欢迎。其中"（1）~（3）"是临时性的和自限性的。BTX 缺陷是合乎逻辑的。BTX 缺陷在解剖学上可能是有启发性的。预防这些缺陷是理想治疗的目标。每一个缺陷都是可以治疗的。

校正 BTX 缺陷的方法

自然恢复：通常等待自然恢复就足够了。

加强过度放松的靶肌肉或邻近肌肉的锻炼：残余活跃的肌肉纤维可以通过锻炼来增强，以补偿已经瘫痪的纤维。当患者站在镜子前遮盖对侧肌肉时，会被教导收缩受影响的肌肉。患者每次上厕所，都会被要求做 10 次宫缩（每次持续 2~3 秒）。这些"如厕训练"肌肉强化练习使得受影响肌肉相对快速地恢复力量，因为总有一些肌肉纤维没有受到 BTX 的影响，这些纤维可以在几天内被训练成足够肥大，以恢复所需的肌肉功能。由于 M-M BTX 使用非常低剂量的 BTX，它特别适合这种方法。

对侧肌肉的 BTX 治疗：在对靶肌肉进行 BTX 治疗后，可能发生对侧肌肉现在不能充分对抗的情况，从而导致其自身的褶皱。在这种情况下，可能需要用一点 BTX 来治疗对侧的肌肉。

目标肌肉的额外 BTX 治疗：如果目标肌肉因为使用了不足剂量的 BTX 而不够放松，可以在 10~20 天内添加更多的 BTX 作为"补充"。

替代治疗方法：有时，为了补偿特定的不想要的 BTX 效应可使用其他方法，如填充剂。

常见的 BTX 缺陷

剂量缺陷和抗体考虑因素

不同品牌的 BTX 的单位是不一样的。在考虑剂量时，确定品牌是很重要的。抗 BTX 毒素抗体的产生可能会降低治疗痉挛的有效性；在美容实践中，这个问题可以忽略不计，可能是因为 BTX 的美容应用只使用非常低剂量的 BTX[2]。

"冰冻"的面孔

在世界某些地区，消除额部和眉间运动是 BTX 治疗的目标。

在世界其他地方，目的是在不损害动态表达的情况下，减少静止皱纹，使外观看起来更自然。这一更自然的结果可以通过使用更低剂量的 BTX 以更定制的方式实现。这是 M-M BTX 的目标。

空洞的表情

皱眉肌不仅是表达斥责和焦虑情绪的肌肉，也是表达同情心、关心和决心的肌肉。过度处理皱眉肌有可能使外观呆滞和冷漠。皱眉练习是恢复皱眉肌足够功能所需要的。

上睑下垂

眼睑下垂或"下垂的眼皮"是很少见的（图 52.1a）。这是由于上眼睑（LPS）松弛引起的（图 52.1b）。因为这从来不是 M-M BTX 治疗的预期结果，当它发生时，它总是一个邻里效应。通常，它发生在两种情况下：

情况 1：在瞳孔中线和 / 或内侧线及在眉毛下方皮下注射 BTX 是一种风险（可能是为了放松眼轮匝肌上部的目的）。

情况 2：更多的时候，这是在瞳孔中线和 / 或内侧的眉毛上方骨膜前注射常规 BTX 的结果（注射的目的可能是放松上睑皱肌的尾巴或额肌的下部）。BTX 可能会在骨膜前平面向下追踪，直到到达 LPS 的肌腱，然后沿着肌腱向前追踪，直到到达 LPS 的肌纤维。注射更深的 BTX 和更稀释的 BTX 更有可能出现这种情况。

避免上述情况可以预防上睑下垂。上睑下垂可以用以下方式处理：

（1）加强运动（"如厕训练"）。

（2）模拟 Muller 肌肉。

（3）建议抑制上眼睑最内侧的轮匝肌纤维。

建议进行"如厕训练"强化练习，每次患者上厕所时，都应该对着镜子持续凝视 10 次。在几天内，改善是显而易见的。

Muller 肌肉是一块平滑肌，帮助 LPS 抬起上眼睑。Muller 肌肉可以通过使用阿普洛定（碘吡啶）的眼药水来刺激，阿普洛定是一种 α_2-肾上腺素能激动剂，通常用于治疗青光眼。滴 1~2 滴，每天 3 次，会使 Muller 肌肉收缩，从而提高上眼睑边缘 0.5~1 mm。

眼睑通过轮匝肌的动作结合在一起，轮匝肌是一种括约肌。它的收缩通过将上眼睑边缘向下和向上拉下眼睑缘来关闭眼睑组织。上眼睑轮匝肌最内侧纤维的自然功能是拉低上眼睑边缘。上睑下缘抬高 1 mm，就足以松弛上睑轮匝肌最下面的纤维。为了实现这一点，在瞳孔中线的上眼睑边缘上方 1 mm 处注射 1 Speywood 单位（图 5.2）。这种注射可以帮助补偿由霍纳综合征或罗兰-佩恩综合征引起的上睑下垂[3]，或由 BTX 致 LPS 意外松弛引起的上睑下垂。

眉毛下垂

对于眉毛下垂，患者可能会注意到"下垂的眉毛"或"水肿 / 积水的上睑"，或者是上睑化妆更加困难。眉毛下垂并不像眼睑下垂那样罕见。所有那些在额肌注射 BTX 的人，迟早都会时不时地遇到 BTX 后一定程度的眉毛下垂。有眉毛下垂的风险常见于：

（1）眉毛与上眼睑边缘距离较近的患者。

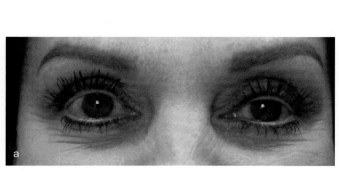
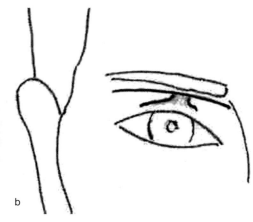

图 52.1　a. 左眼上睑下垂。b. 上睑提肌从眼球上方的上眶下缘运行。如果 BTX 影响到这块肌肉，后果就是上睑下垂。

（2）由于多余的眼睑皮肤而呈"罩状"的老年患者本身就是上眼睑上外侧部分皮下脂肪内陷导致覆盖皮肤松弛的结果。

事实上，不管 BTX 治疗如何，眉毛下垂迟早几乎是每个人的命运。它的结果是一种补偿性的尝试，通过额肌的收缩将眉毛挡在眼睛之外，最终形成水平的眉韵。事实上，可能正是这些水平的眉韵最初促使患者寻求帮助。在这种情况下，抑制额肌的这种代偿性收缩不可避免地会有眉毛下垂的风险。尤其是额肌在眉毛上缘1.5 cm 范围内使用 BTX 治疗时更有可能发生。

眉毛下垂不可避免的自然发展有 5 个共同的原因：

（1）面部表情肌肉（四种眉压肌——前降肌、上睑皱肌、轮匝肌、上睑降肌——反复收缩）。

（2）衰老（皮下眉丘退缩）。

（3）睡眠（那些侧卧的人，眉毛经常被头部压在枕头上的重量压扁）。

（4）揉拉眼睑的习惯（拉伸皮肤和松弛的眼睑边缘组织）。

（5）重力作用。

为了防止这类患者的眉毛下垂，最好避免在其横眉皱纹的最下方注射 BTX，并且在治疗皱眉肌的外侧插入时也只使用最小剂量的 BTX。在对额部下部进行BTX 治疗之前，需要考虑眉下垂的每一种相关原因，也许还需要治疗。

抑制眉毛的面部表情肌肉（包括皱眉肌和位于眉毛外侧下方的轮匝肌眼纤维）通常最好在比眉毛低1 mm 处注射 1 Speywood 单位（图 52.3）（这些注射最好在瞳孔中线和内侧线省略，以避免 LPS 不必要的松弛导致上睑下垂的可能性）。

衰老的特征是眉丘退缩。眉丘是一个复合的皮下结构，由脂肪、纤维隔膜和一些毛皮脂腺组成。它为眉毛提供前凸。就像女性的乳房一样，眉丘也随着时间的推移而变化。退缩时，乳房和眉毛都失去了前凸，重力的作用导致了上睑下垂随之而来。前凸的恢复纠正了这一原因的上睑下垂。想象一下，一块窗帘从墙上垂下来，如果在窗帘后面放一个垫子，窗帘的底部就会升起（图 52.4）。

皮下透明质酸（HA）填充物，0.1~0.2 mL，沿着

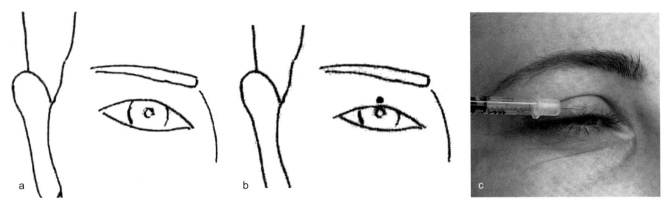

图 52.2　a. 正常对照。b. 上睑下垂矫正术。c. 为了矫正上睑下垂，在距眼睑边缘 1 mm 的瞳孔中线处注射 1 Speywood 单位。

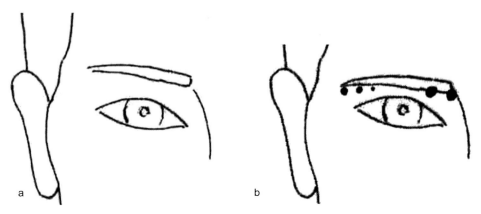

图 52.3　a. 正常对照。b. 眉毛下垂矫正术，每次注射 1 Speywood 单位。

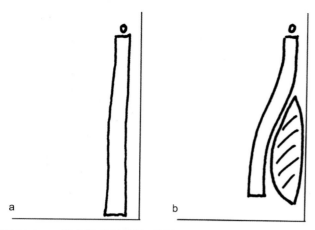

图 52.4　a. 窗帘的底部接触到地板。b. 放上垫子，地面及窗帘脚便会升起。

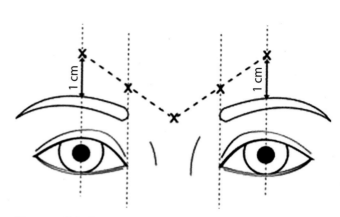

图 52.5　常规教学：Azzalure 注射部位。

每个眉毛穿入皮下，将有助于修复失去前凸的眉丘，从而改善眉毛下垂。

　　侧卧意味着眉丘被压在头盖骨的重量和压紧的枕头的阻力之间，或者更糟糕的是，压在患者的手骨之间。因此，眉丘被压缩在"岩石和坚硬的地方"之间。这种压迫会导致反复且相对较长时间的微缺血发作，从而加速眉丘的退缩。此外，许多人在睡觉时都是侧躺着的，不仅眉毛被压扁了，而且眉毛要么拉得更低（加剧了眉毛的横向下降），要么集中在内侧（从而导致眉毛中部的竖纹）。那些侧卧或俯卧的人最好是仰卧睡觉。接触或摩擦眼睑的习惯最好改掉。另外，重力并没有实际性的解决办法。

　　眉毛下垂可以通过以下方法治疗：

　　（1）加强额肌锻炼（"如厕训练"）。

　　（2）BTX 治疗眉降肌（前降肌、上睑皱肌、轮匝肌、上睑降肌）。

　　（3）在眉丘注射填充物。

　　（4）皱眉肌和轮匝肌的 BTX 处理。

美丽的外观

　　如果使用传统的和产品许可证推荐的眉间和鱼尾纹 BTX 注射部位和剂量，女性的美丽的外观是常见的，这是意料之中的（图 52.5）。

　　一些患者喜欢并寻求这种外观。它会使眉毛呈线形，内侧眉毛下降，外侧眉毛抬高。传统的注射方式，在产品文献中推荐用于眉毛内侧，对额肌的抑制作用大于皱眉肌，在眉毛内侧的净效果是皱眉肌、轮匝肌和上睑降压肌的残余降压作用，这在很大程度上不会被现在放松的额肌所对抗。在侧眉，传统的 BTX 注射抑制了轮匝肌的外侧部分，而没有治疗额骨的外侧部分，因此

在侧眉的净效应是额骨的作用，这在很大程度上是轮匝肌不能对抗的。女性的美貌可以在 4 个点中的每一个点上以 1 Speywood 单位进行修正（图 52.6）。

"墨菲斯托"标志

　　Mephisto-Ascher 标志是女性美貌缺陷的一个变量。方法是让患者抬起眉毛，然后，在侧眉收缩最大的一个或多个点将 1~2 Speywood 单位注射到额肌中，可以很容易地让缺陷消失。有时，内侧眉毛需要治疗，以达到美丽的外貌（图 52.7）。

"Tell-Tail"标志

　　在有经验的观察者看来，完美的 BTX 结果可能会被一个或两个平行于眉毛外侧尾巴的水平眶上皱纹略微破坏。这可以通过一次或多次注射 0.5 Speywood 单位来改善（图 52.8）。

"操场标志"

　　当作者从学校接他的孩子时，不时地会被其中一位母亲看起来是多么漂亮、漂亮和没有皱纹所打动。带着专业的询问精神，他走近前来，希望更仔细地观察这位母亲，然后，在动的瞬间，她的眉毛在没有皱纹的额头下面微微抬起——每个颞部都有很高的横向皱纹——"操场标志"。额肌上部的这种残留活动可以通过采用侧眉的 BTX 治疗来处理（图 52.9）。

小丑标志

　　传统的小丑脸部彩绘包括一条垂直的线，穿过眉毛中间向下穿过上下眼睑，一直画到眼眶下的皮肤上。如果轨道被认为是一个钟面，小丑的线垂直地从 12 点

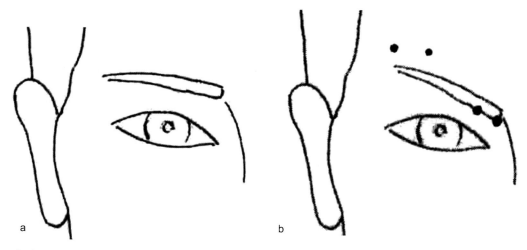

图 52.6 a. 正常对照。b. 女性美貌和纠正，每次注射 1 Speywood 单位。

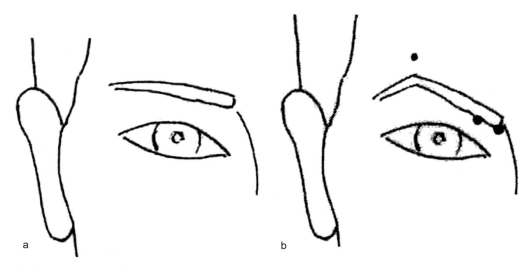

图 52.7 a. 正常对照。b. Mephisto 标志及纠正，每次注射 1 Speywood 单位。

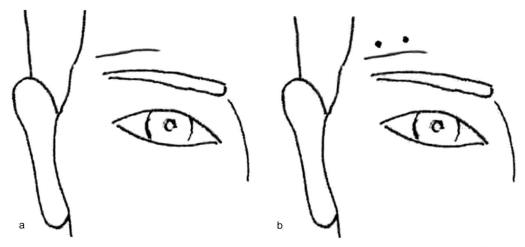

图 52.8 a. "Tell-Tail" 标志。b. "Tell-Tail" 标志纠正，每次注射 0.5 Speywood 单位。

到 6 点之间。同一地方的皱纹可能是由于习惯睡在那一边而引起的。这可以通过对鱼尾纹和兔子纹的 BTX 治疗来加强，这使得未经 BTX 处理的轮匝肌的上部和下部相对不被 BTX 处理的外侧和内侧轮匝肌所对抗。因此，轮匝肌的上下级部分自行收缩，从而导致或再合成小丑特征。小剂量的 BTX 可以通过外侧、上外侧、下外侧和下内侧使用来避免小丑体征。小丑标志在垂直皱纹中可以通过注射 0.5 Speywood 单位得到改善（图 52.10）。

残留的眼睑皱纹

如果对轮匝肌最外面的部分在鱼尾纹和兔子纹慷慨地使用了 BTX，而最里面的部分不做处理，那么最里面的纤维就会自己收缩，在眼睑上留下了大量的皱纹，这些皱纹形成在没有皱纹的眼周皮肤上。为了避免或纠正这种情况，BTX 不仅应该注射在轮匝肌的最

外层，而且还应该在其最里面的部分以小剂量的方式分布注射（图 52.11）。

巩膜外露

当下睑轮匝肌的最内侧纤维变弱时，就会出现巩膜外露（图 52.12）。加强锻炼将加速康复。

"下睑水肿"与下眼睑眶内脂肪疝

下眼睑眶内脂肪疝会导致"下睑积水或水肿"（图 52.13）。

眼眶位于其骨锥内，由脂肪垫缓冲。下眼睑的眶内脂肪垫由眶中隔固定到位，眶中隔是从眼眶边缘到睑板的纤维板。眶间隔前面是隔前间隙，未成熟的时候，则是轮匝肌的上部眼内脂肪（Soof），像吊床一样悬挂在其上的轮匝肌肌肉。其次是松散的前缘皮下组织。最后，还有皮肤。所有这些结构都位于下眼睑的

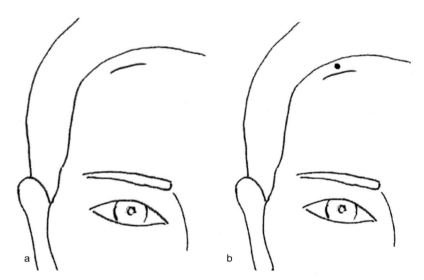

图 52.9 a. "操场标志"。b. 纠正"操场标志"，每次注射 1 Speywood 单位。

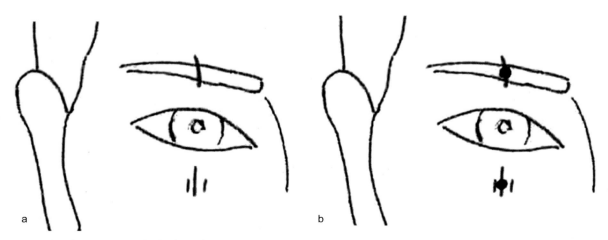

图 52.10 a. 小丑标志。b. 小丑标志纠正，每次注射 1 Speywood 单位。

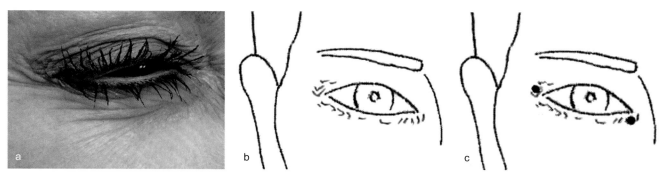

图 52.11　a. 残留的眼睑皱纹。b. 残留的眼睑皱纹示意图。c. 残留眼睑皱纹矫正，每次注射 1 Speywood 单位。

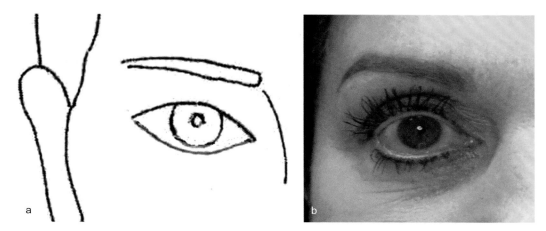

图 52.12　a. 巩膜外露示意图。b. 巩膜外露。

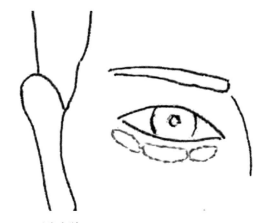

图 52.13　下睑水肿。

睑内室内。下睑的隔前间隙由眶支持韧带（ORL）（也称为眶鼻中隔或颧骨中隔）在下方界定，ORL 是一个纤维片，从眶缘前下方穿过轮匝肌的纤维之间，并插入皮肤中。眼眶保留韧带（也称为眶上隔或颧隔）是一种纤维片，从眶缘前下方穿过下眼睑眶的纤维之间，并插入皮肤中。

一开始，下眼睑眶内区的皮肤表面是凹陷的。随着时间、重力和体重的增加，下眼睑的眶内脂肪垫向前突出，向下脱垂。凹面变成了凸面，往往会让下眼

睑看起来"积水"或"水肿"，甚至"松垂"（眼眶间隔和轮匝肌不够坚固，不足以将它们挡住）。这种水肿效应在早晨、饮酒后几个小时以及气压较低的情况下（例如，在高空飞行或在山上飞行）总是更严重。任何对轮匝肌肌肉的削弱，特别是在轮匝肌最弱的外侧下方，都有加剧这种负面影响的风险。

这是下位轮匝肌的 BTX 治疗的危险，如在下位鱼尾处、Owwee 点或较低的砂点，或者当 BTX 用于轮匝肌边缘时。如果下眼睑试验不佳或有任何下睑脂肪垫突出的倾向，最好避免在这些部位使用 BTX。

"水肿的下睑"可以通过加强下睑运动来达到一定程度的恢复。下睑成形术是另一种可能性。

"蓬松的颧颊"和颧纹

"颧颊"或颧丘是一种正常的解剖学发现，即使在儿童中也是如此。它们是由从内眼角向下延伸的颈内沟沿对角线方向向下和横跨脸颊来描绘的。

随着时间的推移和重力的作用，"颧颊"或颧丘可能会发展成颧状新月，并最终形成颧纹。这一过程的早期阶段，"蓬松的颧颊"通常被患者描述为皮肤的"水肿"或"积水"外观，位于眼眶边缘下外侧

1~2 cm 处（图 52.14）。

颧脂垫（即颧丘）位于轮匝肌的顶部，就像煎蛋的蛋黄位于蛋清上一样。

在颧丘水平，垂直穿过皮肤到达颧骨，其尖端在骨膜上，其次是颧前脂肪，然后是 Mendelson[1] 等称之为颧前间隙的滑动面（其本身由一层很细的膜构成），其底部附着在轮匝肌眼内脂肪筋膜的深部，然后是轮匝肌肌肉的开窗部分，接着是颧脂垫，最后是皮肤。颧前间隙由 ORL 在上面进行了较高的界定，这是一种纤维状的薄片，将面中部的颧前间隙与下睑的隔前间隙隔开，如上所述。颧前间隙下方由一系列强韧的颧骨韧带（ZL）分隔。

随着时间的推移，更深的脂肪（即颧前脂肪）会退化，留下曾经肿胀的颧前间隙现在变得松弛。上部

眼内脂肪也是如此。以前丰满是脸颊的前凸，现在松弛会导致脸颊下垂。此外，面颊深部脂肪和软组织的塌陷和下降问题由于覆盖的颧骨下脂肪垫的内陷而变得更加复杂。颧部皮下脂肪垫退缩导致颧部新月，最终形成颧纹。年轻时丰满圆润的脸颊上盖着一个挺拔的颧丘，而在年老的时候，皱缩而下垂的脸颊上是松软的颧纹。随之而来的下睑眼眶内脂肪的任何突出和脱垂都会进一步恶化"胖乎乎"的整体外观。

任何 BTX 诱导的轮匝肌在这一区域的减弱都将是先有利于"蓬松的颧颊"，然后是改善颧纹。

"蓬松的颧颊"可以通过加强下部轮匝肌的锻炼和各种脂肪层（颧前、上部眼内脂肪和颧脂垫）的填充物治疗，以及在 ORL 的下缘进行骨膜上的填充物治疗来改善。

下唇降压肌无力

如果患者有单侧下唇降压肌麻痹，则下唇降压肌 BTX 治疗或整容或其他创伤的并发症并不少见，下唇降压肌无力在其下唇的最大活动点可以注射 0.5~1 Speywood 单位，以恢复对称性（图 52.15）。

总结

BTX 已被证明是美容医学中最安全和最受欢迎的药物之一。BTX 的治疗剂量比很小，并发症确实会发生，但并发症是可以治疗的。

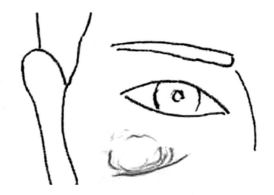

图 52.14 "蓬松的颧颊"。

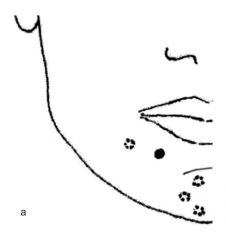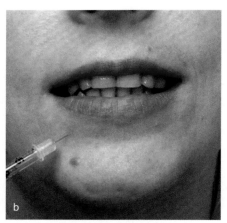

图 52.15 a. 下唇降压肌。b. 注射下唇降压肌，注射 1 Speywood 单位。

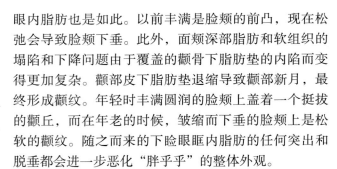

参考文献

[1] Mendelson BC, Muzaffar AR, Adams WP. Surgical anatomy of the midcheek and malar mounds. *Plast Reconstr Surg* 2002 September 1; 110(3):885–896.

[2] Philipp-Dormston WG, Bergfeld D, Sommer B. Konsensus-empfehlungen zur Behandlung mit Onabotulinumtoxin A in der ästhetischen Medizin. *J Deuts Dermatol Ges* 2012; 11(Suppl 1): 1–42.

[3] Rowland Payne CME. Newly recognised syndrome in the neck: Horner's syndrome with ipsilateral vocal cord and phreic nerve palsies. *J R Soc Med* 1981 November; 74(11):814–818.

53
软组织填充剂的历史

Pierre André, Raphael André, and Eckart Haneke

很长一段时间以来，人们一直试图注射外来物质到人体内以矫正身体缺陷或改善面部特征。

多年来，人们使用了各种产品，其中许多产品质量很差，并产生了严重的并发症。1981 年，美国食品药品管理局批准了牛胶原蛋白（Zyderm®）的使用，从那时起，整形美容医生就把注意力集中在填充剂身上。也就是从那时起，许多其他填充物相继推出。

其中，永久性药物产生严重并发症，大部分已退出市场。生物降解剂是首选，因为在出现并发症的情况下，它们通常是可逆的。

本章将讨论使用过的最古老的药物，直到透明质酸的出现，透明质酸是目前可用于注射的最安全的外源性药物（透明质酸将在下一章深入介绍）。

同时，Fournier[1] 对"脂肪填充"技术进行了描述，Coleman[2] 对其进行了改进，称其为"脂肪结构"。现在，多亏了对脂肪组织的更好了解和干细胞的发现，我们可以真正梦想用新的技术来实现皮肤重生。

永久性产品矿物油注射

从 1899 年开始，一名奥地利外科医生 Gusuny 注射矿物油（凡士林）来替代睾丸缺失。从那时起，许多石蜡注射要么进入身体（乳房、阴茎、小腿、臀部等），或者进入脸部，主要用来消除皱纹。关于并发症的第一份报道发表于 1906 年。它们大多出现在最初治疗后的几个月或几年后。皮肤炎症、皮肤坏死、无菌脓肿、皮下结节和伴有脂肪肉芽肿的弥漫性淋巴管炎是最重要的并发症[3]。一例播散性脂肪肉芽肿并因自身注射矿物油而猝死的病例已被报道[4]。

注射石蜡或其他油（棉籽油、芝麻油、樟脑油、羊毛脂等），基本上都是由非医生完成的，并且越来越多的并发症被报道。由于矿物油是永久性的，它们的并发症也是永久性的。

阴茎石蜡瘤[5] 在过去是常见的，并带有勃起功能和疼痛等特异性并发症。

今天，健美运动员非法重新注射石蜡来增加肌肉体积[6]。

在某些情况下，高压注射（特定于工业用油）导致手部受伤后会出现脂肪肉芽肿。临床上最常见的是特征性的，但不是特异性的，有时它是一个具有挑战性的诊断。

组织学检查是强制性的，以证明肉芽肿性反应。异物反应通常看起来像"瑞士奶酪"，因为存在许多大小不一的卵形或圆形空腔（油性物质占据的空间）。纤维结缔组织中有巨噬细胞、组织细胞和多核异物巨细胞。如果有冰冻切片可用，矿物油会染上苏丹红、尼罗河蓝、锇酸和油红染色。分光光度法和色谱法可以用来鉴定组织标本中石蜡的存在[7]。

除了完全切除外，治疗是非常困难的，而完全切除并不总是可能的。

硅胶注射

硅胶已经取代了石蜡，既可以塑造身体，也可以矫正皱纹。这是一种永久性产品，在注射前不需要任何皮肤测试。

有机硅是二甲基硅氧烷的聚合物疏水化合物。它可以是流体，也可以是固体，这取决于它的分子大小。

硅胶注射用了很多年[8]，直到观察到严重的并发症。这些报道促使许多国家的卫生当局禁止硅胶注射。然而，由于医用级硅胶是一种惰性的、耐受性好的永久性试剂，许多医生都支持它的使用。有机硅的推动者认为，并发症是由工业级产品中的杂质引起的；然而，这一观点被其他作者拒绝了。注射技术也很重要；必须避免大体积，只能使用微滴注射。不幸的是，即使是专家也观察到了并发症（由于宿主依赖的反应）以及矫枉过正的现象。

Orentreich[9]（黏度为 360 cm 的聚二甲基硅氧烷液体）很好地描述了"微滴硅油"，指的是以 2~4 mm 的间隔将 0.005~0.01 mL 的量植入深层真皮或皮下的技术。使用的硅胶必须经过过滤和消毒，以去除重金属、低链长聚合物和所有杂质。这种注射技术在许多文章和书籍中都有很好的描述[10]。由于每个硅胶液滴周围都形成了胶原蛋白微囊，第二次注射仅在第一次注射 4 周或 6 周后进行。最终的结果将在几周后观察到，并且这就是为什么修正不足是强制性的。因为每个微滴都被天然胶原包裹，所以它不会迁移。

不幸的是，不良事件可能会发生，从轻微到严重[8]。小的不良事件在所有注射中都是常见的。严重的并发症包括肉芽肿、移行、蜂窝组织炎、溃疡、栓塞、眉间注射后失明和肺炎。

炎性肉芽肿反应可能在治疗后数月或数年出现。

在硅胶隆胸后的文献中已经发表了几个"人类佐剂性疾病"的报道[11-13]，但是在硅胶注射后没有任何明显变化的报道。

局部反应的组织病理学结果显示囊性间隙累及真皮和皮下组织。液泡为圆形到椭圆形，外观呈"瑞士奶酪"状，有组织细胞、泡沫巨噬细胞和多核巨细胞。炎症反应有随着嗜酸性粒细胞变化而变化[14]。硅酮可以通过光谱学和扫描电子显微镜进行检测[7, 14]。

它已被用于矫正皱纹、痤疮瘢痕、鼻整形术后微小的持续性缺陷、隆唇和足部治疗，以缓解压力区、鸡眼和疼痛的足底疣，以及纠正 HIV 患者的面部脂肪萎缩[15]。

使用大容量硅胶手术（隆胸、隆臀等）造成了严重的并发症。

今天，360 cm 的医用级硅胶在大多数国家都被禁止用于美容用途。在美国，Silikon® 1000 和 AdatoSil® 5000 已被 FDA 批准仅用于视网膜脱离。这两种有机硅有时在适应证外使用。

Bioplastique®（Bioplastique，Geleen，Netherlands）用于面部注射（适应证外），据报道有硬结、肿胀和肉芽肿等并发症。它是一种 38% 的两相聚合物，由变形聚二甲基硅烷颗粒制成，粒径控制在 100~600 μcm，悬浮在具有润滑性能的水和有机聚合物凝胶的 62% 生物相容性溶液中[16]。

胶原蛋白中的聚甲基丙烯酸甲酯微球

由于可降解的产品如牛胶原蛋白是寿命较短的，20 世纪 90 年代，一些新的惰性和耐受性好的永久性试剂问世。

Arteplast®[明胶中胶原中（PMMA）的聚甲基丙烯酸甲酯微球] 于 1991 年由 Lemperle 引入德国市场，然后是 Artecoll®（牛胶原中的 PMMA）。它是由直径 30~42 μm 的 20% 聚甲基丙烯酸甲酯微球制成的。这种大小避免了微球被巨噬细胞吞噬。

由于 Arteplast 出现肉芽肿，其载体明胶于 1996 年改为胶原液（3.5% 去端肽胶原），并命名为 Artecoll[17, 18]。

在美国，Artefill®（Artes Medical，San Diego，CA）是 PMMA 的最新改良版本，于 2006 年获得批准；PMMA 微球表面光滑，不带电荷，反应性较低，肉芽肿反应发生率极低。

Artefill® 含有 0.3% 的利多卡因，以减少注射时的不适。它不能冷冻，而是保存在标准的家用冰箱温度下。像所有含有牛胶原蛋白的产品一样，它在注射前需要进行皮肤测试。

注射必须深入真皮，不要太深，也不要太浅，以免出现凹凸不平的情况。它是通过 26 G 针植入的。可能需要在 2 周或更长时间内连续植入才能达到最佳效果。

不幸的是，一些罕见的并发症被报道[19-21]，特别是永久性肉芽肿反应。这些并发症在几个月或几年后出现，一直是治疗的一个挑战。

组织学特征显示微球位于成纤维细胞包围的间隙内，肉芽肿内可见弥漫性、结节性炎症反应，与含有上皮样细胞和多核巨细胞的微球混合在一起[7, 14]。

聚甲基丙烯酸乙酯微粒（Polyethyl-Methacrylate 微粒）

这些名为 Dermlive® 和 Dermadeep® 的产品首先在法国推出。

Dermlive® 是由 40% 的丙烯酸水凝胶组成，由甲基丙烯酸乙酯和甲基丙烯酸羟乙酯颗粒在非动物透明质酸中组成。颗粒大小为 45~65 μm，形状不规则，表面光滑。

Dermadeep® 除粒径较大的 80~110 μm 外，其他方面是类似的。

不需要皮肤测试。

注射必须在真皮深处进行，就像 Artefill 一样。

许多并发症已有报道[7, 22]。最严重的是肉芽肿反应，通常在几个月或几年后出现。因为粒子是永久性的，所以也会有并发症。

就像 Artecoll/Artefill 肉芽肿之后一样，治疗是漫长的，而且总是很困难。

肉芽肿的组织学特征显示肉芽肿反应中有大小不

一的颗粒，有许多上皮样细胞和多核巨细胞[7, 14]。

许多患者都有严重的并发症，目前有很多试验正在研究中。

聚丙烯酰胺凝胶（PAAG）

它于 1980 年首次用于隆胸手术。

Aquamid® （Ferrosan，Soborg，Denmark）于 2001 年获得欧洲共同体的协议（CE 认证）。在同一时期还推出了许多其他聚丙烯酰胺凝胶（Argiform®、Bio-formacryl®、Outline® 等）。

聚丙烯酰胺具有神经和致癌作用，特别是其单体。聚丙烯酰胺必须稳定和抗降解，才能避免毒性阈值，毒性阈值被评估为 0.2 μg/（kg·bw·d）。

Aquamid® 是一种在 97.5% 的水中含有 2.5% 的聚丙烯酰胺凝胶。这是一种永久性的产品。单体浓度为 2 μg/1 mL 注射器。由于产品非常稳定，没有毒性风险。

不需要皮肤测试。

不幸的是，一些并发症被报道[23, 24]，总体来说，有隆胸后（感染、脓肿、硬结），以及面部注射后（感染、移行、矫治过度、脓肿、肉芽肿等）。

并发症的治疗总是很困难的，这就是为什么必须避免使用这种产品的原因。

组织学上看起来像硅胶。在肉芽肿反应的情况下，检查显示肉芽肿由组织细胞、异物巨细胞、成纤维细胞和无定形物质周围的淋巴细胞组成[14]。

Evolution® 由 6% 的聚乙烯氢氧化物微球（5~80 μm）和 2.5% 的聚丙烯酰胺凝胶混合而成。它是用来治疗面部皱纹的。同样类型的副作用也有报道。

Polyalkylimide 凝胶

Bio-Alcamid® （Polymekon Labs，Mrlan，Italy）是一种半透明凝胶，由 96% 水和 4% 聚烷基亚胺[25]的亲水性生物聚合物制成。它是无毒的，不会过敏的，而且是永久性的。它被认为是一个真正的假体，周围环绕着一层薄薄的纤维组织。因此，该产品可以很容易地移除。

不需要皮肤测试。

它是用来做身体和脸部的，通常是用来增加体积的。感染是主要风险，需要抗生素和引流[26]。

永久性产品引起的并发症

永久性产品可能会导致永久性并发症，这一直是治疗的一个挑战。

除了在所有类型的注射后可能发生的常见副作用外，已有许多肉芽肿性反应的报道。它们通常在几个月或几年后出现，治疗总是困难的；皮损内长效类固醇、全身类固醇、米诺环素、咪喹莫特乳膏、5% 氟尿嘧啶、他克莫司和别嘌呤醇都曾尝试过，但或多或少取得了成功。英夫利昔单抗或依那西普的新疗法可能会被提出，但即使它们可以有效，也有副作用的报道，以致迫使停止治疗。

一种新的假说将有利于证实"生物膜"的存在，这种"生物膜"由细菌在颗粒表面组成，这将导致肉芽肿和"无菌感染"的形成[27-30]。出于这个原因，人们已经尝试了大剂量的联合抗生素，但不幸的是没有取得持续的成功。激光治疗（1 064 nm Nd:YAG 激光器）可能是通过热效应进行的，已经取得了一定的成功。

完全手术切除是最好的方法，但很少能做到。

聚四氟乙烯产品的植入

它最早用于肺动脉和心脏瓣膜手术。1975 年，FDA 也批准它用于整形手术[31]。

Gore-Tex® （SoftForm R，Collagen Aesthetics，Palo Alto，CA）是一种由生物相容性膨胀聚四氟乙烯制成的皮下强化材料。用于修复或增强面部软组织。

这种植入物有斑块、螺纹和导管。

它已被用于矫正面部萎缩，隆起下巴、鼻子和脸颊，以及填充鼻唇皱褶[31, 32]。

植入效果取决于从业者（医生）的技能水平。

大多数并发症是由于这项技术引起的，但可能会发生感染，可能需要取出植入物。

生物可降解产品

牛胶原蛋白

Zyderm Ⅰ（Collagen Corporation，Palo Alto，CA）已于 1981 年获得 FDA 批准，Zyderm Ⅱ 于 1983 年获得批准，Zyplast® 于 1985 年获得批准。

它来自一个经过认证的无海绵状脑病的牛群。

在磷酸盐缓冲盐水中，Zyderm Ⅰ 含有 35 mg/mL 及 Zyderm Ⅱ 含有 65 mg/mL 的胶原。它是在有或没有利多卡因（0.4%）的情况下工作的。为了延长其寿命，在加工过程中加入戊二醛，导致交联：这就是 Zyplast®。

95% 是 Ⅰ 型胶原蛋白，其余是 Ⅲ 型胶原蛋白。

由于它是牛胶原蛋白，可能会发生过敏反应。通过 ELISA 检测，在任何治疗前检测的患者有 8.4% 的抗胶原抗体的发生率。这些个体可能是被饮食致敏的。

皮肤试验在文献[33-35]中显示了 3.5%~4% 的过敏性。

Klein[36] 很好地描述了双重皮肤试验，它更有效地检测超敏反应。

但即使在双重皮肤测试呈阴性后，也有一小部分患者会出现过敏反应（1%~3%）。IgG 抗牛抗体占主导地位，但也可能存在 IgA。

Zyderm Ⅰ 和 Ⅱ 适用于治疗浅表皱纹。Zyplast 更适合深度皱纹。注射必须在真皮上。

植入物的寿命取决于治疗区域和注射技术一般为 5~10 个月。

并发症[37-39] 可能是过敏，可能在延迟反应几天，直到植入后几周或几个月。测试点可能会同时做出反应。可能会出现发红、肿胀和硬化。大多数情况下，这种反应会在几个月后逐渐消退。罕见的囊性疼痛反应已有报道，需要引流。

结节反应的组织学检查描述了巨细胞和淋巴细胞浸润的异物反应。

人胶原（同种异体移植）

AlloDerm® 再 生 组 织 基 质（LifeCell Corporation，Palo Alto，CA）是一种外科植入物。它是一种从捐赠的人皮肤中提取的脱细胞真皮基质，它经历了一个去除了可能导致组织排斥的表皮和细胞多步骤的专有过程。

它有两种厚度范围可供不同工序使用。

它已被用于牙科[40] 和软组织增强（丰唇等）。

Cymetra® 微粉化异体真皮组织（LifeCell，Palo Alto Corporation，Palo Alto，CA）是一种经 FDA 批准的微创可注射异体真皮再生组织基质。它可用于矫正皮肤的小缺陷[41]。在注射前，产品必须用利多卡因和生理盐水再水合。

使用这两种设备，通常不会进行皮肤测试。

此 次 修 整 的 持 续 时 间 目 前 还 不 为 人 所 知。AlalloDerm 隆唇后，寿命将超过 2 年；Cymetra 术后，寿命更短，为 6~9 个月。

Dermalogen® 人组织基质（Collagenesis，Beverly，MA）源自人类身体（与 Cymetra 非常相似）[42]。寿命可以与之相提并论。不需要皮肤测试。

Fascian®（Fascia Biosystems，Los Angeles，CA）于 1999 年推出，源于人类尸体的筋膜[43]。必须用盐水复水。注射不容易，注射器很容易堵塞。不需要皮肤测试。寿命为 3~6 个月。

Cosmoderm®（McGhan Corporation，Santa Barbara，CA）是一种生物工程人胶原蛋白，从新生儿包皮成纤维细胞中获得。不需要皮肤测试。

Cosmoderm 1 号、Cosmoderm 2 号 和 Cosmoplast 均装在单独的无菌注射器中，随时可供使用。它们含有 0.3% 的利多卡因。Cosmoderm 1 号被注射到真皮乳头中，Cosmoderm 2 号含有的胶原浓度是 Cosmoderm 1 号的 2 倍。

Cosmoplast 是交联的。它用于更深的层次结构。这两种药物都是经 FDA 批准的[44, 45]。寿命将为 3~6 个月。

人胶原蛋白（自体移植）

自体胶原蛋白：从患者身上获取脂肪细胞后，将提取的组织与无菌水混合并冷冻。这一过程会造成细胞破裂，并在换瓶后，油性部分从由脂肪细胞细胞壁和结缔组织组成的固体部分中分离出来。这种自体胶原蛋白就可以用来注射了。

它的寿命接近牛胶原蛋白。

这项技术时间长，成本高，但对于对外源性胶原过敏的患者来说很有用。

Autologen®（Collagenesis Inc.，Beverly，MA），经 FDA 批准，是由从同一患者的手术切除的皮肤样本中提取的自体胶原纤维制成的。

样品被送到公司进行加工。注射器含有 50~120 mg/mL 的胶原，可以随时注射。

不需要皮肤测试。

它的寿命会比牛胶原蛋白长[46, 47]。

Isolagen®（Isolagen Tech，Paramus，NJ） 自 1998 年以来一直获得 FDA 批准[48]。从患者的耳后区域进行 3 mm 的皮肤活检，然后送到公司进行处理。该公司对成纤维细胞进行培养，并将其送回医生那里。可能需要在一个部位进行几种治疗才能获得良好的效果。注射的成纤维细胞被认为可以使治疗区域恢复活力。

这些技术昂贵、耗时长，而且效果并不比牛胶原蛋白好。

猪胶原蛋白

Permacol®（Tissue Science Labs，Hants，United Kingdom）外科植入物是一种猪真皮胶原植入物，通过温和的过程去除细胞、细胞碎片、DNA 和 RNA，不会损害 3D 胶原基质。然后对脱细胞胶原基质进行交联，以增强耐久性。

Permacol 外科植入物可在需要时随时使用，并且尺寸稳定。它有多种尺寸可供选择，包括更大的尺寸，消除了将多块缝合在一起的需要，并提供了正确的植入物尺寸，而不考虑缺陷的大小[49]。

Strattice®（LifeCell Corporation）是一种从猪（猪）皮肤中提取的无菌组织薄片，可植入以增强软组织、促进细胞再生并支持新血管网络的发展[50]。它是非交联的。

这两种产品主要用于矫正隆胸和疝修复。

Surgisis®（Cook Biotech，West Lafayette，IN）软组织移植和 ES 软组织移植源自猪的黏膜下层。它与 Alloderm® 非常相似，但使用寿命更长。

Evolence® 和 Evolence Breeze®（ColBar LifeScience，Herzliya，Israel）自 2004 年起以随时可用的注射器形式供应。它已于 2008 年获得 FDA 批准（J&J，New Brunswick，NJ）[51, 52]。

这是一种猪胶原蛋白，通过胃蛋白酶消化来消除免疫原性末端肽。然后将单体端肽胶原与 d－核糖交联以延长寿命。

Evolence® 注射到真皮深处，Evolence Breeze®（交联猪胶原）注射到真皮浅层。不需要皮肤测试。它的寿命比牛胶原蛋白长。由于是从猪中提取的，可能会引起伦理问题。

非胶原剂

Lutrol F 127

这是一种羟基聚丙烯和羟基聚乙烯的聚合物。

它于 1997 年在法国市场推出，并命名为 ProFill®（OVI SA，France）。这是一种热弹性凝胶，获得了欧洲共同体（CE）的认证。

它不会过敏，可生物降解，理论上和免疫学上都是惰性的。

其适应证可与牛胶原蛋白相媲美。

患者被注射在鼻唇沟中，立即得到良好的矫正，但在随访时，6 个月或更长时间后，出现了一个令人惊讶的严重并发症[53]。患者出现面部脂肪萎缩，这与接受抗蛋白酶治疗的 HIV 患者非常相似。这些脂肪萎缩经过多年的演变，有时会有所改善，但大多数情况下是无法逆转的。少数病例用脂肪移植能成功治愈[54]。

其发病机制尚不清楚。

组织学检查无特异性，无异物反应，无特殊炎性浸润，但皮下有严重纤维化。

Fibrel®（Mentor Corporation，Santa Barbara，CA）于 1988 年和 1990 年分别获得 FDA 批准用于治疗瘢痕和皱纹。它从 20 世纪 70 年代末一直使用到 1998 年，当时该公司停止了生产。

一支注射器中含有 125 mg 的 ε－氨基己酸和 100 mg 的明胶粉。注射器的内容物由 0.5 mL 患者血清和 0.5 mL 生理盐水重组而成。内容物可随时注入，但由于黏度大，不宜用于细纹。由于明胶是从猪中提取的，注射前需要做皮试。过敏的发生率并不为人所知，但在接受测试的患者中不到 2%。

由于 Fibrel® 注射很痛，所以局部麻醉是合适的。瘢痕的效果最好，比牛胶原蛋白的寿命更长[55]。

由于通常有明显的红色/蓝色区域，在植入物周围形成肿胀，可能会持续几周，因此本产品不适合用于美容适应证。

Novabel®（Merz Pharma，德国）于 2010 年推出。它代表了一种由海藻酸盐制成的新型填料，这是一种可生物降解的产品。它来自海藻，是一种多糖（海藻酸盐），由微小的球体组成，称为 Geleon（直径约 150 μm）。这些凝胶可以使林格氏溶液饱和（<产品的 5%），黏度非常低（像水一样），这使得我们可以很容易地通过非常细的针头或精细的柔性套管进行注射。

根据 Merz 公司的说法，这种藻酸盐非常纯净，内毒素含量将低于 0.1 IE/mL。这种产品是惰性的，不需要任何皮肤测试。海藻酸盐是一种可生物降解的产物，可通过非酶水解进行降解。Novabel® 的寿命将在一年左右。

Novabel® 注射可以在真皮或更深的地方进行，该公司强调了 Novabel® 与其他眶下凹陷填充物相比的好处。

这种新的填充物似乎对填充眼睛周围的凹陷特别感兴趣。在这一区域，皮肤很薄，透明质酸（这是目前的"黄金标准"）有时会因为廷德尔效应而呈现蓝色。在其他情况下，透明质酸可能会肿胀并出现包块。

Merz 公司提到的 Novabel® 无风险治疗眼睛周围患者的广告，导致了对 Novabel 的迷恋。

不幸的是，几个月后，许多副作用被报道，特别是眼睛下的结节。

组织学检查显示真皮深层或深层有由异物巨细胞围绕球形颗粒形成的肉芽肿性反应[56, 57]。

如果不治疗，这些并发症会持续很长时间。皮损内注射皮质类固醇可能会有所帮助。

由于肉芽肿反应过于频繁，该公司决定将 Novabel 撤出市场。

左旋聚乳酸（PLLA）

左旋聚乳酸在许多外科和医学适应证（缝合线、韧带、骨科修复等）中使用已有很长时间。

早在 20 世纪 90 年代，PLLA 在法国就以商品名 New-fill®（Biotech Industry，France）作为一种填充物

用于美容治疗。几年后，同样的产品更名为 Sculptra®（Sanofi Aventis，France）。2004 年，FDA 批准它用于 HIV 患者面部脂肪萎缩 [58, 59]。

它是 1954 年在法国发现的一种合成分子。它来自于属于果酸家族的乳酸。它是一种可生物降解的产品，免疫学上是惰性的，在使用之前不需要进行皮肤测试。

它是一种填充物，会引起"纤维化"反应，这就是为什么它需要注射到皮下或真皮深处，但不能太浅。在这种情况下，可能会出现结节。任何给定的个体所产生的量的程度是很难预测的。它需要两到三次疗程，每次间隔 4~6 周才能获得最好的效果，但结果取决于每个患者产生新胶原的能力。

技术

New-fill/Sculptra 以冻干粉的形式提供。每个小瓶都含有聚乳酸微球、羧甲基纤维素钠和甘露醇的混合物。左旋聚乳酸微球直径为 2~50 µm。

起初，该公司声称用 3 mL 无菌水稀释粉末，但据报道有许多皮下结节，目前大多数注射器更喜欢用 5~10 mL 水和 1 mL 利多卡因加肾上腺素进行重建，以减少瘀伤的发生率。应注意：

重建应该在注射前至少 30 分钟完成。

一旦材料混合，有可能将其冷藏长达 3 周。

在注射前，产品必须永久搅拌以保持均匀。超速离心是合适的。

针头直径必须足够大，以避免堵塞（25~26 G）。

注射后，按摩几分钟对于产品的均匀分布很重要。

适应证

最好的适应证是矫正 HIV 面部脂肪萎缩。它是一种"增压剂"，必须向深处注射。

颧骨、面颊和鼻唇深折痕可以治疗 [60-63]。

对细纹的处理是不合适的。

手部重塑成功，但必须用 10 mL 的水稀释，以避免任何凹凸不平的方面。

并发症

大多数副作用 [64] 是由于注射技术或稀释不足造成的。

有时，只能触摸到结节，但它们也可能是可见的。因为结果取决于宿主的反应（产生新的胶原蛋白），所以它不是真正可以预测的。

组织学检查颇具特征性：多个大小不一的半透明颗粒，伴有巨细胞和淋巴细胞浸润。这些粒子在偏振光检测中是双折射的 [14]。

治疗是困难的，但长效皮质类固醇注射可能会有好的结果。

羟基磷灰石钙

它已经在骨科、牙科或整形外科中使用了很长一段时间。它是可生物降解的，耐受性很好。

Radiesse®（Merz Pharma，Frankfurt，Germany）已被 FDA 批准用于头面部缺损和喉部整形术，然后在 2006 年被批准用于 HIV 脂肪萎缩和中到深皱纹。它由合成的 25~45 µm 的光滑羟基磷灰石微球悬浮在羧甲基纤维素钠凝胶载体中组成。Radiesse 抗皱填充剂按体积计约为 30% 的 CaHA 和 70% 的凝胶载体。

随着时间的推移，凝胶被吸收，成纤维细胞出现。新胶原形成的过程开始了，刺激了患者自身胶原的逐渐生长。CaHA 微球会自然降解成钙离子和磷离子，这两种离子会通过人体的正常过程进行新陈代谢。对许多患者来说，结果持续了一年或更长时间。几乎不存在过敏反应的风险。

它不需要在治疗前进行敏感性测试。该产品以 1.5 mL 注射器（0.3 mL 用于润色）呈现。注射有几分钟不舒服。一些医生更喜欢将该产品与利多卡因混合，以使其更容易耐受。注射必须深入真皮或更深，以避免结块，但如果产品被稀释，注射可能会更浅。

它适用于填充皱纹 [65-67]，特别是厚层皮肤（男性皮肤），并用于重塑双手 [68]。并发症非常罕见，最常见的原因是技术不佳或适应证错误 [69, 70]。注射更大粒子的羟基磷灰石钙将具有更长的寿命 [71]。

自体脂肪移植

最早发表的关于自体脂肪转移的报道出现在 19 世纪末的医学文献中。Neuber [72] 和 Bruning [73] 描述了他们的技术。1950 年，Peer [74] 发表了他的自体脂肪移植案例；其中 50% 的注射脂肪量持续了 1 年。

1974 年，Fischer [75] 首次描述了吸脂技术，然后 Illouz [76] 和 Fournier 改进了这项技术。1985 年，Fournier 描述了他的脂肪填充技术 [1]，Coleman 在 1994 年 [2, 77] 对其进行了改进，并将其命名为"脂肪结构"。

从那时起，报道令人惊叹，"脂肪结构"技术实现了真正的脂肪移植。

适应证很多，基本上是为了增加面部和胸部的体积，或者是为了纠正身体的缺陷。

"脂肪结构"技术提供了惊人的效果，但必须在外科环境中进行，以避免任何感染的风险。

参考文献

[1] Fournier PF. Facial recontouring with fat grafting. *Dermatol Clin* 1990; 8(3):523–537.

[2] Coleman SR. Structural fat grafting: More than a permanent filler. *Plast Reconstr Surg* 2006; 118(Suppl):108S–120S.

[3] Urbach F, Wine SS, Johnson WC et al. Generalized paraffinoma (sclerosing lipogranuloma). *Arch Dermatol* 1971; 103:277–285.

[4] Rollins CE, Reiber G, Guinee DG et al. Disseminated lipogranulomas and sudden death from self-administered mineral oil injection. *Am J Forensic Med Pathol* 1997; 18:100–103.

[5] Cohen JL, Keolieian CM, Krull EA. Penile paraffinoma: Self-injection with mineral oil. *J Am Acad Dermatol* 2001; 45:S222–S224.

[6] Georgieva J, Assaf C, Steinhoff M et al. Bodybuilder oleoma. *Br J Dermatol* 2003; 149(6):1289–1290.

[7] Requena L, Requena C, Christensen L et al. Adverse reactions to injectable soft tissue fillers. *J Am Acad Dermatol* 2011; 64:1–34.

[8] Hexsel D, Hexsel C, Lyengar V. Liquid injectable silicone. History, mechanism of action, indications, technique and complication. *Semin Cutan Med Surg* 2003; 22:107–114.

[9] Orentreich D. Liquid injectable silicone: Techniques for soft tissue augmentation. *Clin Plast Surg* 2000; 27:595–612.

[10] Duffy D. Liquid silicone for soft tissue augmentation. *Dermatol Surg* 2005; 31:1530–1541.

[11] Varga J, Schumacher R, Jimenez SA. Systemic sclerosis after augmentation mammoplasty with silicone implants. *Ann Intern Med* 1989; 111:377–387.

[12] Fenske N, Vasey F. Silicone-associated connective-tissue disease. The debate rages. *Arch Dermatol* 1993; 129:97–98.

[13] Granel B, Serratrice B, Gaudy C et al. Localized morphea after silicone gel filled breast implant. *Dermatology* 2001; 202:143–144.

[14] Zimmermann US, Clerici ThJ. The histological aspects of fillers complications. *Semin Cutan Med Surg* 2004; 23:241–250.

[15] Jons DH, Carruthers A, Orentreich D et al. Highly purified 1000 cs silicone oil for treatment of human immunodeficiency virus-associated facial lipoatrophy: An open pilot trial. *Dermatol Surg* 2004; 30:1279–1286.

[16] Ersek R, Beisang A. Bioplastique: A new texture copolymer particle promises permanence in soft tissue augmentation. *Plast Reconstr Surg* 1991; 33:693–702.

[17] Lemperle G, Romano J, Busso M. Soft tissue augmentation with Artecoll®: 10 year history, indications, techniques and complications. *Dermatol Surg* 2003; 29:573–587.

[18] Haneke E. Polymethyl methacrylate microspheres in collagen. *Semin Cutan Med Surg* 2004; 23:227–232.

[19] Alcalay J, Alcalay R, Gat A et al. Late-onset granulomatous reaction to Artecoll. *Dermatol Surg* 2003; 29:859–862.

[20] Kim K, Lee M, Choi J et al. Artecoll granuloma: A rare adverse reaction induced by microimplant in the treatment of neck wrinkles. *Dermatol Surg* 2004; 30:545–547.

[21] Al Qattan M. Late Artecoll granuloma aggravated by pregnancy. *Ann Plast Surg* 2007; 58:592.

[22] Andre P, Lowe N, Parc A et al. Adverse reactions to dermal fillers: A review of European experiences. *J Cosmet Laser Ther* 2005; 7:171–176.

[23] Trevidic P. Polyacrylamide gel in cosmetic procedures: Experience with Aquamid. *Semin Cutan Med Surg* 2004; 23:233–235.

[24] Liu H, Cheung W. Complications of polyacrylamide hydrogel (PAAG) injection in facial augmentation. *J Plast Reconstr Aesthet Surg* 2010; 63:e9–e12.

[25] Lafarge Claoue B, Rabineau P. The polyalkylamide gel: Experience with bio-alcamid. *Semin Cutan Med Surg* 2004; 23:236–240.

[26] Jones D, Carruthers A, Fitzgerald R et al. Late-appearing abscesses after injections of non absorbable hydrogel polymer for HIV associated facial lipoatrophy. *Dermatol Surg* 2007; 33:s193–s198.

[27] Bjarnsholt T, Tolker-Nielsen T, Givskov M et al. Detection of bacteria by fluorescence in situ hybridization in culture-negative soft tissue filler lesions. *Dermatol Surg* 2009; 35(Suppl 2):1620–1624.

[28] Hassid VJ. Soft-tissue filler complications: The important role of biofilms. *Plast Reconstr Surg* 2010; 126(5):1801–1802.

[29] Yoneda M, Suzuki N, Masuo Y et al. Effect of S-PRG eluate on biofilm formation and enzyme activity of oral bacteria. *Int J Dent* 2012; 2012:814–913.

[30] Ionescu A, Wutscher E, Brambilla E et al. Influence of surface properties of resin-based composites on in vitro *Streptococcus mutans* biofilm development. *Eur J Oral Sci* 2012; 120(5):458–465.

[31] Mole B. The use of GoreTex in aesthetic surgery of the face. *Plast Reconst Surg* 1992; 90:200–206.

[32] Conrad K, Torgerson CS, Gillman GS. Applications of Gore-Tex implants in rhinoplasty reexamined after 17 years. *Arch Facial Plast Surg* 2008; 10(4):224–231.

[33] Klein A. Implantation techniques for injectable collagen: Two-and-one-half years of personal clinical experience. *J Am Acad Dermatol* 1983; 9:224–228.

[34] Castrow F, Krull E. Injectable collagen implant-updated. *J Am Acad Dermatol* 1983; 9:889–893.

[35] Klein A, Risch D. Injectable collagen update. *J Dermatol Surg Oncol* 1984; 10:519–522.

[36] Klein A. In favour of double testing. *J Dermatol Surg Oncol* 1989; 15:263.

[37] Rapaport M. Granuloma annulare caused by injectable collagen. *Arch Dermatol* 1984; 120:837–838.

[38] Hanke C, Hingley H, Jolivette D et al. Abscess formation and local necrosis after treatment with Zyderm or Zyplast collagen implant. *J Am Acad Dermatol* 1991; 25:319–326.

[39] Rosemberg M, Reiclin M. Is there an association between injectable collagen and polymyositis/dermatomyositis? *Arthrit Rheum* 1994; 37:747–753.

[40] Woodyard JG, Greenwell H, Hill M et al. The clinical effect of acellular dermal matrix on gingival thickness and root_coverage compared to coronally positioned flap alone. *J Periodontol* 2004; 75:44–56.

[41] Hirsch RJ, Cohen JL. Soft tissue augmentation. *Cutis* 2006; 78(3):165–172.

[42] Fagien S, Elson ML. Facial soft-tissue augmentation with allogeneic human tissue collagen matrix (Dermalogen and Dermaplant). *Clin Plast Surg* 2001; 28(1):63–81.

[43] Burres S. Soft-tissue augmentation with Fascian. *Clin Plast Surg* 2001; 28(1):101–110.

[44] Bauman L. CosmoDerm/CosmoPlast (human bioengineered collagen) for the aging face. *Facial Plast Surg* 2004; 20(2):125–128.

[45] Matarasso SL. Injectable collagens: Lost but not forgotten: A review of products, indications, and injection techniques. *Plast Reconstr Surg* 2007; 120(Suppl 6):17S–26S.

[46] Apesos J, Muntzing MG 2nd. Autologen. *Clin Plast Surg* 2000; 27(4):507–513.

[47] Sclafani AP, Romo T 3rd, Parker A et al. Autologous collagen dispersion (Autologen) as a dermal filler: Clinical observations and histologic findings. *Arch Facial Plast Surg* 2000; 2(1):48–52.

[48] Alkek DS. Isolagen, a new autologous collagen. *Cosmet Dermatol* 1998; 11:30.

[49] Broderick G, McIntyre J, Noury M et al. Dermal collagen matrices

forventral hernia repair: Comparative analysis in a rat model. *Hernia* 2012; 16(3):333–343.

[50] Hirsch EM, Dumanian GA. Discussion: AlloDerm and strattice in breast reconstruction: A comparison and techniques for optimizing outcomes. *Plast Reconstr Surg* 2012; 129(6):1234–1235.

[51] Carruthers J, Carruthers A. Two-center Canadian report on the safety and effectiveness of Evolence Breeze. *J Drugs Dermatol* 2009; 8(9):830–834.

[52] Narins RS, Brandt FS, Lorenc ZP et al. Twelve-month persistency of a novel ribose-cross-linked collagen dermal filler. *Dermatol Surg* 2008; 34(Suppl 1):S31–S39.

[53] Andre P, Wechsler J, Revuz J. Facial lipoatrophy: Report of five cases after injection of synthetic filler into naso-labial folds. *J Cosmet Dermatol* 2002; 1:120–123.

[54] Andre P. Facial lipo-atrophy secondary to a new synthetic filler device (Profill) treated by lipofilling. *J Cosmet Dermatol* 2002; 1:59–61.

[55] Millikan L, Banks K, Purkait B et al. A five-year safety and efficacy evaluation with Fibrel in the correction of cutaneous scars following one or two treatments. *J Dermatol Surg Oncol* 1991; 17:223.

[56] Moulonguet I, de Goursac C, Plantier F. Granulomatous reaction after injection of a new resorbable filler Novabel. *Am J Dermatopathol* 2011; 33(7):710–711.

[57] Schuller-Petrović S, Pavlović MD, Schuller SS et al. Early granulomatous foreign body reactions to a novel alginate dermal filler: The system's failure? *J Eur Acad Dermatol Venereol* 2013; 27(1):121–123.

[58] Burgess C, Quiroga R. Assessment of the safety and efficacy of poly-L-lactic acid for treatment of HIV-associated facial lipoatrophy. *J Am Acad Dermatol* 2005; 52:233–239.

[59] Levy R, Redbord K, Hanke C. Treatment of HIV lipoatrophy and lipoatrophy of aging with poly-L-lactic acid: A 3-year follow-up study. *J Am Acad Dermatol* 2008; 59:923–933.

[60] Vochelle D. The use of poly-L-lactic acid in the management of soft tissue augmentation: A five year experience. *Semin Cutan Med Surg* 2004; 23:223–226.

[61] Moy R, Fincher E. Poly-L-lactic acid for the aesthetic correction of facial volume loss. *Aesthet Surg J* 2005; 25:647–648.

[62] Lam S, Azizzadeh B, Graivier M. Injectable poly-L-lactic acid (Sculptra): Technical considerations in soft tissue contouring. *Plast Reconstr Surg* 2006; 118:s55–s63.

[63] Vleggaar D. Soft tissue augmentation and the role of poly-L-lactic acid. *Plast Reconstr Surg* 2006; 118:s46–s54.

[64] Goldan O, Garbov-nardini G, Regev E et al. Late-onset infections and granuloma formation after facial polylactic acid (new-fill) injections in women who are heavy smokers. *Plast Reconstr Surg* 2008; 121:336–338.

[65] Fakhre GP, Perdikis G, Shaddix KK, Terkonda SP, Waldorf JC. An evaluation of calcium hydroxylapatite (Radiesse) for cosmetic nasolabial fold correction: A meta-analysis and patient centric outcomes study. *Ann Plast Surg* 2009; 63(5):486–489.

[66] Lizzul PF, Narurkar VA. The role of calcium hydroxylapatite (Radiesse) in nonsurgical aesthetic rejuvenation. *J Drugs Dermatol* 2010; 9(5):446–450.

[67] Bass LS, Smith S, Busso M et al. Calcium hydroxylapatite (Radiesse) for treatment of nasolabial folds: Long-term safety and efficacy results. *Aesthet Surg J* 2010; 30(2):235–238.

[68] Gargasz SS, Carbone MC. Hand rejuvenation using Radiesse. *Plast Reconstr Surg* 2010; 125(6):259e–260e.

[69] Buchanan AG, Holds JB, Vagefi MR et al. Anterior filler displacement following injection of calcium hydroxylapatite gel (Radiesse) for anophthalmic orbital volume augmentation. *Ophthal Plast Reconstr Surg* 2012; 28(5):335–337.

[70] Daley T, Damm DD, Haden JA et al. Oral lesions associated with injected hydroxyapatite cosmetic filler. *Oral Surg Oral Med Oral Pathol Oral Radiol* 2012; 114(1):107–111.

[71] Alam M, Havey J, Pace N et al. Large-particle calcium hydroxylapatite injection for correction of facial wrinkles and depressions. *J Am Acad Dermatol* 2011; 65(1):92–96.

[72] Neuber F. Fetta transplantation. *Chir Kongr Verhandl Dtsch Gessellsch Chir* 1893; 22:66.

[73] Bruning P. Contribution à l'étude des greffes adipeuses. *Bull Acad R Med Belgique* 1919; 28:66.

[74] Peer LA. Loss of weight and volume in human fat grafts. *Plast Reconstr Surg* 1950; 5:217.

[75] Fischer A, Fischer GM. Revised technique for cellulitis fat. *Bull Int Acad Cosmet Surg* 1977; 2:40.

[76] Illouz YG. Body contouring by lipolysis: A 5-year experience with over 3000 cases. *Plast Reconstr Surg* 1983; 72(5):591–597.

[77] Coleman SR, Saboeiro AP. Fat grafting to the breast revisited: Safety and efficacy. *Plast Reconstr Surg* 2007; 119(3):775–785; discussion 786–787.

54
美塑疗法

Philippe Petit and Philippe Hamida-Pisal

美塑疗法历史

但中胚层起源的组织的作用是如此重要，以至于这些治疗方法应该被命名为美塑疗法（或中胚层疗法）。

因此，Michel Pistor 博士（1925—2003 年）在一篇题为"局部普鲁卡因在人类病理学中的新特性摘要"的文章中创造了"美塑疗法"一词，1958 年 6 月 4 日在 Medical News 上发表。

"美塑疗法"一词的来源

毫无疑问，"mesotherapy"（美塑疗法）一词来源于词汇"mesoderm"（中胚层）和"therapy"（治疗）。

中胚层，相对于内胚层和外胚层，是指后生动物胚胎在原肠胚时期处在中间的细胞层。它们是除神经系统（来自外胚层）和消化系统（来自内胚层）以外的全部或部分内脏器官的起源细胞。因此，在哺乳动物中，中胚层可发育为肺、脊椎、大脑的一部分、骨骼血管、血细胞、肾脏、骨骼和肌肉。它也限制了体腔（或体腔空洞），这些也是中胚层起源。

正如 Pistor 博士早期工作中所指出的，他的新技术及其效果对中胚层起源的组织特别敏感，即适用于组织、骨骼、肌肉、韧带、肌腱和血管。

今天，这个词可能会受到质疑，因为它是有瑕疵的。并非所有的中胚层组织对美塑疗法都敏感，这就包括脑和血细胞。此外，有些人使用"intradermomatherapy"这个词，但由于习惯使用美塑疗法一词，它已在世界各地已经被广泛认可。

后来，一些人认为它介于古典医学和"温和"医学之间。按 Pistor 博士所说，美塑疗法是一种"绿色医学"，的确，美塑疗法的简单性和安全性可以作此类比。

美塑疗法的演变

这一发现并非偶然，但正如以往的重大发现一样，这是一段漫长历史的结果，可以追溯到医学的起源。

公元前 3000 年左右，无论是在中国、巴西、印度还是上埃及，医生们都习惯在使用药膏之前或之后刺穿中胚层[3]。

一些人甚至声称希波克拉底用一种仙人掌（在地中海盆地发现的仙人掌：Opuntia）的刺和无花果叶（无花果树的汁液具有消炎作用）治愈了一个牧羊人的肩痛。这发生在公元前 460 年，科斯岛上的一幅壁画证实了这些，但我个人还没有机会核实这一说法。

针灸的悠久历史表明，针刺（注射）是我们世界遗产的一部分。公元前 460 年，一位中国医生（皇甫谧）写了一篇关于针灸和艾灸治疗的论著。

美塑疗法的历史现在可以与 1668 年的注射技术的发现联系起来，据报道，JD Major 进行了第一次人体静脉注射。

1728 年，法国牙医 Fauchard 建议在牙周区域进行牙龈瘢痕化手术。1844 年，爱尔兰医生 Rynd 进行了第一次皮下注射，而法国骨科医生 Pravaz 取得突破性发现——他发明了著名的空心针注射器，然后是 Fergusson 在 1869 年推出的第一个全玻璃注射器。

20 世纪始于 1905 年的一项重大发现，德国药理学家 Einhorn 合成了奴佛卡因；因勒梅尔（比利时医生）在局部疼痛中的使用而闻名，这一药物被用于缓解风湿痛（1924 年），特别是法国外科医生 Leriche 通过深层皮内注射使普鲁卡因来缓解关节疾病（1928 年）。毫无疑问，Pistor 博士的研究会受到这些发现的影响。

1908 年，法国生理学家 Mantoux 发现了皮内结核菌素反应，这一技术后来在美塑疗法中得到了广泛的应用。

如果不提及，Jarricot 在 1932 年发表的关于局部注射的既往方法和 1938 年 Huneke 发现神经疗法的论文，这个故事就不完整了。

要弄清美塑疗法的"前史"，我们还必须提到Aslan博士的工作。Aslan博士是罗马尼亚的药理学家和老年医学专家，他在20世纪50年代至70年代，在黑海边缘的一个豪华健身水疗中心，使用Gerovital（婕柔薇达，抗衰老化妆品）与苏联名人和富有西方人打交道，Gerovital是一种由其配置的混合物，其主要成分是普鲁卡因。

在1952年，法国西北部维克森的一个叫Bray-et-Lu的小镇，离巴黎只有75 km，靠近诺曼底，年轻的米歇尔·皮斯托尔便在那里定居。

值得一提的是，Pistor博士被逐渐灌输了这种皮内注射和惯例使用普鲁卡因的新文化。

有一个需要提及的，关于Pistor博士（波尔多大学，美塑疗法国际大学，2000年1月28日）讲述一个名为BrayetLu的鞋匠的精彩故事，这是历史上确认美塑疗法诞生的时刻：

现在我来告诉你一个故事，读起来有点像一部短篇小说。我遇到了一些完全出乎意料的治疗结果，这些结果成就了美塑疗法的基础。

1952年，我是一个年轻医生，来自一个在维克森的叫Bray-et-Lu的乡下小镇，离巴黎60 km。

一天晚上，我接待了一位84岁的老人，一位名叫Jules Pare的鞋匠，他不是安布里斯，而是朱尔斯，他说："医生，我不是来看我之前的耳聋，我现在觉得呼吸困难，"他一边说，一边咳嗽起来。"我想来问问你，能不能帮我呼吸顺畅些？"我做了一下肺部检查，发现两肺都有鸣音，这是慢性支气管炎的一个特征，我采取了当时非常流行的治疗措施，它有时会有惊人且短期的效果。即静脉注射普鲁卡因，正如当时Leriche教授开过的处方（他发明了交感系统的外科治疗），他报道了缓慢静脉注射1%普鲁卡因治疗喘息性呼吸困难。

然后我给鞋匠Jules Pare注射，我承认我不确定效果如何。"这可能会缓解一些，但可能不会持续太久。""什么？"他问我，因为他耳聋，所以我又重复了一遍，补充说道："明天早上再来看我，告诉我你昨晚怎么样"。然后我就继续给其他患者看病。

第二天早上，我看到这个人正如这么大年龄的人一样慢悠悠走来。他过来非常兴奋地说："医生，这事真的发生了，非同寻常。我不是缓解了短短时间，而是整整一夜。我没有睡觉，但我听到我的钟每小时响一次。您知道，我聋了，完全聋了，聋了已经很多年，都不记得听到过我的闹钟响了，自从您注射完后，我每十五分钟就会听到我的钟声。不幸的是，今早上起

我又听不见了。所以，请再次注射，这样我就能再次听到声音。"

毫无疑问，令人惊奇的事情发生了。这个人的狂热激动，尽管通常是偏颇或牵强的，但证明了这一现象的存在。然后他继续给他注射了100 mL普鲁卡因静脉注射。在今天，这种做法似乎不可接受，甚至有危险，但在当时，它被普遍接受，同时采取必要的防范以预防突然出现的高血压昏厥。在这种情况下，没有出现进一步的并发症。

但我认为这一结果有重大潜力，因为不仅是老鞋匠，鞋匠的妻子和孩子一直在告诉每个人他们的喜悦，消息开始迅速传播，Bray-et-Lu的医生可以治愈耳聋。这个消息像野火一样蔓延开，在接下来的几天或几周，来自各地的几十名聋子来这里问："你能给我注射治疗我的耳聋吗？"尽管我解释这种现象是短暂的，但所有人都想要注射。

所以在一个星期时间里，我对几十名聋子重复了同样的治疗，但我对自己非常失望，因为这可能只是一种与普鲁卡因有关的听觉刺激现象。所以十天后，我决定停止这种治疗。

后来有一天晚上，我认为对于听觉刺激来说，做静脉注射是不合理的，而在耳周皮下做局部注射会更合适一些，这就是我开始有成果的时候，成果超出了我的预期。

一些伴有耳鸣的耳聋患者在治疗几天后告诉我，他们的嗡嗡声明显减少了，甚至在某些患者身上消失了。然后有一天来了一个聋子，他外耳道内有分泌物和湿疹。我在耳周注射普鲁卡因后，分泌物和湿疹明显减少。

由此我得出结论，局部治疗可以改善局部病情。

几天后，我接诊了一位头皮湿疹的患者。我在头皮上注射了1%的普鲁卡因，第二周，患者就告诉我，不仅他的湿疹有所改善，而且治疗后他晚上睡得更好，不再需要安眠药了。

我对局部治疗可以治疗局部病情的想法感到欣慰，如果其他方法也同样有效，就没有必要开好几种药物处方。

因此，我所说的"美塑疗法"是在1958年我的第一篇发表的论文上提出的。

然后，我将这项技术应用于治疗偏头痛，一种最常见的与血管有关的疾病，我在治疗一位耳聋患者的时候，在疼痛区域周围进行了普鲁卡因的局部注射，他说他头痛也缓解了。

从那时起，美塑疗法就从既不严谨也不科学的观

察中逐渐发展起来的，但符合临床，并产生了真正的效果，就像很久以前的医生所做的那样，但他们可没有今天这些可用的手段。

因为当时还没有非甾体抗炎药，所以我用一些由维生素 B₁、硫磺和碘组成的药物例如 Iodogluthional®，来治疗膝骨性关节炎。效果显著，尤其是在膝关节、肩关节和其他表面关节周围。

皮内注射是常见做法，包括 Algipan® 在局部疼痛区域附近给药，这印证了我的技术，但这仅限于这些领域。

那么美塑疗法在这一领域有什么新的发现呢？这一发现意义重大，因为除风湿痛外，美塑疗法还能缓解偏头痛和痛经。在运动医学领域，美塑疗法往往可以替代皮质酮的局部使用，只需皮内注射几滴即可。在风湿科，美塑疗法常取代大剂量的非甾体抗炎药，这些药物被口服吸收，可保护胃黏膜，对老年人和易发生退行性疼痛的人群尤为敏感。

但现在我不得不宣扬我发现的美塑疗法的优点。

幸运的是，有一位杰出的医学教授，Ravinat 教授，他的家乡在 Bray-et-Lu。Ravinat 教授曾任巴黎 Beaujon 医院皮肤科主任，也是 *Medical News* 杂志编委会成员。*Medical News* 是一份在当时广为人知的月刊期刊。得知家乡当地医生做的"小剂量注射"的事情后，他让我去见他并解释注射的过程。他确信了我的技术的优点，并建议我在 *Medical News* 上报道这一发现。正是在这篇文章中，"美塑疗法"这个词第一次出现。这是基于我的发现，那就是当疾病的组织是起源于中胚层时疗效最显著，如肌肉、骨骼、肌腱、结缔组织、血管和真皮等。

当时，我的两个兽医朋友问我，这种技术能否在动物的治疗中产生同样的效果。当这种方法用于治疗马和狗的肌腱炎时，取得了良好的效果。

这些事情取得了两个重要的成果。第一是向我的批评者证明，安慰剂在马的治疗中无效，所观察到的改善是美塑疗法有效的证据。此外，通过兽医同事的联络，我将美塑疗法介绍到法国最负盛名的 Maisons-Alfort 兽医学院。因此，关于美塑疗法的第一堂课和第一次咨询不是在医院或大学里进行的，而是在 Maisons-Alfort 兽医学院普外科主任波尔多特 Bordet 教授的机构中进行的。

因此，随着时间的推移，美塑疗法因其疗效而获得认可，1976 年，第一次，美塑疗法国际会议在 Bray-et-Lu 举行，数百名法国医生参加了这次会议，也有一些瑞士和意大利的医生。在 20 世纪 80 年代初，

美塑疗法在法国流行起来，随后在世界各地受到高度重视。

与此同时，一位外科医生，莱贝尔 Lebel，正在研制一种长 4 mm、直径 4/10 in 的针头，使皮内注射更易操控。

1957 年，Bold 和 Gerard 报道了在肩周炎患者中 Peridil Heparine® 皮内注射情况。

Mesotherapy 一书于 1961 年由马洛内 Maloine 出版社出版，是皮斯托尔医生的著作。他在 1964 年创立了法国美塑疗法学会（SFM），由 Lebel 医生担任主席，并于 2015 年 4 月 21 日，第一次启动大会，共有 16 名医生参会。

1966 年，Bicheron 医生加入了 SFM。在过去的 30 多年里，贝切荣医生在巴黎米罗梅尼尔街的 CIDET 医疗中心负责培训，那里有来自世界各地的数百名医生。1979 年，我开始接触美塑疗法。

Podguszer 于 1967 年在牙科领域引入了美塑疗法，同年，Pistor 医生发明了第一种圆形多用注射器，1968 年，他发表了题为"美塑疗法通用技术"的论文，并将其提交给医学学会。

1969 年，关于这一主题的第一篇论文的重点不是人类医学，而是兽医学，它得到了 Richard Lecomte 的支持。

接下来，我们看到了另一种教学方法的引进，来自于 Dalloz Bourguignon，发表于 1972 年得，人类医学领域的第一篇论文，得到了德拉哈耶 Delahaye 的支持。同年，美塑疗法开始在意大利（Bartoletti）、西班牙（Lopez-Barri）和瑞士取得进展。

Pistor 医生于 1974 年发表了"美塑疗法：一个治疗的挑战"。

1976 年，Dalloz Bourguignon 医生在内克尔医院为放射科 Azat Thierre 教授的第一次医院会诊揭幕。

"国际"大会也出现了：1976 年在 Brcry 和 Lu，1979 年在尚蒂尹，1982 年在罗马。

第一个被称为"Pistormatic"的电子注射器是由 Pistor 医生设计的，并由其女婿，工程师 Muy 指导完成。

从 20 世纪 80 年代开始，故事进入快车道，美塑疗法开始在法国开始真正的开展起来。1984 年，随着美塑疗法研究中心的建立（CERM），这对于这项技术的传播至关重要。第一个 CERM 是在 Alsace Lorraine（Michel Retzmanick）创建的，第二个 CERM 在法国西南部（PhilippePET IT）创建。针对医生和公众，共 16 个 CERM 被创建，从而使教育分散，这促进了美塑

疗法技术及成果的传播和交流。

1981年，意大利Pitzurra教授发表了第一份科学研究报告，证明了可注射混合物在皮内的传播比肌肉内更好。

同一年，Le Coz在巴黎国家体育运动学会（INSEP）召开了美塑疗法的咨询会议，这次讨论将持续为美塑疗法在体育领域中的应用发挥重要作用。这次会议是在INSEP医学主任Demarais医生的协助下召开。

1982年，Bicheron医生在巴黎第十三学院（Bobigny）DUMENA T（自然医学大学文凭）中囊括了美塑疗法。这种教育归类总会受到大多数美塑治疗师的反对，他们不希望被贴上"自然医学"的标签，相反，他们会反驳说，美塑疗法是全科医学中不可分割的一部分。

同年，Ballesteros（Tours）提出了能量美塑疗法的概念，这在整个美塑疗法中仍然是一项边缘技术，与此同时皮斯托尔医生成立了国际美塑疗法协会（SIM）。

1983年，Medioni地区的牙医们创建了他们的协会：国家牙齿口腔美塑疗法研究协会（CNERMOS）。

1984年，"美塑疗法"一词首次被收入Larousse和Quid词典。第四届和第五届中疗法国际大会分别于1985年和1988年在巴黎举办。

1987年标志着美塑疗法历史上的一个重大转折点：在卫生部对所有医疗操作进行审查之后，法国医学科学院最终将美塑疗法归类为全科医学的一个技术性及完整的部分。

同年，马赛大学Mrejen博士开设了一门美塑疗法学位课程，其于1975年提出了点系统化美塑疗法的概念。

1991年，继Lebel之后，Pistor将SFM的主席职位让与Le Coz，Petit为副主席。第六届和第七届国际美塑疗法大会分别于1992年在比利时布鲁塞尔和1995年在波尔多举行。

1996年，Lavignolle博士和Petit博士在Reiffers院长的支持下，在Victor Segalen Bordeaux Ⅱ大学推出了美塑疗法文凭。这张文凭是在10名大学教授合作下，第一次对美塑疗法进行了全面的教授。这份文凭成为公认的大学文凭。

1998年，Le Coz将SFM主席的职位让与Petit，并于同年在圣保罗（巴西）举行了第八届国际美塑疗法大会。

次年，Petit博士在Victor Segalen Bordeaux Ⅱ大学

为海外医生开设了美塑疗法的国际课程，然后他接替了Pistor医生担任国际美塑疗法学会主席。

2000年，第九届美塑疗法国际大会在巴黎召开。

2001年对ANAES（认证机构）来说是重要的一年，人们认识到美塑疗法在疼痛管理中的应用，从而允许在新医学术语（CCAM）中加入美塑疗法一词。

2002年，波尔多第二大学、马赛地中海大学和巴黎第六大学推出了美塑疗法大学间文凭。迪戎大学、克莱蒙费朗大学和里昂大学最先认可。这是美塑疗法领域50年来努力发展的成果。后劳伦斯博士接替了Petit医生担任SFM主席。

在Pistor医生于2003年8月3日去世之前，他已经看到了紫外线的美塑疗法治疗。他现在在长眠在Brcry-et-Lu的公墓，在大约50年前，他在那里曾治疗过鞋匠Jules Pare。

2003年10月，第十届国际阿尔及尔（阿尔及利亚）大会召开。

第二年，医师协会理事会承认美塑疗法是一种有效的技术。文凭对于能够实践这项技术是必不可少的。在法国，医生现在可以在他们的专科领域和处方中使用"美塑疗法"，并在治疗手段中为他们保留了一个专门的区域。

因此，我们可以得出结论，美塑疗法在大学里教授，在医院里实践，并被所有行政及专业机构认可。它无疑已成为医疗系统不可或缺的一部分。

随着在法国的确立，美塑疗法在世界上几乎所有的国家和地区都得到了承认。2006年，作为SIM的主席，我访问了超过18多个国家，以教导和／或参加关于该专题的全球、国家或区域会议，包括一些专门确立美塑疗法的国家（美国、巴西、阿根廷、阿尔及利亚、突尼斯、西班牙、比利时、俄罗斯、哈萨克斯坦、韩国、日本、泰国和澳大利亚）。

然而，不幸的是，这种迅猛发展导致了那些对非医疗领域人员的培训。在一些国家，美容师甚至美发师进行美塑疗法并不少见。因此，有必要加强调控，以确保该技术的安全、可控应用。

20世纪下半叶，美塑疗法作为一种医学技术，在疼痛管理和医学美容两个领域中得到应用，并具有高效、安全、简单和低成本的优点。

美塑疗法适应证

美塑疗法的适应证很多，但最主要是疼痛管理，特别是本体痛觉，主要见于以下疾病。

- 风湿病学：关节炎特别是炎症病理。
- 运动医学：简单而复杂的肌腱炎、肌肉创伤损伤、韧带疾病和夹板固定。
- 物理医学和神经学。

其他伴有本体痛觉的疾病，具体如下。

- 血管疾病：淋巴系统功能不全、静脉和动脉溃疡、偏头痛。
- 本质上是功能性的消化系统疾病。
- 功能性疾病：焦虑或轻度抑郁及睡眠障碍。
- 皮肤病。
- 符合特定规则的慢性传染病。

美塑疗法通常是一线治疗，但也可以与运动医学疗法互相补充。

在医学美容中，这一节的重点是，美塑疗法的效果是多方面的，除了我们已经发展成熟的三点应用外，美塑疗法还可以有效地治疗妊娠纹、小瘢痕疙瘩、老年性皮肤色素沉着和小组织下垂，和减少局部脂肪过剩沉积的出现。

三大主要适应证是：①预防和治疗皮肤老化与皱纹；②脂质营养不良通常被称为脂肪团；③雄激素性脱发。

让我们更详细地探讨美塑疗法在这三大适应证中的重要性。

预防和治疗皮肤老化与皱纹

引言

近年来，面部"抗衰老医学"已经变得非常流行。原因很简单。首先，这些技术对任何医生都很容易获得；其次这些产品被认为是非常有效的，只有很小的风险。美塑疗法也不例外。

有效、安全、低成本和缺乏社会约束是这些成功因素中的主要缘由。

美塑疗法作用的领域是皮肤，但在本章中，我们不会讨论其胚胎学或组织学的基础，这些也是美塑疗法知识体系中所不可缺少的。

显然，美塑疗法的目的不是延缓衰老过程，而是简单地作用于某些特定部分，从而通过某种作用来减少和放缓衰老的影响。

美塑拉皮

定义

"美塑拉皮"是一种最新的医学美塑疗法技术，是面部美容治疗的一部分。

这是一种渐进的技术，既温和又无副作用。它产生快速但短暂的效果，这对受众目标来说是理想的。美塑疗法包含了预防和治疗皮肤老化的方法。

哪些因素在美塑疗法用于面部预防及治疗皮肤老化的正确操作中必不可少？

设备

4 mm 和 13 mm 长的针头，30 G（图 54.1 和 54.2）容量为 3 mL 或 5 mL 的注射器。

注射方法及深度

遵守特定规范可提供良好结果。美塑疗法分为三个阶段，使用三种技术深度（图 54.3）。

- 表皮技术：表皮内层。
- 丘疹：真皮与表皮交界处。
- 皮内技术也可通过套管进行。

第一阶段：表皮美塑疗法，IED 13 mL 针长，30 G

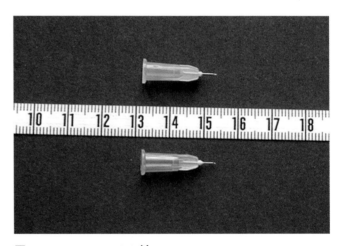

图 54.1 A 4 mm×30 G 针。

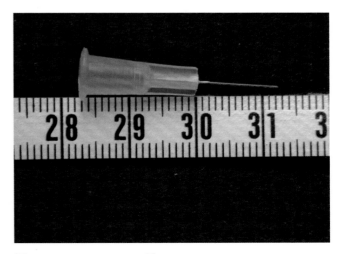

图 54.2 A 13 mm×30 G 针。

- 方法（图 54.4）。
- 针使用时与皮肤平行。
- 针尖斜面朝上。

针的灵活性允许针尖可以在一个离散的入口点往复，稍微倾斜，并通过在整个过程中对注射器的活塞施加恒定和持续的压力，注入混合药剂。

这项技术引起免疫系统的强烈刺激和重要的皮下微循环。

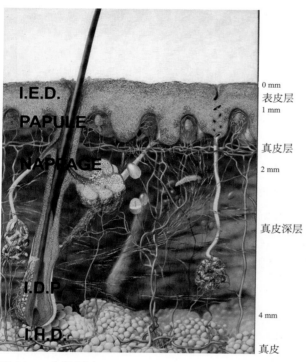

图 54.3　皮肤层次。I.E.D.，表皮层；PAPULE，papule 水平；NAPPAGE，nappage 水平；I.D.P.，皮内层；I.H.D.，皮下水平（经允许引自 Draelos Z，*Cosmetics and Dermatological Problems and Solutions*，Informa Healthcare，New York，2011，p. 4）。

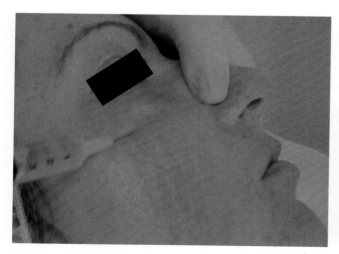

图 54.4　表皮技术。

它在没有瘢痕的脸部表皮治疗中非常有效。

第二阶段：表皮技术。这项技术包括通过注射少量 0.1 mL 药剂将表皮与真皮分离（图 54.5 和图 54.6）。

深度：真皮与表皮交界处。

针：长度 13 mm，30 G。

方法：斜面朝上平行于皮肤，到达真皮表皮交界处，一般在面部注射深度不足 1 mm。

这刺激了位于基底细胞两侧的免疫成分。

注射到面部和颈部的小皱纹和颈部有小丘疹的区域会产生这种效果，就像珍珠项链一样。

第三阶段：皮内技术。顾名思义，这项技术是严格的皮内注射（图 54.7）。

针：长度 4 mm。

方法：该技术仅为皮内注射，类似于"填充剂"：透明质酸和营养素。

药剂经皮内注射扩散，由于分子量的原因，其扩

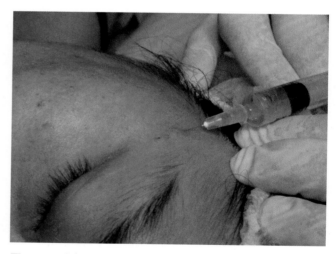

图 54.5　丘疹（眼）。

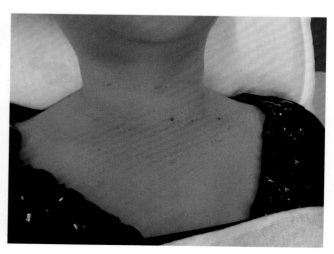

图 54.6　丘疹细纹（颈）。

散速度缓慢。然而，与表皮技术相比，它使能药剂更快地进入血液。

美塑套管： 这项技术正越来越多地取代 nappage 技术，因为它涉及较少的切入点，对皮肤的创伤较小。

这是在细纹丰富区域引进的技术（图 54.8）：通常围绕眼睛、下巴和脸颊，混合液被扩散铺展在真皮深处（图 54.8 和图 54.9）。

与 nappage 相比，这项技术有三个重要的优点：
- 没有药物损失。
- 没有瘀伤，疼痛要少得多。
- 在真皮深层的分布平滑、有规律，效果几乎是瞬时可见。

药物

在医学美容中，我们必须特别警惕卫生当局授权产品的独家使用，尽管它们是合法的，不会对患者构成风险。

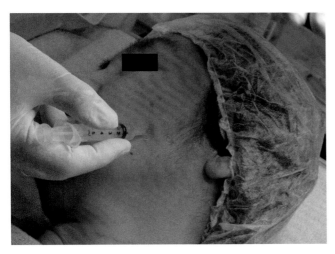

图 54.7　皮内美塑疗法（面颊部）。

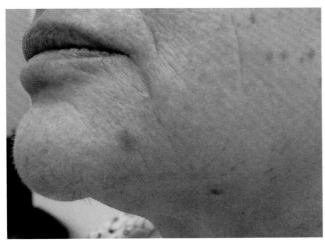

图 54.8　待处理区域和注射部位。

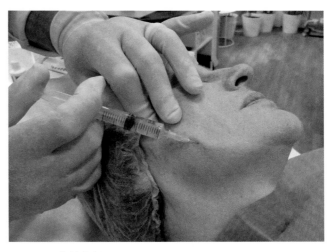

图 54.9　套管介绍。

具有微循环作用的药物：

（1）**己酮可可碱：** Torental Trental® 外周血管扩张剂，它能恢复红细胞的变形能力，促进它们通过小毛细血管，并增加缺血组织（吸烟者）的灌溉；它是对罂粟碱®的极好补充。

（2）**罂粟碱：** 这是一种血管扩张剂，作用于扩张的血管壁。

抗氧化：硅或 Conjonctyl®

Conjonctyl® 是分发的，由 CE 批准。

由于硅与老化之间的密切相互作用，首选 Conjonctyl®。

要治疗的病理基础是二氧化硅缺乏，随着年龄的增长，80% 的二氧化硅在性成熟期至生命结束期间减少，特别是在最丰富的组织内（如皮肤、动脉和胸腺）。

维生素

主要用于混合物中如 NCTF（来自 FILORGA 实验室的美容产品）：这是一种理想的产品，包含真皮所需的所有营养元素。

非交联透明质酸

透明质酸是一种多糖，由大约 50 000 个二糖通过糖苷连接而成。它是细胞外基质的重要组成部分，广泛存在于人体内。它主要是在许多细胞的膜上合成，尤其是成纤维细胞和角质形成细胞。

它具有亲水性，并随年龄增长而减少，导致组织中对水的吸收减少，因此，随着时间的推移，导致皮肤的光泽下降。

皮肤的柔韧性与透明质酸的黏弹性特性密切相关。

其对细胞受体的作用及其流变特性促进了细胞的更新和迁移。

仅使用非交联形式用于美塑疗法。因此，我们在这种情况下不将其作为填充剂。

我们通常使用 NCTF HA，它结合了维生素和营养摄入，以及非交联透明质酸的一般作用。

适应证

刺激细胞生长。

积极改善真皮细胞保护作用。

改善肌肤弹性。

组成

高浓缩透明质酸 + 多元素溶液。

- 非交联透明质酸。
- 13 种维生素。
- 6 种矿物质。
- 5 种核酸。
- 2 种抗氧化剂。
- 23 种氨基酸。
- 6 种辅酶。

因此，总共有 55+1 种成分。

混合和技术

表皮技术：有皱纹的丘疹；眼角鱼尾纹、脸颊、颈部和胸部。

Nappage：在脸上（前额或脸颊）。或者，为了获得更好的效果，可以使用套管，使混合物在面部区域分布更均匀，并大大减少瘀伤的可能性。

对于这三种技术，使用的混合物是：

（1）非交联透明质酸。

（2）硅。

（3）血管扩张剂。

典型例子：

- NCTF HA 3 mL。
- Conjonctyl 2.5 mL。
- ± 血管扩张剂。

治疗频率

最好的效果是在五次治疗后取得，通常间隔两周，每年 1~2 次。

频率取决于皮肤的再生率：皮肤损伤的越多，皮肤更新和达到预期效果所需的时间就越长。

在联合治疗的情况下：与单独治疗相比，美塑疗法与其他治疗的结合提供了获得最佳可能效果的机会。

可以将美塑疗法与化学去皮、激光治疗、肉毒毒素和 / 或真皮填充物交替或结合起来，以最大限度地提升效果。

结果

在图 54.10 和图 54.11 中，通过美塑疗法，脸颊的主要线条达到了很好的效果。在这个水平上，很难使用填充物，因为沟槽太浅，皮肤在这个区域的提升会导致真皮下肿块的出现，导致不良结果。

在图 54.12 中，美塑疗法的收紧效果改善了面部的椭圆形。

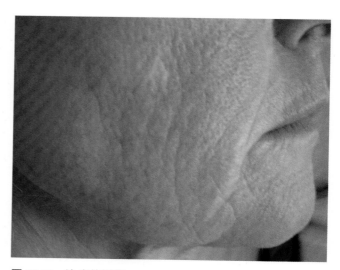

图 54.10 治疗前细纹。

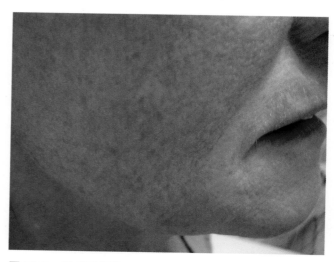

图 54.11 治疗后细纹。

在图 54.13 中，脸颊上的细纹和眼睛周围的皱纹明显减少甚至消失。

在图 54.14 中，椭圆形和鼻唇沟区域处的下面部都有明显改善（仅使用美塑疗法）。

在图 54.15 中，一位老年女性患者的外观也得到了显著的改善。

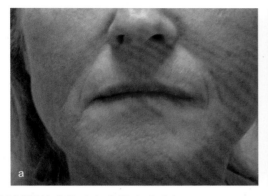
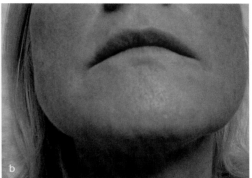

图 54.12　椭圆形脸治疗前（a）和治疗后（b）。

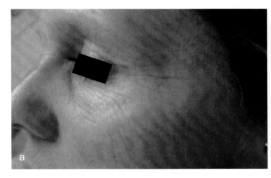
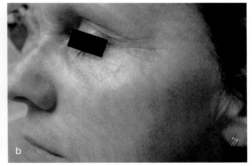

图 54.13　眼部周围细纹治疗前（a）和治疗后（b）。

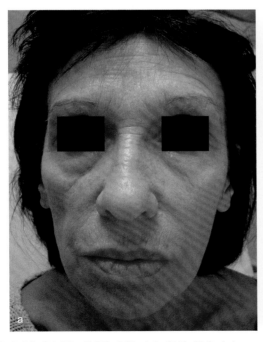
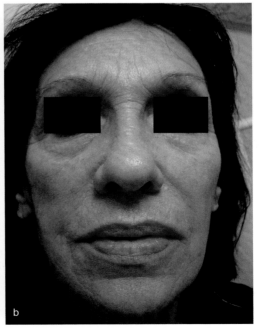

图 54.14　椭圆形和鼻唇沟区域治疗前（a）和治疗后（b）。

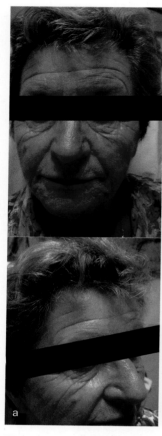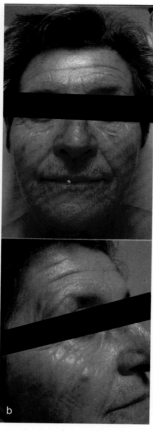

图 54.15　75 岁的老年人接受 10 次治疗前（a）及接受 10 次治疗后（b）。

结果

使用美塑疗法进行面部治疗的新方案产生了各种结果。

第一次注射的目的始终是改善微循环。表皮注射治疗皮肤，从表皮，经真皮表皮交界，扩散在真皮更深处。

第二次注射是在 2~3 mm 深度的 nappage 区或套管之间注射。

皮下注射由第三支注射器注射，作用于皮下、脂肪细胞和脂肪分解。

美塑疗法在皮肤衰老的管理、预防和治疗中起着重要的作用。

美塑疗法是一种有效的治疗方法，它现在已经巩固了它在整个治疗策略中的地位，包括我们现有的所有治疗方法：去皮、填充剂、激光和肉毒毒素等。

很快，美塑疗法的实践就会有 60 年的历史了，但它仍然是一种相对较新的治疗方法，其全部用途尚未完全实现。

脂肪细胞体积增大和组织内的水分潴留是皮下组织体积增加的主要原因。这是由于静脉淋巴回流不良

和激素失衡造成的。

脂肪团或脂肪代谢障碍

脂肪团！世界上哪个女人不熟悉这个词？在进一步探讨之前，有必要了解我们所说的"脂肪团"一词是什么意思。

脂肪团或浅表脂肪营养不良是一组皮下脂肪。其学名为 PEFS，用于水肿性纤维硬化性脂膜病，对应于不同进展状态的脂肪团。

这与"雌激素 – 黄体酮"作用于毛细血管通透性有关。

以甘油三酯形式储存的多余脂肪越多，脂肪细胞的肿胀就越大，这些细胞充满了脂肪，它们可以比原来的体积增加 50 倍。

"脂肪团"这个术语是不正确的，因为它的字面意思是"细胞的炎症"，但随着"脂肪团"这个术语在全球范围内的广泛应用，它将一直存在下去。

脂肪团有三种特征：水分潴留和纤维化。正是在此基础上我们选择合适的美塑疗法方案。

病理生理学

我们必须区分三个不同的实体。

脂肪团是脂肪细胞数量和体积的增加。皮下脂肪团在皮下浅层堆积。

脂肪超载位于皮下组织和皮下组织的深处。这些是脂肪变性。脂肪变性是一种以肥胖为特征的深层脂肪营养不良，是肥胖的特征。

自 20 世纪 80 年代初以来，研究人员和医生就脂肪团的多因素起源和病理生理机制达成了一致：

- 皮下脂肪叶肥大，减慢微循环功能。
- 扩张的毛细血管引起间质液浸润。
- 淋巴循环减慢阻碍组织水肿的清除。
- 脂肪叶被分开城结节状，包裹在纤维壳中，引起脂肪细胞代谢的明显紊乱。
- 脂肪叶之间的结缔组织增厚、变硬和收缩，导致皮肤出现酒窝状外观（橘皮效应），并伴有组织代谢和循环交换的中断。

分类

脂肪团可以追溯到 20 世纪早期拉格泽和艾伦的研究。

在 1978 年，努尔伯格和穆勒提出了一种基于皮肤外观的分类方法。他们通过活检证实了脂肪团脂肪小

叶这一特殊组织。在女性中，脂肪组织包含室状结构，有利于其向真皮扩张。相反，男性有一个纵横交错的结缔组织结构网络，形成较小的多边形单元，允许皮下脂肪沉积在侧面和内部，但很少向真皮突出。这就解释了女性的橘皮效应。

第 0 阶段：俯卧、站立、挤压时皮肤光滑。

第 1 阶段：皮肤外观光滑，但站立、躺卧时，皮肤橘皮效应明显。

第 2 阶段：躺时皮肤光滑，站时脂肪团出现。

第 3 阶段：在所有体位上都有脂肪团。

在 1979 年，Curri 和 Merlen 首次使用视频毛细管镜来解释和证明脂肪团的生理病理，他直接观察脂肪细胞之间的血液流动，强调了微循环衰竭的本质作用。

他们提议将其分为四个阶段：

第 1 阶段：黏多糖的丢失减少，增加了通透性和血浆的渗出，从而导致水潴留。

第 2 阶段：脂肪细胞体积增大；脂肪代谢障碍伴微脂肪肉芽肿。

第 3 阶段：形成包裹脂肪细胞的结缔组织纤维包膜。

第 4 阶段：形成由胶原纤维包绕的微脂肪团结节（30～50 个脂肪细胞），演变成巨大结节，引起微弥漫性硬化。

在 2000 年，Blanchemaison，在重复这一分类的基础上，提出了一种新的 r－脂肪，称为脂肪团：水潴留、纤维化和肥胖。这一分类是基于使用高频超声来开发一项水保留（IWR）量化的指标。

脂肪团三个因素中的每一个，肥胖、水潴留和纤维化，都可以根据生理学来定义（布兰奇麦森）。

（1）脂肪团：脂肪代谢障碍。

（2）脂肪团水潴留：脂肪营养不良。

（3）纤维性脂肪团：纤维脂肪营养不良。

在美塑疗法中，治疗是基于这三重概念。

局部注射治疗

脂肪团的治疗方法多种多样，这也表明没有一种方法可以将其完全消除。治疗方法如下：

- 通常源于草药的化妆品疗法。
- Cellu-M6 型纤体美疗仪局部表面引流治疗，电疗。
- 淋巴引流。
- 激光或其他 LED 注射脂解。
- 美塑疗法。
- 外科手术。

让我们把美塑疗法作为一种治疗方法。

美塑疗法治疗

在进行美塑疗法之前，请回答以下 7 个问题：

（1）什么药剂？

（2）多少量？

（3）百分比多少？

（4）在哪里注射？

（5）哪些技术？

（6）有多深？

（7）多久一次？

还有一个问题：哪些附加资源？

（1）什么药物？这显然是需要回答的最重要问题，我们将回顾一下之前关于病理生理学的概念。我们分为：

a. 循环系统药物。

i. 戊妥昔芬：己酮可可碱外周血管扩张剂具有动脉血管扩张的作用。大量使用戊妥昔芬可引起纤维蛋白原轻度下降和红细胞变形能力的改变。

ii. 罂粟碱：是一种肌肉痉挛解痉药。在美塑疗法中，它通过促进毛细血管舒张作用于微循环。

iii. 乙二醇酸：Dicynone® 用于静脉淋巴功能不全和毛细血管脆性受损的功能改善。美塑疗法使用酚磺乙胺可促进结缔组织的引流，改善毛细血管的状态。

iv. 芦丁和草木犀作为酚磺乙胺，对静脉淋巴引流有重要作用。

b. 结缔组织药物。

i. 有机硅：Conjonctyl 是一种 1% 的单甲基三硅醇邻羟基苯甲酸钠溶液，其有效成分是单甲基三硅醇水杨酸酯，一种可消化和生物利用的有机硅。它可以重建了血管内壁，改善了血液循环。有机硅被用于美塑疗法，以重组真皮结构。Conjonctyl 能促进弹性组织的合成，从而改善循环。

ii. 合成鲑鱼降钙素：Miacalcin® 通常广泛用于美塑疗法。它对脂肪团内的微循环有刺激作用。然而，从业者需要注意，如果剂量过高或血流过快，可能会产生副作用。

iii. 营养混合物：NCTF® 135 是由维生素、矿物质、氨基酸和核酸组成的一般营养的一部分。

iv. 镁：营养和抗氧化剂。

c. 脂解药物。

i. 黄嘌呤碱：Theophylline® 是磷酸二酯酶的抑制剂，因此作用于脂肪分解。

ii. 咖啡因：使用咖啡因通常令人不悦，因为有效剂量和中毒剂量非常接近，并有个体差异。

（2）多少量？百分比多少？

a. 在大多数情况下，只要药理学的规则允许，药量相同。降钙素慎用（一般 50 U），以免引起与该分子相关的副作用。

b. 用量必须根据待处理的表面积仔细计算，通常为 10 mL

（3）在哪里注射？

涉及脂肪团的区域，腹部、大腿上部、大腿上部内侧、膝盖内侧或臀部

（4）注射方法？注射多深？

a. 注射通常是皮内和皮下注射，即 3~6 mm。

b. 皮内技术（见"美塑拉皮"部分）最常用。如果在注射点有剧烈疼痛，"逐点"技术可能是另一种选择。

c. 使用电子注入器（美塑枪）有助于此项技术。

（5）多久一次？

每周一次，持续 10~12 周，它的效果缓慢但却持久。美塑疗法不仅是一种治疗手段，也是一种预防技术。

（6）当然，要毫不犹豫地去采用其他的美塑治疗手段，因为，正如我们前面所说的，目前还没有单独使用足够有效的治疗技术。1+1 在医学上通常等于 3 或 4，这将有助于达到最佳效果。

治疗方案

首先，重要的是要记住，任何脂肪团的治疗必须包括一般循环的治疗，这需要每 2 周进行一次。

在某些情况下，缓解压力也是有用的，因为没有一个加重因素，它往往会阻止其他治疗获得良好效果。现在人们普遍认为，压力可能是造成脂肪团的一个原因，并且可以减少治疗效果。

（1）脂肪治疗。
- 主要药物：黄原胶、Theophylline Aminophylline® 和 Euphylline®。
- 次要药物：血管舒张药、罂粟碱。
- 二氧化硅：Conjonctyl、镁。
- 混合物：
  - Lidocaine® 2 mL。
  - Euphylline 2 mL。
  - 罂粟碱 2 mL。
  - Conjonctyl 2 mL。

（2）水潴留治疗。
- 主要药物：酚磺乙胺（止血敏）。
- 次要药物：罂粟碱。
- 维生素 C、Conjonctyl、镁。
  - 混合剂：利多卡因 2 mL。
  - 止血敏 2 mL。

- 罂粟碱 2 mL。
- Conjonctyl 1 mL。
- NCTF 135 1 mL。

（3）纤维化治疗。
- 主要药物：降钙素。
- 次要药物：血管舒张药、罂粟碱。
- 二氧化硅，维生素 C。
- 混合剂：
  - 利多卡因 2 mL。
  - Calcitonin® 50 U。
  - 罂粟碱 2 mL。
  - Conjonctyl 1 mL。
  - NCTF 135 1 mL。

在本章中，我们不讨论深度脂肪营养不良（脂肪变性）的治疗。这是一种与脂肪团非常不同的特殊实体组织。最主要的治疗方法是磷脂酰胆碱，这是一种在世界范围内使用的药物，但在市场上没有官方授权。使用美塑溶解是一种很好的选择。

图 54.16~ 图 54.19 显示了治疗前后的患者。

视频 54.1 演示了对大腿的治疗。注射器保持一个角度；注射部位靠的紧密，并规律间隔开；24 小时后皮肤上会出现小的穿孔。

视频 54.2 演示了使用磷脂酰胆碱进行治疗。这包括四个阶段：检查，标记治疗区，区域内一个精确的网格，以及使用 13 mm 针头系统的注入。

小结

脂肪团不是一种疾病，而是一种慢性功能障碍，其存在的原因是多方面的。

美塑疗法是一种有效的治疗方法，至今已有 50 多年的历史，它具有良好效果，但结合其他处理方法可以取得更好效果。在医生处理时要根据每个患者的具体情况和医生的知识和资源来进行选择。美塑疗法需要精确的技术，医生需要知道整个操作流程。迄今为止提到的所有事故（包括感染）可能部分是由于从业人员的疏忽或玩忽职守以及他们所采用的方法导致。

最后，我们从不过分强调患者的生活方式和饮食，有规律的体育活动加上健康均衡的饮食，将每次都能达到最佳效果。

雄激素性脱发

脱发可定义为局部或完全脱发。

自古以来，头发一直具有强烈的象征意义，与许

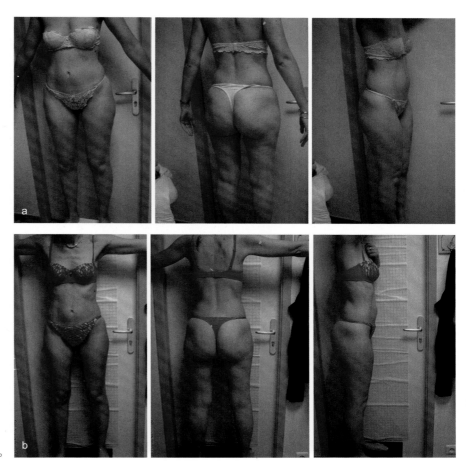

图 54.16　治疗前（a）和治疗后（b）。

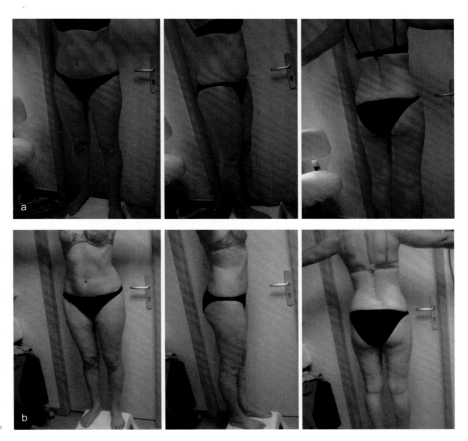

图 54.17　治疗前（a）和治疗后（b）。

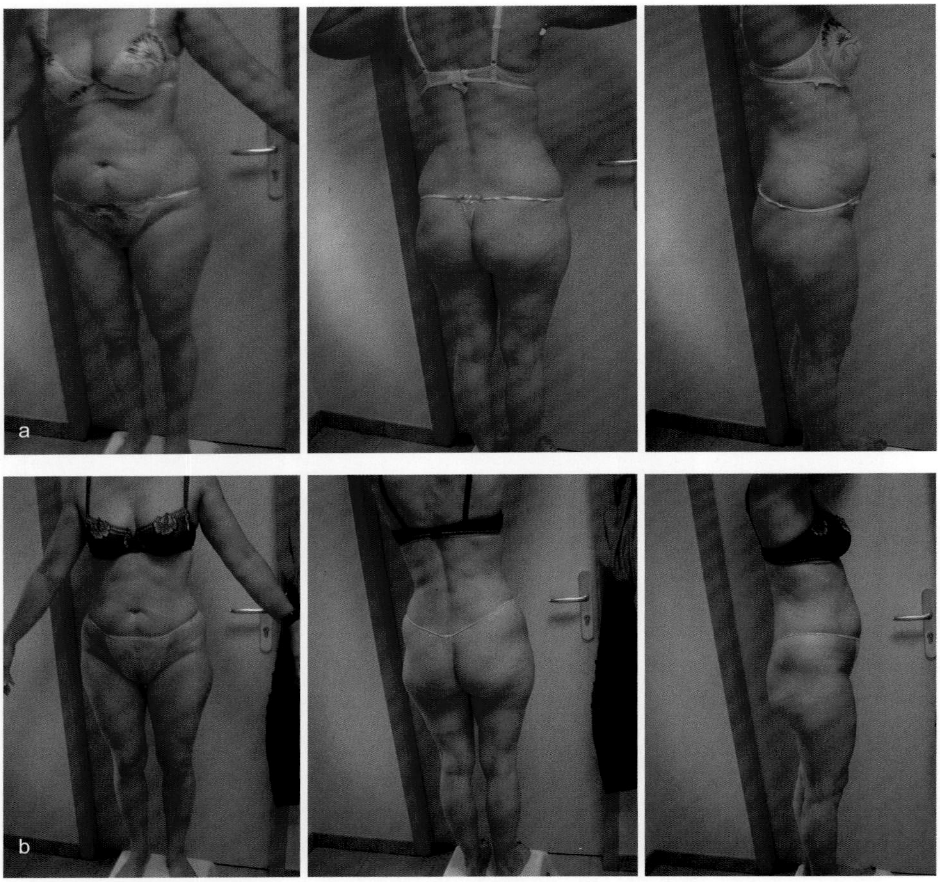

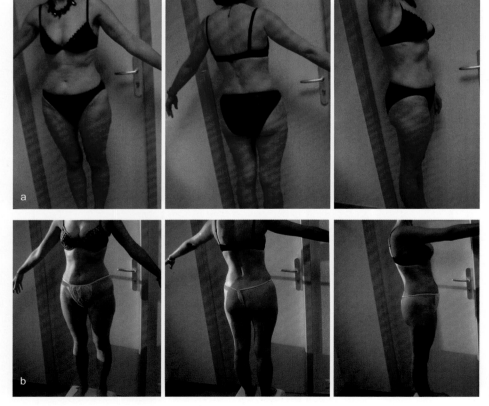

图 **54.18** 治疗前（a）和治疗后（b）。

图 **54.19** 治疗前（a）和治疗后（b）。

多因素有关。

每个人都有 100 000~150 000 个毛囊，覆盖密度约为 200 个毛囊 /cm²。

每根头发每个月可生长 1~1.5 cm，每根头发的生命周期为 2~7 年，这就解释了为什么有些人会在 35 岁时秃顶。

头发生命周期的数量被认为 15~20 年，这适用于我们所有人。

雄激素性脱发的机制众所周知，除了明显的遗传元素代代相传。其他主要因素是性别和年龄。脱发通常发生在 16~18 岁的年轻男性身上，在 35 岁之前可能发生完全脱发。

为什么美塑疗法有效？

我们已经指出，人类头发的寿命为 2~7 年，但周期的数量仍然相当稳定（15~20 年）。

- 如果一个人的头发寿命为 7 年，周期为 15，那么这个人就永远不会秃顶：15×7=105 岁。
- 然而，如果一个人的头发寿命仅为 2 年，周期为 15，那么当他／她到 30 岁时，他／她可能会秃顶：2×15=30 岁。

美塑疗法的目的是延长（尽管非常轻微）每根头发的生长期，从而延缓完全脱发，我们将在稍后讨论。

雄激素性脱发是弥漫性的、非炎性的以及慢性的。

头发的生命周期分为三个阶段：

(1) 生长期：这是生长阶段，持续 2~5 年。

(2) 退化期：退化持续 2~3 周。

(3) 静止期：脱落持续约 3 个月。

毛发相（trichogramma）或拉伸试验是一种简单而可靠的试验，它排除假性脱发以确认诊断，特别是用于评估预后和监测进展时。

这是我们经常用来纠正案例的测试（图 54.20 和图 54.21）。

男性雄激素性脱发最常见的分类是由 Norwood 和 Hamilton 提出，脱发有七个阶段。美塑疗法直到第四阶段，也就是仍有活性毛囊时，均能生效。

女性使用 Ludwig 分类分为三个阶段；美塑疗法只在前两个阶段有效。

美塑疗法是治疗雄激素性脱发的一种很好的补充方法。

它能改善和加速头皮内的局部循环，并能更好地滋养毛球。

很明显，最终呈现的效果取决于前面提到的因素，即每个患者的发育阶段、性别和年龄。

材料

- 5 mL 注射器。
- 4 mm 针。

药物

这些药物旨在改善局部微循环，提供营养，并减缓毛囊内的发育过程。

- 血管舒张药：每个国家至少有一种血管舒张药被使用：
  - 丁咯地尔。
  - 己酮可可碱。
  - 罂粟碱。
- 头发所需的特定维生素：
  - 维生素 H 或生物素：促进头发的健康生长，并能防止脱发。
  - 维生素 B_5 或泛酸：这是辅酶 A 的代谢前体，是碳水化合物、脂类和蛋白质的代谢的必需物质。这是雄激素性脱发的经典治疗方法。

J.F.D.   02/10/06

毛发相

	额部（%）		枕部（%）		颞部（%）	
取样头发	51		37		40	
断发	2		0		0	
带毛囊头发	49		37		40	
总生长期	36	73	22	59	32	80
其他生长期	1		0		0	
营养不良生长期	3		3		1	
静止期 T	13	27	15	41	8	20
A/T 比	2.8		1.5		4.0	

图 54.20　治疗前毛发相。

J.F.D.   12/09/07

毛发相

	额部（%）		枕部（%）		颞部（%）	
取样头发	44		42		49	
断发	3		1		0	
带毛囊头发	41		41		49	
总生长期	34	82	32	78	41	84
其他生长期	0		0		0	
营养不良生长期	2		1		0	
静止期 T	7	18	9	22	8	16
A/T 比	4.8		3.6		5.1	

图 54.21　1 年后毛发相。

- 有机硅：它参与胶原纤维的形成，产生流动性和弹性。众所周知，硅是皮肤结缔组织中四种主要分子的桥接成分。因此，它是皮肤三维空间结构的一个特别重要的元素，它提供了皮肤的力学性能。随着时间的推移，人体内硅的含量每年缓慢下降1%左右。

- 普鲁卡因：这是一种稀释剂，同时也是血管舒张药。如果不能使用，我们可以使用利多卡因，但其不具有血管扩张作用。

例如，混合剂可以包括以下内容：

- 1 mL 普鲁卡因。
- 2 mL 血管舒张药。
- 2 mL 复合维生素。
- 2 mL 有机硅。
- 1 mL 普鲁卡因。
- 2 mL 血管舒张药。
- 2 mL 生物素。
- 2 mL 泛酸。
- 2 mL 有机硅。

这种混合剂是我们的最爱。

方法

- 众所周知，浅表皮内注射，被称为 nappage 注射模式（图 54.22~图 54.25）。

频率

- 前2个月，每2周一次。
- 接下来的6个月，每2个月一次。
- 每2个月一次，为期4个月。
- 1年后，进行毛发相测试，与治疗开始时的位置进行比较。
- 如果结果令人满意，则继续每3或4个月进行一次治疗。

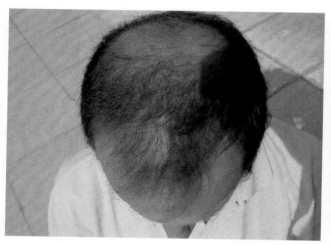

图 54.22　待治疗区域。

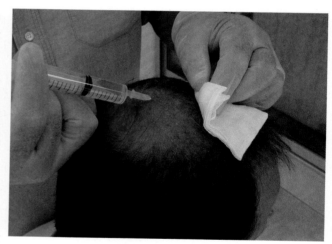

图 54.24　nappage 技术。

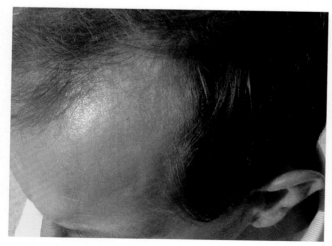

图 54.23　待治疗区域。

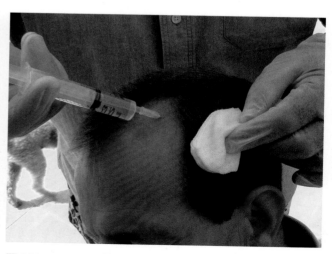

图 54.25　nappage 技术。

结果

- 秋季通常从第三个月左右开始好转。
- 如果患者患有脂溢性脱发，那么这应该也是表明改善的迹象。
- 再生通常在治疗的第四个月后观察到，患者越年轻，效果就越好。

与每种治疗方案一样，它可以与其他治疗结合使用，因为美塑疗法是一种辅助治疗。

小结

- 美塑疗法与其他技术相结合，是治疗雄激素性脱发的较好方法之一。
- 它有助于减缓雄激素性事件的进展和影响。
- 它也是一种推动毛发脱落后再生的极好促进剂。
- 最后，信息必须真实、现实和公平。

皮肤美容中美塑疗法的其他适应证和美容药物

在皮肤科和医学美容中还有许多其他的适应证，有时简直令人难以置信！

我们通常指的是最常见的。

痤疮不是美塑疗法的良好指征，因为局部治疗更简单，更有效。

非雄激素性脱发：治疗精神性脱发的成功率各不相同。

增生性瘢痕和瘢痕疙瘩

病变范围有限时可取得良好效果。治疗通常分两个阶段：

- 直接干性注射入瘢痕或瘢痕疙瘩。
- 注射具有血管和营养特性的产品。

妊娠纹

- 新发妊娠纹和紫色妊娠纹是很好的适应证。
- 在这一阶段之后，效果会变差。
- 与瘢痕疙瘩的方案相同。
- 与妊娠纹相关的组织破坏仍存在，但不再可见。

银屑病

- 那些声称取得良好结果的人是幸运的。

病毒疣

- 它和那些声称自己有治愈之手的人一样有效！

白癜风

- 与银屑病相同。

总结

综上所述，美塑疗法可以在许多情况下产生良好的效果。然而，在提出治疗结果时，我们必须注意对患者如实相告，不应承诺不可能做到的事情，以及夸大他们治愈的希望。一般来说，这种陈述对美塑疗法是正确的，但也应该适用于所有的医学美容方面。

视频

视频 54.1 大腿脂肪团的美塑疗法演示。
视频 54.2 磷脂酰胆碱治疗演示。

扫码观看视频

参考文献

[1] Pistor M. Personal discussions.
[2] Pistor M. Exposé sommaire des propriétés nouvelles de la procaïne locale en pathologie humaine. *Presse Médicale* 1958; 66(44):999–1000.
[3] Pascal H. History of mesotherapy, PhD, Faculty of Medicine of Strasbourg, Louis Pasteur University, Strasbourg, France, 1994, p. 189.
[4] Petit P. *Cours de Mésothérapie*. Diplôme Inter Universitaire de Mésothérapie. Université Victor Ségalen, Bordeaux II, 2006–2007.
[5] Draelos Z. *Cosmetics and Dermatological Problems and Solutions*. New York: Informa Healthcare, 2011, p. 4.

55

透明质酸：科学理论、适应证和结果

Pierre André and Gürkan Kaya

在美容皮肤学中，我们使用了许多不同的填充剂（参见第 53 章）。但在出现可注射的透明质酸（HA）之前，这些填充剂要么效果不佳，要么伴有严重的并发症。透明质酸是目前最安全的填充剂，也是唯一能被特定酶溶解的填充剂。这种特性在不良事件中非常有用。

透明质酸是 20 世纪 30 年代，德国生物化学家（美国移民）Karl Meyer 发现的。他在研究牛眼玻璃体时，发现一种新的氨基多糖——没有硫酸基团的二糖，而其他已被发现的氨基多糖都是硫酸化的。填充剂中存在的可能引起过敏反应的蛋白质，可以和透明质酸相结合。透明质酸是一种存在于所有脊椎动物组织中的多糖，不具备物种特异性。它也存在于线虫和一些细菌中。它主要存在于皮肤（含有 50% 以上的 HA）、玻璃体、滑膜液和软骨中。最早的透明质酸来源于公鸡冠，被用作填充剂；现在它主要由细菌发酵获得（链球菌）。

在人体内，透明质酸的寿命很短（24~28 小时），这就是为什么透明质酸的多糖链必须在注射前交联。分子交联的程度极大地影响了透明质酸在体外和体内的稳定性。此外，HA 不仅是一种填充剂，而且还具有许多生物学应用。后面会有解释。

透明质酸的大范围研究和使用，使得软组织扩张术逐渐发展起来，并在恢复面部[1, 2]和身体活力上取得了惊人的效果。

在本章中，将根据适应证用不同的注射程序探讨 HA 的科学方面。其副作用和并发症将在下一个填充剂并发症的章节中进行讨论。

透明质酸科学理论

透明质酸是由 d-葡萄糖醛酸和 N-乙酰-d-葡萄糖胺双糖单位形成的高分子非硫酸化多糖[3]。平均

每条透明质酸链含有多达 10 000 个双糖重复序列，其分子量在 $2 \times (10^5 \sim 10^7)$。

透明质酸由透明质酸合酶合成。透明质酸是在质膜内壁上合成的，该聚合物从还原端延伸，从而从细菌表面挤出，与蛋白多糖结合[4]。在脊椎动物中，已经鉴定了三种透明质酸合酶（HAS1、HAS2、HAS3），它们合成了不同平均长度和功能的 HA 链[5]。

在脊椎动物体内，大约有 15 g 透明质酸，其中 5g 每天持续运转。透明质酸在循环中的半衰期为 2~5 分钟。皮肤中的透明质酸约占全身一半（表皮 90 µg/g，真皮 40~520 µg/g），其半衰期为 1~2 天。外源性透明质酸的半衰期约 0.5~1 天。透明质酸局部降解后再经淋巴系统和肝脏降解[6]。

透明质酸的降解有两步过程：①从真皮中扩散，快速降解为中等大小（第 1 天约为 HA 的 1/2）；②随后几天缓慢降解（5 天后 10%~20%）。快速降解是由非酶因素引起的，如多形核白细胞和内皮细胞释放的氧自由基或紫外线照射引起的氧自由基[7]。缓慢降解是由成纤维透明质酸或由 CD44 介导的内吞作用实现的，CD44 是透明质酸的主要细胞表面受体，位于角质细胞。

透明质酸是内切-β-N-乙酰-氨基己糖苷酶。至少有两种活性透明质酸酶 Hyal1 和 Hyal2 已经被确认；而 Hyal3、Hyal4 和 Hyal5 的识别基于它们的同源性。Hyal2 是主要的透明质酸组织降解酶，它被认为是一种溶解体酶，但也存在于膜中。Hyal2 将 HA 切割成 50 个双糖单位（20 kDa）；Hyal1 将 HA 快速切割成小片段（0.8 kDa）[7]。

高分子 HA 聚合物（约 10^6 Da）具有填充、水合、黏弹性等结构和理化性质。然而，HA 片段（HAF）[$8 \times (10^2 \sim 10^6)$ Da] 是在应激和损伤的情况下产生的，并与细胞更新、细胞活化和血管生成等不同生理过程中的细胞信号有关。小分子 HAF（0.8~2.8 kDa）已被

证明通过 TLR4[8] 活化树突状细胞而具有促炎性。中等大小的 HAF（>50 kDa）可以诱导体外小鼠角质细胞增殖[9]，增加培养的人角质细胞中丝状体数量和大小[10]，通过活化角质细胞 CD44 上的透明质酸体[9, 12]，纠正皮肤真菌病——一种以表皮和真皮透明质酸缺乏为特征的慢性皮肤脆性综合征[11]。

禁忌证

天然 HA 是非致敏性的，在注射前通常不需要进行皮试。

然而，由于最终产品可能与其他成分混合并或多或少交联（通常是在 BBDE 交联之后），因此总有过敏的风险。随着新的混入利多卡因的透明质酸的出现，规定必须询问患者是否可能过敏。

如果使用的是动物源性透明质酸，过敏的风险更高（加上对鸡蛋白过敏的可能性）。即使是细菌发酵产生的透明质酸，仍然可能还含有一些细菌蛋白残留物。考虑到"革兰阳性细菌蛋白"存在的可能性，对于过敏患者来说，避免使用它们会更加安全。

高危过敏患者应进行皮试。因为所有的注射技术都不能在皮肤感染的情况下进行，对于服用干扰凝血药物的患者也必须谨慎地使用。

需要新的透明质酸注射部位的永久性植入装置可能是不良事件的原因之一，在这种情况下，必须与患者讨论利益-风险比。

与胶原注射相比，HA 注射据传没有"人类佐剂性疾病"。

妊娠期和哺乳期不属于禁忌证。

适应证

在所有工业化国家，美貌和健康都是人们不懈的追求。

随着世界人口老龄化，人们的审美需求也在增加。

外科手术在过去是第一个被考虑用于年轻化的技术，但是现在，由于无创美容技术的发展，患者的需求已经发生了变化。

虽然除皱仍然是主要适应证之一，但是如今治疗老化面部时还必须考虑轮廓、体积修复[13, 14]和协调、自然外观的创造。

用注射非交联透明质酸的中胚层疗法使皮肤水合，增强了浅层真皮和表皮的结构[15]。此外，不同分子量（由 HA 的降解产生）的透明质酸的生物学效应对皮肤

的结构和功能也会起作用（见前文）。

预处理注意事项

询问患者想要达到什么样的效果，并向他解释根据注射的透明质酸的量和适应证能够获得什么样的效果。避免患者抱有不切实际的期望。

总的来说，排除畸形恐惧症患者。听取患者意见后，对其进行检查，提出最佳手术方案。

向患者说明矫正所需时间，告知透明质酸是可生物降解的产品，而不是永久性产品。

向患者解释，可能会出现肿胀和淤血等情形，这与注射量和注射次数有关（如果可能的话，所有干扰凝血的药物都必须停用）。

如果考虑进行唇部矫正，那么皮肤创伤可能会导致易患疱疹的患者爆发疱疹。在这种情况下，必须在手术当天开始进行抗疱疹治疗——阿昔洛韦或瓦拉昔洛韦。

告知患者任何不良事件，有些国家需要强制性签署知情同意书。

由于透明质酸是注射产物，告诉患者，在过度纠正或非常罕见的肉芽肿反应的情况下，始终可以用透明质酸酶产品，这便是透明质酸的特异性降解酶（见下文）。

最后，在注射前拍下照片，如果与患者发生冲突，将会有用。

注射技法

如何最小化疼痛

面部注射通常不会很痛，除了嘴唇。

疼痛取决于针头或套管的直径、注射速度、注射技法（连续穿刺注射法和直线注射法）、操作人员、注射部位和产品本身，产品本身或多或少地是有黏性的，可能改变组织压力。

总的来说，疼痛会根据患者的敏感度而变化！

减少患者的痛苦非常重要，否则，患者可能将不愿再来接受更多治疗。

嘴唇受神经支配更多，注射在这个部位非常疼痛。最好是进行神经阻滞（眶下神经和牙神经）。它可以采用口腔内注射或通过皮肤注射（参见第 24 章）。可以使用的麻醉剂有好几种：有些麻醉剂的作用速度比其他麻醉剂快，有些麻醉剂与肾上腺素混合使用。最常用的药物是 1% 利多卡因与肾上腺素（1:100 000）的

混合药剂。

对于一些紧张害怕的患者，即使是注射面部的其他区域，可能也需要提出局部麻醉。提前准备好产品，如 Emla®，Emla® 必须在注射前 1 小时或 2 小时涂上。

最后，请记住，最好的"麻醉"是麻醉谈话，必须让患者信任你。

如何注射？

首先，不要忘记清洁皮肤和使用抗菌药剂。

针的选择很重要，它取决于使用的 HA 的黏度和注射部位。对于治疗细纹，小直径针比较合适（30 G 或 32 G）；对于较深的皱纹或面部丰盈，通常采用较大直径的针（27 G 或 24 G）注射更黏稠的 HA。恰当的针长能够减少注射点的数量（可以减少痛苦和创伤）。

在某些部位，特别是在重塑面部时，最好是选用长度合适的柔性套管[16]。最常用的是 27 G"超薄壁"套管。这些针管可滑入皮肤组织，由于尖端钝，它既不伤害血管，也不伤害神经。

选择针头后，有以下几种注射技法可以使用：连续穿刺注射法、直线注射法、扇形注射法和圆形注射法。最好的注射是根据自己的专业知识组合不同的注射技法进行。所有的注射操作都要检查是否注入血管中；最严重的并发症是失明，这是一种不可逆的并发症[17]。

最近，电动注射器（Artiste®，Nordson，Westlake，OH；Anteis Injection System®，Anteis，Geneva，Switzerland；JuvaPen®，Juva，Geneva，Switzerland）已投入使用。它可以帮助我们毫不费力用不同速度注射透明质酸（如果使用高黏度的透明质酸，这将非常有用）。

手术完成后，注射口的压力对于避免出血和淤血非常重要，对治疗区域进行轻微按摩有助于避免肿块，使用冷冻凝胶包有助于避免肿胀。

手术通常没有疼痛，但是术后可以用对乙酰氨基酚或扑热息痛药片镇痛。告知患者使用阿司匹林可能会增加瘀斑。

为什么要填充面部？

虽然除皱仍然是 HA 主治之一，但如今治疗面部老化时，也必须考虑轮廓、体积的填充和协调、自然的外观效果。目前填充剂的"金标准"透明质酸的出现，让更多新的美容矫正技术发展起来[1]。

特殊部位前额的一些考虑

祛除额前横纹可以使用低黏度 HA，但是，最好的治疗方法还是注射肉毒毒素。

眉间部位

较深的皱纹可以使用注射 HA 来进行祛除，但是与肉毒毒素配合使用效果最好。在注射肉毒毒素 1~2 周后注射 HA 是最好的方案（图 55.1）。

这个部位除皱有一定风险；如果注射太深，可能有血管内注射的风险，如果 HA 黏度太高，可能造成血管压迫。与其他填充剂一样，存在组织坏死的风险[18]，据报道，也有极低概率的失明风险。注射必须缓慢进行，如果组织发白，便可以及时停止注射。相对而言，黏度不高的 HA 会更安全。

眉毛

当衰老时，眉毛的形状会发生变化，位置也会下降（由于脂肪组织的减少）。利用 HA 可以重塑眉形，让人看起来更美丽（图 55.2）。

因为眉毛处有很多血管和神经，所以挑选钝头和合适长度的柔性套管会更安全。另外用中高黏度的 HA 比较合适。手术最好在局部麻醉（眶上 / 眶周神经阻滞）下进行。按摩对于注射也很重要。

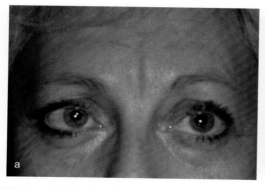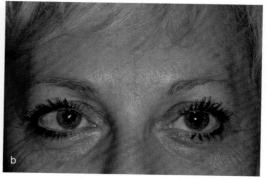

图 55.1 眉间部位：注射前（a）和注射 HA 和肉毒毒素后（b）。

鱼尾纹

最好用肉毒毒素（Botox® 15 U，Xeomin® 15 U，Dysparf® 45 U）治疗鱼尾纹，不过有时候，配合使用 HA 可改善剩下的细纹。此时用低黏度的 HA 比较合适。

颞部

随着年龄的增长，颞部会变凹；可以采用只有一个注射口的扇形注射法并配合使用套管，但是采用团注法和正交垂直注射可能会更容易并且达到更好地效果（瓦氏操作法可以看见颞部血管，在注射过程中避免注射进去）。使用团注法，透明质酸注射口必须在骨膜上方（针必须足够长），另外轻微按摩也有帮助。此时通常使用高黏度 HA。

眼部凹陷

这是最危险的注射部位（保护眼球），操作人员需要大量的专业知识，还需要良好的身体结构知识作为基础。

上眼睑凹陷和下眼睑眼圈矫正（图 55.3）。

由于皮肤很薄[20, 21]，只能使用低黏度 HA。注射必须采用小直径针（30 G、32 G）或薄壁柔性套管（27~30 G）。

如果 HA 注射过浅，可能会出现皮肤变蓝（Tyndall 效应）。必须将 HA 注射在骨膜上方的肌下平面深处。注入量必须与这个部位相对应，避免出现"假袋"的外观的话最好还是减少矫正。轻微按摩可以让矫正更均匀。

"假袋"可能会在几个月后出现，样子十分难看，但可以被透明质酸酶溶解（图 55.4）。

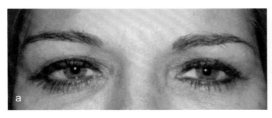
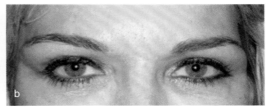

图 55.2　眉形重塑手术前（a）和手术后（b）。

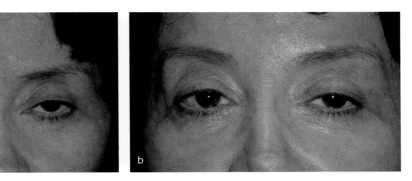

图 55.3　眼周区：注射前（a）和注射 HA 后（b）。

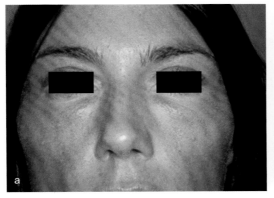
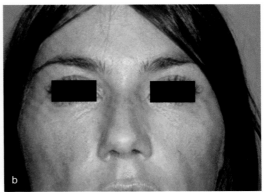

图 55.4　注射 HA 之前（a）和透明质酸酶之后（b）。

泪槽

这是一个没有明确定义的流行名称。泪槽是眼周内侧与睑部、颊部交界处的凹陷。泪槽会让人看着疲惫、年老。这个部位的矫正对于重现面部青春活力是十分重要的[20]（图 55.5）。

注射时，确认泪槽大小并且选择恰当的 HA 黏度。注射必须深入皮下组织、肌肉或者是在骨膜上方。在下半部分，最好用高黏度 HA，会有更好地持久性。

颧弓

随着年龄的增长，颧骨变得不那么清晰，年轻时脸部的 V 形变成了 U 形。注射必须深入皮下平面，使得中面部看起来更年轻。高黏度 HA 一般用于深度注射，低黏度 HA 用于矫正真皮浅层的细纹。

鼻子

将 HA 注射入鼻崤中以矫正小缺陷比较容易（图 55.6 和图 55.7）。选择中等黏度含利多卡因的 HA 和细针（30 G），以避免疼痛。鼻尖没有很多的血管，注射过量会有坏死的风险（特别是隆鼻后）[18, 22]。

配合使用肉毒毒素（Botox 5 U，Xeomin 5 U，Dysport 15 U）可以增高鼻尖。

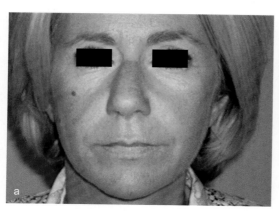
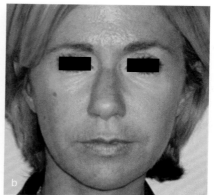

图 55.5　治疗前（a）和治疗后（b）的泪槽。

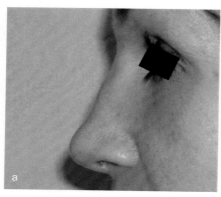
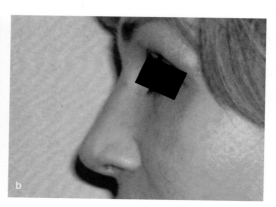

图 55.6　治疗前（a）和治疗后（b）的鼻子。

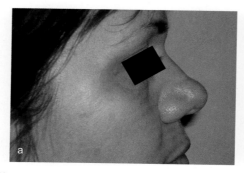
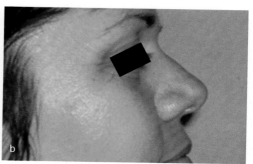

图 55.7　治疗前（a）和治疗后（b）的鼻子。

下面部

鼻唇沟填充术是众所周知的，没有标准，但是如果注射太深的话存在血管内注射的风险（内眦动脉）。

HA 与胶原蛋白（Zyplast®）的对比研究证明了 HA 的疗效和耐受性[23]。

高黏度 HA 注射的深一些，低黏度 HA 适用于浅层。

上唇的细纹填充并不是这一领域的最佳技术，但它可以给那些不想做整容的患者带来[24]。低黏度 HA 可以避免团块形成。

木偶纹填充比较简单，最好的方案是将肉毒毒素注射入提拉嘴角的上唇肌（Botox 5 U，Xeomin 5 U，Dysport 15 U）。因为嘴角经常向下转动，所以注射少量的 HA 也能加以改善。

透明质酸在丰唇方面也有应用，并且具有极好的效果[24]（图 55.8a、b）。在这个部位，肿胀和瘀伤比其他部位更常见，并且在没有麻醉的情况下手术过程很痛苦。对于敏感和恐惧的患者来说，最好使用神经阻滞麻醉，但是 HA 与利多卡因混合使用通常已经足够。

嘴唇的美学比例取决于种族和时尚。非洲人上嘴唇和下嘴唇的体积通常相等；高加索人下唇的体积大于上唇的体积（比率 2/3、1/3）。非洲人则是大红唇。

迄今为止，最流行的是非洲的大红唇，这就是为什么大多数女性患者希望拥有丰满、轮廓分明、光滑的嘴唇的原因。这也是为什么丰唇时避免造成扁嘴唇而最小的艺术天赋！

根据你想要丰满的部位，有几种技术可以选择。可以对嘴唇的主体部位（红色部分）进行注射使其饱满，而若是为了修正唇形，则注射在朱红唇周（虚拟部位）中。许多老年女性患者抱怨嘴巴像在"流血"。这可以通过注射唇周来纠正。

一些患者的人中扁平，可通过注射 HA 进行重塑。

下巴的重塑，特别是随着年龄的增长变得凹陷的侧部，是非常重要的。唯一的缺点是如果注射过多的透明质酸会出现肿胀。许多鼻子长的患者也有后遗症；用高黏度透明质酸很容易使得下巴轮廓分明（图 55.9）。注射必须深入肌肉或刚好在骨膜上方。整形下颌线也是一种新趋势，有时配合使用肉毒毒素。低交联透明质酸或添加了透明质酸的非交联甘油[21]可以注射到表皮真皮中，仅仅是为了改变皮肤的质地和光泽。

用于美塑疗法的非交联 HA

因为透明质酸具有很好的皮肤保湿性能和可以作为生物刺激剂的其他性能，所以一般可以用于美塑疗法治疗。在这种情况下，透明质酸必须薄且无交联（有时添加甘油），以保持流动性，避免表面结节形成。产品的使用寿命很短，如果要获得良好的效果，必须在短时间内（2~4 周）进行几次治疗。

手部年轻化是美容皮肤学的另一个重要领域[25-27]。具有日光雀斑样痣和光化性角化病的手的表面可以通过各种技术如激光、强脉冲光和剥离得到显著改善，但是由于脂肪组织的损失而导致的骨质状态需要"脂质体"或填充剂注射。

透明质酸注射产生良好的效果（图 55.10）。在手的近端进行麻醉即可。将合适长度的小直径套管（18 G，100 mm）插入皮肤并推入所有骨间空间之间。缓慢地向后进行注射，并在要求患者握紧拳头后，向前轻轻按摩即可获得均匀的矫正平面。

透明质酸在人体上的应用：MACroLAne® （GALDerMA）

最初由 Q-Med 公司（瑞典）推出，用于丰满身

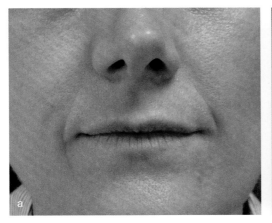
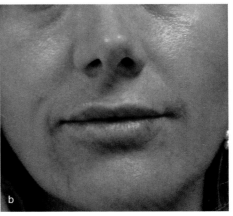

图 55.8　隆唇：注射前（a）和注射后（b）。

体，尤其是乳房（图 55.11）[28]，现在它被用于全身，而不是乳房。隆胸后的临床研究表明，它会造成过多空隙[29]并且效果不持久，也无法进行良好的矫正。总

的来说，问题在于注射后乳房 X 线片和超声波的分析以及乳腺癌检测不良的风险。由于这些原因，Galderma 公司更倾向于用于其他方面[30]。

如今，它被用于丰臀（图 55.12）或吸脂[31]或手术后的缺陷矫正。由于 Macrolane® 非常黏稠，所以必须用合适的一次性针管进行注射。

透明质酸酶

如前所述，它是一种可溶性蛋白质，通过分解葡糖胺部分的 C1 和葡糖醛酸的 C4 之间的葡糖胺键来水解复合透明质酸透明质酸糖胺聚糖多糖。除了最新的重组得到的，被命名为 Hylenex®（Halozyme，San Diego，CA）的人的透明质酸酶之外，大多数可用的产品是从牛、羊或眼镜蛇毒液中获得的。动物源性透明糖醛酸酶（Wydase®，Vitrase®，Spreadase®，Amphadase®）耐受性非常好，目前只出现了非常罕见的过敏事件。Hylenex 的纯度比目前使用的牛制剂高 100 倍，过敏风险几乎为零。随着透明质酸注射的出

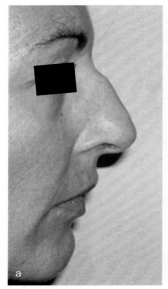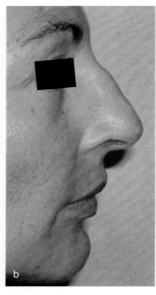

图 55.9　治疗前（a）和治疗后（b）的轮廓。

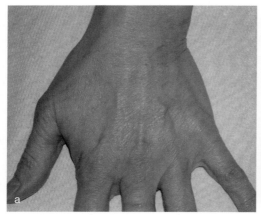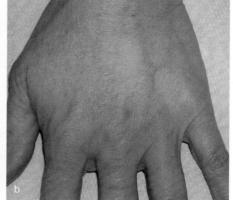

图 55.10　重塑前（a）和重塑后（b）的手。

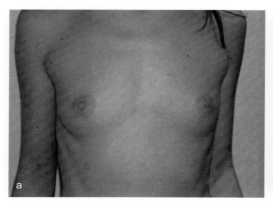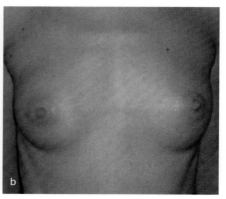

图 55.11　隆胸术前（a）和隆胸术后（b）（Macrolane）。

现，过度校正等不良事件将增加，必要时可以注射透明质酸酶[22, 32-34]（图 55.13）。

在对患者进行测试／治疗之前，最好询问其过敏史和对昆虫叮咬的超敏性。

重要的是不要在感染组织中注射透明质酸酶，以避免感染扩散。

每家公司都建议在使用前进行皮试，除非是在紧急情况下（如阻止血栓症引起的坏死）。

进行皮肤测试是为了检测最终的过敏反应[35]。建议进行点刺试验，并在 6 小时后读取反应。让受试患者留下观察 30 分钟更安全，观察是否出现血管神经性水肿或过敏反应的任何迹象。

如果矫正过度，透明质酸酶会在数小时内迅速起作用。如果发生 HA 肉芽肿反应，透明质酸酶可能作用较慢，或许需要多次注射。

总结

目前，市场上有各种 HA，这使得美容皮肤科医生能够治疗许多缺陷。在所有新产品中添加利多卡因可提高患者的舒适度，尤其是在口腔周围。更好的交联和其他分子的加入有可能使其更长效、安全，可耐受。

由于注射技术或产品本身的原因，可能会发生副作用[17, 22, 36, 37]。这将在下一章关于填充剂并发症的内容中进行深入探讨。

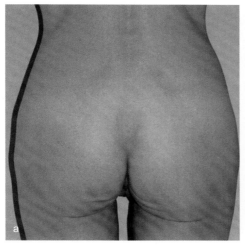
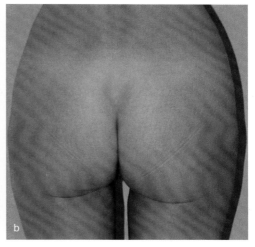

图 55.12 丰臀前（a）和丰臀后（b）（版权：Dr. O. Claude）。

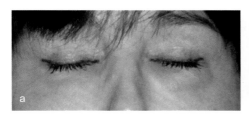
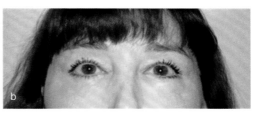

图 55.13 透明质酸酶治疗前（a）和治疗后（b）。

参考文献

[1] Andre P. New trends in face rejuvenation by hyaluronic acid injections. *J Cosmet Dermatol* 2008; 7:251–258.

[2] Andre P. Hyaluronic acid and its use as a "rejuvenation" agent in cosmetic dermatology. *Semin Cutan Med Surg* 2004; 23:218–222.

[3] Laurent TC, Fraser JR. Hyaluronan. *FASEB J* 1992; 6:2397–2404.

[4] Prehm, P. Hyaluronate is synthesized at plasma membranes. *Biochem J* 1984; 220:597–600.

[5] Hascall V, Esko JD. Hyaluronan. In: Varki A, Cummings RD, Esko JD, et al., eds. *Essentials of Glycobiology*, 2nd ed. Cold Spring Harbor, NY: Cold Spring Harbor Laboratory Press, 2009, Chapter 15.

[6] Tammi R, Agren UM, Tuhkanen AL et al. Hyaluronan metabolism in skin. *Prog Histochem Cytochem* 1994; 29(2):1–81.

[7] Stern R, Kogan G, Jedrzejas MJ et al. The many ways to cleave hyaluronan. *Biotechnol Adv* 2007; 25:537–557.

[8] Termeer C, Benedix F, Sleeman J et al. Oligosaccharides of

hyaluronan activate dendritic cells via toll-like receptor 4. *J Exp Med* 2002; 195:99–111.

[9] Kaya G, Tran C, Sorg O et al. Hyaluronate fragments reverse skin atrophy by a CD44-dependent mechanism. *PLoS Med* 2006; 3:e493.

[10] Barnes L, Ino F, Jaunin F et al. Inhibition of putative hyalurosome platform in keratinocytes as a mechanism for corticosteroid-induced epidermal atrophy. *J Invest Dermatol* 2013; 133:1017–1026.

[11] Kaya G, Saurat JH. Dermatoporosis: A chronic cutaneous insufficiency/fragility syndrome. Clinicopathological features, mechanisms, prevention and potential treatments. *Dermatology* 2007; 215:284–294.

[12] Barnes L, Tran C, Sorg O et al. Synergistic effect of hyaluronate fragments in retinaldehyde-induced skin hyperplasia which is a CD44-dependent phenomenon. *PLOS ONE* 2010; 5:e14372.

[13] Lowe NJ, Grover R. Injectable hyaluronic acid implant for malar and mental enhancement. *Dermatol Surg* 2006; 32:881–885.

[14] Kestemont P, Cartier H, Trevidic P et al. Sustained efficacy and high patient satisfaction after cheek enhancement with a new hyaluronic acid dermal filler. *J Drugs Dermatol* 2012; 11(Suppl 1): 9–16.

[15] Taieb M, Gay C, Sebban S et al. Hyaluronic acid plus mannitol treatment for improved skin hydration and elasticity. *J Cosmet Dermatol* 2012; 11:87–92.

[16] Hertzog B, Andre P. The flexible needle, a safe and easy new technique to inject the face. *J Cosmet Dermatol* 2010; 9:251–252.

[17] Kim YJ, Kim SS, Song WK, Lee SY, Yoon JS. Ocular ischemia with hypotony after injection of hyaluronic acid gel. *Ophthal Plast Reconstr Surg* 2011; 27:152–155.

[18] Hirsch JR, Cohen JL, Carruthers JD. A Successful management of an unusual presentation of impending necrosis following a hyaluronic acid embolus and a proposed algorithm for management with hyaluronidase. *Dermatol Surg* 2007; 33:357–360.

[19] Raspaldo H. Temporal rejuvenation with fillers: Global face sculpture approach. *Dermatol Surg* 2012; 38:261–265.

[20] Rzany B, Cartier H, Kestemont P et al. Correction of tear troughs and periorbital lines with a range of customized hyaluronic acid fillers. *J Drugs Dermatol* 2012; 11(Suppl 1):27–34.

[21] Succi IB, da Silva RT, Orofino-Costa R. Rejuvenation of periorbital area: Treatment with an injectable non animal non-cross-linked glycerol added hyaluronic acid preparation. *Dermatol Surg* 2012; 38:192–198.

[22] Kim DW, Yoon ES, Ji YH et al. Vascular complications of hyaluronic acid fillers and the role of hyaluronidase in management. *J Plast Reconstr Aesthet Surg* 2011; 64:1590–1595.

[23] Narins RS, Brandt F, Leyden J et al. A randomized, double blind, multicenter comparison of the efficacy and tolerability of Restylane versus Zyplast for the correction of nasolabial folds. *Dermatol Surg* 2003; 29:588–595.

[24] Cartier H, Trevidic P, Rzany B et al. Perioral rejuvenation with a range of customized hyaluronic acid fillers: Efficacy and safety over six months with a specific focus on the lips. *J Drugs Dermatol* 2012; 11(Suppl 1):17–26.

[25] Fabi SG, Goldman MP. Hand rejuvenation: A review and our experience. *Dermatol Surg* 2012; 38:1112–1127.

[26] Dallara JM. A prospective, non interventional study of the treatment of the aging hand with Juvéderm Ultra® 3 and Juvéderm® Hydrate. *Aesthetic Plast Surg* 2012 August; 36:949–954.

[27] Leclère FM, Vögelin E, Mordon S et al. Non animal stabilized hyaluronic acid for tissue augmentation of the dorsal hands: A prospective study on 38 patients. *Aesthet Plast Surg* 2012; 36: 1367–1375.

[28] Goisis M, Yoshimura K, Heden P. Breast augmentation after Macrolane filler injections. *Aesthet Plast Surg* 2011; 35(4):684–686.

[29] Becchere MP, Farace F, Dessena L et al. A case series study on complications after breast augmentation with Macrolane. *Aesthet Plast Surg* 2013; 37(2):332–335.

[30] Chaput B, De Bonnecaze G, Chavoin JP et al. France prohibits the use of macrolane in aesthetic breast augmentation for reasons similar to criticisms of autologous fat grafting to the breast. *Aesthet Plast Surg* 2012; 36(4):1000–1001.

[31] Cerqua S, Angelucci F. Macrolane (large particle biphasic hyaluronic acid) filler injection for correction of defect contours after liposuction. *J Cosmet Laser Ther* 2013; 15(4):228–230.

[32] Lambros V. The use of hyaluronidase to reverse the effects of hyaluronic acid filler. *Plast Reconstr Surg* 2004; 114:114.

[33] Brody HJ. Use of hyaluronidase in the treatment of granulomatous hyaluronic acid reactions or unwanted hyaluronic acid misplacement. *Dermatol Surg* 2005; 31:893–897.

[34] Andre P, Levy P. Hyaluronidase offers an efficacious treatment for inaesthetic hyaluronic acid overcorrection. *J Cosmet Dermatol* 2007; 6:159–162.

[35] Andre P, Flechet ML. Angioedema after ovine hyaluronidase injection for treating hyaluronic acid overcorrection. *J Cosmet Dermatol* 2008; 7(2):136–138.

[36] Andre P. Evaluation of the safety of a non animal stabilized hyaluronic acid (NASHA—Q-med, Sweden) in European countries: A retrospective study from 1997 to 2001. *J Eur Acad Dermatol Venereol* 2004; 18:422–425.

[37] Andre P, Lowe NJ, Parc A et al. Adverse reactions to dermal fillers: A review of European experiences. *J Cosmet Laser Ther* 2005; 7: 171–176.

56

填充物的并发症

Eckart Haneke

填充物注射属于美容医学中最常见的美容方法。然而，副作用对接受此疗法的人来说无疑是一场灾难，必须尽一切可能避免它们。首先要认真和详细了解患者病史，包括填充剂注射史、过敏史、免疫反应和疾病史、用药史，尤其是那些具有免疫调节功能的药物。慢性感染病史以及严重的疾病、胶原蛋白缺陷、免疫缺陷、遗传缺陷等家族史。众所周知，一种填充物在另一种填充物旁边注射时，可能造成不耐受。

填充物的不良影响可以根据其置入时间和使用者对其的依赖性、填充物本身和宿主因素进行分类[1, 2]。技术失误包括填充剂量过多或过少，填充物放置深度不正确，放置位置错误，以及产品选择不合理等[3]。

注射填充物时，医生必须避免在注射部位、体积、速度、深度以及注射后的治疗等方面出现错误。在注射完成后也不可忽视患者。并发症可以分为轻度（可自行消失）、中度（需要治疗）或重度（需要立即干预）。医生应当用同情心对待患者，这样可避免许多法律诉讼。

关于填充物，需要考虑的因素包括其化学性质、纯度、均匀性、颗粒大小、形状和粗糙度、电荷、生物降解程度以及与其他物质发生反应的情况等[4]。另外，20 岁时的填充治疗可能在 50 岁或 60 岁时表现出异常反应。最后，宿主及其免疫系统也是至关重要的。填充物的化学性质可能随着放置时间的延长而发生变化，并影响在体内的耐受度。

填充物的时效

填充分为临时性 [胶原和透明质酸（HA）]、半永久 [含右旋糖酐珠的 HA，（聚乳酸）PLL 和羟基磷灰石钙]，以及永久性填充 [石蜡、硅制剂、聚甲基丙烯酸甲酯（PMMA）微球、羟甲基丙烯酸甲酯碎片、聚丙烯酰胺、水凝胶、聚烷基酰亚胺凝胶、聚乙烯醇氧

化物微球、聚丙烯酰胺凝胶（PAAG）等]。一般来讲，填充物的不良影响持续整个使用期[5]。虽然人们常认为临时填充物比永久填充物更能耐受，但事实并非如此，因为短期不良反应的频率与长期的几乎相同。其实，无论任何物质被注射到身体中都被视为外来物质，都会激发宿主的免疫反应。即使注射患者自身的血液也会有短期的非特异性免疫刺激作用。

早期并发症出现在注射后 2 周内，包括红斑、水肿和过敏。浅表注射后出现的肿块通常在注射后很短时间内出现。因动脉内注射引起的组织坏死在会在一天内出现明显反应。

晚期并发症包括慢性炎症、晚期过敏反应、结节（肉芽肿）和填充物迁移、皮肤瘢痕和毛细血管扩张等[6]。

延迟并发症主要是由于生物膜的形成[7]。

通常不良反应发生在注射后的几周、几个月甚至几年，患者往往不记得他们注射了哪种填充物。有些患者可能在不同的时间接受过不同的医生甚至非医生的填充物注射治疗，这种情况下，医生更加难以判断不良反应的来源。

即时反应，如术后疼痛、轻微瘀斑、红肿是正常现象，不属于并发症，可采取冷敷治疗，这也是最常见的治疗方法。另外，局部麻醉、减慢注射速度、减少填充物的量也可减轻疼痛。芦荟、甘菊或维生素 K 霜可以减轻或避免瘀血。使用钝性套管时，出血和瘀斑几乎是不会发生的。肿胀程度取决于所使用的物质、注射部位、剂量和个人耐受性。同样，冷敷治疗可以减轻肿胀。

血管损害可能是动脉或静脉阻塞造成的，而血管阻塞可能是因为在血管内注射填充剂，填充物对血管壁的直接或间接挤压从而损伤了血管壁。在眉间和鼻翼处注射须特别注意，因为血管内填充物注射可能引起视网膜动脉阻塞，导致血管坏死甚至失明[8, 9]。在注射过程中

一旦看到血管变白，必须立即停止注射[10]。注射透明质酸酶时，应尽可能靠近血管内注射的部位。按摩，热敷和硝酸甘油的应用是否有助于减轻不良反应，仍有待观察[11-13]。钝性套管几乎不会发生血管内注射[14]。

晚期并发症包括感染、肉芽肿形成、瘢痕和功能丧失。感染可能是由于治疗区域的消毒不严格，向油性皮肤或经过油性皮肤注射，或残留的化妆品引发感染等[15]。当使用颗粒永久填充物时，感染会成为主要问题，细菌可能会在填充物的颗粒表面形成菌膜。蜂窝织炎对全身抗生素有效，而细菌生物膜具有抗药性，需要完全去除填充物[16]。肉芽肿是另一个严重的问题。它们的发展有一定的规律：非颗粒物质很少产生肉芽肿，除了硅。但所有的颗粒都可能导致肉芽肿。表面积与体积越大，颗粒的边缘越锋利（即结晶性颗粒），肉芽肿的发生率越高，这与填充物的使用寿命无关。PLL 是一种缓慢溶解的结晶化合物，可引起广泛肉芽肿，特别是当使用者建议用少量生理盐水重组时[17]。尽管一些永久性填充物被称作凝胶，但它们可能由小的多边形颗粒组成，如 PAAG 或 HEMA（DermaLive®，DermaDeep®）。

延迟反应是由细菌生物膜引起的[18]。它们可能诱发肉芽肿以及冷脓肿。因此，当发生肉芽肿时，不应该注射皮质类固醇，而应该首先用抗生素治疗至少 14 天。

软组织填充物的种类一般说明

许多不同的产品都是可用的。有些有相同或非常相似的名称，但在化学成分上是不同的，而有些同样的物质是以不同的品牌出售。

由于生产过程不同、分子大小和蛋白质结构差异，相同的试剂也可能有不同的反应。

各种不良副作用的临床表现通常难以诊断出所使用的填充物，因为它们在大多数情况下不是填充物特异性导致的。

软组织填充物细分为：

· 人体物质。
· 生物制剂。
· 合成产物。

注意，"生物制剂"并不是可自行降解的材料，"可生物降解"也不能保证人体有相应的酶来分解这种填充物。

自体脂肪

自体脂肪来源于自身，通常没有副作用。然而，脂肪注射也有潜在的不良反应，在脂肪收集，储存和不适当的注射等过程中，自体脂肪可能会因感染或死亡而分解[19]。

胶原蛋白

许多生物物质都是以胶原蛋白为基础的：如人胶原蛋白、牛胶原蛋白和猪胶原蛋白。牛胶原蛋白是第一种商业产品，如 Zyderm®。胶原蛋白的交联程度和化学成分也会影响胶原填料的耐受性[20]。

据了解，人类胶原蛋白的优势在于，它不需要像牛胶原蛋白一样在注射前进行测试。然而，事实证明，除了过敏反应，人类胶原与牛胶原有几乎相同的寿命和产生强烈炎症反应的可能性[21]。相反，Morsell 自体真皮似乎具有很好的耐受性，只是在伤口愈合阶段有短暂的炎症反应进行血管重建[22]。胶原也是由培养的成纤维细胞（Cosmodger Ⅰ 与 35 mg/mL，Cosmodger Ⅱ 与 65 mg/mL，Cosmoplast 与 35 mg/mL 戊二醛稳定的人胶原）合成的。人体真皮层胶原蛋白也可用（Dermalogen®，Cymtra®）。人胶原也是由注射成纤维细胞产生的 Isolagen®。它们是取患者活检标本经过培养后再注射的。虽说它们效果不错，但是取活检，送到专门的实验室，等待 6~8 周，直到获得扩增的细胞，这种复杂的程序和高昂的成本阻碍了它的广泛应用。

猪胶原蛋白被认为是持续时间更长，耐受性优于牛胶原蛋白，不需要预先测试的产品[23, 24]。然而，不推荐在唇部注射猪胶原蛋白[25]。

透明质酸

透明质酸是一种线性的、不分支的高分子量糖–氨基葡萄糖，由交替的 d–葡萄糖醛酸和 N–乙酰基–d–葡萄糖胺组成。作为一种没有物种特异性的生物制剂，原则上来说，它应该被所有生物体所耐受。然而，天然的糖胺聚糖结构与物种特异性蛋白有关，而且诱导过程也是至关重要的。透明质酸不仅是一种可自然聚集的生物填充剂，因其有不同的分子大小，它具有多种不同的生物学效应[26]。小分子片段促炎症，而长链则抑制炎症[27-29]。作为填充物，它必须有稳定的化学性质，这对透明质酸在体内的耐受性十分重要[30]。透明质酸交联越多越稳定，但是耐受性也越低。

鲨烷和胶原蛋白聚乙烯吡咯烷酮

最近有人提出将其作为鼻唇沟深褶皱的填充物，其使用期为 12~18 个月。据称，未见明显副作用[31, 32]。

聚己内酯

聚己内酯（PCL)-1 真皮填充剂（EllanseTM，AQTIS Medical，Utrecht，Netherlands）是一种基于 PCL 微球的软组织真皮填充剂。完全光滑的球形 PCL 微球（25~50 μm）均匀悬浮在特制的羧甲基纤维素（CMC）凝胶载体中。CMC 中的 PCL 已被广泛应用于许多医疗器械中。它完全可生物降解，无毒，并且完全由人体排出。在几周的时间内，CMC 凝胶载体逐渐被巨噬细胞吸收，在此期间，PCL 微球触发皮肤的自然反应，并通过新胶原生成刺激自然伤口愈合过程。新的胶原蛋白取代了吸收载体的空间。微球由于其大小和表面特性而不被吞噬。PCL 真皮填充物适用于深层真皮和真皮下植入物，包括手部年轻化。尚未有不良反应报道[33, 34]。

生物填充物，但不能被人类降解

海藻酸盐衍生的甘露聚糖被认为比其他使用的期短的生物填充物更具优势，但它们很快就被证明有很高的副作用，特别是会促进肉芽肿的形成[35]。

长效填充物

目前使用的具有长期效果的填充物是 PLL 和羟基磷灰石（CHA）。前者作为手术中的缝合和其他材料已经使用了半个多世纪，并被证明具有良好的耐受性。CHA 已用作骨水泥，效果良好。然而，当注射作为软组织增强的填充物时，这两种物质在颗粒大小和形状上是不同的。在注射 PLL 后观察到肉芽肿的形成，而在注射 CHA 后很少观察到肉芽肿。

永久（不可逆）填充物

有大量不同的物质已经或仍在用于软组织填充。主要类别包括 PMMA（Arteplast，Artecoll®，Artefill®、Metacrill、Metrex）、甲基丙烯酸酯纤维（Procell）、丙烯酸水凝胶（DermaLive、DermaDeep）、PAAG（Amazing gel、Aquamide、Argiform、Bioformacryl、Evolution®、Formacryl、Outline）、聚乙烯微珠（Profill）（图 56.13）、聚烷基酰胺（Bio-Alcamid）、聚乙烯吡咯烷酮中的固体硅酮颗粒（Bioplastique®）、聚二甲基硅氧烷（Biopolimero，Biopolyme）、硅油（医用级硅油）、天然二氧化硅和氧的聚合物（Dermagen）、聚氧乙烯脂肪酸和弹性蛋白共聚物凝胶（Kopoly 4E）、甲基丙烯酸和共聚物 4-G（Rhegoll）。有些在美国和欧盟是非法的；另一些在几年后就退出了市场，但仍在

继续引起多发性硬化症和其他严重副作用。化学上相似甚至相同的物质被推销为不同的颗粒大小和形状出售，并表现出各不相同的副作用。

不良反应

许多不良反应并不是特定填充物特有，而是可能归因于体积增加或技术失误，如适应证不符，注射部位有误，使用了错误的注射针头[36]，以及受污染的冰或水引起的感染[37]。通过放射性标记的白细胞显像，可以很好地区分感染与其他结节和肉芽肿[38]。迟发性不良反应通常是由炎症和免疫介导。水肿、肉芽肿[39]、结节样反应和脂膜炎是最常见的表现。全身性肉芽肿和自身免疫性疾病少见，更罕见的是急性超敏反应[40]。

自体脂肪

坚持关键原则，包括无菌技术和低剂量注射贯穿组织层，是获得良好效果的关键。不良结果很少发生。然而，那些对基本原则和技术没有充分了解的人过早的开展外科手术可能会造成灾难性的后果。此外，对任何患者进行手术的医生必须了解潜在的并发症，并能在发生时对其进行适当的处理[41]。脂肪的寿命取决于脂肪的处理和制备。脂肪活性差会产生不良的结果，因此必须被视为并发症[42]。另一方面，在 Romberg 综合征患者中，由于皮质类固醇、口服避孕药和生活方式的改变而导致体重显著增加后，其治疗效果将降低[43]。在 880 例患者中进行了乳房的脂肪塑形；大约需要注射 140 mL 才能达到 100 mL 的理想体积，并在 3~4 个月内保持稳定。术后钼靶 X 线检查未发现放射学问题。脂肪坏死发生率仅为 3%，但严重并发症包括供体部位感染 1 例，注射部位感染 6 例，术中气胸 1 例[44]。此外，还有关于脓肿形成、危及生命的脓毒症和残留畸形的病例报道[41]。神经并发症被反复报道：两例患者在眉间脂肪注射后出现单侧视力丧失；两例患者出现视力丧失、失语和半瘫；一例患者在大脑中动脉梗塞后出现感觉运动性偏瘫[45-48]。自体脂肪移植后的死亡发生于一位 20 岁女性患者上，她患有 20 年的狼疮史和遗传性 C4 补体缺乏症，从 1997—1999 年已经接受了 3 次脂肪注射，吸收率约为 50%。2007 年她的深部红斑狼疮发作，尽管每天用沙利度胺 25 mg 和泼尼松龙 7.5 mg 治疗，但大部分注射脂肪还是流失了。在供体部位麻醉和受体部位双侧眶下阻滞麻醉后，由于受体部位有瘢痕，使用 18 号锐针以最小压力注

入 35 mL 脂肪。在左脸颊注射后立即出现头晕，怀疑是血管迷走性晕厥，患者被放置在仰卧位。随后再注射 35 毫升脂肪。患者在接下来的 2 小时内变得越来越不舒服，最终发展为进行性难治性缺氧性呼吸衰竭和心血管失代偿。尽管在重症监护病房接受了紧急治疗，她还是出现了暴发性肺水肿和右心室扩张，并在脂肪移植 4 小时后死于心脏骤停[19]。使用钝性插管是否可以防止这名患者的死亡尚不清楚。显然，这些副作用技术依赖性的，而不是由于物质。

抽脂术通常用于收集脂肪，在肿胀麻醉下进行时是一种非常安全的手术，感染、瘀伤、血肿和血清肿都很少见。当抽吸不多以及吸脂术不与其他美容手术联合进行时，脂肪栓塞是非常罕见的。大多数严重并发症与全身麻醉有关。

人源胶原蛋白

从培养的成纤维细胞和自体可注射真皮中提取的人胶原蛋白具有良好的耐受性[22]。观察到人同种异体胶原可以引起急性到亚急性炎症反应[49]，但未见严重的长期副作用的报道。美容效果通常持续 4~7 个月。

非人源胶原蛋白

它们是有诱发过敏和肉芽肿倾向的外源蛋白，特别是牛胶原蛋白，而人和猪胶原蛋白的耐受性更好。副作用通常是暂时的，直到所有的胶原被吸收，但有一例观察到，在超过十年的时间里，任何治疗都没有使硬石性肉芽肿消失[50]。通常，肉芽肿呈栅栏状围绕在代表牛胶原的无定形嗜酸性物质周围（图 56.1）。其特征是非常厚的束，用 Masson 三色染色为淡灰色－紫罗兰色，并且缺乏双折射[51]。注射胶原酶[52]是否会有用尚未尝试。最常见的副作用是约 4% 的患者注射部位出现暂时性肉芽肿。建议在治疗前进行检测和复测，但尽管如此，还是会出现肉芽肿。

胶原填充物现在的使用越来越少，不良反应预计也很少能看到。

透明质酸

HA 普遍存在于所有动物物种中。它被认为是非物种特异性的；然而，透明质酸与物种特异性的蛋白有关。好的制剂（几乎）不含外来蛋白质。它们诱导肉芽肿的倾向较低，但表现出多种短暂的副作用，包括罕见的肉芽肿和感染[53, 54]。目前，市场上可能有近 200 种制剂。为了防止不良反应，应该首选高质量的知名品牌，因为他们的并发症发生率已被证明要低

得多。

永远不要使用未经检验的廉价产品。

目前，HA 制剂是最广泛使用的填充物，使用寿命约为 6 个月，但根据分子大小和交联情况，其使用寿命变化很大。它们之间在分子大小、蛋白质含量、化学键、流动性、注射后疼痛性和寿命以及它们是单相还是双相方面存在差异[55]。一种好的制剂不应能凝结，因为这可能会引起肉芽肿。虽然肉芽肿在非动物源性的合成 HA 初期并不罕见，除了大约 3 年前上市的一种新产品，现在它们是例外，它会诱导异物巨细胞肉芽肿，并伴有高含量嗜酸性粒细胞，在巨细胞中可见 HA。

在 HA 填充物的早期，观察到的相互作用反应是超敏反应[55-57]。关节内注射 HA[59]后出现多种皮疹和全身过敏反应是非常罕见的副作用[58]，而 HA 本身具有较低的致敏潜能[30]。

由于该物质引起的副作用通常是短暂的，可以通过注射透明质酸酶来缓解。药物剂量取决于药物的种类，也可根据所使用的 HA 及其交联程度而变化。这种酶既能裂解天然的 HA，也能裂解交联的 HA。酶有三种来源：牛，羊和人工合成。由于它们是蛋白质，它们有可能在过敏体质个体中引起过敏性休克。因此，有必要询问患者可能的过敏原。透明质酸酶也被用于治疗 HA 肉芽肿[60]。

与其他填充物一样，可能会发生技术相关性的副作用。当 HA 注射得太浅时，它可能会透出蓝灰色，产生所谓的 Tyndall 效应。眼睑注射必须小心，由于它的吸水特性可能会引起肿胀。意外注入毛细血管内可能导致网状青斑[53, 61]。

浅注射后的灰白色－玻璃样结节的组织病理学检查仅显示 HA 沉积，没有任何进一步的组织改变（图 56.2）。肉芽肿可显示非常密集的淋巴细胞浸润，伴有大量嗜酸性粒细胞和许多异物巨细胞，通常也含有与 HA 相对应的嗜碱性无定形物质（图 56.3）。

一名中年妇女在为自己局部注射稀释的含 HA 的乳膏后，在眉间、中央眼睛和鼻部发现广泛肿胀；组织病理学显示"瑞士奶酪样"图片，类似于注射凡士林后的图片；这种副作用很可能不是由于滥用局部制剂中的 HA 成分造成的（未发表的观察结果）。

海藻酸盐

海藻酸盐衍生的填充物（Novabel®）作为一种新上市的生物填充物，具有长久的增强效果；然而，在其上市后不久，观察到肉芽肿的形成[62]，并从市场上撤出。肉芽肿以红斑和肿胀开始，直到注射后 2~5 个

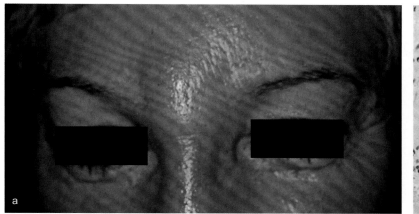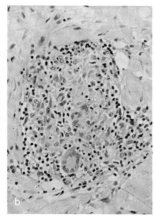

图 56.1　由于胶原蛋白（Zyderm）导致的持久的肉芽肿形成；临床照片（a）和肉芽肿的组织病理切片（b）（版权：A. Coninckx, Brussels, Belgium）。

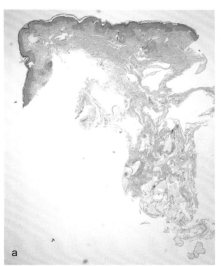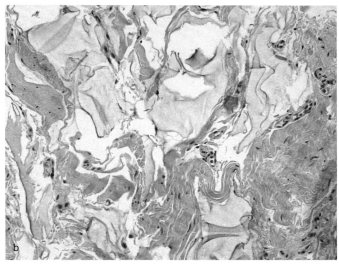

图 56.2　真皮中的透明质酸（HA）（a）：皮肤颜色结节呈略带蓝色（Tyndall 效应），怀疑为基底细胞癌而活检。活检的前 5 年注射了填充物。无炎性浸润。扫描放大，苏木精伊红染色。特写镜头显示真皮中的 HA（b），未见炎症反应。HE 染色，×200。

月形成硬结节（图 56.4）。超声显示低回声结构被高回声边缘包围。组织病理学显示直径为 100~120 μm 的球形嗜碱粒细胞结构被一个突出的巨细胞边缘所包围。肉芽肿周围有明显的透明胶原包膜[62]。

HA 混合右旋糖酐微球

将右旋糖酐颗粒添加到 HA 中，以提高填充物的使用寿命。它们由交联的葡聚糖分子组成，表面带正电荷，直径为 80~120 μm。它们吸引巨噬细胞释放肿瘤生长因子-β 和白细胞介素，刺激右旋异构体颗粒周围的胶原形成，维持 HA 被吸收后的体积校正效果[63]。这种材料显然耐受性很好，有三例关于肉芽肿的报道；其中一例为化脓性[64]，另一例是异物巨细胞型肉芽肿[65, 66]。右旋糖酐颗粒会染成深蓝色或紫色，甚至可能看起来像是空洞的空间，给人一种"瑞士奶酪"的感觉。切开结节并用头孢氨苄和甲基强的松龙治疗后，1 例完全治愈[64]。

聚 L 乳酸

这种物质在内科和外科手术中已经使用了几十年，而且耐受性很好。相比之下，PLL 作为晶体颗粒的粉末填充物，必须在注射前重组。皮下结节为纤维性或肉芽肿。它们的形成可能是由于材料重组过程中时间不足、稀释不足、过度修正、肤浅的注射技术，或继发于肌肉运动的 PLLA 分子不当浓缩而形成的，肉芽肿被认为是由于过敏或炎症宿主反应引起[67]。早年，

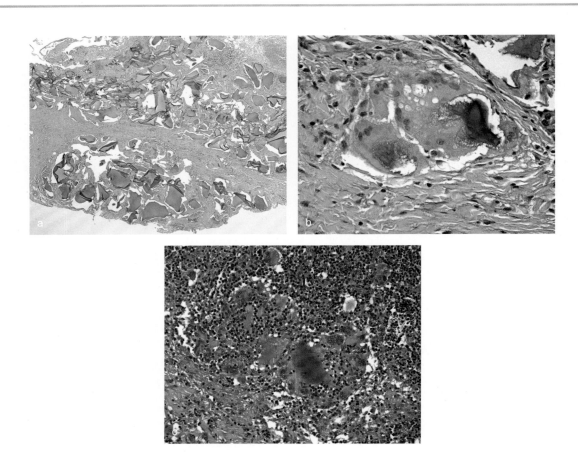

图 56.3 透明质酸（HA）引起的炎症和肉芽肿反应（Hylacorp®）（a）。HE 染色，×100。异物巨细胞吞噬块状 HA（Hylacorp）（b）。上皮样细胞（c），吞噬 HA（Hylacorp）的异物巨细胞，以及非常致密的嗜酸性粒细胞浸润。

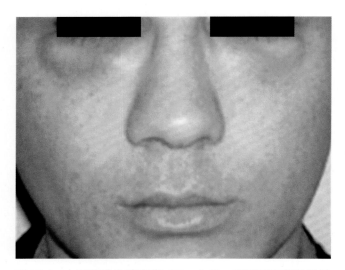

图 56.4 由于藻酸盐填充物（Novabel），双眼下肉芽肿性肿胀（版权：P. André, Paris, France）。

生理盐水的推荐使用量为 3 mL；但结果导致了肉芽肿，而且注射针头经常被堵塞。现在，大多数医生使用 10 mL 或更多的生理盐水，通常还会添加一些利多卡因。注射后，水被再吸收，PLL 颗粒诱导成纤维细胞反应，持续 24 个月或更长时间。这可能会导致纤维

性结节，可在眼周和手部等薄皮肤上看到[68]，并且该物质可能在嘴唇处聚集；这些是错误技术的不良影响（图 56.5 和图 56.6）。PLL 肉芽肿是典型的巨细胞肉芽肿，上皮样细胞较多，淋巴细胞相对较少。PLL 颗粒呈椭圆形、梭形或尖状，见于上皮样细胞和巨细胞以及两者之间（图 56.7）。它们在偏振光中呈双折射[17]。肉芽肿持续至少 18 个月[69]。

羟基磷灰石钙

CHA 是一种无机材料，长期以来一直被成功用作骨水泥。目前可用的制剂是 Radiesse®，它由 25~45 μm 的微球（30%）悬浮在由水、甘油和羧甲基纤维素钠（70%）制成的凝胶中。它是惰性的，且不具抗原性，但可刺激胶原蛋白的产生。当作为软组织填充剂注射时，它具有很好的耐受性。效果可持续 9~12 个月[70]，但也可能更长。多数不良影响是由于技术差错造成的。特别是注射嘴唇时，它常会有结块，并产生明显的结节。在一项研究中，观察到注射后蜂窝织炎的发生率为 1.7%[71]。然而，肉芽肿在老年妇女中也很常见[72]。它们由紧密堆积的暗蓝色微球和巨细胞组成，直径为

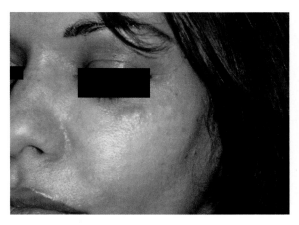

图 56.5　由将聚－L－乳酸（NewFill®）注射在非常薄的皮肤表面，形成可触摸及可见的结节（版权：P. André, Paris, France）。

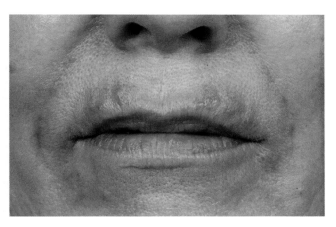

图 56.6　聚－L－乳酸（NewFill）引起的肉芽肿和结节（版权：F. Bruins, Haarlem, Netherlands）。

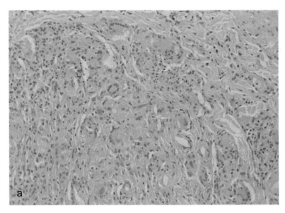 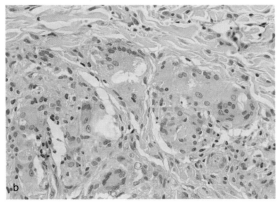

图 56.7　a. 聚－L－乳酸（NewFill）引起的肉芽肿。主要有上皮样细胞和异物巨细胞，后者经常吞噬晶体 PLL 颗粒。HE 染色，×200。b. PLL 肉芽肿的高倍率。HE 染色，×400（版权：F. Bruins, Haarlem, Netherlands）。

25~40 μm[73]。有结果表明，部分结节在 CO_2 激光治疗后迅速减少[74]。最近，在注射 CHA 声带填充物 30 分钟后观察到 3 级全身反应，这提示作者建议术后维持 30 分钟的观察期[75]。

聚丙烯酰胺凝胶

PAAG 是一种 PAAG 浓度为 2.5%~5% 的无菌水悬浮液。它在市场上有许多不同的名称：PAAG（Sinocos Eastcos，中国香港），Amazing 凝胶，Aqualift，Aquamide，（Contura International，SöBorg，Denmark），Argiform，Bioformacryl，Formacryl 和 Outline，它们在微小的附加成分上略有不同[1]。该材料对酶降解和吞噬作用具有抗性。这些颗粒可以在其表面携带细菌，并引起晚期感染、形成生物膜和脓肿[76]。据称，它不会引起过敏反应或干扰血液动力学系统。它可以在水中容纳 300~400 倍的重量。在东方国家，它被广泛用于隆胸。

效果立竿见影。其主要优点是在注射后仍能保持注射部位的柔软和柔韧[77]。但是，这些产品不应注射在其他产品之上。PAAG 通常耐受性良好，但也严重的不良反应报道，如肿胀、肿块、脓肿、毁容、凝胶脱位和呼吸窘迫[78]。在其他系列研究观察到乳房畸形、肿块、间歇性肿胀、疼痛和凝胶挤出[79-81]。这种凝胶具有极好的生物相容性，因此是细菌的优良培养基[82]。主要风险是感染，通常在 8~12 个月后甚至更晚才出现，但培养结果通常是阴性，只有 PCR 可以识别正常情况下不致病的细菌，如痤疮丙酸杆菌、口腔链球菌和奇异球菌、金黄色葡萄球菌和一些非典型分枝杆菌。组织病理学显示中性粒细胞和核破裂物质的病灶，大量巨噬细胞和异物巨细胞围绕在凝胶周围，其形态与 HA 相似。巨细胞含有充满 PAAG 的小泡，这种物质经常在巨细胞中和大型湖泊中显示出小而空的气泡（图 56.8）。PAAG 阿尔新蓝染色阳性，无双折射。

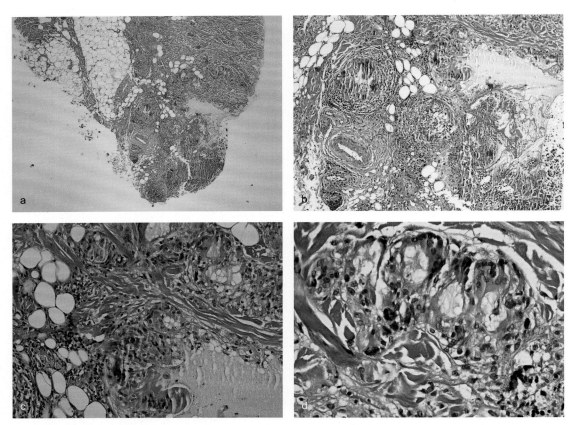

图 56.8 深层真皮和邻近皮肤脂肪对聚丙烯酰胺凝胶（PAAG）的肉芽肿反应。a. HE，放大倍率 4×。b. 对 PAAG 的肉芽肿反应。HE 染色，×10。c. PAAG 被视为一种弱嗜碱性的无定形物质，但也有类似脂肪细胞的空洞。HE 染色，×20。d. 巨细胞包含 PAAG，其内含有小泡。HE 染色，×40。

聚烷基酰亚胺凝胶

4% 聚 烷 基 酰 亚 胺 凝 胶 水 溶 液（Bio-Alcamid，Polymekon，Milan，Italy）是另一种可注射到真皮深层或真皮下的大容量的填充物。注射后形成一个薄胶原包膜，可以避免迁移，并使其与周围组织分开。抽吸或在其上打一个小孔可以将其去除。其副作用包括水肿、瘀伤、结节、感染、严重的炎症反应。尽管周围有囊状纤维化，但仍有注射物迁移、外观不满意以及后期出现的脓肿。迁移是一种罕见事件[83]。组织病理学显示嗜碱性无定形物质被中性粒细胞和红细胞包围。革兰染色可显示细菌。这些感染很难治疗，需要大剂量的长期抗菌、切口开引流和冲洗[84,85]。

聚丙烯酰胺凝胶中的聚乙烯醇微球

这种填充物是在 25% PAA G 水凝胶（Evolution，ProCytech SA）中加入 6% 聚乙烯醇微球形成的悬浮液。尽管它不常使用，但耐受性良好[51,86]。

丙烯酸水凝胶

HA 中加入甲基丙烯酸乙酯和甲基丙烯酸羟乙酯颗粒的悬浮液，被称为 DermaLive 和 DermaDeep 的品牌名称被销售。最初的报道称耐受性良好[87]，但很快发现这种双相填充物导致晚期肉芽肿病例的比例非常高[88-90]，因此不得不将他撤出市场。然而，肉芽肿仍然会发生[91]。它们通常以结节的形式出现，首先是可触及，然后经常变为肉眼可见（图 56.9）。有时可能会发展为瘘管，甚至出现角化棘皮瘤样外观[92]。肉芽肿边界清楚，手术切除相对容易；然而，经常会发展成新的肉芽肿。其他治疗方法包括病灶内皮质类固醇、别嘌呤醇和 5-氟尿嘧啶。如果怀疑感染，必须在之前给予抗生素治疗[93]。组织病理学显示为致密肉芽肿，含有大量晶体状丙烯酸酯颗粒的纤维性假包膜。肉芽肿由试图吞噬颗粒的上皮样和异物巨细胞组成。一些区域会坏死并含有胆固醇结晶。表皮嵴可能向下生长，并试图包围外来异物，从而引起瘘管形成。有些肉芽肿可能会随着时间推移而硬化（图 56.10 和图 56.11）。

聚甲基丙烯酸甲酯

Artecoll、Artefill 和 Artesense® 是 PMMA 颗粒悬浮在牛胶原蛋白中的液体。为避免免疫反应，在使用

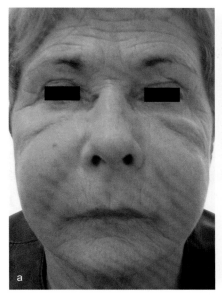
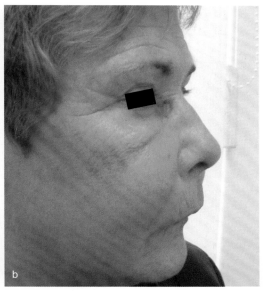

图 56.9　a、b. Bio-Alcamid（聚烷基酰亚胺水凝胶）过敏反应：严重水肿（版权：F. Bruins, Haarlem, Netherlands）。

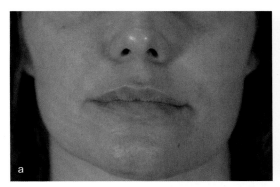
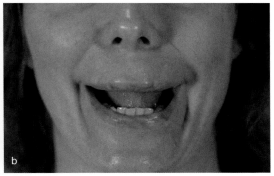
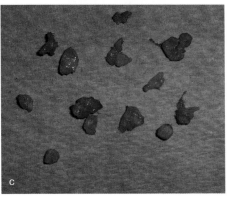

图 56.10　a. HEMA 注射后唇部可触及的小结节（DermaLive）。b. 拉伸双唇使结节可见。c. 许多结节很容易从唇黏膜一侧切除（图 a、b 版权：Klinik Bunæs, Sandvika, Norway；图 c 版权：J. Bunæs, Sandvika, Norway）。

前须对牛胶原蛋白进行检测。有瘢痕疙瘩病史的个体不使用改物品治疗[94]。注射后约 3 周，身体开始在微球周围沉积自己的胶原蛋白，这些微球几乎被自己的胶原蛋白包裹起来。不须进行过度修正。Artefill 的抛光微珠被认为吸引的杂质少，因此不容易导致肉芽肿的形成[95]。Methacrill 和 Metrex 也是 PMMA 颗粒，尽管不是圆形和抛光的。虽然肉芽肿很少见，报道仅有 0.01%[96, 97]，但它们确实会发生，并且很难治疗[98]。往往形成肿块，特别是在嘴唇部位，但大多数只是可触摸而不可见。肉芽肿可能在注射几年后出现[99]。当患者因丙型肝炎而接受干扰素治疗时[100] 或在注射区域（Vochelle D）上进行激光处理时，可在注射多年后出

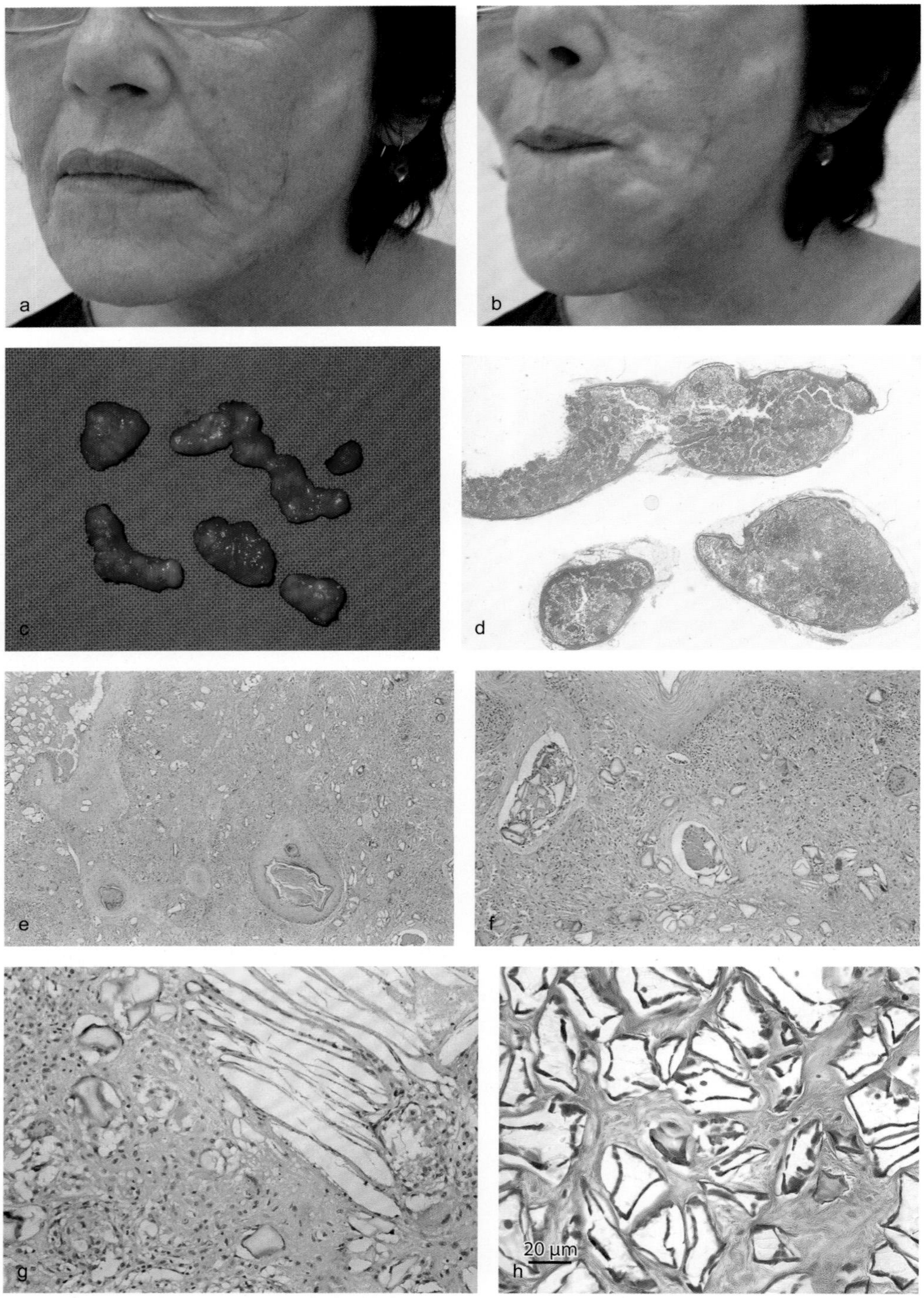

图 56.11　a、b. 注射 2 年后 HEMA 肉芽肿。c. 口周区部分肉芽肿切除。d. HEMA 结节的组织病理学显示肉芽肿边界清楚，周围有纤维性假包膜。HE 染色，×4。e. HEMA 肉芽肿。有致密的肉芽肿浸润，伴有上皮样细胞和一些巨细胞；许多 HEMA 颗粒，其多角形的外观醒目；窦道和瘘道，后者也含有 HEMA 颗粒。HE 染色，×100。f. 高倍放大的窦腔周围，可见大量 HEMA 颗粒、巨大的巨细胞和中性粒细胞。HE 染色，×200。g. HEMA 肉芽肿，有颗粒和许多裂缝样，即所谓的胆固醇裂隙。HE 染色，×200。h. 病灶内曲安奈德加 5－氟尿嘧啶治疗期间的 HEMA 肉芽肿。浸润少，结缔组织呈透明化。HE 染色，×200。

现肉芽肿沉淀，肉芽肿会突然出现硬化、肿胀，出现压痛和红斑（图 56.12）。组织病理学显示典型的肉芽肿，在纤维化组织中有明显的圆形空腔。治疗采用病灶内皮质类固醇和 5－氟尿嘧啶[101] 及别嘌呤醇和手术治疗。用高频内凝法融化 Methacrill 肉芽肿，留下具有特征性气味的烧焦残渣[102]。病灶内激光治疗也是另一种可选择的方法。

石蜡和其他矿物油和脂类衍生物

在 19 世纪末和 20 世纪初，如凡士林、石蜡、羊毛脂、鱼肝油或蜂蜡等粗物质被使用。尽管最初的结果令人满意，但由于皮肤硬化、肿胀、肉芽肿形成、溃疡和瘘管、感染、脓肿甚至癌症的发展，其后期的结果通常令人震惊[1]。

石蜡引起的后果是不可逆转的，它也不再被用作合法的填充物，在使用石蜡或其他含有维生素 E（有时也包括维生素 D 和维生素 A）的油之后，仍然可以看到高度炎症性肉芽肿（图 56.14）[103]。向阴茎注射石蜡可引起以纤维化和变形为特征的硬化性脂肪肉芽肿[104]。组织病理学上，深部网状真皮和皮下脂

肪出现小叶性脂膜炎，表现为瑞士奶酪样外观。囊腔周围有泡沫组织细胞和巨细胞之间的胶原束硬化（图 56.14）。

凡士林和其他矿物油也会引起非常相似的反应[105-108]。

在注射不适当物质的地方使用超声液化脂肪，并随后通过抽吸套管吸取是否有助于消除这种物质还有待观察[109, 110]。

硅酮

硅酮是另一种不可逆的填充物。它是一种高度聚合的疏水性油（Silikon 1000，Adatosil 5000，Biopolimero），凝胶（MDX 4-4011），或由二甲基硅氧烷单元组成的固体橡胶。硅酮一般耐受性良好，但偶尔产生的副作用可能是剧烈而不可逆；这就是为什么它在欧盟和美国都被禁止用作化妆品。那些仍然将硅酮用于非适应证的人声称纯硅酮[111] 和适当的微滴技术可以防止不良影响，但这并不被普遍接受。医用级硅油是纯净无菌的（图 56.16）。真正的微量射注似乎是长期无无副反应的秘密[112-114]。最近，硅胶与 HA 的混合物被称为"最佳填充物"[115]。

副作用分为局部副作用和全身副作用。轻微副作用是注射后一年内出现的小结节，主要是由于药物过量。然而，出现硬结和红斑伴肿胀常常是硅酮肉芽肿，通常在注射后 2~12 年出现。硅瘤几乎完全由含有小滴硅油的巨噬细胞组成，几乎不含任何炎症细胞，而硅酮肉芽肿含有含硅的巨噬细胞、淋巴细胞和巨细胞，两者之间区别某种程度上是人为的。在大多数情况下，两者都对病灶内皮质类固醇有反应。主要并发症包括肺炎、急性呼吸窘迫综合征、血管内注射后猝死、大量低黏度硅油迁移、类丹毒反应、失明、神经功能丧失，以及硅油意外注入眼或脑膜血管后患者死亡。

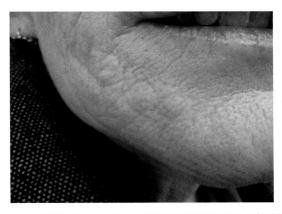

图 56.12 胶原（Artecoll）中聚甲基丙烯酸甲酯微球引起的肉芽肿（版权：F. Bruins, Haarlem, Netherlands）。

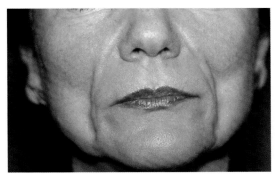

图 56.13 Profill 的晚期并发症显示初始炎症后出现严重脂肪萎缩（版权：P. Andre, Paris, France）。

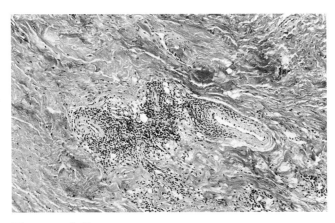

图 56.14 硅瘤。

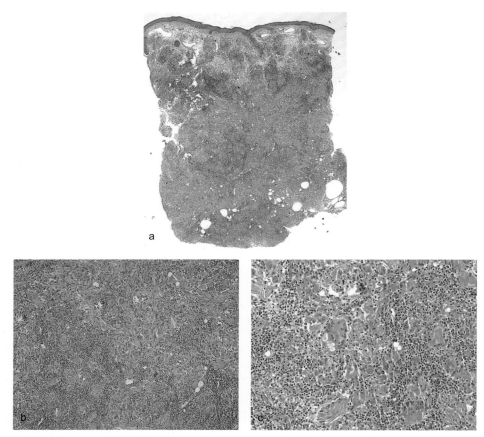

图 56.15　a. 扫描放大一位患者的穿孔活检，该患者自己给自己注射了从含透明质酸乳膏中洗脱出的物质。表皮下水肿，以及真皮周围有许多被淋巴细胞包围的肉芽肿。b. 许多小肉芽肿分布在密集的淋巴细胞浸润中。c. 高倍镜下可见非常密集的淋巴细胞浸润，伴有上皮样细胞和许多巨细胞，其中一些含有囊泡状空隙，可能来自于摄入的异物（图 a~c 版权：Department of Dermatology, Inselspital, University of Bern, Bern, Switzerland）。

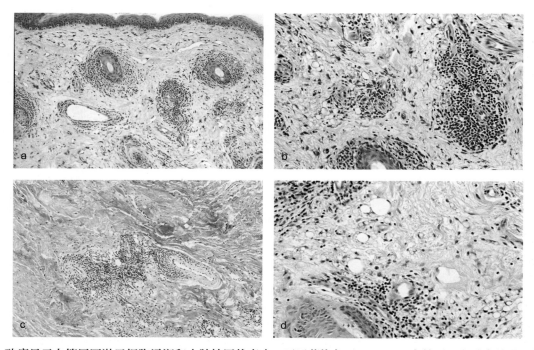

图 56.16　a 硅瘤显示血管周围淋巴细胞浸润和水肿性网状真皮。亚甲蓝染色，×100。b. 血管周围有致密的淋巴细胞浸润和一些相对较小的圆形空洞，亚甲蓝染色，×200。c. 结缔组织非常疏松，有许多几乎看不见的圆形空隙，比正常脂肪细胞小。甲酚紫染色，×100。d. 结缔组织疏松，含有代表硅油滴的空隙，甲酚紫染色，×400。

有机硅弹性颗粒（生物塑料）

有机硅弹性体在聚乙烯吡咯烷酮水凝胶中的悬浮液主要用于泌尿外科和声带增强。它被证明会产生肿块和肉芽肿[116, 117]。

填充物不良影响的组织病理学一般特征

许多填充物在皮肤中具有特定的形态和/或染色[51]。这对于填充物产生的可见的急性反应以及晚期反应如肉芽肿和感染脓肿都是如此。

牛胶原蛋白在皮肤中呈致密的嗜酸性团块。与人类胶原纤维相比，它没有双折射。早期的"过敏"反应通常表现为淋巴细胞浸润，可转变为肉芽肿，肉芽肿有大量上皮样细胞和一些巨细胞。

HA 有时可能在皮肤中被视为或多或少无结构的嗜碱性物质；这可能对应于局部化时的 Tyndall 效应。肉芽肿在使用链球菌生产 HA 的早期比较常见，很可能是由于蛋白质含量所致。这种产品现在很少见。另一个新品牌引起了许多肉芽肿和脓肿的并发症。它们由致密的淋巴细胞和许多巨细胞以及在嗜碱性 HA 周围的许多嗜酸性粒细胞组成，通常体积巨大。在有脓肿和瘘管的情况下，可见中性粒细胞灶。

Matridex 在富含细胞的肉芽肿中可显示出 HA 和右旋糖酐颗粒。其微球是完美的圆形和呈黑色或紫色的嗜碱性物质，使产品能够被识别。

在上皮样细胞肉芽肿中，PLL 被看作是一种晶体物质，巨细胞常被纤维化包围。这种物质是双折射的，能够被精确识别。

丙烯酸水凝胶主要引起晚期，此时肉芽肿中不再见到 HA。丙烯酸颗粒呈聚合状，见于含巨细胞的致密肉芽肿中，其中许多巨细胞试图吞噬异物。坏死区域很常见，并常含有胆固醇裂隙。临床上可见的瘘管在组织病理学上表现为向内生长的表皮，他们也试图吞噬和经皮清除填充物。

PMMA（Artecoll，Artefill）被认为是纤维化组织中的圆形空洞。虽然看起来是大小相对一致，但这取决于截面。肉芽肿形成时，还可见上皮样细胞和巨细胞。

PAAG 的生物耐受性很好。主要风险是感染，可能导致脓肿和坏死。肉芽肿可见上皮样细胞和巨细胞。该材料呈嗜碱性，不表现常见于 HA 的波浪状结构。

大小不等的硅油液滴引起肉芽肿，其中一些见于上皮样细胞中可见。因为没有颗粒，肉芽肿中巨细胞罕见。血管周围常可见致密的淋巴细胞浸润。

硬化性脂肪肉芽肿是石蜡注射产生的特征，主要在用于增加阴茎周长。其特点是在纤维组织中呈瑞士奶酪样外观，伴有淋巴细胞、上皮样细胞和巨细胞。空白空间的大小可变。

在不同的油中注射维生素 E 可以得到类似的组织病理学图像，但由于这些注射现在主要是由非医疗人员在面部，特别是在嘴唇进行，所以变化更加剧烈，炎症成分在这些病例中更加明显。

治疗说明

预防总是比治疗更好和更容易，填充物的副作用也是如此。在确定不良副作用的确切性质后，必须选择适当的治疗方法。早期副作用，如注射疼痛、即刻肿胀和水肿，通常不需要特殊治疗。填充物注射过量或注射在错误的区域，如果可能的话，需要立即按摩或移除。在唇部注射 CAH 后形成肿块是一种技术造成差错，即注射位置过浅。在开始注射之前必须进行适当的培训。

HA 可用透明质酸酶溶解。大多数制剂是动物来源的，理论上有可能致敏。最好熟练使用一种制剂，因为不同药物的剂量可能有所不同。效果通常在数小时内见效，24 小时后有可能需再次注射，因此建议在开始时小剂量使用。

问题是晚期和迟发性不良反应的治疗。首先，必须确定是那种物质造成的。这通常不可能，因为患者不知道或不愿意透露注射了哪种填充物。一旦肉芽肿形成，就可以假定，只要异物在皮肤内，肉芽肿就会继续发展。衰减全反射/傅里叶变换红外分析光谱[118]是否真的能可靠的鉴别填充物仍有待观察。另一种有效的方法是切片的组织学检查，在大多数不同的填充物中，切片的组织学变化相当明显[51, 119]。

用放射性标记的白细胞可以区分感染性肉芽肿和非感染性肉芽肿。在感染的情况下，抗生素必须足量，使用时间也需要足够长。对局部病灶内注射 250 mg/mL 5－氟尿嘧啶和 10 mg/mL 曲安奈德加 1 mL 甲哌卡因的混合物通常对肉芽肿有效，先给药两次，然后每周一次，外加别嘌呤醇 300~600 mg/d。TNF-α 抑制剂在治疗肉芽肿方面尚未获得广泛认可。

总结

填充物是医学美容中最常用的物质。"消费者"不是生病的患者，而是希望在手术后看起来更好的健康人。任何不良影响，无论是即时的、晚期的、延迟的、暂时的或不可逆转的，对他们来说都是一场灾难，对治疗医生来说也是一场潜在的灾难。必须采取一切措施来避免；医生必须经过良好的培训，使用最好的产品，并明确适应证、禁忌证、适当的无菌注射技术和对每种特定填充物的合适定位。患者治疗后必须遵照医生的建议。最好的方法是给患者一张"填充物登记表"，注明哪种填充物是何时何地注射的。尽管采取了所有预防措施，但仍可能会发生不良影响。认真对待患者，永远不要忽视他们的担忧。出现问题应尽快开展治疗[120]。

参考文献

[1] Haneke E. Risks of permanent fillers. *Expert Rev Dermatol* 2009; 4:271–283.

[2] Haneke E. Skin rejuvenation without a scalpel. Fillers. *J Cosm Dermatol* 2006; 5:164–174.

[3] DeLorenzi C. Complications of injectable fillers, part I. *Aesthet Surg J* 2013; 33:561–575.

[4] Ionescu A, Wutscher E, Brambilla E, Schneider-Feyrer S, Giessibl FJ, Hahnel S. Influence of surface properties of resin-based composites on in vitro *Streptococcus mutans* biofilm development. *Eur J Oral Sci* 2012; 120:458–465.

[5] Haneke E. Soft tissue augmentation with injectable fillers and implants. In: Vuyk HD, Lohuis PJFM, eds. *Facial Plastic Surgery*. London, U.K.: Hodder Arnold, 2006, pp. 167–180.

[6] André P, Lowe NJ, Parc A, Clerici TH, Zimmermann U. Adverse reactions to dermal fillers: A review of European experiences. *J Cosmet Laser Ther* 2005; 7:171–176.

[7] Cohen JL. Understanding, avoiding, and managing dermal filler complications. *Dermatol Surg* 2008; 34(Suppl 1):S92–S99.

[8] Lazzeri D, Agostini T, Figus M, Nardi M, Pantaloni M, Lazzeri S. Blindness following cosmetic injections of the face. *Plast Reconstr Surg* 2012; 129:995–1012.

[9] Park SW, Woo SJ, Park KH, Huh JW, Jung C, Kwon OK. Iatrogenic retinal artery occlusion caused by cosmetic facial filler injections. *Am J Ophthalmol* 2012; 154:653–662.

[10] Glaich AS, Cohen JL, Goldberg LH. Injection necrosis of the glabella: Protocol for prevention and treatment after use of dermal fillers. *Dermatol Surg* 2006; 32:276–281.

[11] Hirsch RJ, Cohen JL, Carruthers JD. Successful management of an unusual presentation of impending necrosis following a hyaluronic acid injection embolus and a proposed algorithm for management with hyaluronidase. *Dermatol Surg* 2007; 33:357–360.

[12] Narins RS, Jewell M, Rubin M, Cohen J, Strobos J. Clinical conference: Management of rare events following dermal fillers: Focal necrosis and angry red bumps. *Dermatol Surg* 2006; 32: 426–434.

[13] Kleydman K, Cohen JL, Marmur E. Nitroglycerin: A review of its use in the treatment of vascular occlusion after soft tissue augmentation. *Dermatol Surg* 2012; 38:1889–1897.

[14] Fulton J, Caperton C, Weinkle S, Dewandre L. Filler injections with the blunt-tip microcannula. *J Drugs Dermatol* 2012; 11:1098–1103.

[15] Fiore R 2nd, Miller R, Coffman SM. Mycobacterium mucogenicum infection following a cosmetic procedure with poly-L-lactic acid. *J Drugs Dermatol* 2013; 12:353–357.

[16] Christensen L, Breiting V, Bjarnsholt T, Eickhardt S, Høgdall E, Janssen M, Pallua N, Zaat SA. Bacterial infection as a likely cause of adverse reactions to polyacrylamide hydrogel fillers in cosmetic surgery. *Clin Infect Dis* 2013; 56:1438–1444.

[17] Beljaards RC, de Roos KP, Bruins FG. NewFill for skin augmentation: A new filler or failure? *Dermatol Surg* 2005; 31:772–776.

[18] Rohrich RJ, Monheit G, Nguyen AT, Brown SA, Fagien S. Soft-tissue filler complications: The important role of biofilms. *Plast Reconstr Surg* 2010; 125:1250–1256.

[19] Gleeson CM, Lucas S, Langrish CJ, Barlow RJ. Acute fatal fat tissue embolism after autologous fat transfer in a patient with lupus profundus. *Dermatol Surg* 2011; 37:111–115.

[20] Weinkle S. Efficacy and tolerability of admixing 0.3% lidocaine with dermicol-P35 27G for the treatment of nasolabial folds. *Dermatol Surg* 2010; 36:316–320.

[21] Sclafani AP, Romo T 3rd. Collagen, human collagen, and fat: The search for a three-dimensional soft tissue filler. *Facial Plast Surg* 2001; 17:79–85.

[22] Bassetto F, Turra G, Salmaso R, Lancerotto L, Del Vecchio DA. Autologous injectable dermis: A clinical and histological study. *Plast Reconstr Surg* 2013; 131:589e–596e.

[23] Saray A. Porcine dermal collagen (Permacol) for facial contour augmentation: Preliminary report. *Aesthet Plast Surg* 2003; 27: 368–375.

[24] Monstrey SJ, Pitaru S, Hamdi M, Van Landuyt K, Blondeel P, Shiri J, Goldlust A, Shoshani D. A two-stage phase I trial of Evolence30 collagen for soft-tissue contour correction. *Plast Reconstr Surg* 2007; 120:303–311.

[25] Braun M, Braun S. Nodule formation following lip augmentation using porcine collagen-derived filler. *J Drugs Dermatol* 2008 June; 7:579–581.

[26] Clifford P, Clark III. Animal based hyaluronic acid fillers: Scientific and technical considerations. *Plast Reconstr Surg* 2007; 120:275–325.

[27] Mummert ME. Immunologic roles of hyaluronan. *Immunol Res* 2005; 31:189–206.

[28] Stern R, Asari AA, Sugahara KN. Hyaluronan fragments: An information-rich system. *Eur J Cell Biol* 2006; 85:699–715.

[29] Wright AJ, Day AJ. Hyaluronan in immune processes. *Adv Exp Med Biol* 2005; 564:57–69.

[30] Goomer RS, Leslie K, Maris T, Amiel D. Native hyaluronan produces less hypersensitivity than cross-linked hyaluronan. *Clin Orthop Relat Res* 2005; 434:239–245.

[31] Enríquez Merino J. Perhidroescualeno y coláageno-polivinilpirrolidona: Un nuevo matrial de relleno. Ensayo clínico con 20 pcientes. *Dermatol Cosmet Med Quir* 2013; 11:19–22.

[32] Escobar Francisco SA, Rodríguez Ruiz XC. Tratamiento de surcos, depresiones cutáneas y líneas de expresión con perhidroescualeno CLG-PVP. *Dermatol Cosmet Méd Quir* 2013; 11:104–111.

[33] Figueiredo VM. A five-patient prospective pilot study of a polycaprolactone based dermal filler for hand rejuvenation. *J Cosmet Dermatol* 2013; 12:73–77.

[34] de Melo F, Marijnissen-Hofsté J. Investigation of physical properties of a polycaprolactone dermal filler when mixed with lidocaine and lidocaine/epinephrine. *Dermatol Ther* 2012; 2:13.

[35] Moulonguet I, de Goursac C, Plantier F. Granulomatous

reaction after injection of a new resorbable filler Novabel. *Am J Dermatopathol* 2011; 33:710–711.

[36] Niamtu J III. Filler injection with micro-cannula instead of needles. *Dermatol Surg* 2009; 35:2005–2008.

[37] Rodriguez JM, Xie YL, Winthrop KL, Schafer S, Sehdev P, Solomon J, Jensen B, Toney NC, Lewis PF. Mycobacterium chelonae facial infections following injection of dermal filler. *Aesthet Surg J* 2013; 33:265–269.

[38] Grippaudo FR, Pacilio M, Di Girolamo M, Dierckx RA, Signore A. Radiolabelled white blood cell scintigraphy in the work-up of dermal filler complications. *Eur J Nucl Med Mol Imaging* 2013; 40:418–425.

[39] Colbert SD, Southorn BJ, Brennan PA, Ilankovan V. Perils of dermal fillers. *Br Dent J* 2013; 214:339–340.

[40] Alijotas-Reig J, Fernández-Figueras MT, Puig L. Inflammatory, immune-mediated adverse reactions related to soft tissue dermal fillers. *Semin Arthritis Rheum*, 2013; 43:241–258.

[41] Talbot SG, Parrett BM, Yaremchuk MJ. Sepsis after autologous fat grafting. *Plast Reconstr Surg* 2010; 126:162e–164e.

[42] Sykes JM, Tapias V, Pu LL. Autologous fat grafting viability: Lower third of the face. *Facial Plast Surg* 2010; 26:376–384.

[43] Taupin A, Labbé D, Nicolas J, Debout C, Benateau H. Lipofilling and weight gain. Case report and review of the literature. *Ann Chir Plast Esthet* 2010; 55:238–242.

[44] Delay E, Garson S, Tousson G, Sinna R. Fat injection to the breast: Technique, results, and indications based on 880 procedures over 10 years. *Aesthet Surg J* 2009; 29:360–376.

[45] Teimourian B. Blindness following fat injections. *Plast Reconstr Surg* 1988; 82:361.

[46] Dreizen NG, Framm L. Sudden unilateral visual loss after autologous fat injection into the glabellar area. *Am J Ophthalmol* 1989; 107: 85–87.

[47] Egido JA, Arroyo R, Marcos A, Jiménez-Alfaro I. Middle cerebral artery embolism and unilateral visual loss after autologous fat injection into the glabellar area. *Stroke* 1993; 24:615–616.

[48] Feinendegen DL, Baumgartner RW, Vuadens P, Schroth G, Mattle HP, Regli F, Tschopp H. Autologous fat injection for soft tissue augmentation in the face: A safe procedure? *Aesthet Plast Surg* 1998; 22:163–167.

[49] Sclafani A, Romo T, Jacono AA, McCormick SA, Cocker R, Parker A. Evaluation of acellular dermal graft in sheet (Alloderm) and injectable (micronized Alloderm) forms for soft tissue augmentation: Clinical observations and histologic findings. *Arch Fac Plast Surg* 2000; 2:130–136.

[50] De Coninck A, Personal communication, 2008.

[51] Requena L, Requena C, Christensen L, Zimmermann US, Kutzner H, Cerroni L. Adverse reactions to soft tissue fillers. *J Am Acad Dermatol* 2011; 64:1–34.

[52] Tutrone WD, Cohen JL. Dissolving collagen fillers. Enzymatic degradation of some problematic filler circumstances may now include collagens. *J Drug Dermatol* 2009; 8:1140–1141.

[53] André P. Evaluation of the safety of a non-animal stabilized hyaluronic acid (NASHA-Q-Medical Sweden) in European countries: A retrospective study from 1997 to 2001. *J Eur Acad Dermatol Venereol* 2004; 18:422–425.

[54] Rodrigues-Barata AR, Camacho-Martínez FM. Undesirable effects after treatment with dermal fillers. *J Drugs Dermatol* 2013; 12:e59–e62.

[55] Buntrock H, Reuther T, Prager W, Kerscher M. Efficacy, safety, and patient satisfaction of a monophasic cohesive polydensified matrix versus a biphasic nonanimal stabilized hyaluronic acid filler after single injection in nasolabial folds. *Dermatol Surg* 2013;

39:107–1105.

[56] Micheels P. Human anti-hyaluronic acid antibodies: Is it possible? *Dermatol Surg* 2001; 27:185–191.

[57] Lupton JR, Altster TS. Cutaneous hypersensitivity reaction to injectable hyaluronic acid gel. *Dermatol Surg* 2002; 26:135–137.

[58] Altman RD, Moskowitz R, the HaylganO Study Group. Intraarticular sodium haluronate (Hyalgan®) in the treatment of patients with osteoarthritis of the knee. *J Rheumatol* 1998; 25:2203–2212.

[59] Calvo M, Tornero P, De Barrio M, Mínguez G, Infante S, Herrero T, Baeza ML. Erythema multiform due to hyaluronic acid (Go-on). *J Investig Allergol Clin Immunol* 2007; 17:127–128.

[60] Brody HJ. Use of hyaluronidase in the treatment of granulomatous hyaluronic acid reactions or unwanted hyaluronic acid misplacement. *Dermtol Surg* 2005; 31:893–897.

[61] Bachmann F, Erdmann R, Hartmann V, Wiest L, Rzany B. The spectrum of adverse reactions after treatment with injectable fillers in the glabellar region: Results from the injectable filler safety study. *Dermatol Surg* 2009; 35:1629–1634.

[62] Schuller-Petrović S, Pavlović MD, Schuller SS, Schuller-Lukić B, Neuhold N. Early granulomatous foreign body reactions to a novel alginate dermal filler: The system's failure? *J Eur Acad Dermatol Venereol* 2013; 27:121–123.

[63] Eppley BL, Summerlin DJ, Prevel CD, Sadove AM. Effects of a positively charged biomaterial for dermal and subcutaneous augmentation. *Aesthet Plast Surg* 1994; 18:413–416.

[64] Massone C, Horn M, Kerl H, Ambros-Rudolph CM, Brunasso AMG, Cerroni L. Foreign body granuloma due to Matridex injection for cosmetic purposes. *Am J Dermatopathol* 2009; 31:197–199.

[65] Huh SY, Cho SY, Kim KH, An JS, Won CH, Chang SE, Lee MW, Choi JH, Moon KC. A case of complication after Matridex® injection. *Ann Dermatol* 2010; 22:81–84.

[66] Yang J-H, Lee S-L, Won C-H, Chang S-E, Lee M-W, Choi J-H, Moon K-C. Foreign body granuloma caused by hyaluronic acid/dextranomer microsphere filler injection. *Int J Dermatol* 2012; 51:1517–1518.

[67] Apikian M, Roberts S, Goodman GJ. Adverse reactions to poly-L-lactic acid injection in the periorbital area. *J Cosmet Dermatol* 2007; 6:95–101.

[68] Palm MD, Woodhall KE, Butterwick KJ, Goldman MP. Cosmetic use of poly-L-lactic acid: A retrospective study of 130 patients. *Dermatol Surg* 2010; 36:161–170.

[69] Zimmermann US, Clerici TJ. The histological aspect of fillers complications. *Semin Cutan Med Surg* 2004; 23:24–250.

[70] Marmur ES, Al Quran H, De Sa Earp AP, Yoo JA. A five-patient satisfaction pilot study of calcium hydroxylapatite injection for treatment of aging hands. *Dermatol Surg* 2009; 35:1978–1986.

[71] Daines SM, Williams EF III. Complications associated with injectable soft-tissue fillers. A 5-year retrospective review. *JAMA Facial Plast Surg* 2013; 15:226–231.

[72] Daley T, Damm DD, Haden JA, Kolodychak MT. Oral lesions associated with injected hydroxyapatite cosmetic filler. *Oral Surg Oral Med Oral Pathol Oral Radiol* 2012; 114:107–111.

[73] Dadzie OE, Mahalingam M, Parada M, El Helou T, Philips T, Bhawan J. Adverse reactions to soft tissue fillers—A review of the histological features. *J Cutan Pathol* 2008; 35:536–548.

[74] Reddy KK, Brauer JA, Anolik R, Bernstein L, Brightman LA, Hale E, Karen J, Weiss E, Geronemus RG. Calcium hydroxylapatite nodule resolution after fractional carbon dioxide laser therapy. *Arch Dermatol* 2012; 148:634–636.

[75] Cohen JC, Reisacher W, Malone M, Sulica L. Severe systemic reaction

from calcium hydroxylapatite vocal fold filler. *Laryngoscope*, 2013; 123:2237–2239.

[76] Christensen LC, Breiting VA, Aasted A, Jörgensen A, Kebuladze I. Long term effects of polyacrylamide hydrogel (PAAG, Interfall/Contura SA) in human breast tissue. *Plast Reconstr Surg* 2003; 111:1883–1888.

[77] Leung KM, Yeoh GPS, Chan KW. Breast pathology in complications associated with polyacrylamide hydrogel (PAAG) mammoplasty. *Hong Kong Med J* 2007; 13:137–140.

[78] Kalantar-Hormozi A, Mozafari N, Rasti M. Adverse effects after use of polyacrylamide gel as a facial soft tissue filler. *Aesthet Surg J* 2008; 28:139–142.

[79] Reda-Lari A. Augmentation of the malar area with polyacrylamide hydrogel: Experience with more than 1300 patients. *Aesthet Surg J* 2008; 28:131–138.

[80] Cheng NX, Wang YL, Wang JH, Zhang XM, Zhong H. Complications of breast augmentation with injected hydrophilic polyacrylamide gel. *Aesthet Plast Surg* 2002; 26:375–382.

[81] Lee CJ, Kim SG, Kim L, Choi MS, Lee SI. Unfavorable findings following breast augmentation using injected polyacrylamide hydrogel. *Plast Reconstr Surg* 2004; 114:1967–1968.

[82] Zarini E, Supino R, Pratesi G et al. Biocompatibility and tissue interactions of a new filler material for medial use. *Plast Reconstr Surg* 2004; 114:934–942.

[83] Malik S, Mehta P, Adesanya O, Ahluwalia HS. Migrated periocular filler masquerading as arteriovenous malformation: A diagnostic and therapeutic dilemma. *Ophthal Plast Reconstr Surg* 2013; 29:e18–e20.

[84] Jones DH, Carruthers A, Fitzgerald R, Sarantopoulos GP, Binder S. Late-appearing abscesses after injections of nonabsorbable hydrogel polymer for HIV-associated facial lipoatrophy. *Dermatol Surg* 2007; 33(Suppl 2):S193–S198.

[85] Goldan O, Georgio I, Grabov-Nardinii G, Regev E, Tessone A, Liran A, Haik J, Mendes D, Orenstein A, Winkler E. Early and late complications after a nonabsorbable hydrogel polymer injection: A series of 14 patients and novel management. *Dermatol Surg* 2007; 33(Suppl 2):S199–S206.

[86] Lemperle G, Morhenn V, Charrier U. Human histology and persistence of various injectable filler substances for soft tissue augmentation. *Aesthet Plast Surg* 2003; 27:354–366; discussion 367.

[87] Bergeret-Galley C, Latouche X, Illouz YG. The value of a new filler material in corrective and cosmetic surgery. DermaLive and DermaDeep. *Aesthet Plast Surg* 2001; 25:249–255.

[88] Sidwell RU, Dhillon AP, Butler PE, Rustin MH. Localized granulomatous reaction to a semi-permanent hyaluronic acid and acrylic hydrogel cosmetic filler. *Clin Exp Dermatol* 2004; 29:630–632.

[89] Angus JE, Affleck AG, Leach ICH, Millard LG. Two cases of delayed granulomatous reactions to the cosmetic filler DermaLive, a hyaluronic acid and acrylic hydrogel. *Br J Dermatol* 2006; 155:1077–1078.

[90] Rossner M, Rossner F, Bachmann F, Wiest L, Bzany B. Risk of severe adverse reactions to an injectable filler based on a fixed combination of hydroxyethylmethacrylate and ethylmethacrylate with hyaluronic acid. *Dermatol Surg* 2009; 35:367–374.

[91] González-Vela MC, Armesto S, González-López MA, Fernández-Llaca JH, Val-Bernal JF. Perioral granulomatous reaction to Dermalive. *Dermatol Surg* 2008; 34:986–988.

[92] Gamo R, Pinedo F, Vicente J, Naz E, Calzado L, Ruiz-Genao D, de la Fuente EG, Alvarez G, Arranz E, López-Estebaranz JL. Keratoacanthoma-like reaction after a hyaluronic acid and acrylic

hydrogel cosmetic filler. *Dermatol Surg* 2008; 34:954–959.

[93] Weyand B, Menke H. Case report: Adverse granulomatous reaction (granuloma formation) and pseudomonas superinfection after lip augmentation by the new filler DermaLive. *Eur J Plast Surg* 2008; 30:291–295.

[94] Hoffman AS. Synthetic polymeric biomaterials. In: Gebelein CG, ed. *Polymeric Materials and Artificial Organs*. Washington, DC: American Chemical Society, 1984, pp. 13–29.

[95] Dansereau A, Hamilton D, Kavouni A et al. A report on the safety of and satisfaction with particle-based fillers, specifically polymethylmethacrylate microspheres suspended in collagen. *Cosmet Dermatol* 2008; 21:151–156.

[96] Cohen SR, Berner CF, Busso M et al. ArteFill: A long-lasting injectable wrinkle filler material—Summary of the U.S. Food and Drug Administration trials and a progress report on 4- to 5-year outcomes. *Plast Reconstr Surg* 2006; 118(Suppl 3):S64–S76.

[97] Solomon P, Sklar M, Zener R. Facial soft tissue augmentation with Artecoll(®): A review of eight years of clinical experience in 153 patients. *Can J Plast Surg* 2012; 20:28–32.

[98] Haneke E. Polymethyl methacrylate microspheres in collagen. *Semin Cutan Med Surg* 2004; 23:227–232.

[99] Wu W, Chayavichitsilp P, Hata T. Extremely delayed granulomatous reaction to soft-tissue injectables (polymethyl methacrylate). *J Am Acad Dermatol* 2012; 67:e206–e207.

[100] Fischer J, Metzler G, Schaller M. Cosmetic permanent fillers for soft tissue augmentation: A new contraindication for interferon therapies. *Arch Dermatol* 2007; 143:507–510.

[101] Conejo-Mir JS, Sanz Guirado S, Angel Muñoz M. Adverse granulomatous reaction to Artecoll treated by intralesional 5-fluorouracil and triamcinolone injections. *Dermatol Surg* 2006; 32:1079–1081.

[102] Odo MEY, Odo LM, Nemoto NCF, Cucé LC. Treatment of nodules caused by polymethylmethacrylate. A pilot study. *Dermatol Surg* 2008; 32:1079–1081.

[103] Kamouna B, Kazandjieva J, Balabanova M, DourmishevV L, Negentsova Z, Etugov D, Nikolova A, Miteva L, Haneke E. Oil soluble vitamins—Illegal use as fillers for lip augmentation. *Facial Plast Surg* 2014; 30:635–643.

[104] Foucar E, Downing DT, Gerber WL. Sclerosing lipogranuloma of the male genitalia containing vitamin E: A comparison with classical "paraffinoma." *J Am Acad Dermatol* 1983; 9:103–110.

[105] Akkus E, Iscimen A, Tasli L, Hattat H. Paraffinoma and ulcer of the external genitalia after self-injection of vaseline. *J Sex Med* 2006; 3:170–172.

[106] Nyirady P, Kelemen Z, Kiss A, Banfi G, Borka K, Romics I. Treatment and outcome of vaseline-induced sclerosing lipogranuloma of the penis. *Urology* 2008; 71:1132–1137.

[107] Al-Ansari AA, Shamsodini A, Talib RA, Gul T, Shokeir AA. Subcutaneous cod liver oil injection for penile augmentation: Review of literature and report of eight cases. *Urology* 2010; 75: 1181–1184.

[108] Hohaus K, Bley B, Köstler E, Schönlebe J, Wollina U. Mineral oil granuloma of the penis. *J Eur Acad Dermatol Venereol* 2003; 17:585–587.

[109] Maxwell GP, Gingrass MK. Ultrasound-assisted lipoplasty: A clinical study of 250 consecutive patients. *Plast Reconstr Surg* 1998; 101:189–202.

[110] Zocchi ML. Ultrasonic assisted lipoplasty. Technical refinements and clinical evaluations. *Clin Plast Surg* 1996; 23:575–598.

[111] Seward AC, Meara DJ. Industrial-grade silicone injections causing intermittent bilateral malar swelling: Review of safety and efficacy of techniques and products available. *J Oral Maxillofac Surg*

2013; 71:1245–1248.

[112] Webster RC, Fuleihan NS, Hamadan US, Gaunt IM, Smith RC. Injectable silicone: Report of 17,000 facial treatments since 1962. *Am J Cosmet Surg* 1986; 3:41–48.

[113] Benedetto AV, Lewis AT. Injecting 1000 centistoke liquid silicone with ease and precision. *Dermatol Surg* 2003; 29:211–214.

[114] Zappi E, Barnett JG, Zappi M, Barnett CR. The long-term host-response to liquid silicone injected during soft tissue augmentation procedures: A microscopic appraisal. *Dermatol Surg* 2007; 33:S186–S192.

[115] Fulton J, Caperton C. The optimal filler: Immediate and long-term results with emulsified silicone (1,000 centistokes) with cross-linked hyaluronic acid. *J Drugs Dermatol* 2012; 11:1336–1341.

[116] Eppley BL, Sidner RA, Sadove AM. Adequate preclinical testing of bioplastique injectable material? *Plast Reconstr Surg* 1992; 89:157–158.

[117] Baijens L, Speyer R, Linssen M, Ceulen R, Manni JJ. Rejection of injectable silicone "Bioplastique" used for vocal cord augmentation. *Eur Arch Otorhinolarangol* 2007; 264:565–568.

[118] Persichetti P, Palazzolo D, Tenna S, Poccia I, Abbruzzese F, Trombetta M. Dermal filler complications from unknown biomaterials: Identification by attenuated total reflectance spectroscopy. *Plast Reconstr Surg* 2013; 131:597e–603e.

[119] Eversole R, Tran K, Hansen D, Campbell J. Lip augmentation dermal filler reactions, histopathologic features. *Head Neck Pathol* 2013; 7:241–249.

[120] Haneke E. What is new in long-lasting fillers. *Touch Briefings Eur Dermatol* 2008; 3:57–58.

57

富血小板血浆：从科学研究到临床结果

Sabine Zenker

引言

人体衰老过程很复杂。富血小板血浆（PRP）可用于皮肤再生和年轻化。

随着衰老，人体皮肤表皮层的变化小于真皮层的变化，其中细胞的数量及其还原活性减低[1]。胶原、透明质酸和糖胺聚糖的水平持续降低。胶原蛋白约占皮肤干重的70%，在维持皮肤结构方面起着关键作用。存在于以下亚型中的胶原：Ⅰ型和Ⅲ型胶原含量最高，Ⅳ型胶原是致密层的主要成分，Ⅶ型胶原存在于真皮-表皮交界处，Ⅴ型胶原存在于细胞外[2]。

在胶原蛋白在老化过程中，其形态、数量以及纤维排列上都发生了显著的变化，使其变得交联、易碎裂和卷曲[3]。

从临床上来说，老化的皮肤紧致度、弹性、光泽和色泽下降：它容易下垂，变薄，皱纹也会更多，皮肤变得暗淡，失去光泽，并且不那么保湿。

皮肤美容学中的概念

皮肤美容学的一个重要概念是对皮肤结构可控制的刺激。如今，可以采用多种方法使皮肤恢复活力（图57.1）：从家庭护理到药物治疗，如药妆、化学去皮、激光技术、填充剂注射（透明质酸、羟磷灰石钙、聚己内酯等）、射频、针刺、喷射、羧基疗法和高压氧及PRP[4-10]。

血小板

血小板是细小的不规则形状的透明细胞碎片，直径$2\sim3\ \mu m$[11]，源自体巨核细胞的碎片。血小板的平均寿命通常仅为$5\sim9$天。血小板悬浮在人的外周血中并参与止血，形成血凝块以防止过度出血。血小板含

有α致密颗粒。这些α颗粒包含P选择素、血小板因子-4、转化生长因子-4和β_1、血小板衍生生长因子（PDGF）、纤连蛋白、B-血栓蛋白、纤维蛋白原和凝血因子Ⅴ[12]；血小板是天然来源的生长因子。

此外，它们可以分泌细胞因子、趋化因子和其他炎症介质[13-16]。一旦激活，血小板会将这些颗粒的内容物排泄到其小管系统和周围的血液中。

血小板在伤口愈合中的作用

了解PRP在美学上的作用方式，有助于修正对创伤愈合中的级联反应认知。

受伤后，血小板会在10分钟内脱颗粒，释放生长因子到局部环境中，以协助形成凝块。预先合成的现有血小板生长因子中有95%会在一个小时内出现在伤口中。在伤口愈合的第一阶段，伤口发生炎症反应[17, 18]并凝结以止血（该凝块主要由血小板组成）。在第二阶段，即渗出阶段，血小板释放各种因子以吸引吞噬碎片和细菌的细胞，并启动第三阶段，即释放伤口愈合的增殖阶段的因子[19]。在此发生纤维增生并形成肉芽组织。由于血小板引起的血管向内生长，巨噬细胞在血小板的直接影响开始消退时发挥作用。血小板是伤口愈合的起搏器（图57.2~图57.4）。

富血小板血浆

PRP可定义为通过离心产生的血浆制剂，其血小板浓度高于静脉血的正常浓度。PRP不仅包含血小板，还包含许多其他成分，例如生长因子、趋化因子、细胞因子和其他成分（葡萄糖、矿物质离子、蛋白质，例如细胞黏附分子，包括纤维蛋白、纤维蛋白、玻连蛋白、白蛋白）。一旦注射活化的血小板，这些因子便释放出来。血小板表面上还携带许多信号分子。

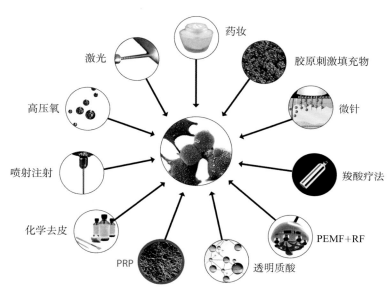

图 57.1　皮肤年轻化治疗。

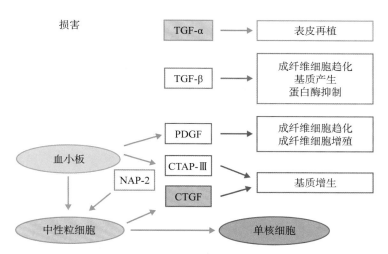

图 57.2　伤口愈合的化学过程（经允许引自 Falabella A and Falanga V, Wound healing, in: Freinkel RK and Woodley DT, eds., *The Biology of the Skin*, Parthenon Publishing, New York, 2001, pp. 281–297. With permission）。

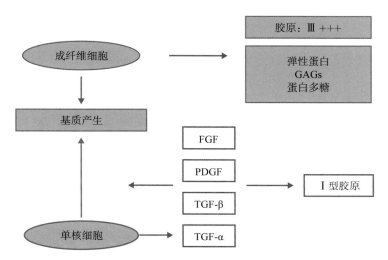

图 57.3　成纤维细胞在伤口愈合中的作用（经允许引自 Falabella A and Falanga V, Wound healing, in: Freinkel RK and Woodley DT, eds., *The Biology of the Skin*, Parthenon Publishing, New York, 2001, pp. 281–297. With permission）。

PRP 中活化血小板的被证实可释放出以下物质[20-22]：

（1）PDGF 的主要来源是血小板，它影响成纤维细胞的增殖和趋化，间充质干细胞和内皮细胞的有丝分裂，并促进细胞外基质的合成和透明质酸的产生。

（2）转化生长因子 α 和 β（TGF-α、β）的主要来源是血小板，它可以促进细胞有丝分裂（成纤维细胞），产生胶原蛋白、DNA 合成的刺激、抗菌肽的表达、角质形成细胞的刺激和血管生成。

（3）血管内皮生长因子（VEGF）可刺激血管生成和内皮细胞增殖。

（4）表皮生长因子（EGF）可调节细胞生长，刺激表皮细胞的增殖和分化，促进肉芽组织的形成，并共同促进血管生成。

（5）成纤维细胞生长因子（FGF-1、2）可刺激成

纤维细胞趋化、血管生成、基质（胶原纤维）沉积和伤口收缩。

一旦整个级联反应开始，活化的血小板将在接下来的 7~10 天合成并释放那些生长因子（图 57.5；参考文献 21）。

综上所述，PRP 是一个复杂物质，它会吸引间充质干细胞和内皮细胞，诱导成纤维细胞和成骨细胞分化、细胞上其他生长因子（如巨噬细胞）上调、合成细胞外基质和胶原蛋白、促进细胞有丝分裂、刺激 DNA 合成和血管生成等。

由于 PRP 是一种自体材料，因此安全可靠，并且不会传播 HIV 和肝炎等可传播疾病[22]，也不存在致癌风险。PRP 是自体的，非免疫原性的，非感染性的，并且是易于获得的生物制剂的来源。血小板制备过程

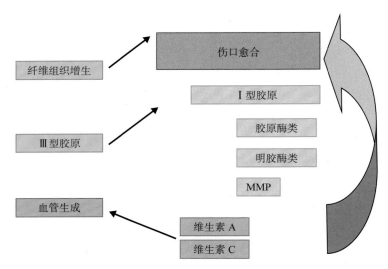

图 57.4　促进伤口愈合的因素（经允许引自 Falabella A and Falanga V, Wound healing, in: Freinkel RK and Woodley DT, eds., *The Biology of the Skin*, Parthenon Publishing, New York, 2001, pp. 281–297. With permission）。

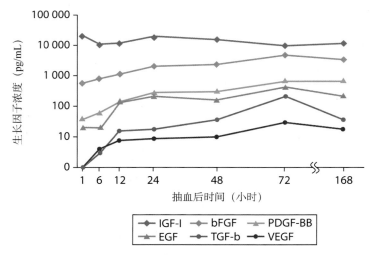

图 57.5　GF 随时间的推移，每种生长因子增加 5~10 倍，表明 PRFM 在 7 天内的稳定性增强（版权：Selphy™）。

很方便，并且近年来富集过程已大大简化。

医学中的富血小板血浆

随着自体 PRP 促进局部组织的生长和修复，多年来，它已受到各种医学领域的关注，包括最骨科和牙科。

早在 1990 年，自体人类血小板源性伤口愈合因子（HPDWHF）作为顽固性皮肤溃疡的伤口愈合剂就被提出，其作用是在早期愈合阶段促进肉芽组织的形成。该结论基于对 23 例 27 个皮肤溃疡的患者进行的研究，这些患者在平均 25 周的常规伤口护理后未显示出愈合的迹象。但令人惊讶的是，在使用 HPDWHF 之后的平均 10 周内，治愈率达到了 100%[22-33]。

Mishra 等进行了针对对其他治疗（包括某些情况下的手术）无反应的患者的膝腱炎的一项研究，这些人在注射 PRP 后的 6 个月内疼痛减轻了 77%[34]。

在植入手术中，PRP 可促进骨骼的再生：Marx 等显示与对照组（$n=44$）相比，在 6 个月后干预组骨密度明显提高，分别为 55% 和 74%[21]。

美学研究数据里的 PRP

近年来，PRP 已用于一系列皮肤疾病中，包括伤口愈合、脂肪移植、脱发、瘢痕修复以及皮肤再生。美学方面（例如嫩肤）也存在一定的益处[35]。

PRP 作为一种独立的美学疗法，科学证据表明可用于恢复皮肤活力，这类似于美索疗法的注射剂。

Cho 等的研究表明，在光老化的小鼠（紫外线 B 照射 8 周）中，注射 PRP 组的皱纹明显减少。活检结果表明，注射 PRP 的组真皮层较厚。在体外试验中，实验组中 PRP 中的生长因子增加了成纤维细胞的增殖和胶原蛋白的产生[36]。

Cho 等最近的体外研究表明，PRP 诱导人皮肤成纤维细胞中 G1 细胞周期调节因子、Ⅰ型胶原和基质金属蛋白酶-1（MMP-1）的表达增加[37]。

除此之外，Kim 等评估了 PRP 对人真皮成纤维细胞的作用：在这项试验研究了活化 PRP（aPRP）和活化血小板不足血浆（aPPP）对细胞外基质重塑的影响，该过程需要活化真皮成纤维细胞。他们的结果表明，aPRP 和 aPPP 均可刺激细胞增殖，在 5%aPRP 中生长的细胞中出现峰值增殖。此外，aPRP 和 aPPP 均可增加人皮肤成纤维细胞中Ⅰ型胶原、MMP-1 蛋白和 mRNA 的表达[38]。

PRP 衍生的生长因子的局部应用可促进光老化面部皮肤的再生，改善其临床外观并诱导新的胶原蛋白合成[39, 40]。

Scalfani 等的组织学研究结果表明，上臂注射富含血小板的纤维蛋白基质（PRFM）会可促进胶原蛋白、血管、脂肪的生成。治疗 7 天后，他发现了新的胶原蛋白沉积；注射后 19 天发现了新血管的形成以及皮下脂肪细胞的刺激[41]。

Amgar[42] 试图通过客观的生物特征参数来评估这种面部皮肤治疗的效果，这些参数包括各向异性、表皮失水（TEWL）、微起伏和水合作用。这项研究包括 37 例女性患者的研究表明，第三周后各向异性系数平均提高了 24%。TEWL 和微起伏参数也显著改善（在所有测试参数中，$P<0.05$）。

Redaelli[43] 选择了一种更临床的方法；他进行了 23 次面部和颈部的美速疗法注射，并通过改善评分，照相评分和患者的医生满意度评分对临床结果进行了评估。他说："总的来说，结果令人满意，但是需要进一步研究其确切的作用机制。"

CO_2 点阵消融重建是一种治疗痤疮瘢痕的干预措施，尽管这种技术会延长手术部位红斑和水肿的持续时间，可能对患者的日常生活产生不利影响。Jung-Im 等[44] 结果表明，PRP 对二氧化碳点阵激光（FCL）重建后造成的皮肤伤口愈合有一定的益处：黑色素指数（MI）较低[第 3 天有统计学意义差异（$P=0.05$）]、红斑迅速消退（第 1 天观察到显著差异，但红斑指数（EI）没有明显变化），PRP 处理侧的活检标本显示真皮层厚度总体增加，胶原蛋白束较对照组侧增加。

有一些关于 PRP 的联合疗法的数据。Ghwadat 等比较了 PRP 和二氧化碳激光辅助治疗痤疮瘢痕的效果。作者比较了二氧化碳激光治疗后的 PRP 治疗效果（皮内注射和局部应用）。结果表明，联合治疗具有明显更好的反应（$P=0.03$），副作用和停机时间更少（$P=0.02$）。因此，他们得出结论，局部 PRP 和 FCL 的结合是一种治疗萎缩性痤疮瘢痕的有效、安全的方法、停机时间更短、耐受性更高[45]。

最近的一项研究评估了 PRP 在治疗黑眼圈中的作用：眼眶下颜色同质性的改善具有统计学意义（$P=0.010$），但黑色素含量、角质层水合、皱纹没有观察到统计学意义的变化[46]。因此，还需要进一步研究以建立针对该适应证的最佳治疗方案。

PRP 似乎可以增加皮肤的弹性：在 Shin 等[47] 进行的一项研究中发现，PRP 联合分数激光结合可提高受试者满意度和皮肤弹性，并降低 EI。PRP 增加了真皮表皮连接的长度、胶原蛋白的数量和成纤维细胞的数量。

点阵二氧化碳（CO_2）激光消融也显示出有益的效果：Na 等[48]发现在点阵 CO_2 激光结合自体 PRP 的应用后，发现愈合速度加快，红斑有减少（在 PRP 处理的一侧，TEWL 的恢复明显更快）。经 PRP 处理的一侧的 EI 和 MI 低于对照组。经 PRP 处理的一侧的活检标本比对照一侧的胶原束厚。

Lee 等[49]的研究表明，在点阵 CO_2 激光消融后使用 PRP 可促进损伤皮肤的恢复，并协同改善痤疮瘢痕。

在最近的一项研究（2014 年）中，Nofal 等研究表明，通过将 PRP 与其他治疗方法结合使用可改善痤疮瘢痕。该研究旨在评估皮内注射 PRP、100% 局灶性 TCA 以及皮肤针刺加局部 PRP 联合治疗萎缩性痤疮瘢痕的疗效和安全性。Nofal 等研究[50]显示，所有 3 组在治疗后痤疮瘢痕的程度，均显示出统计学上高度显著的改善（$P<0.001$）。没有观察到重大不良反应。

从我多年治疗 PRP 患者的个人经验中，我发现诸如 PRP 和微针的组合疗法有助于使皮肤恢复青春状态。关于如何取得最佳结果，仍然缺乏证据和共识。

处理及质量

凝结：激活 PRP 收集管中的平板后（通过添加氯化钙），纤维蛋白立即聚合并释放出生长因子[51-54]。这就是为什么 PRP 必须在抗凝状态下使用，并应在血凝块启动后 10 分钟内用于重新注射。

一些 PRP 获取工具包中可能仍包含牛源凝血酶。因此，最终产品不能被归类为自体产品。其他人则使用化学缓冲剂来分离血浆和红细胞，并且没有递送纯的 PRP（图 57.6）。

采集试剂盒的差异：商用 PRP 制剂之间存在显著差异[55, 56]，例如所需的自体血量、离心时间和速度、电泳的性质（密度梯度分离介质的选择：取决于凝胶分离器的设计）、活化剂、pH、最终血小板、生长因子和白细胞浓度。

离心：已经确定过度加速会降低血小板膜的完整性，从而导致成熟前活化，此外，应该保持血小板完

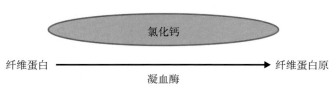

图 57.6 PRP 激活。

整，以便持续释放生长因子。因此，对于超过 400 G 的值，有 5% 的血小板被激活[57, 58]，在 3 000 G 时，40%~70% 的血小板被激活。

纯度：最终 PRP 的纯度是 PRP 质量的重要方面：细胞外血红蛋白氧化，从而释放出血红素和反应性三氧化二铁[59, 60]。因此，会产生自由基，导致炎症，血管损伤和细胞死亡。另外，游离血红素可氧化铁对血铁蛋白的染色[61]。

白细胞释放 MMP 并产生氧自由基 / 细胞因子（分解代谢或炎性反应）；凝血酶可显著增加白细胞 IL-1β 的产生，从而导致组织损伤、炎症，阻碍愈合以及造成局部疼痛[62]。

大多数分离 PRP 的方法都是使用抗凝剂来防止血凝块形成[63]，例如柠檬酸右旋糖-A（ACD-A）和柠檬酸磷酸右旋糖：一旦 pH 降低（ACD-A 的 pH 为 4~5），注射时疼痛加剧。因此，在 PRP 制剂中需要维持生理 pH。

血小板浓度：最终 PRP 产品中血小板的最佳浓度是多少？已经显示，当增加到基线血小板数量的四到五倍时，首先可以看到血小板浓度足够时的细胞反应[64]。Lui 等的类似研究[65]表明，血小板浓度的增加也增强了成纤维细胞的增殖和 I 型胶原的产生。一些专著建议 PRP 的血小板浓度应比基线高 3~5 倍[66, 67]。

Weibrich 等[68]研究了血小板计数和的生长因子（PDGF、TGFb1、IGF1）的关系，他们发现 PRP 的生长因子含量存在很大差异。他们的结论是，造成这一差异的因素仍然值得进一步研究，而且一种可以在 PRP 中快速评估生长因子含量的技术可能具有治疗价值。血小板和随之产生的生长因子的可用性还取决于特定的采集试剂盒：Mazzucco 等[69]发现"相似的血小板凝胶制备方法在生长因子回收和释放动力学方面表现出不同的性能。"目前尚不清楚这些明显的差异是否对临床管理很重要。"

总而言之，PRP 制剂的以下几个方面可能是可取的：低血量、较短的离心时间、相对于基线持续增加 3~5 倍的血小板浓度、生理 pH 以最小程度的疼痛和维持细胞完整性，最终 PRP 中的红细胞计数低，并且白细胞也可能计数低，以及生理和受控的可激活性。

临床评价

从美容领域上讲，PRP 通常用作皮内注射材料，通过皮肤增强来再生皮肤（表 57.1，图 57.7～图 57.9）。典型的临床方案包括美塑疗法的以中间隔注射，如表皮美塑疗法、微丘疹技术、nappage 和逐点技术，每个月间隔 3 个疗程，涵盖要治疗的整个区域

表 57.1　用于测试富血小板血浆分离系统的规程

系统，公司	全血容量（mL）	抗凝剂	离心力（g）	离心时间（min）	PRP 最终容量（mL）
Cascade，MTF	18	柠檬酸钠，2 mL	1 100	6	7.5
GPS III，Biomet	55	ACD-A，5 mL	1 100	15	6.0
Magellan，Arteriocyte	26	ACD-A，4 mL	1 200	17	6.0

注：经允许引自 Castillo TN et al., Am J Sports Med, 39(2), 266, February 2011。

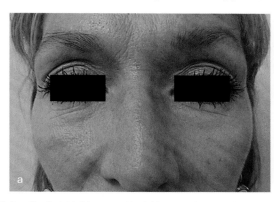
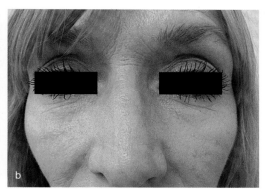

图 57.7　整个面部皮内注射 PRP：治疗前（a）和三次治疗后（b），MyCells-kit 治疗间隔 1 个月。

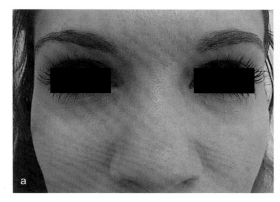
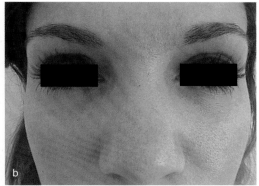

图 57.8　全脸 PRP：在用 Selphyl®-PR FM-kit 治疗之前（a）和之后（b）。

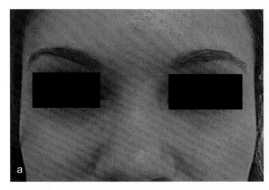
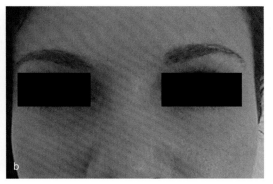

图 57.9　全脸 PRP：在用 Selphyl®-PR FM-kit 治疗之前（a）和之后（b）。

（面部、颈部、下腹部、手等）。

　　为了评估 PRP 注射到真皮中的即时效果，我们尝试通过共聚焦激光扫描显微镜对超血管化的即时效果进行成像，并通过在注射之前和之后直接对注射部位进行拍摄，以观察注射区域随着血管生成的增加而发生的反应（图 57.10）。

　　为了评估长期胶原重塑效果，我们在一项研究中使用 20 MHz 超声测量胶原重塑的效果：患者在美塑治疗模式下接受了 3 次 PRP 治疗。此外，对鼻唇沟以及泪槽畸形进行了 20 MHz 的评估（图 57.11）：治疗后

1 个月和 2 个月，皮肤厚度的增加和皮肤密度的增加既不一致也不显著（图 57.12 和图 57.13）。

　　总的来说，尽管 PRP 自 2005 年以来一直在美容领域中使用，但科学可信的评估仍然很少[35, 70, 71]。在我的临床经验中，在进行了许多 PRP 治疗后，PRP 作为一种独立的治疗方法，没有令人信服的胶原刺激潜力，也没有填充皱纹和褶皱的潜力，它也不能能够与填充治疗直接竞争。另一方面，几乎每个接受 PRP 治疗的患者都会反应肤色和皮肤质量的改善。未来将揭示产生这一效果的机制。

总结

　　PRP 在许多体外研究中都有概念证明。一般而言，对 PRP 的作用方式的理解已得到很好的展示。体内研

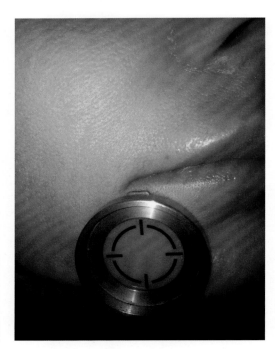

图 57.10　用共聚焦激光扫描显微镜观察 PR FM 对皮肤血管的影响。

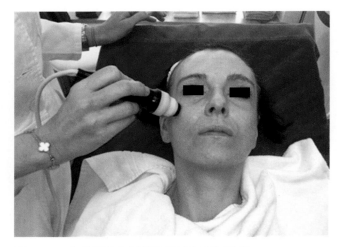

图 57.11　在鼻唇沟和泪槽处测量密度和厚度。

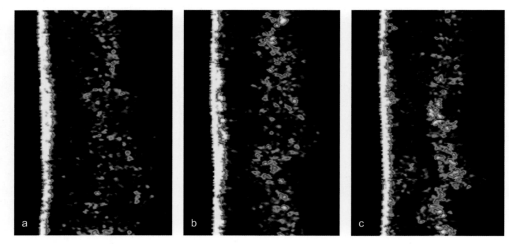

图 57.12　a. 治疗前左鼻唇：密度，14.2；皮肤厚度，1 606.3 μm。b. 治疗后 1 个月左鼻唇：密度，17.9；皮肤厚度，1 632.7 μm。c. 治疗后 2 个月的左鼻唇：密度，19.01；皮肤厚度，1 448.3 μm。

究探索了有关PRP诱导和增强的伤口愈合原理和组织再生特性的证据。但是，就美学而言，仍缺乏有关PRP功效的循证证据以及关于最佳治疗参数和联合方案的共识。许多临床数据证实，PRP治疗的确能使肤色更加光滑，并全面改善皮肤质量。通常，仅根据患者或医生的主观满意度来评估。

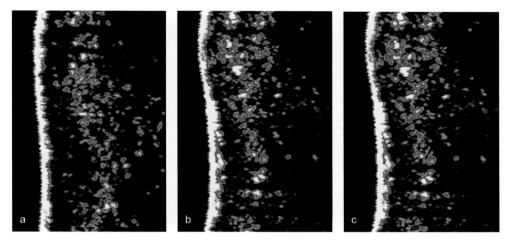

图57.13　a. 治疗前左下睑：密度22.1；皮肤厚度：1 448.3 μm。b. 治疗后1个月左下睑：密度30.4；皮肤厚度：1 171.8 μm。c. 治疗后2个月左下睑：密度40.3；皮肤厚度：1 053.3 μm。

参考文献

[1] Robert L. An original approach to ageing: An appreciation of Fritz Verzar's contribution in the light of the last 50 years of gerontological facts and thinking. *Gerontology* 2006; 52:268–274.

[2] Oikarinen A. Connective tissue and aging. *Int J Cosmet Sci* 2006; 26:107.

[3] Fisher G, Varani J, Voorhees JJ. Looking older: Fibroblast collapse and therapeutic implications. *Arch Dermatol* 2008 May; 144(5):666–672.

[4] Tiedke J, Marks O. Stimulation of collagen production in human fibroblasts. *Cosmet Sci Technol* 2007; 2007:15–18.

[5] Berlin AL, Hussain M, Goldberg DJ. Calcium hydroxylapatite filler for facial rejuvenation: A histologic and immunohistochemical analysis. *Dermatol Surg* 2008; 34:S64–S67.

[6] Grimes F. Fibroblast biology in the three dimensional collagen matrices. *Trends Cell Biol* 2003; 13:264–269.

[7] Fisher GH, Jacobson LG, Bernstein LJ, Kim KH, Geronemus RG. Nonablative radiofrequency treatment of facial laxity. *Dermatol Surg* 2005; 31:1237–1241.

[8] Omi T, Sato S, Numano K, Kawana S. Ultrastructural observations of chemical peeling for skin rejuvenation (ultrastructural changes of the skin due to chemical peeling). *J Cosmet Laser Ther* 2010 February; 12(1):21–24.

[9] Longo C, Galimberti M, De Pace B, Pellacani G, Bencini PL. Laser skin rejuvenation: Epidermal changes and collagen remodeling evaluated by in vivo confocal microscopy. *Lasers Med Sci* 2013 May; 28(3):769–776.

[10] Brismar K, Lind F, Kratz G. Dose-dependent hyperbaric oxygen stimulation of human fibroblast proliferation. *Wound Repair Regen* 1997; 5(2):147–150.

[11] George JN. Platelets. *Lancet* 2000; 355:1531–1539.

[12] Harrison P, Cramer EM. Platelet alpha-granules. *Blood Rev* 1993; 7(1):52–62.

[13] Rendu F, Brohard-Bohn B. The platelet release reaction: Granules' constituents, secretion and function. *Platelets* 2001; 12:261–273.

[14] Reed GL. Platelet secretion. In: Michelson AD, ed. *Platelets*. San Diego, CA: Elsevier Science, 2002, pp. 181–195.

[15] Hato T, Ginsberg MH, Shattil SJ. Integrin·IIb,3. In: Michelson AD, ed. *Platelets*. San Diego, CA: Elsevier Science, 2002, pp. 105–116.

[16] Weyrich AS, Zimmerman GA. Platelets: Signaling cells in the immune continuum. *Trends Immunol* 2004; 25(9):489–495.

[17] Falabella A, Falanga V. Wound healing. In: Freinkel RK, Woodley DT, eds. *The Biology of the Skin*. New York: Parthenon Publishing, 2001, pp. 281–297.

[18] Wagner DD, Burger PC. Platelets in inflammation and thrombosis. *Thromb Vasc Biol* 2003; 23:2131–2137.

[19] Diacovo TG, Puri KD, Warnock RA, Springer TA, von Andrian UH. Platelet-mediated lymphocyte delivery to high endothelial venules. *Science* 1996; 273(5272):252–255.

[20] Eppley BL. Platelet quantification and growth factor analysis from platelet-rich plasma: Implications for wound healing. *Plast Reconstr Surg* 2004; 114:1502.

[21] Marx RE, Carlson ER, Eichstaedt RM, Schimmele SR, Strauss JE, Georgeff KR. Platelet rich plasma: Growth factor enhancement for bone grafts. *Oral Surg Oral Med Oral Pathol Oral Radiol Endod* 1998; 85:638.

[22] Hom DB, Linzie BM, Huang TC. The healing effects of autologous platelet gel on acute skin wounds. *Arch Facial Plast Surg* 2007; 9: 174–183.

[23] O'Connell SM, Impeduglia T, Hessler K, Wang XJ, Carroll RJ, Dardik H. Autologous platelet-rich fibrin matrix as cell therapy in the healing of chronic lower-extremity ulcers. *Wound Repair Regen* 2008; 16(6):749–756.

[24] Atri SS, Misra J, Bisht D, Misra K. Use of homologous platelet factors in achieving total healing of recalcitrant skin ulcers. *Surgery*

1990; 108:508–512.

[25] Lariviere B, Rouleau M, Picard S, Beaulieu AD. Human plasma fibronectin potentiates the mitogenic activity of platelet-derived growth factor and complements its wound healing effects. *Wound Repair Regen* 2003; 11:79–89.

[26] Herouy Y, Mellios P, Bandemir E et al. Autologous platelet-derived wound healing factor promotes angiogenesis via αvβ3 integrin expression in chronic wounds. *Int J Mol Med* 2000; 6:515–519.

[27] Margolis DJ, Kantor J, Santanna J, Strom BL, Berlin JA. Effectiveness of platelet releasate for the treatment of diabetic neuropathic foot ulcers. *Diabetes Care* 2001; 24:483–488.

[28] Tarroni G, Tessarin C, De Silvestro L et al. Local therapy with platelet-derived growth factors for chronic diabetic ulcers in haemodialysis patients. *G Ital Nefrol* 2002; 19:630–633.

[29] Yamaguchi Y, Yoshikawa K. Cutaneous wound healing: An update. *J Dermatol* 2001; 28:521–534.

[30] Brown GL, Nanney LB, Griffen J et al. Enhancement of wound healing by topical treatment with epidermal growth factor. *N Engl J Med* 1989; 321:76–79.

[31] Du Toit DF, Kleintjes WG, Otto MJ, Mazyala EJ, Page BJ. Soft and hard-tissue augmentation and platelet-rich plasma. Tissue culture dynamics, regeneration and molecular biology perspective. *Int J Shoulder Surg* 2007; 1:64–73.

[32] Du Toit DF. The Specialist Forum. State of the Art rejuvenation and normal wound healing with platelet-rich plasma growth factors. Part 1 and 2. 2007; 7:36–42.

[33] Eppley BL. Platelet-rich plasma: A review of biology and applications in plastic surgery. *Plast Reconstr Surg* 2006; 118:147e.

[34] Mishra A, Woodland J, Vieira A. Treatment of tendon and muscle using platelet-rich plasma. *Clin Sports Med* 2009; 28:113–115.

[35] Lynch MD, Bashir S. Applications of platelet-rich plasma in dermatology: A critical appraisal of the literature. *J Dermatolog Treat* 2016 June;27(3):285–289.

[36] Cho JM, Lee YH, Baek RM, Lee SW. Effect of platelet-rich plasma on ultraviolet b-induced skin wrinkles in nude mice. *J Plast Reconstr Aesthet Surg* 2011; 64:e31–e39.

[37] Cho JW, Kim SA, Lee KS. Platelet-rich plasma induces increased expression of G1 cell cycle regulators, type I collagen and matrix metalloproteinase-1 in human skin fibroblasts. *Int J Mol Med* 2012 January; 29(1):32–36.

[38] Kim DH, Je YJ, Kim CD, Lee YH, Seo YJ, Lee JH, Lee Y. Can platelet-rich plasma be used for skin rejuvenation? Evaluation of effects of platelet-rich plasma on human dermal fibroblast. *Ann Dermatol* 2011 November; 23(4):424–431.

[39] Fitzpatrick RE, Rostan EF. Reversal of photodamage with topical growth factors: A pilot study. *J Cosmet Laser Ther* 2003; 5:25–34.

[40] Kakudo N, Minakata T, Mitsui T, Kushida S, Notodihardjo FZ, Kusumoto K. Proliferation-promoting effect of platelet-rich plasma on human adipose-derived stem cells and human dermal fibroblasts. *Plast Reconstr Surg* 2008; 122:1352–1360.

[41] Scalfani AP, McCormick SA. Induction of dermal collagenesis, angiogenesis and adipogenesis in human skin by injection of platelet-rich fibrin matrix. *Arch Facial Plast Surg.* 2012 March–April; 14(2):132–136.

[42] Amgar G, Bonnet C, Butnaru A, Herault-Bardin F. Using objective criteria to evaluate cosmetic effects of platelet rich plasma. *Prime J* 2011 November–December; 1:23–30.

[43] Redaelli A, Romano D, Marcianó A. Face and neck revitalization with platelet-rich plasma (PRP): Clinical outcome in a series of 23 consecutively treated patients. *J Drugs Dermatol* 2010 May; 9(5):466–472.

[44] Jung-Im NA, Choi JW, Choi HR et al. Rapid healing and reduced erythema after ablative fractional carbon dioxide laser resurfacing combined with the application of autologous platelet-rich plasma. *Dermatol Surg* 2011;37:463–468.

[45] Gawdat HI. Autologous platelet rich plasma: Topical versus intradermal after fractional ablative carbon dioxide laser treatment of atrophic acne scars. *Dermatol Surg* 2014 February;40(2):152–161.

[46] Mehryan P, Zartab H, Rajabi A et al. Assessment of efficacy of platelet-rich plasma (PRP) on infraorbital dark circles and crow's feet wrinkles: A recent study does evaluate the benefit of PRP on the treatment of dark circles. *J Cosmet Dermatol* 2014 March; 13(1):72–78.

[47] Shin MK, Lee JH, Lee SJ, Kim NI. Platelet-rich plasma combined with fractional laser therapy for skin rejuvenation. *Dermatol Surg* January 30, 2012; 38(4):623–630.

[48] Na JI, Choi JW, Choi HR, Jeong JB, Park KC, Youn SW, Huh CH. Rapid healing and reduced erythema after ablative fractional carbon dioxide laser resurfacing combined with the application of autologous platelet-rich plasma. *Dermatol Surg* 2011; 37(4): 463–468.

[49] Lee JW, Kim BJ, Kim MN, Mun SK. The efficacy of autologous platelet rich plasma combined with ablative carbon dioxide fractional resurfacing for acne scars: A simultaneous split-face trial. *Dermatol Surg* 2011 July; 37(7):931–938.

[50] Nofal E, Helmy A, Nofal A et al. Platelet-rich plasma versus CROSS technique with 100% trichloroacetic acid versus combined skin needling and platelet rich plasma in the treatment of atrophic acne scars: A comparative study. *Dermatol Surg* 2014 August;40(8): 864–873.

[51] Kanaide H, Uranishi T, Nakamura M. Effects of divalent cations on the conversion of fibrinogen to fibrin and fibrin polymerization. *Am J Hematol* 1982; 13:229–237.

[52] Martineau I, Lacoste E, Gagnon G. Effects of calcium and thrombin on growth factor release from platelet concentrates: Kinetics and regulation of endothelial cell proliferation. *Biomaterials* 2004; 25: 4489–4502.

[53] Valeri CR, Saleem B, Ragno G. Release of platelet derived growth factors and proliferation of fibroblasts in the releasates from platelets stored in the liquid state at 22 degrees C after stimulation with agonists. *Transfusion* 2006; 46:225–229.

[54] Brass EP, Forman WB, Edwards RV, Lindan O. Fibrin formation: Effect of calcium ions. *Blood* 1978; 52:654–658.

[55] Martin P, Leibovich SJ. Inflammatory cells during wound repair: The good, the bad and the ugly. *Trends Cell Biol* 2005; 15:599–607.

[56] Castillo TN, Pouliot MA, Kim HJ, Dragoo JL. Comparison of growth factor and platelet concentration from commercial platelet-rich plasma separation systems. *Am J Sports Med* November 4, 2012.

[57] Bagamery K. Are platelets activated after a rapid, one-step density gradient centrifugation? Evidence from flow cytometric analysis. *J Clin Lab Haematol* 2005 February; 27(1):75–77.

[58] Zimmermann R, Jakubietz R, Jakubietz M et al. Different preparation methods to obtain platelet components as a source of growth factors for local application. *Transfusion* 2001; 41: 1217–1224.

[59] Sadrzadeh SM, Graf E, Panter SS, Hallaway PE, Eaton JW. Hemoglobin. A biologic fenton reagent. *J Biol Chem* 1984; 259: 14354–14356.

[60] Kumar S, Bandyopadhyay U. Free heme toxicity and its detoxification systems in human. *Toxicol Lett* 2005; 157:175–188.

[61] Belcher JD et al. *Antioxid Redox Signal* 2010; 12(2):233–248.

[62] Sundman EA. Growth factor and catabolic cytokine concentrations are influenced by the cellular composition of platelet-rich plasma. *Am J Sports Med* 2011; XX(X):1–6.

[63] Lei H, Gui L, Xiao R. The effect of anticoagulants on the quality and biological efficacy of platelet rich plasma. *Clin Biochem* 2009; 42: 1452–1460.

[64] Haynesworth SE, Kadiyala S, Liang LN et al. Mitogenic stimulation of human mesenchymal stem cells by platelet release suggest a mechanism for enhancement of bone repair by platelet concentrates. *48th Meeting of the Orthopedic Research Society*, Boston, MA, 2002.

[65] Lui Y, Kalén A, Risto O, Wahlström O. Fibroblast proliferation due to exposure to a platelet concentrate in vitro is pH dependent. *Wound Repair Regen* 2002; 10:336.

[66] Marx RE. Plateletconcentrate: A strategy for accelerating and improving bone regeneration. In: Davies JE, ed. *Bone Engineering*. Toronto, Ontario, Canada: University of Toronto, 2000, pp. 447–453.

[67] Kevy SV, Jacobson MS. Comparison of methods for point of care preparation of autologous platelet gel. *J Extra Corpor Technol* 2004; 36:28.

[68] Weibrich G, Kleis WK, Hafner G, Hitzler WE. Growth factor levels in platelet-rich plasma and correlations with donor age, sex, and platelet count. *J Craniomaxillofac Surg* 2002 April; 30(2):97–102.

[69] Mazzucco L, Balbo V, Cattana E, Guaschino R, Borzini P. Not every PRP-gel is born equal. Evaluation of growth factor availability for tissues through four PRP-gel preparations: Fibrinet, RegenPRP-Kit, Plateltex and one manual procedure. *Vox Sang* 2009 August; 97(2):110–118.

[70] Borzini P, Mazzucco I. Platelet-rich plasma (PRP) and platelet derivatives for topical therapy. What is true from the biologic view point? *ISBT Sci Ser* 2007; 2:272–281.

[71] Leo MS, Kumar AS, Kirit R et al. Systematic review of the use of platelet-rich plasma in aesthetic dermatology. *J Cosmet Dermatol* 2015 December;14(4):315–323.

58
脂肪移植

Olivier Claude and Pierre André

背景

第一次自体脂肪组织移植是在 19 世纪末进行的。1893 年，Neuber[1] 发表了他的技术：从手臂上移除小块脂肪（不大于杏仁的大小），然后移植到面部。在 1911 年，Bruning [2] 描述了第一种使用注射器来纠正鼻整形术中继发畸形的回注技术。这些技术只有暂时的效果，而后被移植带血管蒂的脂肪组织瓣的方式所取代，后者被证明更实用。直到 1950 年，Peer[3] 才发表了第一项关于脂肪组织自体移植的研究。他发现在一年的时间里，注射的脂肪量能在人体中持续保持 50%。1953 年，Bames[4] 第一次发表了他使用脂肪移植治疗乳腺发育不全的隆胸技术。

但真正的革命发生在 1974 年，当时 Fischer[5] 开发了第一项吸脂技术，这项技术在 Illouz[6] 和 Fournier[7] 的影响下得以发展。这项新技术使人们很容易获得大量的脂肪组织。重新注入部分脂肪组织的想法很快就产生了。这很有吸引力：在我们的手术材料中终于有了一种自体的填充物。从 20 世纪 80 年代开始，发表了许多文章。所提出的技术有时差别很大，结果也往往相互矛盾。法国医生是最早对这项技术表现出兴趣的人之一。然而，正是在北美，它的有益作用被揭示出来，并在那里实际开发了必要的技术，特别是优化了耐用性和重复性[8-12]。1994 年，Coleman 引进了他自己的技术——LipoStructure©，该技术是基于脂肪移植的无创操作。他强调，在取出的每个阶段，都需要以最小的创伤进行离心和再注射，以确保脂肪细胞移植物的存活率。这项技术最终使获得预期结果成为可能。它被迅速采用，然后被进一步改进，这使得这项技术的适应证变得更加广泛[13-16]，并在我们的外科单位变得流行起来。现在，它通常用于整形手术，特别是（除去面部皱纹的）整容，手或臀肌区。它在乳腺发育不全的治疗上已产生了一些有价值的结果，但也引发了一些争论。有人担心脂肪组织的重新注入会使得在乳房 X 线检查照片中很难检出乳腺癌。Delay 和 Coleman [17, 18] 表明，专门从事乳腺肿瘤学的放射科医师可以使用 MRI 检测乳房，它的检查质量不会有影响。然而，使用脂肪移植的隆胸术需要由专门的外科医生进行，也只对没有乳腺癌的既往记录或家族史的患者进行。该手术的候选人还应该进行术前乳房检查和乳房 X 线检查，没有任何异常（BI-RADS 1 或 2，ACR），并接受参加术后临床和放射学检查之后才被考虑进行该手术。

当需要大量脂肪组织时，自体脂肪组织也会"缺货"。在过去的十年中，许多团队一直在进行研究，想找到一种利用组织工程技术增加可用脂肪的方法[19-20]。在体外培养了一定量的脂肪，可以在数周内从前脂肪细胞中形成大量脂肪。其他研究小组集中研究了脂肪样品中所含间充质干细胞的普遍特性。脂肪细胞、成骨细胞、软骨细胞和肌细胞也可以被培养[21-24]。

生理学概述

脂肪组织是以甘油三酸酯的形式储备的能量库。脂肪细胞的生理机制很复杂，尚未完全阐明。脂肪细胞是大约 80 μm 细胞，来自未分化的多能间充质细胞，该细胞先转变为成脂细胞，然后变成前脂肪细胞。脂肪细胞将脂肪储存在脂质区室中，前脂肪细胞会聚集在一起形成脂质滴，然后呈现出桑葚外观（桑葚期），并发展成脂肪细胞，其中含有一个中央脂质滴，将细胞核推向周边。脂肪细胞的变化取决于能量和激素状况[25, 26]。

甘油三酸酯占脂质重量的 99%。仅有少量的游离脂肪酸、甘油二酸酯、胆固醇和磷脂。脂肪细胞聚在一起形成小叶。这些小叶然后合并成为次级小叶，其直径约为 1 cm。所有这些小叶被隔膜分隔，而其中的隔膜有血管和淋巴管通过。血管和脂肪细胞之间的物质交换非常频繁。

激素在脂质调节中起决定性作用。胰腺产生的胰岛素促进脂肪生成，而肾上腺素和其他儿茶酚胺在压力或劳累的情况下促进脂肪生成[27]。脂肪细胞表面有 α 和 β 肾上腺素能受体。α 受体抑制脂肪分解，而 β 受体诱导脂肪分解。根据脂肪的位置，这些受体分布可能不同。在我们生命的头几年，脂肪细胞的数量似乎是相对确定的。肥胖症通常也与脂肪细胞肥大有关，尽管增生性肥胖症在儿童中更为常见。实际上，前脂肪细胞造成的脂肪细胞增生的可能性一辈子都会存在[26]。

最近的研究表明，脂肪细胞不仅是甘油三酸酯储库的惰性细胞。它们还因分泌"脂肪因子"而具有极强的代谢活性，"脂肪因子"是参与能量平衡和甘油脂代谢的生物活性分子。组织的脂肪细胞和非脂肪细胞都有这种分泌功能。脂肪因子以自分泌或旁分泌模式进行局部作用，并在肌肉、肝脏和下丘脑的目标组织上发挥远距离作用（内分泌作用）[28]。瘦素是由 Ob 基因的脂肪细胞分泌的另一种激素，它在下丘脑中起着至关重要的作用，用于控制食物的摄入和体重。它还根据脂肪组织数量调节食欲，并通过下丘脑反馈产生饱腹感。同样重要的是，瘦素在脂肪组织微血管化过程中通过刺激内皮细胞在血管生成中发挥作用。瘦素也通过调节脂肪团的数量在局部发挥作用[29]。

脂肪细胞还分泌许多其他分子，特别是肿瘤坏死因子-α 和白介素-6，以及大量血管生成因子，这些因子可能会限制脂肪酸进入脂肪组织，并促进瘦素相关的血管形成[30]。

研究表明，没有白色脂肪组织的转基因小鼠表现出的主要异常（糖尿病、脂肪肝、高甘油三酸酯血症、器官肥大）[31]，导致其过早死亡。将脂肪组织移植到这些小鼠身上，可以在不到 1 个月的时间内解决它们的代谢问题[32]。

在人体上使用脂肪组织移植物也获得了类似的发现，表明它们不仅是恢复（脂肪）体积的产品，而且还是改善（脂肪）周围组织质量的产品。脂肪组织移植在美容适应证（尤其是面部和手部）或重建手术中可显著改善皮肤萎缩[33-36]。Rigotti 还表明，使用皮下注射自体脂肪可以使放射营养不良的治疗，甚至放射性坏死的治疗和乳腺肿瘤手术变得简单[37]。

脂肪移植的确切生理机制尚待确定，但间充质干细胞的作用和血管生成生长因子的转移均已提示了它的重要性[38]。最近的研究表明，使用干细胞或 PRP 增强移植效果是可能的[39, 40]。技术上的这些进步开辟了一个全新的领域，使我们的研究结果可以得到优化。标准化反过来又会提高脂肪细胞的存活率，受体组织的营养也将得到改善。

技术

进行自体脂肪组织移植比较简单快捷。我们已经详细介绍了几种技术，但所有技术都强调了任何阶段都要进行无创操作。Sydney Coleman 的技术参考中 LipoStructure 的标准化确保了持续稳定的结果。

采集

脂肪移植供体部位的位置与受体部位的承接数量之间的相关性从未被确定。因此，要根据能最大限度地能改善轮廓来选择抽脂部位。该部位通常位于股骨粗隆或鞍囊区、臀部、腹部或大腿或膝盖内侧。该手术须在手术室局麻（利多卡因加肾上腺素）下进行，当脂肪移植物较大时须在全身麻醉下进行。利多卡因和肾上腺素已被证明不会影响脂肪细胞的存活或脂肪移植物的质量[41]。当使用全身麻醉剂时，用肾上腺素血清浸润到脂肪组织中，从而可以在出血最少的情况下进行采集。通过使用直径为 2~2.5 mm 的无创伤钝性抽吸套管连接到 10 mL 注射器上进行（脂肪）采集。过去几年中，创新导致越来越多的细长插管用于收集和注射，目的是提高脂肪细胞移植的存活率。通过手动施加轻微的负压以及来回运动，可以收割脂肪组织以进行转移。

离心

取下注射器的柱塞并将鲁尔锁旋塞安装到位后，再将注射器放入离心机中。以每分钟 3 000 转的速度离心 2~3 分钟。样品分为三个阶段（图 58.1）。

（1）上清液或上相：含有来自受损脂肪细胞的甘油三酸酯的油。用神经外科敷料压紧即可去除。

（2）下相：由血液和液体浸润组成。卸下鲁尔锁旋塞阀后放掉它，将其除去。

（3）中间相：含有活脂肪细胞的脂肪。

仅这部分样品可用于脂肪细胞移植。该阶段的底部 1/3 由干细胞中具有高密度的基质部分组成。将在最佳移植的区域（如眶周区域）上使用。

再注射

然后将中间相中的内容物转移到 1 mL 注射器中，

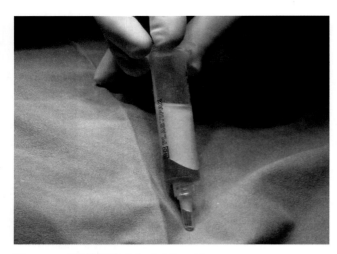

图 58.1　采集的脂肪离心后分为 3 层。

然后使用直径 0.7~1.2 mm 的钝尖头插管重新注入（移植区域）。如果手术在局部麻醉下进行，则应尽量减少手术次数，以避免改变轮廓或造成不必要的创伤。全身麻醉药的使用需要肾上腺素血清的适度浸润，血管收缩作用有助于预防瘀伤并降低脂肪栓塞的风险。在没有正压的情况下使用回溯技术少量注入脂肪。每个 1 mL 注射器均可使用不同的通道进行约 20 次脂肪传输。然后，将一个三维晶格置入直到表皮的深度。然后，转移的脂肪细胞可以充分利用局部血管网络，从而确保移植脂肪的活力。

当注射大量脂肪时，就有肉芽肿或脂肪坏死的风险。当所有不同的阶段都遵循脂肪移植的无创伤性操作原则时，就没有必要过度矫治。应该避免按摩注射部位，因为它可能会使改变脂肪放置的部位；然而，如果发现有不协调的地方，则可以小心翼翼地进行按摩。

已经发表的一些关于眼眶周围区域的案例研究报道了由于意外动脉栓塞导致的注射后失明。应该注意的是，在那些研究中使用了与此处推荐的技术不同的注脂技术。他们是在一个单一的入口点使用过大的正压进行的，并且使用了针头，而不是使用带有钝尖头的插管[42]。肾上腺素血清浸润引起受体位点的血管收缩也是预防这种罕见并发症的重要措施。同时，它还需要使用带有侧面开口的钝尖插管，并通过连续运动且无正压的回溯来注入脂肪。

术后随访通常很简单：供体部位可能敏感且有瘀斑，而受体部位通常会在几天内出现轻度水肿。从水肿迹象消失后的第 6 个月起，该结果可以被认为是最终效果。如果移植效果不均匀，可以考虑重新治疗。

适应证及效果

脂肪细胞移植的适应证很多，涉及美容和整形手术。在美容整形手术中，脂肪细胞移植可以单独使用或与其他手术技术一起使用。通过使身体某些部位变圆滑和改善皮肤的营养状况，来改善外观或恢复年轻外观，或两者兼而有之。

单独用于面部

• 颧骨和泪槽：年轻人的颧骨（颧骨区）高度突出，沿着鼻翼底部到耳轮的轴线走行。由于颧骨在垂直轴上方有一个突出物，在从侧面看穿过角膜（正向量），因此眼睑-脸颊交界处应是不易察觉的。衰老时由于上睑组织下垂，往往导致眼眶周围体积减小，这种情况可以用手术纠正，但也可能是由于多种组织的吸收（骨、骨组织、脂肪和皮下组织）。体积的减少，主要是脂肪的减少，暴露了下眼睑的脂肪囊，加深了泪腺，减少了 1/3 的脸部的丰满度。颧区和泪腺的脂肪结构不仅能恢复平滑的体积，而且能改善下眼睑的营养（颜色和结构），还能覆盖可能随年龄增长而出现的血管和轮匝肌的颜色变化，这种颜色变化有时可在娇嫩的皮肤上看到。它还通过支撑下眼睑来增强下眼睑，从而提高其自由边缘的位置，特别是在其侧部减少了眼球和巩膜的暴露。

• 上眼睑和颞部：上眼眶凹陷使人看上去年老，营养不良或病态。恢复上眼睑和眉毛外侧部分的丰满度能产生非常活力和年轻的效果（图 58.2 和图 58.3）。颞部的脂肪也随着衰老而减少。填充注射可以确保眉毛、颞部和颧骨之间的平滑过渡，从而均匀地覆盖骨骼轮廓，特别是外侧眼眶边缘，它可能呈现出骨骼状甚至死亡的外观。

• 鼻唇沟和木偶纹：面部老化导致鼻唇沟皱纹加深和木偶纹的出现，这常常使人看起来很严肃，有时甚至扭曲。在该区域进行脂肪细胞移植不能只填满鼻唇沟的主要褶皱，还应该处理紧邻褶皱的区域以防止再次出现褶皱。必须注意这些方面，以免加重原始的褶皱。脂肪移植应从 2 个或 3 个在皮下平面内有垂直和纵向交叉沉积物的开口处进行。应告知患者，木偶纹总是比鼻唇沟更难矫正。

• 下巴和下颌轮廓：脂肪移植也可以增加下巴的突出度，再造轮廓，尤其是下巴中间的凹陷。它们也可以用来替代小体积的异体移植物。为了最大限度地改善颈颏角，最常包括进行颈部脂肪检查（图 58.4）。改善下颌轮廓的形状需要填充下颌前凹，可以用微抽

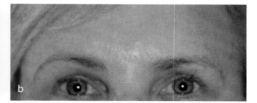

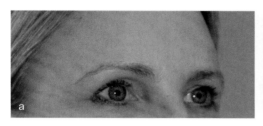

图 58.2 上眼睑、眉毛和颞区脂肪移植前（a）和移植后（b）。

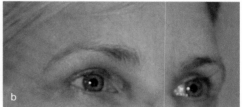

图 58.3 上眼睑、眉毛和颞区脂肪移植前（a）和移植后（b）。

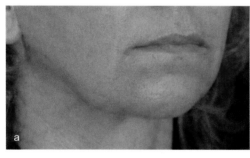

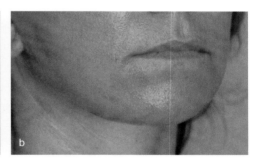

图 58.4 下巴和下颌脂肪移植前（a）和移植后（b）。

脂术治疗下颌，恢复平滑的轮廓。

• 唇部：主要目的之一是通过在浅表黏膜下层进行脂肪移植来使嘴唇或朱红的干红色区域外露。应避免进行肌肉注射来使嘴唇变厚。下唇应整个升提高，但同时保持轻微的中央凹陷和两边凸出。上唇将被类似地填充，但相对于下唇是"相反"的，实际上优先于中央区域和邻近的连合区。

面部联合治疗

先前描述的将脂肪组织移植到面部的技术主要用于 20~40 岁的年轻患者，他们的面部呈凹形，外观不那么吸引人，而且有早衰的表现。它们也可用于 40 岁以上的患者，他们的面部老化主要是由于多组织吸收导致的（脂肪）体积损失。眶周和颞部的脂肪减少是这种凹形脸最常见的特征。这些患者应联合使用多种技术进行治疗，以获得最佳和最自然的结果。整容可以收紧松弛的组织，特别是面部下 1/3 的区域，矫正面颊，重新给颈—下巴区域塑性（图 58.5 和图 58.6）；在手术开始时，脂肪移植可以使泪槽、颧骨、上眼

睑、嘴唇、鼻唇沟、下巴和颞部损失的脂肪体积得以恢复。单独进行颈—面部手术往往会使这些患者的面部变平，使他们看起来不自然。术前分析是至关重要的，因为它可以区分那些只需要面部提拉的整容患者和那些可以结合提拉和脂肪移植技术进行治疗的患者（图 58.7 和图 58.8）。患者的旧照片在很大程度上有助于确定他们的面部老化过程，从而指导手术策略。在实践中，我们大部分的整容手术中都会用到脂肪移植技术，因为脂肪吸收是衰老过程中不可避免的一部分。

身体

• 手：手是交流的基本工具，是人们看到脸之后的第二个部位。现在，越来越多做过面部整容手术的患者要求对他们的手背进行整形手术。脂肪细胞移植可以进行严格的皮下表面填充，以覆盖手背静脉和肌腱，从而使患者看起来更年轻[43]。

• 臀部：丰满臀部的需求越来越多。硅胶植入物通常效果很好，但它们是由异物构成的，主要只矫正

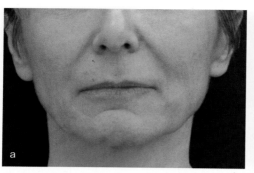
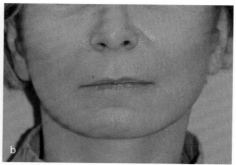

图 58.5　颧骨区域、鼻唇沟、木偶沟和下颌线脂肪移植面部除皱前（a）和除皱后（b）。

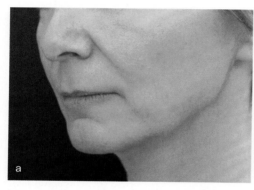
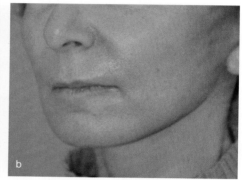

图 58.6　颧骨区域、鼻唇沟、木偶沟和下颌线脂肪移植面部除皱前（a）和除皱后（b）。

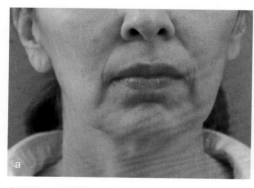
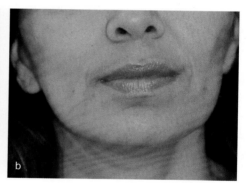

图 58.7　下巴、鼻唇沟、木偶沟、下颌线脂肪移植拉皮前（a）和拉皮后（b）。

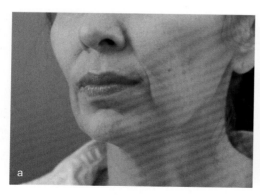
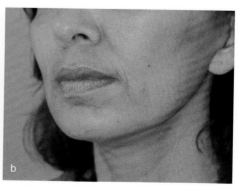

图 58.8　下巴、鼻唇沟、木偶沟、下颌线脂肪移植拉皮前（a）和拉皮后（b）。

臀部的上部。可以使用脂肪细胞这种自体材料进行矫正，自体材料被选择性地放置在缺乏脂肪而凹陷的地方（图 58.9）。但是，要想成功移植，患者需要有足够的脂肪才能获得所需的突起和形状[44]。同样，将使用10 mL 容量的回注针对该技术稍加优化，来避免不必要地延长操作时间。同样地，有时最好对脂肪样本进行换瓶或过滤，而不是采用离心。移植物的成功率略低，但手术需要在合理的时间限制内进行[45, 46]。同样可以更多地对臀部进行局部矫正，如先天性皮肤凹陷、医源性（皮质类固醇注射）或创伤后治疗。

• 生殖器官：阴茎的脂肪细胞移植也变得越来越普遍。它可使阴茎周长平均增加 2~3 cm，而无需改变其长度。这种改变将需要更多的侵入性外科技术。

• 乳房：这项技术用于隆胸，同时使用吸脂术改善整体轮廓。除了这些美容适应证外，它在乳房重建中的应用也非常吸引人。但是，有两个要求限制了该技术的广泛使用：需要比乳房异物植入更长的手术时间，并且需要足够的自体脂肪储备以获得预期的结果[16, 47]。脂肪移植在不对称乳房的治疗中特别有趣（图 58.10）。与没有隆胸的乳房相比，这项技术可以避免植入更多的植入物，而且更能承受衰老的过程。对于瘦弱的患者，乳房移植物和脂肪移植的联合使用可以软化假体的轮廓（图 58.11）。植入物和胸部之间的平滑过渡使乳沟自然而迷人，这是自体扩大的结果。

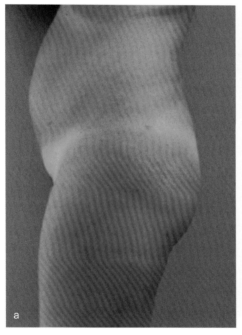
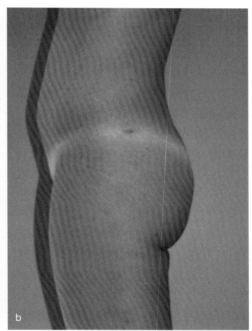

图 58.9　臀部脂肪移植及腰部抽脂前（a）和抽脂后（b）。

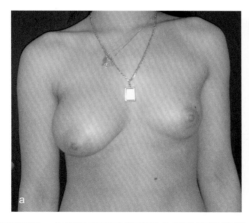
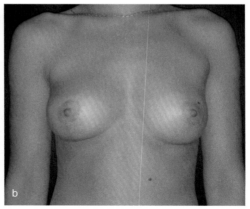

图 58.10　乳房不对称：左侧乳房脂肪移植及右侧乳房提升前（a）和提升后（b）。

总结

脂肪组织移植现在是一种标准化的技术，可以产生可再生和持久的效果。脂肪作为理想的填充物，结合了可吸收性填充物的安全性和非可吸收性填充物的持久性，同时又不存在作为外来物质的缺点。除了能够恢复脂肪体积外，它还能改善周围组织的纹理，这主要是由于干细胞和生长因子的转移。因此，自体脂肪移植已成为提供年轻化和美化的美学治疗的关键技术之一。

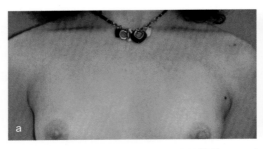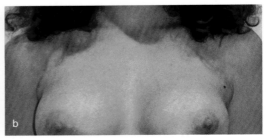

图 58.11　复合隆胸：植入物隆乳及乳沟区脂肪移植前（a）和移植后（b）。

参考文献

[1] Neuber F. Fettatransplantation. *Chir Kongr Verhandl Dtsch Gessellsch Chir* 1893; 22:66.

[2] Bruning P. Contribution à l'étude des greffes adipeuses. *Bull Acad R Med Belgique* 1919; 28:66.

[3] Peer LA. Loss of weight and volume in human fat grafts. *Plast Reconstr Surg* 1950; 5:217.

[4] Bames H. Augmentation mammoplasty by lipo-transplant. *Plast Reconstr Surg* 1953; 11:404–408.

[5] Fischer A, Fischer GM. Revised technique for cellulitis fat. *Bull Int Acad Cosmet Surg* 1977; 2:40.

[6] Illouz YG. Body contouring by lipolysis: A 5-year experience with over 3000 cases. *Plast Reconstr Surg* 1983 November; 72(5): 591–597.

[7] Fournier PF. Facial recontouring with fat grafting. *Dermatol Clin* 1990 July; 8(3):523–537.

[8] Toledo LS. Syringe liposculpture: A two-year experience. *Aesthet Plast Surg* 1991 Fall; 15(4):321–326.

[9] Ellenbogen R. Fat transfer: Current use in practice. *Clin Plast Surg* 2000 October; 27(4):545–556.

[10] Guerrerosantos J. Simultaneous rhytidoplasty and lipoinjection: A comprehensive aesthetic surgical strategy. *Plast Reconstr Surg* 1998 July; 102(1):191–199.

[11] Guerrerosantos J. Long-term outcome of autologous fat transplantation in aesthetic facial recontouring: Sixteen years of experience with 1936 cases. *Clin Plast Surg* 2000 October; 27(4):515–543.

[12] Trepsat F. Periorbital rejuvenation combining fat grafting and blepharoplasties. *Aesthet Plast Surg* 2003 July–August; 27(4):243–253.

[13] Trepsat F. Volumetric face lifting. *Plast Reconstr Surg* 2001 October; 108(5):1358–1370; discussion 1371–1379.

[14] Jauffret JL, Champsaur P, Robaglia-Schlupp A, Andrac-Meyer L, Magalon G. Arguments in favor of adipocyte grafts with the S.R. Coleman technique. *Ann Chir Plast Esthet* 2001 February; 46(1): 31–38.

[15] Mojallal A, Breton P, Delay E, Foyatier JL. Greffes d'adipocytes: Applications en chirurgie plastique et esthétique. In *Encyclopédie Médico-Chirurgicale*. Paris, France: Elsevier SAS, Techniques chirurgicales—Chirurgie plastique reconstructrice et esthétique,

2004, pp. 4–125.

[16] Coleman SR, Saboeiro AP. Fat grafting to the breast revisited: Safety and efficacy. *Plast Reconstr Surg* 2007 March; 119(3):775–785; discussion 786–787.

[17] Gosset J, Guerin N, Toussoun G, Delaporte T, Delay E. Radiological evaluation after lipomodelling for correction of breast conservative treatment sequelae. *Ann Chir Plast Esthet* 2008 April; 53(2):178–189.

[18] Katz AJ, Llull R, Hedrick MH, Futrell JW. Emerging approaches to the tissue engineering of fat. *Clin Plast Surg* 1999 October; 26(4): 587–603, viii.

[19] Zhu W, Nelson CM. Adipose and mammary epithelial tissue engineering. *Biomatter* April 1, 2013; 3(2):e24630.

[20] Stosich MS, Mao JJ. Adipose tissue engineering from human adult stem cells: Clinical implications in plastic and reconstructive surgery. *Plast Reconstr Surg* 2007 January; 119(1):71–83; discussion 84–85.

[21] Schipper BM, Marra KG, Zhang W, Donnenberg AD, Rubin JP. Regional anatomic and age effects on cell function of human adipose-derived stem cells. *Ann Plast Surg* 2008 May; 60(5):538–544.

[22] Lin SD, Wang KH, Kao AP. Engineered adipose tissue of predefined shape and dimensions from human adipose-derived mesenchymal stem cells. *Tissue Eng Part A* March 24, 2008; 14(5):571–581.

[23] Flynn L, Prestwich GD, Semple JL, Woodhouse KA. Adipose tissue engineering with naturally derived scaffolds and adipose-derived stem cells. *Biomaterials* 2007 September; 28(26):3834–3842.

[24] Poznanski WJ, Waheed I, Van R. Human fat cell precursors. Morphologic and metabolic differentiation in culture. *Lab Invest* 1973 November; 29(5):570–576.

[25] Dugail I, Ferre P. Développement du tissu adipeux. In *Encyclopédie Médico-Chirurgicale*. Paris, France: Elsevier SAS, Endocrinologie-Nutrition, 2002, p. 10-506-A-10.

[26] Dugail I, Ferre P. Métabolisme du tissu adipeux blanc. In *Encyclopédie Médico-Chirurgicale*. Paris, France: Elsevier SAS, Endocrinologie-Nutrition, p. 10-506-B-10.

[27] Guerre-Millo M. Adipose tissue secretory function: Implication in metabolic and cardiovascular complications of obesity. *J Soc Biol* 2006; 200(1):37–43. Review.

[28] Bouloumié A, Lolmède K, Sengenès C, Galitzky J, Lafontan M. Angiogenesis in adipose tissue. *Ann Endocrinol* 2002 April; 63(2 Pt 1):91–95.

[29] Abderrahim-Ferkoune A, Bezy O, Chiellini C et al. Characterization of the long pentraxin PTX3 as a TNFalpha-induced secreted protein of adipose cells. *J Lipid Res* 2003 May; 44(5):994–1000.

[30] Moitra J, Mason MM, Olive M et al. Life without white fat: A transgenic mouse. *Genes Dev* October 15, 1998; 12(20):3168–3181.

[31] Gavrilova O, Marcus-Samuels B, Graham D, Kim JK, Shulman GI, Castle AL, Vinson C, Eckhaus M, Reitman ML. Surgical implantation of adipose tissue reverses diabetes in lipoatrophic mice. *J Clin Invest* 2000 February; 105(3):271–278.

[32] Coleman SR. Structural fat grafting: More than a permanent filler. *Plast Reconstr Surg* 2006 September; 118(Suppl 3):108S–120S.

[33] Haack J, Friedman O. Facial liposculpture. *Facial Plast Surg* 2006 May; 22(2):147–153.

[34] Klinger M, Marazzi M, Vigo D, Torre M. Fat injection for cases of severe burn outcomes: A new perspective of scare remodeling and reduction. *Aesthet Plast Surg* 2008 May; 32(3):465–469.

[35] Caviggioli F, Klinger F, Villani F, Fossati C, Vinci V, Klinger M. Correction of cicatricial ectropion by autologous fat graft. *Aesthet Plast Surg* 2008 May; 32(3):555–557.

[36] Rigotti G, Marchi A, Galiè M, Baroni G, Benati D, Krampera M, Pasini A, Sbarbati. A. Clinical treatment of radiotherapy tissue damage by lipoaspirate transplant: A healing process mediated by adipose-derived adult stem cells. *Plast Reconstr Surg* April 15, 2007; 119(5):1409–1422; discussion 1423–1424.

[37] Lu F, Mizuno H, Uysal CA, Cai X, Ogawa R, Hyakusoku H. Improved viability of random pattern skin flaps through the use of adipose-derived stem cells. *Plast Reconstr Surg* 2008 January; 121(1):50–58.

[38] Zhu M, Zhou Z, Chen Y, Schreiber R, Ransom JT, Fraser JK, Hedrick MH, Pinkernell K, Kuo HC. Supplementation of fat grafts with adipose-derived regenerative cells improves long-term graft retention. *Ann Plast Surg* 2010 February; 64(2):222–228.

[39] Jin R, Zhang L, Zhang YG. Does platelet-rich plasma enhance the survival of grafted fat? An update review. *Int J Clin Exp Med* April 12, 2013; 6(4):252–258.

[40] Shoshani O, Berger J, Fodor L, Ramon Y, Shupak A, Kehat I, Gilhar A, Ullmann Y. The effect of lidocaine and adrenaline on the viability of injected adipose tissue—An experimental study in nude mice. *J Drugs Dermatol* 2005 May–June; 4(3):311–316.

[41] Danesh-Meyer HV, Savino PJ, Sergott RC. Case reports and small case series: Ocular and cerebral ischemia following facial injection of autologous fat. *Arch Ophthalmol* 2001 May; 119(5):777–778.

[42] Coleman SR. Hand rejuvenation with structural fat grafting. *Plast Reconstr Surg* 2002 December; 110(7):1731–1744; discussion 1745–1747.

[43] Roberts TL 3rd, Weinfeld AB, Bruner TW, Nguyen K. "Universal" and ethnic ideals of beautiful buttocks are best obtained by autologous micro fat grafting and liposuction. *Clin Plast Surg* 2006 July; 33(3):371–394.

[44] Murillo WL. Buttock augmentation: Case studies of fat injection monitored by magnetic resonance imaging. *Plast Reconstr Surg* 2004 November; 114(6):1606–1614.

[45] Perén PA, Gómez JB, Guerrerosantos J, Salazar CA. Gluteus augmentation with fat grafting. *Aesthet Plast Surg* 2000 November–December; 24(6):412–417.

[46] Panfilov DE. Augmentative phalloplasty. *Aesthet Plast Surg* 2006 March–April; 30(2):183–197.

[47] Zheng DN, Li QF, Lei H, Zheng SW, Xie YZ, Xu QH, Yun X, Pu LL. Autologous fat grafting to the breast for cosmetic enhancement: Experience in 66 patients with long-term follow up. *J Plast Reconstr Aesthet Surg* 2008 July; 61(7):792–798.

59
吸脂术

Daniela Pulcini and Olivier Claude

背景与历史

整形外科医生通常采用吸脂来清除体内各个区域的皮下脂肪沉积物，以改善身材缺陷并形成更匀称的体型[1-4]。在 2013 年，伴随着 313 011 例患者接受吸脂手术，吸脂成为第二大最常进行的美容手术。在过去的 15 年里，吸脂手术的数量增加了 77%。此外，吸脂也是男性最常见的美容外科手术[5]。事实上，吸脂术一直是最常见的美容手术之一。使用钝插管和负压吸除脂肪的方法于 20 世纪 70 年代末在欧洲首次普及[6]。法国外科医生，Yves-Gerard Illouz、Pierre Fournier 和 Francis Otteni 首次在 1982 年于夏威夷檀香山举行的美国整形与重塑外科医师学会年会上介绍他们的吸脂经验。在 Illouz 的演讲之后，人们多年以来进行了许多的修改完善，以最大限度地降低吸脂的风险、改善整形效果[7-11]。

相关解剖

全身皮下脂肪由 Scarpa 筋膜或浅筋膜隔开为浅层和深层或隔室。然而，出于抽脂和塑身的目的，皮下脂肪被特意分为三层：表层，中间层和深层。根据人体皮下脂肪组织的解剖结构来看，身体的某些区域既有深层的脂肪隔室，又有浅表的脂肪隔室，两者之间由不连续的皮下筋膜隔开。躯干和大腿上的浅层脂肪由较小的小叶组成，紧密排列在垂直定向的稀薄纤维隔膜中。深层脂肪由较大的小叶组成，这些小叶在较宽的间隔和较不规则的隔膜中较宽松地排列[12]。在这些区域，深层脂肪是吸脂的目标，上面的表层脂肪相对较薄，将充当保护层以掩盖微小的轮廓畸形，特别是对于没有抽脂经验的外科医生而言，表层脂肪的保护作用更加明显。相比之下，人体其他通常被抽吸的区域（手臂、小腿）只有一层脂肪。用较小的插管吸这些区域将有助于避免轮廓不规则。这种区别的重要性在于很少破坏表层。如果对该层进行处理，则血管受损和 / 或轮廓不规则的风险显著增加。这些单独层的相对稠度和厚度在不同的解剖学区域中有所不同。

这与大腿内侧的脂肪形成了鲜明的对比，大腿内侧的脂肪不像纤维状那么紧密。这一信息对于美容外科医师安全适当地确定吸脂目标区域并最大限度地减少潜在的轮廓不规则和皮肤坏死至关重要。在术前会诊过程中，应确定和标记黏附的解剖区域。这些是相对致密的纤维附着在底层深筋膜上的区域，有助于定义身体的自然形状和曲线。识别这些区域很重要，因为它们是手术后轮廓不规则的高风险区域。

术前计划

患者的选择是能否获得良好手术效果的关键因素，尤其是在关系到身体轮廓方面的手术上，并非所有要求抽脂的患者都适合进行吸脂手术。2004 年，美国整形外科医生协会患者安全委员会发表了第一份《吸脂实践咨询手册》，以帮助指导那些寻求吸脂的患者进行适当抉择和治疗，该咨询手册随后于 2009 年更新[13, 14]。进行吸脂的患者要求身体状况良好，并对包括健康饮食和适当运动在内的长期健康生活方式做出承诺[15]。此外，患者吸脂目标和期望应该是适当且真实的。肥胖或患有肥胖症的患者、青少年以及患有某些具有高风险的特定疾病的患者可能不适合进行吸脂手术。静脉血栓栓塞是吸脂切除手术中最常见的死亡原因，医师应在必要时进行术前风险分层和治疗。美国整形和重塑外科医生协会最近发表了《基于实证研究的血栓栓塞预防实践》，以指导医生进行风险分层和实施预防措施。术前咨询首先要评估患者的期望目标[16]。在此评估中，医患对话至关重要，了解患者的目标和期望是谈话的关键内容。然后，外科医生为患者提供了一个可以吸脂和不能吸脂的现实评估。有些患者可能需要替代手术（如腹部成形术）或抽脂结合开放性手术。详细的体重史是任何吸脂咨询的重要组成部分。理想的吸脂人选应具有稳定的体重，并且要有适当的饮食和运动习惯。有频繁或重大体重波动历史的患者在吸脂后体重增加的风险较高。保持稳定的体重，执行至少 6~12 个月的合理饮食和健康运动方案是必要承诺的重要表现。适当的抽脂候选人不是肥胖患者，而是体重稳定并已将上述生活方式的纳入实践的患者。外科医生有责任在手术前与患者一起解决所有的问题、期望和目标，以建立对手术的现实预期。吸脂手术禁止用于怀孕或健康状况不佳的患者。病态肥胖、心肺疾病、身体形象感知问题、期望不切实际、伤口愈合困难、瘢痕过大或位置不良的瘢痕患者也应排除在吸脂手术的考虑之外 [17]。

身体检查

医生必须要对患者进行彻底的身体检查，严格评估与患者脂肪层的数量和厚度。如果考虑治疗腹部，腹内脂肪的数量必须与疝气一起考虑。在男性中，大多数腹部隆起通常是内部性的，只有少量的皮下组织。在进行吸脂手术去除脂肪后，皮肤应具有适当的内在弹性以回缩和收缩。拉伸痕迹是弹性差的强烈迹象，就像手动拉伸后的延迟反弹一样。明显的皮肤突出也需要辅助手术（腹部整形、大腿提拉等）的一个主要原因，是因为去除脂肪加重皮肤褶皱。这些辅助手术可以减少轮廓变形和可能出现的皮肤不规则的风险。记录脂肪团的区域，并向患者指出，以便他或她理解这些区域不会因手术而明显改变，相反，事实上术后可能会加重。收缩测试是一种相对简单的估计，用于检查可以去除的脂肪量。在预期改善之前（颈部和面部除外），医生以拇指和食指轻轻捏住吸脂区，两根手指之间的皮下组织宽度应至少为 1 in。如果在手术后残留的皮下脂肪太少，则会导致轮廓和皮肤弹性改变。出于增加并发症的风险的考虑，谨慎处理多个区域并且应避免在这些区域进行吸脂。这些区域包括臀部皱褶、臀外侧凹陷、大腿后部远端、大腿内侧中段和髂胫外侧带。

由于少量的深层脂肪和较浅层肌筋膜的黏附，这些区域增加了对浅表轮廓畸形的易感性。除此之外，医生还应与患者讨论并评估建议的移植部位。为了最大限度地减少抽脂引起的轮廓异常的风险，需要多个端口部位来接近每个问题区域。对于大腿内侧，作者

使用腹股沟内侧区域作为端口进入部位之一。鞍状袋，臀下区域（香蕉褶）和大腿后部最容易接触到臀部皱褶和外侧股骨转子位置。侧翼、臀部和鞍袋部位也可以通过转子外侧、侧翼和中线背部部位进入。如有必要，可由腹股沟和肋下位通过脐部进入腹部。体格检查最好是让患者在全身镜前进行。在初步评估时，应获得高质量的医学照片，包括前面图、后面图和侧面图以及前后斜视图。专业的医学摄影是一个用来获得准确且一致的术前 / 术后文件的有用工具。在这次访问中，我们审查了使患者能够建立现实期许的计算机图像。患者应该明白成像并不保证最终结果。

知情同意

知情同意程序对于保护患者和外科医生来说都是必要的。外科医生不仅应将知情同意视为一种法律责任，而且还应将其视为互惠互利的程序。医生应告知患者手术的风险，收益以及所考虑手术的替代方法。一个被清晰告知过的患者知道术后会发生什么。如果有术后并发症，患者会记得这是手术的一种可能性，这样更容易保持医患间的稳定关系。吸脂的风险包括但不限于出血、感染、疼痛、热损伤、血清肿、色素沉着、感觉障碍、轮廓不规则和焦虑症。

标记和定位

当患者处于站立位置时，做好标记以指示要治疗的区域。大多数外科医生使用地质学标记来指示最凸起的区域，并在更远的地方使用连续同心圆来指示临近区域，在该区域吸脂手术应在外周逐渐平缓。一旦患者卧位，脂肪营养不良的区域就会变形并移位，从而使要治疗的区域更加难以辨别。因此，患者在定位之前必须做好标记，做标记时应该保持站立位置。如果患者也理解标记，就可以帮助确认治疗的领域并参与决策过程，这样有助于提高患者的满意度。通常用另一种颜色的标记黏附区和凹陷区来表示回避。吸脂端口的插入点也应该在患者处于站立位置时标记，这样可以将其放置在可能被内衣、短裤或裙线所掩盖的区域中。为每个问题区域规划 2~3 个端口来允许交叉隧道抽吸，以最大限度地减少表面异常。手术前应计划好患者的体位，患者的体位取决于要抽吸的区域，当要抽吸多个身体部位时，需要在手术中调整患者体位。如果手术是在局部麻醉下进行的，需要在患者站着的时候就应该做周密的准备，然后让患者躺在无菌

布上进行手术。在整个手术过程中，患者的身体可以根据需要在手术台上旋转。当在全麻下进行手术时，患者应取俯卧位，这可以更加方便地进入患者的背部、侧翼、臀部、大腿外侧，以及整个下肢后侧。在髂嵴下放置一个柔软的臀部卷，以抬高床的治疗区域，并使用枕头或纵向卷来支撑上胸部。

麻醉

在作者的实践中，大多数脂肪成形术是在全麻下用肿胀或超湿技术进行的。这样既可以简易的进行重新定位，又可以减少利多卡因的使用量，甚至可以避免使用利多卡因来防止术后出现毒性问题。此外，作者在可能的情况下使用暖身器和毯子以及加热的注入液来帮助维持患者体温。为了预防深静脉血栓形成或肺栓塞，当预期手术时间超过 1 小时，所有患者均应使用气动加压装置。

浸润和手术方法

吸脂术最初是作为一种"干燥"技术进行的，意思是在从皮下平面吸脂之前，没有做任何准备工作。不出所料，出血性并发症很常见。Illouz 被认为是"湿法"技术的发明者，他称之为"解剖性水切割术"，他在术中注入生理盐水、水和透明质酸酶，希望创造出一种弱低渗溶液来溶解脂肪细胞细胞壁[18]。Hetter 在润湿剂中加入利多卡因和稀释的肾上腺素[23]。皮肤科医生 JeffreyKlein 提出并创造了"肿胀技术"一词，该技术现在用于大体积的浸润，用肾上腺素溶液稀释利多卡因，以脂肪溶解过程中的出血[19]。润湿剂的重要性怎么强调都不为过。

历史上，有四种类型的润湿剂被用于吸脂：干、湿、超湿和肿胀。这些技术之间的本质区别在于注入组织中的输注量和由此引起的失血所占抽吸液体的百分比。干燥技术不涉及注入液体，失血量占抽吸体积中 25%~40% 的。湿法技术是将 100~300 mL 液体（含或不含肾上腺素）渗透到每个待治疗部位，从而减少10%~30%（不含肾上腺素）和 15%（含肾上腺素）抽吸的失血量。由于失血过多，这两种技术已经被淘汰，并被超湿和膨胀技术所取代。超湿技术是指将肾上腺素与要抽吸的量等体积地注入液体，例如，按 1:1 比例。据报道，此项技术失血范围在 1%~4% 之间。肿胀技术是指含肾上腺素输注液体，直到目标组织被液体（2~3 mL，每抽吸 1 mL）渗透并撑紧。失血估计

在 1% 或更少。美国整形外科医生协会执业咨询委员会推荐使用超湿技术，以减少渗透溶液的需要和手术风险。大约 50%~70% 的输注液在吸脂手术结束时仍然保留。吸脂术中肿胀渗透液的两个主要配方是肿胀配方（Klein）和改良肿胀配方（Hunstad）。肿胀配方包括 1 L 生理盐水，50 mL 1% 利多卡因，1 mL 1:1 000 肾上腺素，2.5 mL 8.4% 碳酸氢钠。在这个配方中，加入碳酸氢盐来中和盐溶液的酸性，以减少注射时的疼痛，增加止痛剂的效能[14]。

另一种，改良后的配方由 1L 的乳酸林格液与标准配方中相同的利多卡因和肾上腺素溶液组成。由于乳酸林格液的 pH 高于生理盐水，因此不需要碳酸氢盐。在这两种浓度下，最终浓度的利多卡因为 0.05%，肾上腺素为 1:1 000 000。有些外科医生在患者接受全身麻醉时省略了溶液中利多卡因的成分，以进一步减少潜在的利多卡因毒性问题。作者还采取了额外的措施，将注射液加热到 38~40℃，以帮助维持核心体温和防止低温。首先要做一个小的切口，刚好足够适应渗透需要。或者，有些人使用锥子或打孔装置来减少局部出血。使用不同长度的钝头套管将液体渗透到所需的深层皮下脂肪层，使用手或脚踏来控制给药。当使用肿胀技术时，注入液体，直到皮肤在手术部位均匀扩张。在 8~10 分钟后，血管收缩而皮肤变白。通常，回压会导致流体从端口短暂喷出。通过在正式抽吸之前建立所需的脂肪去除平面，预先打孔可以帮助增加套管的控制。Mladick 描述了这一概念，包括使用一个更大的套管（躯干/四肢 6 mm，面部 3~4 mm），可以多次通过，而不需要抽吸到所需去脂区域的最表层。这有助于防止去除真皮下脂肪层而导致轮廓的不规则。最终，这有助于提高精度，并准确而安全地去除脂肪。交叉隧穿是一项有助于改善吸脂手术美容效果的新技术。交叉隧穿技术包括使用和创建至少两个彼此成直角的端口位点，来处理一个肥胖区域。使用多个端口位点提供了更好的轮廓处理和边缘羽化，并使问题区域得到更彻底的处理。脂肪层一般按从深到浅的顺序处理。平行轨道是以标准方式开发，随着手术操作的浅层化，套管尺寸可以随着吸力强度的增加而减小，以帮助降低表层不规则的风险。注意保持尖端向下或向深处，以防止吸入真皮附近的浅表脂肪，这可能会产生凹痕。此外，更快地移动尖端有助于防止皮肤畸形。一种称为网格破坏的新技术也可以用来修整和处理区域边缘。钝性套管是在没有吸力的情况下使用，并通过侧向进入环绕的过渡区，使临近组织松弛，软化处理区和未处理区的边缘地带。

体液管理

在吸脂过程中，液体的转移可以表现为两种极端的体液状态：由于矫正不足或全肺水肿引起的低血容量和/或由于过度矫正引起的充血性心力衰竭。在整个过程中，应使用导尿管监测尿量，并与患者保持对话，以确保最佳的体液管理。体液纠正的四个关键因素是：静脉注射液体供应（体重依赖性）、第三间隙损失、浸润液体积和吸脂液的总体积[27]。对于大容量吸脂手术，更需要重视体液管理。2006年，Rohrich 等[36]提出了有助于体液管理的指导方针：

（1）术前液体损失应根据需要并由外科医生和麻醉师自行决定。

（2）在手术期间应根据患者的生命体征和排尿量给予维持液和液体丸。

（3）应采用超湿技术。

（4）术中每 1 mL 吸出液应另外添加 0.25 mL 乳酸林格液。

仪器和通用装置

外科医生可以使用大量的抽脂套管，具体取决于要治疗组织的面积、体积和类型。目前，最常用的套管要么是基于梅赛德斯的设计（包含 3 个窗口，相隔 120°，尖端钝；图 59.1），要么具有向下的开口以防止吸入表面脂肪，大多数套管都是钝头地，以限制对周围软组织的损伤。

套管轴的长度也有很大的差异，以便能适当地进入要治疗的区域。面部和颈部等部位最好用较短的长度治疗，而大腿、臀部、背部和腹部通常用较长的套

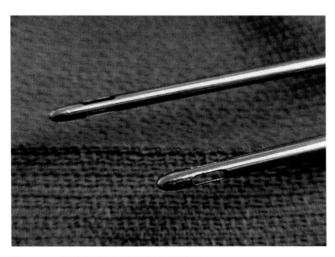

图 59.1 梅赛德斯尖端吸脂套管设计。

管来治疗，以保证足够的伸展度。套管尺寸和开口越小越容易控制脂肪地去除，轮廓畸形发生的机会就越少。一般来说，对于较大的治疗区域，如躯干区域，使用 3~6 mm 套管，而在需要少量去除的区域，如面部和颈部，经常使用 1.5 mm 和 2.4 mm 的套管。其他尖端（如虎尖套管、剑齿套管）也被创造出来，特别是在二次手术或有坚韧的纤维组织时。其他类型的套管（如环状、叉状）已经被用来处理脂肪团区域和破坏隔膜。其中一些还提供了抽吸后重新注入脂肪的功能，以纠正轮廓不规则。最近，具有保护旋转尖端的动力辅助套管（如 MicroAire®，MicroAire Surgical Instruments，Charlotteville，VI）已被开发出来，以帮助外科医生更容易地去除脂肪，同时减轻患者创伤[8]。有许多工具可供吸脂外科医生使用。每种工具都有其优点和缺点，有些外科医生只是更偏向某种工具或技术而不是另一种工具或技术。下面的讨论只是对所有技术的介绍性对比，而不是深入的分析。传统的抽吸辅助脂肪成形术（SAL）在 20 世纪 80 年代在美国流行的。该技术使用不同直径的钝头套管，通过大口径管道连接到高真空源，通过套管尖端的一个或多个小孔有效地将脂肪抽吸出来。注射器 SAL 是一种用附在注射器上的套管抽吸脂肪的变体。抽出时产生吸力，将脂肪收集到注射器中。如果要在其他地方重新注射脂肪，则经常使用这种技术。SAL 有着悠久的历史，被认为是吸脂的"金标准"手段。传统的 SAL 套管通常可弯曲，有多种尺寸和尖端配置，大多数医院手术室和手术中心都拥有这种类型的设备[20]。对于吸脂体积较小的病例和软脂肪的去除，SAL 是一种很好的技术。对于去除较多纤维性区域的脂肪来说，这是一种效率较低的工具，并且需要外科医生付出相当多的体力，这在吸脂体积较大的情况下成为一个不利因素。由于剪切力和吸力破坏血管，淤青难以避免。交叉隧穿是 SAL 的必要步骤，以避免轮廓不规则，一项研究报道指出，此类不良结果高达 20%[29]。这项研究中，最常见的不满意结果是脂肪去除不足和波纹过多。

超声辅助吸脂（UAL）是一种利用超声能量进行脂质切割的方法，可使组织脂质分解更具选择性。Zocchi[33] 最初提出了这项技术。过程分为两个阶段，先利用超声探头进行选择性组织脂肪分解，然后是传统的 SAL 来抽走脂肪。在 UAL 中所见的选择性脂肪分解可归因于通过超声探头将电能转化为机械能，超声探头在超过 16 kHz 的频率下振动。这种振荡的声波产生一个负压矢量，选择性克服脂肪组织内部的分子力，导致空化和细胞碎裂[31]。大规模的细胞分裂破坏

后，随后在第二阶段的吸脂中被吸出。Rohrich 等 [39] 证实了 UAL 产生的几种细胞内脂肪细胞酶水平明显高于 SAL，同时证实了脂肪细胞被机械裂解的数量更多的观点。据报道，与其他形式的能源和热辅助 SAL 相比，UAL 的优点之一是在膨胀流体中形成气泡的空气空化。这一过程产生了"撬棍"效应，使完整的脂肪细胞和脂肪细胞来源的干细胞流动起来，以便这些细胞可以成功地被用于脂肪移植。UAL 的支持者声称，脂肪细胞空化减少了失血和手术时间，同时减少了瘀斑和不适，改善了纤维组织丰富区域的轮廓，如背部和胸部 [33, 34]。

　　虽然证实手术时间缩短和减少瘀斑的证据形形色色，但一些研究已经证实 UAL 在二次吸脂以及在如男性侧腹或胸部等纤维化区域吸脂是有效的。动力辅助吸脂（PAL）是在 20 世纪 90 年代后期发展起来的，以解决 UAL 中的一些问题。PAL 基本上是由往复式套管驱动的传统 SAL。与 SAL 相比，PAL 的主要优点是在纤维区的高效率，而且对外科医生来说操作简便。PAL 没有像 UAL 那样可以对纤维结缔组织或神经血管结构进行补救。与 UAL 相比，PAL 的主要优点是不产生热量。当外科医生经过适当的训练及手术操作正确时，UAL 是安全有效的。对于那些对潜在的热量和更强力的工具感到不舒服的外科医生来说，PAL 是一种很好的工具。激光辅助吸脂（LAL）是 1994 年由 Apfelberg 等首次提出。LAL 利用选择性光热裂解的原理优先裂解脂肪细胞，同时使周围组织不受影响。LAL 的缺点包括潜在的热损伤、设备成本高昂和手术时间延长。评估第一代激光设备最初的研究表明，在随机试验中，与传统的 SAL 相比，LAL 的美容获益并没有增加。新兴的激光技术利用不同波长对周围环境的不同影响，导致皮肤生理发生变化，并减少并发症 [21]。

　　射频辅助吸脂（RFLAL）是把能量施加于组织以产生热效应的高频振荡电流（每秒 100 万周期）。RFAL 负责溶解脂肪细胞，从而导致脂肪组织中小通道的形成。此外，RFAL 会引起皮肤生理反应，包括胶原纤维的瞬时收缩、真皮下重塑和新胶原的形成。RFAL 是一种计算机控制的双极射频装置，它可同时凝固脂肪，吸出液化脂肪，并收缩纤维隔膜网络。第一个使用射频进行脂解这样的进步技术是 BodyTite™ 系统（Invasix Ltd., Yokneam Illit, Israel）。BodyTite 的内部电极是一个空心的梅赛德斯尖端抽吸套管 / 电极，除了尖端外，其余部分涂有硅酮涂层。该尖端传递射频，它流向沿皮肤表面滑动的外部圆形电极，其与内部电极串联。该接触表面在上真皮层产生较低的功率密度，并通过皮肤接收能量来关闭射频电流回路。此外，外部电极具有内置的热传感器，可实时测量皮肤温度（10 次 / 秒）使网状真皮下均匀加热，这有助于胶原蛋白的变性和重塑。这是一个重要的概念，通过避免可能导致深度烧伤和病理性瘢痕的热损伤来确保患者的安全。此外，它还测量了套管周围温度、高和低的皮肤阻抗和外部电极接触。每个测量参数都有安全的射频截止值，这大大降低了热损伤的风险。虽然理论上 RFAL 系统的一个缺点是会对周围皮肤结构造成热损伤，但在同行评审的文献中还没有这方面的报道。已报道的并发症很少，包括瘀伤、表面不规则和疼痛。RFAL 系统显示出良好的前景，并且拥有大量的国际经验和数据。FDA 正在对其进行审批 [35, 36]。

身体各部位可用吸脂术治疗

　　鉴于目前有大量设备可用的，许多身体部位都可以进行吸脂手术，可以从头到脚进行治疗。面部和颈部可以成功地用吸脂治疗，尽管脂肪注射代替抽吸正越来越受欢迎。躯干，包括腹部、背部、乳房和后臀部（侧面），以及下肢，包括膝盖、小腿和脚踝，都已经成功地进行了吸脂手术。当皮肤不太松弛的时候，上臂也很适合 UAL 或 SAL。臀部可以治疗，但应该谨慎对待。如果造成扁平或下垂的臀部不仅不美观，而且通常需要切除修复。

颈部

颈区的吸脂手术通常采用传统的 SAL 和小套管进行。通常通过颏下切口进入，治疗区域一般位于两侧下颌骨后方。对该区域的过度治疗可能导致颈部中空和骨骼化，或下颌边缘神经潜在的神经失用（图 59.2~图 59.5）。

手臂

手臂的吸脂通常适用于经夹捏试验发现有超过 1.5 cm 脂肪的患者。脂肪较少和皮肤过剩的患者可采用手术切除，而不是吸脂。近端入路可通过腋窝后切口实现。手臂与躯干接合的区域可以通过这个切口进入，或者如果背部也在接受治疗，则也可以通过背部进路切口进入。

背部

背部皮下脂肪和皮肤的解剖结构不同于躯干和四

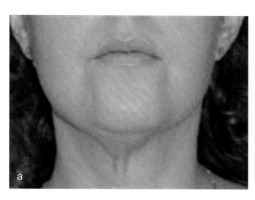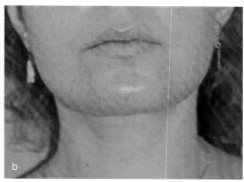

图 59.2　a. 45 岁女性，在体重大幅下降后出现了颈部脂肪沉积。b. 颈部吸脂联合面部除皱术后 6 个月（版权：Dr. Olivier Claude）。

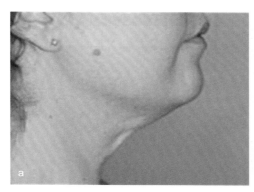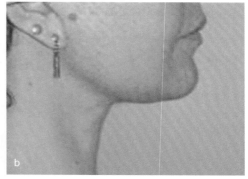

图 59.3　a. 45 岁女性，在体重大幅下降后出现了颈部脂肪沉积。b. 在颈部吸脂联合面部除皱术后 6 个月（版权：Dr. Olivier Claude）。

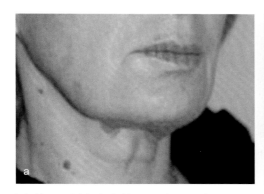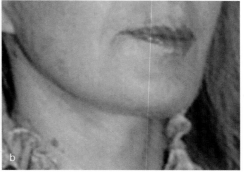

图 59.4　a. 62 岁女性，下颌皮肤过剩。b. 下颌吸脂合并面部除皱术后 7 个月（版权：Dr. Olivier Claude）。

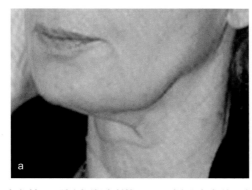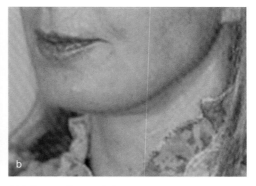

图 59.5　a. 62 岁女性，下颌皮肤过剩的。b. 下颌吸脂合并面部除皱术后 7 个月（版权：Dr. Olivier Claude）。

肢的其他区域；它有一个非常厚的真皮和一个致密纤维特征的底层脂肪。入路切口部位将取决于脂肪营养不良的分布，并可放置在内侧或外侧；切口应放置在胸罩/泳衣线上，以获得最佳的美容效果。

腹部

腹部皮下脂肪适用于各种吸脂方式。我们预留浅表吸脂用于白线或矫正继发畸形。可通过脐部切口、双侧下腹部切口和/或耻骨上切口进入腹部（图59.6和图59.7）。

臀部/侧翼

男性和女性的这一共同抽吸区域可通过双侧或单中线棘旁区域和/或臀部外侧皱襞切口进入。在这个区域进行抽吸可以提供极好的效果，并且所有的方法都被证明是有效的。脂肪是松散的，在某些情况下是纤维性的，上面有厚厚的皮肤。

大腿和臀部

大腿吸脂是最困难的手术之一；过度的治疗可能导致轮廓不美观。由于大多数轮廓不规则发生在大腿区域内，因此再次认识和了解大腿粘连区域的意义至关重要：臀部外侧凹陷；臀部皱褶；大腿后部、下部和远端外侧；以及大腿中部。入口切口是不对称的，以掩盖手术痕迹。这一区域最容易通过棘旁或臀部入路切口进入。股后外侧近端的过度修整可能会导致女性臀部褶皱的延长和臀部区域的男性化。外科医生在处理大腿近端后段时必须特别小心。在这个区域进行过度抽吸可能会导致皮肤起皱（图59.8和图59.9）。

膝

膝盖的治疗根据患者的解剖结构而有所不同。膝盖内侧的孤立脂肪很容易通过后切口治疗，此时患者处于俯卧位。对于髌上饱满的患者，切口放置在前方的皮褶内。

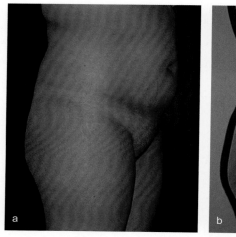
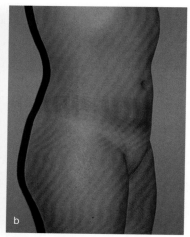

图59.6　a. 21岁女性，出现了Android区脂肪沉积。b. 腹部和腰部抽脂术后7个月（版权：Dr. Olivier Claude）。

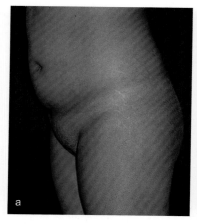
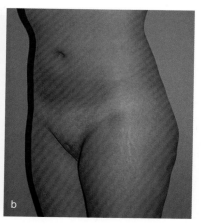

图59.7　a. 21岁女性，出现了Android区脂肪沉积。b. 腹部和腰部抽脂术后7个月（版权：Dr. Olivier Claude）。

术后护理及预防并发症

紧身衣在前两周要一直穿，然后接下来的两周要每晚穿。通常大多数小容量吸脂的患者可以在3~5天内恢复工作，而接受大容量吸脂手术的患者需要7~10天。大多数患者将在3~4周内恢复正常活动。安全的脂肪切除术不仅取决于外科医生的预期行动，而且还取决于风险管理和并发症的预防。加根 Gargan 和柯蒂斯 Courtiss[32] 将这些风险分为两个不同的亚组：不良后遗症组包括表面轮廓不规则、感觉障碍、水肿、瘀斑和变色，而潜在的并发症组包括失血过多、血肿、血清肿、感染、血栓形成、脂肪栓塞和皮肤坏死。值得注意的是，治疗区域的感觉迟钝是可预料的，而非可避免的后果。通常，3~6个月后感觉恢复。在手术过程中出现明显的不规则轮廓应立即通过脂肪移植来解决。术后，出现的轮廓不规则应推拿保守治疗至少

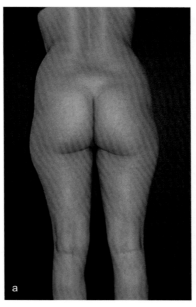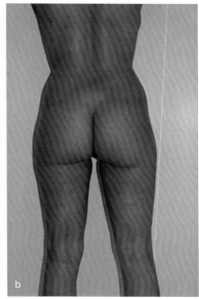

图 59.8 a. 25 岁女性，出现 gynoid 区脂肪沉积。b. 鞍袋、大腿内侧、腹部和腰部吸脂术后 6 个月（版权：Dr. Olivier Claude）。

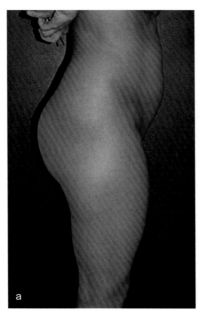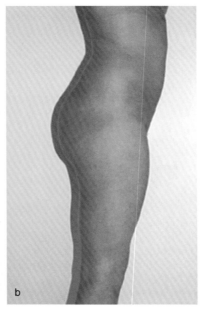

图 59.9 a. 25 岁女性，出现 gynoid 区脂肪沉积。b. 鞍袋、大腿内侧、腹部和腰部吸脂术后 6 个月（版权：Dr. Olivier Claude）。

6 个月。根据不规则的严重程度，矫正方法包括对突出区或邻近凹陷区进行吸脂，脂肪移植，甚至皮肤脂肪切除术。脂肪切除术更严重的后果还包括死亡。在 Grazer 和 deJong[38] 对 1 200 名经委员会认证的整形外科医生的审查中，近 500 000 例脂肪切除手术中有 95 人死亡，每 10 万人中有 19 人死亡，23% 可归因于肺栓塞。在对这些发现的讨论中，Rohrich 和 Muzaffar[39] 提出了吸脂手术的安全标准：

（1）选择合适的患者（美国麻醉师协会Ⅰ类，理想体重）。

（2）使用超湿技术。

（3）严密监测容量状况（导尿，无创血流动力学监测，与麻醉医生持续沟通）。

（4）明智的流体管理。

a. 对于抽吸液 <5 L：维持液体和皮下浸润。

b. 对于抽吸液 >5 L：抽吸液 >5 L 每多 1 mL 静脉滴注晶体液 + 皮下浸润加 0.25 mL 维持。

（5）在适当的医疗机构对大容量（>5 L 总吸液）吸脂患者在机构过夜留观。

（6）在全麻下或持续时间超过 1 小时的情况下使用气动加压装置。

（7）利多卡因使用总剂量低于 35 mg/kg（润湿液）。

风险及可能的并发症

任何外科手术都有风险。幸运的是，吸脂手术很少出现严重的并发症。最显著的并发症归因于联合镇静或全身麻醉或继发于大容量吸脂术的体液转移。死亡与其他同时进行的外科手术有关，例如用腹部吸脂术进行的腹壁成形术。在美国皮肤外科协会对 15 336 例患者的研究[40]中，没有发现死亡病例。此外，未见肺栓塞、黏性穿孔、血栓性静脉炎、低血容量休克、癫痫发作或毒性反应的报道。但出现了 4 例中毒性休克综合征，但总体上，感染的患病率从 0.34%~0.6% 不等。0.26%~2.1% 的患者皮肤不规则。血肿或血清肿块的发生率仅为 0.17%~1.6%，瘢痕发生率为 0.02%，感觉神经损伤率为 0.03%~2.6%，接触性皮炎的发生率为 0.12%。在最近对 261 名皮肤科外科医生进行的 66 570 次吸脂手术的调查中，没有死亡报告。

结果和进展

最近的结果研究表明，80% 的患者对他们的吸脂结果感到满意，53% 的患者对其外观的评价为优秀或非常好。然而，吸脂后体重增加很常见，43% 的患者体重增加，腹部是最常见的复发部位。对于吸脂的不适感反馈，3/4 的患者将不适评定为轻度到中度，60% 的患者表示疼痛持续时间少于 7 天[41]。

总结

在过去的 30 年中，吸脂手术技术和与患者选择标准取得了很大进展。吸脂手术是一种外科手术，如果操作得当，可以产生极好的美容效果。仔细的抽吸、灵巧的双手、三角测量和体液管理都是吸脂手术的重要部分。最终结果取决于外科医生的技术和患者的愈合反应。吸脂术是当今注重外观的社会中一种极其流行的整容手术。的确，吸脂术只是一种非常强大的工具；然而，通过去除适量的脂肪来塑造美好的体型，并留下完美数量的脂肪，则是一门艺术[25]。

参考文献

[1] Fournier P. Popularization of the technique. In: Hetter GP, ed. *Lipoplasty: The Theory and Practice of Blunt Suction Lipectomy*, 2nd ed. Boston, MA: Little Brown, 1990, pp. 35–38.

[2] Agris J, Varon J. *Suction-Assisted Lipectomy-Clinical Atlas*. Houston, TX: Terico, 1983.

[3] Illouz Y. *Liposuction: The Franco-American Experience*. Beverly Hills, CA: Medical Aesthetics, 1985.

[4] Kesselring U. Regional fat aspiration for body contouring. *Plast Reconstr Surg* 1983; 72(5):610–619.

[5] Hetter G, ed. *Lipoplasty: The Theory and Practice of Blunt Suction Lipectomy*. Boston, MA: Little, Brown &Co, 1984.

[6] Field L. Liposuction surgery: A review. *J Dermatol Surg Oncol* 1984; 10(7):530–538.

[7] Newman J. Liposuction surgery: Past-present-future. *Am J Cosmet Surg* 1984; 1(1):19–20.

[8] Courtiss E. Suction lipectomy: A retrospective analysis of 100 patients. *Plast Reconstr Surg* 1984; 73(5):780–786

[9] Teimourian B, Fisher J. Suction curettage to remove excess fat for body contouring. *Plast Reconstr Surg* 1981; 68(1):50–58.

[10] Newman J, Dolsky R. Complications liposuction surgery. *Am J Cosmet Surg* 1985; 2(1):8–12.

[11] Courtiss E. Suction lipectomy of the neck. *Plast Reconstr Surg* 1985; 76(6):882–889.

[12] Shippert R. The dynamics of fat break down and the role of progressive diameter cannula technique and suction assisted lipectomy. *Am J Cosmet Surg* 1984; 181:15–18.

[13] Fournier P, Otteni F.Liposuction in body sculpturing the dry procedure. *Plast Reconstr Surg* 1983; 72(5):598–609.

[14] Brown SA, Lipschitz AH, Kenkel JM et al. Pharmacokinetics and safety of epinephrine use in liposuction. *Plast Reconstr Surg* 2004

September; 114(3):756–763.

[15] Hetter GP. The effect of low dose epinephrine on the hematocrit drop following lipolysis. *Aesthet Plast Surg* 1984; 8(1):19.

[16] Iverson RE, Lynch DJ. Practice advisory on liposuction. *Plast Reconstr Surg* April 15, 2004; 113(5):1478–1490; discussion 1491–1495.

[17] Karcenty B, Lentini A, Le Nen D, Henry AS, Ta P, Trimaille A, Hu W. Pediatric lower extremity reconstruction. *Ann Chir Plast Esthet* 2003; 5:399–404.

[18] Klein JA. The tumescent technique for liposuction surgery. *Am J Cosmet Surg* 1987; 4:263.

[19] Klein JA. Tumescent technique for regional anesthesia permits lidocaine doses of 35 mg/kg for liposuction. *J Dermatol Surg Oncol* 1990; 16:248.

[20] Fodor PB. Power-assisted lipoplasty versus traditional suction-assisted lipoplasty: Comparative evaluation and analysis of output. *Aesthet Plast Surg* 2005; 29:127.

[21] Scuderi N, Paolini G, Grippaudo FR et al. Comparative evaluation of traditional, ultrasonic, and pneumatic assisted lipoplasty: Analysis of local and systemic effects, efficacy, and costs of these methods. *Aesthet Plast Surg* 2000; 24:395–400.

[22] Rohrich RJ, Kenkel JM, Janis JE et al. An update on the role of subcutaneous infiltration in suction-assisted lipoplasty. *Plast Reconstr Surg* 2003; 111:926.

[23] Hatef DA, Brown SA, Lipschitz AH et al. Efficacy of lidocaine for pain control in subcutaneous infiltration during liposuction. *Aesthet Surg J* 2009; 29:122–128.

[24] Samdal F, Amland PF, Bugge JF. Plasma lidocaine levels during suction-assisted lipectomy using large doses of dilute lidocaine with epinephrine. *Plast Reconstr Surg* 1994; 93:1217–1223.

[25] Rohrich RJ, Broughton G II, Horton B et al. The key to long-term success in liposuction: A guide for plastic surgeons and patients. *Plast Reconstr Surg* 2004; 114:1945–1952.

[26] Seruya M, Venturi ML, Iorio ML et al. Efficacy and safety of venous thromboembolism prophylaxis in highest risk plastic surgery patients. *Plast Reconstr Surg* 2008; 122:1701–1708.

[27] Stephan PJ, Kenkel JM. Updates and advances in liposuction. *Aesthet Surg J* 2010; 30:83–97; quiz 98–100.

[28] Hatef DA, Brown SA, Lipschitz AH et al. Efficacy of lidocaine for pain control in subcutaneous infiltration during liposuction. *Aesthet Surg J* 2009; 29:122–128.

[29] Ahmad J, Eaves FF III, Rohrich RJ et al. The American Society for Aesthetic Plastic Surgery (ASAPS) survey: Current trends in liposuction. *Aesthet Surg J* 2011; 31:214–222.

[30] Kenkel JM, Lipschitz AH, Shepherd G et al. Pharmacokinetics and safety of lidocaine and monoethylglycinexylidide in liposuction: A microdialysis study. *Plast Reconstr Surg* 2004; 114:516–524; discussion 525–526.

[31] Rohrich RJ, Leedy JE, Swamy R et al. Fluid resuscitation in liposuction: A retrospective review of 89 consecutive patients. *Plast Reconstr Surg* 2006; 117:431–435.

[32] Gargan TJ, Courtiss EH. The risks of suction lipectomy. Their prevention and treatment. *Clin Plastic Surg* 1984; 11:457–463.

[33] Zocchi ML. Ultrasonic assisted lipoplasty. Technical refinements and clinical evaluations. *Clin Plast Surg* 1996; 23:575–598.

[34] Rohrich RJ, Morales DE, Krueger JE et al. Comparative lipoplasty analysis of in vivo-treated adipose tissue. *Plast Reconstr Surg* 2000; 105:2152–2158; discussion 2159.

[35] Maxwell GP, Gingrass MK. Ultrasound-assisted lipoplasty: A clinical study of 250 consecutive patients. *Plast Reconstr Surg* 1998; 101:189–202; discussion 203.

[36] Rohrich RJ, Beran SJ, Kenkel JM, Adams WPJ, Di Spaltro F. Extending the role of liposuction in body contouring with ultrasound-assisted liposuction. *Plast Reconstr Surg* 1998; 101:1090–1102; discussion 1117.

[37] Beckenstein MS, Grotting JC. Ultrasound-assisted lipectomy using the solid probe: A retrospective review of 100 consecutive cases. *Plast Reconstr Surg* 2000; 105:2161–2174; discussion 2175.

[38] Grazer FM, de Jong RH. Fatal outcomes from liposuction: Census survey of cosmetic surgeons. *Plast Reconstr Surg* 2000; 105:436–446; discussion 447–448.

[39] Rohrich RJ, Muzaffar AR. Fatal outcomes from liposuction: Census survey of cosmetic surgeons. *Plast Reconstr Surg.* 2000; 105:447–448.

[40] Goyen MR. Lifestyle outcomes of tumescent liposuction surgery. *Dermatol Surg* 2002; 28:459–462.

[41] Levesque AY. Daniels MA, Polynice A. Outpatient Lipo-abdominoplasty. Review of the literature and practical considerations for safe practice. *Aesthet Surg J* September 1, 2013; 33(7):1021–1029.

60
激光溶脂

Franck Marie P. Leclère, Serge Mordon, and Mario A. Trelles

引言

生活中，肥胖的人们常常试图通过节食或运动来减少身体某些部位的脂肪，但这两种方式难以长期坚持，因此通过这两种方式减脂往往难以奏效。在北美，吸脂是最常见的美容外科手术之一，在 2006 年，进行了超过 40 多万例吸脂手术[1]。尽管吸脂手术已经如此常见，但它仍然存在易失血、易造成瘀伤和手术时间长等一系列缺点[2]。吸脂一词是不够精确的，它实际上是以下技术的重新组合：抽吸辅助成脂（SAL）、超声辅助成脂、动力辅助成脂（PAL）和激光辅助脂解（LAL）。

SAL 技术最初于 1975 年由意大利 Fisher 兄弟发明[3]，该技术使用钝尖、盲套管、多切口和交叉来回隧道等步骤来实现，在此基础上经过改进后发展为 Illouz 的湿技术[4] 及 Klein 的肿胀麻醉技术[5]。从全身麻醉到肿胀麻醉的这一步骤是至关重要的，因为该步骤减少了失血、术后疼痛和水肿等副作用，从而增加了患者的满意度[5, 6]。之后 SAL 领域不断取得了新的进展，包括外部和内部超声技术[7-9] 及 PAL 技术的产生[10]。在这三种技术中，PAL 技术由于具备成本低、纤维脂肪易渗透、多数与超声相关的血清瘤和烧伤的发生率低等优点，被广泛应用[11]。然而，SAL 和 PAL 也存在缺点，这两种技术都是基于机械的手术，需要强力的机械器材来定期对纤维组织进行穿孔，机械器材中的套管对人体造成的局部损伤甚至可以沿隔膜和血管传播到治疗区域以外的区域[12]。此外，这种机械手术还会造成手术部位轮廓不规则和皮肤松弛等副作用。自 1992 年被推出以来，LAL 技术一直在稳步发展。在 FDA 于 2006 年 10 月下达医疗许可后[13]，关于该技术的研究表明其相比于其他常规技术具有众多优势。

在本章中，简要概述了该技术的历史，讨论了激光脂解的作用机制和优点，最后使用大量篇幅介绍剂量学内容。

从 Apfelberg 的先驱工作到摩登的数学模型

Apfelberg 等在 1992 年开展了激光溶脂的先驱工作[14]。两年后，该小组进行了第一次多中心试验，研究了掺钕钇铝石榴石（Nd:YAG）激光辅助吸脂，试验参数为[15]：40 W 功率和 0.2 秒脉冲持续时间。研究中使用的 600 μm 纤维被包裹在 4 mm 或 6 mm 套管内。与常规技术相比，他们的 LAL 减少了瘀斑、疼痛和水肿等副作用。此外，外科医生在手术中的工作量也大大减少。在 2000—2003 年，Goldman[16]、Blugerman[17] 和 Schavelzon[18] 展示了脉冲 1 064 nm Nd:YAG 激光对脂肪组织、血管和真皮的影响，从而引入了激光溶脂的概念系统。2003 年，Badin 等[19] 更精确地展示了激光热损伤后的组织学变化：脂肪细胞膜破裂、血管凝固和胶原重组。巴丁强调，相比其他常规技术，LAL 技术由于使用较小的套管，对人体造成的创伤更小，并且 Nd:YAG 系统造成的独特的组织反应能够改善皮肤收缩。2002 年，Goldman[20] 公布了一项对 1 734 例患者的大型队列研究，该研究强调相比于其他常规技术，LAL 技术能够更多地减少失血和瘀斑等负面状况的发生，并产生更好的疗效。Kim 和 Geronemus[21] 在磁共振成像技术的帮助下对 LAL 技术造成的脂肪减少和皮肤收缩效果进行了补充证明。经过长期讨论，FDA 最终批准了 LAL 技术：该技术使用的 6 W Nd:YAG 激光器由德克公司制造完成，并由塞诺秀公司分发。在这一关键日期之后，关于 LAL 技术的研究数量不断增加，并且多种不同波长的激光及其相应的设备被用来进行有效的溶脂和皮肤收缩。在 2007 年，我们的团队详细介绍了一个激光溶脂的数学模型，该模型评估了一个具有 1 064 nm Nd:YAG 器件的 980 nm 二极管器件[22]。我们的研究得出结论，热是导致溶脂和皮肤紧缩的原因，而非某个特定的波长。我们确定，48~50℃

的内部温度范围足以诱导皮肤紧缩。2008 年，麦克比恩和卡茨发表了第一个证明激光溶脂会造成皮肤紧缩效应的研究，该研究通过印度墨水文身证明了激光溶脂（依次使用波长 1 064~1 320 nm）[23] 的紧肤效果。2009 年，迪伯纳尔多等提出了第一个关于 LAL 技术的 EBM Ⅱ研究，他们对 10 例女性患者的腹部一侧依次使用 1 064~1 320 nm 的 Nd:YAG 激光进行溶脂，另一侧进行单独吸脂[24]。治疗 3 个月后，激光治疗侧皮肤紧缩程度显著高于单独吸脂侧。他们得出结论，与单纯吸脂相比，LAL 技术对腹部皮肤的收紧有着统计学意义。自该报告公布以来，关于 LAL 技术的研究不断增加，文献中使用的波长数量也在增加。目前 LAL 技术得到了广泛的应用（图 60.1~ 图 60.3）。基于 6 项研究，我们得出经验[25-30]：尽管大多数适应证通常与常规技术相同，但 LAL 在很大程度上更适合于：①不需要脂肪组织和适度皮肤松弛的部位，如颏下区域或踝部；②纤维区域，如男性乳房；③常规技术后的矫正手术。

作用机制

激光溶脂的疗效取决于波长的类型和在组织上传递的能量，包括 924 nm、968 nm、980 nm、1 064 nm、1 319 nm、1 320 nm、1 344 nm、1 470 nm 和 1 440 nm 在内的不同波长已经被用于激光溶脂，此技术试图明确地把矛头对准脂肪、胶原（水）和血管。根据选择性光热解理论，这些发色团将在其特定波长的吸收系数的基础上优先吸收激光能量。

光声、光机械和光热效应是激光溶脂作用的附加理论机制。根据我们在若干临床试验和组织学检查中的经验，热是脂肪溶解和皮肤紧效应的主要原因。我们的数学分析[22]和热调节研究[31, 32]已经证明，要使胶原变性和皮肤紧缩就必须保证内部皮肤温度为 48~50℃，而外部皮肤温度为 38~41℃ 则被认为是安全和有效的。

激光脂解的优点

许多研究强调，当达到最佳温度时，LAL 技术可以破坏脂肪细胞膜、凝结血液和淋巴管、并重组胶原蛋白。因此，激光溶脂具有良好的患者耐受性和满意度，具有停机时间短及皮肤紧缩的优点。光束的热作用使得套管的移动更加容易，减少了外科医生手术过程中的工作量[25-30]。对于那些脂肪去除困难的身体部位，比如手臂或妇女的乳房，可以使用直径很小的含有激光纤维的微型管套进行治疗。在我们的经验中，通常在所有患者身上都会观察到瘀斑，但一般在不到 10 天内就能解决。文献中报道的其他并发症还包括感染和烧伤，然而，这些并发症大多与学习曲线直接相

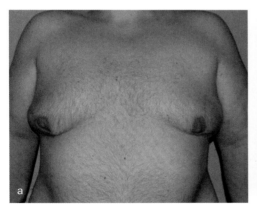
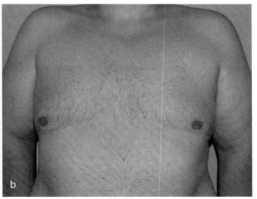

图 60.1 男性，38 岁，男性乳房发育症 Rohrich 分度Ⅲ度，BMI 为 32.5。a. 在进行 LAL 手术之前，患者有明显的皮肤松弛和乳晕－乳头增大。b. LAL 手术 6 个月后，乳房体积进一步缩小，体重指数没有变化。注意乳晕直径和皮肤收缩和硬度的减少。

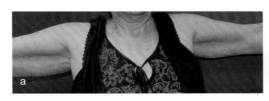
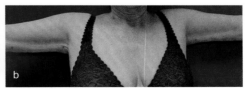

图 60.2 女性，68 岁。a. 在进行 LAL 手术之前，手臂松弛，皮肤明显下垂。b. LAL 手术后 6 个月状况。

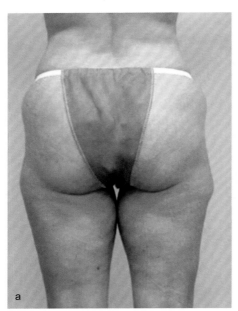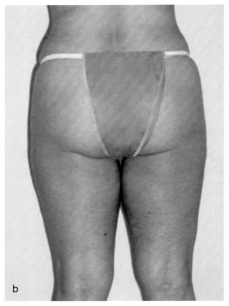

图 60.3　女性，37 岁。a. LAL 手术之前的臀部和转子部位。b. LAL 手术后 6 个月的效果。

关。为了帮助外科医生在不烧伤组织的同时，取得令人满意的结果，进步的技术已被纳入一些系统，这些将在下一节中讨论。

剂量学

受真皮－表皮热效应影响，热会使蛋白质发生变性并刺激胶原。由于聚热之间的相对狭窄的窗口，烧伤是难以避免。为了使输送的能量均匀化，研究人员们设计了两个系统。其中之一是赛诺思开发出的 Smart Sense™ 系统[26]，这个系统包含一个可以自动调整激光功率的加速度计。换句话说，如果外科医生移动套管太慢，功率就会自动降低；如果套管没有移动，功率就为零。另一个是最近 Osyris 开发的 LipoControl™ 系统[33]。利用套管的三维磁跟踪系统，该系统随时控制作为速度函数发射的激光功率。此外，LipoControl 能够将告知外科医生治疗区域的每个部分传递的能量。这两个系统代表了激光溶脂过程中剂量测量的第一级控制辅助。使用 LipoControl 时，传递到组织中的能量大小不再是完全根据治疗区域决定，而是根据治疗组织的厚度而决定的。因此，它是一种基于剂量学的溶脂系统。剂量学在激光溶脂过程中的意义是多方面的。总的来说，它避免了用量过度和过少。在没有辅助工具的情况下，估计待处理的体积，进而估计所需的激光能量是相对困难的。在剂量学的帮助下，外科医生能够使用定制的能量水平，而不会造成热损伤。在技术发展的过程中，见证技术的改进过程及其结果的是非常有趣的。

世界各地的激光辅助脂解发展有限的原因

除了一些外科医生声称的烧伤风险外，两个原因限制了 LAL 技术在全球的发展。首先，LAL 技术所需设备的价格可能会令人望而却步。新工具的经济性，它们的快速回报以及前文提及的优点应该有助于更广泛地使用这一强大的工具。其次，前文提及一些作者指出 LAL 需要外科医生消耗大量时间学习掌握，严重制约了 LAL 技术的实际应用性。然而，另外两点因素将大大帮助新手外科医生学习使用 LAL 技术。一方面，有助于确定手术所需剂量的新技术正在增加，这些技术将帮助年轻外科医生达到能量阈值水平，同时避免热损伤的风险。另一方面，改进激光教学也有很高的价值。在欧洲，随着跨激光大学间文凭的发展，年轻外科医生现在有可能迅速获得经验，并与有经验的激光技术外科医生讨论问题。

结果

LAL 技术似乎是传统溶脂技术的一种安全的、更加有效的和可再生的替代品。跟随这一技术的发展过程，见证技术的改进过程及其结果的是一件非常有趣的事情。应继续探究如何减少手术副作用、休养时间和出血，以实现对组织的精细雕刻。最后，为了明确建立与传统吸脂技术相对应的技术，必须进行更多的双盲多中心研究。

参考文献

[1] Katz B, McBean J. The new laser liposuction for men. *Dermatol Ther* 2007; 20:448–451.

[2] Fuente del Campo AF, Rojas Allegretti E, Fernandes Filho JA, Gordon CB. Liposuction: Procedure for focal volume reduction and body contour remodeling. *World J Surg* 1998; 22:981–986.

[3] Fischer A, Fischer GM. Revised technique for cellulitis fat reduction in riding breeches deformity. *Bull Int Acad Cosmet Surg* 1977; 2:40–46.

[4] Illouz YG. Surgical remodeling of the silhouette by aspiration lipolysis or selective lipectomy. *Aesthet Plast Surg* 1985; 9:7–14.

[5] Klein JA. Tumescent technique for regional anesthesia permits lidocaine doses of 35 mg/kg for liposuction. *J Dermatol Surg Oncol* 1990; 16:248–263.

[6] Klein J. Tumescent technique. *Am J Cosmet Surg* 1987; 4:263–267.

[7] Coleman WP III. The history of liposuction and fat transplantation in America. *Dermatol Clin* 1999; 17:723–727.

[8] Zocchi M. Ultrasonic liposculpturing. *Aesthet Plast Surg* 1992; 16:287–298.

[9] Silberg BN. The technique of external ultrasound-assisted lipoplasty. *Plast Reconstr Surg* 1998; 101:552–560.

[10] Gross CW, Becker DG, Lindsey WH, Park SS, Marshall DD. The soft-tissue shaving procedure for removal of adipose tissue. A new, less traumatic approach than liposuction. *Arch Otoryngol Head Neck Surg* 1995; 121:1117–1120.

[11] Coleman WP III. Powered liposuction. *Dermatol Surg* 2000; 26:315–318.

[12] Blondeel PN, Derks D, Roche N, Van Landuyt KH, Monstrey SJ. The effect of ultrasound-assisted liposuction and conventional liposuction on perforator vessels in the lower abdominal wall. *Br J Plast Surg* 2003; 56:266–271.

[13] http://www.fda.gov/consumer/updates/liposuction082007.html.

[14] Apfelberg D. Laser-assisted liposuction may benefit surgeons and subjects. *Clin Laser Mon* 1992; 10:259.

[15] Apfelberg DB, Rosenthal S, Hunstad JP et al. Progress report on multicenter study of laser-assisted liposuction. *Aesthet Plast Surg* 1994; 18:259–264.

[16] Goldman A, Schavelzon DE, Blugerman GS. Laser lipolysis: Liposuction using Nd:YAG laser. *Rev Soc Bras Cir Plast* 2002; 17:17–26.

[17] Blugerman GB. Laser lipolysis for the treatment of localized adiposity and "cellulite." *Abstracts of World Congress on Liposuction Surgery*, Dearborn, MI, 2000.

[18] Schavelzon DS, Blugerman G, Goldman A et al. Laser lipolysis. *Abstracts of the Tenth International Symposium on Cosmetic Laser Surgery*, Las Vegas, NV, 2001.

[19] Badin A, Moraes L, Gondek L et al. Laser lipolysis: Flaccidity under control. *Aesthet Plast Surg* 2002; 26:335–339.

[20] Goldman A, Schavelzon D, Blugerman G. Laser lipolysis: Liposuction with Nd:YAG laser. *Rev Soc Bras Laser Med* 2002; 2:15–17.

[21] Kim KH, Geronemus RG. Laser lipolysis using a novel 1,064 nm Nd:YAG Laser. *Dermatol Surg* 2006; 32:241–248.

[22] Mordon SR. Mathematical modeling of laser lipolysis. *Biomed Eng Online* 2008; 7:10.

[23] McBean JC, Katz B. A pilot study of the efficacy of a 1064 nm and 1320 nm sequentially firing Nd:YAG laser device for lipolysis and skin tightening. *Lasers Surg Med* 2009; 41:779–784.

[24] DiBernardo BE, Reyes J. Evaluation of skin tightening after laser-assisted liposuction. *Aesthet Surg J* 2009; 29:400–407.

[25] Trelles M, Bonanad E, Moreno-Moraga J, Alcolea J, Mordon S, Leclère FM. Laser-assisted lipolysis for gynecomastia: Safe and effective skin retraction. *Rev Col Bras Cir* 2013; 40:23–31.

[26] Leclère FM, Moreno-Moraga J, Mordon S, Servell P, Unglaub F, Kolb F, Rimareix F, Trelles MA. Laser-assisted lipolysis for cankle remodelling: A prospective study in 30 patients. *Lasers Med Sci* 2014; 29:131–136.

[27] Leclère FM, Trelles M, Moreno-Moraga J, Servell P, Unglaub F, Mordon SR. 980-nm laser lipolysis (LAL): About 674 procedures in 359 patients. *J Cosmet Laser Ther* 2012; 14:67–73.

[28] Moreno-Moraga J, Trelles MA, Mordon S, Unglaub F, Bravo E, Royo de La Torre J, Sanz I, Servell P, Betrouni N, Leclère FM. Laser-assisted lipolysis for knee remodelling: A prospective study in 30 patients. *J Cosmet Laser Ther* 2012; 14:59–66.

[29] Trelles MA, Mordon SR, Bonanad E, Moreno Moraga J, Heckmann A, Unglaub F, Betrouni N, Leclère FM. Laser-assisted lipolysis in the treatment of gynecomastia: A prospective study in 28 patients. *Lasers Med Sci* 2013; 28:375–382.

[30] Reynaud JP, Skibinski M, Wassmer B, Rochon P, Mordon S. Lipolysis using a 980-nm diode laser: A retrospective analysis of 534 procedures. *Aesthet Plast Surg* 2009; 33:28–36.

[31] Dudelzak J, Hussain M, Goldberg DJ. Laser lipolysis of the arm, with and without suction aspiration: Clinical and histological changes. *J Cosmet Laser Ther* 2009; 11:70–73.

[32] DiBernardo BE, Reyes J, Chen B. Evaluation of tissue thermal effects from 1064/1320 nm laser-assisted lipolysis and its clinical implications. *J Cosmet Laser Ther* 2009; 11:62–69.

[33] Sadick NS, Rochon P, Mordon S. Advantages of real-time magnetic tracking of the cannula for controlled laser assisted lipolysis (LAL). *Lasers Surg Med* 2010; 42:65.

61
软组织悬吊术

Konstantin Sulamanidze, Marlen Sulamanidze, and George Sulamanidze

缝合的发展

在 20 世纪 90 年代初，快速发展的微创美容手术从整形和美容手术中分离出来，使其更加实惠和亲民。这使得数百万想要消除由衰老影响美感的人能够做出计划去看专家，以实施安全地恢复活力的干预措施。以前，他们中的大多数人绝不敢要求外科医生用整容手术来让他们延缓衰老。在微创美容手术的众多趋势中，出现了治疗畸形外观的缝合方法。同事们对这些方法的兴趣逐渐增加，关于这些内容的科学出版物开始刊登在知名期刊上，甚至大会、专题讨论会和科学会议上也提到了这些方法。

科学文献中关于使用缝线来改善面部和颈部软组织的最早信息可以追溯到 20 世纪 50 年代中期，当时 Buttkewitz [1] 演示了一种通过缝合来矫正松弛的颊唇皱褶的方法。

1970 年，Rene Guillemain 发表了一篇文章 [2]，描述了一种名为"卷曲提升法"的类似技术。他用一根长的 Reverdin 针收紧了患者颞部的一根肌腱，将其面部下部的 1/3 和颈部的上部抬起。患者处于局部麻醉状态下，医生将缝合线铺在其皮下组织中并固定在上下致密的结构上。尽管手术结果相当令人满意，但这项技术并未得到推广。

Mario Gonzales Ulloa [3] 的一部专著讲述了一种通过尼龙缝合来提升面部组织的类似技术。

2002 年，Sassaki 和 Cohen [4] 发表了一个利用两根针的类似技术。他们将其与经典的整容术同时使用，以达到改善和加强的效果，并在封闭的过程中独立使用。

2003 年，Maximiliano Mendez Florez [5] 发表了一篇文章，他在文章中提出了一种缝合技术，该技术使用了他自己打造的双刃针，并对其进行特殊处理以方便手术。Mendez 提出的双刃针类似于多年前室内装潢师使用的针。这种针两侧均有尖头，有曲有直，大小不

等，但都紧固在中心，过去在普通实践和整形外科中经常使用。

1982 年，意大利整形外科医生 Sergio Capurro 也曾写过关于双刃针的文章 [6, 7]。

1986 年，日本外科医生 AkiraYahai, OsamaFukuda 和 SinichiAbayashi 公布了他们的技术，即使用紧固在中心的弯曲的双刃针 [8]。骨外科医生（半月板手术）和整形外科医生（腭裂手术）在手术中也使用这种双刃针技术。

Koo Boo-Chai [9, 10] 早在 1952 年就开始使用这种缝合技术，将尼龙缝合线的双刃针用于结扎和整容手术。

菲律宾的 Jo Mathay [11] 通过皮下缝合来缩小宽鼻尖。Nikolai Serdev [12, 13] 也描述了一种类似的技术，其独特之处在于其原始结构的套管及将其铺设在皮肤下的方法。

提升技术

Pierre Fournier 为向全世界整形外科和美容外科医师普及缝线抬高方法做出了宝贵贡献，他在各种大会和科学会议上的出版物中都协助推广这些方法 [14-16]。

第一份出版物可以追溯到 1968 年（图 61.1），当时德国同事申请了带倒刺的缝合线专利：倒刺是沿着缝合线的长度做的多个小切口。他们主张将其用于跟腱断裂的经皮修复。美国外科医生在 1997 年提出了类似的缝合方法（图 61.2），两年后，Aptoscog（即倒刺）获得了专利（图 61.3）[17]，从此它们已被许多领域的外科医生广泛使用 [18-22]。

1998 年，我们首次建议 [23-25]（图 61.4）使用倒刺缝合技术改善面部和颈部软组织以达到年轻化目的。Aptos（抗下垂）这个名字后来被我们授予到开发和引入的所有微创产品和技术中。

我们用缝线进行的第一个实验是将倒钩指向一侧

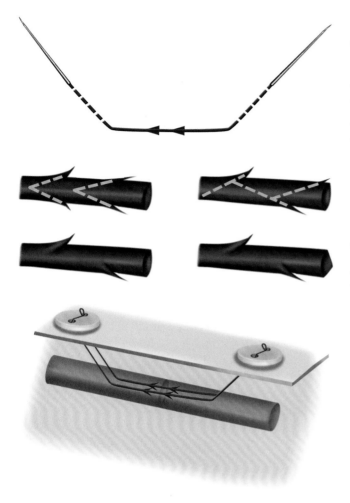

图 61.1 德国用于缝合跟腱断裂的带有倒刺的缝合线（1968年获取专利）。

（图 61.5）。通过颞部的一个小切口，在皮下插入几条缝线并缝合到颞肌筋膜上（图 61.6）。类似地，通过将缝合线的上端固定在乳突骨膜上来提升颌下和颈部的软组织。为了使创伤最小化，在一个切口的不同方向分别引入了几条缝合线（图 61.7）。

同年（1998 年），这项技术得到了改进：通过导针器在皮肤下植入了无针缝合线（图 61.8 和图 61.9）。这种缝合线实现了软组织的提升。

2002 年，我们再次回到了使用单一产品的想法，即连接带有缝合线的针头，其特点是在两个针头的末端连接一个带有收敛倒钩的缝合线——Aptos 二代（2G）（图 61.10 和图 61.11）。该装置使缝合臂加倍，从而提高了强度和稳定性。这些成对的针头可以一次穿入组织，而不会在缝合弯曲的地方造成皮肤回缩：两根针头以相同的位点插入皮肤；它们在必要的深度下被分离，然后才按不同的方向放置。

我们研究的下一个阶段是创建带有光滑缝线的双

头针，该缝线固定在两根针的中部——也称为 Aptos 针（图 61.12）。

这种缝合材料和方法不仅被我们的同事用于美容手术，而且也用于整形手术 [26-29]。通 Aptos 针的各种改进开发了微创美学手术，用于缝合面中部区、上下颌和宫颈区域的软组织（2003 年）、下巴，矫正乳房下垂（2004 年）。

Aptos 线 2G 和 Aptos 针两者的成功结合成为我们的最新开发产品 Aptos 针二代（图 61.13 和图 61.14）。

使用 Aptos 针 2G 进行手术的效果更强、更稳定。

我们提升运动活动区（"悲伤"皱纹，嘴角）的方法极为不同，因为在这种情况下，强行进行该手术是无效的，并容易早期复发。为了消除这些区域的渐进性改变，我们使用由特殊的记忆保持聚丙烯－Aptos 弹簧制成的缝合线进行矫形（图 61.15 和图 61.16）[30, 31]。

相关研究

从 2001 年起，人们开始关注在实验室动物和人 [32, 33] 中所做的关于解剖学、组织学、功能和临床方面的调查研究，包括对并发症和阴性结果的分析 [34, 35]。我们对缝线产生的效果进行了双盲安慰剂对照研究 [36]。进行研究的有 32 例患者，通过各种 Aptos 方法对患者进行从面部、颈部、胸部、四肢和身体的一侧的缝合线提拉手术。对侧使用安慰剂或另一种方法治疗并进行了必要的观察（如拍照、提问、专家结论、超声波扫描、多普勒）。经过一段时间（在每种情况下都是不同的）反复干预，对称性得到恢复。

Aptos 缝线移位器，尤其是无针 Aptos 线，以及它的使用方法被证明是最成功和需求量最大的方法。它们的流行使其他微创 Aptos 产品得以开发，特别是针对皮肤科医生：包括 Aptos Elegance、Excellence Visage、Nano Spring 和 Nano Vitis 等产品。优质的面部缝线（图 61.17）是由聚己内酯共聚物和乳酸制成的。在组织中植入后，该材料通过水解进行生物降解，缝合线会在一段时间内（在 18 个月内）完全溶解并在缝合线植入的位置形成纤维网络，其形成不仅与异物（缝合线）的存在有关，而且与生物降解过程中逐渐消除的 L-乳酸微量有关，而该乳酸刺激了新的胶原蛋白的形成。

Aptos Nano（图 61.18）是一种由可吸收材料制成无任何固定元件的编织缝合线。放置三周后，这种缝合变得松散（图 61.18 和图 61.19），组织向上隆起。它比一般缝合线要薄得多，主要用来保护而非矫正皮

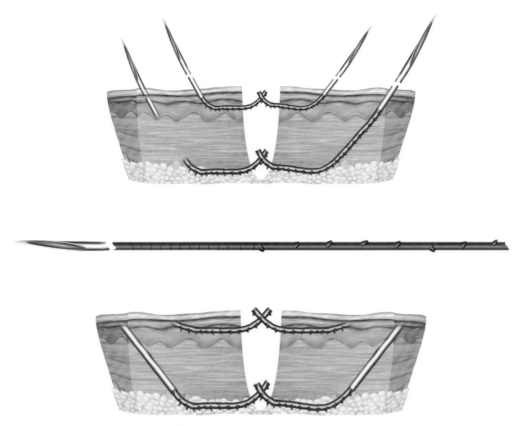

图 61.2　美国带刺线（专利为 1997 年），用于连续整容缝合伤口。

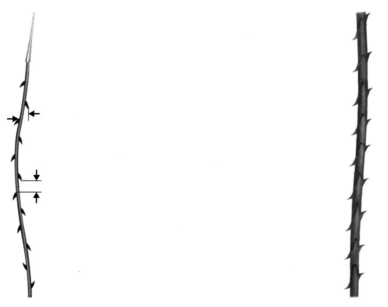

图 61.3　用于连续整容缝合伤口的 Aptoscog（即倒刺）线（专利为 1998 年）。①线长为 10~50 cm；②齿槽底座；③齿槽为 1 mm；④针或套管为 7~17 cm；⑤齿槽的角度为 10°~15°；⑥齿槽的厚度为 2-0 或 3-0；⑦齿槽之间的长度为 0.5 mm。

图 61.4　用于提升软组织的 Aptos 线（即带刺）（专利为 1998 年）。

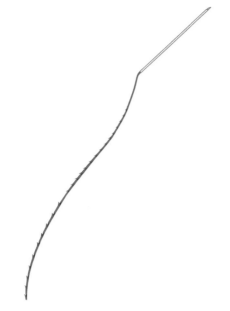

图 61.5 刺丝用于提升软组织且不影响皮肤。

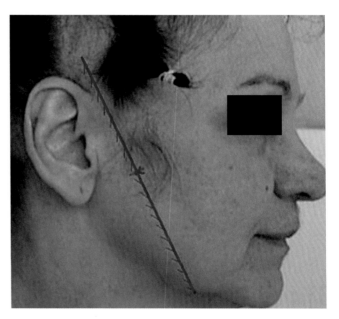

图 61.7 标记进行面部中间塑形的带刺缝合线。

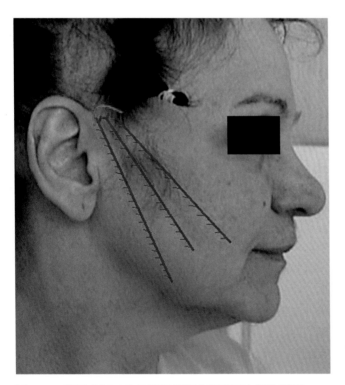

图 61.6 使用小切口的多根倒刺缝合线做面中部的塑形。

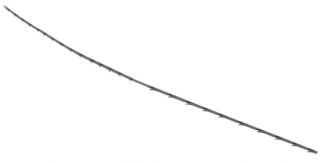

图 61.8 第一代 Aptos 缝合线用于不做切口的情况下提升软组织。

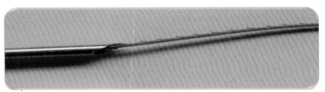

图 61.9 第一代 Aptos 缝合线的插入针。

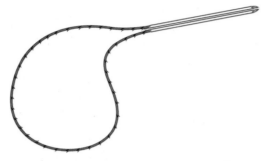

图 **61.10**　用于为软组织矫形的第二代 Aptos 缝合线。

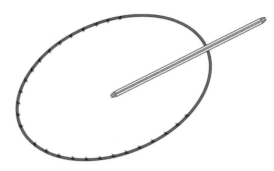

图 **61.13**　缝线带刺缝合的双刃针。

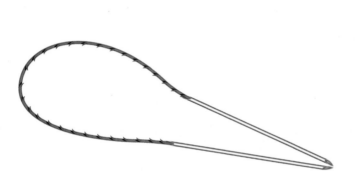

图 **61.11**　用于提升软组织的第二代 Aptos 缝线。

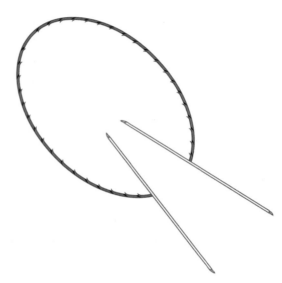

图 **61.14**　缝线带刺缝合的双刃针。

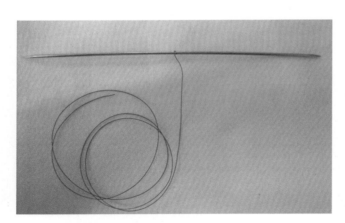

图 **61.12**　缝线光滑的双刃针。

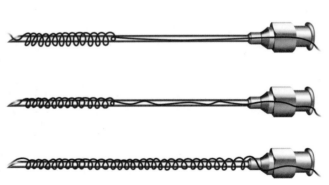

图 **61.15**　弹性螺旋 Aptos 缝线（2003 年）。

肤。这种方法主要用于皮肤科美容手术。

俄罗斯外科科学中心的 Piotrowski 进行的组织学调查显示了在置入可吸收的带刺缝合线后组织具有以下特点：

（1）与缝合线以外的区域相比，手术区毛细血管数量增加（图 61.20~ 图 61.22）。

（2）毛细血管看上去充满了血液，即有开放的管腔。考虑 Aptos 缝线植入区可能存在持续性充血现象。

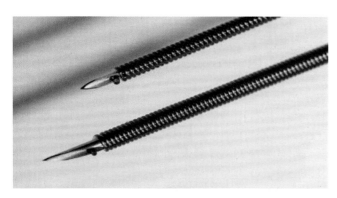

图 61.16 弹性螺旋 Aptos 缝线（2003 年）。

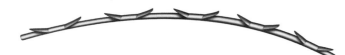

图 61.17 具有相反方向倒钩的可吸收缝线。

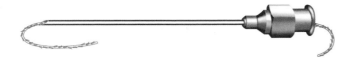

图 61.18 可吸收铠装式缝线。

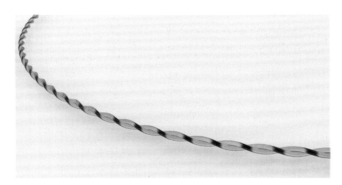

图 61.19 可吸收铠装式缝线。

照此推测，大概可以谈到关于这些领域取向的改善。

（3）结缔组织的成纤维细胞处于活跃的状态：细胞核和细胞质体积增加；染色质分散良好。

a. 用甲苯胺蓝对放置 Aptos 缝线的结缔组织脆性层进行染色，脂肪细胞的数量增加。

b. 众所周知，降低透明质酸的数量对皮肤的免疫有负面影响，皮内注射可以改善皮肤结构。

我们还进行了放置光滑的缝合线后的组织学调查（经典缝合材料）：

· 40 天后缝合线被薄薄的结缔组织包围。

· 弹性纤维消失。

· 它与 Aptos 缝线周围的包裹不同之处在于它更薄，更成熟，因为平滑缝线的刺激作用较小。

· 在光滑的缝线周围的组织中，小血管的数量增加，但充血的程度远低于 Aptos 缝合周围的组织。

· 在光滑缝线周围，脂肪细胞较少。

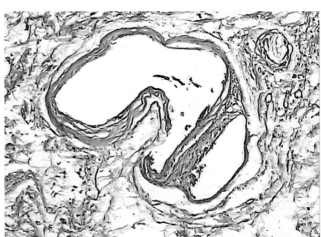

图 61.20 插入皮下 40 天后。

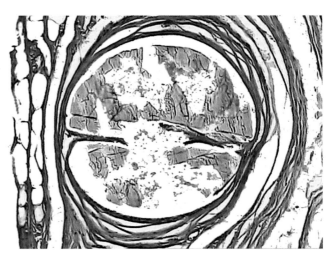

图 61.21 插入皮下 8 个月后：吸收 40%。

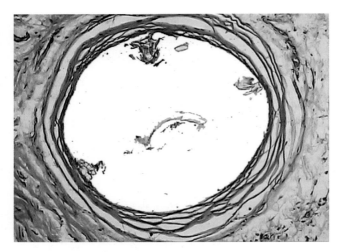

图 61.22　插入皮下 1 年后：完全吸收。

Aptos 方法也未能避免其他出版物的批判，也未避免并发症或负面的结果[37-39]，但这其中显然有恶意的报道，他们主张采用替代方法[40-43]。然而，与此同时，权威的分析文章和书籍陆续出现[44-49]，文章呼吁对这些缝线提升方法进行持续的研究。

临床注意事项

为了减少手术创伤，建议使用带有圆形钝端的套管。通常使用 17 cm 长和 20 G 厚的套管。

为了减少的创伤，只穿一针，将缝合线穿透皮下。这样的方法允许例如通过面部外侧区域中一次进针将五条缝线的扇形结构放置在面部上。

"Excellence Visage" 的面部和颈部适应证是轻微到中度的皮肤松弛和软组织的上睑下垂（没有多余的皮肤）：

- 整个额头上的上睑下垂或者仅仅是其外侧的 1/3。
- 软组织颊颧区下垂及分离。
- 由悬挂的软组织引起或加重的鼻唇沟皱纹，"木偶皱纹"。
- 椭圆形面部、精神区域变形、"双下巴"（如果脂肪组织肥大，首先需要减少局部脂肪组织）。
- 颈部的年龄相关变化。
- 与皮肤萎缩相关。
- 面部不对称。

禁忌证：

- 自身免疫性疾病。
- 严重躯体疾病。
- 血液疾病。
- 胶原蛋白。
- 缺血性心脏病。
- 二级和三级动脉高压。
- 血友病。
- 精神病和神经症。
- 干预区域的炎症和肿瘤。
- 倾向于形成瘢痕疙瘩和增生性瘢痕。
- 血液病（血友病），服用抗凝剂。
- 任何慢性病的加重。
- 怀孕和哺乳。
- 操作区在手术前注射了非生物降解的植入物。
- 个体对注射剂不耐受。

术前

由于抗凝剂和非甾体抗炎药会影响凝血功能，因此在手术前约 1 周应停止服用抗凝剂和非甾体抗炎药。

在手术前，必须确认患者的想法，收集病历，核对适应证，并排除可能的禁忌证；要特别注意患者以前是否做过整容手术。应向患者解释手术的主要方法；应讨论患者所期望的结果以及放置缝合线后可能出现的并发症。患者需要签署知情同意书，之后按照 5 个预测标准进行拍照。

线雕操作应在一个独立空间内（治疗或更衣室，小手术室）进行，并遵守无菌规则。以下是手术的必备材料：两副无菌手套、一次性帽子、口罩、无菌手术洞巾、皮肤消毒剂（如 Cutasept、octenisept）、一次性无菌手术衣、中型无菌床单（如 60 cm×40 cm）、无菌剪刀、托盘、无菌注射器或 10 mL 注射器和 29 G 针（胰岛素针）、2 粒阿替卡因胶囊（1.7 mL）和 6 mL 利多卡因溶液，1:200 000 肾上腺素溶液，一包 "Excellence Visage"，以及胶条（立体胶条或 Omnistrip 胶条）。

在患者站立或坐时进行术前标记。皮肤的初始穿刺位置，铺线的线条以及终点要用黑色或红色记号进行标记（图 61.23）。

患者应该穿着一次性外套和帽子（图 61.24）。此外，在手术前卸妆。初步准备完成后，将患者放在头部略微抬起的手术椅或沙发上。

外科医生应至少用消毒剂溶液擦洗双手两次，并戴上无菌手套。

医生应该用消毒剂溶液从中心到周围至少消毒患者的皮肤两次，包括颈部和枕区、耳廓及头部被毛发覆盖的部分（图 61.25）。之后，应使用无菌手术巾将患者皮肤彻底擦干。然后用无菌铺巾或床单定位手术野。

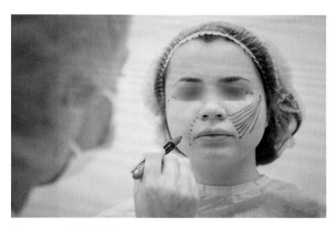

图 61.23　术前标记。

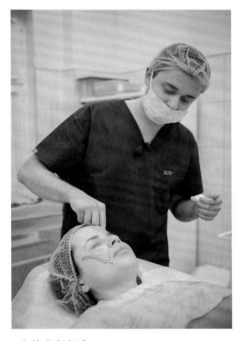

图 61.24　术前准备程序。

术中

手术原则不是将缝线放置在活动模拟区域，而是同时通过几个区域，规定皮肤的各个属性并减轻组织的负担。对于 Excellence Visage 缝合放置，在面部外侧区域注射一次即可。

在初始切口 / 穿刺的位置，注射 0.5 mL 的阿替卡因或其他麻醉剂，并将多达 1 mL 的药物注入最终点。初次穿刺后，应使用渗透套内的渗透套管或 30~41 mm

的安瓿注射针进行局部麻醉。针头（或套管）向前移动或向后移动时都会发生组织浸润。注意避免组织的过度浸润。平均使用 3 个胶囊，体积 1.7 mL，用于麻醉即将放置 10 Excellence Visage 缝线的组织。

在 Excellence Visage 套装中，有 10 根线预装到套管中，套管用于浸润麻醉，注射针头用于初始穿刺。根据标记绷紧皮肤并进行皮肤穿刺，并在穿线方向上用针将皮下脂肪组织稍微分开。医生应将带有预紧线的插管取出，将线的末端塞入插管，将插管插入初始穿刺点，然后沿标记线放置。线应铺设在皮下注射层。在套管的导入过程中，为了避免皮肤出现收缩，必须避免过度导入。引入套管时，皮下脂肪组织中存在阻力——这些是皮下脂肪分隔脂肪间隔的隔膜。通过触摸来控制皮肤下套管的位置。当带有预装螺纹的套管到达最终预定位置时，可通过沿所需牵引量的方向拧紧和固定组织来取出套管。超过穿孔的线的末端要被切断，为此，线应该稍微拉长，同时皮肤应该移到一边（图 61.26）。其余的线以相同的方式放置。

术后

患者术后治疗方案如下：
- 手术后，用抗生素和无菌纱布包扎伤口。
- 术后 24 小时内使用冰袋有助于恢复。
- 术后 2~3 天不能喝热饮，2 周内不能喝酒。

手术后 3 天内，建议患者在在家中用酒精溶液涂抹伤口。1 周内，避免进行面部肌肉活动，不要做按摩，不要锻炼，不要去浴室、桑拿房和游泳池。植入区的热疗应禁行 1 个月以上；此外，手术后 2 个月内也禁止深度按摩，理疗和任何皮下操作。

如出现疼痛，可以使用镇痛药，可以通过使用推荐的减轻水肿的制剂和其他治疗方法来加速血肿的消除（Traumeel、肝素、微电流治疗等）。

如果放置了多包 Excellence Visage 或免疫力降低，最好在手术后 3~4 天服用头孢类抗生素。手术后的第 3 天、第 7 天和第 14 天复诊。

在使用 Aptos 缝合线的 17 年经验中，我们已经做了超过 150 万例手术。图 61.27~ 图 61.32 详细介绍了一些案例。

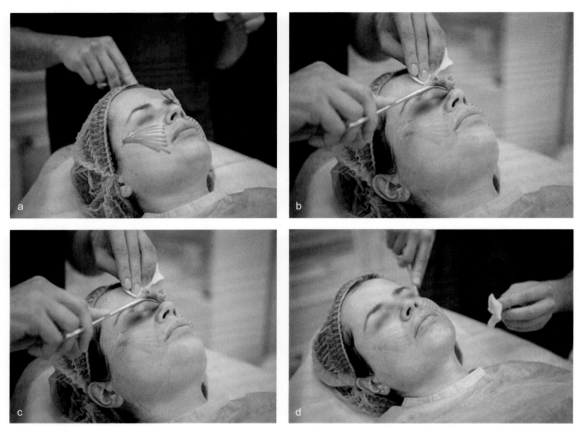

图 61.25　a~d. 皮肤消毒处理。

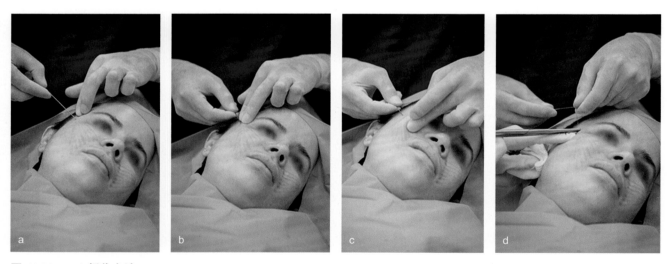

图 61.26　a~d. 操作方法。

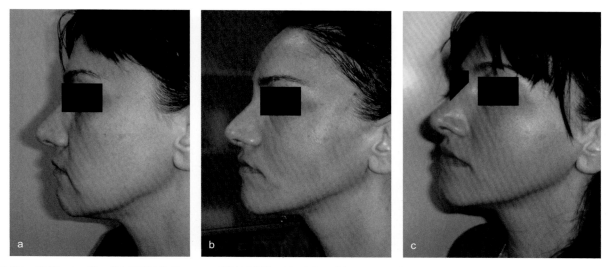

图 61.27　患者，34 岁，使用可吸收的 Aptos 线轻轻提拉面部中间区域（a）。手术后（b）和 6 个月后的结果（c）。

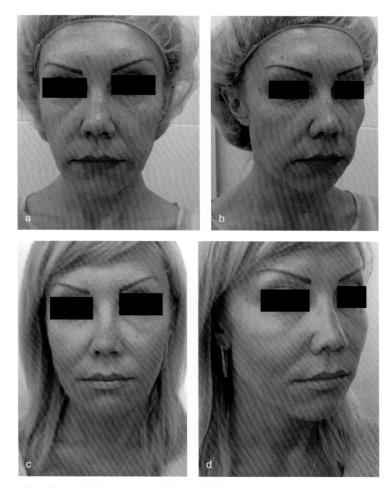

图 61.28　a、b. 患者现年 41 岁，使用可吸收的 Aptos 线进行面部中间区域的提拉。c、d. 手术后 8 个月后的效果。

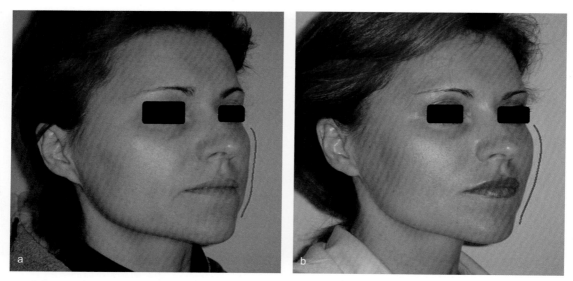

图 61.29   a. 患者，43 岁，使用不可吸收的第二代 Aptos 线进行颧骨区域提升。b. 两年后的效果。

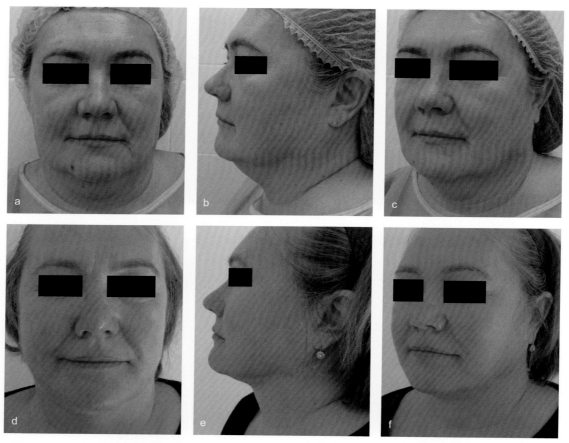

图 61.30   患者，63 岁，用可吸收和不可吸收的 Aptos 线进行全脸矫形（a~c），并抽吸下面部脂肪两年后的效果（d~f）。

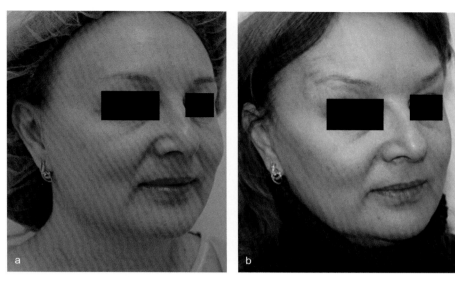

图 61.31　a. 患者 49 岁。b. 用 Aptos 线抬眉后的效果。

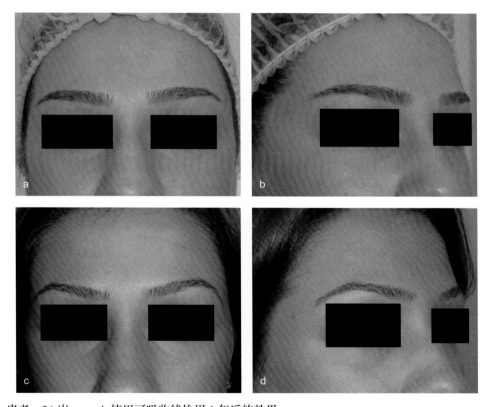

图 61.32　a、b. 患者，26 岁。c、d. 使用可吸收线抬眉 1 年后的效果。

参考文献

[1] Buttkewitz H. Die Nadeltechnik der subcutanen Gewebsraffung einer schnittlosen Korrekturmethode bei kosmetischen Brust- und Gesichtoperationen. *Centralbl Chir* 1956; 81:1185.

[2] Guillemain R. Le "Curl Lift". *Chir Plast Estét* 1970 March; 4.

[3] Gonzalez-Ulloa M. *The Aging Face*. Piccin Nuova Libraria S.p.A., Padova; 1987.

[4] Sassaki GH, Cohen AT. Meloplication of the malar fat pad by cable-suture technique for midface rejuvenation. Outcome study (392 cases-6years experience). *Plast Reconstr Surg* 2002; 110(2):635–654.

[5] Florez MM, Rossani German A, Ivan Hernandez P. Face up: Minilifting subcutaneo no quirurgico con suturas de polipropileno (personal communication).

[6] Capurro S Jr. Rivista Italiana di Chirurgia Plastica: Un ago a due punte Atti del. *32 Congresso Nazionale della Societa Italiana di*

Chirurgia Plastica, September 13–17, 1983, Palermo, Italy.

[7] Capurro S Jr. The double tipped needle. *Plast Reconstr Surg* 1987 June; 79(6):1006.

[8] Yanai A, Fukuda O, Hiribayashi S. Double-tipped center threading suture needle for subcuticular suturing. *Plast Reconstr Surg* 1986 September; 78(3):411–413.

[9] Boo-Chai K. Buried mattress sutures placed transconjonctivally. Oriental cosmetic blepharoplasty. Further experience with cosmetic surgery of the upper eyelid. *Transactions of the Third International Congress of Plastic Surgery*, October 13–18, 1963, Washington, DC, International Congress Series No. 66, Excerta Medical Foundation, Amsterdam, the Netherlands, pp. 518–524.

[10] Boo-Chai K. Plastic construction of the superior palpabral fold. *Plast Reconstr Surg* 1973; 31:74.

[11] Mathay J. Personal observation. Makati Medical Center Manila, Philippines, PA.

[12] Serdev N. Serdev suture for scarless buttock lift and ultrasonic liposculpture of the buttocks. *Int J Cosmet Med Surg* 2003; 1:1–8.

[13] Serdev N. Scarless Serdev suture methods in brow and face lifts. Cirugia ambulatoria de levantamiento de gluteos mediante una sutura sin cicatrices de incision. *Int J Cosmet Med Surg* 2003; 1:9–15.

[14] Fournier Pierre F. Le lifting invisible. Revue de la Societe Francaise de Chirurgie esthetique et du Syndicat National des chirurgiens de chirurgie esthetique, December 2003, XXVII 113, pp. 9–20.

[15] Fournier Pierre F. Histoire de 1''aiguille a deux pointes. Revue de la Societe Fransaise de Chirurgie esthetique et du Syndicat National deschirurgiens de chirurgie esthetique, June 2004, Numero 115.

[16] Fournier P. Les variants dans la technique du Curl Lift. *La revue de chirurgie esthetique de langue Francaise* 2004 December; XXVIII(117):35–38.

[17] Sulamanidze M, Michailov G. Surgical thread for plastic surgery operations. European Patent EP 1,075,843 A1, priority: 03.03.1999.

[18] Robinson JK. Suspension sutures in facial reconstruction. *Dermatol Surg* 2003 April; 29(4):386–393.

[19] Murtha A, Kaplan A, Paglia M, Mills B, Feldstein M, Raff G. Evaluation of a novel technique for wound closure using a barbed suture. *Plast Reconstr Surg* 2006; 117:1769.

[20] Sulamanidze M. Commentary to the article entitled Murtha AP et al. Evaluation of a novel technique for wound closure using a barbed suture. *Plast Reconstr Surg* 2007 July; 120(1):349–350.

[21] Sulamanidze M, Sulamanidze G. A new variant of the continuous surgical wound suturing technique. *Ann Plast Reconstr Aesthet Surg* 2006; 3:54–59.

[22] Warner PJ, Gutowski GA. Abdominoplasty with progressive tension closure using a barbed suture technique. *Aesthet Surg J* 2009 May–June; 29(3):221–225.

[23] Sulamanidze MA, Sulamanidze GM. Flabby, ageing face. A new approach. *Second Congress on Aesthetic and Restorative Surgery*, February 1998, Moscow, Russia, p. 15.

[24] Sulamanidze MA, Fournier PF, Paikidze TG, Sulamanidze GM. Removal of facial soft tissue photosis with special threads. *Dermatol Surg* 2002 May; 28:367–371.

[25] Sulamanidze M, Paikidze T, Sulamanidze G. Utilisation du fil "APTOS" dans le lifting facial. *La Revue De Chirurgie Esthetique de Langue Francaise* 2001; 25(103):17–22.

[26] Sulamanidze M, Sulamanidze G. Lifting of soft tissues: Old philosophy, new approach—A method of internal stitching (Aptos needle). *J Jpn Soc Aesthet Surg* 2005; 42(5):182.

[27] Sulamanidze M, Sulamanidze G, Sulamanidze C, Vozdvijensky I. Low-invasive lifting of lower region of face and neck by Aptos Needle method. Aptos Needle. *Plast Surg Cosmetol* 2012; (3):383–393.

[28] Sulamanidze MA, Sulamanidze GM, Sulamanidze KM. Mastopexy—How to achieve stabile results—New approaches. *Aesthet Surg* 2011; 10(2):257–265.

[29] Borovikov A, Sulamanidze M, Sulamanidze G, Sulamanidze C. Remote result of suture lifting of chest. Clinical observation. *Plast Surg Cosmetol* 2012; (2):203–209.

[30] Sulamanidze M, Sulamanidze G. Aptos spring—A new concept of lifting. *J Jpn Soc Aesthet Surg* 2005; 42(5):183.

[31] Sulamanidze M, Sulamanidze G, Vozdvijensky I, Sulamanidze K, Kajaia A. New method of elastic suture facelifting. *Aesthet Med* 2010; 9(3):275–280.

[32] Adamyan A, Skuba N, Sulamanidze M, Khusnutdinova Z. Morphological foundations of facelift using APTOS filaments. *Ann Plast Reconstr Aesthet Surg* 2002; 3:19–27.

[33] Prokudin S, Saban I, Gaziulina O. Anatomic grounding of suture facelift use. *XII International Conference on Aesthetic Medicine*, January 2013, Moscow, Russia.

[34] Sulamanidze M, Sulamanidze G, Sulamanidze C, Vozdvijensky I. Avoiding complications with suture lifting methods. *Aesthet Surg J* 2011 November; 31(8):863–875.

[35] Sulamanidze M, Sulamanidze G, Vozdvijensky I, Sulamanidze K, Aziayn E. Prevention and complication treatment experience during suture rejuvenation of face and neck. *Aesthet Med Messenger* 2011; 10(4):27–35.

[36] Sulamanidze M, Gubanova, E, Sulamanidze G, Sulamanidze C. Preliminary results of double blind placebo-controlled investigation of suture lifting effectiveness. Aptos. *XIII International Congress on Applied Aesthetics and Cosmetology*, April 2013, Kiev, Ukraine.

[37] Winkler E, Goldan O, Regev E. Stenssen duct rupture (sialocele) and other complications of the Aptos thread technique. *Plast Reconstr Surg* 2006; (118):1468–1471.

[38] Helling E, Okpaku A, Wang P, Levine R. Complications of facial suspension sutures. *Aesthet Surg J* 2007 March–April; 27(2):155–161.

[39] Beer K. Delayed complications from thread-lifting: Report of a case, discussion of treatment option and consideration of implications for future technology. *Dermatol Surg* 2008; 34:1120–1123.

[40] Wu W. Advances in stitch lift. *Second Regional Conference in Dermatological Laser and Facial Cosmetic Surgery*, January 20–22, 2006, Hong Kong, China, Programme Book, p. 30.

[41] Rachel JD, Lack EB, Larson B. Incidence of complications and early recurrence in 29 patients after facial rejuvenation with barbed suture lifting. *Dermatol Surg* 2010; 36:348–354.

[42] Benito J, Pizzamigio R, Teodorou D, Arvas L. Facial rejuvenation and improvement of malar projection using sutures with absorbable cones: Surgical technique and case series. *Aesthet Plast Surg* 2011; 35:248–253.

[43] Sasaci G, Komorowska-Timek E, Bennett D, Gabriel A. An objective comparison of holding, slippage, and pull-out tensions for eight suspension sutures in the malar fat pads of fresh-frozen human cadavers. *Aesthet Surg J* 2008 July–August; 28(4):238–396.

[44] Flynn J. Suture suspension lifts: A review. In: Niamtu III J, eds. Minimally invasive cosmetic surgery. *Oral & Maxillofac Surg Clin* 2005; 17(1):65–76.

[45] Paul M. Use of sutures with thorns in aesthetical plastic face surgery: Development of theoretical grounding and methods of practical application. In: Eisenmann-Klein M, Neuhann-Lorenz C, eds. *Innovations in Plastic Surgery*. London, UK: Springer, 2007, Chapter 28, pp. 265–273.

[46] Khustutdinova Z. Correction of involutive changes of face by "Aptos" suture. MS thesis, Moscow, Russia, 2002.

[47] Matarasso A, Pfeifer T. The use of modified sutures in plastic surgery. *Plast Reconstr Surg* 2008 August; 122(2):652–658.

[48] Sulamanidze M, Sulamanidze G. Aptos suture lifting methods—10 Years of experience. *Clin Plast Surg* 2009 April; 36(2):281–306.

[49] Sulamanidze M, Sulamanidze G, Sulamanidze C, Borovikov A. Remote results of low-invasive interventions on the face are compared with deep lifting. *Plast Surg Cosmetol* 2013; (1):383–393.

62
眼睑整形术
Serge Morax

眼睑整形手术可以定义为：为重塑或移植眼睑皮肤、脂肪、肌肉，使其在功能和组织结构恢复正常的手术。

在进行眼睑整形手术时，可同时或随后进行辅助性手术操作，进一步提升手术效果。

无论是颞额塑性、提眉和上提脸颊，还是像减少鱼尾纹、眉间皱纹和前额纹之类的辅助治疗，还是使用肉毒毒素和通过注射可吸收产品（透明质酸）和/或自体脂肪（脂结构）来提眉，这些行为都属于上、中面部年轻化治疗（外观手术）的范围。

眼睑、上面部检查（表 62.1）[1-3]

• 额头－面部区域：检查评估头皮区域（上额和下额的分离）和在眉间区域（狮子皱纹）中存在水平和垂直的额头皱纹。眉毛的位置评定及上睑下垂往往会加快皮肤松弛，然后扩展到上外侧和外眦区，这强调在这种情况下，除了上眼睑成形术之外，眉尾的重新定位也很重要（图 62.1）。

• 上眼睑：检查评估多余皮肤（皮肤或眼睑松弛）的量，以及无论是在内部隔层还是在内侧室（腱膜前脂肪垫）脂肪垫的存在，可以通过对眼球施加温和压力来更好地观察（图 62.2）。

外眦脱垂必然引起泪腺下垂。

上睑下垂的研究必须通过眼睑裂缝的高度和肌肉功能的研究来量化。

眼睑的运动使我们能够确定眼睑褶皱的位置（亚洲人眼睑褶皱的矫形）。

眼睑、下、中面部检查（表 62.1）[1-3]（图 62.2）

（1）下眼睑。
（2）面和眼睑交接交界处（泪沟区）。

（3）颧骨（面颊）区。

下眼睑检查包括静态和动态检查，包括上下凝视和进一步测试。

• 通常，眼睑的自由边缘与角膜边缘在主要位置平齐。

• 若有巩膜外露、收缩或外倾的存在必须改变手术方式。

采用 Snap 测试评估下睑松弛度。

• 让患者向上看，通过对眼球施加温和的压力，可以观察是否有多余的皮肤、过剩角质层，突出的脂肪。

• 脂肪垫可以分成三个部分：内部、中间和外侧。

• 我们通过强制收缩眼睑来评估眼轮匝肌的重要性。

• 与厚厚的、富含脂肪的饱满的皮肤相反，很容易识别较薄的低色素皮肤。

眼睑/面颊交界处（泪沟）是最重要的检查：所有空腔形式的泪沟的整形都可以采用注射填充物或脂肪移植。

• 细小的皱纹，眼袋和假性的眼袋也需要注意。

• 眼睑环的存在和/或眶鼻区过多的色素沉着无法通过眼睑成形术直接治愈，但最终可以通过像激光磨皮之类技术的进一步治疗得到改善。

在颧骨层面，应特别注意眼轮匝下脂肪（SOOF）到移位或萎缩的颧骨位置的体积损失，在经皮眼睑整形术中，骨结构的任何异常：上颌骨后缩、眶下缘发育不全，都会使下睑巩膜收缩，甚至频繁发生假性眼球突出。

标准的眼科评估，包括背景筛查和某些参数对任何眼睑整形手术来说必不可少的。

一旦评估完成，就可以进行分类和手术。

上睑成形术

睑裂 [2, 3]
上睑下垂
上睑成形术可以独立进行，也可以与眉毛、前额、

表 62.1 整形外科手术年龄、性别、种族、色素沉着、前部手术的体检记录

问题	咨询的目的
眼科史	视觉和屈光障碍、器官异常（SASP）、干眼症、错颌畸形、面瘫、动眼神经障碍、青光眼、血管事件、甲状腺眼病、角结膜损伤、独眼
一般历史	麻醉事件，过敏性凝血障碍
用药方案	阿司匹林，抗凝剂，抗抑郁药等
检查 面部检查	前眼睑面部手术 OPH：视力、前段、后段、眼张力、泪液分泌、运动 前额 / 眉毛 上眼睑 　肌肉和皮肤过剩 　存在斑点 　眼睑褶皱异常 　上睑下垂（RPS 值） 　上眼睑松弛过度 　泪腺下垂 　眼睑下翻 　闭塞程度 下眼睑 　肌肉和皮肤过剩 　存在皱纹 　脂肪垫（C.M.L.） 　眼睑边缘松弛 　眼睑外翻和 / 或内翻 　巩膜外露 　黑眼圈，色素沉着 　眼袋下方凹陷 　眼窝边缘突出 　假性颧骨包 外眦，鱼尾纹 内眦，泪腺凹陷位置
额外的拍片检查	

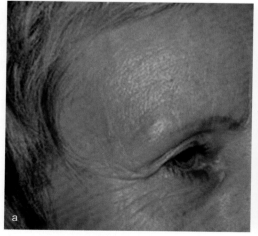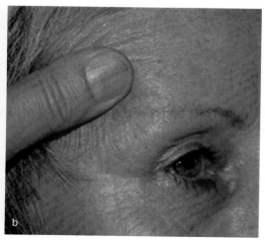

图 62.1 a. 眉眼下垂。b. 通过牵引颞区抬起眉毛。暂时性提升前额的很好适应证。

下眼睑或面部其他部分的手术一起进行。

使用不同药物的表面手术可以与常规手术相结合。

有以下几种情况为适应证：单纯的皮肤过多或皮肤肌肉过度松弛；皮肤表面异常，如斑、皱纹和色素沉着；睑裂异常；上睑下垂；内部脂肪垫和／或腱前脂肪垫下垂；泪腺脱垂；眉毛下垂。

所有这些临床图片都可能或多或少相关，需要联合治疗（表62.2）。

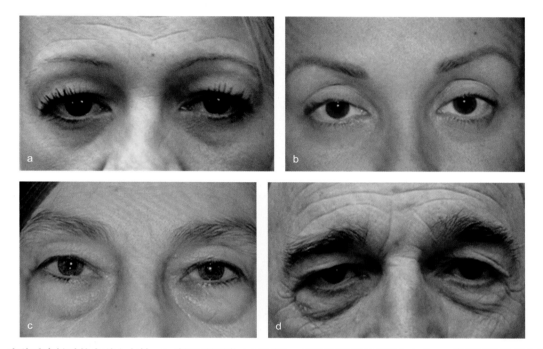

图62.2 a. 皮肤重度松弛的白种人女性。b. 有严重褶皱（上睑沟），眉毛位置高的白种人女性；c. 脂肪垫突出的女性。经结膜眼睑成形术的最佳患者。d. 患有上睑下垂、上睑皮肤松弛、下睑脂肪垫突出和外眦的白种人男性。

表62.2　分类和手术指征：上面部－上眼睑

皮肤、肌肉过多	皮肤和／或肌肉切除
脂肪下垂	内脂去除 筋膜前脂肪袋去除（注意眼睑凹陷的风险）
上睑细小皱纹	激光换肤 去皮
眼睑褶皱错位、异常	褶皱修复
相关眼睑错位	上睑下垂同时矫正
"上睑下垂"	治疗松弛（缩减眼睑的自由边缘和／或侧眦成形术）
眉毛： 　眉毛整形（眉毛上提） 　眉毛下垂 　眉间皱纹	在眼睑成形术中去除肌下脂肪 提眉： 　有或无内镜下进行颞部提升 　眼睑成形术过程中（内固定） 　注射肉毒毒素 肉毒毒素 弱化皱眉肌力量 　面部除皱 　眼睑成形术
泪腺脱垂（上睑下垂）	泪腺的重新定位

手术方法

在可能的情况下，首选局部麻醉或加用安定类药物镇痛，以更好地止血和更好地判定皮肤和脂肪切除的量，同时可以在整个过程中测试肌肉功能（图62.3~图62.5）。

常规眼睑成形术

包括以下阶段：

· 切除区域的皮肤标记。在皮肤消毒后，以仰卧或坐姿对患者进行精细的针尖标记。它是由两条线组成的，原理如下：

第一行：标记眼睑褶皱，以适应患者（女性眼睑褶皱高于男性，亚洲人较低），从泪点上方开始，延伸到外侧眦。通常，这个褶皱位于眼睑的自由边缘中心部分的8~10 mm处。

第二行：评估皮肤切除的影响，可以通过捏住多余的皮肤（捏技术）来确认，避免产生任何眼睑开口。

测量时，多余的皮肤一般在10 mm左右。这条界线必须远离眉毛约10 mm，以便在完成手术时，保证眼睑边缘和眉毛之间的皮肤至少有20 mm。

这两个标记都应该在眦区：

· 接着，在泪沟上方，根据多余皮肤，上标在下标稍微偏上和偏外的位置，同时始终保持与内眦的适当距离（以避免内眦赘皮）。

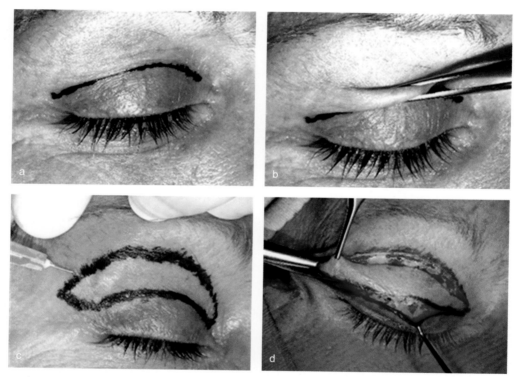

图62.3　a. 标记。b. 夹取多余皮肤。c. 标记皮肤切除区和局部麻醉区域。d. 在两线间切开皮肤和轮匝肌。

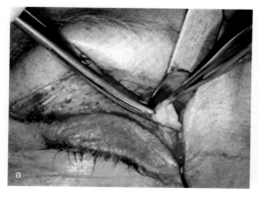
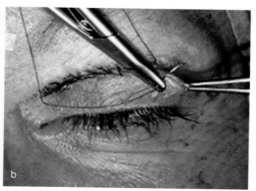

图62.4　a. 内部脂肪垫的切除。b. 6-0 单丝缝合。

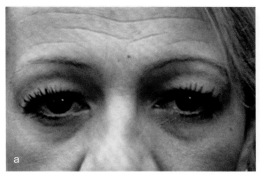
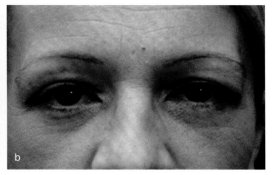
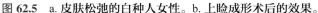

图 62.5　a. 皮肤松弛的白种人女性。b. 上睑成形术后的效果。

• 最终，该曲线是轻微的向上和向外倾斜，遵循下眼睑的曲线。不同案例曲线有所不同，也跟不同的鱼尾纹曲线而所不同。

这条线不得超过外侧眶缘，并保持在距离下眼睑切口标记至少 5 mm 的距离，以避免产生瘢痕。

如果外侧眼眶边缘上方存在多余的皮肤，进行提眉的互补手术比切除眼睑外皮肤更好。

• 采用局部麻醉：将 30 G 的针头插入 2 mL 的注射器内；溶液为注射在肌下扩张组织中的 1% 或 2%（2% 利多卡因肾上腺素）的西洛卡因肾上腺素。

• 皮肤切口是用 15 号刀片沿着不同的标记切开，然后大部分用剪刀、电灼术或二氧化碳激光器做单块切口切除肌肉。

• 眶隔被打开，从而暴露出内部的脂肪垫，切除需要考虑脂肪量，这可以通过对眼球施加温和的压力以增加突起来评估。

• 切除脂肪基底用单或双极烧灼。

在不同病例，特别是在上睑沉重的情况下，切除是根据中隔后脂肪的数量而定，在打开中隔后，小心不要伤害到眼睑的提上睑肌腱膜。

• 皮肤缝合可以通过以下几种方式进行：
　• 6-0 或 7-0 尼龙线或 6-0 丝线间断缝合。
　• 6-0 尼龙线或 6-0 或 7-0 丝线经典过锁缝线。
　• 6-0 尼龙线或 6-0 可吸收的线下超锁缝合，它的优点是可以减少沿线瘢痕和避免隧道形成。

术后第 5 天和第 8 天之间拆线。

一旦手术结束，在瘢痕上涂上一层乳膏，在手术大约 48 小时后，在眼睛上涂上几个小时冷血清垫，以减少术后肿胀。

相关手术

更年期上睑下垂[4]（图 62.6 和 62.7）

更年期上睑下垂，产生多余皮肤，在岁数较大的患者身上经常看到。

这种上睑下垂通常肌肉功能正常，并可采用腱膜上睑下垂手术治疗。

手术技术包括以下几个阶段：
• 眼睑成形术的实施。
• 切开整个眼睑上隔膜。
• 眼眶脂肪反射。
• 从上到下检查腱膜提肌，确认可以接受睑板前肌肉插入。
• 辨别裂开或未插入。
• 把腱膜缝在睑板上缘，用 6-0 Viccryl 针缝合，并控制曲线和高度。
• 在没有缝合的情况下重新定位隔膜-闭合睑板。

泪腺脱垂

技术

• 通过指压眼睑上外侧，识别泪腺脱垂。

在眼睑成形术过程中：
• 打开上外侧的隔膜（经常开裂）。
• 进入泪腺腔。
• 用 5-0 针将泪腺重新定位于眶区，并重新附着于眶上缘。
• 加强隔膜。
• 伤口闭合。

通过眉毛内进行的眉毛矫正术（眼睑固定术）

采用眼睑成形术的方法：
• 眶上缘上方 1~5 cm 处，在肌下平面向上至顶部进行上剥离。
• 在内侧和外侧用 4-0 不可吸收缝线，将眉毛下缘的肌肉深面与额骨骨膜连接在边缘弧上方 1~1.5 cm 处。
• 验证眉毛是否对称。
• 闭合切口。

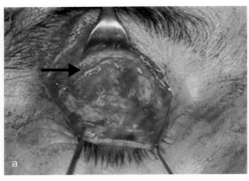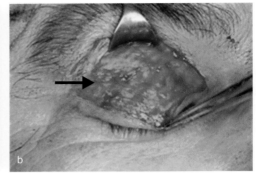

图 62.6 a. 分离上提肌腱膜。b. 把腱膜定位在睑板上缘。

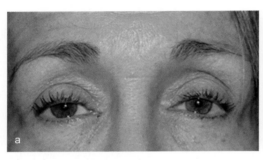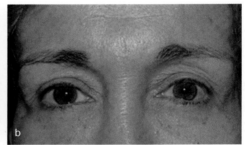

图 62.7 a. 眉过度活动导致的更年期上睑下垂。b. 手术后的效果。

其他眉毛上睑下垂技术也是可用的，如直接入路下睑边缘切除术，内镜，或冠状额抬举技术。

垂直皱纹和眉间皱纹的治疗（狮纹眼睑成形术）

在眼眶皮肤切除后，在眼睑成形术中，解剖向上延伸，并在眼轮匝下平面内，以暴露上眶缘。

通过识别其从骨插入眉毛的顶部的垂直纤维，来暴露降眉肌。

降眉肌被切除，皱眉肌暴露在向上和向外倾斜的方向。

在延伸额叶及滑车上神经的外缘和内侧之前被，横向切断肌肉。

眼睑褶皱（上眼睑裂痕）[2]

通常，在某些亚洲人中，眼睑皱襞可能缺失。

在年轻人中更为明显的是，眼睑褶皱是整形手术的一个重要元素，它的存在、曲线和对称性都很重要。解剖提醒：眼睑褶皱由弹性纤维网组成，由筋膜（由提肌腱膜和隔膜融合而成的联体筋膜）发出。

它通常位于交界处下面 2 mm 或 3 mm。

它的高度是可变的。

在白种人中，位于眼睑自由边缘的 8~12 mm 处，男性会更低。如果东亚人有眼睑褶皱的话，大概在眼睑自由边缘的 2~5 mm 处。

睑板的高度与眼睑褶皱的位置之间没有对应关系。

手术原则：我们通过缝合，附着骨前眼轮圆形和骨上纤维腱膜平面来重建和加强眼睑褶皱。

适应证：无眼睑褶皱、眼睑褶皱错位、眼睑褶皱不对称、亚洲眼睑褶皱等。

手术方法

• 当患者牵引眉毛向下看时，在想要的位置标记褶皱皮肤。

• 眼睑成形术。

• 在上睑全长切开眼轮匝肌，并在未来眼睑褶皱层面切除睑前区的眼轮匝肌皮瓣。

• 实施 3~5 次睑板上缝合。

• 简单的缝合方法是给皮肤和下唇轮匝肌充电，然后深度缝合腱膜上方的提肌腱膜，再缝合轮匝肌和上唇的皮肤。

这种缝合创造了一个更明显的褶皱，可以收紧皮肤和前轮匝肌。

眼睑的闭合是用简单的中断缝合或浅表过度锁针进行的。

差异：当患者想要一个比较自然的双眼皮时，缝合只需要把下皮瓣轮匝肌附着在睑板上方 1~2 mm 的提肌腱膜处。

下睑成形术概述

下睑成形术的目的是恢复眼睑的年轻化状态，同时保持其形状、位置和功能，以及避免并发症：如圆眼、巩膜外露和外翻的产生。

手术方式的选择基本上取决于不同的解剖和临床形式（参见表 62.3 分类）。

技术[2, 3]

前入路下睑板成形术（图 62.8~ 图 62.10）

睫下肌后入路：这项技术尤其在脂肪突出且没有多余的皮肤、皱纹、褶皱、肌肉以及眼睑外眦的情况中常用。

- 在眼睑自由边缘下方 2~3 mm 处标记皮肤上的切口。

标记沿着侧眦水平的皱纹路径横向延伸，稍微向下倾斜，相对于侧眦不超过 5~15 mm。

- 使用 2~3 mL 2% 利多卡因肾上腺素局部麻醉，在眼睑下缘和肌下间隙与结膜使用局部麻醉（26 G 或 29 G 针）。
- 不透明的玻璃板可以保护眼球，避免畏光症。
- 在睑缘水平处使用 4-0 丝线牵引。

- 皮肤切口开始于睑缘下，直至外眦。
- 首先，要分离皮下组织，保护睑板前轮匝肌，保证眼睑自由边缘的静态。
- 向下牵引皮瓣，并在眼睑自由边缘 3~4 mm 处打开中心部分的眼轮匝肌。
- 在隔前眼轮匝肌下至眶下缘进行解剖（眼轮匝肌深面与隔面之间存在一个自然劈裂面）。
- 皮肤肌肉瓣用 Desmarres 牵引器牵引，隔平面和下面的脂肪被暴露。
- 打开隔膜，切除突出的脂肪。接着对眼球施加温和的压力，突出簇余油脂。
- 打开脂肪周围的薄膜，促进脂肪垫的提取。夹紧和切除眼眶边缘的脂肪垫。使用双极烧灼镊子。只有这样，镊子才能安全地取出，没有大出血的危险。同样的过程应用于三种不同的脂肪垫，根据其重要性和手术指征，从中央脂肪垫开始，然后是内侧脂肪垫，最后是外侧脂肪垫。
- 皮肤肌瓣的重新定位和切除。

为了避免滥用手术，患者向上看时，皮瓣需没有任何收缩。切除从颞部到鼻部切口区域的肌肉皮肤剩余部分。

如果不需要切除皮肤，可以从皮瓣上部切除一个

表 62.3 分类及手术指征：中面部－下睑

皮肤过剩	皮肤切除
皮肤肌层过剩	皮肤肌层切除
脂肪下垂	结膜入路脂肪切除术
脂肪下垂与皮肤和皮肤肌层过剩	结膜入路脂肪切除术 + 前外侧皮肤眼睑成形术或前肌皮肤眼袋成形术伴脂肪切除
脂肪下垂，肌皮过剩，外眦松懈（圆眼，极度松弛）	前肌皮瓣眼袋成形术联合 脂肪切除 + 眼睑外侧成形术
巩膜显露伴脂肪下垂	经结膜脂肪切除术，外侧眦成形术和 / 或后板延长术
睑下凹陷（泪槽水平处的皱纹）	填充 　透明质酸 　脂肪结构
面中部下降 　颧骨下降 　组织萎缩	脸颊提升术（"jugal" 提升术） 脂肪结构
骨骼化	
衰老眼睑	治疗松弛（缩减眼睑游离边缘和 / 或外侧眦成形术）
浅表细纹 深层皱纹 "鱼尾纹"（动态模拟线条） 深层静态皮肤皱纹	化学去皮，CO_2 激光，铒，肉毒毒素，生物可吸收填充物（透明质酸），自体脂肪回注（脂肪充填）

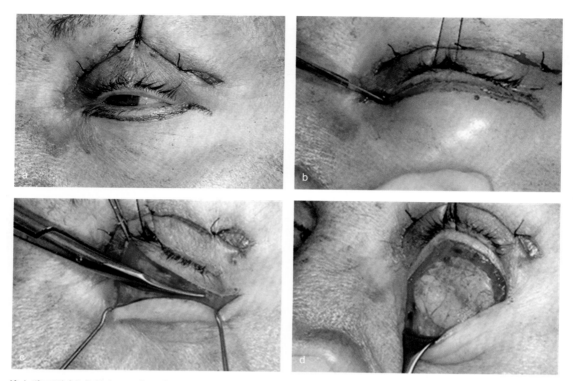

图 62.8 前入路下睑板成形术。a. 标记切口。b. 皮肤切口。c. 开眼轮匝肌。d. 皮肤肌肉皮瓣的修复和脂肪的鉴定。

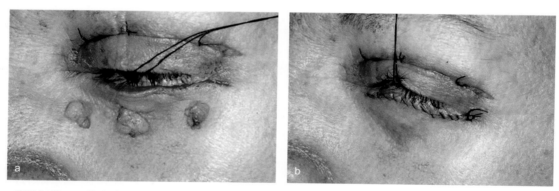

图 62.9 a. 脂肪切除，三个脂肪垫。b. 缝合。

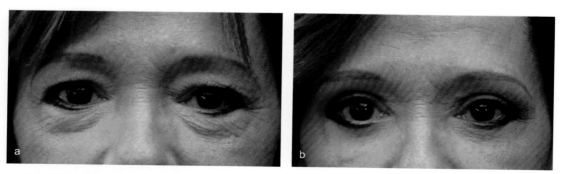

图 62.10 a. 患有皮肤松弛和下眼睑脂肪垫突出的白种人女性。b. 上眼睑手术后的效果。

3 mm 的圆形条，以避免产生的瘢痕。

- 切口用 6-0 丝或单丝过锁缝合。

- 拆线之后冷敷 2 小时，然后在 24~48 小时内，每隔 20 分钟，冷敷 20 分钟。

- 晚上，用可的松霜涂在瘢痕上。眼睛不需要绑绷带，以方便视觉功能的监测。

- 缝线在第四或第五天后拆除，而后 3 天内使用免缝胶带代替。

肌前皮肤入路： 这种技术不常使用，因为轮匝皮肤粘连着使解剖更费力，出血比肌后入路多。

术后可因为皮肤回缩和干扰淋巴引流而产生皮肤折痕。

适应证：与严重皮肤过剩。

与肌后入路技术相比，还应指出一些其他细节：

- 在眼睑自由边缘 2 mm 处标记皮肤切口

- 2% 利多卡因 + 肾上腺素广泛应用于未来切口区域并延伸到整个眼睑。

- 从附着的肌底平面到眶下边缘的皮肤瓣切开和解剖。

- 采用与肌后入路相同的技术切除脂肪垫。

- 切除过剩皮肤。

- 用单丝或 6-0 丝过锁缝合。

变异： 在轮匝肌肥大的情况下（患者微笑和向上看时出现），可以使患者眼轮匝肌变薄，同时与眼睑边缘保持一定的距离。当皮瓣向下反射时，这一过程可以扩展到肌肉的整个表面。

下结膜眼睑成形术（结膜入路脂肪切除术）[2, 3]（图 62.11 和图 62.12）

结膜入路主要在于穿过睑板下方的连接物进行切除，这可以更快地去除脂肪垫，同时避免轮匝肌皮肤或隔膜的改变。

两种方法可以区别开来：

（1）隔膜前入路，在于在睑板下缘的结膜切除。

（2）改良的隔膜后入路。

这项技术的主要优点是避免了瘢痕（尤其适用于黑色皮肤）和任何继发性眼睑回缩。

如果出现与巩膜显示相关的脂质增多，除了后板

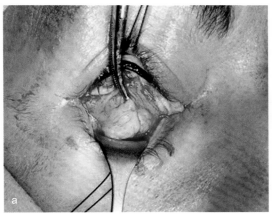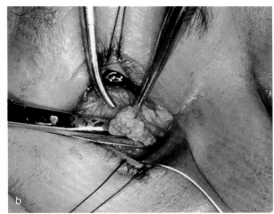

图 62.11 结膜眼睑成形术。a. 脂肪垫。b. 止血后切除脂肪垫。

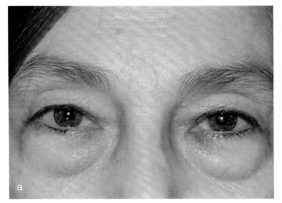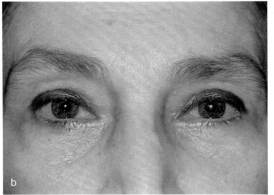

图 62.12 a. 脂肪垫严重突出的女性。b. 结膜入路切除脂肪后的结果（皮肤上没有进行手术）。

的延长外，还可以通过结膜途径进行脂质切除术。

手术适应证：无相关皮肤肌肉疾患的脂质下垂。

当发现前板有瘢痕时，可进行修复手术，以消除残余的脂肪。

手术方法

- 结膜入路时注射 3 mL 的 2% 利多卡因肾上腺素，同时将前皮肌层从结膜中隔后层膜中分离出来，与结膜袋底部的局部麻醉有关。

- 在眼睑边缘水平位安装一个保护玻璃盖子和一个 4-0 丝牵引。

- 用代马尔拉钩使眼睑外翻。

- 切开结膜平面、睑板下缘的筋膜和整个眼睑表面。

- 结膜平面和轮匝平面的分离。当睑缘和肌肉皮肤平面收缩时，结膜皮瓣被两个钳拉向相反的方向。

- 分离组织，直到下眼眶边缘。

- 切开隔膜平面，切除中央，内侧和外侧突出的脂肪垫，并烧灼他们的底部。

- 结膜平面重新定位在睑板下缘而不缝合。

变异：结膜和囊后路切除脂肪。

脂肪垫离下斜肌要近得多。

结膜切口较深、较低，与结膜袋平行。

在从背部向眼球施加温和的压力后，可以在结膜袋底部看到脂肪垫，一旦切开，它们就很容易突出。

然后，使用与隔膜前入路相同的技术解剖、夹紧、切断。手术结束时以重新定位下眼睑，并用冰袋对眼睑进行轻压。

冷敷眼睛大约半个小时。

眼科溶液、抗生素霜和 / 或可的松霜可以涂在结膜垫的底部。

特定技术

一些外科手术可以通过前路或后路在下睑成形术中进行。这些手术主要取决于临床和解剖形式：

眼眶下缘脂肪复位的下睑成形术 [5, 6]　原则：以鼻中隔脂肪瓣的形式将脂肪移位固定于眶下缘、颧弓曲线和眶轮匝肌下的 SOOF 区，以矫正睑下折痕（鼻睑和睑缘皱褶、泪槽）。

适应证：泪槽扩大，表现为眼睑沟褶和眼睑下皱褶（鼻、睑皱褶）加重。

技术：使用的方法可以是经结膜法，但最好是使用经椎膜法，这样暴露更佳。

- 尽量可能低的打开隔膜。

- 脱离到眶下边缘的骨膜，同时离开脂肪垫和眶轮匝肌向前移动。

- 用 6-0 Viccryl 针将三个脂肪垫并固定在眼眶边缘的骨膜上。

结膜入路脂肪切除和皮肤切除：这种双重入路（前部和后部）的目的是避免皮肤和眼轮匝肌的过度剥离、水肿、瘀伤和收缩。

（1）通过结膜途径，我们去除脂肪垫。

（2）通过经皮入路，经过以下技术可以处理多余部分：

a. 测量多余的皮肤，用钳子（夹子技术）简单地捏去，同时要求患者向上看。

b. 用剪刀切除多余的皮肤，无需任何解剖分离。

c. 用 6-0 单丝或丝过锁缝线缝合。

注意：外眦成形术与过度松弛有关。

下睑板成形术和过度松弛：任何睑板成形术之前都必须检查下睑是否过度松弛，有时甚至伴随着下睑外翻。

在前路成形术过程中，皮肤和眼轮匝肌必须谨慎切除。

同时，过度松弛可以通过对靠近外角的眼睑边缘全层切除或者外眦成形术来治疗。

（1）眼睑自由边缘的全层切除：用笔在侧眦靠近外角大概 6 mm 处标记，水平段的长度取决于松弛度。

缝合是在眼睑边缘水平处进行的，用 6-0 丝线针缝 2 或者 3 针，用 6-0 Vicryl 锁缝或间断缝线。

（2）外眦成形术 [7]（图 62.13）：通常，患者下眼睑边缘会表现出与年龄相当的松弛度。

原则是稳定睑裂不再增加，矫正水平方向的下垂松弛。

技术

- 外眦成形术。

- 外眦腱浅部和深部的下眦切开。

- 在温和的张力下，将下眼睑部分拉向球体。

- 切除外侧睑板和新的外眦之间的皮肤、轮匝肌、睫毛和结膜。

- 用 5-0 Vicryl 缝合线将睑板外侧部分固定在外侧眶缘骨膜上。

下睑成形术和颧骨袋：大多数情况下，由于过度的皮肤和 / 或肌肉过剩，在眼眶内侧缘以下堆积，所以出现颧骨袋。有时可能是淋巴水肿。

许多技术是可用的；在大部分情况下，他们的优点和缺陷都很突出：

- 经典的皮下前下睑成形术，脱离至眶下骨缘，皮瓣固定至外侧眶缘。

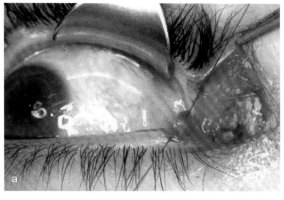
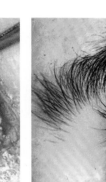

图 62.13　外眦成形术：a. 将睑板外侧部分固定在外侧眶缘骨膜上。b. 缝合皮肤。

- 最近，采用颧骨和眼角固定的骨膜上系膜上提升术（见中面部提升术）。
- 有时候只有以轻微疤为代价直接切开颧骨袋，才能解决这个问题，达到期望的结果。

面部提升 [7-10]

随着老化，脂肪垫下降。轮匝肌减弱。这会导致颧骨包。

结合眶脂肪假疝，会导致双凸畸形。

面部提升解决了从鼻唇折到眼睑的三角区发生的衰老变化。

- 眼睑脂肪突出。
- 眼睑皮肤和面部皮肤松弛下垂。
- 面部皮下和面中部结构的下降。
- 泪沟（泪槽）。

手术包括：

- 前入路下睑成形术，扩展皮肤－肌瓣。
- 脂肪移位。
- 面部提升。

面部提升的手术步骤

两个步骤非常重要：

（1）眼角锚定，主要控制睑裂形态。

（2）脸颊皮瓣本身的锚定，脸颊皮瓣本身起到支撑下眼睑和脸颊的作用。它挂在脸颊上，为下眼睑提供吊索般的支撑，通过皮瓣的张力重新定位眼睑脂肪。

技术

- 睫下做切口。
- 解剖皮肤，肌肉皮瓣向下到眼眶边缘。

- 在骨膜下平面（眼眶下缘骨膜切开后）继续解剖，直到颧弓前 1/3 处的颧下缘。
- 在颊骨抬起脸颊组织。
- 将侧眦锚定在瞳孔下边缘的水平和外侧眼眶内缘（取决于眼球内陷或突出）。
- 将眼轮匝肌的下弧锚定在脸颊抬起的皮瓣上：支撑下眼睑和脸颊。
- 为了隔离眼轮匝肌下区的一部分，皮下解剖应向下进行到肌肉的下缘。
- 必须进行双重锚定：
  - 眼轮匝肌的基部锚定在骨膜外侧眦的水平。
  - 尖端固定在颞深筋膜。
  - 多余的皮肤超过眼睑边缘外侧的一半。

变体

解剖可以在骨膜下平面进行 [10]。

总结

眼睑成形术已经有了很大的发展，今天的眼科医生不仅有能力恢复眼睑的正常外观，还能与改善整个眼周、眉毛、脸部以及皮肤质量的手术结合起来。

常规的眼睑成形术技术并不能完全解决眼周皱纹。

为了避免这种并发症 [11]，如圆眼、巩膜外露和外翻，有时需要将睑板成形术与其他外科手术如外眦成形术、睑板成形术等附加手术结合起来。

- 面部修复。
- 肉毒毒素注射。
- 容量注射（图 62.14）。

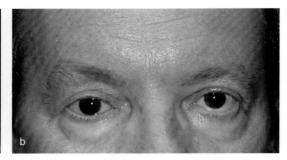

图 62.14　a. 右上睑褶皱高的（深沟）男子。b. 自体脂肪注射（脂充）后的结果。

参考文献

[1] Perkins SW, Prischmann J. The art of blepharoplasty. *J Facial Plast Surg* 2011 February; 27(1):58–66.

[2] Adenis J-P, Morax S. *Pathologie orbito-palpebrale—Rapport S.F.O.* Paris, France: Masson, 1998, pp. 261–309.

[3] Reynaud JP, Bardot J, Fogli A, Malet T, Saboye J. *Chirurgies esthétiques des paupières: Rapport Sofcpre.* Paris, France: Elsevier Masson, 2008.

[4] Morax S. Ptosis et complications. In: Adenis JP, Morax S, eds. *Pathologie orbito-palperale—Rapport S.F.O.* Paris, France: Masson, 1998, pp. 227–253.

[5] Hamra ST. The role of orbital fat preservation in facial aesthetic surgery. A new concept. *Clin Plast Surg* 1996 January; 23(1):17–28.

[6] Loeb R. Fat pad sliding and fat grafting for leveling lid depressions. *Clin Plast Surg* 1981 October; 8(4):757–776.

[7] Mc Cord C. Lower blepharoplasty and primary cheeklift. In: Chen W, Khan J, Mc Cord C, eds. *Color Atlas of Cosmetic Oculofacial Surgery.* Butterworth-Heinemann, Elsevier Inc., 2004, pp. 109–139.

[8] Le Louarn C, Buthiau D, Buis J. Rajeunissement facial et lifting malaire concentrique: Le concept du FACE RECURVE®. *Ann Chir Plast Esthet* 2006; 51:99–121.

[9] Botti G, Botti C, Cella A, Gualdi A. Correction of the naso-jugal groove. *Orbit* 2007 September; 26(3):193–202.

[10] Kestemont P. La technique de suspension palpébromalaire par utilisation du muscle orbiculaire des paupières. *Ann Chir Plast Esthet* 2009; 54:425–434.

[11] Morax S, Touitou V. Complications of blepharoplasty. *Orbit* 2006; 25:1–26.

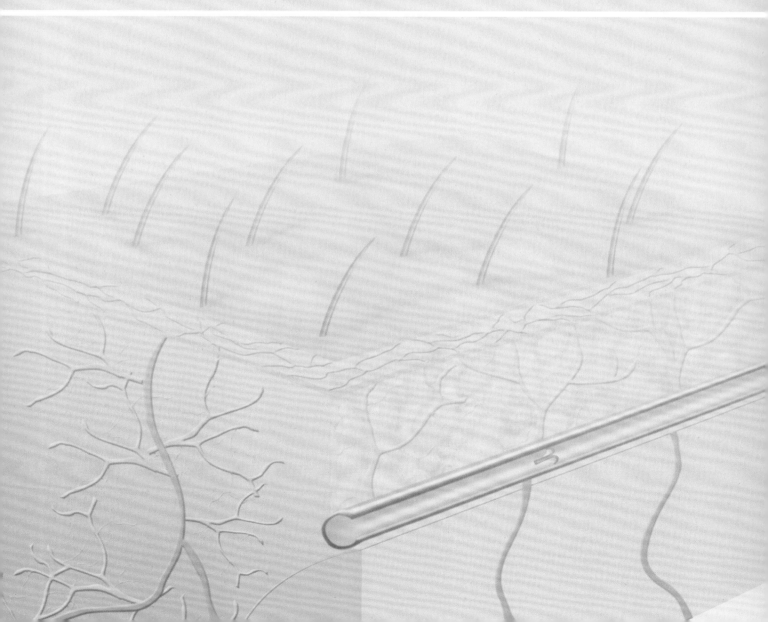

第Ⅳ部分

面部提升术

皮肤美容学
Cosmetic Medicine & Surgery

63

整容：个性和吸引力的重建

Thierry Besins

导言：最新的艺术现状

所有的面部修复，无论是从医学还是从外科学方面来讲，都旨在给人一种患者更年轻的印象，而不是实际上让患者变得更年轻。这就是赤裸裸的事实。

我们的治疗目的在于修正年龄感知代码。

实现这一目的的前提是对患者的面部进行公正且艺术性的分析，该分析通常分为两个阶段：①分析哪些面部区域看起来年轻、应该或者不应该被修正，以免破坏它们。②分析哪些指标给人以年龄的印象，并因此确定哪种治疗方法更适合，无论是医学，外科还是综合治疗。

新的治疗和非侵入式方法已被证明是有效的，因此，外科手术已不再是主流手术，几乎已被列入黑名单。

产业界抓住机遇，在过去10年中根据各种关键主题发起了极具攻势的营销活动：

（1）无须再做任何手术（暗示其"残酷、血腥、痛苦和危险"）。

（2）鼓励非外科医生在与外科医生同一水平上实践。

（3）最后得到光滑、自然、无缝的效果，并且没有隔离期。

没有患者可以抗拒（销售）这样的论点（销售），至少一开始是抵挡不住的！

手术过时了吗？绝对不！但这得益于更好定义的适应证范围。年轻化医疗的大量出现使手术在技术和适应证方面都有发展。我们的治疗工具使我们能够提供更好的护理以及更好和无伤痕的治疗，而且由于将医学和外科治疗相结合，结果得到了优化，变得更和谐，因此更"自然"。

如此广泛的治疗选择（填充剂、肌松毒素、自体脂肪移植、自体血液衍生物及化学或表面能量治疗）的出现，引起了护理方案非常重要的演变：

（1）面部年轻化不再只是手术的特权（仅通过手术无法获得完美的结果）。

（2）诸如额头提拉和入侵式的眼睑手术之类的操作几乎完全从外科手术中消失了，现在仅在非常特殊的情况下才进行。

（3）在只有外科手术可以纠正问题的情况下，外科手术才进行的比较多。它们被更好地改善，同时也越来越趋近于保守。

（4）当前的趋势是，对于下面部（颈部、下颌、椭圆形）而言，手术仍然是不可缺少的，对于中央部位而言，可以通过药物治疗或自体脂肪来治疗。

（5）这种演变证明了我们为完善结果所做的不断努力，这些结果通常取决于微小的美学细节，从而保证了完美的结果。

这对于我们的艺术，以及对我们的患者来说都是更好的。现在到处都充斥着被认为是不完整的案例，而仅仅在几年前，它们被认为是优秀的案例。

在经历了因存在很多不足而变得越来越平淡和阴郁之后，我们的艺术正经历着一股新的激情，我们已经意识到了这一点，并且都（私下）对此感到内疚。

由于更好地理解面部衰老，结合新的治疗工具或手段，给了我们一个更热情和积极的前景，因此，我们毫无疑问能够取得高质量的结果。

然而，手术有时仍然是神秘的、不可预测的，甚至在哲学上也具有挑战性。但是，这是另一回事，尽管必不可少，但我们宁愿暂时忽略它。要想达到符合我们的理念和患者的意愿的完美的手术效果，没有极大的运气是不可能实现的。

患者的外貌

我们的专业（无论从医学或者艺术方面）非常具有挑战性，但并不是说不可能实施。

我们是外貌的医生和外科医生！的确，我们的任务是将患者"不想要的外表"变成他们的预期外表！

如何定义不想要的外表？谁不想要它，为什么？

如何定义一个人的预期外表？虽然被认为是可以理解的，但是对新形象的欣赏取决于太多的主观因素，无法保证。只有在一系列幸运的情况下，才能产生理想的结果。为了使我们获得成功的机会最大化，我们必须提高胜算。

与整容手术有关的基本目标是：一旦患者接受了整容手术，会使患者比之前更加快乐。

结果的客观技术质量完全不同于其情感质量，尤其是从患者感受的角度来看。满意度取决于许多因素，更具体而言，取决于三个关键方面：

（1）客观质量评价要归功于出色的执行，良好的跟进工作：这是实质性的结果，取决于外科医生的技术技能。

（2）积极改变带来的满足感可以在术后的个人生活、专业和情感层面中体会。这是成功的身份重建，并取决于外科医生的艺术和心理技能。

（3）最后，不管人们喜不喜欢，都能获得良好的投资回报，这些程序成本高昂，而且更接近于一个概念不明确的投资（无论是否被承认），而不是一个定义明确的投资。

通过改善外表来改善自己的幸福感，这是许多精神病学家和心理学家都会嘲笑的概念。为了改善人们的生活水平，身份重建（或恢复）是一个过程，需要进行其他几个重建步骤，但是至关重要的是在正确的时间安排手术，尤其是当手术时间合适时，与形态、年龄有关的重建更具争议性；衰老是一个不可避免的过程，但是人们暗中梦想着时光倒流，而这个过程的真正目的仅仅是制造一种幻想！在这样的特定背景下，必须区分对年轻永恒的追求（消极要求）和对轻度重建的渴望，以协调幸福感和容貌（积极要求）。

幸福的秘诀在于存在与表现的平衡。这种平衡是魅力、力量和普遍诱惑的基础，而魅力、力量和普遍诱惑构成了无价之宝，被称为超凡魅力。

超凡魅力是一种让人联想起他人魅力的神秘属性，与年龄或美丽无关！患者常常要求这种备受追捧的天然美。强烈的认同感是魅力的重要组成部分。不应进行可能对患者魅力产生不利影响的治疗。

简而言之，我们旨在重建人们的身份。我们外科手术的目的是建造或重建。

最后，我们永远不能忘记情感素质总是胜过技术素质。

64

制订治疗方案：一些规则

Thierry Besins

良好的治疗计划对于手术成功至关重要。

应该分析患者所有的身体、心理和个人数据。

在决定进行手术之前，患者应花时间按特定顺序思考 5 个问题。这些问题的答案应该建立在倾听、检查和术前会诊的基础上，应从心理和生理角度考虑，视情况的复杂性而定。

了解谁坐在我的面前，我是否了解我的患者（花足够的时间聆听是必要的）？ 如果不知道患者是谁，个人无法做出手术决定。

- 我明白要求了吗？
- 我是否对要求提出异议？
- 考虑到我所掌握大量的知识，我是否能够提供积极的解决方案？
- 考虑到只有我知道的预期结果，患者会满意吗？
- 最后，患者是否有能力去了解外科手术固有的困难（疼痛、不适、并发症，非常主观和随机的术后恢复期以及对结果的评价）？

手术计划（程序的选择和多样性）取决于两个基本事实：客观的生理事实和主观的心理事实。可以遵循一些简单的规则。

最终确定的治疗计划主要取决于患者的心理状态，患者满意度也是如此。

决定是否做手术，做小手术还是更大的手术取决于患者的基本情况、心理健康状况和动机。

对于具有强烈认同感和明显魅力的患者，在治疗某些区域（通常是鼻子和眼睛所在的中央面部区域）之前，外科医生应格外谨慎，因为无论技术如何，损害上述认同感和魅力的风险很高。

脆弱和抑郁的患者不应接受手术。面部整容手术的重点是提供重生而不是改变。但是，患者需要为该过程做好准备，并且应该足够强大以接受临时的"破坏"。

影响治疗计划的 3 个重要因素

（1）患者矫正某一特定美容"问题"的动机：满意度水平（给予良好的技术效果）与动机水平成正比——非常有动力，非常满意；相当有动力，相当满意；没有动力，不满意。这是一个基本点：没有人会对自己不想要的东西满意。美容的提升不会被认为是积极的，因此会引起不满或失望。同样，具体的要求，可能只是一个简单的细节，也应该始终考虑在内，因为它们往往构成了患者的主要期望。外科医生应该始终讨论相关的治疗选择。

（2）患者身份：某些手术可能会涉及更改患者身份的风险（入侵式的面部整容，颞部提升，在眼睛周围进行的任何手术）。仅当患者确实存在严重缺陷，以至于实际上希望有所改变或转变时，才可以承担这种风险；这通常适用于外观占优且从未完全到成年期的患者。总之，在有几种可能的治疗计划选择可用的情况下，患者的心理特征应该是要做出适当选择的决定因素。身份和魅力越强，该风险就越小，最重要的是，除了一部分的颈部区域外，该过程应无风险。

（3）患者的心理力量：在任何身份重建之前，都有破坏。此破坏性阶段发生在外科手术过程中，以及外科医生都熟悉的术后阶段及其各种创伤后阶段。它通常与所进行的工作范围成正比。在这种情况下，整个过程也应取决于我们患者的身体和心理强度，并尽量避免"脆弱"患者。

总结

精心准备的治疗计划使外科医生能够安心地执行手术，并有助于最大限度地减少对最后更改的需求，从而降低出现错误的风险。要有清醒的头脑，适当的选择应该在咨询之后做出，而不是在手术室里。

精心准备的治疗计划，要考虑到与患者有关的所有心理和生理信息，只要使用了良好的技术，就能保证患者的高满意度。

65
面部提升术的实用解剖

Philippe Kestemont and Jose Santini

引言

研究面部和颈部的手术解剖结构，其目的是为了进行面部整形（面部提升），一方面涉及面部因老化而改变的表面结构（这将有利于手术定位），另一方面涉及与手术没有直接关系但在外科手术过程中需要识别和保存的局部解剖学要素。

面部提升过程中的解剖结构包括皮肤、皮下脂肪组织、表情肌或真皮肌肉及颈部面部表浅肌肉腱膜系统（SMAS）。

本章并不旨在全面，而是向读者提供当前解剖知识在其结构复杂性为特征区域中的精简和实用的概述，以及它的功能和微妙的方式。这些静态和动态元素对于我们的表达和我们与其他人的关系是至关重要的。

本章着重于面部提升，因此没有提到面部骨骼或眼睑。

皮肤和脂肪组织

皮肤显示出老化的迹象，表现为皱纹和褶皱，这些皱纹和褶皱是力施加于皮肤的结果，特别是在真皮肌肉附着的区域。必须对真皮状态进行质量分析，以确定可用的分离（附着）层面，并对分离风险进行评估。在实践中，老年患者的皮肤分离较为容易，对于具有良好 SMAS 的中年患者来说，可能非常有限。

颈部的真皮下老化可以通过出现继发于直立位的皱纹来观察。严格地说，直立性皱纹与颈椎屈伸运动有关，在 30 岁左右以 2~3 条上腔皱纹的形式出现。皮肤脂肪覆盖物的下垂主要集中在颈外侧区域，并增加了面颊与周围交界处的线条。鼻唇线是最重要的一条（图 65.1）。

脂肪组织 [1-4]

考虑皮下脂肪组织是必不可少的步骤。脂肪层完全覆盖了面部和颈部区域的 SMAS。在不同的区域（甚至是很小的整形区域）其宽度不一。有些区域可能含有更厚、更致密的脂肪沉积：颧骨和颧下脂肪沉积。

简而言之，一个人的面部脂肪，有助于滋养和帮助面部抵抗衰老过程，而颈部脂肪可以改善颈部的轮廓和变化，特别是在颈部皱纹很多的情况下，通过在 SMAS－颈阔肌皮瓣上重新施加张力来达到矫正作用。

随着时间的流逝，面部脂肪组织经历了两次演变：融化和下垂。

对于每个面部区域（外侧和中央），脂肪可以分为两类：深层脂肪和浅层脂肪。这些不同类型的脂肪都有自己的特点（图 65.2 和图 65.3）：

• 较深的颞部脂肪，通过咀嚼肌骨连接与夹脂体（深颈脂肪）连续，将导致下垂并加剧口角纹。

• 腮腺周围的脂肪不易导致下垂，腮腺皮肤韧带高度附着，该区域活动性不强。

• 表面附着于 SMAS 和咬肌的脂肪不会进行任何剪切力运动。因此，随着时间的流逝，其体积和位置都非常稳定。

• 随着时间的流逝，位于眶周脂肪沉积物会导致下垂和萎缩，导致出现睑下线和泪谷。

• 面颊内部的脂肪顺着鼻唇沟的粘连滑落，形成了下颌垂肉。

根据两个主要不同的区域，面部和颈部皮肤及其脂肪亚层的外观、厚度和质量各不相同：

（1）颅面口周区域（其胚胎起源是深部括约肌）（图 65.4）是面部动态支撑。面部皮肤最薄的区域位于眼眶，鼻子和口腔周围，靠近真皮肌肉几乎没有脂

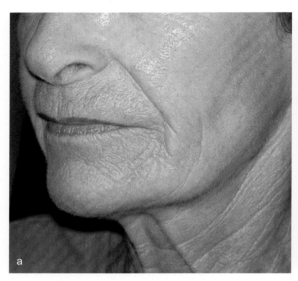
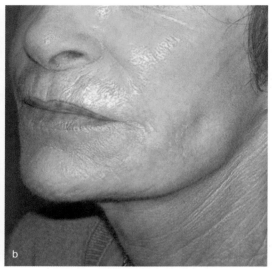

图 65.1　一名 70 岁的妇女。a. 口周和颈部皮肤老化的经典表现。b. 唇部进行整容、脂肪填充和透明质酸注射 3 年后。

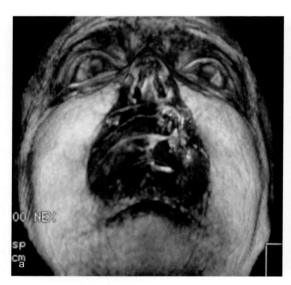
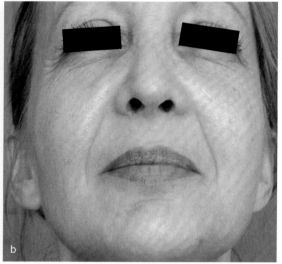

图 65.2　a. 一名 52 岁患者。磁共振成像中，脂肪组织为白色。注意皮下脂肪在颅面部区域和颈面部区域的精确界限。b. 同一患者的照片，注意肌肉的中央和侧方界限是眼睛、鼻子、鼻唇沟和口角纹的边界。

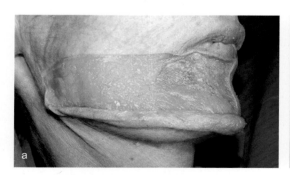
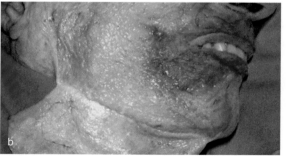

图 65.3　a. 年轻的尸体解剖。b. 年老的尸体解剖。看看口腔周围的脂肪组织。注意年轻面孔和年老面孔之间的区别。侧唇连合周围不再有脂肪。

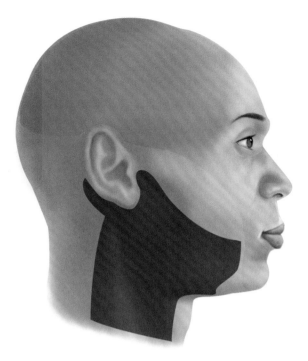

图 65.4　胚胎学起源。深基底括约肌（淡蓝色）和颈阔肌原始肌（深蓝色）。

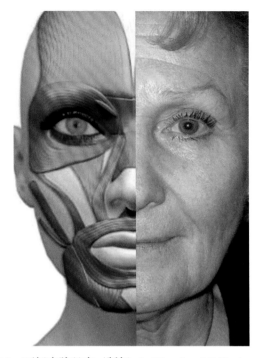

图 65.5　面部皮肤肌肉（版权：L. Vignol and P. Kestemont）。

肪。这种独特的特征是口周细纹被称作"表情线"的原因。眼睑皮肤特别薄，几乎没有皮下脂肪组织，不应将其与隔后-眶脂肪垫（后间隔眼眶内脂肪垫）混淆。

（2）颈区：其胚胎起源是原始的颈阔肌（图65.4），其特征是皮下脂肪组织很多，皮肤较厚。该亚层是腱膜肌肉性的，以 SMAS-颈阔肌为代表。这是脸部较静态的区域，理论上不易出现皱纹。

皮下脂肪组织分布在面颊和颈部，除颞部较大外，呈较厚而均匀的一层，形成颞部脂肪沉积。

真皮肌肉与肌肉和腱膜结构

眶周结构（图 65.5）：

眉毛形成一个依靠两个真皮肌肉系统的活动结构，一个主要由额肌组成的提眉系统和一个由眼睑的轮匝肌、锥体肌和皱眉肌组成的下垂系统。

提肌腱膜复合体由帽状腱膜、额肌和枕肌组成。

额肌为四角形，大小为 6 cm×7 cm，其内侧纤维连接于外膜，并穿过肌纤维。它的中央和侧面纤维覆盖皱眉肌，并横跨眼轮匝肌眶部的大部分周边纤维。它位于帽状腱膜和皮肤之间，其纤维与皮下组织接触。额肌纤维从较低的固定部位开始，向上延伸，与腱膜交织在一起，到达后部的枕骨。其反复收缩会导致额

头水平皱纹的产生。

帽状腱膜覆盖了颅骨的凸面，牢固地固定在后部-枕骨结节和枕骨上线处，与外骨的骨膜之间由梅克尔间隙隔开，使头皮可以靠在头骨上移动。从侧面看，在颞区延伸到颞浅筋膜，这是一个包含面神经颞浅血管以及颞叶和额支的系膜。

使眉毛下垂的肌肉复合体由三块不同的肌肉组成：

眉肌，或者说皱眉肌，是一种深层的真皮肌肉。它是一块薄而有力的肌肉，其深部起源于眉间隆起的骨膜，浅层从睑缘-眉毛部分插入。它可以下降并聚拢眉毛的内 1/3 部分。它反复收缩会引起垂直的皱纹或狮子纹产生。

锥体肌或降眉间肌是额肌的内侧扩张，覆盖鼻头，并连接到其远端部分和三角软骨。它可以降低眉毛的内侧尖端。它的反复收缩会引起横向的皱纹。

眼轮匝肌是面部最大的真皮肌肉之一。它宽阔、盘状、横行，是一条扁平而纤细的肌肉条，牢固地黏附在皮肤上，其肌束为椭圆形。眼轮匝肌具有以下特点：

• 眼轮匝肌部，即眼轮匝肌的外侧部分。它没有深层的黏附。它通常比标准手册中描述的要大。它的反复收缩导致鱼尾纹和眉间斜纹。后者的出现是由于纤维向上外方向的力，被称为降眉肌。

• 眼轮匝肌内侧附着在睑板上，并与睑肌深深地相连。肌肉束向后泪脊延伸：霍纳肌。

• 眼轮匝肌在眼眶区域的泪液和淋巴引流中起着积极的作用。

• 眶颧线掩盖了眼轮匝肌眼睑部分的下限。这条线将脸颊与眼眶区域分开。这也与颧骨脂肪沉积的上限相对应。眼轮匝肌下脂肪（SOOF）是与颧部脂肪组织连续的一层薄薄的球下脂肪层，它构成了一个自然的外科分割面。

关于颊区域（关于颊唇区）

这些肌肉按照弗莱林格所描述的层状排列：

• 第一层，由颧小肌（颧小骨）、唇角降肌（或口角降肌）和眼睑圆形肌（眼轮匝肌）组成的浅表层。

• 第二层，由较大的颧大肌、笑肌、颈阔肌和下唇降肌组成。

• 第三层，由唇降轮匝肌和上唇提升肌（上唇提肌）组成。

• 第四层，肌肉深层，由颧肌，口角提升肌（角提肌）和颊肌组成。

颈面部提升术是根据解剖学指导原则进行的：颈面 SMAS，完全对应于颈阔肌纤维肌层及其两个部分，即颈阔肌肌肉本身和纤维性颈阔肌（JOST）。这一组构成了我们所说的浅表肌腱膜平面（图 65.6）。它代表了 SMAS 在整容手术中的有用部分[5-8]。

SMAS 是一层腱膜和肌层，成对且对称，覆盖面部的下三分之一和颈部的外侧区域。它的特点是真皮黏附性高。

表浅肌肉腱膜（SMAP）平面分为三个部分：

（1）颈前、下巴相关的部分或纤维束，其纤维与唇角相连，从外科角度而言它们是不可分割的。随着年龄的增长，该束的前侧，也就是颈阔肌的前侧，是造成颈阔肌皱纹的原因。

（2）内侧部分，其纤维末端与唇肌的其他末端相连。

（3）腮腺后部和颧骨部分，由 SMAP 的纤维部分组成，其特征是在顶部与腮腺筋膜深深而牢固地粘连，并与颧弓相连。这种插入代表了一个重要的固定点：McGregor（图 65.7）。

面部提升运动平面和深部解剖结构运动平面

外科医生在解剖面部外侧和颈部以进行面部提升时使用两个运动平面：

（1）皮下平面，或者更具体地说，皮下脂肪平面。在该平面上进行解剖，可以将浅层脂肪和覆盖的皮肤作为一个整体进行活动，使表浅肌肉腱膜系统不受干

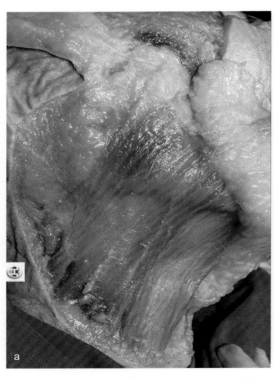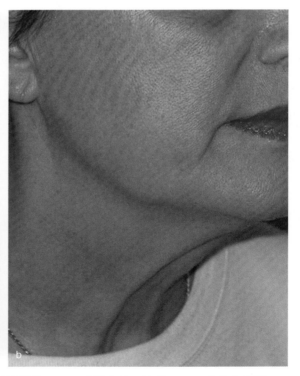

图 65.6　a. 新鲜的尸体解剖，注意 SMAS，SMAS 和颈阔肌是连续的。b. 56 岁的女性，注意 SMAP 的临床界限。

扰。这个平面不同于最早使用的真皮下平面。

（2）SMAS 亚平面，表明了面部提升的深度，它暴露出骨骼肌腱膜血管和神经成分，它们是整形手术中最易发生风险的结构。这样的解剖在腮腺外部筋膜覆盖的区域进行，因为这样可以保护面神经。同时又更加复杂，在腺体的前部以及被腮腺和咬肌筋膜覆盖的咬肌外表面，需要更高的精确度。深度解剖平面在颈部更自然，因为该区域对应的 SMAP 容易移动。

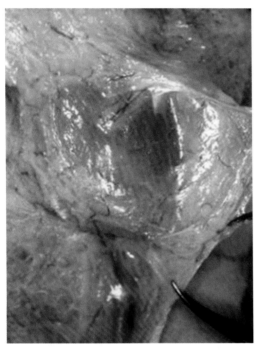

图 65.7 McGregor。腮腺后韧带和颧骨韧带，由表浅肌肉腱膜系统纤维部分构成，负责腮腺筋膜的深入和牢固的附着。这个插入表示一个重要的不动点。

深层腱膜结构和面部皮肤韧带

提起表浅肌肉腱膜系统，露出深腱膜平面。腮腺及其筋膜在后面，咬肌及其筋膜在前面。关于颈部，表浅肌肉腱膜系统亚平面是一个活动平面，它沿着覆盖胸锁乳突肌（SCM）和颌下腺外表面的颈深筋膜外表面运动。

在深部腱膜平面与肌下腱膜系统的深部之间，有一些附着比较紧密的区域。这样的结缔结构包括皮肤腮腺韧带，皮肤咬肌韧带和皮肤颧骨韧带或 McGregor。为了解剖出肌下腱膜系统，必须分离这些区域，但由于其与面神经分支的密切关系，因此构成了外科医生的巨大障碍（图 65.8）。

颧骨韧带已被麦格雷戈描述、弗纳研究，通常被称为麦格雷戈（McGregor Patch）。它构成了颧骨前间隙的下界，从颧骨小肌内侧部延伸至颧骨大肌外侧部，与皮肤咬肌韧带上部纤维相连。

人们可以观察到位于耳屏前面 4.5 cm 处的珍珠般的白色纤维韧带，宽 3 mm，厚 0.5 mm。在这个主韧带的前面，可以有一个宽度相同但厚度较小的副韧带。其他较小的纤维散布在这两个结构周围。韧带长 6~8 mm，从颧骨弓开始，到达真皮。它将面部筋膜保持在这个水平，同时使其在矢状面内具有一定的移动性。这导致了颈内侧皱褶的出现。

血管蒂和感觉神经支通过最厚的韧带连接皮肤。面神经上颧骨支的上支直接位于韧带下方，不应该与此感觉支混淆。

血液供应和神经支配

面部的动脉血管是通过两个不同的网络提供的：

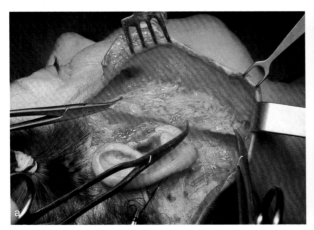
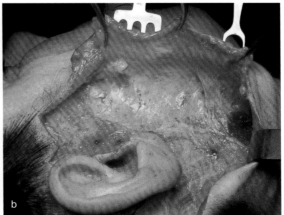

图 65.8 a. 术中面部除皱，真皮下层，颧骨皮肤韧带。b. 术中见 SMAS 亚层，颧骨皮肤韧带。

（1）依赖于颈外动脉的浅表网络和主要网络。

（2）依赖于颈内动脉的深层网络。

这两个系统可以相互进行吻合，这解释了面部皮肤的强大生命力。面动脉是颈外动脉的延续，穿过下颌骨的下缘而变得浅表。当它穿过面部时，它沿着鼻唇沟，通过肌肉平面继续其蜿蜒的路线，到达颈阔肌和颧肌的深层。它变成唇支和翼支，与中线对侧的动脉吻合。在褶皱的上部，它成为角动脉，与眼动脉的分支以不恒定的方式吻合。

颞浅动脉从腮腺区开始，由颈外动脉分成颞浅脉和上颌动脉。它穿过颞浅腱膜，始终位于面神经颞叶和额叶分支的后方。它的特点是有三个侧支动脉，即面横动脉，颧骨动脉和颞内侧深动脉。它的末端是连接眶周的颞额前动脉和颞顶后动脉，一旦到达对侧深动脉，就会发生吻合。

上颌内动脉有助于面部深层供血。在它的 14 条侧支动脉中，有一条颊动脉供应脸颊的柔软区域，从眶下腔出来的眶下动脉供应下眼睑和脸颊。

眼动脉始于颈内动脉。它通过终止于被称为角动脉的鼻动脉而参与面部的血液供应。然后出现两条面部侧支动脉：眶下或额外动脉，以及额上内动脉，该动脉接收颞浅动脉和额叶分支的汇合。

脸部的静脉系统与动脉系统伴行。人们观察到了由连接颈内静脉的面静脉和连接锁骨下静脉的颈外静脉组成的表面网络。还有一个深静脉网络，通过角静脉与浅静脉网络连通，将海绵窦与面静脉连接起来。

面部神经

运动神经支配：面神经

颅外部的面神经在腮腺的后部受腮腺保护，其后由腮腺咬肌筋膜保护（图 65.9）。作为腮腺内的一部分，它分为颈面部分支和颞部面部分支，而这两个分支又分为五个分支。首先进入面部腮腺内路径，再进入肌肉。颈支在下颌骨的后下方，是颈支的最低和最后支，支配颈阔肌。

下唇支可以是单支，也可以分为二支，其最低支永远是最大的分支。横跨面动脉，变得浅表，然后分为几个运动分支，用于内侧肌肉的深层，降低唇角，拉低下唇。

颊支迅速分为腮腺和咬肌腱膜下的两个支：

（1）上支，倾斜于底部和前方，位于 Stenon 的下缘，通过其表面支配嘴唇的肌肉

（2）下支，通过其深部神经支配唇轮肌

颧弓支穿过颧弓，分为三组：

（1）支配眼睑的眼轮匝肌和皱眉肌的上眼睑支。

（2）眼睑下支也支配眼睑的眼轮匝肌。

（3）眶下支支配颧肌以及上唇和鼻子的其他真皮肌肉。

颊支与颧支吻合。颞额支是面神经外科手术中最脆弱的分支。它的进程可以用一条线来表示，这条线在耳屏下方 0.5 cm、眼球上方 1.5 cm 处。其不同的分支之间相互吻合。它在耳屏前方约 2 cm 处穿过颧弓，到达颞筋膜，在那里继续延伸到浅面以下颞动脉。最终穿过深部进入额肌。

感觉神经：三叉神经和耳大神经

为了进行局部面部麻醉，对此这方面的知识是必不可少的。

三叉神经通过其三个分支提供面部的感觉支配：

（1）眼神经本身分为三个分支。

a. 支配泪腺、上眼睑、结膜和眼外角的泪神经。

b. 额神经，分为支配眼睛内角、上睑、鼻梁和部分睑板的眶上神经，它们从眼眶通过切迹或根管伸出，以支配眼睛的外角、上眼睑和额颞顶区。

c. 鼻神经分为内、外两个分支，它们支配着鼻背区域。

（2）上颌神经通过颞下区域变成眶上支，其分为上睑外部的泪睑支和颞上区域的颞腋支。然后到达眶下通道，穿过眶下缘下方的同名腔，变成支配下眼睑、鼻翼、脸颊和上唇的眶下神经。

（3）下颌神经也变成皮肤分支，特别是下颌神经（低位牙神经）穿过同名的通路，成为维持下巴和下唇敏感性的神经。通过神经沟，下颌神经变成耳颞神经，该神经支配耳屏、耳小叶和颞区。该支来自下颌神经的后支。前支变成颊神经，支配脸颊皮肤。

耳大神经属于颈浅神经丛，来自 C2、C3 神经根的前支。它向上连接到 SCM 的外表面，在颈浅腱膜上，在颈外静脉后面，在耳下区变成皮下。它还支配耳小叶、耳后区域和耳前区域的部分脸颊（图 65.10）。

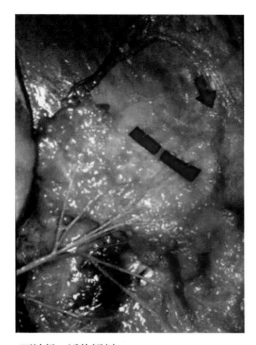

图 65.9　面神经：活体解剖。

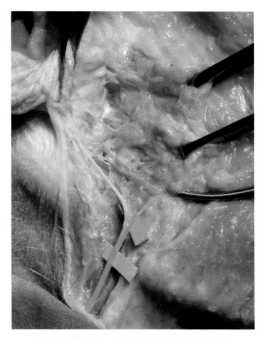

图 65.10　耳大神经解剖。颈下剥离有受伤的危险。

参考文献

[1] Hamra ST. The deep plane rhytidectomy. *Plast Reconstr Surg* 1990; 86(1):53–61.

[2] Baker T, Gordon H, Stuzin J. *Surgical Rejuvenation on the Face*, 2nd ed. St. Louis, MO: Mosby, 1996.

[3] Stuzin JM. Restoring facial shape in face lifting: Anatomic considerations and the role of skeletal support in facial analysis and midface soft tissue repositioning. In: Thaller SR, Bradley JP, Garri JL, eds. *Craniofacial Surgery*. New York: Informa Health Care, 2008, pp. 59–81.

[4] Santini J, Kestemont P, Krastinova-lolov D. Anatomie des regions génienne et cervicale. Chirurgie Plastique de la Face, rajeunissement, embellissement. Concepts et pratiques. Rapport de la société française d; ORL et de Chirurgie de la face et du cou, Masson, 1999, pp. 27–54.

[5] Mitz V, Peyronie M. The superficial musculo-aponeurotic system (SMAS) in the parotid and cheek area. *Plast Reconstr Surg* 1976; 58:80.

[6] Mitz V. The superficial musculoaponeurotic system: A clinical evaluation after 15 years of experience. *Facial Plast Surg* 1992; 8(1):11–17.

[7] Jost G, Levet Y. Parotid fascia and face lifting: A critical evaluation of the SMAS concept. *Plast Reconstr Surg* 1984; 74(1):42–51.

[8] Jost G. SMAS in rhytidectomy. *Aesthet Plast Surg* 1982; 6(2): 69–77.

66

外科年轻化：采用浅肌腱膜平面技术的颈面提升术

Philippe Kestemont and Jose Santini

麻醉和步骤

该手术是在全麻下进行的，以避免大量浸润，从而导致水肿。插管探头应使用牙间螺纹固定，以使脸颊和头部自由旋转。局部浸润使用麻醉剂利多卡因，仅限于皮肤切口有关区域，以及开始时严格的皮下分离所涉及的区域（图66.1）。

解剖标志和切口（图66.2）

切口的轮廓应仔细选择、仔细执行，因为它决定了最后的瘢痕。这个切口一般是"Ω"形状，并有三个部分：

（1）靠近鬓角的颞部。

（2）耳廓周围的一段，其目的是维持耳廓的自主性，并维持耳廓小叶的自然形态；在耳后区，切口保持原状，沿着凹槽到达耳后肌的舒张部。

（3）横跨头皮超过3 cm的水平后段，末端是一个小的垂直反切口，这在皮肤切割过程中被证明是有用的，以避免瘢痕末端出现耳状外观。

与主要深层解剖元素相匹配的标记常被绘制在皮肤上：颈阔肌上缘、下颌线、皮下分离界限和颧骨下限。

皮下分离（图66.3）

皮下分离是从上到下的；切口是用带有15号刀片的冷刀进行的；耳前剥离在腮腺表浅肌肉腱膜系统（SMAS）外表面超过3 cm以上，并带至颧区，以游离颧韧带附着。

耳后分离将根据深部结构进行：首先是乳突的外面，然后是肌肉腱膜的上端，最后是颈阔肌的外面。

识别颈阔肌后上缘的形成是一个重要的步骤，因为它不够直观，使患者面临临面部神经下支受伤的风险，尤其是下颌唇支的暴露最多。

这一点作为皮下分离的关键方面，外科医生必须根据皮肤厚度和毛囊的存在来调整解剖的深度。在多毛区（颞部和后头皮）的较深平面上进行剥离。由于没有皮下脂肪，所以分离区非常浅表，非常接近真皮，并位于小叶下区。

颈部皮下分离适合皮肤松弛患者。年轻患者由于颈阔肌收缩使皮肤正常活动，其程度非常有限，而老年患者皮肤松动较重，效果明显。在此期间，彻底的止血是必不可少的，因为皮下出血是术后血肿的主要原因。

肌下腱膜系统皮瓣分离（图66.4）

这种分离构成了深部整容的关键步骤；切口（用电刀或冷刀进行）是按照水平和垂直两个部分的倒L形进行的：

• 水平切口沿颧弓的内缘约3 cm，显露出深脂肪组织和腮腺上端。

• 垂直切口倾斜地朝向底部和背部；它沿着腮腺的外面，然后延伸到颈部，在腺体下方4~5 cm处结束。

在此过程中，重要的是不要损伤耳大神经或位于其前面的颈外静脉。

浅表肌腱膜平面（SMAP）分离到达腮腺的面部前缘。它将颈阔肌和颈肌（SCM）分开。相对于腮腺，该解剖在面部－颈部交界处更难进行，因为该区域的皮肤下颌韧带形成纤维凝结，因此增加了面神经下唇－唇支的受伤风险，但这并不总是受到腮腺的保护。（这种解剖）可以使用Trepsat刮刀以保守的方式（一种侵袭性较小的方式）进行解剖。

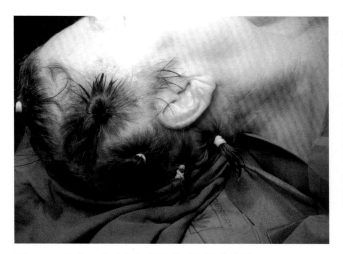

图 66.1　技术：采用全身麻醉的面部提升装置。

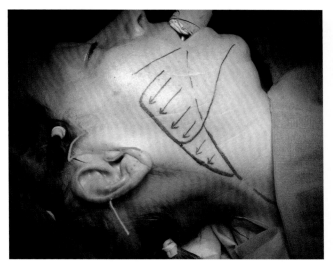

图 66.2　映射、界标和耳周切口。

肌下腱膜系统牵引和缝合

　　肌下腱膜系统皮瓣将根据两个方向进行拉伸和牵拉：后斜方向和前垂直方向。这种牵引允许在肌下腱膜系统与乳突前纤维组织之间进行后缝线。在顶部，肌下腱膜系统固定在最初的额骨下段，这意味着它需要缩短和长度适应。

　　该步骤的效率至关重要，可矫正下颌骨区域，因此必须再次勾勒出下颌骨的轮廓，并使垂肉消失。

　　效率取决于其解剖的质量及其内在质量（图 66.5）。

皮肤切除和缝合（图 66.6 和图 66.7）

　　皮肤切除是一个非常具体的整容相关手术。开始时很难掌握，必须以系统化的方式进行处理，以达到

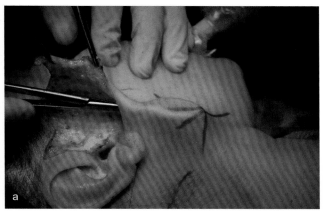

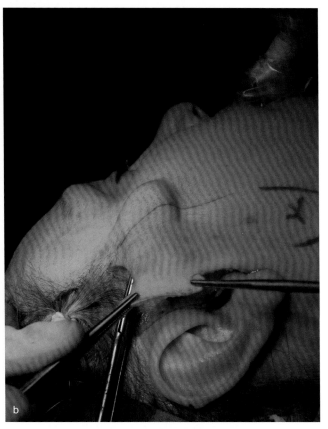

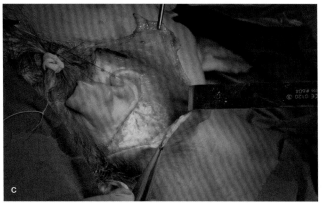

图 66.3　a. 颈部皮下剥脱术。b. 颧骨中部皮下剥脱术。c. 颈部皮下剥脱术。适用于患者（年龄、皮肤质量等）。

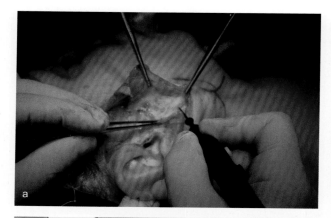

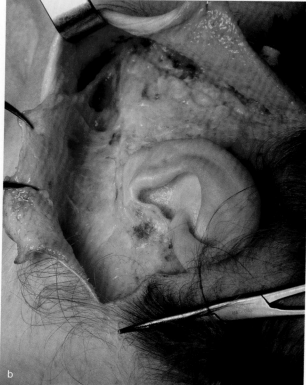

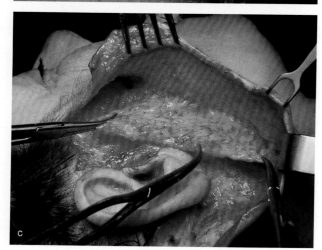

图 66.4 a. SMAS 腮腺前解剖。b. SMAP 解剖直至咬肌可见。c. 深 SMAP 层。

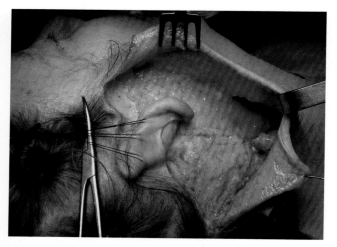

图 66.5 用可吸收缝线固定 SMAP。

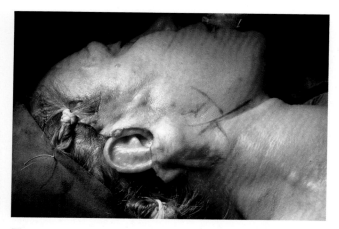

图 66.6 SMAP 固定后的皮肤过多，包括垂直和后向方向。

可复制性和对称性，并避免过度牵拉导致皮肤损伤和瘢痕迁移（图 66.8）。

这一过程包括 3 个不同的步骤：

（1）用两对带有水平牵引力的钳子拉紧面部皮瓣，作为高质量手术的一部分，去除多余的皮肤以显露单平面缝合的切口轮廓。保持耳鼻喉的自主性且无软骨皱褶是必不可少的。

（2）后切口：用垂直牵引力拉动皮瓣后，去除多余的皮肤，同时确保保持发纹，并去除尽可能少的头皮。彻底检查完全止血后，将在两个平面上进行缝合。

（3）小叶切口：应保持其个性，并应恢复其最初的外观，这需要完美识别脸附着物的形状。

除非术前观察到出现血肿的高风险，否则不进行引流（图 66.9~ 图 66.13）。

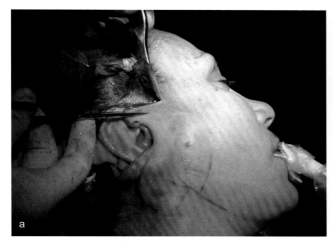

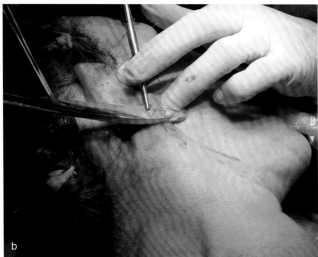

图 66.7　a. 耳前皮肤切除术没有任何张力。b. 耳廓后切除术无任何张力。

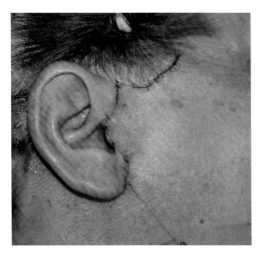

图 66.8　皮肤缝合线、丝线或 Prolene。

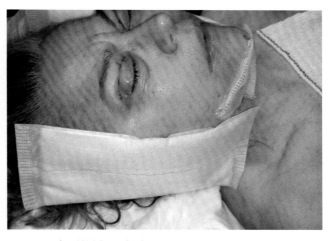

图 66.9　宽厚敷料 24 小时。

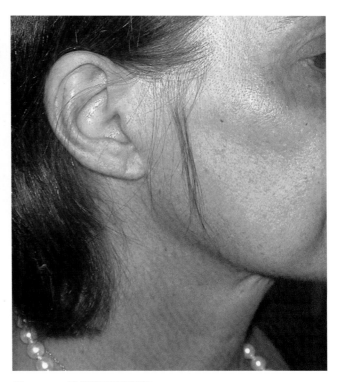

图 66.10　最终的耳周瘢痕。

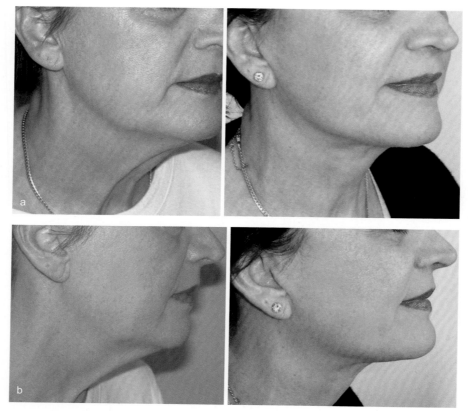

图 66.11　a. SMAP 分型面部提拉，颈阔肌肉毒毒素治疗，手术前 1 个月。b. 术后 4 年。

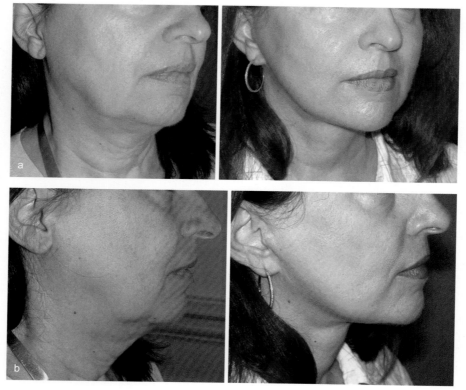

图 66.12　a. 亚 SMAP 面部提升，颏下吸脂。b. 术后 4 年。

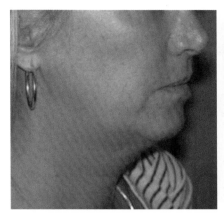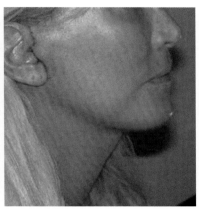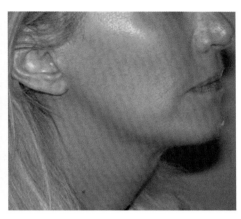

图 66.13　肌下腱膜亚系统面部提升和脂肪注射，1 周和 2 年后效果。

参考文献

[1] Mitz V, Peyronie M. The superficial musculo-aponeurotic system (SMAS) in the parotid and cheek area. *Plast Reconstr Surg* 1976; 58:80.

[2] Mitz V. The superficial musculoaponeurotic system: A clinical evaluation after 15 years of experience. *Facial Plast Surg* 1992; 8(1):11–17.

[3] Jost G, Levet Y. Parotid Fascia and face lifting: A critical evaluation of the SMAS concept. *Plast Reconstr Surg* 1984; 74(1):42–51.

[4] Jost G. SMAS in rhytidectomy. *Aesthet Plast Surg* 1982; 6(2): 69–77.

[5] Hamra ST. The deep plane rhytidectomy. *Plast Reconstr Surg* 1990; 86(1):53–61.

[6] Baker T, Gordon H, Stuzin J. *Surgical Rejuvenation on the Face*, 2nd ed. St. Louis, MO: Mosby, 1996.

[7] Stuzin JM. Restoring facial shape in face lifting: Anatomic considerations and the role of skeletal support in facial analysis and midface soft tissue repositioning. In: Thaller SR, Bradley JP, Garri JL, eds. *Craniofacial Surgery*. New York: Informa Health Care, 2008, pp. 59–81.

[8] Santini J, Kestemont P, Krastinova-lolov D. Anatomie des regions génienne et cervicale. Chirurgie Plastique de la Face, rajeunissement, embellissement. Concepts et pratiques. Rapport de la société française d; ORL et de Chirurgie de la face et du cou, Masson, 1999, pp. 27–54.

[9] Owsley JG. SMAS-platysma face lift, a bidirectional cervicofacial rhytidectomy. *Clin Plast Surg* 1983; 10(3):429–440.

[10] Mendelson BC. Surgical anatomy of the lower face: The premasseter space, the jowl and the labiomandibular fold. *Aesthet Plast Surg* 2008; 32:185–195.

[11] Marten TJ, Facelift. Planning and technique. *Clin Plast Surg* 1997; 24(2):269–308.

[12] Besins T. The RARE technique (reverse and repositioning effect): The renaissance of the again face and neck. *Aesthet Plast Surg* 2004; 28(3):127–142.

67

外科年轻化：颞部提升术

Henry Delmar and Thierry Besins

我们的目标是抬高眉尾，通过减少上眼睑多余的皮肤，铺展和收紧颞部皮肤，使眼睛看起来有神，以恢复容貌青春。

颞部提升实际上是一种通过颞部切口对面上部进行不同改善的方法（轻微的颧骨抬高，颞部皮肤的扩张，鱼尾纹的提升，当然还有眉尾抬高），这取决于我们可以进行的切口和悬吊部位（图 67.1~ 图 67.3）。

在我看来，这种提升是最困难的，因为你永远不知道最终的结果是不是你想要的。我们必须牢记，我们是在通过外观的改变来修饰个性和魅力。

与标准的去皱手术相比，实现困难：因为几乎是不可能的，而且与标准的整容手术相比，手术风险很大

（1）眉毛是皮肤器官，因此，只有皮下提升才能有效。

（2）重新附着和瘢痕形成后，由于周围肌肉的收缩，无法固定新的眉毛位置。

（3）眉毛的运动取决于皱眉肌、眼轮匝肌和额肌的收缩。

（4）因此，我们无法知道最终的眉毛位置，直到手术后几周或几个月。

（5）此外，这项手术神经并发症发生率高（暂时性或非暂时性），这取决于额叶分支与面神经的距离。

有 3 种手术解决方案（技术）可供选择

（1）仅需进行皮肤切除的皮下平面（有时还有头发）。

（2）卡口平面（先深入，后皮下，发际线下方 1 cm）。

（3）较深的平面 [沿颞深筋膜和骨膜下（额外侧部、颞峰分离、眶周和内侧颧骨分离）]。

深层和卡口技术都可以保留头发，因为由于深层

的张力与皮肤无关，不会去除多余的皮肤或头皮。如果已经有一定的损伤，则浅表组织的多余皱纹将展平并随着时间的流逝而消失（头骨的凸性）。

在卡口技术（图 67.4）中，将颞浅筋膜（Galea）在发际线下方 1 cm 处打开，在皮下持续分离。将分割后的帽状腱膜上缘缝合至预期水平的颞深筋膜，并进行三针缝合，眉毛的高度固定是通过这一点来实现的。多余的组织将保持原位，不会被移除，并且将在几周后消失（图 67.5，视频 67.1~67.4）。

如果已经完成了骨膜的完全分离，则在深部和骨膜下技术中使用相同的固定原理（视频 67.5）。

内镜颞抬高不是一种技术。它只是一个额外的（轻型）工具，他可以方便外科医生更好的操作。原理和手术当然是一样的。

切口（图 67.6）

• 在发际线之前、头发内部或在某些情况下两者兼而有之（特别是在之前的多次手术中）。

• 唯一或多个，取决于估计的方向（向量）（图 67.7）。

• 实际上，没有特定规则，这取决于患者选择了哪种方向以及综合医生（外科医生）的建议：接近水平，倾斜，更垂直或组合选择。

• 颞峰的位置给出了关于固定方式的思考，具体取决于瘢痕上部的底层组织的质量：骨骼还是颞筋膜？

一些有效的原则

• 通过切下一条发带并缝合两个边缘而没有任何破坏的提升方式会导致严重的瘢痕（肿胀），脱发和持久的不良效果（巨大的伤害以及不良的结果）。

• 浅表分离（皮下）必须向下延伸到眉毛和颞周

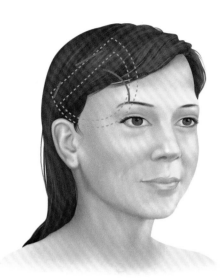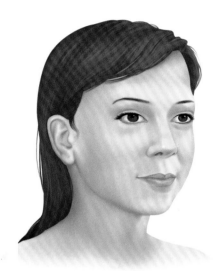

图 67.1　根据需要，分离可以或多或少的扩大。

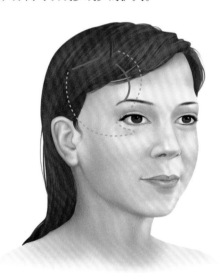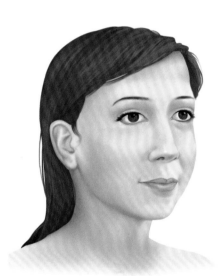

图 67.2　外侧眼睑和下眼睑的深部或浅表延伸性分离。

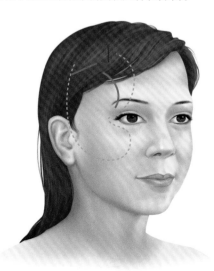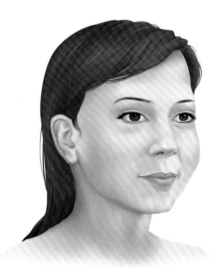

图 67.3　中面部的深层（骨膜下）延长分离，使整个面部年轻化。

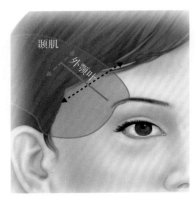
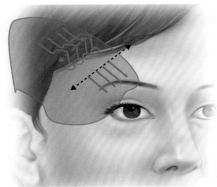

颞肌

外颞叶

图 67.4　双平面卡口技术。

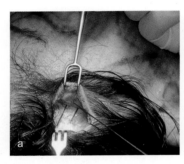
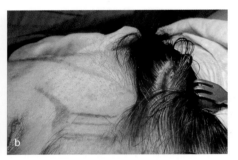

a　　　　　　　　　　b

图 67.5　a、b. 从帽状腱膜到深部颞筋膜的针迹。请注意未清除的多余组织。

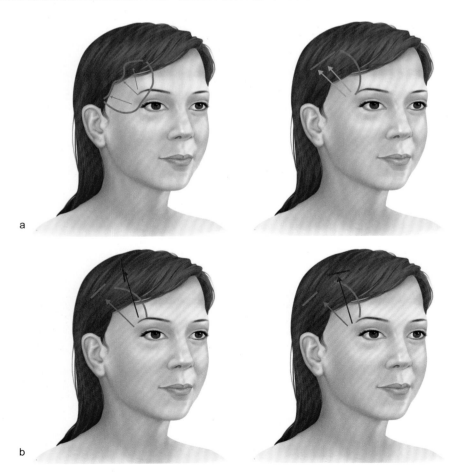

a

b

图 67.6　a、b. 根据解剖学考虑和预期结果选择切口。

围区域和额叶区域，这使敏感的患者有坏死的风险（无论有或没有血肿）。

- 如果所有的骨膜附件都在眼眶、颧弓和颞顶周围脱落，那么深平面是无效的，这会导致术后 2~3 周的恢复时间。

适应证

颞部提升术可以单独进行，也可以与面部提升术联合进行：单独的切口允许远离发际线，避免脱发。

主要的困难是判断真正的眼睑松弛的比例和眉毛下垂的程度。

为此，为了避免身份识别障碍，患者之前年轻时的照片是主要的强有力参考资料：眉尾有没有滑动？

外睑松弛是眉毛下垂引起的吗？如果是，则主要先显示颞部抬高。

下面是我们可以通过暂时的提升获得的一些结果（图 67.8~ 图 67.12）。

总结

我们必须牢记面部提升的难点。

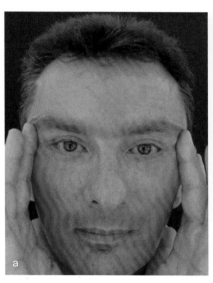 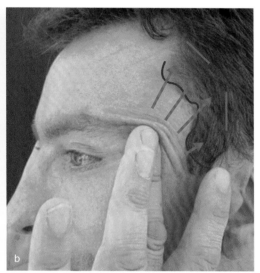

图 67.7 a、b. 患者的意愿就是手术方向的指示。

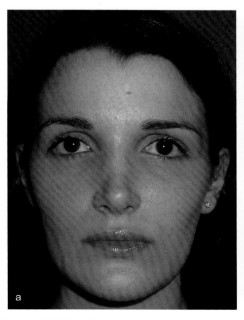 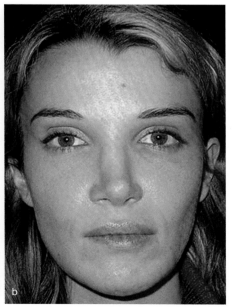

图 67.8 提升之前（a）和之后（b）。

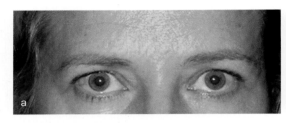
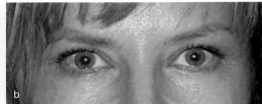

图 67.9　延长颞深提肌至外眦及眶缘之前（a）和之后（b）。

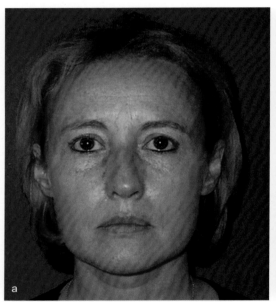
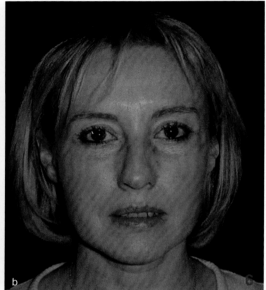

图 67.10　深部提升之前（a）和之后（b）。

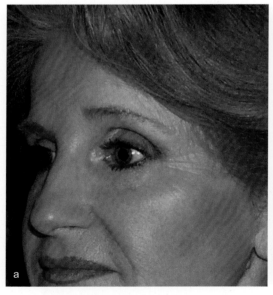
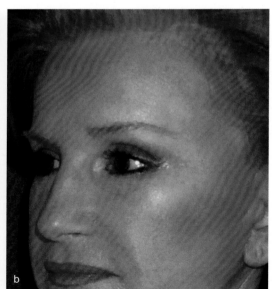

图 67.11　通过深层延长的颞提升之前（a）和之后（b）。

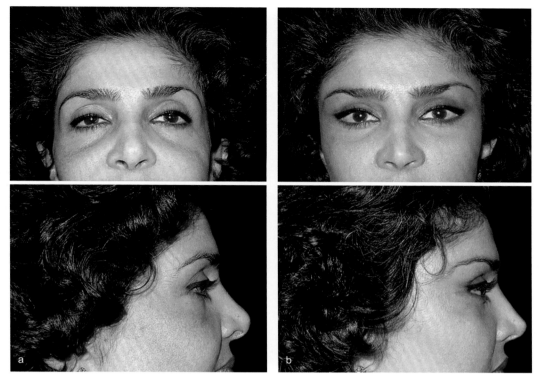

图 67.12 面部年轻化之前（a）和令人印象深刻的结果（b），深骨膜下隆起与巨大的面中部分离，实现面部的年轻化。

眉毛是一个皮肤器官，因此，只有在颞叶皮肤上产生高度的皮肤张力，才能达到有效和永久的效果，这就意味着巨大的皮下分离以及皮肤（或皮肤和头发）切除。

在颞部高发际线、现有的发际线长瘢痕以及由于之前手术而导致皮肤弹性丧失的特定情况下，这种技术是合理的。

不幸的是，在这些情况下，必须牢记额叶神经受损和坏死的风险。这项手术使血液和神经供应同美丽之间达到平衡！

两种深层或半深层技术（毛发保护）对这些风险的关注较少，但更多地取决于眼轮匝肌收缩的负面影响。

术前用毒素对肌肉进行中和，这是保证持久效果的关键。

通常，需要进行全面而详尽的术前检查，选择并遵守患者的意愿，以便做出最佳的决策（图 67.7）：瘢痕定位有效的方向，头发的质量和发际线的位置，手术和瘢痕可以改变颞骨的定位策略，以便明确固定的组织类型（骨或颞深筋膜）。

分离平面的选择将取决于所有这些因素，当然也取决于患者的生活方式（诸如吸烟等因素）。

我们必须时刻牢记，与面部的所有其他区域相比，颞部皮肤的血液供应非常差。

视频

视频 67.1　骨膜下破坏以获得良好且持久的效果。

视频 67.2　用订书钉缝合瘢痕（护头发）。

视频 67.3　如果没有 Endotine 装置，则进行骨固定。

扫码观看视频

视频 67.4　通过钻孔的骨隧道固定颞额皮瓣。

视频 67.5　固定到颞深筋膜（骨膜下和刺刀技术）。

68
外科年轻化：内镜下的眉毛提升术

Henry Delmar

眉毛的重新定位是眶周年轻化的重要组成部分。由于眉毛内侧和／或外侧较低，因此上眼睑的皮肤确实过多。

内镜检查可提供良好的暴露，以松解眼眶粘连。通过内镜提供的放大倍数可以有利于肌肉切开和神经保护。

视频 68.1 中显示了操作顺序和注意事项。

视频

视频 68.1　内镜抬眉技术及效果。

扫码观看视频

69

外科年轻化：面中部提升术

Henry Delmar

自从 Tessier[1] 和 Krastinova[2] 对面部提升进行首次描述以来，就有很多关于提升面部中间 1/3 的建议。正因为如此，它的解剖学引起了人们的兴趣。

面部中间 1/3 的功能和手术解剖揭示了该区域的具体特征，它是如何老化的，以及它适合的医学和外科技术。

构成它的解剖结构包括深层和浅层脂肪组织，以及夹在骨膜和皮肤之间的面部肌肉。每一个都有明确定义的功能。

本章描述了能够建立详细临床方法的衰老模型，并描述了该区域的治疗适应证。

本文介绍了不同的外科技术，包括低位和高位提升，牙龈、可触及的入路、缝线和张力线在内的植入式医疗器械。

简介

面部中间 1/3 是直观设计的解剖空间，由于其解剖特征、形成过程复杂，某些特征可能很难识别。它的解剖结构解释了随着年龄的增长而发生的变化，其解剖位置有许多开口，赋予了它特定的运动功能。

面部中间 1/3 的皮肤老化有特殊的特征，位于眼睛和嘴的开口旁边，并使这些开口老化，因此涉及特定组织间相互影响。这突出了对面部老化和治疗方法进行全面观察的重要性。

描述解剖学[3-7]、功能解剖学[8, 9]、组织衰老[10] 和形态学的组合方法形成了我们将建立面部中间 1/3 衰老的形态学模型的基础。这种建模是任何有关药物或手术治疗决定的前提。

撇开皮肤牵引不谈，不包括抽脂术和微创或非侵入性手术，脸颊提升技术已经被开发出来：低、高、高张力，以及仅限于美容单位和通过缝合、张力线或其他可植入装置进行的联合提升和提升。

对每一种方法的原理进行详细研究，将提供有关它们如何发挥作用的思路，从而使最适合特定患者的技术成为可能。使用这种更详细的方法来解决面部老化问题，这个过程会让我们达到更自然的效果。

解剖

定义

一条穿过外眼角的上水平线和一条穿过唇连合的下水平线，将面部分为三部分，面中部即为这两条线中间的部分。下界是面部的垂直中线。外部限制是垂直的，穿过耳屏。我们对面部中间 1/3 的描述将仅限于较窄的区域。头骨区是由颧弓的上缘和一条穿过颧弓的线来定义的，包括下眼睑和内侧缘，它是鼻子的外侧边缘和到唇连合的鼻唇沟褶皱。尾端界限为耳屏，即横向边界（图 69.1）。

单元

面部中间 1/3 通常被分为三个子区域：

(1) 颧骨区。

(2) 面颊区。

(3) 眼眶区域（图 69.2a）。

眼眶区位于颧骨区上方，由"可触摸的颧褶"定义，该褶皱将其与下眼睑、轮匝肌韧带（ORL）分开。

颧骨区域有三个单元，可通过其固定点和固定韧带来识别（图 69.2b）：

(1)"鼻唇沟单元"位于其上方，与其褶皱平行（也称为鼻唇突起，由眶下环在上方勾画）。

(2)"外侧颧骨单元"是与颧骨隆起相对，由颧骨区域横向勾画。

(3)"中颧骨单元"位于这两个空间之间，是经典的"泪谷"。这个三角形空间呈现下颌骨凹陷的形状。

面静脉勾画出鼻唇和正中颧骨单位。它的皮肤标志是一条连接下颌返神经中部和内眼角的线。这个界标用来避免在该区域进行针头注射时面部静脉受到伤害。

脸颊的分区在治疗上是有用的，因为向每个单元中注入填充物会产生仅限于所述单元的扩张。

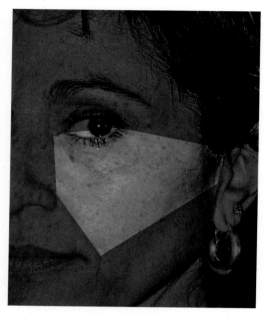

图 69.1　面部中间 1/3 的示意图定义。面部中间 1/3 是两个方向的解剖结构：外侧和内侧。

解剖结构

面部中间 1/3 的组织结构分层与第二肱弓眶下部的胚胎性扩张有关。这在胚芽同心会聚后不再出现，这适用于颧区，也就是面部开口周围的胚胎结构会聚的区域。一般来说，颧区的组织分层与身体其他部位的组织分层遵循相同的逻辑基础，有 5 个基本层：①皮肤；②颧浅脂肪垫；③浅筋膜或肌腱膜筋膜；④颧骨深层脂肪垫；⑤骨膜或肌腱膜。

骨骼和深层肌肉

脸颊骨架的前表面（图 69.3）包含许多肌肉、韧带和脂肪结构。眶下缘不均匀突出。它包含了眼轮匝肌（OOM）弓状缘和前中隔纤维的附着。

颧骨体的凸起区域有肌肉和韧带的附着物覆盖。无论尾部还是内侧，它都有直肌附着。

LabII 上肌（QLS）和 Caninus 肌[11]（图 69.4）。QLS 由三个部分组成：

（1）鼻上提肌（提上唇鼻翼肌），其纤维向鼻翼和口轮匝肌运动。

（2）眶下束（QLS 肌）。在角束和 Caninus 肌之间的上唇上方。

（3）颧骨束（上唇提肌），侧面插入上唇。Caninus 肌和颧骨肌延伸到唇侧连合。

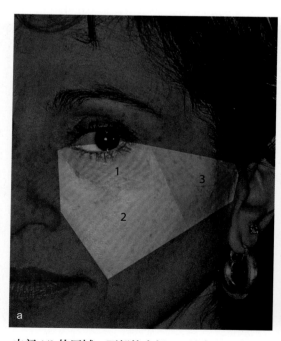
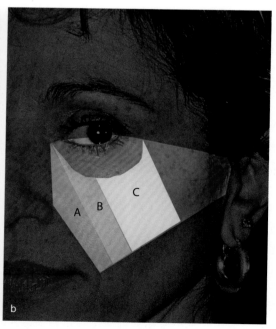

图 69.2　a. 中间 1/3 的区域。面部的中间 1/3 是由眼眶中部（1），内侧颧骨部分（2），外侧颧骨部分（3）构成。b. 颧骨区域描述了每个固定点和保留韧带的三个可识别的单位：鼻唇骨单位位于褶皱之上并与褶皱平行（也称为鼻唇沟），在头侧受到掌侧褶皱的限制（A），侧颧骨单位位于颧骨隆起旁，受颧区限制（C），而中位颧弓位于这两个区域之间（B），并在衰老过程中对泪囊做出反应。

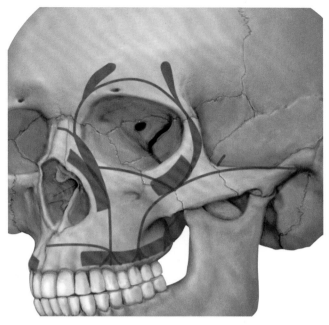

图 69.3　由颌骨颧骨支撑的力。西歇尔支柱（蓝色表示）是垂直的，包括三根：犬柱、颧骨柱和翼龙柱。Ombredanne（红色表示）提供了支撑 Sicher 柱的下、中、上柱子的水平阻力。这种骨结构很可能吸收垂直和水平的力量，并通过创建一个阻尼和稳定系统来对抗所有的机械应力。

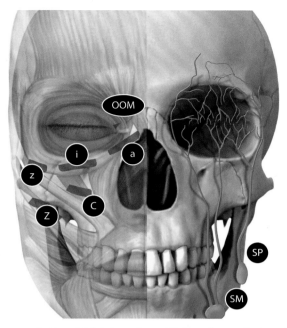

图 69.4　颧骨肌肉插入和眶淋巴引流的示意图。左边是骨肌肉插入：上唇方肌（QLS）由三部分构成——向鼻翼和口轮匝肌输送纤维的角肌（a），眶下肌覆盖上唇的眶下肌（i），颧肌在上唇的外侧（z），犬肌（C）和颧肌（Z）向唇连合移动。以上是眼轮匝肌（OOM）的附着。在右边，通过腮腺（SP）和上颌骨下淋巴结（SM）的眼眶双淋巴网络。

要注意的是，颧骨小肌肉被认为是眼轮匝肌 OOM 的延伸。

虽然大多数人理解随着年龄的增长，面部骨骼逐渐扩展，但上颌骨的扩张带来了更多的概念性问题。根据 Pessa 等的说法，上颌骨无疑失去了高度和眼眶边界下方的投影[12]，尽管对眼眶边界内部较低的部分存在意见分歧[13]。眼眶弧度后退，Bartlett 等[5] 和 Menelson 等[14] 认为，下部眶区的长度没有变化，但会发生中 1/3 的相对扩张，面部宽度，深度和骨突会略有增加。

总而言之，人们公认面部骨骼是动态结构，并且这些结构变化导致面部形态变化。

以下几点总结了临床研究颧骨的重要性。

- 下眶区形态成分之一。
- 老化的预测指标。
- 下眼睑成形术和颧骨抬高的问题或并发症的来源。

如果面颊前点的投射（从侧面看）位于最前角角膜点的前面，则向量为阳性。否则，它是负的（在这种情况下反映了下眼眶的衰退）。

随着年龄的增长，覆盖它的骨骼和组织丢失，降低了载体。同样，下眼眶边缘（负柱）的后退并不是通过操纵软组织来真正解决的，而是通过对骨骼的影响来解决的。

面部中间 1/3 的浅表平面
面部肌肉
这些肌肉由面神经支配，并按照 Freilinger[15] 分为四层和五个胚胎学层。

- 第 1 层：笑肌、颈阔肌、眼肌。
- 第 2 层：口角肌和 QLS 的颧骨束。
- 第 3 层：唇下压肌、颧骨肌和 QLS 角束。
- 第 4 层：口轮匝肌和 QLS 的眶下束。
- 第 5 层：神经肌肉、颏肌和颊肌肌肉。

眼轮匝肌
下眼睑的眼轮匝肌分为三个同心部分：浅表部分为睑板，中部为隔膜，下部为眼眶。每个部分都以构成它的肌肉厚度而著称。

球形部分是一块厚片，占据了该区域的 2/3（图 69.5）。

脂肪组织
脸颊上有两个脂肪组织平面，一个深，一个浅表。
脂肪深层组织包括以下内容（图 69.6~ 图 69.8）：
- 深颧脂垫（Delmar[8]）或小轮匝肌脂肪（SOOF）

垫（Aiache[16]），是紧贴骨膜的圆形脂肪平面（图69.6）含有纤维，使其密度比表层更大。其起始于颅骨的眼轮匝肌固定韧带，终止于颊部脂肪垫。

· 眶脂肪室薄，位于眶区上方。随着年龄的增长，它的消失解释了眼袋的产生。

浅颊脂肪垫是皮下脂肪，是一张非常厚、宽的脂肪片，如前所述。

中 1/3 的支撑筋膜和韧带

· 支撑筋膜和出现在弓缘下方和眼眶骨膜的下部。这也对下眼睑的眼轮匝肌的眼眶部分起辅助作用（图69.9）。

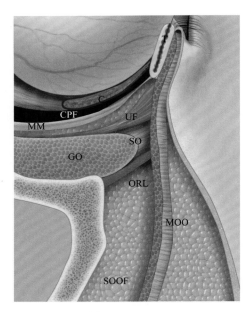

图 69.7 下眼睑的垂直视图。CPF，capsulo-palpebral 筋膜；T，睑板；MM，肌肉穆勒；C，结膜；RC，retinaculi 皮肤；UF，上筋膜；SO，眶隔；ORL，轮匝肌保留韧带；GO，眼眶脂肪；GGO，眼眶脂肪隔室。

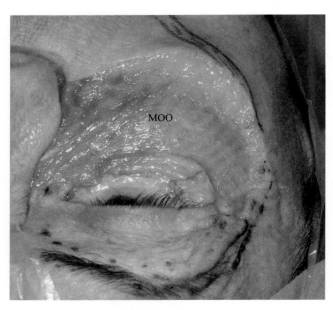

图 69.5 颧骨区域的解剖，OOM 占据了大部分的颧骨区，有许多扩张的皮下肌肉。

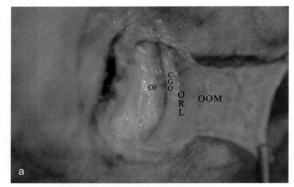

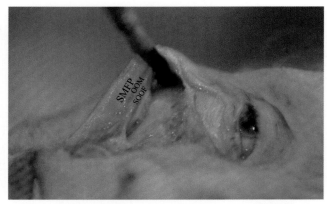

图 69.6 颧骨区域的解剖。SOOF 垫是位于颌骨颧骨骨膜和眼轮匝肌之间的一层深颧骨脂肪垫，它围绕着上唇方肌和犬肌，功能是分隔肌肉神经。浅表的颧骨脂肪垫（SMFP）被分隔，在面部孔口之间起到衬垫的作用。

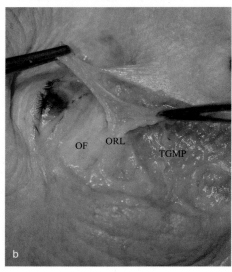

图 69.8 眶下区域的解剖示意图。a. OF，眼眶脂肪；GGO，眼眶脂肪隔室；ORL，轮匝肌保留韧带；OOM，眼轮匝肌。b. TGMP，颧深层脂肪垫或 SOOF。

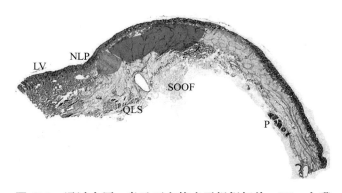

图 69.9 通过上唇、鼻子下方的水平组织切片。LV，上嘴唇；NLP，鼻唇沟；Z，颧肌肌肉；P，腮腺；QLS，上唇方肌；SOOF，眼轮匝肌下脂肪垫。红色的是鼻唇腔，蓝色的是颧骨的间隔，黄色的是颞侧隔室。

- 由 Pessa 最初描述的颧骨肌韧带，较早描述为"颧骨袋"[17, 18]。
- Stuzin[19] 稍后描述的 Furnas 支撑韧带是隔膜的会聚和融合区域，它在骨性起始处非常紧凑，像树枝一样在真皮下展开。

这些平面彼此重叠，具有较松散或较紧的连接区域，没有剪切平面，存在分离平面。

连续层的分层组织在整个面部中间 1/3 处保持一致，除了两个区域：

- 眼轮匝肌，有骨骼插入。通常情况下，这种情况并不是浅表肌肉。
- 在颧骨肌内侧和下方的深部脂肪没有浅筋膜（图 69.10）。

眼轮匝肌的三个部分具有三个功能：睑板部分具有松弛功能，隔部分具有闭塞功能，眼眶部分对周围组织（特别是在下半部）具有向心功能。眼轮匝肌是可移动的，但通过轮匝肌固定韧带和各种固定点具有紧密的连接。

此外，固定的可触及的鼻孔和相当大的口腔活动性形成对比。为了迎接这种解剖学和功能上的挑战，颧区的结构就像一个缓冲区，由颧骨浅脂肪垫组成，具有不同弹性和流动性的组织。因此，口周围结构的运动相互依赖性允许不同的初级和次级功能进行，如 Delmar[8] 所描述的面部特征和面部表情的变化。

老化

Val Lambros[10] 的研究结论解释了面部支撑韧带的存在：在衰老过程中，面部组织不会迁移，而是表层结构相对骨骼的移动。

Lambros 的临床发现证实，随着年龄的增长，颧骨区域的皮肤会稍微移位。相反，衰老过程中出现的形态变化是由于细胞和组织的衰老以及由此引起的一系列变化，例如肌肉平衡异常和骨侵蚀等。

侵蚀一词正确吗？这是磨损还是使用？如果不偏袒任何一方，很难回答这个问题。传统上认为骨骼容易磨损，而组织结构在生物学上会发生变化。在某些结构（例如骨骼）上反复施加力可能会导致结构变化。衰老生物力学和生物学的形态学建模显然是了解面部和颈部（尤其是面部中间 1/3）衰老的未来方法。

从形态上看，可以看到从上到下的一系列波：

- 形眶下波形成可触及的眶下脂肪袋。
- 通过组织扩张和淋巴功能异常形成的颧骨囊，形成眶下环和眶睑周围网状褶皱。
- 人中脊上方被泪谷隔开，与上唇由鼻唇皱褶隔开。

这些变化受骨骼轮廓的整体面部体积影响，变得更薄更平坦。虽然 1/3 的波是由于重力引起的，但要弄清起源却很困难。因此，我们建议根据许多临床体征对面部的形态老化进行建模[20]。眼眶下环和泪沟形成或多或少的侧向痕迹，取决于脸部的体积，由于骨骼化而导致衰老的 Y 形征，下垂的 λ 体征，以及重量方面的 U 形征。

- 以模型 1：骨架化（图 69.11）。面部的整体体积比年轻人的要小，线条被掏空，前面描述的波纹也很明显。起皱常常很深。

临床表现：Y 征，深中泪谷和双颊凹陷（图 69.14a）。

- 模型 2：下垂（图 69.12）。面部总体积与年轻人相同。面部变得较重，组织下垂，上 1/3 和中 1/3 之间宽度失衡。波纹不太明显。

临床表现：λ 体征（眼泪谷），被颧骨体积横向化，并且脸颊丰满（图 69.14b）。

- 模型 3：重量（图 69.13）。脸饱满而圆润。皱纹比较少见。由于脸部膨胀，眼睑出现凹陷。

临床表现：由于眶下环凹陷以及面颊充盈而形成的 U 形征（图 69.14c）。

外科技术

无论何种外科技术，原则都是或多或少提高颧骨深、浅部软脂肪垫。

当组织牵引施加到最大前突点下方的面颊下部，被称为低颧骨提升。

当组织牵引力作用于面颊的上部，高于最大前部投影点时，称为高颧骨提升术。

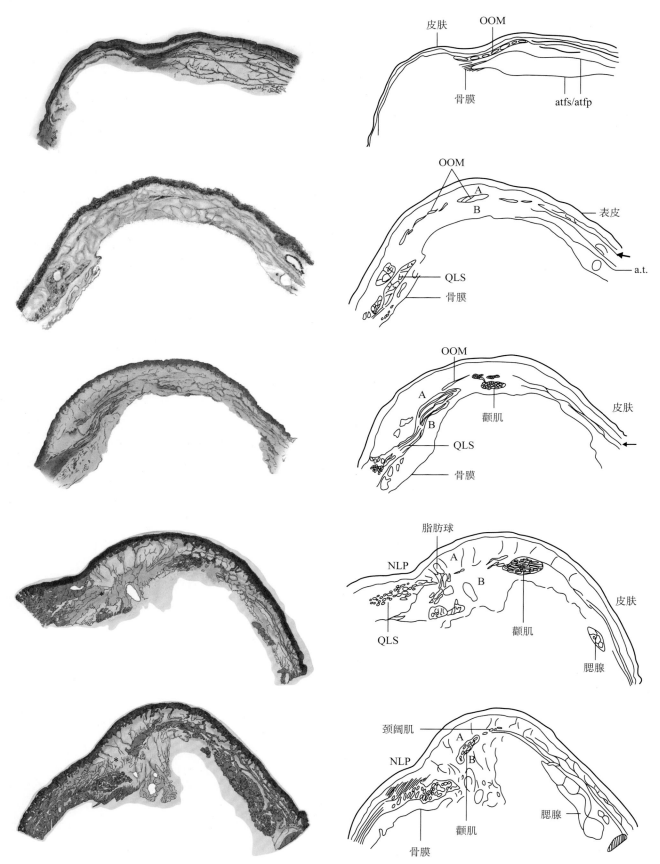

图 69.10 在下眼睑和上唇之间（从上到下）进入的组织学水平剖视图。深层脂肪与表层脂肪是连续的：没有任何滑动空间。QLS，上唇方肌；A，浅颧骨脂肪垫；B，深颧骨脂肪垫；颞深筋膜的深层；颞深筋膜的浅层。

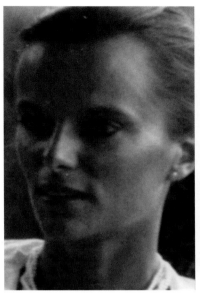
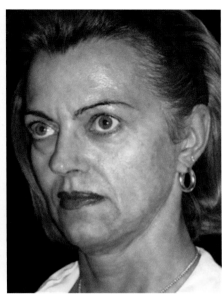

图 69.11　模型 1：骨架化。脸部的整体体积比年轻的成年人要小，线条被掏空，上面描述的波浪很明显，皱纹往往很深。

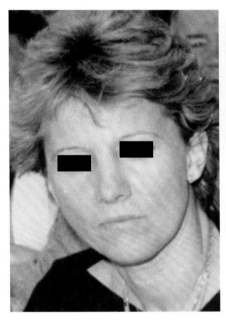
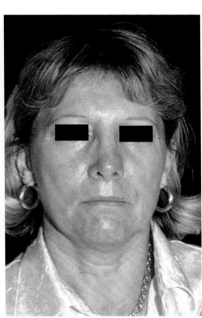

图 69.12　模型 2：下垂。面部总体积与年轻成年人相当，面部因组织下垂，和中、上 1/3 的宽度不平衡而变得较重，波纹不太明显。

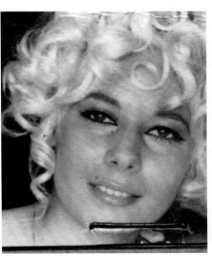
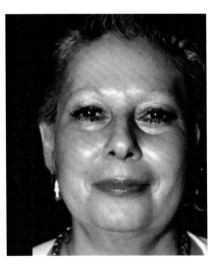

图 69.13　模型 3：沉重。脸圆，皱纹很少见，由于脸部膨胀，眼睑显得空洞。

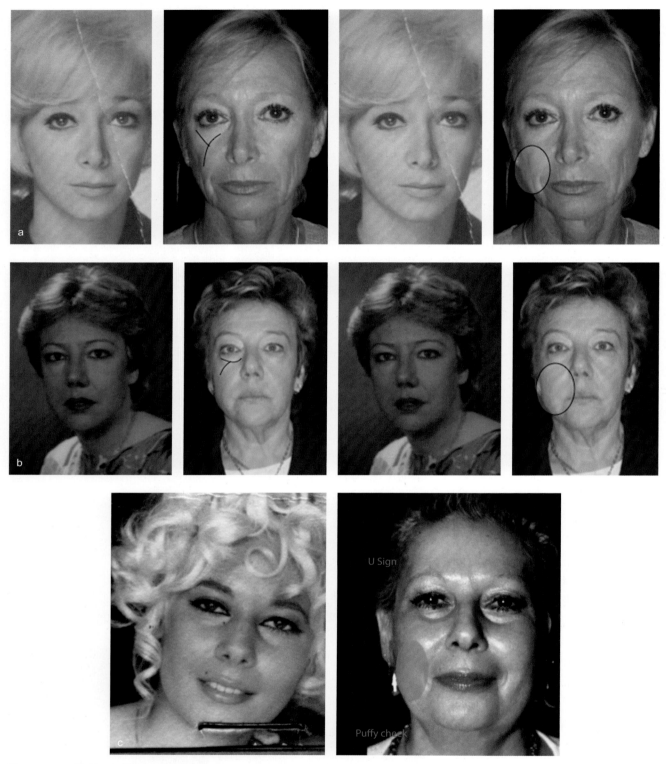

图 69.14　a. 模型 1：骨架化。临床特征：Y 形征，泪谷深陷，双颊凹陷。b. 模型 2：下垂的临床体征——泪谷因颧容积偏侧，双颊饱满。c. 模型 3：因眶下环掏空及面颊水肿而出现 U 形征。

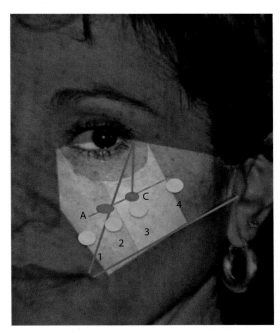

图 69.15　最突出的部分。第 1~4 点设计低悬架缝合位置。

我们如何定义最大投影？这是穿过连接嘴唇连合到外眼角的连线中间的一段线，平行于连接嘴唇连合和耳屏的连线。三个颧骨点位于这条线上（图 69.15）。

低度提升可提高深层组织，对皮肤的影响有限，而高提升对皮肤牵引力的影响更大。低度提升的效果取决于这一因素，有很好的提升效果。可触皮肤切除的数量取决于这一效应，且颧骨提升力越高，切除的量越大。

手术入路

手术入路有很多种，但是我们将考虑两种主要的入路：牙龈入路和直视入路。

牙龈入路

这涉及沿着第一前磨牙旁边的上颌龈沟做一个长 1 cm 的垂直切口（视频 69.1）。它可以穿透上颌骨膜，使上颌骨和颧骨骨膜分离。用肉眼检查眶下椎弓根是很重要的。分离界限为梨状窦内侧、咬肌外侧附着点和眶下缘上方（视频 69.2）。

直视入路

尽管方法可能仅限于遮盖鱼尾纹的外侧眼眶边界附近的 1 cm 切口，但仍可同时进行下睑成形术（图 69.16a、b）。

骨膜下分离的区域略有不同：眼眶下缘和外侧边缘以及颧骨骨骨突可以得到更好的检查，但上颌－颧

骨带的脱离比较困难。这需要弯曲的钩状牵开器以避免破裂骨膜（图 69.16c、d）。

无论采用哪种手术入路，为了使面颊组织隆起并有效固定，松解面颊组织是必不可少的。

植入式医疗器械

这种技术面临的挑战是"固定和持久的结果"。

缝合

Delmar 和 Trepsat[21] 描述的经牙龈入路的荷包缝合术有很高的双重感染风险，因此，这项技术不再使用。

缝线穿过在眶下和眶外侧边界形成的骨性隧道。

在分离眶底眶内骨膜和骨膜外侧壁后，使用 1.5 号钻头或铰刀创建一个或两个隧道，隧道的数量和位置取决于牵引轴（图 69.16e、f）。

通常使用三根缝合线来提升鼻唇沟和内侧颧骨单位的下部、外侧颧骨单元的上半部分，偶尔也会提升眶区（图 69.17a）。

这些缝合线中的前两个缝合线的牵引轴是垂直的，而第三个缝合线的轴是倾斜的，内侧向上。它与 Le Louarn[9] 描述的不同之处在于需要垂直而不是向心的牵引力。

荷包线拉紧了深部和浅表整个厚度的颧骨脂肪组织（图 69.17b、d）。

建议：不要过度校正；不要接受丝毫的空洞或丝毫的不对称。因此，我建议在进入下一个阶段之前，应双向执行该过程的每个阶段。

具体特征：如果需要在颊部皮肤上进行牵引，则要提高眼轮匝肌。

直接皮肤切除术：这种切除取决于缝合部位和牵引力。需要更高和更紧密的缝线进行更大的皮肤切除，尽管该手术发病率更高：愈合缓慢、化学沉着、蜕皮、不对称和眶周面部特征功能障碍。

张力线和其他植入式医疗器械

如果该方式与骨膜下剥离相结合，则张力或圆锥形螺纹可用于颧部提升（视频 69.3）。主要方法是牙龈入路。完成分离后，缝合牙龈切口（视频 69.4）。张力线从分离区的外部插入较深的表层脂肪组织。根据所需的牵引轴插入几根缝合线（视频 69.5~69.7）。

缺点：如果术后出现水肿，张力或椎体保持力不足，可能导致"点脱离"和不良结果。或者，细胞可能会被吸收并失去作用。

结果的长短取决于骨膜的愈合：当组织变得松动时，颧骨提升器就会再次松动。

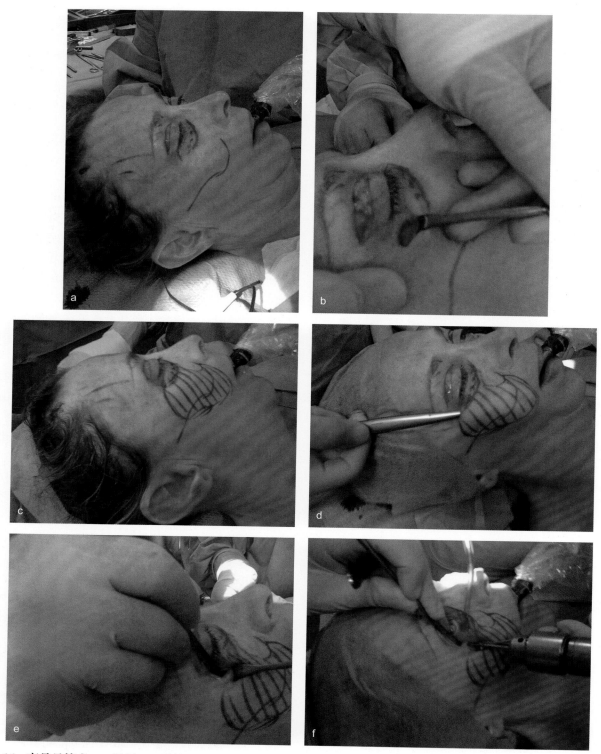

图 69.16　高悬吊技术。a. 标记。b. 眼轮匝肌切口。c. 周围解剖的标志。d. 完整的颧骨周下解剖。e. 在眼眶边缘解剖。f. 骨隧道。

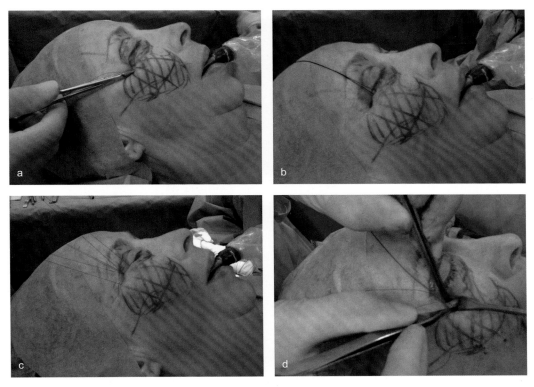

图 69.17 高颧骨悬吊固定。a. 鼻唇沟悬挂。b. 3 线。c. 眼轮匝肌悬吊。d. 固定在隧道上。

处理方案

根据形态老化过程模型，提出了不同处理方案。

· 模型 1：骨骼化。全面部脂感与面部颈部提升相结合是可取的。

· 模式 2：下垂。在这个模型中，面中部提升找到了它的主要标志。这种提升可以结合面部和颈部的提升，有时还可以有局部的脂感。

· 模式 3：重量。如果面部的中间 1/3 是下垂的，可以建议颧骨悬吊。

副作用和并发症

术后的恢复过程取决于手术的暴露程度，对于解剖平面，以及对组织的牵引力。

眼眶周围水肿、化脓性疾病和静态问题取决于临床情况和手术平面（图 69.18）。

临床情况取决于颊矢量、下睑板的前向和横向松解程度、眼皮手术史及泪液分泌异常。

如果手术涉及房间隔束的分离、外眦的活动或外眦肌的抬起造成张力，那么术后的问题会更加频繁和严重。

不对称是由于患者先前存在的不对称以及沿其轴线的隆起物及其位置和牵引力所致。

1993—2012 年间对 643 例患者进行了回顾性研究，发现了以下并发症：

· 血肿极为罕见（643 例中有 1 例）。

· 感染（643 例患者中有 2 例）。牙龈入路提升缝线重叠感染。

· 该技术可引发的最主要的并发症是外翻，这种外翻通常是一过性的（18% 的病例会出现），并因有交代固定的重力而恶化。持续的外翻引起了修复的问题，目前有 11 例巩膜外露和外翻的病例，这种并发症可以通过选择患者和非侵入性手术来避免（图 69.19）。

· 神经损伤。

· 由于眶下蒂的分离，上半唇的感觉丧失是非常罕见的（643 例患者中有 1 例来自牙龈入路）；这是 1993 在我学习的过程中积累起来的经验。

· 少数患者反映偶有颧骨感觉障碍，而颞颧部感觉神经的分裂是非常常见的。

讨论

面部中 1/3 的提升术重新分配了脸颊组织，支撑了下睑，并通过加强颧柱来矫正圆眼。

它对下 1/3 没有影响。上颧骨抬高会导致眼眶外

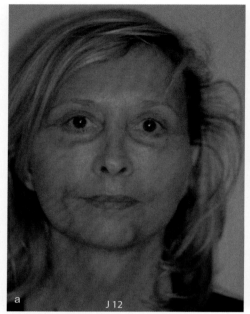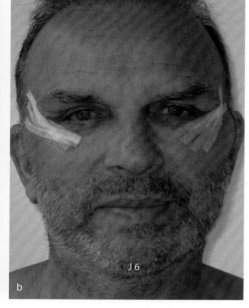

图 69.18　术后 6 天（a）和 12 天后（b）的情况。

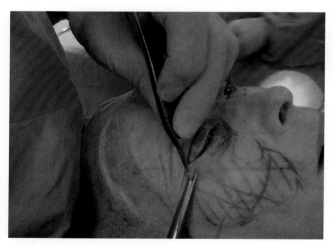

图 69.19　下眼睑皮肤切除术。

侧区域的组织堆积，然后需要在颞区进行手术。它没有同等的治疗效果。通过面部和颈部提升入路的"垂直"颧骨提升，无论是使用荷包线还是高位 SMAS 皮瓣，都只能斜着进行。这对眼眶周围区域没有影响。适应证应考虑形态学老化模型和颧骨向量。表 69.1 中给出了治疗的概述。

临床案例

临床病例如图 69.20~ 图 69.29 所示。

表 69.1　治疗概况

	负的颧骨向量	0 颧骨向量	正的颧骨向量
骨骼化特征	LS+++	LS++	LS 泪谷
下垂	ML+LS（取决于眼眶凹陷）	ML	ML
沉重	/	/	/

注：本治疗概况不包括眶下环。"/"表示"没有迹象"。
缩写：LS，脂质体；ML，颧骨提升。

总结

面中部 1/3 提升、颊部提升、垂直提升是面部整形中的重要组成部分。它将脸颊定位在较高的位置，并再分布眼眶周围组织。

它的解剖结构是微妙的，因为许多组织层构成了眼皮和嘴唇之间的交互功能。

面部老化在形态上被建模为骨骼化、下垂和重量三种形式。

中间 1/3 的提升特别适合于下垂。

当遵循分离和牵引的原则时，它是一种具有可预测的结果和低发病率的方法。

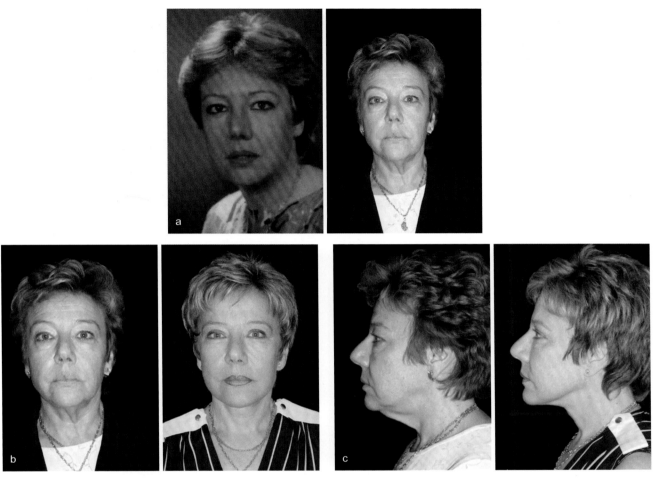

图 69.20　内镜下眉毛举升 + 上、下睑塑 + 中面部提升悬吊 + 颈部提升 + 下睑折叠。a. 青年（27 岁；左）和老年（58 岁；右）；b、c. 术前（左）和术后 7 个月（右）。

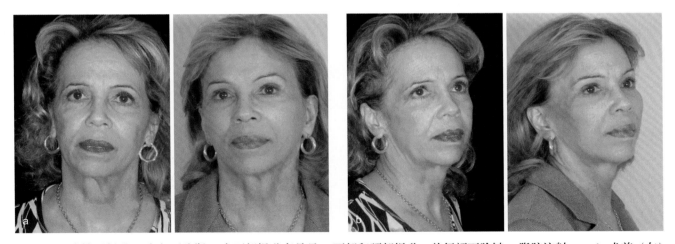

图 69.21　内镜眉提升 + 上和下睑塑 + 中面部提升高悬吊 + 面部和颈部提升，并行颏下除皱 + 脂肪注射。a、b. 术前（左）和术后 9 个月（右）。

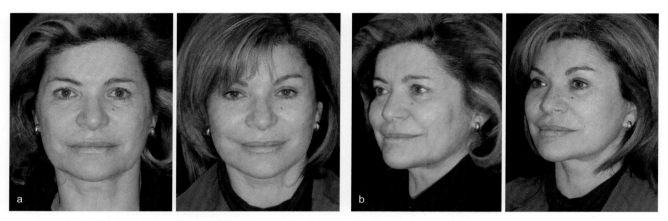

图 69.22　内镜眉提升＋上和下睑塑＋中面部提升高悬吊＋面部和颈部提升＋脂肪注射。a、b. 术前（左）前和术后 6 个月（右）。

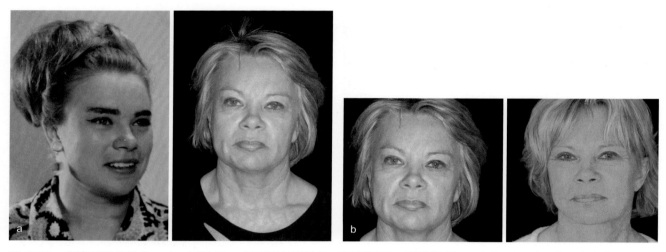

图 69.23　内镜下眉毛举升＋上、下睑塑＋中面部高悬提升＋颈部提升＋脂肪注射。a. 年轻（26 岁；左）和老年（56 岁；右）。b. 术前（左）及术后 8 个月（右）。

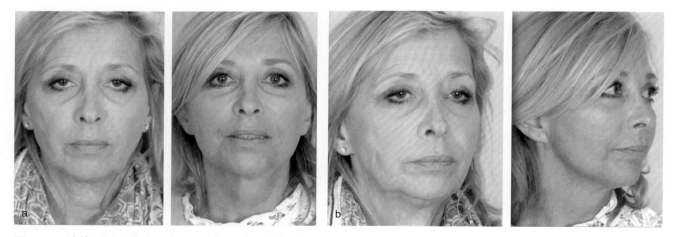

图 69.24　内镜下眉毛举升＋上、下睑塑＋中面部高悬提升＋颈部提升＋脂肪注射。a、b. 术前（左）和术后 8 个月（右）。

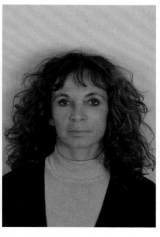

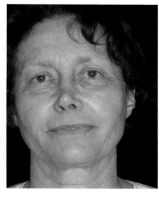
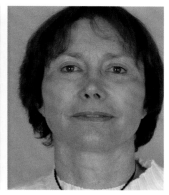

图 69.27 内镜下颞部提升 + 下睑塑型 + 面中部提升 + 低悬吊面部提升 + 脂肪注射。术前（左）和 7 个月后（右）。

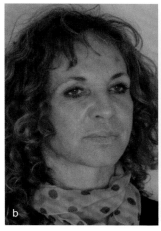
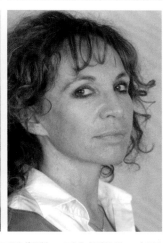

图 69.25 内镜下颞部提升 + 下睑塑型 + 面中部提升 + 低悬吊面部提升 + 脂肪注射。a、b. 术前（左）及术后 12 个月（右）：颞内镜；上睑成形术；下睑成形术。

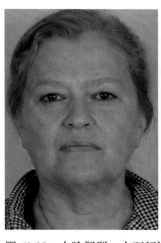
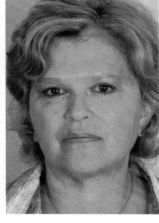

图 69.28 上睑塑型，中面部提升，低悬吊面部和颈部提升、脂肪注射。术前（左）和手术 6 个月后（右）。颞内镜、脂肪注射、眼睑成形术。

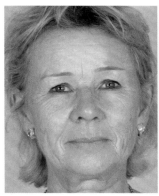
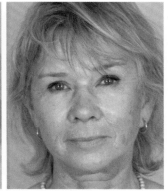

图 69.26 内镜下颞部提升 + 下睑塑型 + 面中部提升 + 低悬吊面部提升 + 脂肪注射。术前（左）和 6 个月后（右）。上睑成形术、下睑成形术、额部内镜、面部提升。

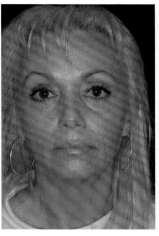
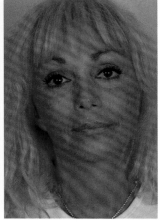

图 69.29 内镜下眉毛提升，中面部提升，低悬垂面和颈部提升、脂肪注射。术前（左）和术后 7 个月（右）。

视频

扫码观看视频

视频 69.1 颊部切口：沿牙龈沟垂直切开。

视频 69.2 上颌骨和颧骨的骨膜下剥离。

视频 69.3 缝合切口。

视频 69.4 颧骨下剥离。

视频 69.5 将带有倒刺的针插入唇部区域。

视频 69.6 倒刺针进针过程。

视频 69.7 将组织固定在线上。

参考文献

[1] Tessier P. Le lifting facial sous-périosté. *Ann Chir Plast Esthet* 1988; 34:193.

[2] Krastinova D. Le lifting facial sous-périosté. *Ann Chir Plast Esthet* 1989; 34:199.

[3] Pessa JE, Zadoo VP, Adrian EK, Woodwards R, Garza JR. Anatomy of a "black eye": A newly described fascial system of the lower eyelid. *Clin Anat* 1998; 11:157–161.

[4] Mendelson BC, Jacobson SR. Surgical anatomy of the midcheek: Facial layers, spaces and the midcheek segments. *Clin Plast Surg* 2008; 35:395–404.

[5] Bartlett SP, Grossman R, Whitaker LA. Age-related changes of the craniofacial skeleton: An anthropometric and histologic analysis. *Plast Reconstr Surg* 1992; 90:592–600.

[6] Iwanami M, Tsurukiri K. Histological comparison between young and aged specimens of the oriental lower eyelid using sagittal serial sections. *Plast Reconstr Surg* 2007; 119:2061–2071.

[7] Rohrich RJ, Pessa JE. The fat compartments of the face: Anatomy and clinical implications for cosmetic surgery. *Plast Reconstr Surg* 2007; 119:2219–2227.

[8] Delmar H. Anatomie des plans superficiels de la face et du cou. *Ann Chir Plast Esthet* 1994; 39:527–555.

[9] Le Louarn C, Buthiau D, Buis J. Rajeunissement facial et lifting malaire concentrique. La concept du Face recurve. *Ann Chir Plast Esthet* 2006; 51:99–121.

[10] Lambros V. Observations on periorbital and midface aging. *Plast Reconstr Surg* 2007; 120:1367–1376.

[11] Gray H, Bannister LH, Berry MM, Peter L. *Williams Gray's Anatomy: The Anatomical Basis of Medicine & Surgery*. New York: Churchill Livingstone, 1995.

[12] Zadoo VP, Pessa JE. Biological arches and changes to the curvilinear form of the aging maxilla. *Plast Reconstr Surg* 2000; 106:460–466.

[13] Pessa JE, Zadoo VP, Mutimer KL et al. Relative maxillary retrusion as a natural consequence of aging: Combining skeletal and soft tissue changes into an integrated model of midfacial aging. *Plast Reconstr Surg* 1998; 102:205–212.

[14] Mendelson BC, Hartley W, Scott M, McNab A, Granzow JW. Age related changes of the orbit and midcheek and the implications for facial rejuvenation. *Aesthetic Plast Surg* 2007; 31:419–423.

[15] Freilinger G, Gruber H, Happak W, Pechmann U. Surgical anatomy of the mimic system and facial nerve: Importance for reconstructive and aesthetic surgery. *Plast Reconstr Surg* 1987; 80:686.

[16] Aiache AE, Ramirez OH. The suborbicularis oculi fat pad: An anatomic and clinical study. *Plast Reconstr Surg* 1995; 95:37.

[17] Ghavami A, Pessa JE, Janis J, Khosla R, Reece EM, Rohrich RJ. The orbicularis retaining ligament of the medial orbit: Closing the circle. *Plast Reconstr Surg* 2008; 121:994–1001.

[18] Rohrich RJ, Pessa JE. The retaining system of the face: Histologic evaluation of the septal boundaries of the subcutaneous fat compartments. *Plast Reconstr Surg* 2008; 121:1804–1809.

[19] Furnas DW. The retaining ligaments of the cheek. *Plast Reconstr Surg* 1989; 83:11.

[20] Delmar H. Model the morphological ageing of the face. Personal communication at French Society of Aesthetic Plastic Surgery (SOFCEP), Paris, France, May 2001.

[21] Delmar H, Trepsat F. L'apport de la video-endoscopie dans la chirurgie du rajeunissement de la face. *Ann Chir Plast Esthet* 1994; 39:5.

70

外科年轻化：自体脂肪移植

Henry Delmar

引言

应用脂肪移植技术治疗面部轮廓体积不足、轮廓缺损、乳房再造、隆胸等问题。如今，医学想象力是没有极限的。

脂肪干细胞（ASC）的科学研究成果已经积累了很多，使脂肪干细胞成为再生医学的核心要素。

富血小板血浆（PRP）不是再生医学的成分，而是用于提高移植脂肪的存活率。已知 PRP 与 ASC 在脂肪移植存活中具有协同作用。

脂肪移植、再生医学和富血小板血浆（PRP）的技术改进相结合，可以更好地预测结果质量，同时提高移植脂肪的存活率。

脂肪移植技术

以下我们已知的：

• 利多卡因和肾上腺素是肿胀性溶液的组成成分，但对脂肪组织没有影响。

• 移植脂肪的细胞活力不受供体部位的影响。

• 用大套管和温和的负压收集脂肪有助于脂肪的存活。

• 用 4 mm 套管而不是 2~3 mm 套管可提高脂肪组织的存活率。

提取脂肪结构包括用 10 mL 注射器抽吸，以减少脂肪收集过程中对脂肪细胞的损害，并在 300 转 / 分（800 g）时通过适当的离心过滤除去杂质和油。因此在相同体积的情况下它提高了脂肪细胞的密度。再注射包括使用细套管（1 mL 或 3 mL 注射器），通过在受者上均匀分布小于 0.1 mL 的小等量液体的方法，提高从周围组织进行血运重建的可能性。

有许多关于洗涤和过滤技术，以及将抽吸的脂肪放在无菌巾上以去除液体和碎屑方法的描述，但没有证实。一些公司提出了过滤建议，例如 LipVage（Genesis Biosystems，Lewisville，TX），PureGraft（Cytori Therapeutics，San Diego，CA）和 Viafill（Lipose Corp，Maitland FL）。这些技术似乎可以减少对脂肪的损害。

Magalon 报道，在进行脂肪注射时，脂肪细胞组织的直径不应超过 700 μm，因此用于收集的套管孔不应超过该值。

再生医学

20 世纪 90 年代中期，美国匹兹堡大学的整形外科医生开始研究整形吸脂手术后倾倒的脂肪组织。他们用胶原酶（一种组织溶解酶）分离脂肪组织，然后分析通过细胞悬液离心过滤获得的间质血管成分。一种类似于成纤维细胞的新型基质细胞被鉴定出具有多向分化潜能，这些新细胞经各种科学实验证实是成体干细胞的混合物。

ASC 可以分化为各种组织，例如脂肪细胞、心肌细胞、软骨细胞、内皮细胞、肌细胞、神经元样细胞和成骨细胞。

因此，公认的是，ASC 在再生医学中的实用性很高。

富血小板血浆

另一种提高脂肪移植成活率的方法是使用 PRP。众所周知，血小板释放的各种细胞因子可促进愈合过程，提高脂肪移植物存活率。配给量是 PRP 的 20% 左右。

问题

随着人们对脂肪生物学认识的加深和临床经验的

积累，移植脂肪的存活率明显受到患者特征、脂肪加工方法、受体床条件等多种因素的影响，但对移植脂肪植入过程的逻辑性和科学性认识还不够充分。

最近，Eto 等发表了关于脂肪植入研究工作的开创性成果。根据该结果，存在于距脂肪组织表面 300 μm 以内的脂肪细胞可以存活，但是位于移植脂肪中较深

处的大多数脂肪细胞会在 24 小时内死亡（图 70.1）。

此时，一些 ASC 存活在移植的深层，对移植脂肪中的脂肪组织再生起着重要作用。植增加了脂肪移植时与周围组织接触的表面积。此后，脂肪再生过程由 ASC 在 3~7 天进行，因此 ASC 在脂肪移植中的作用十分重要。

脂肪移植的临床应用

- 大体积的乳房和臀部脂肪移植。
- 脂肪转移，用于烧伤和难治创面以及瘢痕治疗。
- 面部整形（图 70.2~图 70.6）。
- 面部皱纹。

总结

关于脂肪和脂肪移植的科学知识正在迅速积累。脂肪是一种独特的再生复合物，包含成体干细胞以及与组织修复和再生有关的高能量资源。脂肪组织的再生潜力使其应用范围日益扩大。脂肪组织有望成为 21 世纪再生医学的重要组成部分，对于整形外科医生来说，了解脂肪生物学的新知识对执行更好和合理的临床实践也至关重要。

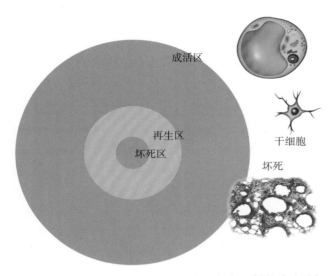

图 70.1　脂肪细胞的早期死亡和替代。绿色区域代表脂肪细胞在 300 胞的内存活；橙色区域代表脂肪细胞再生的地方；红色区域表示脂肪细胞坏死：90% 的细胞在第一天存活，早期死亡，在 6 天替换 20%。

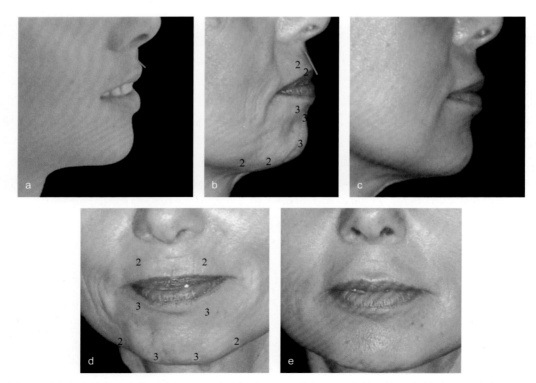

图 70.2　面部下 1/3 的脂肪结构，包括注射 20 mL 脂肪细胞（图 b 和 d 显示注射量的分布模式）。a. 年轻人。b、d. 治疗前；c、e. 治疗后 6 个月。

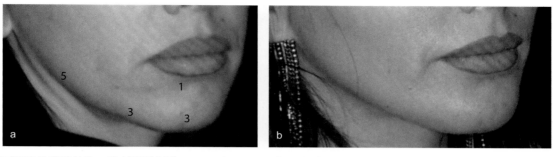

图 70.3　下颌骨的脂肪结构，注射脂肪细胞 24 mL（图 a 显示的是注射量的分布模式）。治疗前（a）及治疗后 9 个月（b）。

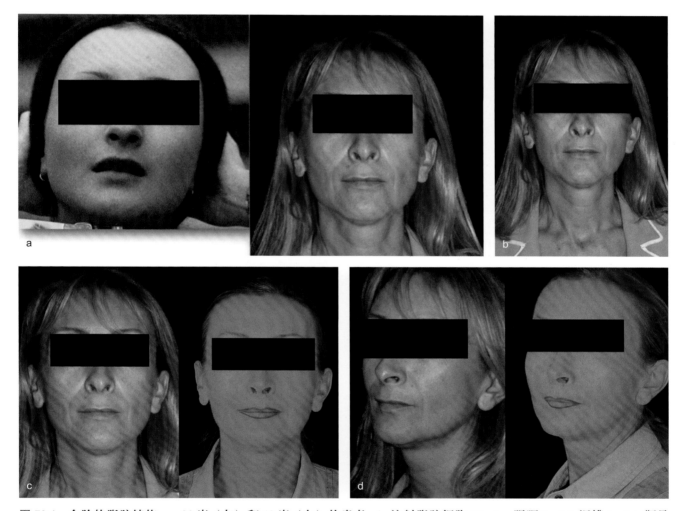

图 70.4　全脸的脂肪结构。a. 20 岁（左）和 48 岁（右）的患者。b. 注射脂肪细胞 50 mL：眼眶 2 mL；泪槽 1 mL；颧骨 8 mL。NLF，1 mL；上唇，2 mL；下嘴唇，3 mL；下巴，3 mL；下颌，5 mL。c、d. 术前（左）和术后 7 个月（右）。

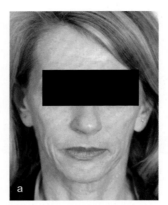

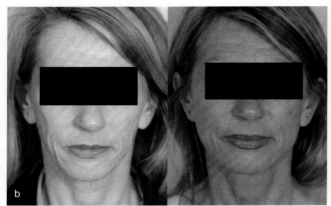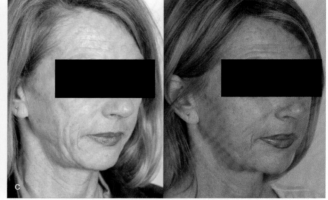

图 70.5　全脸的脂肪结构。a. 注射脂肪细胞 54 mL：颞点注射 3 mL；眶注射 2 mL；颧骨注射 8 mL；上唇注射 2 mL；下嘴唇注射 3 mL；下巴注射 3 mL；颌骨注射 6 mL。b、c. 6 个月前（左）和 6 个月后（右）。

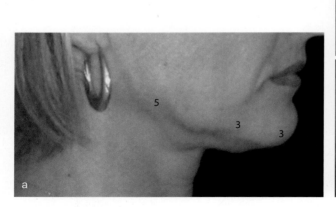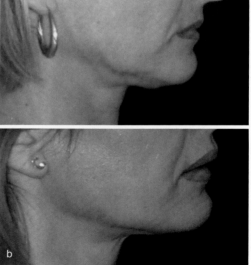

图 70.6　下颌线的脂肪结构。a. 注射 22 mL 脂肪细胞（如下文所示，每侧 11 mL）。b. 术前（以上）和术后 12 个月（下文）。

参考文献

[1] Coleman S. Facial recontouring with lipostructure. *Clin Plast Surg* 1997;24:347–367.

[2] Zuk PA, Zhu M, Mizuno H et al. Multilineage cells from human adipose tissue: Implications for cell-based therapies. *Tissue Eng* 2001;7:211–228.

[3] Matsumoto D, Sato K, Gonda K et al. Cell-assisted lipotransfer: Supportive use of human adipose-derived cells for soft tissue augmentation with lipoinjection. *Tissue Eng* 2006;12:3375–3382.

[4] Cervelli V, Palla L, Pascali M et al. Autologous platelet-rich plasma mixed with purified fat graft in aesthetic plastic surgery. *Aesthetic Plast Surg* 2009;33:716–721.

[5] Gentile R, Orlando A, Sdoli MG et al. A comparative translational study: The combined use of enhanced stromal vascular fraction and platelet-rich plasma improves fat grafting maintenance in breast reconstruction. *Stem Cells Transl Med* 2012;l:341–351.

[6] Sommeling CE, Heyneman A, Hoeksema H et al. The use of platelet-rich plasma in plastic surgery: A systematic review. *J Plast Reconstr Aesthet Surg* 2013;66:301–311.

[7] Yoshimum K, Sato K, Aoi N et al. Cell-assisted lipotransfer for cosmetic breast augmentation: Supportive use of adipose-derived stem/stromal cells. *Aesthetic Plast Surg* 2008;32:48–55.

[8] Willemsen IC, Lindenblatt N, Stevens HR. Results and long-term patient satisfaction after gluteal augmentation with platelet-rich plasma-enriched autologous fat. *Eur J Plast Surg* 2013;36:777–782.

[9] Viard R, Bouguila I, Voulliaume D et al. Fat grafting in facial burns sequelae. *Ann Chir Plast Esthet* 2012;57:217–229.

[10] Rohrich RI, Soroldn ES, Brown SA. In search of improved fat transfer viability: A quantitative analysis of the role of centrifugation and harvest site. *Plast Reconstr Surg* 2004;113:391–395; discussion 396–397.

[11] Moore IH Ir, Kolaczynsld IW Morales LM et al. Viability of fat obtained by syringe suction lipectomy: Effects of local anesthesia with lidocaine. *Aesthetic Plast Surg* 1995;19:335–339.

[12] Shiffman MA, Mirrafati S. Fat transfer techniques: The effect of harvest and transfer methods on adipocyte viability and review of the literature. *Dermatol Surg* 2001;27:819–826.

[13] Ozsoy Z, Kd Z, Bilir A. The role of cannula diameter in improved adipocyte viability: A quantitative analysis. *Aesthet Surg J* 2006;26:287–289.

[14] Magalon J, Bausset O, Magalon G et al. Characterization and comparison of 5 platelet-rich plasma preparations in a single-donor model. *Arthroscopy* 2014 May;30(5):629–638.

[15] Li H, Zimmerlin L, Mana KG et al. Adipogenic potential of adipose stem cell subpopulations. *Plast Reconstr Surg* 2011;128:663–672.

[16] Erdim M, Tezel E, Numanoglu A et al. The effects of the size of liposuction cannula on adipocyte survived and the optimum temperature for fat graft storage: An experimental study. *J Plast Reconstr Aesthet Surg* 2009;62:1210–1214.

[17] Jeong JH. Recent advancements in autologous fat grafting. *Arch Aesthet Plast Surg* 2014;20:3–7.

[18] Eto H, Kato H, Suga H et al. The fate of adipocytes after nonvascularized fat grafting: Evidence of early death and replacement of adipocytes. *Plast Reconstr* 2012;129:1081–1092.

71
面部和眼部整形手术的正反两面

Thierry Besins

任何重建或恢复首先都需要破坏（理想情况下是过度破坏）。任何外科手术也是如此，应该牢记这一点。

手术的负面评价

瘢痕是不可避免的。切口引起的浅表瘢痕和分离引起的深瘢痕。对于面部脂质结构而言，即使是较小的程度，也会在供体部位形成瘢痕。

皮肤和神经损伤

直到今天，皮肤瘢痕还是不可避免的，当然，对于任何手术来说，这都是一个非常负面的方面，尤其是整形手术。它可以是变化多端的、肥厚、难看、甚至是疼痛。

任何切口都会引起不同程度的感觉神经分裂，其后果不一，而且往往无法预测，有时还会导致神经损伤，严重的永产生久性疼痛（主要发生在颈部和颞部瘢痕）。

皮下分离

由于各种原因，它们造成了重大的和不可逆转的损害，并构成了面部外科的主要负面因素。

任何分离都意味着解剖，即使轻轻地进行，也会导致皮下脂肪坏死，以及皮瓣血管和神经的丢失，这在理论上是暂时的。组织变薄、新生血管和皮肤僵硬是整容和眼睑成形术后众所周知的现象，这也是通常所说的"手术外观"的部分原因。

在非常薄的皮肤下发生的分离会变成"厚度不同的植皮"，并产生众所周知的后果，例如变硬和收缩。即使是在切除皮肤后的极少数情况，由于皮下分离，简单的下睑成形术也可能由于"无法预料且无法控制的"瘢痕形成反应而导致外观改变（巩膜显露或外翻）。这些生理上的瘢痕现象有时会带来负面的美学后果，与手术过程及其侵略性行为所造成的损害成正比，特别是解剖、分离、凝血、血肿及可能的感染。

最后，即使遗传、先前瘢痕、皮肤类型和组织厚度是已知危险因素，瘢痕形成过程也是不可预测的。只有所有因素都明确的时候，结果才是可以预测的。

当涉及面部整容手术时，分离往往是必要的，因为需要尽可能的隐藏瘢痕。因此进入瘢痕（切口位置）和主要手术感兴趣的区域就存在一个巨大的间隙。

所有的外科医生都怀疑实际效果，即使他们从智力的角度来说是有意义的。但随着时间的推移，它们真的有用或有效吗？人体组织的生物力学似乎不能叠加在"死亡组织"的生物力学上。

那为什么我们要执行？我们执行是为了到达和观察某一区域，并在那里采取我们认为重要的步骤，因此是不可缺少的和有益的。

这个执行动作通常是缝合、切除或释放（松解）正常的面部解剖韧带（面部的固定附着点）。通常，该动作包括移动皮瓣以便将其重新覆盖，将其更换到另一位置，并且因此固定和/或悬挂它。从知识的角度来看，这种方法似乎是合乎逻辑的，但实际上可能只是一种形式的辩护，因为整个过程可能只是一种感觉。

实际上，这里有三个基本问题：

（1）分离在通常选择的解剖平面中有用吗？

（2）张力缝合线有效吗？

（3）任何外科手术的不确定性和不可逆转性是否使我们有理由决定进行"复杂"的手术，而这些手术实际上往往是造成这些问题的罪魁祸首？

关于最后一个问题，我们越来越倾向于减少操作。由于药物和脂质结构的治疗，现在不需要对中心面部区域和眼睛周围造成不必要的伤害。

分离可以、也应该被质疑。在运动平面内的分离仅在愈合阶段产生有益的重新附着，但是，它们不可避免地会引起坏死和组织变薄。我们尚不完全确定，在将皮瓣保持在适当位置时，悬挂和缝合处理是否能达到持久的效果。为了切除多余的皮肤，例如在颈部区域，它们绝对是必需的。

最后，即使是轻微的张力，我们也可以合理地质疑缝合线和悬挂线的功效：单根缝合线会在 48 小时内引起坏死，包边缝合也是如此。带刺的包边缝合线可以在每个缝合线上分散张力，并且具有自束力，因此无需进行任何拧紧操作。

为了理解我们的操作及其用处，还有许多工作要做。我们也在质疑皮肤皱纹的现实，当然，我们似乎仍然处于面部年轻化整容手术的开始阶段。

积极的方面

结果不应该令人失望或短暂的。可以证明对患者采取积极的医学和外科手术措施，唯一可以被接受的积极的方面，那就是对患者采取积极的医疗和手术行动是成功的身份重建（即使是暂时的）和 / 或"重生"，即患者在手术后比手术前感觉更快乐。

虽然我们倾向于关注"技术性"和静态结果的质量，但是患者倾向于关注"心理性"结果，这当然与技术性结果有关，但并不完全如此，真正的问题就在于此。

72
整容的当前和未来选择

Thierry Besins

每个外科医生的梦想（或秘密目标）都是无需实际执行任何手术或是通过微创手术即可获得与手术相同的结果。这是为什么？因为任何正式的外科医生都知道手术的潜在有害影响，并努力避免或减少危害。

未来发展

可以预见以下变化：

（1）预防的作用日益重要。

（2）更低的开放手术程度。

（3）组织生物力学的研究进展，以改善缝合和悬吊。

（4）静脉治疗的进展。

（5）所谓机器技术（射频、激光、超声波等）的演变。

（6）为面部老化治疗和预防提供干细胞。

（7）即将到来的基因工程。

很难想象对多余皮肤的适当治疗不需要手术切除。因此，如当涉及治疗上眼睑或颈部多余的皮肤时，手术仍然被认为是必不可少的步骤。

基于微创缝合线的重新定位（和悬挂）技术仍在测试中，但在效率、可持续性和并发症方面似乎并未产生预期的结果。

从理论上讲，未来应广泛使用连续缝合系统，以防止一次性缝合线坏死，从而也防止这些相同的缝合线滑脱（将张力分散在多个缝合线上，以避免在使用一根缝合线时发生坏死）。例如，提到的组织对合和带刺的缝合，在包边缝合的情况下，它们可以吸收重要表面上的压力，因此减少了组织创伤。面部外科手术期间发生的脱离现象较少，因此，整容手术后的不良反应也较少。也许未来将存在于弹性悬挂系统中。固定的固体缝合线很可能是不可行的，可能需要进行科学的更改。

最后，正如我们所知，如今的穿透性和经皮系统导致持久瘢痕形成，这与观察到的在解剖学上的运动平面和解剖结构中分离后进行的重新附着过程不同。将来，可能会出现类似的系统，这些系统只会在愈合阶段留下瘢痕，二次手术则将不复存在。

另一个值得注意的是，Val Lambros 进行的有关面部衰老的最新临床研究倾向于皮肤下垂是的单方面的，因此，自从这项手术开展以来，我们就一直在通过皮肤牵引和切除术对其进行治疗。

这种情况令人困惑，我们目前怀疑我们行动的合法性、它们的迹象、它们的不可预测性以及我们结果的变化无常。

一方面，这迫使我们变得极为谦卑，另一方面，迫使我们基于两个主要主题进行科学研究：了解衰老和组织生物力学。

最后，我们很快就可以考虑"完全封闭手术"，用"医学"方式把多余的皮肤重新覆盖或移除，并通过皮肤或微创手术进行悬吊和缝合。

总结：当前选择

外科手术在面部年轻化中发挥着并将一直发挥着关键作用。矛盾的是，这可以归因于"竞争性"疗法的兴起，这些疗法非但没有取代手术成为主流手术，反而使其朝着正确的方向发展，从而取得了更好的结果，原因有几个：

为了更好地理解衰老，人们认识到了更好的适应证。不再执行不必要的操作，整个过程变得更加保守。

治疗计划更为复杂和详细，不会造成严重的组织（外科）创伤。

手术、医疗步骤（所有美容皮肤病学过程）和脂肪相结合，产生了无缝而全面的结果，并确保覆盖了所有方面。

各种脂肪自体移植甚至支持在衰老过程中进行有

益预防性治疗的概念。外科手术对组织利大于弊，而且具有革命性意义！

由于我们拥有各种各样的手术和非手术工具，面部手术变得令人兴奋，因为我们与前人不同，我们能够相信自己所做的事情可以获得非常令人满意的结果，从而使得我们以及我们的患者满意。

如果我们了解衰老过程的机制，预防将在面部年轻化中起主要作用。

远离紫外线，摄入健康的食物，限制吸烟，减少酒精摄入等对皮肤保护至关重要。

姿势教育对于避免颈部弯曲和缩短至关重要。必须教给年轻的患者（正确的背部，颈部和肩部姿势）。

关于脸部衰老，由于皮肤没有下垂，因此内容物需要单独更换和重新定位，并且肌肉必须被削弱（肉毒杆菌毒素）。

脸颊脂肪垫将通过螺纹技术进行重新定位，但会通过对组织生物力学的深入研究新概念来进行。

改进的超声波和射频机器将用于皮肤、肌肉和浅表肌肉腱膜系统（SMAS）进行紧致。

在接下来的十年里，为了避免整容或手术而进行的面部预防性治疗，是否可以在办公室里进行几个小时的治疗，通过肉毒毒素、填充物、超声波和丝线的方案，在一次治疗中结合在一起，每一年或两年重复一次，从而产生真正的面部衰老预防性治疗？什么时候开始呢？由于衰老在 25 岁左右开始，也许这应该是第一次预防性治疗或咨询的开始日期？

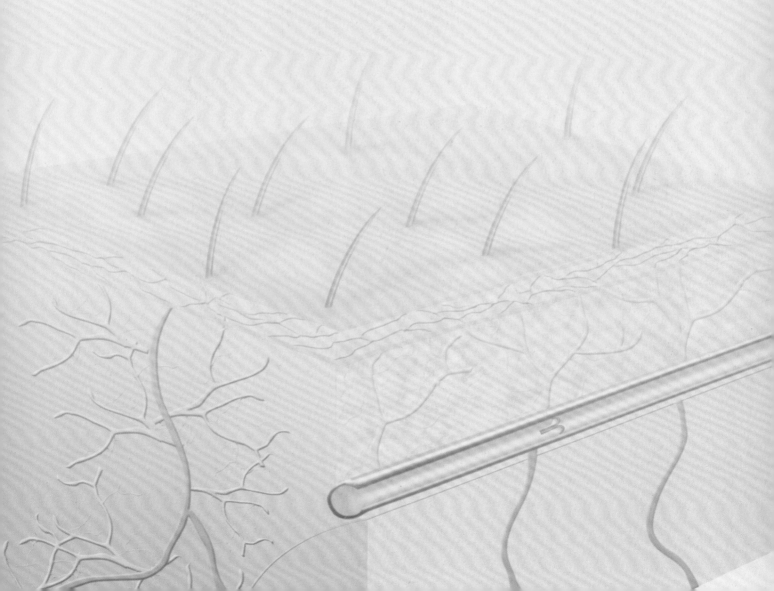

第 V 部分

其他方面

皮肤美容学
Cosmetic Medicine & Surgery

73
美容和美容皮肤病学培训

Argyri Kapellari, Panagiota Riga, and Andreas Katsambas

无一例外的是，我们对同伴的全部了解都是基于皮肤外观。我们在博物馆全景图中所见到的狮子，就很好地说明了这一点，实际上，它不过是保存了完好的皮肤，经过了锯末和电枢的加固，安装在旧报纸上。狮子的其他器官都代表不了皮肤[1]。

年轻而健康的外观是人们拜访皮肤科医师的主要原因。人们渴望改善自己的外表，让自己看起来更好，这样才能让感觉更好，并希望通过此过程使他们在社交和商业环境中变得更加自信和成功。在这个竞争激烈的时代，美学和美容皮肤病学可能会帮助扩大皮肤科医生的业务范围，并吸引更多的患者来他们的办公室。既有的方法和程序，以及新兴的、不断发展的方法和程序，提供了无数选择。但是，人们普遍认为，执行美学程序并不简单。需要多种技能和持续培训（表 73.1）。

皮肤科医生可以做得更好

皮肤科医生充分了解皮肤生物学和病理学的基本机制。皮肤科医生是可以轻松识别各种皮肤状况和皮肤要求的专家。他们可以更好地（相对于其他医学专家）了解他们所执行每个程序的机制。此外，当发生副作用时，皮肤科医生更有能力去了解其发生的原因并相应地治疗该病症。应当记住，皮肤病学家已经发明或开发了大多数突破性方法、程序和设备（去皮、毒素、填充剂、基于激光和光源的操作手段、植发）。

当前的皮肤病学使我们更接近古老的和谐与对称思想，而与此同时又保持了我们对自然平衡的奉献精神。皮肤科医生可以按照其经典意义使用"美学"一词。

生理学和解剖学知识

无论是进行简单和容易的操作，还是进行更高级和要求更高的操作，研究和了解皮肤的生理学和结构都是非常重要的。皮肤是具有多种功能和特定生物学作用的惊人器官。例如，为了更好的治疗计划，至关重要的是要知道表皮的完全替换需要 28 天（了解并尊重生理学）。重要的是要牢记皮肤的特定解剖结构。例如，许多填充剂应注入真皮深层或皮下注射。表面注射填充将是灾难性的，因为这会导致患者极大不适，医生也是如此。在使用激光、化学剥脱、挂线等时，也出现了类似的问题。

脂肪细胞组织塑造身体轮廓。随着人们的年龄增长，脸上的脂肪流失，必须恢复脂肪确切的体积才能看起来更年轻。此外，进行脂解时，应考虑脂肪具有美容作用的区域。

应研究治疗部位（面部、颈部、手部）的解剖结构。用毒素治疗时，必须掌握治疗区域的肌肉解剖学知识。知道每个区域血管和神经的确切位置很重要。同样要考虑的是避免创伤和将瘀伤的可能性降到最低。即使很小的瘀伤也可能使患者灰心，并妨碍他们继续治疗。患者害怕受到社会批评，他们的家人和朋友不仅会批评他们，还会批评医生的工作。皮肤科医生必须温和谨慎，因为这对于治疗的结果以及确保不会对患者造成损伤非常重要。

显然，每个想要成为美容皮肤科医生的人都应该熟悉各种各样的主题学科。因此，理论知识应涵盖皮肤及其附件的解剖和生理学，包括美容性疾病的病理学；皮肤老化；皮肤内分泌学；血液学；静脉填充剂的化学和物理性质、脱皮、美速疗法溶液以及与皮肤的相互作用；激光和组织相互作用；基本手术程序；微创吸脂和脂肪转移技术；莫氏手术；处理不良影响；美容皮肤病的社会、心理和精神方面；以及法律方面和法规[2]。

皮肤科医生永远不要忘记，这些人都是受到治疗的健康人，确保患者的福祉和健康是我们的责任和义务。

向专家学习

美容皮肤科的未来在于消息灵通、训练有素的皮肤科外科医生或美容皮肤科医生[3]。知识提供了作为医学专家出类拔萃和蓬勃发展的机会，并使每个程序都发生了革命性的变化。

最好的起点是向专家学习。在过去的 20 年中，针对特定问题的教学会议和举世闻名的大会成倍增加。如今，来自网络的数据趋于泛滥，因此有必要更好地筛选可用信息并评估来源的科学可靠性。皮肤病学会（表 73.2）可以提供有关住院医师或训练有素的皮肤科医生的教育和培训计划的信息[4]。为了适应以科学标准为基础的整容服务需求，需要将整容手术纳入世界范围内的基本住院医师培训计划，并为更高级的学习奖学金[5]。皮肤科医生应寻找并认证培训中心，并在其中实施培训计划的特定规定。国际或国家委员会认证的美容皮肤病学特殊资格考试至关重要。通过这种方式，更有能力提供美容治疗的皮肤科医生可以更好地回应公众并获得认可[2]。

培训是从理论开始的，学习和理解的最佳方法是参加国际大会。所有专家在那里开会，交流他们的技能和经验。参加者应做好准备并强调自己的弱点，并且应毫不犹豫地提出问题以弄清主题。大会是分享知识、形成新想法和会见专家的地方，皮肤科医生可通过与来自不同国家的其他专业人员进行交流，参观不同公司的展位，参加讲座和现场演示来从中获得最大的收益。然后，皮肤科医生可以继续参加特殊的"动手"课程或特殊主题的研讨会。在这些讲习班或"新兵训练营"中，人们可以获得有关特定程序或新技术的充分而广泛的知识。有监督的"动手培训"是掌握新的整容程序并从专家的经验和错误中学习的必备条件[6]。导师制是加强美容皮肤科作为专科的有力工具，对这些导师应给予适当的奖励和认可。

熟悉步骤是一回事，但是基础理论知识仍然是最重要的部分。在美容皮肤病学方面有出色的书籍和DVD 可以依靠。为了方便个人空闲时间和自己的节

表 73.1　训练方法

生理学和解剖学知识
专长
决定一个人的兴趣
向专家学习 • 会议 • 研讨会 • 文章、书籍、互联网、DVD
学习如何对患者进行评估
研究方法和协议
选择材料
获取设备
熟悉流程
练习的过程 • 从最简单的开始 • 小心谨慎 • 尊重解剖学 • 接下来的协议
积累经验 • 保持记录 • 拍照
提问

表 73.2　美容皮肤病学会

IACD：国际皮肤美容学会
ESCAD：欧洲美容与皮肤美容学会
国际真皮美容学会
亚洲黑人皮肤美容和激光学会
国际皮肤病学学会
欧洲美容外科学会
埃及亚非皮肤美容和激光学会
欧洲皮肤外科学会
欧洲激光皮肤学会
欧洲头发和头皮协会
欧洲抗衰老和美容医学学会
欧洲激光皮肤学会
美国皮肤病学会
美国美容外科学会
美国皮肤美容和整形外科学会
世界抗衰老医学学会
国际美容医学学会
国际美容整形外科学会

奏，皮肤科医生可以学习和优化他们的做法。订阅科学期刊（美容皮肤科杂志、皮肤病临床杂志、皮肤病外科杂志、皮肤病学诊所、皮肤病学档案、欧洲皮肤病与性病学杂志等）可提供有关特殊主题内容基于循证的信息，网络论坛提供与同事们的实时通信[7]。

与仅专注于机器和技术方法的皮肤科医生相比，在皮肤病学和美学科学上拥有坚实基础的皮肤科医生肯定会更好地管理患者[6]。他们可以在早期发现问题并提供相应的治疗，并以一种可以提供基本皮肤护理、皮肤病咨询以及（如果需要）美容治疗的方式解决整个求美患者的问题。患有酒渣鼻的患者可以成为将来进行面部修复的候选人，反之亦然，因此在皮肤科和美容诊所，患者的流量很大。

对患者的评估

对患者的评估至关重要。获得一个完整的病史，并不断询问以前的美学治疗是必需的。有些人倾向于忘记或故意掩盖这种治疗。下一步是仔细检查皮肤，确保所提议的治疗皮肤疾病或状况的方案，没有受到可能的干扰。评估皮肤的质量、皮肤类型、衰老和光老化的程度也是重要的一步。在这种情况下，使用 Fitzpatrick 皮肤类型量表和 Glogau 光老化分类将很有用。为了识别任何现有的不对称或瘢痕，必须观察患者和他的面部表情。皮肤科医生应该花时间与患者讨论并了解他们的期望。异态或期望不切实际的患者应排除在外。每种治疗方法应个体化。

做出决定

皮肤科医生必须思考并决定在实践中可以做什么。有足够的空间容纳新设备吗？是否可以有助手，例如护士。不幸的是，很难在每个可用的美学治疗中立即进行培训。这很耗时，而且很昂贵。选择一个人能够做的事情是非常重要的。专注于已经执行的程序和已经拥有的设备，学习如何最大限度地利用它们，这也是有帮助的。例如，如果皮肤科医生想要购买激光设备，则应考虑其实践需求，以便他们购买满足他们需求的产品。生产材料和设备的公司不断推出新产品，并在营销上花费大量资金。人们应该保持谨慎和怀疑的态度，并且应该毫不犹豫地向已经使用这些设备的同事询问年度维护成本和治疗结果以及患者的反馈。计算每一个程序的成本，为他们的实践做出最具成本效益的选择是有益的。

材料

市场上有许多材料可供选择，因此这可能会对正确选择材料造成混乱。但是，但这一选择对每次治疗的结果和安全性都是很重要的。尽可能多地了解您正在使用的每种物质及其生物学作用。应该避免那些刚刚投放市场的产品。许多新物质可能引起副作用，通常在使用第一年就已观察到。至于填充材料，建议使用可生物降解的填充材料。面部（和身体）的每个区域可能需要不同的填充物，皮肤科医生应知道这一点，为了优化效果，建议从已证明有效和安全的物质开始。

目前，我们建议医生优先采用已证明有效且安全的材料。毕竟，即便患者满意是我们治疗的目标，但不应忘记，患者的安全才应该是最重要的考虑因素。

遵守规定

在进行任何手术之前，皮肤科医生应仔细考虑需要什么，并应按时购买。各种大小的针头，微型插针，用于患者和设备的消毒液、棉垫、纱布、冰袋、局部麻醉药、类固醇乳膏和高压灭菌器。某些步骤需要特定的设备，如用于制备富含血小板血浆处理的离心机。

研究方法和协议

有关程序的信息和培训不足是治疗失败的主要原因。应当考虑到，像每个医疗程序一样，美学程序也有风险和潜在的副作用。

皮肤科医生应学习并遵循确切的方案，以优化结果、最大限度降低发生不良结果的可能性。

实践程序

第一批"实时"美容患者可以是皮肤科医生的配偶、近亲、朋友和 / 或他们自己。刚开始时应该保守，然后随着知识和经验的积累，可以扩展自己的技术。一个人不应该害怕批评，它使每个人发展。人们还可以在皮肤模型或猪皮上练习注射或手术技术。文件也和病历一样重要，不仅是追溯不良事件的根源（如了解我们所使用产品的序列号），而且还可以让专业人员评估每种治疗、判断疗效、比较不同治疗方案的结果，以及学习和理解如何量身定制每位患者的需求。无论如何，在每次治疗之前都要记得有基线照片记录。正确的设备和标准化的照明对于实现可重复性至关重要。

最后，应该指出的是，"审美皮肤病学家"一词实质上来源于希腊哲学中的"aesthetic"一词，意为和谐；希腊哲学中的"derma"一词，意为皮肤；"logos"，意为科学和逻辑。因此，应实施这三个内容以完善美容皮肤科医生的服务和性能。

参考文献

[1] Billingham RE, Silvers WK. A biologist's reflections on dermatology. *J Invest Dermatol* 1971; 57:227–240.

[2] Kerscher M, Williams S. Aesthetic and cosmetic dermatology. *Eur J Dermatol* 2009; 19:530–534.

[3] Boh EE, Lupo MP. Training in cosmetic dermatology. *Cosmet Dermatol* 2012; 25:392–393.

[4] Laban J, Zachary C. Resident training needs in aesthetic dermatology. *Pract Dermatol* 2009 August:27–29.

[5] Group A, Philips R, Kelly E. Cosmetic dermatology training in residency: Results of a survey from the residents perspective. *Dermatol Surg J* 2012; 38:1975–1980.

[6] Dogra S. Fate of medical dermatology in the era of cosmetic dermatology and dermatosurgery. *Indian J Dermatol Venereol* 2009; 75:4–7.

[7] Goh CL, Cutan J. The need for evidence-based aesthetic dermatology practice. *Aesthet Surg* 2009; 2:65–71.

74
美容技师

Alexandre Ostojic and Ewa Guigne

美学技术人员在公司内部的参与引发了许多问题。当然，最重要的是按照每个国家的规定，他们的训练和地位问题。团队整合需要考虑组织，并考虑护理质量和持续培训。审查不同部门、美容激光手术和秘书处所需的各种技能。

美容技师的地位

美容助理的地位和培养是一个复杂的问题，涉及人的三观，以及各国的立法进程。

当然，它应该立即反对从代表团受益的美容助理到拥有皮肤科医生或整形外科医生技能但拥有完全自主权的医生，在监督医生的监督下进行手术。因此，具有硕士水平的医疗助理或护士也可以反对非医务人员接受美容手术和安全实践方面的技术援助从业者的培训。

为了患者和实践的利益，这三个层次可能存在并达到正渗透。

在医生的监督下雇用员工可以节约宝贵的时间，这些时间可用于提升临床专业知识，进行专家行为和风险管理。美容助理的加入和他或她在公司内的使用为公司及其发展增加了真正的价值。

自1960年以来，一直组织硕士级别的培训，以支持初级会诊和二级外科手术的复杂程序。规模更大的实验涉及美国和加拿大。在欧洲，英国和荷兰的委派经验是最多的，但仍然有所不同。在法国，我们没有找到相同的法律机会授权，一些操作被认为是麻醉师才能做的。

然而，尽管有立法建议（HPST法），代表团还是采取行动，并且专业培训的努力始终是一个问题，因为州委员会明确区分非医疗程序和只能由医生执行的医疗程序。

从理论上讲，该法律可以与前面所述的两种培训相对立，但是实际上，由于医疗助理专业在欧洲几乎没有代表，所以这不会发生。

在欧洲获得硕士学位的最大的辅助医疗培训是护理实践。但很少有毕业生选择在医学美学从业者的监督下执业。美国医生助理或护士除了PA级培训外，还可以通过培训模块完成培训，这些培训模块授予私人美容执业文凭。

医师助理是卫生保健团队的高技能成员，他们在执业医师监督下，可以在各种医学专业和实践环境中提供诊断和治疗性患者护理。典型的PA计划为期约2年，通常需要至少2年的大学和重要的医疗保健经验才能入学。申请人可以使用"医师助理集中申请服务"，但目前只有一半的加利福尼亚PA计划参与，（其他州所占比例更高）。

所有的PA程序都必须符合相同的课程标准，但是程序确实遵循不同的模式，并授予各种证书。学生应在申请前检查每所学校当前的入学要求。一些PA项目授予大专、学士或硕士学位以及结业证书，但这样的学位并不要求是有执照的医师助理。PA计划由国家医师助理资格认证委员会控制。最新版的《医师助理教育认证标准》第四版可在ARC-PA网站上在线获得。在这种形式下，授权行动更有可能取得成功。助手的身份为雇员，否则他可以选择在某些州成为独立承包商。

在欧洲，特别是在法国，助理的概念涵盖了非常不同的职业领域，包括职业非学术培训，对于无职称的员工，轮流参加相当于5年的职业培训。该资格授予专业但非学术的头衔，在授权代理行为中这仍然是一个法律问题。

有美容技师的团队管理

当您决定与美学技术人员创建团队时，您需要一种基于监督的新方法。自然而然地，您的习惯是使自己参与质量改进过程。对于管理而言，"质量车轮"是一个简单的例子（图 74.1）。

理性监督的方法需要更多的投资、时间和培训。主要目标是改善护理。

聘请美容技师可以推动公司的发展，但也有优势和劣势。活动的增加要与用于安全、质量和沟通协调的时间相平衡。

必须组织协商小组，必须保证新成员的融合。边界问题和答案收集必须以预先确定的形式标准化。成倍增加的行为和多样化的活动带来了不同方法的风险和沟通不畅的风险。

定义和起草所有协议，以供整个团队参考。内部科学会议有助于技术和科学观察。

讨论提高总体满意度或考虑疼痛的行动（图 74.2）。数据收集将有助于更好地管理并发症并找到质量指标。必须起草设备和设施使用和维护议定书。举行年度会议对于优化人力资源至关重要。

教学需要按照培训顺序安排户外教育和实习时间表。监督所有这些行为是主管的职责。

在一个更大的团队中，主管必须考虑在自己之外

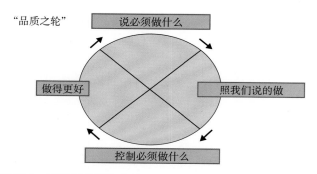

图 74.1　护理质量和安全性。

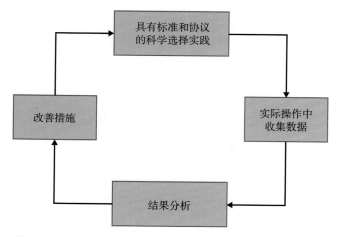

图 74.2　协商过程。

的组织。在科学的基础上，与助理一起提高训练水平是团队的共同目标。必须使领导和教育正规化。

教育和技能

接待和秘书

电话接待

求助热线服务至关重要。这是与公司的第一次接触，它使患者充满信心。通话的前 15 秒足以获得呼叫者的第一印象，并且该印象将直接与公司的形象有关。患者与相关且有礼貌的专业人员交谈才会感到放心。

招待

通过口头语言以及肢体语言（微笑、目光、手势、语气）对患者的欢迎不容忽视。

助手当然可以预约，但也可以倾听、告知、使患者放心，与医生建立联系并管理治疗后的副作用。助理必须能够提供执行治疗的基本信息。他必须知道实际干预措施可能带来的复杂情况，并确定问题的紧迫性。他必须知道如何传达信息，并且是要清楚地传达给医生。这些有助于增强公司信心和可用性的印象。

美容技师

求美者没有疾病，但他试图改善自己的外表。他可以轻松地寻求助手的建议以求第二意见，这将加强医生的论述。"这种技术能很好地解决我的问题吗？我会比以前更好吗？"

助手的技能会变得很有用，在意识到：

· 用手执行注射产品的程序和适应证基础：肉毒毒素、透明质酸和其他填充物。

· 了解不同的毒素，并且是稀释方面的专家。

· 了解副作用和注射后并发症。

· 将针头或套管组装到注射器上（适当的直径取决于产品的黏度）。

· 知道如何清洁皮肤。

· 进行表面剥离。

· 了解中度剥离（TCA）的方法和后效。

这将有助于：

· 皮肤准备进行注射（清洁、消毒、准备手套）。

· 准备产品（毒素稀释液）。

· 收集产品标签并记录批号以确保产品可追溯性。

· 注射后给患者标记。

美容助手有多个任务。他对介入性皮肤病、激光皮肤病、皮肤病外科手术和其他美容皮肤病的治疗都

有很大帮助。

他为医生节省了时间，使其可以全心投入干预工作中。

患者的舒适度得到改善。在医生到来之前，患者有一个特定的人，这个人会使他感到舒适并放心，并接受接下来的程序。手术后，助手还将通过后期护理来说明预防措施。他帮助传达了医生的信息。

干净、装饰高雅的房间以及助手反映了公司的专业水平。

他还可以向患者告知办公室使用的其他技术，有助于提高患者的忠诚度。助手对公司来说是一项额外的费用，必须研究公司的风险收益率。医生可以执行的介入皮肤病学越多，雇用助理的经济动机就越明显。助手可以做兼职工作，也可以只在介入天工作，也可以在几位医生之间共享他的时间。

助理激光师

助理激光师有两个不同的任务：确保激光按照医师的要求执行，并在执行激光程序时帮助医生。必须接受过专门的培训才能执行激光技术。为了告知患者，协助医师进行执业并遵守安全法规，此培训必不可少。这项培训可以由医生本人完成。

助手必须：

• 手了解激光程序的基本原理。

• 了解激光的不同类型及其适应证。

• 能够解释激光的预期副作用，并向患者保证这些作用是正常的并且会消失。如果患者打电话，助手需要识别出意外的副作用并反馈给医生。

• 知道如何提出建议，说明预防措施（避免日晒）和激光治疗后的治疗方法，例如治疗霜和防护服，并提供化妆技巧以隐藏激光后的痕迹。

• 了解激光维护的概念（清洁镜片，更换碳罐）。

• 了解有关使用激光的具体安全预防措施（房间里的每个人都要戴眼镜，关上门，窗户不透明，必要时使用吸烟器，如果皮肤破裂，请戴手套和口罩）。

授权行为

授权行为在不同国家有不同立法。美容助手代理的行为主要涉及脱毛激光器、闪光灯和发光二极管。这通常是一种简单的手工操作，容易复制，技术水平低，而且耗时较长。

助手在医生的监督下执行自己的激光操作行为，医生可能在另一地方亲自出诊。

医生本人应对助手的行为负责。保险必须为医生支付，被委托的助理必须自己购买保险。

医生必须用他自己的专业知识教助手，并监督他使用设备。每个医生都有他的治疗策略，因此助手应该模仿医生的治疗策略。每台机器都不同，设置也不相同。

根据助理的水平，任务的分配可能是渐进的。最初，可能需要医师在场以设置机器并确定要治疗的区域。渐进地，医师可以委派完全简单的护理，并且仅在复杂的程序中进行干预。医师与其助手之间的相互信任至关重要。助手在遇到困难时应评估自己的权限并寻求医生的建议。

医生在执行激光手术之前助手的作用

• 安置患者，移除障碍物，在破坏皮肤屏障的情况下用激光进行皮肤消毒，应用麻醉霜，应用导电胶，设置眼镜，准备材料，与患者进行口头接触，使其放心，解释以下步骤。

术中

• 真空吸尘器和麻醉冷却器的安装和维修。

术后

• 激光换肤后的日常伤口需涂抹大量敷料，激光皮肤破裂、发冷、涂抹愈合霜以及等可能的护理。

• 言语接触：事后护理，预防措施（避免暴露在阳光下）和确定人员信息。

手术助手

进行外科手术的技术助理，他的培训计划包括有关进行手术条件的基本信息。教学应包括皮肤和解剖区域的特征及其与神经和血管的关键关系。应提供皮肤外科手术的材料和各个阶段的知识。必须控制本地组织，包括清洁区和疏散区，以管理化粪池废物。

无菌仪器设备的电路不得与受污染的物质交叉。必须了解场所的卫生护理，手术用水点的使用和疏散应与公众和诊所的使用不同。

消防安全程序（包括灭火器维护、疏散计划）需要培训。

消毒液肥皂、酒精凝胶和一次性纸巾必须经过验证。应当检查装有脏物的袋子和容器及脚蹬桶。必须对废物收集公司进行监控，应收集废料处理和焚化。

具有单极或双极功能的手术刀（起搏器）止血的概念应该是已知的。基本的易腐设备清单应该是已知的。应知道他们的存储位置，检查清单并检查有效期。

所使用的仪器应该通过建立一组列表来了解，无菌笔、Kocher 钳、手术刀柄、刀刃编号 15 和 11 号、Adson 钨钳式针夹、弧形钝剪（Metzenblum 式）、一把剪断缝合材料的剪刀、一把剪断缝合材料的剪刀、Gillis 钩、Halstead 动脉钳。必须完全掌握可重复使用设备的灭菌，做好去污、清洁，使用超声波清洁器，完成冲洗和干燥的操作。另外，包装必须是合适的。

应该知道建立积分器来控制灭菌的物理化学参数。必须掌握高压灭菌技术，并且必须按日期监控批量灭菌。一次性设备必须监控其有效期。

参考书目

Cipher DJ, Hooker RS, Sekscenski E. Are older patients satisfied with physician assistants and nurse practitioners? *JAAPA* 2006; 19:36–44.

Department of Health/National Health Service. The competence and curriculum framework for the physician assistant. Department of Health/National Health Service, London, U.K., 2006.

Dhuper S, Choksi S. Replacing an academic internal medicine residency with a physician assistant hospitalist model: A comparative analysis study. *Am J Med Qual* 2009; 24:132–139.

Drennan V, Levenson R, Halter M, Tye C. Physician assistants in English general practice: A qualitative study of employers' viewpoints. *J Health Serv Res Policy* 2011; 16:75–80.

Farmer J, Currie M, West C et al. Evaluation of physician assistants to NHS Scotland. UHI Millennium Institute, Inverness, U.K., 2009.

Frossard LA, Liebich G, Hooker RS et al. Introducing physician assistants into new roles: International experiences. *Med J Aust* 2008; 188:199–201.

Gladwell M. *Outliers: The Story of Success.* New York: Little Brown and Co., 2008.

Hooker RS, Cawley JF, Everett CM. Predictive modelling the physician assistant supply: 2010–2025. *Public Health Rep* 2011; 126:708–716.

Hooker RS, Kuilman L. Physician assistant education: Five countries. *J Physician Assist Educ* 2011; 22:53–58.

Merkle F, Ritsema TS, Bauer S, Kuilman L. The physician assistant: Shifting the Paradigm of European medical practice? *HSR Proc Intensive Care Cardiovasc Anesth* 2011; 3(4):255–262.

Ouzonakis P, Chalkias T. The confidentiality of medical secrets of patients by nursing staff. *Int J Caring Sci* 2010 January–April; 3(1):1–2.

Ritsema TS, Paterson KE. Physician assistants in the United Kingdom: An initial profile of the profession. *JAAPA* 2011; 24:60.

Spenkelink-Schut G, ten Cate OTJ, Kort HSM, Fahringer D. Training the physician assistant in the Netherlands. *J Phys Assist Educ* 2008; 19:46–53.

Zwijnenberg NC, Bours G. Nurse practitioners and physician assistants in Dutch hospitals: Their role, extent of substitution and facilitators and barriers experienced in the reallocation of tasks. *J Adv Nurs* 2012; 68(6):1235–1246.

在线资源

American Academy of Physician Assistants. Quick facts regarding the PA profession. http://www.aapa.org/the_pa_profession/quick_facts.aspx. Accessed November 21, 2011.

American Society for Aesthetic Plastic Surgery. 2008 cosmetic surgery National Data Bank statistics. http://www.surgery.org/download/2008stats.pdf. Accessed July 6, 2009.

Brahmavar SM, Hetzel F. *Medical Lasers: Quality Control, Safety Standards and Regulation.* October 2001. Medical Physics Publishing, Madison, WI. http://www.aapm.org/pubs/reports/rpt_73.pdf.

Bureau of Labor Statistics, U.S. Department of Labor. *Occupational Outlook Handbook*, 2012–2013 ed., Physician Assistants. http://www.bls.gov/ooh/healthcare/physician-assistants.htm. Visited March 28, 2013.

Central Application Service for Physician Assistants (CASPA). www.caspaonline.org.

Ministry of Health, Welfare and Sport, the Netherlands. Ontwerpbesluit tijdelijke zelfstandige bevoegdheid physician assistant. 2011. http://www.rijksoverheid.nl/documenten-en-publicaties/besluiten/2011/04/27/ontwerpbesluit-tijdelijke-zelfstandige-bevoegdheid-physician-assistant.html. Accessed November 22, 2011; Lennox P. Krystie physician assistants for aesthetic surgery practices: Friend or foe? *Med Aesthet Arch* 2009; 2(3), www.plasticsurgerypulsenews.com.

Netherlands Association of Physician Assistants. Specialisms physician assistant. http://napa.artsennet.nl/Kwaliteit/Specialismen.htm.; Lennox, KP. Physician assistants for aesthetic surgery practices: Friend or foe? *Med Aesthet Arch* 17(7). http://paeaonline.org. Last updated October 12, 2009; Posted July 22, 2009.

Physician Assistant Education Association. PAEA statement on master's degree as entry-level and terminal degree for PA profession. http://www.paeaonline.org/index.php?ht=d/sp/i/212/pid/212. Accessed November 22, 2011.

Dao E. QC the professional secret, confidentiality and legal professional privilege in Europe: An update on the report Conseil des Barreaux de L'union Europeenne. Council of The Bars and Law Societies of The European Union, http://www.europarl.europa.eu/meetdocs/2009_2014/documents/libe/dv/ccbeedward_report_update_/ccbeedward_report_update_en.pdf.

United Kingdom Association of Physician Assistants FAQs. http://www.ukapa.co.uk/faq/index.html#10. Accessed November 21, 2011.

75

互联网和皮肤美容学的远程医疗

Leonardo Marini

现代卫生保健系统基于诊断和治疗设备的日趋成熟，以及经济和社会挑战的不断升级，正在不断发展中，美容和美容皮肤病学无疑是其中发展最为快速的医学专业。医疗质量以及诊断和治疗程序的效率需要不断关注细节，而这些细节可能不再仅限于小型且易制的局部情况。当前和未来的通信技术为更广阔的世界打开了视野。互联网有助于为医学交流提供一个新的令人难以置信的维度，使医生和患者都可以轻松、快速地访问极其庞大的数据和信息源。处理这种看似无限的虚拟现实是一项非常有意思却极富挑战性的工作，需要优化能源和时间资源，并不断关注医学信息的质量评估和质量控制。利用互联网提供医疗服务（如医疗咨询和药物处方）被称为远程医疗，这是医疗的自然发展。皮肤科是一种"视觉"专业，在很大程度上依赖于临床观察。因此它自然地适合于远程医疗、下一代网络医疗和移动医疗设备这一创新领域。获取、传输和批判性地观察临床图像，以及仔细评估正确、经过滤的受保护医学数据，构成了"网络皮肤病学"和"移动皮肤健康"中高效网络咨询的核心。

信息和通信

人类成功的最重要支柱是信息和通信。信息源自拉丁语"informare"，用以表现"思想、指导、概念或观念"。有意识的思想所感知和解释的信息，促使已经存储的信息转化为知识。不断呼吁医学以及所有其他科学回答大量问题，导致越来越多的信息需要存储、安全地检索和专业地阐述。记录能够保留所有意识产生的信息，这些信息由于其价值而需要保留。记录管理需要确保数据具有可访问性，就可以适当地保护和保留存储的信息完整性。

据估计，世界存储信息的技术能力从1986年的

2.6 EB（EB是以等于一万亿分之一字节的数字格式存储的信息单位，前缀以等于一万亿表示1 000的六次幂，因此，1 EB对应于10^{18}个字节，等于1 000 000 000 GB或1 000 000 TB。）增长到2007年的295 EB，相当于61亿每人类似CD-ROM[1]容量的信息。数字存储信息的耐用性是一个重要的问题，因为常规的小型数据存储解决方案目前可以保证30年的使用寿命。最近，Hitachi（2012年）提出了一种创新的玻璃介质数据存储解决方案，可以保证1 000年的耐用性。

交流也源自拉丁语"communis"，意为分享。交流是通过交换思想、信息（如语音、视觉、信号、文字或行为）来传达信息的活动。通信需要发送者、消息和接收者。接收者不一定在消息传递时就在场，也不必知道发送者进行通信的意图。因此，沟通可以在很长的时间和空间距离上进行，但要求沟通的各方共享适当的沟通区域。仅当接收者完全理解发送者的消息时，才能认为通信过程有效。

人们的交流通过口头和书面语言的建立，并逐渐发展起来，这些语言通常受到象形图的支持。印刷工艺、电话、广播、电视、计算机、移动智能手机和数字成像等技术的根本性创新，极大地促进了现代通信的体积、速度和空间范围。技术上的小型化无疑帮助了通信设备的便携性和传播，促进了通信的进一步发展，不断被"连接"到信息渠道，这对当今的任何职业来说都是必不可少的。

电子革命和电子医疗

在1990年代，随着互联网的普及，越来越多的电子术语开始出现并迅速扩散。电子邮件和电子商务是电子医疗的天然先驱。电子医疗于1999年投入使用，其目的是提供一种创新的方案，在此方案中，医学信息和先进的通信技术可以发挥最佳协同作用。

E-health（电子健康）专注于改善以患者为中心的护理，实施共享决策；通过远程医疗、电子咨询、远程多学科二次意见诊断，提供计算机辅助的诊断和治疗；通过安排电子医疗会诊和医疗处方来建立先进的信息系统；几乎无限制地存储医学信息及进行快速有效的检索。电子医疗旨在降低医疗成本、减少医疗错误并提高医疗质量，其主要工具是电子病历（EMR）、先进的临床决策支持系统及安全的私人医学信息交换。E-health 在极其复杂的医学环境中发挥着重要作用，它提供了先进的信息平台，并快速有效地将实验室和数字成像数据传输给临床，并避免不必要的昂贵且重复的工作。

远程医疗

当今，由于计算机和通信技术的创新，患者和医生在地理上分离的医学实践成为可能。美国医学协会将远程医疗定义为"通过远程通信和交互式视频技术的医疗实践"。欧盟委员会将远程电子数据交换定义为"卫生专业人员和患者（或两名卫生专业人员）不在同一地点的情况下，通过使用 ICT 提供卫生保健服务"。远程医疗涉及通过文本、声音、图像，或其他预防、诊断、治疗和随访患者所需的形式，安全有效地传输医疗数据和信息。不幸的是，关于远程医疗到底是什么，还没有普遍的共识。

远程医疗是一个复杂的、多因素的医疗服务传递过程，它将传统医疗保健与当前和未来电信通信技术的创新效率相结合，提供超越任何地理界限的高水平卫生保健。最近的研究证实，远程医疗服务 [3] 具有很高的患者满意度，而仍有部分学者支持传统咨询提供的诊断准确性，特别是在处理色素和非色素肿瘤时 [4, 5]。

远程医疗最简单的方法是众所周知、历史悠久的电话咨询。从这种极其有效但又有限的医疗交流形式，逐渐发展为先进的远程医疗，而不再是偶尔用于太空探索或深海导航等科幻猜想。目前，在欠发达国家或在复杂的军事情况下，距离高效和经验丰富的卫生保健中心还很远，这确实是生死攸关的问题，而远程医疗可以填补这一空白 [6, 7]。由于成本显著降低，远程医疗可为不同经济阶层的成员提供一种更"民主"的医疗服务方法 [8-11]。远程医疗最大的优点是能够提供无限的医疗服务。远程医疗一般分为三大类：①存储和转送系统。②交互式视频会议系统。③远程手术辅助。

存储和转送系统被认为是在技术设备、成本和人力资源方面最方便的远程医疗方法，它们占远程医疗使用的 80% 以上。这些系统允许将以任何形式收集的医疗信息存储起来，并发送给医学专家，由他们进行研究和审查，然后通过适当的电子诊断"回复"发送者。

交互式视频会议是一种更为复杂和昂贵的远程医疗方法，主要在紧急情况或重大灾难时，给急诊室专家使用。

远程手术辅助是最复杂、最昂贵的使用场景，先进的"视频游戏式技术"允许外科医生在另一地点进行手术或控制手术器械。

远程医疗在成本效益、医疗质量改善、为医疗服务者提供先进的教育机会及显著经济增长潜力等方面提供了很多优势。

全科医生和专科医生、不同医学部门的专家、护士和专家之间的远程会诊已被成功地在医学不同领域实践过，如心脏病学、皮肤病学、眼科学、骨科学和精神病学。

移动医疗（m-health）和医疗数据安全

快速发展的移动通信技术的广泛使用，进一步为无所不在、快速获取医疗信息 [13] 提供了新的创新平台。随着智能手机、平板电脑、无线医疗设备和无线网络的不断发展，以及越来越多的廉价、容易下载的医疗应用程序被开发，人们对数据完整性和安全性提出了新的担忧。2010—2011 年，全球智能手机移动健康应用市场增长了 7 倍 [14]。个人隐私保护（PPP）在不同的国家有不同的规定。在数据管理的整个过程中，可能会出现安全威胁：静态数据、使用中的数据和在传输中的数据。安全的移动卫生系统还必须允许适当地存储和传输多媒体内容，如音频、视频和文件共享 [15]。在美国，医疗数据的安全处理受到《1966 年卫生信息可携性和问责法》（HIPAA）的规范 [16]。在欧洲，购买力评价受《欧洲人权公约》第 8 条（表 75.1）和《关于自动处理个人资料的保护个人公约》（1981 年欧洲理事会批准的《个人资料自动处理公约》）的规管 [17]。加拿大 2001 年 1 月通过了《个人资料保护及电子文件条例》，规管公私合作关系 [18]。现代电子健康和移动健康通信允许同步和异步交互。美国远程医疗协会提供了关于 PPP [19] 同步通信系统的有效指南。根据这些指导原则，同步视听会话应该通过使用能够承载高级加密标准（AES）的点对点电路进行适当的保护，以便对数据进行适当的加密或使用虚拟专用网络（VPN）进行互联网传输。该指导方针还要求制定网络

表 75.1 《欧洲人权公约》（欧洲人权法院 – 欧洲理事会，2010 年 6 月 1 日）

第 8 条
尊重个人和家庭生活的权利
• 每个人的私人和家庭生活、家庭和个人的信件都有权利被尊重 • 公共权力可以干涉这一权利的行使，除依照法律规定外，在民主社会，为国家安全、公共安全或者国家的经济福利、预防疾病或犯罪、保护健康或道德，或保护他人的权利和自由来干涉这一权利是被允许的

注：来源于 Council of Europe, F-67077 Strasbourg, cedex www.echr.coe.int。

和软件安全协议、认证和可访问性协议，并采取适当措施保护医疗和个人数据免受故意和无意的破坏。保护患者电子数据需要遵循主要基于加密模式的标准化方法。互联网传输的数据通过使用非对称密码术，采用 128 位或 256 位加密方法实现传输层安全性的保护。HIPAA 要求对受电子保护的医疗信息进行 128 位加密。商业公司如 SkypeTM（256 位高级加密标准）也使用高级加密标准。

VPN 是使用互联网传输语音、视频或数据的另一种选择，提供了一种安全的方式连接到远程的私有局域网、传输加密的数据包。移动 VPN 可以用于这样的设置：VPN 的端点不局限于一个互联网协议地址，而是在多个 Wi-Fi 接入点之间通过移动运营商的不同网络漫游。使用无线技术的主要缺点是，与使用 VPN 或传统的有线网络[20]相比，第三方可以更容易地监视或记录未加密的数据。电子数据加密需要在数据传输之前完成，以便在无线环境中提供适当的保护。当前的安全标准是 Wi-Fi 保护访问（WPA 和 WPA2），需要由终端用户实现。不幸的是，不能保证这些标准在家庭或公共环境中得到实施。与移动设备应用程序相关的数据安全通常基于应用程序安全模型，在该模型中，开发人员在下载应用程序之前验证应用程序本身的完整性。安全标准必须支持不同系统之间的互操作性。互操作性可以定义为两个或多个系统之间相互作用的能力，交换信息的目的是实现可预测的通信结果。

移动健康认证是正确保护数据完整性和安全性的另一个重要步骤。最低可接受的身份验证级别应该基于两个相互关联的因素：个人身份证号和密码。生物识别技术，如声音打印、面部识别、指纹和视网膜扫描，可以为认证过程增加额外的安全保障[21]。目前，由于缺乏标准化的数据安全管理，不支持移动设备的互操作性，但下一代技术一定会提供有效的解决方案来攻克这一障碍。

远程医疗中的知情同意

知情同意可以被定义为一种义务，这种义务概述了风险、益处、可能接受的治疗方法及未接受建议治疗的影响。在治疗前未获得同意被认为是对患者身体自主权的侵犯。在远程医疗中，应采用所有标准的知情同意方法。特别是远程医疗，要求批准远程医疗设备的电子转移，并向患者提供在传播的终点所有参与治疗的各方名单[2, 22, 23]。患者还应了解使用远程医疗设备的潜在风险，如拦截、误用和盗用；还应披露为保持医疗数据完整性而采取的所有措施（加密、物理访问密钥设备、可能的生物识别设备）；还应向患者说明由于不适当或错误的数据传输而导致诊断不准确和后续治疗的可能性。患者应享有在远程会诊期间传输的所有信息，并有机会随时撤回或保留其意愿，而不影响未来的护理或治疗。如果患者愿意，他们也可以决定限制医学院学生和 / 或医生参加远程医疗咨询的培训。所有在远程医疗会诊期间记录的文件都将得到与医疗记录相同的保护，不会被不当暴露。在一些国家，在进行任何远程医疗程序之前，患者必须签署一份强制性的书面知情同意书。知情同意书将保存在患者的病历中，并在实际会诊前将一份副本发送给咨询医生。

传统医疗记录和电子病历

医疗记录是以患者为中心的医疗信息的最有价值的来源，是一个良好的医疗实践中必不可少的工具，它收集了所有相关的医疗信息，这些信息对于帮助医生做出适当的诊断和制订有效的治疗策略非常重要。医疗记录是动态的，因为它们需要定期更新，应便于所有医生和医务人员阅读，帮助他们有效和快速检索所有必要信息。传统的医疗记录是纸质和手写的，需要大量的空间来保存，需要复制多份以保护非常有价值的医疗信息免受风险的影响，如水和火，以及墨水、纸张和折页的自然变质，这不是一件容易的事情。尽管如此，传统医疗记录还是很受医生的欢迎，因为它们相对便宜，容易书写，不受格式和图纸的限制，但由于书写风格的种类繁多，不容易被破译。电子病历是基于计算机的，需要医疗数据输入的适当标准化，允许医疗数据的无限可移植性，并为点对点或多学科电子会诊提供不可或缺的基础。关于电子病历的高度可移植性和可复制性存在一个问题，即如何适当地保护医疗数据不被无意中泄露给侵犯患者隐私的第三方。未授权访问和随后滥用保密医疗信息的风险始终存在。1997 年，一份包含 4 000 例 HIV 阳性患者姓名的机密计算机文件在美国佛罗里达州皮涅拉斯县被非法获取[24]。在意大利，因电脑被破坏，导致删除了 10 年的艾滋病研究数据[25]。因此，在使用电子病历时，应实施极其高效的数据保护管理措施。

消费者获取医疗保健信息的途径

消费者总是对了解更多的医疗问题感兴趣，这是他们与医生建立更平衡关系的一部分。在过去，这类信息很难获得，因为医学书籍的成本和传播对普通大众来说是很大的障碍。患者向医生咨询，积累他们从经验中收集到的所有信息，谨慎地保留这些信息，以便在将来需要时为家人和朋友提供帮助。医嘱很容易从一个患者传到另一个患者，大部分人会在原始版本上添加一些个人解释，对从医生那里获得的医疗信息进行各种修改。医疗咨询是相当昂贵的，人们想最大限度地利用已获得的医疗信息。咨询另一位医生获得第二意见显然是可能的，但不是每个人都会去做。那时医生的生活要轻松得多，因为以消费者为中心的医疗信息太少，而且很难获得。

随着现代通信系统的出现，医疗信息开始提供给越来越多的人，消费者可以更加容易得到医疗教育，而这使得医生逐渐失去对患者的完全控制。报纸和杂志上的医学知识和疾病治疗方法都很受欢迎，但真正的革命始于个人电脑技术、互联网和移动智能手机的出现[26]。时间是当今的一个主要问题，在现代生活中想要取得成功，快速获取相关信息至关重要。越来越多的消费者和患者花更多的时间咨询互联网上的医疗信息，试图更快、更多地获得关于医疗问题的答案。现代的传统咨询对今天的医生来说是非常具有挑战性的，因为患者已经有了足够的医学信息来面对他们的诊断、治疗方案和干预建议。医生对这种互动对抗的反应态度可以分为两大类。他们中的一部分人做出了防御性的反应，部分拒绝去正确考虑患者在讨论中提出的问题，这种态度可能会危及医患关系的两大支柱——信任和沟通，这可能会导致医患之间富有成效、互惠互利合作关系的失败。审慎合作的医生在帮助患者根据自己的具体情况正确选择医疗信息

方面表现得非常不同，这类医生扮演着"引导者"的角色，通过提供"指导性的专业建议"来检索医疗信息在互联网上找到的最有益的数据，这种态度可以逐步建立起对医患沟通的信任，从而形成现代医患医学联盟[27, 28]。

皮肤美容学的网络医疗建议

皮肤美容学是皮肤科的一个前沿分支，它不仅涉及皮肤及其附件的美容，而且还涉及纠正先天和后天的皮肤缺陷，以恢复和谐与平衡。抗衰老和预防衰老是整形美容皮肤病学中不可分割的部分。整形美容和手术总是基于一个适当的诊断，包括彻底全面、具体的回顾，类似于传统的普通皮肤科发生的事。普通皮肤病学与美容皮肤病学的主要区别在于患者对皮肤病变的具体感受，部分患者认为他们的缺陷会引起社会影响，大多数患者倾向于放大对皮肤缺陷的个人感知。

与以美容为目的的患者打交道并非易事，需要一个非常平衡的、值得信赖的专业方法。正如所有的内外科医学学科一样，整形美容皮肤学科是建立在牢固的医患关系基础上的，这对解决问题来说是不错的方法。从最初的咨询，医学、药妆学、营养医学，侵入性和非侵入性手术，到长期的随访，通常在医生办公室或更先进的医疗手术设施中进行。毫无疑问，面对面的咨询或面对面的就诊是医学界的黄金标准，因为可以立即从医生角度获得正确诊断所需的所有临床、心理、病理信息，而且这种互动为患者提供了无限制的交流优势。不幸的是，常规的咨询意味着要花费大量的时间。当医生远离患者的居住地，如在另一个城市甚至另一个国家，时间花费不可避免地会扩大。有时，面对外观和审美不平衡的患者，如果他们对自己的外部形象的个人看法不佳，面对面的皮肤科咨询也可能会使他们产生尴尬心理，从而促使他们寻求其他交流方式。随着电子医疗和移动医疗的出现，时间、空间和心理障碍逐渐消失。如今，皮肤科医生从患者那里收到有关整形美容的电子邮件是很普遍的，这种交流形式不受任何规则的约束，通常在医生的个人主页上可以免费提供。大多数消息关注于解决问题，但是少数电子邮件只是由于对技术和程序的好奇心。回答此类电子邮件需要专业礼貌，可以潜在地增加皮肤病学治疗的患者人数（表 75.2）。

积极的患者还可以自发提供一些有关皮肤改变的实验室检查、病理报告、以前诊治的数字图像，但这

表 75.2　来自有关美容美学问题的患者的最常见要求

诊断信息

- 重点关注的美容问题：具有特定解剖功能的结构及其潜在相互作用

- 扩展的美容问题：与全身功能的潜在相互作用

- 对特定诊断和治疗方案的第二意见

有关治疗方案的信息

- 患者在阅读互联网上提供的医疗信息后提出的具体治疗方案

- 在通过互联网阅读并咨询其他医疗保健专业人员之后，患者提出了多种治疗方案

- 在做完具体手术后获得可进一步改善临床效果的具体治疗建议

种情况并不常见。大多数时候，患者自发的电子邮件都采用两步方法，包括与医生进行信息的初始交换，以及在收到了特定的数字图像和相关医疗文件后进行第二次信息交换。当医生要求得到患者进一步的信息时，需要签署知情同意书，声明所有接收到的相关临床数据将受到该国家或地区有效的 PPP 规则保护。不幸的是，患者发送的数字图像质量差异很大，而且对这些图像的分析也极具挑战性。在拍摄临床图像时，应正确指导患者，建议使用 800×600 像素分辨率的消费级数码相机。在难以解释的情况下，最好邀请患者安排常规的面对面约谈。当参与这种电子通信活动时，任何医生都应思考免费的医疗建议可能承担的潜在医疗法律影响。一份简单的声明可表述为：如果根据患者的自发描述给出皮肤病状况的临床解释，则无需承担任何责任，并且相关的未经认证的数字图像通常就足够了。该声明还应指出，免费的电子医疗建议不是受远程医疗法律规范的结构合理的电子医疗咨询。

《美国皮肤病学会远程医疗立场声明》于 2002 年 2 月 22 日批准并于 2004 年 5 月 22 日修订，支持使用远程医疗为原本无法接触皮肤科医生的人群提供皮肤病学专业知识[29]，该声明希望让远程皮肤病学的实践从业者在两种基本的不同护理平台间进行选择：存储、转发及现场互动。

实时交互式皮肤病学将视频会议作为其核心技术。参与者之间有距离，但在时间上是互动的。当使用最低 384 kbps 的连接速度时，视频会议系统可达到最佳工作。使用实时交互式系统提供治疗的从业人员在为

患者提供直接治疗时，会获得远程医疗证书和特权，证书由卫生保健组织认可联合委员会（JCAHO）提供。提供医疗咨询的皮肤科医生应在远程医疗会诊之前或实时获得适当的医疗记录，随后应在顾问和转诊站点获得通过远程医疗咨询生成的更新记录副本。所有从事远程医疗的从业人员均应确保遵守 PPP 规则。在公共互联网上运行时，传输应加密。交互式远程医疗要求与直接接触患者有等效的安全措施。在美国，使用交互式技术的远程皮肤病医疗仅限于获得许可的管辖范围。在患者直接治疗模式（向患者提供）的情况下，转诊站点没有任何供应者，责任完全由皮肤科医生承担。提供的诊断和治疗建议仅用于提供信息。因此，责任应以咨询时的可用信息为基础。

存储和转发远程皮肤病医疗的过程是指向另一提供商提供诊断建议的方法。在治疗点（POC）收集皮肤病史和一组图像，然后传送给咨询的皮肤科医生进行检查。反过来，咨询的皮肤科医生会向 POC 提供书面报告[30-34]。JCAHO 将使用"存储和转发系统"提供护理的从业人员视为"顾问"，并且不需要在始发站点获得资格证书。大多数存储和转发系统都充当"事实上的"电子病历。特定医疗记录通常可通过电子方式提供给顾问和推荐人。遵守 PPP 原则主要是通知患者，他们的医疗信息将通过电子方式进行咨询传输至其他地方。这应该在 POC 的同意书中注明。医疗数据的所有电子传输都应加密，并采取合理的措施对那些电子访问记录的提供者进行身份验证。储存和转发提供者应特别注意不要通过电子通信的方式直接向患者开药，美国的大多数州都有禁止从业人员向未见面的患者开药的规定。由于大多数存储和转发提供商都与 POC 的提供商合作，因此该问题不应干扰患者治疗。因此，皮肤科医生应该推荐特定的药物治疗方案，而不开处方。在咨询模式（提供商的提供者）中，推荐提供者最终借助顾问的建议来管理患者。推荐提供者可以部分或全部接受建议，也可以完全不接受。在此特定情况下，责任将由推荐提供者和顾问根据推荐提供者遵循建议的程度来分担。

大多数整形美容皮肤病学咨询都是基于"存储和转发类型治疗"的交付平台。有两种咨询形式：直接的患者——提供者医疗咨询（网络咨询）和间接的咨询提供者——远程顾问医疗咨询（远程医疗咨询）。第一种情况下，正确指导患者进行远程皮肤科咨询所需的所有必要步骤，签署适当的知情同意书和有限责任声明后，患者直接咨询皮肤科医生。如果最初的常规面对面咨询未在患者的电子病历中正确记录，则网络

医疗咨询可能被视为不道德甚至是非法的。皮肤科医生将所有相关文件、报告和数字图像保存在受适当保护的医疗记录中，并在电子咨询结束时发布一份远程皮肤病学报告副本。在推荐提供者 – 远程皮肤科顾问的情况下，应实施 AAD 职位声明规则。

在实施远程皮肤病和网络皮肤病医疗时，应特别关注相关法律。根据欧洲法律，治疗的会员国（服务提供者所在的会员国）必须确保根据其法律提供医疗服务[2]。

整形美容电子咨询还有一项正在发展的项目，那就是术后并发症的处理。进行整形美容手术的皮肤科医生和从业人员不可避免地需要面对术后并发症的问题。采取迅速而适当的行动来解决这类医疗问题，可能会把本来想通过医疗法律起诉的患者变成满意的患者。通过简单的存储和转发式远程皮肤病学交流平台，可以与整形美容皮肤病学特定领域的世界知名专家进行咨询。专家的建议可以提供有关如何处理特定术后并发症、加快恢复时间并降低永久性皮肤改变风险的有价值信息。当咨询专家医生来解决他们的问题时，患者会感到更加舒适，这可以为手术操作增色不少。在皮肤修复成熟的阶段，操作人员可以定期请求专家意见。在医疗事故索赔案件中，涉案从业者也可能需要向皮肤科专家咨询，从而得到专业支持。

网络中的医学责任

在过去的十年中，尽管计算机、互联网和移动通信设备在医疗保健中的使用呈暴发式增长，提高了效率，改善了通信、患者教育、病历管理、账单和专科治疗的获取途径，但也将从业人员暴露于以前不存在的新型医疗法律风险和责任中。与传统的医疗保健相比，远程医疗是一种创新型医疗实践，涉及现场主治医师和"远程医疗顾问"，他们提供诸如解释临床图像或咨询等服务，以使选定的患者受益。远程医疗具有多种优势，包括提高治疗标准、改善获得高度专业化治疗的机会及可能降低医疗成本。

另一方面，网络医疗与远程医疗完全不同。在网络医疗中，从业人员与患者之间没有面对面的接触；可能是未知的医生对未知的患者进行诊断和治疗，或者仅通过电子通信对已经确定的患者进行治疗。从事远程医疗时必须考虑一系列重要问题，包括特定的医疗许可、护理标准、特定的医患关系、医疗责任限制和覆盖范围、特定的知情同意及电子通信的机密性，这些问题都应得到适当实施。

隐私与保密

必须记住，自希波克拉底时代以来，患者隐私一直是医学伦理学的重心，国际医学道德规范最近更进一步强调：患者死后，医生必须在"他／她所知道的所有关于他／她的患者信息中保持绝对机密性"。英国总医务委员会非常明确地定义了患者的权利："患者有权期望您在未经允许的情况下不会泄露您在专业服务过程中所获得的任何个人信息，除非得到他们的允许。未经保证，患者可能不愿意向医生提供他们需要的信息以达到良好的治疗。"如果将保密医疗信息发送给未经患者同意的他人、执业医师、医疗保健设施和电信服务提供商，相关人员可能会面临法律诉讼。

许可和责任范围

通常，医疗委员会要求向该州地理边界内的患者提供诊断和治疗的医生，必须在该特定州拥有完整、不受限制的医疗执照。任何愿意为任何特定州的患者提供远程医疗或网络医疗服务的医师，都必须向其州医疗委员会提供有关许可要求的信息。医生必须将患者接受远程医疗或网络医疗的特定地点告知医疗责任保险承运人，不遵守就可能导致：在没有有效许可证的情况下进行医学纪律处分，并在发生诉讼时拒绝承担医疗责任。在欧盟，成员国颁发的医疗资格证书在其他欧盟成员国均有效；但是，没有自动注册权。欧盟的跨界医疗实践要求承认医生的注册，这样才能在医生居住和执业国家以外的其他国家或地区执业，并且必须在医生打算提供的所有"东道国"中完成正式注册，再为患者提供医疗服务（即使他或她可能从来没有在场）[2]。

但是，大多数国家认为网络医疗缺乏职业道德，除非医生已经对患者进行了常规的面对面咨询（表 75.3）。

医师与患者的关系和治疗标准

如果符合治疗标准，则可以为符合适当保险规定的、有执照的医生进行远程医疗咨询。除非从业者已经建立了牢固的医患关系，否则网络医疗实践可能被认为是不道德或违法的，并且不属于责任保险范围。

隐私和知情同意

在网络空间中，PPP 规则和机密性可能难以正确实施。意外丢失信息或向未知收件人泄露信息可能成为主要的法律问题。一旦通过互联网发送了个人数据，PPP 的安全性几乎无法管理。使患者正确了解不可控的已知和潜在的未知风险，是减少远程医疗或互联网

表 75.3　进入远程医疗复杂领域应考虑的五个主要问题

批准

远程医疗提供者是否还需要在患者居住的州进行许可 / 注册

数据保护

合法处理个人健康数据的条件是什么

报销

跨境远程医疗服务将获得报销，相关的适用税款是多少

责任

万一发生医疗纠纷，适用的赔偿责任制度是什么

相关管辖权和适用法律

有关的司法管辖权和适用法律是什么

通信相关责任的重要步骤。向患者或另一位顾问发送电子信息的医师除在传输前对所有数据进行加密外，还应始终对收据进行确认。注重这些问题，是医生竭尽全力保护患者的个人医疗数据的有力证明。另外，顾问可能对转诊医生所进行的最终治疗负责，特别是如果顾问未能将其发现告知患者（疏忽监督）。

设备故障造成的不当行为

许多医学法律专家预言，提供者不仅要对提出的意见负责，而且还要对信息的正确传递负责。未能准确传输数据及其对最终临床影像图像的潜在影响应该传达给患者。传输临床影像图像需要特别考虑，因为它们可以被用于获取、传输和解码的技术来更改。这就提出了一个问题，即谁将保证发送的图像与接收的图像相同。如果这些功能变更导致对患者的直接或间接伤害，则可能会因设备故障而要求提供医疗保健服务。设备制造商、硬件和软件分销商及公用事业和设备服务公司可以加入设备故障索赔，并根据欧盟医疗器械法令的产品责任对与其产品相关的问题负责。因此，技术故障的责任需要所有参与方共同分担。从业人员可能会因未能检查设备是否存在明显缺陷及提供远程医疗设备的医疗设施而承担潜在责任，硬件、软件和外围设备的制造商和分销商也可能面临与其特定活动有关的索赔风险的增加。欧洲自 1994 年以来，医疗产品、设备和器械必须在医疗器械局（MDA）注册，该机构确保所有批准的医疗设备均符合欧盟指令（1993 年、1995 年和 1997 年）统一法定制度所设定的安全、质量和性能标准。MDA 强烈建议医疗设备的购买者和提供者制订并实施有效程序，以确保正确地使用设备，以达到其设计目的，评估最终用户对其正确操作的培训及正确的维护规程。

网络空间医疗中的医疗责任场景正在不断发展。涉及远程医疗、网络医疗或电子患者通信的所有从业人员，均应仔细关注有关这一现代医学分支领域的特定医学法律问题。在医疗事故诉讼中，未能及时掌握最新问题和知识不足不能提供可接受的辩护。

保险政策

涉及远程医疗的医疗法律问题可能越来越难以管理，这将迫使医疗服务提供者购买昂贵的保险单，不可避免地需要通过远程医疗提供者传输，这可能会阻止这种高度创新医疗方式进一步的发展。

总结

远程皮肤病医疗可以轻松地向整形美容皮肤病领域开放。存储转发远程通信系统允许患者在计划适合解决其皮肤问题的整形美容手术之前和之后，获得专家的建议。由于整形美容手术的高度复杂性，许多患者通常会寻求多位专家意见，以在诊断和可能的治疗选择上寻求一致。远程皮肤病医疗可以提供一个易于访问的通信平台，许多经验丰富的皮肤科医生可以在此平台上分享他们的专家意见，甚至可以满足最苛刻的患者需求。许多整形美容手术可能需要大量的术后随访，以监测修复和重塑过程的进展。电子随访程序允许对患者进行定期评估，而无需常规的面对面约谈，前提是要提供高质量的、受保护的影像进行数据传输。专家之间的电子咨询可以帮助面临难以处理的并发症的皮肤科医生，使他们以更加有效和快捷的方式处理并发症，从而避免可能的违反医学卫生法规的差错。因此，只要实施了所有必要的组织和保护步骤，远程皮肤病医疗可能代表一种有趣的创新通信系统，用于以患者为中心的高级整形美容治疗 [34]。

参考文献

[1] Hilbert M, Lopez P. The world's technological capacity to store, communicate and compute information. *Science* 2011 April; 332(6025):60–65.

[2] European Commission. Commission Staff Working Document on the applicability of existing EU legal framework to telemedicine services. E Health action plan 2012–2020. http://eur-lex.europa.eu/LexUriServ/LexUriServ.do?uri=SWD:2012:0414/Fin:EN:PDF. Accessed December 7, 2012.

[3] Whited JD, Hall RP, Foy ME, Marbrey LE, Grambow SC, Dudley TK, Datta SK, Simel DL, Oddone EZ. Patient and clinician satisfaction with a store-and-forward teledermatology consult system. *Telemed J E Health* 2004; 10:422–431.

[4] Warshaw EM, Lederle FA, Grill JP et al. Accuracy of teledermatology for pigmented neoplasms. *J Am Acad Dermatol* 2009 November; 61(5):753–765.

[5] Warshaw EM, Lederle FA, Grill JP et al. Accuracy of teledermatology for non pigmented neoplasms. *J Am Acad Dermatol* 2009 April; 60(4):579–588.

[6] Balas EA, Jaffrey F, Kuperman GJ, Boren SA, Brown GD, Pinciroli F, Mitchell JA. Electronic communication with patients: Evaluation of distance medicine technology. *JAMA* 1997; 278:152–159.

[7] Levin YS, Warshaw EM. Teledermatology: A review of reliability and accuracy of diagnosis and management. *Dermatol Clin* 2009 April; 27(2):163–176.

[8] Armstrong AW, Dorer DJ, Lugn NE, Kvedar JC. Economic evaluation of interactive teledermatology compared with conventional care. *Telemed J E Health* 2007; 13:91–99.

[9] Pak HS, Datta SK, Triplett CA, Lindquist JH, Grambow SC, Whited JD. Cost minimization analysis of a store-and-forward teledermatology consult system. *Telemed J E Health* 2009; 15:160–165.

[10] Whited JD, Datta S, Hall RP, Foy ME, Marbrey LE, Gambow SC, Dudley TK, Simel DL, Oddone EZ. An economic analysis of a store-and-forward teledermatology consult system. *Telemed J E Health* 2003; 9(4):351–360.

[11] van der Heijden JP, de Keizer NF, Bos JD, Spuls PI, Witkamp L. Teledermatology applied following patient selection by general practitioners in daily practice improves efficiency and quality of care at lower costs. *Br J Dermatol* 2011 November; 165(5):1058–1065.

[12] Lim AC, Egerton IB, See A, Shumack SP. Accuracy and reliability of store-and-forward teledermatology: Preliminary results from St George Teledermatology Project. *Australas J Dermatol* 2001 November; 42(4):247–251.

[13] Visvanathan A, Gibb AP, Brady RRW. Increasing clinical presence of mobile communication technology: Avoiding pitfalls. *Telemed J E Health* 2011 October; 17(8):656–660.

[14] Osunmuyiwa O, Ulusoy AH. Wireless security in mobile health. *Telemed J E Health* 2012 December; 18(10):810–815.

[15] Luxon DD, Kail RA, Mishkind MC. mHealth data security: The need for HIPAA-compliant standardization. *Telemed J E Health* 2012; 18(4):284–288.

[16] U.S. Department of Health and Human Services. Health Insurance Portability and Accountability Act of 1966 (HIPAA): Security standard. www.cms.hhs.gov/SecurityStandard Office for Civil Rights rev.05.03.

[17] European Court of Human Rights - Council of Europe - 01 June 2010 and European Council. Convention for the protection of individuals with regards to automatic processing of personal data. 1981. http://conventions.coe.int/Treaty/en/Treaties/Html/108.htm.

[18] Personal Information Protection and Electronic Documents Act (PIPEDA). Office of the Privacy Commissioner of Canada. 2001. http://www.priv.gc.ca/leg_c/leg_c_p_e.asp.

[19] American Telemedicine Association. Practice guidelines for videoconferencing-based telemental health. October 2009. www.americantelemed.org/files/public/standards/PracticeGuidelinesforVideoconferencing.

[20] Phifer L. Mobile VPN: Closing the gap. SearchMobileComputing.com. 2006. http://searchmobilecomputing.techtarget.com/tip/Mobile-VPN-Closing-the-gap.

[21] Varchol P, Levicky D, Juhar J. Multimodal biometric authentication using speech and hand geometry fusion. *15th International Conference on Systems, Signals, and Image Processing, 2008 (IWSSIP 2008)*, IEEE, Bratislava, Slovakia, pp. 57–60. http://ieeexplore.ieee.org/stamp/stamp/Jsp?tp=&arnumber=4604366&isnumber=4604343.

[22] Lakdawala N, Fontanella D, Grand-Kels JM. Ethical considerations in dermatologic photography. *Clin Dermatol* 2012 September; 30(5):486–491.

[23] Berle I. Clinical photography and patient rights: The need for orthopraxy. *J Med Ethics* 2008 February; 34(2):89–92.

[24] Privacy Rights Clearinghouse. http://www.ncbi.nlm.nih.gov/pubmed/11364080.

[25] Smith RG. Telemedicine and crime. *Trends and Issues in Crime and Criminal Justice*. Australian Institute of Criminology, Canberra, Australian Capital Territory, Australia, April 1997.

[26] Arican O. E-dermatology: Emails about dermatological diseases on the Internet. *J Dermatol* 2007; 43:375–380.

[27] Hanson AH, Krause LK, Simmons RN, Ellis JI, Gamble RG, Jensen JD, Noble MN, Orser ML, Suarez AL, Dellavalle RP. Dermatology education and the Internet: Traditional and cutting-edge resources. *J Am Acad Dermatol* 2011 October; 65(4):836–842.

[28] Pak HS. Medical connectivity: The visual nature of dermatology is a good match for telemedicine. *Telemed J E Health* 2011 July/August; 17(6):405–408.

[29] American Academy of Dermatology. Position statement on telemedicine. Approved by Board of Directors February 22, 2002. Amended by Board of Directors May 22, 2004. www.aad.org

[30] Withed JD. Teledermatology research review. *Int J Dermatol* 2006 March; 45(3):220–229.

[31] Oakley AM, Duffill MB, Reeve P. Practicing dermatology via telemedicine. *N Z Med J* August 14, 1998; 111(1071):269–269.

[32] Whited JD, Hall RP, Foy ME, Marbrey LE, Grambow SC, Dudley TK, Datta S, Simel DL, Oddone EZ. Teledermatology's impact on time to intervention among referrals to a dermatology consult service. *Telemed J E Health* 2002; 8(3):313–321.

[33] Warshaw EM, Hilmlman YJ, Greer NL, Hagel EM, MacDonald R, Rutks IR, Wilt TJ. Teledermatology for diagnosis and management of skin conditions: A systematic review. *J Am Acad Dermatol* 2011 April; 64(4):759–772.

[34] WMA. WMA statement on the ethics of telemedicine. Adopted by the 58th WMA General Assembly, Copenhagen, Denmark, October 2007. World Medical Association/publications. http://www.wma.net/en/30publications/10policies/t3/.

76
皮肤科诊所管理和美容营销的基础知识

Wendy Lewis

在不断发展的数字世界，消费者在走进皮肤美容诊所的候诊室之前，早就开始自我教育了。患者陷入信息超载的泥潭，他们常常相信自己比医生更清楚自己想要什么、需要什么。

消费者被来自各种渠道的医学美容信息轰炸，包括印刷品、电子平台、广播媒体、网站、医生和其他专家。虽然从这些来源获得的一些信息可能是有教育意义和有用的，但也存在误导和不准确的信息。过多致力于美容治疗的网站，给消费者提供过多繁杂信息，患者从中找到经过培训和适合的皮肤科医生，是一个艰巨的任务。

普通消费者没有充分的知识储备或专业技术来梳理所有的材料，并做出明智的决定。他们得到的信息越矛盾就越困惑，这可能导致患者什么都不做。皮肤科医生有责任通过公正的方式陈述事实来教育患者。最后，患者需要相信皮肤科医生的专业建议。信任是医患关系的基石。

美容皮肤科医生不卖产品，他们为每个患者提供个性化的定制服务。这是一项涵盖所有患者经验的高端服务，这种经历从最初的接触开始。过去，可能是电话询问。然而，在现代的数字世界实践中，可能是谷歌广告，在线评论、评级或诊所网站。患者的经验通过与诊所接待员、护士、物理治疗师的助手、候诊室的其他患者及皮肤科医生的接触而得到发展，从而有望最终制订出治疗计划，并最终完成治疗。整体经验的最终成功取决于皮肤科医生的技能、专业知识、对患者的态度和正确的判断。然而，还有许多其他因素需要考虑，包括位置、可达性、品牌形象、工作人员、提供的服务及诊所的服务文化。

设备完善的诊所

有关诊所的基本资料及主要程序的简介，可在诊所网页上查阅，有诊所方向的地图应该足够详细，这样患者就可以很容易地找到你。理想情况下，诊所应该位于公共交通工具方便的地方，并应在网站上详细说明停车指示。

重要的是要区分美容皮肤科诊所和普通的全科医生的房间，可能包括接待处、共享的等候区和一个或两个咨询室。有美容手术需求的患者正在寻求更现代的东西，他们希望能保证自己找到了正确的地方，并且他们对从业者（practitioner）的选择是正确的。

大多数从业者往往没有意识到他们的诊所看起来有多么过时和沉闷；然而，整容患者注意到了。他们用挑剔的眼光观察每个细节。因此，前台应保持干净整洁，病区应保持美观，并有专业和舒适的氛围，诊所的医疗环境直接影响品牌形象，良好的医疗环境对吸引新患者、留住现有患者非常重要。

为了保持一个美观的诊所环境，可以做一下预演，以确定什么需要迫切更新。从外观开始，评估外观吸引力人口开始，检查是否有任何破旧、破损或肮脏的东西。指派一名工作人员负责日常维护，如确保洗手间有卫生纸和毛巾，宣传册架已经填满，阅读材料是最新的。每个小细节都会影响品牌形象。

努力创造一个对患者来说愉悦和舒适的环境，同时保持适当的医疗诊所的气氛。虽然深色可以掩盖污垢，但暖色和浅色可以使诊所看起来更明亮、开阔和宽敞。没有什么比诊所里污损的地毯更糟糕的了，它向患者传达了这样的信息：你缺乏对细节的关注。购置优质、耐脏、适用于交通繁忙地区的家具和地板。一般来说，每年都要清洁地毯区域和大型装饰件，硬木地板每 3~5 年要翻新一次，每 2 年要重新粉刷一次，以保持诊所的良好形象。病区摆放的艺术作品也会影响患者的情绪。如果需要突出杂志剪报和文凭，它们应该以一种一致的方式得到专业的搭配和框架。如果诊所看起来像卡在时间隧道里，那么值得投资使其变得现代化。

诊所职员的关键角色

前台是每个诊所的任务控制中心，有合适的员工掌舵是很重要的。不幸的是，在许多诊所里，负责接听电话、安排预约和问候患者的是工资最低的员工。如果这些人是起作用的，他们可以大大降低美容诊所的账本底线。然而，如果他们在帮助患者方面草率、低效或不感兴趣，这会损害诊所的品牌形象，而这反过来又会破坏诊所的账本底线。

美容诊所能做的最好的投资之一，就是找到合适的员工。一般来说，从一开始就雇佣好员工是很重要的。大多数相当聪明的人在接受适当的训练后，都可以在医学美容诊所工作；然而，你不能训练人们变得友好。我所说的"好"，是指他们应该是有爱心、和蔼可亲、有教养的人。众所周知，自己掏腰包的整容患者比一般皮肤科患者更有需求，后者可能因为健康保险涵盖的皮炎而去看医生。

诊所中有一个乐于助人的管理人员和医务人员将确保更好的患者体验，这会鼓励顾客推荐和重复访问。患者第一次打电话到诊所，可能是他们决定是否来访的重要因素。这种接触给患者留下了不可磨灭的印象。如果体验不愉快或处理不当，患者可能会决定不预约或不遵守约定。有效的电话礼仪至关重要，要在最多不超过三次响铃之前接电话，问候来电者的声音应该是友好和乐于助人的，通报诊所的名字，最好是接电话的人的名字，例如，"切斯特美容激光诊所，我是桑德拉，我有什么可以帮你？"为接听诊所电话的员工设立一个良好的标准，只要有可能，让接待员或调度者使用他或她的名字比电话里的匿名声音更有吸引力。良好的初次见面会给打电话的人留下积极的印象；相反，如果接电话时很匆忙或不专业，就会给人留下错误的印象。

调度者需要理解灵活性的重要性，对于有很多预约患者的皮肤科医生来说更是如此。告诉患者皮肤科医生的预约已经排满了好几个月，这听起来可能令人印象深刻，但在大多数情况下，这只会鼓励他或她去看别的医生。大多数人无法安排会面，因为计划往往会由于某些事情的发生而改变。患者和医生一样重视他们的时间，而较长的治疗前准备时间或不合理的等待时间是一个障碍。诊所应该是开放的，当患者需要治疗时，医生应该随时待命，否则他们会另寻他处。

对于一个来访新患者，合理的准备时间应是在3~4周，最好更短。对于希望在一两天内接受神经毒素治疗的人来说，这并不少见。大多数患者不愿意等待几周或几个月的重复治疗，如神经毒素、皮肤填充剂、脱皮、激光脱毛或 IPL 治疗。他们可能会提前安排更大的治疗过程，如消融治疗或毛发修复，这需要计划停工时间。

越来越多的诊所现在提供晚间和周六预约，以更快地适应患者繁忙的日程。应该询问新患者他们希望多久安排预约，并努力尽快安排预约。接待员还应该接受培训，记录来电者的姓名、地址和联系信息，并询问咨询的原因。有些患者可能不愿意在电话中透露这些信息，但要求帮助安排日程是合理的。寻求去除皮损的患者在第一次就诊时，可能不需要像寻求全面面部年轻化咨询的患者那么多的时间。

拥有足够的员工和合适的员工都是重要的考虑因素。根据您诊所的患者流动情况，在安排患者就诊时，至少应有一名前台人员和一名助理。指望一个单独的秘书处理几条繁忙的电话线，如用计算机处理登记手续、收集付款和账单并妥善处理患者，这些都是不合理的安排。整容患者对此尤其敏感，劳累过度的员工意味着他们更容易匆忙和易怒。

另一件要考虑的事情是适当的技术，这将向患者展示你在经营一个高效和现代化的诊所。患者不希望看到打开的纸质图表文件挤满了接待区。随着越来越多的从业人员使用自动化技术来执行日常工作，如计费、电子提交索赔，以及使用电子医疗记录来记录笔记、实验室结果、处方信息和其他患者信息，技术将在诊所管理中发挥更加重要的作用。

美容资讯

即使患者很期待，这种会诊也可能是一件很有压力的事情。寻求美容治疗的决定通常不是自发的，最有可能的是，在寻找美容皮肤科医生之前，患者已经考虑这种可能性几个月，甚至几年了。大多数患者会对他们感兴趣的手术和皮肤科医生的资质进行广泛的研究，并在预约医生之前到许多诊所进行检查。他们会在网上寻找，跟随媒体的趋势，并可能依靠广告来引导他们找到合适的皮肤科医生。其他人可能会根据朋友、家人、同事、美容专业人士和其他从业人员的建议采取行动。

记住这一点，在诊所的第一次咨询对患者来说可能会是一大步，他们可能会对见医生感到焦虑。在某些情况下，与新患者的初次接触可能持续 30~60 分钟。在不到 30 分钟的时间里就进行皮肤表面置换或面部注射是不可行的。很少有患者在预约时只考虑一件事。更常见的情况是，他们带着一长串关于面部和身体的问题，以及从互联网或时尚杂志上打印的页面来到诊所。在某些情况下，明智的做法是进行第二次咨询，以解决由于时间限制而无法充分解决的遗留问题或顾虑。一般患者一次只能吸收这么多信息，如果他们被提供的选项压得喘不过气来，他们可能会因为太过困惑而无法做出任何决定。在第一次咨询时，花时间与美容患者建立融洽的关系是非常值得的。

尽管每个人都认为医生很少准时，但在尽可能接近约定的时间时接待患者是礼貌的。显然，这并不总是可行的。然而，如果你在患者到达前或到达时严重迟到，最好及时通知他们。

患者在皮肤科诊所的第一次会面接触通常是与接待员，接待员应该从桌子上抬起头来迎接患者的到来。患者第一次走进皮肤科医生的办公室，却发现没有人迎接她或他，这是令人不安的。更糟糕的是，当工作人员全神贯注地谈论他们的周末计划或打电话时，患者被忽略了。一旦患者被登记，他或她应该被告知是否有长时间的延误，并给出估计的等待时间。提前给患者发短信或电子邮件，提醒他们或重新安排预约时间，并允许他们登录诊所的 Wi-Fi 网络，这样他们就能快速打发时间。

然后，患者将被护送到诊室，助理负责记录病史，包括以前的美容治疗和皮肤护理使用情况，并询问咨询的原因。皮肤科医生在与患者见面之前就能查看这些信息，并做好及时解决问题的准备。

患者筛查

在整个会诊过程中，患者将与医生面谈。尽管医生拥有国际声誉和令人敬畏的履历，但患者往往是根据他的举止、眼神交流，以及他的热情、细心和关怀程度来做出决定。网上对医生差评最多的三个话题依次是：等待时间太长，被推销的感觉（在治疗过程或产品中），以及缺乏良好的态度。

与此同时，美容皮肤科医生应该对患者进行评估，以确定这个人的目标是否容易实现，是否会对推荐的手术结果感到满意。考虑一下你和患者之间是否有融洽的关系，以及你在多大程度上能舒服地对待患者。了解患者的动机是最初咨询的一个重要目标。最好的患者是为了自我提高而寻求美容治疗的人，而不是为了取悦他人，比如伴侣或父母。对于大多数患者，你将能够在咨询访问的早期确定他们的动机。

遗憾的是，不是每一个进入皮肤科诊所的患者都是整容手术的理想人选，清除患者出现的任何心理不稳定的因素是很重要的。例如，那些表现出身体畸形行为、自恋型人格障碍特征、强迫症倾向的患者可能不适合；曾到过许多其他诊所的不满意或不高兴的患者，也应引起关注。这些患者几乎是不可能满足的，并可能正在您的医疗工具中寻找一些无法用工具获得的东西。

同样，你可能希望避免治疗那些要求过高、不服从、虐待诊所工作人员或长期迟到的患者。对不及时支付账单的患者必须仔细监视，这对于患者来说并不罕见，因为他们负担不起整容手术的费用。大多数美容诊所都要求所有费用提前支付，或在治疗当天通过个人支票、现金、信用卡或借记卡支付。在某些情况下，可能会提供付款计划和融资方案。明智的做法是在诊所里有一个清晰可见的书面政策，即所有的整容手术费用都要在就诊当天支付。咨询费应根据您的地理区域和实践定位。例如，如果你住在中等收入的郊区，那里的生活成本低于伦敦市中心，那么收取咨询费可能根本不可行。然而，最好的折衷办法通常是将收取到患者账户的咨询费用于治疗或购买产品。

大多数患者在做出选择之前会咨询至少一个其他的美容诊所，通常是两个或两个以上。得到另一种意见不应该被眉。事实上，我认为它应该被鼓励。受过良好教育的患者只要花时间和精力，就能获取向前发展所需的信息，就最有可能成为一个满意的患者。

要小心那些看了很多医生或者经常去诊所的患者，比如在一家诊所注射填充剂，然后去另一家诊所换皮，再去另一家诊所做激光治疗等。

知情同意

在最初的会诊中与患者讨论风险和并发症是很重要的，所有患者都应该被告知所有一般和特殊的风险、并发症和替代治疗。特别要注意，潜在的感染、延迟愈合、明显的瘢痕、色素过多和过少、不对称、长时间的红斑和瘀斑应该完整地向患者解释，以避免以后产生任何误解。可以这样想：如果不提前告诉患者你正在进行的治疗可能发生的一切意外，当它发生时，他们会认为这不是一个并发症。

在咨询结束时，患者可能会花额外的时间与助理、护士或接待员详细讨论费用、日程安排和治疗前后的指导。通常不建议皮肤科医生直接与患者讨论费用。

患者的隐私

许多整容患者不希望收到来自美容皮肤科诊所的邮件、电话、电子邮件或其他通信。出于对患者隐私的考虑，接待员应特别询问所有患者他们希望诊所如何联系他们，如家庭电话、移动电话、办公室电话、电子邮件或普通邮件。有些人可能根本不想被联系，这个要求应该得到尊重。

此外，在今天，无论如何都要避免患者签名在前一位患者的签名下。接待员应坐在一个封闭的空间，并且不要在候诊室大声呼叫患者的名字。如果你的诊所在一个小社区的大街上，患者很可能会在你的候诊室里碰到另一个同小区的人。对于这些情况，谨慎的做法可能是考虑单独的入口，或者根据要求将患者带到咨询室，这样他们就可以进行私人访问。

临床摄影

在当今的诉讼环境中，在手术前后进行良好的临床摄影是必要的，因为患者往往会忘记他们在治疗之前的样子。所有患者图表中的详细文件及治疗前后的照片对美容皮肤科医生来说是重要的参考。例如，如果一个 PDT 患者抱怨她没有看到任何改善，你可以将激光治疗前后的照片进行对比，用以评估改善情况。

虽然很难让患者允许使用他们的照片，但收集病例的临床照片，可以向患者证明你所能提供的工作质量和取得的治疗效果，这大有帮助。

许多诊所在候诊室和治疗区提供平板电脑或电子相框，用于显示诊所提供的流行手术前后的照片。这是一种很好的营销策略，可以鼓励患者对诊所提供的服务产生更大的兴趣。

在解释两针透明质酸填充剂在患者脸颊上的效果时，或者在一系列非剥脱性激光治疗后可见改善的程度时，视觉效果是无可替代的。最后，还可以向所使用的替代产品的制造商索要前后照片；然而，这些照片通常会配上医生和／或公司的名字，患者会知道这些照片不是来自诊所。

临床营销要领

有效的营销计划应该考虑患者的需要和他们的满意度，通过销售策略让患者购买诊所的产品或服务。固有的区别是，营销策略是与您的核心业务模型相一致的综合努力。为了保持可见性，美容皮肤科诊所应该有一致的渠道，这和部分患者想要传达的内容相关。从本质上讲，诊所需要对患者可视化。例如，只有诊所网站和 Facebook 页面是不够的，这只是营销车轮的两条辐条，虽然很重要，但并不是唯一的投资策略。

强有力的营销计划可以增加诊所的可见性和知名度，与现有的患者保持定期的沟通，并鼓励新患者的转诊，提供高质量的护理。在投资一个营销项目之前，确定诊所是否有合适且足够的员工，员工是否需要额外的培训，诊所的位置是否方便目标受众，目前是否有合适的服务菜单，需要添加什么来扩大诊所的覆盖面。

定义诊所品牌

品牌决定了诊所的竞争优势，这是一项必须不惜一切代价保护的重要资产，它体现了在患者、同事和有影响力的人中的声誉。通过建立品牌资产，可以将美容诊所与市场上其他提供类似服务的诊所区分开来。品牌推广不仅仅是贴一个写有诊所名称、标志设计和颜色、设施和位置的标志，而需涉及医生介绍、在患者中赢得的声誉、核心能力及提供的服务类型。

诊所的价值主张或独特的卖点在于，与马路对面的诊所或如雨后春笋般出现的诊所的不同之处。这可能包括诊所的特殊优势和独特的训练，提供的护理质量和手术时间，在特定治疗类别的专长（如塑身），位置的便利，以及激光的选择、光系统或皮肤填充的选择。独特的卖点通常是可以使诊所更好或至少不同于竞争对手的因素的组合。

现有的品牌很大程度上取决于当患者想到诊所时，他们对品牌名称、标识、网站、市场营销、广告，以及看到和听到的关于诊所的一切所产生的总体印象。即使是最基本的东西，比如诊所门口的标识，也会影响品牌形象。每次有人经过诊所，看到谷歌广告，见到员工，或者在报纸上看到你，他们都会对诊所产生印象。

通过未来患者的视角来看待诊所将有助于定义品牌。将诊所能提供的一切服务与实际提供的联系起来，如果两者不一致，就会出现一个需要注意的缺口。例如，如果正在推广一种激光脂肪分解系统，称之为"午间脂质"，而正在接受治疗的患者因疼痛而畏缩，并伴有严重的瘀伤，几天之内无法返回工作岗位，那么诊所品牌的信任度将受到影响。

费用结构

品牌的另一个组成部分是确定在市场中的位置，确定希望诊所是量大而成本低，还是量小而价格高。前者需要相当可观的市场营销支出，以保持稳定的新患者流入，而后者可能是在公共关系（PR）活动中完成的最好投资，并形成与其他专业的志同道合的从业者的转诊关系。

通过不断降价开展竞争无疑是一种失败的策略，总会有人愿意以较低的利润提供相同或类似的服务或产品。重要的是要确定竞争对手在当地社区对相同或类似治疗的收费情况。最好不要提供所在社区的最低价格，而是要让患者认可诊所提供服务的价值。与其削减价格减少利润，不如在服务、便利性、事后护理和照护方面提供更多有价值的服务。价格只是一个数字，而价值实际上体现了某个产品或服务对最终用户的相对价值或可取性。

客式营销

消费者开始教育自己，因此，需要让这些患者很容易找到诊所。这被称为客式营销，简单地定义为帮助潜在的患者在他们准备好做出购买决定之前找到诊所，然后当他们准备做出购买决定时，也就是预定咨询、安排购买或购买产品时，会优先考虑你的诊所。

网页设计

诊所网站就是营销的母舰，有一个更新和优化的网站，一定是繁忙的皮肤科诊所。患者可以在网上搜索当地的商业信息，网站应该能够反映诊所的个性和定位。以质量重于数量的方式营销诊所，以吸引忠实的患者基础。网站必须优化搜索引擎，人们仅仅搜索名字就能在网上找到诊所。

通常只有 3 秒让访问者相信网站值得他们花更多的时间。因此，网站的外观和感觉应该创造出理想的效果。登陆页应该包含目标受众已经在脑海中的文字或图片，应该实现任何外部营销计划带来的承诺。在着陆页面的顶部，也就是折叠的上方，应该包含希望访客知道的最重要的细节信息。例如，告诉访问者你是谁，你在做什么，你在哪里，以及如何通过电话号码、电子邮件链接和 / 或日程安排表格来联系你。

设计良好的诊所网站另一个组成部分是一个完备的实际患者照片库，他们已经签署了照片同意书。这通常是消费者首先访问的网站区域，如果没有张贴照片，网站就处于极大的劣势。同样重要的是，要避免眼睛被涂黑，脸部区域而不是整张脸的照片，以及"光线不好、角度不一致或化妆"的低质量照片。消费者非常了解照片优化程序的技巧，所以如果照片看起来不真实，他们很可能会怀疑。描述文字有助于让访问者确切地知道进行了什么处理，以及前后照片之间的时间间隔。在可能的情况下，选择与目标受众相匹配的照片。

移动平台

随着先进的移动设备的出现并且成为所有人生活的一部分，移动营销正在采取行动阶段。如果网站不能在移动平台上搜索，这可能会在不知情的情况下把访问者拒之门外。由于手机或平板电脑的屏幕尺寸较小，限制了可以显示内容的范围。因此，创建一个移动版本的实践网站是一个值得的投资，是相对负担得起的。为移动设备绘制内容（无论是文本、图像还是视频）比台式机或笔记本电脑更简单。至少，网站应该具备在移动设备的小屏幕上被浏览的功能，至少有 iPad 那么大。接触患者使用的技术为皮肤科诊所提供了许多独特的好处，包括更低的成本、更好的定制内容、更容易跟踪和减少工作人员的时间。

搜索引擎优化

网络营销涉及关键字丰富的网页内容，帮助你找到搜索引擎。例如，使用描述性的词语和某个名称来创建网上身份，允许访问者根据他们的兴趣找到诊所。从一个关键字列表开始，需要和网页设计师密切合作，在每个页面的标题、副标题和开头段落中都包含这些关键字。确保患者能找到诊所的另一个技巧是，在网站的每一页都写上街道地址、邮编、电话号码和其他吸引患者的城镇或城市。在谷歌、雅虎上为诊所创建一个免费的名单！这样，当潜在的患者进行局部搜索时，它就会显示在地图上。

为网站访客、新患者和增加的收入设定一个合理的预算，并聘请一家在医疗领域有良好参考和广泛经验的公司。创建丰富的搜索引擎优化词，引导搜索引擎用户到诊所的网站。想想消费者用来找到诊所的搜索词，例如，"德文郡激光诊所""最好的肉毒杆菌温莎"或"痤疮瘢痕治疗"。把重点放在最赚钱、最想推广的治疗方法上，而不是到处尝试。例如，如果有人在寻找一个特定的主题，如"减少脂肪团"，使站点在搜索引擎上尽可能高的位置，这样患者就可以登陆那里。按点击付费（PPC）广告是网络营销计划不可或缺的一部分，可在谷歌右边栏找到。

开设一个博客

最流行的博客程序是 WordPress，它看起来比其他平台更专业，也更容易使用。它由一个可以安装必要小部件和插件的程序设置，使博客更具交互性。理想情况下，博客应该与诊所网站有相同的外观和感觉，它可以设置在网站内或在单独的域名下，以提高搜索引擎的排名。

皮肤科医生面临的挑战是：首先找到时间写博客，然后决定写什么。为博客添加有吸引力、有意义的内容的最好方法之一是编辑已经在医学网站和 Facebook 页面上发布的有趣的内容，通过整理及时的和相关的内容，添加自己的理解，使它专属于你。通过搜索社交媒体平台、医学博客、医学门户、ASDS 和 AAD 网站来找到好的内容。另一个技巧是设置关键类别和主题的谷歌快讯，如化妆品、激光换肤、皮肤外科、皮肤癌、防晒和痤疮治疗。

一篇平均 300~500 字的博客文章应该包括分享按钮，这样读者就可以在他们的社交媒体平台上重复利用这些内容。您可以改变博客上的帖子，以突出照片、视频、新闻剪辑、链接和图形，使每个帖子更有趣。允许诊所的几名工作人员用自己的声音发表文章，可能会为博客增加另一个维度。

为了提高搜索引擎的可视性，文章应该通过在文本中包含关键字来优化，比如"激光面向悉尼"，同时保持可读性。博客文章通常可以提前安排，频率应该至少每周一次，最好能保持这个趋势。

电子邮件营销

根据定义，内部营销包括将你的实践和服务推广给员工，就像他们是实践的内部客户一样。对于任何实践来说，营销工作的一个重要部分是强调对员工的培训，以确保他们能够跟上诊所提供的服务。内部营销可以通过多种方式进行，并且应该恰当地进行，以使您的实践始终放在首位，并逐渐培养患者的信赖度。

诊所的一种主要的内部营销形式是邮件轰炸。通过电子邮件向过去和现在的患者发送时事通信是一种被广泛接受的与患者保持沟通的方法。为了启动这个项目，需要一个最新的电子邮件数据库。邮件轰炸作为这些时事通信的常用名称，可以包括有用的文章、每月特刊和关于诊所新闻的信息。我们的目标是，当患者准备接受治疗时，让他们看到自己喜欢的美学供应者。

邮件轰炸最好在特定的时间间隔出现，不要太频繁，以免导致收件人将其标记为垃圾邮件或选择从您的邮件列表中删除，每月一次是一个值得效仿的安全模式。许多诊所还使用印刷的通信方式，每季度邮寄一次。很明显，纸质书更贵，但它们的保质期更长。内容可以在内部预先准备，也可以根据需要由营销顾问准备。

开放日活动

开放日活动是成功的皮肤科诊所的支柱。一般来说，这种策略在小城市和郊区更有效，因为这些地方比大城市更少让人分心。这些活动的范围很广，包括亲密的聚会和大量人群交流。

诊所研讨会活动是很不错的方式，可以使患者了解诊所能提供的不同的美容手术和产品。晚上下班后是举办活动并邀请患者到诊所的最受欢迎的时间，他们享受鸡尾酒、小吃、咖啡、蛋糕，并且获取关于手术更详细的信息。一些诊所会模拟治疗过程以便患者可以看到它是如何执行的，他们有机会向示范患者询问有关手术、疼痛程度和感觉如何的问题，并查看实际患者结果的照片。

开放日的研讨会可以围绕季节性的主题展开，比如"为春天提亮你的皮肤"或"为假期塑形"。在某些情况下，供应商的代表可能会被邀请参加和支持诊所活动。PPT 演示有助于客人更多地了解诊所提供的服务。然后，鼓励患者安排一次咨询以获取更多信息，并向他们发放促销产品的礼品袋，让他们带回家。

患者奖励计划

人们普遍认为，口碑营销是最可信的广告形式，因为推荐的人已经使用过该服务或产品，而且是根据个人经验进行的。为诊所创造积极的口碑是一个持续的挑战，特别是某些患者不太愿意宣扬他们做过美容治疗的地方。美容皮肤科医生知道，快乐、满意的顾客不太可能公开说谢谢或写热情洋溢的评论。而无名患者往往更直言不讳、更积极主动，经常告诉你他们不喜欢什么，并期待立即得到回应。

成功的营销策略在开始和结束时都应把患者放在首位，实践的主要支柱来自忠诚的患者。奖励患者的忠诚是值得的投资，鼓励快乐的患者会让他们知道你欣赏他们的业务和推荐，他们可以成为诊所的品牌大使，传播诊所的信息。

患者可能非常善变，因为他们每天都被便宜的激光脱毛和打折的填充注射的信息轰炸。皮肤科医生与其花大把的钱去吸引新患者，还不如尽一切可能留住老患者。如果患者对你的工作经验和他们得到的治疗感到满意，他们会回来，并有希望介绍他们的朋友。认识并奖励愿意推荐朋友的患者这也是一个好方法，可以让他们在将来推荐更多的朋友。

考虑使用一种 VIP 卡，类似于美国运通的白金卡，附加了福利。例如，如果诊所里增加了一个新的激光设备，可以邀请 VIP 患者来免费试用。时不时地给他们提供一些额外的神经毒素，或者让他们尝试诊所正在尝试的一种新的皮肤护理方法。

社交媒体平台

社交媒体在审美实践的营销中扮演着重要的角色。要接触到世界各地成千上万的潜在患者而又不花一大笔钱在广告和公关上，没有多少其他的方法了。从长远来看，社交媒体是比传统广告更划算的策略。社交媒体营销是一种有效定义品牌的策略，可帮助诊所建立良好声誉并带来新的患者。

社交媒体渠道是一种与患者在线交谈的新方式。可以把社交媒体想象成一个可以以多种方式连接在一起的沟通渠道网络。这是建立新型关系的有效途径；加强与同事、客户、媒体和供应商的现有关系；让他们知道诊所发生了什么。然而，使用这些渠道最有价值的方法是集中精力引导人们购买，如预约咨询、安排治疗或从诊所购买产品。

每一种社会渠道都有其独特的优势和缺点，重要的是要了解使用这些工具的最佳方式、患者如何与它们互动及相关成本。将系统置于适当的位置来度量有效性是该过程的一个重要方面，可以跟踪点击量来自哪里，并把每月的社会媒体结果停留在顶部。分析在大多数平台上都是可用的，因此你可以不断地测量得到的响应。将网站链接到所有的社交媒体平台也会扩大在线表现。

整合营销利用传统方法的力量，如网络营销、广告和公关，并将这些与包括搜索引擎优化、PPC 广告和社会媒体的工具结合。整合营销计划包括创建中心主题和形象，以一种有凝聚力的方式定义诊所的品牌。例如，日志的外观和感觉应该与 Facebook 页面和网站的登录页面相辅相成。大多数更新的网站和博客都有链接，链接到每一个参与这种实践的平台，包括 Facebook、Twitter、LinkedIn、YouTube、Pinterest 和 Google。所有的内容都可以在你参与的其他平台上共享、改编和回收，以获得最大的曝光率，关键是要避免重复的内容，因为这可能不利于搜索引擎。

Facebook、Twitter 和 YouTube 是最受欢迎的社交媒体网站，在这些网站以及 Google、Pinterest 和 Instagram 上建立一个档案，然后关注对诊所有最高回报的网站。大多数患者活跃的社交媒体网站是你应该投入最多时间和费用的地方。

首先，指派一名工作人员协助日常的社交媒体营销活动。如果有人准备与患者、同事和潜在顾客对接，他们需要理解诊所的细微差别，这样是有用的。不断有效链接到诊所的网站在 Twitter 上发布 URL 或域名、Facebook 等，可以把流量带回网站。因此，当发 Twitter、上 Facebook 或写博客时，应该不断地把人们送回网站，可以把他们的电子邮件地址保存到自己的数据库中。

Facebook

Facebook 在全球拥有超过 15 亿的月用户，已经成为诊所营销计划的重要组成部分。美容皮肤科医生和诊所可以建立品牌忠诚度，建立其医务人员的专业知识，与患者进行更深层次的接触，并推动其诊所网站的流量。对于刚刚开始使用社交媒体的诊所来说，Facebook 是开始的地方。诊所定制的 Facebook 商业页面可以展示产品和服务、安排预约、突出多个地点和每月的特价并增加粉丝基础。页面可以通过邮件轰炸、Facebook 广告、推广帖子、粉丝的 Facebook 直接进行推广。内容共享还意味着在网站和博客上设置分享按钮，以优化社交媒体的优势，鼓励访问者分享视频内容。

对于刚刚开始活跃于社交媒体的从业者来说，共同的担忧是如何监管 Facebook 页面上发布的内容。Facebook 允许根据自己的选择粉丝群进行管理。例如，如果页面的粉丝发布了负面评论，指定的页面管理员可以删除该帖子并阻止用户再次发布。事实上，带有贬义的帖子并不像人们想象的那么常见，至少在 Facebook 上，有一些内置的机制可以轻松地管理任何令人讨厌或有争议的内容。

Twitter

Twitter 是一种非常便携的交流方式，甚至比 Facebook 还要便携，这主要是因为这些帖子只有 140 个字符，因此在几乎所有移动设备上都很容易操作。在激发人们对时事、流行文化和品牌的讨论方面，推特已经成为社交媒体平台中的一个强有力的领导者。当用户希望直接与某个品牌对话或了解其他人对某个品牌的体验时，他们会转向 Twitter。

从业人员使用 Twitter 来公布时间表，如周年纪念日或添加新的激光或填充物，并促进特别优惠、活动和媒体出现。它还能让追随者再次访问这些资源时链接到你的网站、Facebook、YouTube 和博客。开始使用 Twitter 需要几分钟的时间，而定制选项可以让你轻松地在 Twitter 上建立品牌。最好的策略是将 Twitter 链接到 Facebook 页面，这样帖子就会自动与 Twitter 分享。因此，如果还没有准备好花很多时间来发推文，Facebook 帖子可作为内容，至少在你能更认真地关注这个频道之前，它会一直持续下去。

Twitter 就像一个虚拟的口头宣传，允许用户分享他们对人和地方的即时想法，包括医生和治疗方式。

对于美容从业者来说，通过 Twitter 的参与可以建立和分享积极的印象，培养品牌大使。通过鼓励用户转发你的推文，并与他们的追随者分享他们的好评，最终获得流量并增加收入。

YouTube

Google 旗下的 YouTube 每月的独立访问量超过 10 亿，而且都是原创视频内容。如要开始使用 YouTube，需要为诊所创建一个频道，然后上传视频内容，这些内容可以采取教育视频、对一个过程或治疗的评论、实际过程的视频或患者的证词等形式。许多从业人员在 YouTube 上录制与患者的咨询或开放讲座。iPhone 上的摄像头的质量足以达到这个目的。YouTube 只允许上传原创视频或许可使用的视频，通常不包括电视上出现的片段。上传资料既快又简单。与其他社交网络一样，YouTube 可以被格式化，允许所有添加的新视频自动发布到 Twitter 上。

Google

在 Google 上拥有你的诊所，更有助于搜索引擎优化价值。Google 是由"圈子"组成的，类似于网络，因此您可以向特定的圈子共享各种类型的信息。例如，可以把圈子分成朋友、家人、同事、员工甚至朋友等，可以邀请用户加入圈子，尽管他们可以添加你而不需要你回复他们。作为一个提升诊所搜索结果的平台，Google 提供了更多的价值，仅仅为了这个目的，在这个强大的网络中占有一席之地就非常重要。

公共关系

公关活动对品牌知名度很重要。品牌是以皮肤科医生和诊所为单位的。尽管不能总是衡量公关曝光的投资回报，但患者记得他们曾在杂志或脱口秀上看到你的言论，这大大提高了患者的信赖度，并且可能是把一个听说过你的患者转变成拜访你的决定因素。如果你在电视上或报纸上报道了某个特定的手术，这可能会给诊所带来更多的新患者。

一个好的公关公司，如果有在医疗领域的工作经验，并且在健康和美容媒体有流通的联系，可以让你接触到编辑、制作人、博客作者和记者，他们有能力提升你的品牌。如果不想找一个专业的公关公司，可以试着在当地市场内部管理媒体推广。例如，当有感兴趣的事情要广播时，可以考虑通过新闻通讯社发送新闻稿，如关于一项新技术或临床研究的报道等。

报纸和网络杂志总是需要新鲜的内容。你的工作人员可能会把诊所或你作为一个皮肤专家去推销，可写一篇专栏或特写文章，及时健康的皮肤提示或防晒、痤疮等。全国性的电视节目很难获得，竞争也很激烈；然而，当地的市场可能会有机会。在当地新闻频道上花 5 分钟的时间，对于已经了解你的患者来说是非常有吸引力的，这可以强化他们在正确的皮肤病学实践中的作用。它还可以促使新患者进入诊所，他们对新闻中报道的新治疗方法或新设备很感兴趣。

总结

请记住，提供高水平的患者护理和服务，以及营销诊所需要持续、全年的努力。大多数个人或医生联合执业团体将不得不在自己能够做什么和应该外包什么之间做出选择。例如，大多数繁忙的皮肤科医生没有时间定期发博客或微博。因此，他们面临着选择，确定员工中有谁具备管理社交媒体网络和网络更新的技能，雇人在公司内部接管营销职能或聘请营销顾问。理想情况下，皮肤科医生和/或工作人员可以向顾问提供信息，让他们知道诊所的情况，以及如何更好地推广它。

如果对市场营销和互联网不在行，可参加国家和国际会议上提供的课程来获得知识。对于拥有多名医生和多个地点的大型诊所，聘请一名营销经理或诊所主任，可以节省医生的时间来治疗更多的患者，并大大提高效率和诊所利润。

参考书目

Angelucci DD. Patients' reasonable expectations key to better results. *Dermatology Times* 2011 February. http://dermatologytimes.modernmedicine.com/dermatology-times/news/modernmedicine/modern-medicine-feature-articles/patients-reasonable-expectati. Accessed August 1, 2013.

Blackwell K. Business advisor: Upselling without upsetting. *Pract Dermatol* 2012 January. http://bmctoday.net/practicaldermatology/2012/01/article.asp?f=business-advisor-upselling-without-upsetting.

Accessed August 1, 2013.

Donnelly S. Marketing a dermatology practice. *Dermatologist* 2013 May; 21(5):43–45.

Downie JB. Defend and build your reputation online. *Pract Dermatol* 2012 March. http://bmctoday.net/practicaldermatology/2012/03/article.asp?f=defend-and-build-your-reputation-online. Accessed August 1, 2013.

Downie JB. Ethical and effective strategies for dispensing your practice.

Pract Dermatol 2013 July. http://bmctoday.net/practicaldermatology/2013/07/article.asp?f=ethical-and-effective-strategies-for-dispensing-in-your-practice. Accessed August 1, 2013.

Doyle B. Five online marketing tips for your aesthetic practice. *Mod Aesthet* 2013 May/June. http://modernaesthetics.com/2013/06/5-online-marketing-tips-for-your-aesthetic-practice. Accessed August 1, 2013.

Evans D. Internet marketing jargon: Decoded and demystified. *Plast Surg Pract* May 1, 2012. http://www.plasticsurgerypractice.com/news/18057-internet-marketing-jargon-decoded-and-demystified. Accessed August 1, 2013.

Flasch H. Engagement: Still key to healthcare marketing in the digital age. *Pract Dermatol* 2012 March. http://bmctoday.net/practicaldermatology/2012/03/article.asp?f=engagement-still-key-to-healthcare-marketing-in-the-digital-age. Accessed August 1, 2013.

Fried RG, Werschler WP. The key to mastering cosmetic dermatology patient selection. *Dermatologist* 2006 October; 14(10). http://www.the-dermatologist.com/article/6268. Accessed August 1, 2013.

Fried RG. The 'triangle of intimacy': The key to cosmetic patient satisfaction. *Dermatologist* 2011 February; 19(2):36–39.

Juttla B. Social media fuels increase in requests for surgery. *PRIME Int J Aesthet Anti Ageing Med* 2013 May 28. https://www.prime-journal.com/social-media-fuels-increase-in-requests-for-surgery/. Accessed August 1, 2013.

Kelz Ben-Yoseph M. A physician's guide to generating and effectively using positive PR. *PRIME Int J Aesthet Anti Ageing Med* May 18, 2013. https://www.prime-journal.com/a-physicians-guide-to-effectively-using-and-generating-positive-pr/. Accessed August 1, 2013.

Lewis W. Social media 101. *Dermatologist* 2011 May; 19(5):17–18.

Lewis W. The value of micro-site marketing. *Plast Surg Pract* 2011 May 26. http://www.plasticsurgerypractice.com/news/17934-the-value-of-microsite-marketing. Accessed August 1, 2013.

Lewis W. To tweet or not to tweet. *PRIME Int J Aesthet Anti Ageing Med* 2013 March 4. https://www.prime-journal.com/to-tweet-or-not-to-tweet/. Accessed August 1, 2013.

Lewis W. Keep calm and get optimised. *PRIME Int J Aesthet Anti Ageing Med* 2013 July 23. https://www.prime-journal.com/keep-calm-and-get-optimised/. Accessed August 1, 2013.

Morley G, Foster B. Business advisor: Capturing the online aesthetic patient. *Pract Dermatol* 2011 April. http://bmctoday.net/practicaldermatology/2011/04/article.asp?f=business-advisor-capturing-the-online-aesthetic-patient. Accessed August 1, 2013.

Munavalli G (Q&A format). Talking points: Effective patient communication at all levels of cosmetic service. *Pract Dermatol* 2010 October. http://bmctoday.net/practicaldermatology/2010/10/article.asp?f=talking-points-effective-patient-communication-at-all-levels-of-cosmetic-service. Accessed August 1, 2013.

Reisman NR. Informed consent: Protecting the patient is protecting yourself. *Mod Aesthet* 2013 May/June. http://modernaesthetics.com/2013/06/informed-consent-protecting-the-patient-is-protecting-yourself-by-neal-r-reisman-md-jd-facs-1. Accessed August 1, 2013.

Schlessinger J. Internet use and the medical office. *Cosmet Dermatol* 2010 February; 23(2):73–74.

Schlessinger J. In-office dispensing: Expert insights. *Pract Dermatol* 2011 May. http://bmctoday.net/practicaldermatology/2011/05/article.asp?f=in-office-dispensing-expert-insights. Accessed August 1, 2013.

Schlessinger J. Medical meets cosmetic in dermatology. *Pract Dermatol* 2012 November. http://bmctoday.net/practicaldermatology/2012/11/article.asp?f=medical-meets-cosmetic-in-dermatology. Accessed August 1, 2013.

Schlessinger J. Going digital: Marketing for the 21st-century. *Pract Dermatol* 2013 January. http://bmctoday.net/practicaldermatology/2013/01/article.asp?f=going-digital-marketing-for-the-21st-century. Accessed August 1, 2013.

Waldorf HA. Pricing your worth: Tips for deciding costs and promoting cosmetic procedures. *Mod Aesthet* 2013 January/February. http://modernaesthetics.com/2013/02/pricing-your-worth-tips-for-deciding-costs-and-promoting-cosmetic-procedures. Accessed August 1, 2013.

77

美容及美容皮肤医学的法律考量

David J. Goldberg

在美容及美容皮肤科的实践中，可能会出现多种法律问题。尽管在实施任何整容手术时都需要考虑法律问题，但目前使用的以能量为基础的设备，在皮肤激光手术领域的应用越来越多。一本完整的关于医疗保健法的教科书必须涵盖与皮肤激光手术有关的所有法律方面的知识。因此，本章只讨论皮肤激光医师与医疗保健法之间最常见的相互作用——疏忽。

本章的第一部分将讨论疏忽的因素和医疗事故的演变导致皮肤激光手术后的变化。本章的第二部分将描述各种假设的激光手术并发症和从这种术后并发症演变成医疗事故的可能性。

对医师过失的任何分析都必须首先从对过失构成要件的法律描述开始。过失行为的致因有四个必要的要素：义务、违反义务、因果关系和损害。原告必须出示所有证据才能胜诉[1]。

从事皮肤激光手术医师的职责是按照治疗标准进行皮肤激光手术。虽然过失行为的致因要素来源于正式的法律教科书，但治疗标准不一定来源于某些著名的教科书。它也没有任何法官阐明。谨慎的标准是由一些学者定义的，可以是专家证人所说的那样，以及陪审团所相信的那样。在反对任何皮肤激光外科医生的案件中，专科医生必须具有该领域专家通常拥有的知识和技能，并在相同或相似的情况下使用该领域专家通常具有的知识和技能。进行皮肤激光手术的皮肤科医生、整形外科医生或内科医生都应达到同样的标准。不履行这一职责可能会导致医生的诉讼失败。如果陪审团接受了外科医生对案件处理不当、疏忽导致患者受伤的说法，那么医生将承担责任。相反，如果陪审团相信为被告医生辩护的专家的话，那么这个特殊案件就符合了治疗标准。在这一观点中，治疗标准是一个实用的概念，由个案决定，并基于专家医师的证词。皮肤激光外科医生应以合理的方式进行激光手术。他不必是领域里最好的；他只需以客观标准用合理的方式做手术。

重要的是要注意，如果有两种或两种以上公认的诊断或治疗相同疾病的方法，即使一种方法不如另一种有效，医生使用任何一种可接受的方法也不会低于治疗标准。最后，在许多司法管辖区，如果医师在行使其专业判断之前采取了适当的行动，由其"判断错误"而导致的不利结果本身并不违反医疗标准。

在特定的医疗事故案例中，治疗标准的证据包括法律、法规和实践指南，它们代表了专业人员在涉及诊断或治疗的主题上的共识，以及包括同行评审文章和权威文本在内的医学文献。此外，很明显，专家的观点是至关重要的。虽然治疗标准可能因州而异，但它通常被整个行业定义为国家标准。

最常见的诉讼目的是，专家阐明了治疗标准。专家证人的基础，同时是治疗标准的起源，是基于：

(1) 证人的个人行为。

(2) 他在自己的经历中观察到的其他人的做法。

(3) 在公开出版物中的医学文献。

(4) 法则和 / 或立法规则。

(5) 以明确的方式讨论和教学的课程。

标准是大多数医生在类似的医疗实践中所采取的方式。事实上，如果专家本人不像大多数其他医生那样行医，那么专家就很难解释为什么医学界的大多数人不按照她的方式行医。

这样看来，在一个完美的世界里，每个病例的治疗标准应该是所有医生和患者都同意的一个明确的可定义的水平。不幸的是，在典型的情况下，治疗标准是一个短暂的概念，是由医学专业、法律体系和公众之间的差异和不一致造成的。

医疗行业中，治疗标准占主导地位。在这种情况下，由国家认可的委员会、协会和机构发布的关于不同临床情况的不同治疗方式的建议、指南和政策建立了适当的治疗标准。然而，即使在其中一些情况下，也可能出现事实争议，因为不止一个这样的组织将公布关于同一医疗条件的相互冲突的标准。更令人困惑的是，当地社会可能会公布适用于特定医疗事故索赔的规则。

因此，在大多数情况下，治疗标准既没有明确的定义，也没有一致的定义。在任何实践领域都存在普遍接受的治疗标准，这是一种法律虚拟。在最好的情况下，有一些参数是专家可以证明的。不幸的是，由于皮肤激光外科医生对激光技术的日益依赖和公众的不切实际的期望，医生有时可能会面临被控制在不现实和无法达到的治疗标准的风险中。但最终，是医生群体建立了治疗标准。

近年来，美国的医生在制定标准方面做了大量的工作，详细说明了各种疾病的治疗方法。临床实践指南已由美国皮肤病学会等专业学会制定。美国医学研究所（Institute of Medicine）已将此类临床指南定义为"系统开发的声明，以帮助医生和患者就特定临床情况下的适当医疗保健做出决策"。这些指南代表了每个形成过程或处理特定临床问题的标准规范。

临床指南提出了棘手的法律问题[2]。他们提供权威和稳定的声明，关于对皮肤可激光治疗的条件应给予什么标准。当这些指导方针作为证据提供时，法院将有几个选择。这种指导方针可能是医疗行业惯例的证据。按照准则行事的医生将免于承担责任，其程度与能够确定其遵守职业习惯的医生相同。这些指南可以扮演权威专家的角色，或者是一篇被广泛接受的评论文章。然而，将指南作为专业惯例的体现，如果它们领先于流行的医疗实践，那就有问题了。

根据对执业律师的调查，临床指导方针已经对和解产生了影响。一个被广泛接受的临床标准可能是适当治疗的假定证据，但仍需要专家证词来介绍该标准并确定其来源及相关性。

专业协会经常在他们的指导方针中附加免责声明，从而削弱了他们在诉讼中的防御性使用。例如，美国医学协会（AMA）称其指导方针为"参数"，而不是旨在对医生判断力产生重大影响的协议。《美国医学会杂志》认为，所有这些指南都包含免责声明，声明它们并不是要取代医生的判断力。在这种情况下，这些指南不能被视为结论性的。

原告通常会使用他们自己的专家，而不是医生的专家来定义治疗标准。尽管原告的专家也可以参考临床实践指南，但医生的疏忽也可以在以下方面确定：①对被告医生的专家证人进行检查；②被告人承认过失；③原告的证词，在一个罕见的情况下，她是一个医学专家，有资格评估所谓的疏忽的医生的行为；④在没有专家帮助的情况下，外行人可以理解疏忽的情况下的常识[3,4]。

一些激光中心位于医院或认证的门诊中心。在这种情况下，原告可要求医院委员会对涉嫌疏忽的医生进行记录。原告可以要求提供委员会的会议记录或报告，对委员会的过程和／或结果提出"疑问"，或试图就委员会的讨论罢免委员会成员。如果原告起诉皮肤激光外科医生，其工作已被委员会审查，发现需要确认专业人员的疏忽，或发现支持原告要求的额外证据。这样的"发现"请求常常会遇到这样的声明，即由医院委员会内部或由医院委员会生成的信息是不能被发现的。法院裁定，授予医院质量审查委员会记录的证据开示保护阻止了对方利用医院的自我评估[5]。原告必须利用自己的专家来评估事件背后的真实情况。法院认为，委员会的这种豁免程序保护了某些特定的通信，并鼓励了质量审查程序。对委员会调查的外部介入是有争议的，它扼杀了坦白率，并抑制了对质量审查过程必要的建设性批评。建设性的、客观的、同行的批评可能不会出现在这样一种氛围中；担心一位医生的建议会被用来在医疗事故诉讼中对同事行为的谴责。

当原告寻求发现设施或医院事故报告，而不是委员会程序时，政策考虑会有些不同。与总务委员会的调查相比，保存在医疗记录中并可能由一名工作人员提出的事故报告往往与一项医疗事故索赔有更直接的关系。法院通常不太愿意保护此类事件报告。

由于皮肤激光手术领域在过去的10年里发展迅速，医生们很快尝试新的创新和实验概念。这些创新或许可以解释这一新兴领域的激动人心之处。新的激光手术和以前无法治疗的疾病的治疗（即葡萄酒色痣和太田痣）可能会陷入监管缺口，而激光设备本身的严格规定无法弥补这一缺口。美国食品药品管理局（FDA）颁发的许可证对激光[6]等医疗设备进行了严格的监管。大多数人体实验由卫生与公众服务部的规定来管理。规定要求资助研究的机构必须建立一个机构审查委员会。这样的组织将在实验开始之前评估研究建议，以确定人类受试者是否可能"处于危险中"，如果是这样，将如何保护他们。

通常，要确定一种新激光器是否能在实验中使用并不困难。然而，要确定一个实际的激光手术是否专业是非常困难的。激光外科医生常常把自己看作是艺术家，而不是科学家，他们根据特定的情况定制治疗方案。这样的做法可能会导致不好的结果，在法庭上可能会有各种各样的结果。如果激光外科医生选择使用 CO_2 激光而不是手术刀来进行包皮环切术，随之而来的并发症将导致阴茎截肢，这意味着他或她的医学实验符合合理的治疗标准。然而，如果另一名外科医生在获得知情同意后，选择使用相同的激光实验者。这样的医生不会比使用标准手术刀进行同样的手术的外科医而不是使用标准的手术刀来切除有明显瘢痕的痣，那么他可能被认为是一名革新者，而不是生承担更多的责任。

事实上，大多数临床创新介于标准实践和实验研究之间。这种创新在很大程度上不受政府的监管。国家生物医学和行为研究保护人体受试者委员会建议，任何"全新的"手术都应该在早期阶段就成为正式研究的对象，以确定这种手术是否安全有效。可以认为，一些已经发展的皮肤激光手术，使用已经被 FDA 排除的激光设备，可能被认为是激进的，但很明显不是。

那么很明显，为了让原告赢得对皮肤激光外科医生的过失诉讼，他或她必须证明医生在治疗时有合理范围内的照护义务，并且事实上违反了该义务。即使证实了存在违反义务的行为，这种行为也必须导致某种形式的损害。如果这种违反义务的行为仅给原告带来不便，即使在医生违约的情况下，通常也不会导致医生在过失诉讼中承担责任。

通常很难预测，在任何特定的渎职原因的行动，最终的结果将是什么。以下的教学假设是针对潜在的医疗事故和可能的结果而设计的。这些场景与实际的医疗事故案例之间的任何联系都是偶然的。

治疗标准

JH 是一名 48 岁的妇女，患有酒糟鼻和广泛的毛细血管扩张症。她使用了多种抗酒糟鼻的药物，并经历了三次电灼治疗毛细血管扩张。这些治疗方法已有了最小的临床改善。她的侄女在当地找了一位耳鼻喉科的专家（Nose 医生）做鼻整形手术，她对整形的结果非常满意。由于这位医生在美容手术方面的专业知识，以及她侄女的建议，JH 向这位医生寻求美容治疗。在看 JH 的前一个月，Nose 医生花了一个周末学习"激光皮肤换肤"。他的理解是，CO_2 激光可以密封小血管，同时使皮肤恢复活力。他正确地假设了这种激光会在热的情况下破坏 JH 表面的许多扩张毛细血管。Nose 医生与 JH 讨论了皮肤激光换肤

的相关风险，如术后瘢痕形成和炎症后色素沉积改变。医生选择从当地的一家租赁公司租用激光设备。该公司还出租 KTP 激光器、Q 开关激光器和"脱毛"激光器。由于 Nose 医生只学会了使用 CO_2 激光，所以他选择用这种激光来治疗 JH。

整个过程没有任何困难。由于大面积的热创伤，手术后 JH 需要在家里呆 10 天。这对她来说并不难，因为她有一份以家庭为基础的工作，不需要每天离开家。毛细血管扩张对治疗反应良好。不幸的是，换肤后的红斑会持续 6 个多月。JH 在激光手术前有婚姻问题，她的丈夫从不支持她做这个手术。因为长时间的红斑，JH 不愿意离开她的房子。这种隐居的行为给她的婚姻造成了压力，最终她的丈夫提出离婚。不久之后，她发现毛细血管扩张可以用 KTP 激光治疗，且没有任何严重的伤口，激光手术后也不会出现迟发性红斑。

JH 起诉 Nose 医生。她声称在他使用 CO_2 激光治疗毛细血管扩张症方面疏忽了。Nose 医生违反治疗标准了吗？如果是这样，他要为过失负责吗？Nose 医生对 JH 遵守了治疗的职责，他的职责不比任何执行相同手术的皮肤科医生或整形外科医生的职责少或多。他周末的训练有限，不足以形成足够的防守措施。他对 KTP 激光器知识的缺乏也将支持他选择 CO_2 激光去治疗 JH 的毛细血管扩张。因此，他似乎违反了他的治疗职责，他选择了一种不适合治疗毛细血管扩张症的激光方式。那么他有责任吗？只有在违约造成"损害"时，他才会承担责任。JH 将很难证明她已经失败的婚姻和随之而来的离婚是由于 Nose 医生在治疗毛细血管扩张症时不恰当地使用 CO_2 激光造成的。尽管 Nose 医生选择了一个不合适的激光来治疗 JH，但她不太可能赢得这场官司。

如果出现并发症，是否总是医生疏忽大意

Doc 医生是一位著名的皮肤科医生，拥有 5 年多使用各种激光的经验。在过去的两年里，他一直在用毫秒可见和近红外激光光源进行激光脱毛。他已经看到了各种系统的成功，并使用这些系统与各种冷却凝胶、制冷剂喷雾和镶嵌蓝宝石

的冷却系统。他评估了一个有着深色头发的皮肤分型为Ⅳ型肤色的个体（PC）。他向患者解释说，理想的激光脱毛患者是一个黑头发、浅肤色的人，由于她的肤色，以及激光诱发炎症后色素变化的潜在风险，医生对她的治疗采用了不那么明显、脉搏持续时间稍长的方法。在治疗之前，他还在她的皮肤上使用了一种非常冷的凝胶，他认为这种方法在复杂的个体中更安全。他还为PC提供了一份常规风险清单，如激光后瘢痕和纹理变化。她在9个月的疗程中接受了3次治疗，没有任何困难。不幸的是，第4次治疗2个月后，上唇单纯疱疹感染部位出现增生性瘢痕，似乎在激光脱毛治疗1周后被激活。PC在30年里没有发生过疱疹，当被问及在第一次激光手术之前的这种倾向时，她否认有单纯疱疹感染的历史。

PC从朋友那里得知大多数皮肤激光外科医生会为他们的皮肤激光换肤患者提供一个口服抗病毒药物的疗程，即使他们没有单纯疱疹感染的个人病史。她推论，并且她的律师同意，同样的逻辑应该适用于其他皮肤激光手术。

Doc医生有责任吗？很明显，PC受到了永久性的损害。如果这些损害是激光造成的，医生可能要承担责任。然而，对PC来说不幸的是，很难证明Doc医生违反了注意事项。仅仅因为医生通常为他们的激光换肤患者提供口服抗病毒药物，但这并不意味着所有激光手术后都需要这些药物。PC否认有单纯口腔疱疹病史的事实只会加强医生的辩护。

医生能对尚未报道的并发症负责吗

Good医生是一位训练有素的皮肤激光外科医生，事实上，她不仅在住院医师培训期间学会了使用激光，而且在1993年进行了为期一年的激光治疗。在1995年，她开始做针对光损伤皮肤的皮肤激光美容。在她的患者手册中，她描述了CO_2激光换肤与深层脱皮剂相比的优势。她指出，这样做的一个好处是深层的皮肤中缺乏明显的酚类物质，这种物质可延迟色素沉着。Good医生为患者提供了一份同意书，并提到了激光手术后留下瘢痕和暂时性色素变化的风险。1996年，她对一位55岁、皮肤分型为Ⅱ型、Ⅲ级皱纹的人进行了全脸CO_2激光表面修复术。BB患者，在她的激光换肤手术之后，遵循所有适当的伤口注意说明，并在6个月内3次返回Good医生的办公室。医生和患者对结果都很兴奋，患者出院了。不幸的是，手术1年后，BB开始注意到口腔周围色素的明显丧失。在接下来的1年里，这个问题逐渐恶化。BB不化妆就出不了家门，身心俱疲。此后不久，医学文献中开始出现关于CO_2激光诱导迟发性色素减退的可能性的报道。BB起诉Good医生，BB的律师出示了Good医生的宣传材料，包括这项手术的安全性、没有提到永久性色素减退的同意书，以及记录这一问题的最新期刊文章的复印件。

Good医生会在这起过失诉讼中败诉吗？她似乎违反了自己的职责，没有提到激光诱导的永久性色素减退的风险。当然，所谓的违反她的职责是导致BB的脸永久损害的原因。然而，Good医生可以正确地为自己的行为辩护：在事故发生时，标准的注意事项不是警告CO_2激光诱导的永久性色素减退。在激光手术时，激光引起的并发症是未知的，也没有描述，Good医生不能对此负责。

是否违反了职责

Laser医生有丰富的Er:YAG激光换肤经验，他使用这种激光做皮肤表面重修，所有患者在5~7天内上皮再生。他经常让患者进行为期1周的口服抗病毒治疗。最近，Laser医生已经不再对这种激光治疗更深的Ⅲ级皱纹的疗效抱有幻想。他开始为有更严重皱纹的患者租用CO_2激光器。他继续给这些患者1周的口服抗病毒治疗，尽管这些患者的上皮化通常需要10天。SG代表一类Ⅲ级皱纹的患者。Laser医生为SG进行CO_2激光手术，为他的患者提供7天的口服抗病毒治疗。在激光手术后第3天，SG似乎恢复得很好，Laser医生建议她术后3周再来。在3周的随访中，除了嘴唇和前额的四个侵蚀区域外，SG的伤口愈合得很好，Laser医生给了她一些安慰，并建议她继续使用湿润的敷料。2周后，腐蚀仍然没有愈合，SG寻求该领域的专家进行评估。

这名新医生进行了病毒培养，并确定她有单纯疱疹病毒感染，并给她进行抗病毒治疗。SG 最终痊愈了，但留下了肥大的瘢痕。她对 Laser 医生提起了过失诉讼，原因是 Laser 医生实施了导致她身上出现瘢痕的手术。她承认，她签署了一份同意书，警告她注意激光造成瘢痕的风险。当在法庭上被问及单纯疱疹病毒阳性感染时，Laser 医生提醒陪审团，他确实对 SG 进行了 7 天的抗病毒治疗，这是他对 Er:YAG 激光治疗患者的传统做法。不幸的是，对 Laser 医生来说，他可能会输掉这场官司。SG 的专家认为，决定激光表面治疗标准的并不是抗病毒药物的使用，相反，专家坚持认为，按照治疗标准，抗病毒药物应在完全再生之前使用。Laser 医生的职责不是简单地给患者提供抗病毒药；他的职责是在 10 天的表皮细胞再生过程中提供这些药物。违背这一职责导致 SG 脸上伤痕累累。Laser 医生可能因玩忽职守而被判有罪。

治疗标准会随时间改变吗

James 医生是一位著名而受人尊敬的皮肤科医生，他从医学院的室友那里买了一台旧的 CO_2 激光器。他的室友是当地社区的一位结肠直肠外科医生。James 医生在 CO_2 激光换肤上进行了广泛的培训，并且有良好的面部解剖、伤口愈合，以及使用几种脉冲 CO_2 激光器方面的知识。他的激光器以极低的价格购买，是一种连续波 CO_2 激光器。James 医生用这台机器进行了 20 次全脸激光换肤手术，所有的患者对结果很满意。在最近一次关于使用这种连续波激光进行表面修复的会议上，当有人质疑 James 医生时，他回答说，他是这项技术的专家。此外，他还指出，在使用脉冲换肤激光之前，一些物理界学者就已经使用这种连续激光换肤了。

最近，James 医生治疗了第 21 位患者，一位 55 岁的 II 级皱纹和光损伤的妇女。该技术是在与以前手术相同的方式进行的。不幸的是，他的患者经历了一个漫长的康复过程，留下了严重的增生性瘢痕。

有瘢痕的原告控告 James 医生玩忽职守。原告的专家，一位备受尊敬的整形外科医生作证说：James 医生使用连续波非脉冲 CO_2 激光时表现出了治疗标准上的偏差。专家认为，一个合格的医生不会使用连续波激光来做激光换肤。

James 医生在为自己作证时，列举了许多 20 年前的手稿，说这种激光可以用于这种手术。他争辩说，这些论文证明他的做法符合护理标准，即使大多数人没有使用这种技术。

James 医生关于他在治疗标准内工作的说法是错误的。用连续波激光进行激光换肤是治疗标准，这可能是真的，因为当时提供的医学文献中有写。然而，人们一致认为，从时间上讲，治疗标准是在实施手术时确定的。James 医生不能声称他的手术符合治疗标准，因为在进行手术时，他可能已经遵守了在实际操作前制定的标准。连续波激光产生的瘢痕很可能违反了治疗标准。在这次过失诉讼中，他很可能会失败。

皮肤激光手术涉及各种不断变化的技术。越来越多的医生开始学习各种激光手术。由于新的技术发展日新月异，医师必须意识到合理医疗的责任。如果他们违反了相关规定，就可能要在医疗事故的诉讼中承担责任。

参考文献

[1] Furrow BF, Greaney TL, Johnson SH, Jost TS, Schwartz RL. *Liability in Health Care Law*, 3 ed. St. Paul, MN: West Publishing Co., 1997.

[2] Hyams AL, Shapiro DW, Brennan TA. Medical practice guidelines in malpractice litigation: An early retrospective. *J Health Polit Policy Law* 1996; 21:289.

[3] Lamont v. Brookwood Health Service, Inc., 446 So.2d 1018 (Ala.1983).

[4] Gannon v. Elliot, 19 Cal.App.4th 1 (1993).

[5] Coburn v. Seda, 101 Wash.2d 270 (1984).

[6] Federal Food, Drug, and Cosmetic Act, 21 U.S.C.A. s301.